M. Schoppmeyer

Aufbauwissen PFLEGE

Gesundheits- und Krankheitslehre

Marianne Schoppmeyer

Aufbauwissen PFLEGE

Gesundheits- und Krankheitslehre

Mit Beiträgen von:
Dr. Rainer Kirchhefer, Neubrandenburg (Kapitel 11)
Jörg Schmal, Waldburg (Überblick je am Kapitelanfang, Fallbeispiele, Kapitel 16)

ELSEVIER

Elsevier GmbH, Bernhard-Wicki-Str. 5, 80636 München, Deutschland
Wir freuen uns über Ihr Feedback und Ihre Anregungen an kundendienst@elsevier.com

ISBN 978-3-437-27984-3
eISBN 978-3-437-06388-6

1. Auflage 2022

Wichtiger Hinweis für den Benutzer
Die medizinischen Wissenschaften unterliegen einem sehr schnellen Wissenszuwachs. Der stetige Wandel von Methoden, Wirkstoffen und Erkenntnissen ist allen an diesem Werk Beteiligten bewusst. Sowohl der Verlag als auch die Autorinnen und Autoren und alle, die an der Entstehung dieses Werkes beteiligt waren, haben große Sorgfalt darauf verwandt, dass die Angaben zu Methoden, Anweisungen, Produkten, Anwendungen oder Konzepten dem aktuellen Wissensstand zum Zeitpunkt der Fertigstellung des Werkes entsprechen.
Der Verlag kann jedoch keine Gewähr für Angaben zu Dosierung und Applikationsformen übernehmen. Es sollte stets eine unabhängige und sorgfältige Überprüfung von Diagnosen und Arzneimitteldosierungen sowie möglicher Kontraindikationen erfolgen. Jede Dosierung oder Applikation liegt in der Verantwortung der Anwenderin oder des Anwenders. Die Elsevier GmbH, die Autorinnen und Autoren und alle, die an der Entstehung des Werkes mitgewirkt haben, können keinerlei Haftung in Bezug auf jegliche Verletzung und/oder Schäden an Personen oder Eigentum, im Rahmen von Produkthaftung, Fahrlässigkeit oder anderweitig übernehmen.

Für die Vollständigkeit und Auswahl der aufgeführten Medikamente übernimmt der Verlag keine Gewähr.
Geschützte Warennamen (Warenzeichen) werden in der Regel besonders kenntlich gemacht (®). Aus dem Fehlen eines solchen Hinweises kann jedoch nicht automatisch geschlossen werden, dass es sich um einen freien Warennamen handelt.

Bibliografische Information der Deutschen Nationalbibliothek
Die Deutsche Nationalbibliothek verzeichnet diese Publikation in der Deutschen Nationalbibliografie; detaillierte bibliografische Daten sind im Internet über https://www.dnb.de abrufbar.

22 23 24 25 26 5 4 3 2 1

In ihren Veröffentlichungen verfolgt die Elsevier GmbH das Ziel, genderneutrale Formulierungen für Personengruppen zu verwenden. Um jedoch den Textfluss nicht zu stören sowie die gestalterische Freiheit nicht einzuschränken, wurden bisweilen Kompromisse eingegangen. Selbstverständlich sind **immer alle Geschlechter** gemeint.

Planung: Martina Lauster, München
Projektmanagement: Nicole Kopp, München
Redaktion: Christine Schwerdt, Dortmund
Bildredaktion und Rechteklärung: Katja Sieger-Schauer, München
Herstellung: Der Buchmacher, Arthur Lenner, Windach
Satz: Thomson Digital, Noida/Indien
Druck und Bindung: Drukarnia Dimograf Sp. z o. o., Bielsko-Biała/Polen
Umschlaggestaltung: ZERO Werbeagentur, München
Umschlagherstellung: SpieszDesign, Neu-Ulm
Titelbild: © shutterstock

Aktuelle Informationen finden Sie im Internet unter **www.elsevier.de**

Vorwort

Liebe Leserinnen, liebe Leser,
Sie halten den Band „Gesundheits- und Krankheitslehre“ der Reihe „Aufbauwissen Pflege“ in Händen. Dieses Buch befasst sich mit allen wichtigen Erkrankungen, die Ihnen im Berufsalltag begegnen. Der Schwerpunkt dieses Buchs liegt auf der Inneren Medizin. Aber auch die Erkrankungen der Neurologie, Psychiatrie, HNO, Augenheilkunde, Dermatologie, Gynäkologie und Urologie kommen nicht zu kurz. Auf diese Weise wird nahezu das gesamte Spektrum der klinischen Medizin verständlich und übersichtlich dargestellt.
Jedes Kapitel beginnt mit den für das Verständnis wichtigen anatomischen und physiologischen Grundlagen. Daran schließen sich die Krankheitsbilder an, zu welchen die Ursachen, Symptome, Diagnostik, Therapie und Komplikationen dargestellt werden. Zahlreiche Abbildungen verdeutlichen komplexe Zusammenhänge und erleichtern das Verständnis. Fallbeispiele aus dem Pflegealltag verdeutlichen die praktische Relevanz der Inhalte. Auszubildende der Pflege und ihre Fragen stehen dabei im Mittelpunkt. Damit Sie Ihr Wissen überprüfen und festigen können, verfügen die Kapitel 2 bis 15 über Wiederholungsfragen. Kapitel 16 stellt spezielle Lernsituationen dar, mit deren Hilfe Sie sich auf verschiedene Prüfungssituationen im Verlauf Ihrer Ausbildung vorbereiten können.
Ich hoffe, dass dieses Buch Ihnen eine Hilfe im klinischen und schulischen Alltag ist. Durch die kompakte Darstellung des umfangreichen Stoffs ermöglicht es eine effiziente Prüfungsvorbereitung.
Über jegliche Kritik, positive wie negative, freue ich mich, denn ein Buch lebt von den Anregungen und Verbesserungsvorschlägen seiner Leserinnen und Leser.
Danken möchte ich Frau Martina Lauster, Frau Nicole Kopp und Frau Christine Schwerdt, die an der Entstehung dieses Buchs in äußerst kompetenter und professioneller Weise mitgewirkt haben.
Mein besonderer Dank gilt meinem Ehemann Konrad sowie meinen Kindern Simon, Lukas, Antonia und Georg, ohne deren Geduld und Rücksichtnahme – gerade in Zeiten von Corona – dieses Buch sicher nicht entstanden wäre.

Nordhorn, im Januar 2022
Dr. Marianne Schoppmeyer

Hinweise für Leserinnen und Leser

In diesem Buch haben wir uns um genderneutrale Formulierungen bemüht. Um den Textfluss sowie die gestalterische Freiheit nicht zu stören, wurden bisweilen Kompromisse eingegangen. Selbstverständlich sind **immer alle Geschlechter** angesprochen.

Berufsbezeichnung für Pflegende

Nach dem Pflegeberufegesetz (PflBG) 2019/20 beenden Auszubildende in der Generalistischen Pflege ihre Ausbildung mit der geschützten Bezeichnung Pflegefachfrau und Pflegefachmann.

Diese Berufsbezeichnungen sind für die Lesbarkeit eher umständlich und lang. Daher wird in der Regel von Pflegefachpersonen oder Pflegenden gesprochen. Gemeint sind hiermit stets die Personen, die eine dreijährige Ausbildung absolviert und das Recht erworben haben, eine der oben genannten Berufsbezeichnungen zu tragen. Die Auszubildenden in diesen Berufen werden ebenfalls einbezogen, wenngleich sie viele Pflegetätigkeiten erst nach Abschluss der Ausbildung eigenverantwortlich ausführen dürfen.

Im allgemeinen Sprachgebrauch werden auch Angehörige als „Pflegende" bezeichnet, z. B. wenn sie einen pflegebedürftigen Verwandten zu Hause betreuen. Um hier eine Unterscheidung zu treffen, werden pflegende Angehörige stets als „Angehörige" und nicht als „Pflegende" bezeichnet.

Farbleitsystem der Kästen

Kästen in verschiedenen Farben heben unterschiedliche Informationen hervor, sodass eine gute Orientierung über den zu erwartenden Inhalt möglich ist:

Überblick

Einführungskasten nennt die Lernziele in Anlehnung an die Kompetenzbereiche:

Welche Inhalte werden im folgenden Kapitel behandelt und für welche Situation brauche ich dieses Wissen?

Definition

Kurze und prägnante Erklärung wichtiger Fachbegriffe.
Was bedeutet das?

Checkliste/Merke/Tipp

Checklisten und Eselbrücken helfen dabei, sich Inhalte gut zu merken.

Praxistipp

Tipp zur Umsetzung aus der Praxis.
Wie setze ich das im beruflichen Alltag um?

Kritischer Blick

Inhalte werden aus unterschiedlichen Positionen dargestellt und ermöglichen somit, Dinge kritisch zu hinterfragen, zu reflektieren und auf andere Situationen zu übertragen.
Was ist meine Meinung dazu? Wie würde ich entscheiden?

Vorsicht/Notfall

Warnhinweise und Hinweise auf vermeidbare Fehler.
Wo muss ich aufpassen?
Erstmaßnahmen bei häufigen Notfällen.
Was mache ich bei einem Notfall?

Fallbeispiel/Erläuterung zum Fallbeispiel

Fallbeispiele aus unterschiedlichen Altersgruppen und verschiedenen Berufsfeldern – Klinik, Pflegeeinrichtung, ambulante Pflege – stellen authentisch den Bezug zum beruflichen Alltag her und zeigen die Anwendung im Berufsfeld auf.

Wiederholungsaufgaben/Reflexion

Fragen am Ende jedes Kapitels dienen zur Überprüfung der gelernten Inhalte.
Was habe ich mir gemerkt? Was weiß ich noch nicht? Was sollte ich noch mal wiederholen?

Kapitel Lernsituationen

Das letzte Kapitel **Lernsituationen** dient der konkreten Vorbereitung auf Prüfungen:

- Erläuterungen zu den verschiedenen Prüfungen
- Beispielhafte Lernsituationen für die Zwischen-, Abschluss- und Bachelorprüfung mit Aufgaben
- Lösungsvorschläge.

Fehler gefunden?

An unsere Inhalte haben wir sehr hohe Ansprüche. Trotz aller Sorgfalt kann es jedoch passieren, dass sich ein Fehler einschleicht oder fachlich-inhaltliche Aktualisierungen notwendig geworden sind.
Sobald ein relevanter Fehler entdeckt wird, stellen wir eine Korrektur zur Verfügung. Mit diesem QR-Code gelingt der schnelle Zugriff.

https://else4.de/978-3-437-27984-3

Wir sind dankbar für jeden Hinweis, der uns hilft, dieses Werk zu verbessern. Bitte richten Sie Ihre Anregungen, Lob und Kritik an folgende E-Mail-Adresse: kundendienst@elsevier.com

Abkürzungen

®	Handelsname
↑	erhöht
↓	verringert
→	daraus folgt
A. (Aa.)	Arteria(e)
ACE	Angiotensin-converting enzyme, Angiotensinkonversionsenzym
ACTH	adrenocorticotropic hormone, Kortikotropin
ADH	antidiuretisches Hormon
ADHS	Aufmerksamkeitsdefizit- und Hyperaktivitätsstörung
AIDS	acquired immune deficiency syndrome; erworbenes Immundefektsyndrom
ALS	amyotrophe Lateralsklerose
ARDS	adult respiratory distress syndrome
ASS	Acetylsalicylsäure, Autismus-Spektrum-Störung
ATP	Adenosintriphosphat
BE	base excess (Wert für die Konzentration von Puffersubstanzen im Blut)
BGA	Blutgasanalyse
BSE	bovine spongiforme Enzephalopathie
BSG	Blutsenkungsgeschwindigkeit
BtMG	Betäubungsmittelgesetz
BZ	Blutzuckerspiegel
°C	Grad Celsius
Ca^{2+}	chemisches Zeichen für Kalzium
CIN	cervikale intraepitheliale Neoplasien
CK	Kreatinkinase (Enzym)
Cl^-	chemisches Zeichen für Chlorid
CMV	Zytomegalievirus
CO_2	chemisches Zeichen für Kohlendioxid
CRH	Corticotropin-Releasing-Hormon
CRP	C-reaktives Protein
CT	Computertomografie
DIC	disseminierte intravasale Gerinnung
dl	Deziliter
DNA	Desoxyribonukleinsäure (Erbsubstanz der Zelle); engl: deoxyribonucleic acid
DOAK	direkte orale Antikoagulanzien
EBV	Epstein-Barr-Virus
EKG	Elektrokardiogramm
EMG	Elektromyogramm
ERCP	endoskopische retrograde Cholangio-Pankreatografie
fl	Femtoliter
FSH	follikelstimulierendes Hormon
FSME	Frühsommer-Meningoenzephalitis
FTD	frontotemporale Demenz
GABA	Gammaaminobuttersäure
GFR	glomeruläre Filtrationsrate
GOT	Glutamat-Oxalacetat-Transaminase (Enzym)
GPT	Glutamat-Pyruvat-Transaminase (Enzym)
γ-GT	γ-Glutamyl-Transferase (Enzym)
H^+	chemisches Zeichen für ein Wasserstoffion
H_2	chemisches Zeichen für Wasserstoff
HCO_3^-	chemisches Zeichen für Bikarbonat
HMV	Herzminutenvolumen
HNO	Hals-Nasen-Ohren(-Heilkunde)
HSV	Herpes-simplex-Virus
HVL	Hypophysenvorderlappen
Hz	Hertz
ICR	Interkostalraum
IE	internationale Einheit
Ig	Immunglobulin
i. m.	intramuskulär
INR	International normalized ratio, Thrombokinasezeit
i. v.	intravenös
K^+	chemisches Zeichen für Kalium
Kcal	Kilokalorie
KHK	koronare Herzkrankheit
KI	Kontraindikation
kJ	Kilojoule
LDH	Laktatdehydrogenase (Enzym)
LH	luteinisierendes Hormon
LWS	Lendenwirbelsäule
M.	Morbus (Krankheit)
M./Mm.	Musculus, -i: Muskel, Muskeln
MALT	**m**ukosa **a**ssociated **l**ymphoid **t**issue, ausgehend vom Lymphgewebe des Gastrointestinaltrakts
MCI	mild cognitive impairment, leichte kognitive Beeinträchtigung
Mg^{2+}	chemisches Zeichen für Magnesium
mmHg	Millimeter Quecksilbersäule (Maß für Blutdruck)
mmol, µmol	Millimol, Mikromol (Maße für die Anzahl von Teilchen)
µg	Mikrogramm (= 1 Millionstel Gramm)
µl	Mikroliter (= 1 Millionstel Liter)
µm	Mikrometer (= 1 Millionstel Meter)

MRSA	Methicillin-resistenter Staphylococcus aureus
MRT	Magnetresonanztomografie (= Kernspintomografie)
MS	Multiple Sklerose
MSH	melanozytenstimulierendes Hormon
N./Nn.	Nervus: Nerv, Nerven
Na+	chemisches Zeichen für Natrium
NaCl	chemisches Zeichen für Natriumchlorid (Kochsalz)
NHL	Non-Hodgkin-Lymphom
nl	Nanoliter (= 1 Milliardstel Liter)
NSAR	nichtsteroidales Antirheumatikum
NW	Nebenwirkungen
NYHA	New York Heart Association
O_2	chemisches Zeichen für Sauerstoff
p.-a.	post-anterior
PAVK	periphere arterielle Verschlusskrankheit
PCI	perkutane coronare Intervention
pCO_2	Kohlendioxidpartialdruck
PCR	Polymerase-Ketten-Reaktion
PEG	perkutane endoskopische Gastrostomie
PET	Positronenemissionstomografie
pg	Pikogramm
pO_2	Sauerstoffpartialdruck
PSA	prostataspezifisches Antigen
PsychKG	Psychisch-Kranken-Gesetz (Gesetze auf Länderebene)
PTCA	perkutane transluminale coronare Angioplastie
PTH	Parathormon
PTT	partielle Thromboplastinzeit
RNS	Ribonukleinsäure
RR	Blutdruck nach Riva-Rocci
s	Sekunde
s. c.	subkutan
SHT	Schädel-Hirn-Trauma
SMA	spinale Muskelatrophie
SPA	seronegative Spondylarthritiden
STH	Somatotropin
STI	sexually transmitted infections
STIKO	Ständige Impfkommission
Tbc	Tuberkulose
TSH	thyroideastimulierendes Hormon
V. (Vv.)	Vena(e)
vCJK	(Variante der) Creutzfeldt-Jakob-Krankheit
WHO	World Health Organization (Weltgesundheitsorganisation)
ZNS	Zentralnervensystem
ZVD	zentraler Venendruck

Weitere Abkürzungen sind an der betreffenden Textstelle erläutert.

Abbildungsnachweis

Der Verweis auf die jeweilige Abbildungsquelle befindet sich bei allen Abbildungen im Werk am Ende des Legendentextes in eckigen Klammern. Alle nicht besonders gekennzeichneten Grafiken und Abbildungen © Elsevier GmbH, München.

A300	Reihe Klinik- und Praxisleitfaden, Elsevier/Urban & Fischer
A400	Reihe Pflege konkret, Elsevier/Urban & Fischer
E273	Mir M A. Atlas of Clinical Diagnosis. 2. A. Philadelphia: Elsevier Saunders, 2003
E307	Youngs R, Stafford N. ENT in focus. 1. A.: Elsevier, 2005
E315	Murray P, Rosenthal K, Pfaller M. Medical Microbiology. 5. A.: Elsevier, Mosby, 2005
E326	Kanski J., Bowling B. Ophthalmology in focus, 1st ed., Philadelphia: Elsevier Churchill Livingstone, 2005
E376	Cameron M H, Monroe L. Physical Rehabilitation - Evidence-Based Examination, Evaluation and Intervention. 1. A. Philadelphia: Elsevier Saunders, 2007
E402–004	Drake, R. L./et al.: Gray's Anatomy for Students. Elsevier, 4. A. 2020. (978-0-323-39304-1)
E413	Young N S, Gerson S L, High K A. Clinical Hematology. 1. A. St. Louis: Elsevier Mosby, 2006
E437	Salvo S. Mosby's Pathology for massage therapists. 2. A. St. Louis: Elsevier Mosby, 2009
E939	Habif T. et al.: Skin Disease: Diagnosis and Treatment. 3rd ed., Elsevier Saunders 2011
F432	Johnson P.R.: Childhoood circumcision. In: Surgery (Oxford), Vol. 26/7, Elsevier, 2008
F664	Allevato, M. A. J.: Diseases mimicking onychomycosis. In: Clinics in Dermatology. Volume 28, Issue 2, Pages 164-177. Elsevier, March-April 2010.
G765	Borzova et al: Clinical Immunology, Elsevier, 2013
J747	Thomas Engbert, Design&Kommunikation, Kronsgaard
J787	Colourbox.com
K115	Andreas Walle, Hamburg
L106	Henriette Rintelen, Velbert
L119	Karin Wurlitzer, Greifswald
L126	Dr. med. Katja Dalkowski, Erlangen
L138	Martha Kosthorst, Borken
L141	Stefan Elsberger, Planegg
L143	Heike Hübner, Berlin
L157	Susanne Adler, Lübeck
L190	Gerda Raichle, Ulm
L215	Sabine Weinert-Spieß, Neu-Ulm
L234	Helmut Holtermann, Dannenberg
L238	Sonja Klebe, Löhne
L252	abavo GmbH, Buchloe
L253	Dr. Wolfgang Zettlmeier, Barbing
L255	Irina Kart, Berlin
L308	Moritz Klingenstein, Dußlingen
M117	Prof. Dr. Gerhard Grevers, München
M123	Prof. Dr. med. Thomas Dirschka, Wuppertal
M235	Dr. Dr. Jürgen Luxem, Aschaffenburg
M438	Prof. Dr. med. Marion Kiechle, München
M453	Dr. med. Axel Valet, Frauenklinik Dillenburg
M500	Prof. Dr. med. Günter W. Kauffmann, Radiologische Universitätsklinik, Universität Heidelberg
M507	PD Dr.med. B. Radeleff, MD, EBIR, Heidelberg
M516	Dr. med. Sabine Frauenknecht, Fachärztin für Psychiatrie und Psychotherapie, Freiburg
M531	Priv. Doz. Dr. med. Elmar Heinrich, Neukirchen
M614	Prof. Dr. Wolfgang Rüther, Hamburg
O530	Prof. Dr. med. Dr. sci. nat. Christoph Klein
R232	Mayatepek, E.: Pädiatrie, Elsevier/Urban & Fischer. 1. Aufl. 2007
R240	G. Rassner, Dermatologie 9. Aufl. Elsevier GmbH, Urban & Fischer Verlag 2009
R285	Böcker, W./et al.: Pathologie. Elsevier/Urban & Fischer, 5. Aufl. 2012.
T127	Prof. Dr. Dr. Peter Scriba, München
T192	Dr. med. Kay Goerke, Hunsrück Klinik, Simmern
T195	Roman Bühler, Giengen/Brenz
T406	Prof. Gernot Jundt, Basel
T479	Prof. Dr. med. H.U. Kauczor, Heidelberg
T796	Institut für Radiologie und Klinik für Strahlenheilkunde, Charité Universitätsmedizin Berlin
T824	Klinikum Dritter Orden, München
U106	CEGLA Medizintechnik GmbH & Co. KG, Montabaur
U136	Hoffmann-La Roche AG, Basel
U242	Allergopharma Joachim Ganzer KG, Reinbek
X221-032	Ständige Impfkommission: Empfehlungen der Ständigen Impfkommission (STIKO) am Robert Koch-Institut. In: Epidemiologisches Bulletin. Issue 34, Pages 5-6. Robert Koch-Institut, August 2021.

Inhaltsverzeichnis

Allgemeine Krankheitslehre

1

Überblick

Dieses Kapitel bietet eine kompakte Einführung in die allgemeine Krankheitslehre. Es veranschaulicht Grundlagen und Grundbegriffe, die in den nachfolgenden Kapiteln bei den speziellen Krankheitsbildern erneut auftauchen:

- Welche Ursachen begünstigen die Entstehung von Erkrankungen? (► Kap. 1.2)
- Was sind häufige Zell- und Gewebsschäden? (► Kap. 1.3)
- Wie schützen Impfungen vor Krankheiten? (► Kap. 1.4)

1.1 Gesundheit und Krankheit

Definition

Gesundheit

Laut der Präambel zur Verfassung der Weltgesundheitsorganisation (WHO) von 1946 *„Zustand völligen körperlichen, geistig-seelischen und sozialen Wohlbefindens"*; Krankheit ist entsprechend jeder Zustand, der nicht dem Gesundheitsbegriff entspricht.

Aus biologischer Sicht sind Krankheiten Reaktionen des Organismus auf eine Schädigung. Sie gehen in der Regel mit Veränderungen der Zellen bzw. Organe und ihrer Funktionen einher. Obwohl die einzelnen Organe unterschiedlich aufgebaut sind, zeigt sich, dass Krankheiten an ihnen ähnliche Veränderungen und Reaktionen hervorrufen. So liegt z. B. einer Entzündung an verschiedenen Organen der gleiche Mechanismus zugrunde.

Um die Häufigkeit und Gefährlichkeit einer Krankheit zu charakterisieren, werden folgende Begriffe verwendet:

- **Morbidität** (Erkrankungshäufigkeit): Zahl der Erkrankten bezogen auf 100.000 Einwohner innerhalb eines Jahrs
- **Mortalität** (Sterblichkeit): Zahl der an einer Krankheit Verstorbenen bezogen auf 100.000 Einwohner innerhalb eines Jahrs
- **Letalität** (Tödlichkeit): Verhältnis der Zahl der Todesfälle zur Zahl der an einer Krankheit Erkrankten

Diese Zahlen beruhen auf statistischen Angaben. Sie beziehen sich immer auf eine große Anzahl Personen und dürfen nur mit Vorsicht auf den Einzelfall übertragen werden.

1.2 Krankheitsursachen und Krankheitsverlauf

Krankheitsursachen können durch die Lebensbedingungen (äußere Krankheitsursachen) oder durch Veränderungen der genetischen Anlagen (innere Krankheitsursachen) entstehen (► Abb. 1.1).

Meistens wirken äußere (► Tab. 1.1) und innere Ursachen bei der Krankheitsentstehung zusammen, wobei dem einen oder dem anderen Faktor eine größere Bedeutung zukommt.

1.2.1 Äußere Krankheitsursachen

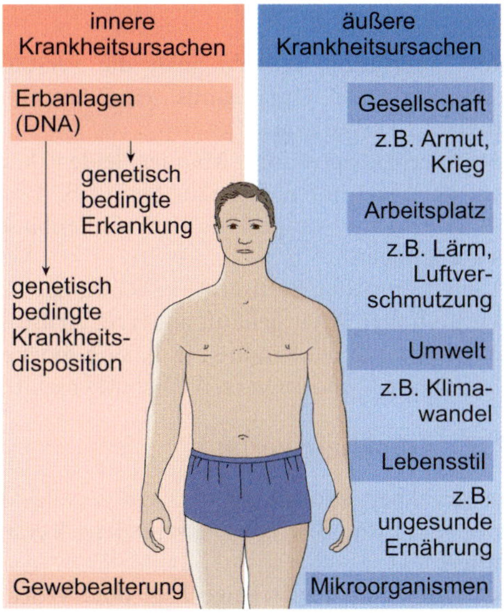

Abb. 1.1 Innere und äußere Krankheitsursachen [L190]

Tab. 1.1 Beispiele für äußere Krankheitsursachen

Krankheitsursache	Beispiel
Mangelernährung	Eisenmangel → Anämie; Vitamin-A-Mangel → Nachtblindheit
thermische Einwirkung	Hitze → Verbrennung; Kälte → Erfrierung
mechanische Einwirkung	Druck → Quetschung
Strahlen	UV-Licht → Sonnenbrand
chemische Einwirkung	Säure → Verätzung
Krankheitserreger	Viren → z. B. Grippe; Bakterien → z. B. Lungenentzündung

1.2.2 Innere Krankheitsursachen

Definition

Innere Krankheitsursachen

Beruhen auf Veränderung des Genmaterials durch Mutationen; zurückzuführen auf Veränderung der Anzahl der Chromosomen, ihres Aufbaus oder – am häufigsten – Genveränderung.

Bei vielen Krankheiten liegt eine Veränderung des Genmaterials vor, jedoch wird meist erst durch zusätzliche äußere Einflüsse die entsprechende Erkrankung ausgelöst. Familiäre Häufungen einer Krankheit geben einen Hinweis auf genetische Ursachen, können jedoch auch durch gleiche Umweltfaktoren oder zufällig hervorgerufen werden.

Disposition

Unter Disposition versteht man die verstärkte Bereitschaft eines Organismus, eine bestimmte Krankheit zu erwerben:

- Geschlechtsdisposition: Männer leiden häufiger an bestimmten Krankheiten (z. B. Gicht) als Frauen und umgekehrt (z. B. Gallenblasenerkrankungen).
- Altersdisposition: Bestimmte Erkrankungen treten im hohen Alter gehäuft auf (z. B. Arthrose), andere eher in der Kindheit (z. B. Windpocken).
- Genetische Disposition (z. B. Diabetes mellitus).

1.2.3 Krankheitsverlauf

Eine Krankheit kann je nach Diagnosezeitpunkt, Schweregrad und Therapie verschiedene Verläufe nehmen:

Akut verläuft sie über wenige Tage oder Wochen; **chronisch,** wenn sie sich über Monate oder Jahre erstreckt (chronisch-kontinuierlicher Verlauf) oder in regelmäßigen Abständen wieder auftritt (chronisch-rezidivierender Verlauf).

Bestimmte Erkrankungen können nach einiger Zeit erneut auftreten. Man nennt dies **Rezidiv** (Rückfall).

Der Ausgang einer Krankheit kann folgende Formen annehmen:

- **Heilung:** Wiederherstellung der Organstrukturen und -funktionen.
- **Defektheilung:** Die Organstruktur oder -funktion wird nicht vollständig wiederhergestellt, z. B. durch Narbenheilung, Lähmung.
- **Tod.**

1.2.4 Altern und Tod

Altern

Unabhängig von Krankheiten treten bei jedem Menschen Veränderungen auf, die durch den natürlichen Prozess des Alterns bedingt sind. Dazu gehören z. B. Altersschwerhörigkeit, Altersweitsichtigkeit, verzögerte Wund- und Knochenheilung, Rückbildung (Atrophie) von Muskulatur, Haut, Gehirn und Leber. Altersvorgänge sind nach heutigen Erkenntnissen genetisch festgelegt, ihre genaue Ursache ist jedoch weitgehend ungeklärt. Der Prozess des Alterns endet mit dem Tod.

Tod

Der Tod eines Menschen ist durch das Erlöschen sämtlicher lebenswichtiger Funktionsabläufe gekennzeichnet. Dies spiegelt sich in den **unsicheren Todeszeichen** wider:

- Herzstillstand
- Pulslosigkeit
- Atemstillstand
- Areflexie
- Abfall der Körpertemperatur

Diese Zeichen gelten als unsicher, da sie beispielsweise auch bei einer Schlafmittelvergiftung, Unterkühlung oder einem Herzinfarkt auftreten können. Durch rechtzeitiges Einleiten von Wiederbelebungsmaßnahmen kann in manchen Fällen der Tod des Patienten verhindert oder verzögert werden.
Sichere Todeszeichen sind:
- Totenstarre
- Totenflecke
- Autolyse (Selbstauflösung des Organismus)

Als biologisch tot gilt ein Mensch, wenn sein **Hirntod** eingetreten ist.
Der Hirntod ist durch den Verlust aller zentralnervösen Funktionen gekennzeichnet. Die Herzkreislauffunktionen können dabei noch erhalten sein oder auch künstlich aufrechterhalten werden. Dies spielt eine wichtige Rolle bei der Organtransplantation.
In der Bundesrepublik Deutschland sind die Haupttodesursachen Erkrankungen des Herz-Kreislauf-Systems, Tumorerkrankungen und Infektionskrankheiten.

1.3 Zell- und Gewebsschäden

Die Zelle besitzt zahlreiche Möglichkeiten, sich an veränderte Umweltbedingungen anzupassen. Diese Fähigkeit ist für die einzelnen Zellen sowie für das betroffene Organ und den Gesamtorganismus lebenserhaltend.
Neben der Anpassung der Zelle an veränderte Bedingungen kann es aber auch zu ihrer Schädigung oder sogar zum Zelltod kommen.
Mögliche Anpassungsmechanismen der Zelle und damit der Organe sind:
- **Atrophie:** Zell- und Organverkleinerung (z. B. Muskelschwund bei Bettlägerigkeit).
- **Degeneration:** Charakteristische Funktion einer Zelle ist eingeschränkt. Die Folge ist der Zelluntergang, die Degeneration kann jedoch auch reversibel sein.
- **Nekrose:** Zelltod, z. B. bei O_2-Mangel, Infektionen, physikalische Schädigung.
- **Fibrose** und **Sklerose:** Gewebeverhärtung und Elastizitätsverlust aufgrund einer gesteigerten Kollagensynthese (z. B. Narbenbildung).
- **Hypertrophie:** Zell- oder Organvergrößerung mit einer Zunahme der Zellorganellen (z. B. Muskelwachstum bei Krafttraining).
- **Hyperplasie:** Organvergrößerung durch Vergrößerung der Zellzahl (z. B. Hühnerauge: Hyperplasie der Haut bei chronischem Druck; Hyperplasie des Knochenmarks bei chronischen Blutverlusten).
- **Regeneration:** Ersatz für zugrunde gegangenes Gewebe (z. B. Blutzellbildung).

1.3.1 Tumorerkrankungen

Definition

Tumor

Folgenschwere Störung des Zellwachstums (Geschwulst, Neoplasie); umschriebene Volumenzunahme eines Gewebes, Ursache: unkontrollierte Zellvermehrung; entstehende Zellen entsprechen nicht der Funktion des umliegenden Gewebes.

Fallbeispiel

Überblick im Fremdwortdschungel

Die Auszubildende Lara Klawitter absolviert derzeit ihren Pflichteinsatz im akutstationären Versorgungsbereich auf einer onkologischen Station. In der Übergabe strömt eine Flutwelle an Fremdwörtern auf sie ein: Frau Meyer hat ein malignes Adenokarzinom und Herr Müller leidet an einem Sarkom. Auch die TNM-Klassifikation der Tumoren unterscheidet sich.
Frau Klawitter beschließt, einen Überblick im Fremdwortdschungel zu gewinnen.

Tumorklassifizierung

Tumoren werden entsprechend ihrer **geweblichen Herkunft** eingeteilt:
- Mesenchymale Tumoren: Geschwulste des Binde-, Fett-, Knorpel-, Knochen- oder Muskelgewebes (z. B. Fibrome, Lipome, Myome, Sarkome)
- Epitheliale Tumoren: Geschwulste des Oberflächen- oder Drüsenepithels (z. B. Adenome, Adenokarzinome, Plattenepithelkarzinome)
- Sonderformen, z. B. neuroendokrine Tumoren, Keimzelltumoren

Weiterhin werden Tumoren nach ihrer **Dignität** unterschieden:
- Bösartige (maligne) Tumoren: Sie führen unbehandelt zum Tod, bilden Tochtergeschwulste in anderen Körperregionen (Metastasenbildung), wachsen schnell und infiltrativ.

- Gutartige (benigne) Tumoren: Sie führen unbehandelt meist nicht zum Tod, bilden keine Tochtergeschwulste in anderen Körperregionen (keine Metastasenbildung), wachsen langsam und lokalisiert.

Grading und Staging

Von welchem Gewebe ein Tumor abstammt und ob er gut- oder bösartig ist, kann nur durch die mikroskopische Untersuchung seines Gewebes erkannt werden. Dafür ist eine Gewebeentnahme (Biopsie) notwendig. Bösartige Tumoren können mikroskopisch weiter nach dem Grad ihrer Ähnlichkeit mit dem Ursprungsgewebe differenziert werden (Grading), wodurch ein Rückschluss auf den Grad ihrer Bösartigkeit möglich ist.

Weiterhin ist es wichtig, das Stadium einer Tumorerkrankung zu bestimmen (Staging). Dabei werden nach der **TNM-Klassifikation** drei Kriterien zu Hilfe genommen:

- Größe und Ausdehnung des Tumors (T)
- Tumorbefall von Lymphknoten (Noduli, N)
- Nachweis von Metastasen (M)

Den drei Buchstaben werden Ziffern hinzugefügt, welche die jeweilige Ausdehnung genauer beschreiben.

Grading und Staging sind wichtig für die weitere Therapieplanung.

Tumorentstehung

Ein Tumor entsteht durch Umwandlung normaler Körperzellen in überschießend wachsende Geschwulstzellen. Dabei verändert sich das genetische Material (DNA) einer Zelle (Mutation). Nach einer Latenzphase kommt es zum unkontrollierten Wachstum dieser Zelle und zur Tumormanifestation mit klinischer Symptomatik. Begünstigt wird die Tumorentstehung durch folgende Faktoren:

- Genetische Disposition
- Ionisierende Strahlen, UV-Strahlen
- Lebensalter: am häufigsten zwischen dem 55. und 75. Lebensjahr
- Nahrungs- und Genussmittel, z. B. Nikotin
- Chemikalien
- Viren

Präkanzerosen sind Gewebeveränderungen, die mit einem erhöhten Risiko der Tumorentstehung einhergehen. Beispielsweise sind Adenome des Kolons Vorläufer eines malignen kolorektalen Tumors.

Auswirkungen auf den Organismus

Ein bösartiger Tumor zeigt lokale und allgemeine Symptome. Die lokalen Symptome werden häufig durch mechanische Verdrängungen hervorgerufen. Dabei engt der Tumor durch sein Wachstum das Organgewebe seiner Umgebung ein. Folgen können unter anderem sein:

- Verschluss (Stenose) von Hohlorganen, z. B. Bronchusstenose mit Mangelbelüftung der Lunge, Stenosen des Verdauungstrakts mit Beschwerden bei der Nahrungspassage
- Blutungen durch Einwachsen des Tumors in das Gefäßsystem, z. B. Bluthusten (Bronchialtumor), Harnblutung (Nierentumor)
- Organfunktionsstörungen

Zu den allgemeinen Folgeerscheinungen einer Tumorerkrankung gehört ein Kräfteverfall mit Gewichtsabnahme, Blutarmut und Fieber. Im fortgeschrittenen Stadium eines malignen Tumorleidens mit Metastasenbildung geben Patienten oftmals Beschwerden an, die als **B-Symptomatik** bezeichnet werden: Fieber, Nachtschweiß, Gewichtsverlust.

Krebsvorsorge

Die Erfolge bei der Therapie eines Tumors sind umso größer, je früher der Tumor erkannt wird. In Deutschland stehen Frauen und Männern Krebsvorsorgeuntersuchungen zu, deren Kosten von den Krankenkassen übernommen werden.

Bei Frauen werden durchgeführt:

- Ab dem 20. Lebensjahr: jährliche Tastuntersuchung von Scheide, Gebärmutter, Eierstöcken
- Ab dem 20. Lebensjahr: jährlicher Abstrich des Gebärmutterhalses mit zytologischer Untersuchung
- Ab dem 30 Lebensjahr: jährliches Abtasten der Brust und der Achselhöhlen
- Ab dem 35. Lebensjahr: alle 3 Jahre Kombinationsuntersuchung aus zytologischem Abstrich des Gebärmutterhalses und Test auf Infektion mit humanen Papillomaviren (HPV)
- Ab dem 50. bis zum 69. Lebensjahr: Mammografie alle 2 Jahre

Bei Männern werden ab dem 45. Lebensjahr jährlich eine Tastuntersuchung der Prostata vom Enddarm aus sowie eine Tastuntersuchung von Hoden, Penis und Lymphknoten der Leisten durchgeführt.

Bei beiden Geschlechtern werden durchgeführt:

- Ab dem 35. Lebensjahr: alle 2 Jahre Betrachtung der gesamten Haut

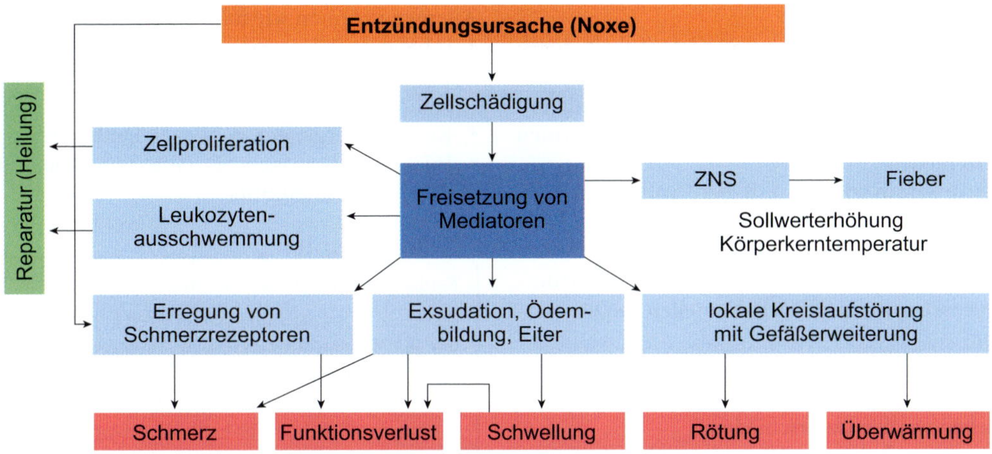

Abb. 1.2 Ablauf der Entzündungsreaktion bis zum Auftreten von Kardinalsymptomen [L190]

- Ab dem 50. Lebensjahr: jährliche digitale rektale Untersuchung, Stuhluntersuchung auf verstecktes Blut im Stuhl
- Ab dem 50. Lebensjahr (Männer) bzw. ab dem 55. Lebensjahr (Frauen) komplette Koloskopie des Darms; bei unauffälligem Befund Wiederholung nach 10 Jahren, bei auffälligem Befund häufiger

1.3.2 Entzündungen

Eine Entzündung ist die Reaktion des Organismus auf eine lokale Gewebeschädigung. Ursachen können sein:

- Infektiöse Erreger wie Bakterien, Viren, Pilze
- Physikalische Reize durch z. B. Temperatur, mechanische Schädigung
- Chemische Reize durch z. B. Laugen, Säuren
- Allergene
- Fremdkörper, z. B. Dorn

Verlauf

In den Grundzügen läuft eine Entzündung unabhängig von dem betroffenen Organ und der Ursache gleich ab. Aufgrund der Gewebeschädigung werden Mediatoren (Botenstoffe), z. B. Histamin und Prostaglandine, freigesetzt. Die Durchblutung des betroffenen Gewebes ist erhöht, was sich durch Rötung und Erwärmung zeigt. Gleichzeitig ist die Durchlässigkeit der Gefäßwände erhöht, sodass intravasale Flüssigkeit in das Gewebe austreten kann (Exsudation, Ödem). Es kommt zur Schwellung. Schmerzrezeptoren werden erregt. Leukozyten wandern in das Gewebe und nehmen dort Gewebstrümmer und Bakterien in ihr Zytoplasma auf und bauen sie ab (Phagozytose). Die Entzündung bildet sich zurück (▶ Abb. 1.2).

Kardinalsymptome, die bei jeder Entzündung mehr oder weniger stark ausgeprägt auftreten, sind:

- Rötung = Rubor
- Überwärmung = Calor
- Schmerz = Dolor
- Schwellung = Tumor
- Funktionseinschränkung/Funktionsverlust = Functio laesa

Je nach Ursache einer Entzündung und Abwehrlage des Organismus kann eine Entzündung unterschiedlich verlaufen:

- Perakut: sehr kurzer Krankheitsverlauf; führt häufig zum Tod
- Akut: oft dramatischer Beginn; führt, wenn keine Komplikationen auftreten, nach kurzer Zeit zur Heilung
- Chronisch: Verlauf über Wochen oder Monate bis zu Jahren; kann bei unterbrochenem Heilungsverlauf aus einer akuten Entzündung hervorgehen
- Primär chronisch: kann schleichend ohne wahrnehmbare akute Entzündung beginnen und schubweise fortschreiten, keine Ausheilung

Einteilung

Bei vielen Entzündungen tritt Gefäßinhalt durch die entzündlich veränderte Gefäßwand in das umliegende Gewebe aus. Je nach Art dieser Exsudation (Exsudat) werden folgende Entzündungsformen unterschieden:

- Serös: Serum tritt aus, z. B. bei Virusinfekten.
- Fibrinös: Serum mit Fibrinogen tritt aus, z. B. an serösen Häuten wie Pleura, Perikard.
- Eitrig: Abgestorbene Leukozyten und Zelltrümmer treten aus, z. B. bei bakteriellen Entzündungen.
- Hämorrhagisch: Blut tritt durch Gefäßeinrisse aus, z. B. bei schweren Virusinfekten.

Daneben werden unterschieden:

- Ulzerierende Entzündung: Ausgedehnte Gewebedefekte, z. B. beim Magenulkus.
- Proliferative Entzündung: Es dominiert die Gewebeneubildung.

1.3.3 Allergie

Das **Immunsystem** schützt den Körper vor eindringenden Erregern und Fremdeiweißen (Antigene). Schon beim Erstkontakt werden diese durch spezifische und unspezifische Abwehrreaktionen unschädlich gemacht. Danach ist der Organismus in der Regel immun gegen dieses Antigen.
Innerhalb des Immunsystems kann es jedoch zu fehlerhaften Reaktionen des Organismus kommen, infolgedessen sich Autoimmunerkrankungen (▸ Kap. 4.4.5), Immundefekte (▸ Kap. 4.4.2) oder Allergien ausbilden.

> **Definition**
>
> **Allergie**
>
> Entwicklung einer Überempfindlichkeit statt Immunität beim Erstkontakt mit einem Fremdstoff (Allergen) mit nachfolgender Sensibilisierung; Erstkontakt mit Allergen verläuft symptomfrei, bei weiteren Kontakten überschießende Reaktion des Immunsystems/allergische Reaktion.

Derzeit wird der Anteil der Menschen in Deutschland, die an mindestens einer allergischen Erkrankung oder Unverträglichkeitsreaktion leiden, auf 30 bis 40 % geschätzt.

Allergene können wie folgt eingeteilt werden:

- Inhalationsallergene, z. B. Pollen
- Ingestionsallergene, z. B. Nahrungsmittel wie Kuhmilch, Soja
- Kontaktallergene, z. B. Nickel, Duftstoffe
- Injektionsallergene, z. B. Gifte von Bienen oder Wespen, Arzneimittel

> **Fallbeispiel**
>
> **Tanja kann nicht mehr atmen**
>
> Die 12-jährige Tanja Stein ist mit ihren Eltern am Badesee. In der Nähe des Kiosks wird sie von einer Wespe in die linke Schulter gestochen. Kurze Zeit darauf wird ihr schwindlig und unwohl. Ihr Hals schwillt allmählich zu. Sie hat das Gefühl, nicht mehr atmen zu können. Die Eltern rufen umgehend den Notarzt (Tel. 112).

Ursachen

- Veranlagung: Bei ungefähr 20 % der Bevölkerung besteht eine Disposition (vererbte Bereitschaft) des Organismus, Sensibilisierungen gegen Umwelteinflüsse auszubilden: die Atopie. Bei diesen Menschen treten das atopische Ekzem (Neurodermitis), Urtikaria, Heuschnupfen und Asthma als sogenannte atopische Krankheitsbilder vermehrt auf.
- Umwelteinflüsse: Wachsende Umweltverschmutzung, steigende Medikamenteneinnahme, häufiger Umgang mit Chemikalien, übertriebene Hygiene sowie seelische Belastungen, z. B. Stress, werden für die Zunahme der Allergien mitverantwortlich gemacht.

Einteilung

Nach Coombs und Gell werden allergische Reaktionen in vier Haupttypen eingeteilt. Diese unterscheiden sich zum einen im Mechanismus der fehlerhaften Immunantwort, zum anderen in der Zeitspanne (Latenzzeit) zwischen dem Zweitkontakt mit dem Allergen und dem Auftreten der Beschwerden.

Typ I – Soforttyp, Anaphylaxie

Durch übermäßige Bildung von IgE-Antikörpern und Freisetzung von Mediatoren wie Histamin und Prostaglandinen kommt es Sekunden bis Minuten nach dem Allergenkontakt zu einer überschießenden Entzündungsreaktion, der anaphylaktischen Reaktion, z. B. Asthma, Heuschnupfen.

Der **anaphylaktische Schock** ist die Maximalform der Typ-I-Reaktion aufgrund einer Generalisierung der allergischen Reaktion. Durch die starke Histaminfreisetzung kommt es zur Weitstellung der Gefäße und damit zum Blutdruckabfall, gegebenenfalls zu schwerer Atemnot und zum Kreislaufstillstand.

Typ II – Zytotoxischer Typ

IgG- und IgM-Antikörper richten sich gegen Oberflächenstrukturen von Zellen. Meist innerhalb von Minuten bis Stunden nach dem Allergenkontakt werden diese Zellen zerstört (zytotoxische Reaktion), z. B. bei Blutgruppenunverträglichkeiten oder bei Transplantatabstoßung nach einer Organtransplantation.

Typ III – Immunkomplex-Typ

Im Blut zirkulierende Antigen-Antikörper-Komplexe lösen innerhalb von Minuten bis Stunden nach dem Allergenkontakt schwere Gefäßentzündungen (Vaskulitiden) aus, z. B. bei der allergischen Vaskulitis oder bei Gefäß- und Gewebeschäden beim Lupus erythematodes.

Typ IV – Spättyp

Im Gegensatz zu den drei zuvor genannten Allergentypen sind bei der Allergie vom Spättyp keine Antikörper, sondern T-Lymphozyten Ursache für die allergische Reaktion. Nach Erstkontakt mit dem Allergen oder Fremdzellen sind diese Zellen sensibilisiert und führen bei Zweitkontakt 10 Stunden bis mehrere Tage später zu einer Entzündungsreaktion, z. B. bei allergischen Kontaktekzemen.

1.4 Impfungen

Impfungen gehören zu den wirksamsten und wichtigsten präventiven Maßnahmen der Medizin. Sie schützen vor bestimmten ansteckenden Infektionskrankheiten. Es werden unterschieden:

- **Passive Immunisierung:** Es werden entweder spezifische Antikörper (Immunglobuline) gegen einen bestimmten Erreger oder ein Toxin übertragen. Bei der passiven Immunisierung besteht ein sofortiger Schutz. Er hält allerdings nur 1–3 Monate an, da die Immunglobuline dann vom Körper abgebaut sind.
- **Aktive Immunisierung:** Es werden abgeschwächte lebende Krankheitserreger (Lebendimpfstoff), abgetötete Krankheitserreger (Totimpfstoff) oder deren antigene Bestandteile (z. B. als Vektorimpfstoff oder mRNA-Impfstoff) oder ein Toxoid verabreicht. Der Körper des Geimpften bildet selbst aktiv Antikörper und Gedächtniszellen gegen den Erreger oder das Toxoid. Bei einer späteren Infektion mit dem Erreger kann dieser dann schnell und in der Regel ohne Krankheitssymptome bekämpft werden. Die Schutzwirkung bei der aktiven Immunisierung setzt erst nach 2–3 Wochen ein, hält dafür aber über Jahre oder lebenslang an.

Wenn ein hoher Prozentsatz der Bevölkerung gegen eine bestimmte Erkrankung geimpft ist, kann der Erreger regional eliminiert werden (Herdenimmunität).

Impfkalender

Die Ständige Impfkomission (STIKO), ein Expertengremium am Robert Koch-Institut, überarbeitet und veröffentlicht regelmäßig die aktuellen Impfempfehlungen (▸ Tab. 1.2).

Tab. 1.2 Impfkalender nach den Empfehlungen der Ständigen Impfkommission am Robert Koch-Institut, 2020/2021 mit Angabe des empfohlenen Impfzeitpunktes. Die verschiedenen Impfstoffe können sich in der Zahl der Injektionen und den Impfabständen unterscheiden (Herstellerangaben beachten). [X221-032]

Tabelle 1 | Impfkalender (Standardimpfungen) für Säuglinge, Kinder, Jugendliche und Erwachsene; 2021

Impfung	Alter in Wochen	Alter in Monaten									Alter in Jahren							
	6	2	3	4	5–10	11*	12	13–14	15	16–23	2–4	5–6	7–8	9–14	15–16	17	ab 18	ab 60
		U4			U5	U6				U7	U7a/U8	U9	U10	U11/J1		J2		
Rotaviren	G1[a]		G2	(G3)														
Tetanus[b]		G1		G2		G3[c]						A1		A2			A[e]	
Diphtherie[b]		G1		G2		G3[c]						A1		A2			A[e]	
Pertussis2[b]		G1		G2		G3[c]						A1		A2			A3[e]	
Hib[b] – *H. influenzae* Typ b		G1		G2		G3[c]												
Poliomyelitis[b]		G1		G2		G3[c]								A1				
Hepatitis B[b]		G1		G2		G3[c]												
Pneumokokken[b]		G1		G2		G3[c]												S[g]
MeningokokkenC							G1											
Masern						G1			G2								S[f]	
Mumps, Röteln						G1			G2									
Varizellen						G1			G2									
HPV – Humane Papillomviren														G1[d] G2[d]				
Herpes zoster																		G1[h] G2[h]
Influenza																		S (jährlich)

Empfohlener Impfzeitpunkt

Nachholimpfzeitraum für Grund- bzw. Erstimmunisierung aller noch nicht Geimpften bzw. für Komplettierung einer unvollständigen Impfserie

Erläuterungen
G Grundimmunisierung (in bis zu 3 Teilimpfungen G1 – G3)
A Auffrischimpfung
S Standardimpfung

a Erste Impfstoffdosis bereits ab dem Alter von 6 Wochen, je nach verwendetem Impfstoff 2 bzw. 3 Impfstoffdosen im Abstand von mind. 4 Wochen
b Frühgeborene: zusätzliche Impfstoffdosis im Alter von 3 Monaten, d. h. insgesamt 4 Impfstoffdosen
c Mindestabstand zur vorangegangenen Impfstoffdosis: 6 Monate
d Zwei Impfstoffdosen im Abstand von mind. 5 Monaten, bei Nachholimpfung beginnend im Alter ≥ 15 Jahren oder bei einem Impfabstand von < 5 Monaten zwischen 1. und 2. Dosis ist eine 3. Dosis erforderlich
e Td-Auffrischimpfung alle 10 Jahre. Nächste fällige Td-Impfung einmalig als Tdap- bzw. bei entsprechender Indikation als Tdap-IPV-Kombinationsimpfung
f Einmalige Impfung mit einem MMR-Impfstoff für alle nach 1970 geborenen Personen ≥ 18 Jahre mit unklarem Impfstatus, ohne Impfung oder mit nur einer Impfung in der Kindheit
g Impfung mit dem 23-valentenPolysaccharid-Impfstoff
h Zweimalige Impfung mit dem adjuvantierten Herpes-zoster-Totimpfstoff im Abstand von mindestens 2 bis maximal 6 Monaten
* Impfungen können auf mehrere Impftermine verteilt werden. MMR und V können am selben Termin oder in 4-wöchigem Abstand gegeben werden

Erkrankungen des Herzens

2

Überblick

Dieses Kapitel beschreibt die wichtigsten Erkrankungen des Herzens. Zu Beginn frischt es das anatomische Wissen auf (► Kap. 2.1.1) und erläutert die Physiologie der gesunden Herztätigkeit (► Kap. 2.1.2). Ferner finden sich in diesem Kapitel Antworten unter anderem auf folgende Fragen:

- Was ist eine koronare Herzkrankheit? (► Kap. 2.2)
- Welche Symptome können bei einem Myokardinfarkt beobachtet werden? (► Kap. 2.3)
- Inwiefern unterscheidet sich die Rechtsherz- von der Linksherzinsuffizienz? (► Kap. 2.4)
- Wie können Herzrhythmusstörungen eingeteilt werden? (► Kap. 2.6)
- Welche Wandschichten des Herzens können von entzündlichen Erkrankungen betroffen sein? (► Kap. 2.8)
- Was sind Kardiomyopathien (► Kap. 2.9) und Herzklappenfehler? (► Kap. 2.10)
- Welche angeborenen Herzfehler gibt es? (► Kap. 2.11)

2.1 Anatomie und Physiologie des Herzens

2.1.1 Anatomie

Aufbau des Herzens

Das Herz (Cor) ist ein muskuläres Hohlorgan. Es hat annähernd die Form eines Kegels und wiegt ca. 300 g. Es liegt zwischen den beiden Lungenflügeln, hinter dem Brustbein (Sternum) und vor der Speiseröhre (Ösophagus). Kaudal liegt es dem Zwerchfell (Diaphragma) an.

Das Herz wird durch das **Septum** (Scheidewand) in eine rechte und eine linke Herzhälfte getrennt. Diese bestehen jeweils aus einem **Vorhof** (Atrium) und einer **Kammer** (Ventrikel).

Der rechte Vorhof nimmt das Blut aus der oberen und unteren Hohlvene (V. cava superior und inferior) auf und gibt es an die rechte Herzkammer weiter. Von dort gelangt das Blut über den Truncus pulmonalis (Lungenstamm) und weiter über die zwei Aa. pulmonales (Lungenarterien) in die Lunge. Dort wird das Blut mit O_2 (Sauerstoff) angereichert und CO_2 (Kohlendioxid) wird an die Lunge abgegeben. Das sauerstoffreiche Blut gelangt nun über die Vv. pulmonales (Lungenvenen) in den linken Vorhof. Von dort wird es weiter in die linke Kammer geleitet, die das Blut nun in die Aorta (Hauptschlagader) und damit in den Körperkreislauf auswirft (► Abb. 2.1).

Herzklappen

Das Herz hat vier verschiedene Klappen. Sie gewährleisten, dass das Blut stets in die richtige Richtung fließt:

- **Segelklappen** (Atrio-Ventrikular-Klappen, AV-Klappen): Sie befinden sich zwischen Vorhof und Kammer. Die linke Segelklappe mit zwei Segeln heißt **Mitralklappe,** die rechte Segelklappe mit drei Segeln heißt **Trikuspidalklappe.**
- **Taschenklappen:** Sie befinden sich zwischen linker Kammer und Aorta **(Aortenklappe)** und zwischen rechter Kammer und Truncus pulmonalis **(Pulmonalklappe).**

Blutversorgung des Herzens

Auch das Herz selbst muss mit Blut versorgt werden. Dies erfolgt über zwei, aus der Aorta abzweigende Gefäße, die **Koronararterien** (Herzkranzgefäße):

- Die A. coronaria sinistra (linke Herzkranzarterie) teilt sich in zwei Äste und versorgt den linken Vorhof, die linke Kammer und den Großteil der Herzscheidewand.
- Die A. coronaria dextra (rechte Herzkranzarterie) versorgt den rechten Vorhof, die rechte Kammer und einen kleinen Teil der Herzscheidewand.

2.1.2 Physiologie

Herzzyklus

Der Pumpmechanismus des Herzens beruht auf einer koordiniert ablaufenden Kontraktion, der

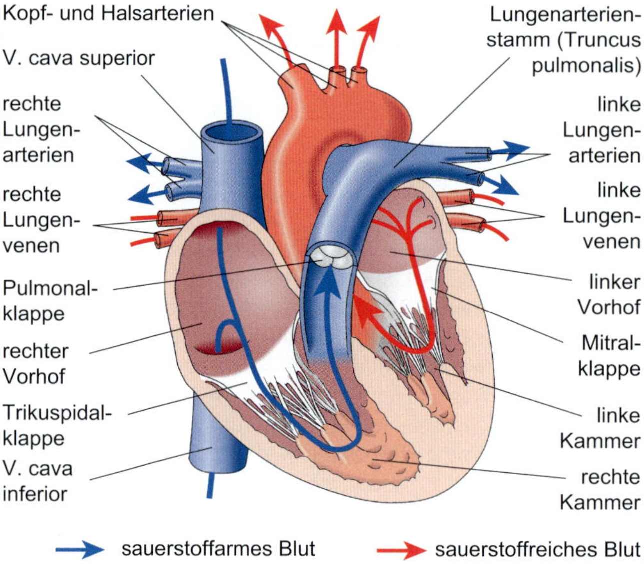

Abb. 2.1 Das Herz mit seinen Kammern und Klappen. Die Pfeile geben die Flussrichtung des Bluts an. [L190]

Systole, sowie der Erschlaffung, der Diastole, der Herzmuskulatur. Ein Herzzyklus setzt sich jeweils aus der Abfolge von Systole und Diastole zusammen. Dabei wird die **Diastole** in zwei Phasen unterteilt:

- Erschlaffungsphase
- Füllungsphase

Während der Füllungsphase kontrahieren sich die Vorhöfe und das Blut fließt in die erschlafften Kammern. Dann schließen sich die Segelklappen, sodass zwischen Vorhöfen und Kammern keine Verbindung mehr besteht.

Damit ist die Diastole beendet, die Systole beginnt. Auch die **Systole** wird in zwei Phasen unterteilt:

- Anspannungsphase
- Austreibungsphase

Während der Anspannungsphase steigt der Druck in den mit Blut gefüllten Kammern stark an und stößt schließlich die Taschenklappen auf. Jetzt beginnt die Austreibungsphase. Die Kammern kontrahieren und leeren sich, das Blut wird in den Körper- bzw. Lungenkreislauf ausgeworfen, bis sich die Taschenklappen wieder schließen. Damit ist die Systole beendet und die Diastole beginnt erneut mit der Erschlaffungsphase.

Regulation der Herzleistung

Für die rhythmischen Kontraktionen der Herzmuskulatur sind das **Erregungsbildungs- und Erregungsleitungssystem** des Herzens verantwortlich (► Abb. 2.9). Es besteht aus:

- Sinusknoten
- AV-Knoten
- His-Bündel
- Kammerschenkeln
- Purkinje-Fasern

Das Erregungsbildungs- und -leitungssystem arbeitet autonom, d.h. es bildet Aktionspotenziale, ohne dafür einen Anstoß von außen zu benötigen. Zusätzlich wird das Herz vom vegetativen Nervensystem (Sympathikus und Parasympathikus) beeinflusst.

Das Herz eines Erwachsenen schlägt in Ruhe mit einer Herzfrequenz (Anzahl der Herzschläge pro Minute) von etwa 70. Während eines Herzschlags werden 70–80 ml Blut ausgeworfen (Herzschlagvolumen). Aus diesen beiden Größen wird das Herzminutenvolumen (HMV) berechnet (Herzfrequenz × Schlagvolumen = Herzminutenvolumen). Es beträgt beim gesunden Erwachsenen in körperlicher Ruhe etwa 4,5–5 Liter/Min. Unter Belastung kann es auf 25 Liter/Min. gesteigert werden.

Während die Herzfrequenz bei Säuglingen und Kindern höher ist als bei Erwachsenen, nähert sie sich im Laufe der Jugend immer mehr dem Wert Erwachsener an. So beträgt die Herzfrequenz beim Neugeborenen noch 120–140 Schläge/Minute. Beim Kleinkind 100–120, bei älteren Kindern und

Jugendlichen 80–100. Ein Grund für die erhöhte Herzfrequenz besteht darin, dass das Herzschlagvolumen im Säuglings- und Kindesalter erheblich niedriger ist, weil das Herz kleiner ist.

2.2 Koronare Herzkrankheit (KHK)

Definition

Koronare Herzkrankheit *(KHK)*

Unzureichende Durchblutung der Herzkranzgefäße (Koronarien); nachfolgend **Ischämie** (Mangeldurchblutung) und O_2-Minderversorgung des Myokards; zusammen mit ihren Folgen in Industrieländern häufigste Todesursache; Männer häufiger betroffen als Frauen

Ursachen

Der koronaren Herzkrankheit liegt eine **Arteriosklerose** der Herzkranzgefäße zugrunde.

Arteriosklerose

Bei der Arteriosklerose lagern sich an den Gefäßwänden der großen Arterien sogenannte Plaques ab, die für eine Verdickung, Verhärtung und verminderte Elastizität der Gefäße verantwortlich sind. Durch diese Veränderungen ist der Durchmesser des Gefäßes vermindert. Es kommt zu Durchblutungsstörungen. Je nachdem, welche Gefäße betroffen sind, kann es unter anderem zu folgenden Krankheitsbildern kommen:

- Koronare Herzkrankheit
- Periphere arterielle Verschlusskrankheit
- Arteriosklerotische Aneurysmen
- Akute arterielle Verschlüsse, z. B. von Bauch- oder Beinarterien
- Hirninfarkt

Merke

Risikofaktoren der Arteriosklerose

- Hyperlipoproteinämie
- Arterielle Hypertonie
- Diabetes mellitus
- Nikotinabusus
- Myokardinfarkte von Familienmitgliedern (erbliche Belastung)
- Lebensalter (Männer über 45 Jahren und Frauen über 55 Jahren).

Fallbeispiel

Das Risiko verringern

Die Ehefrau eines Patienten hat erfahren, dass die KHK in Deutschland zu den häufigsten Todesursachen zählt. Daher möchte sie von Pflegfachfrau Jutta Strick erfahren, was sie in Zukunft tun kann, um das Risiko für sich und ihren Mann zu reduzieren. Welche allgemeinen Informationen kann Frau Strick geben?

Frau Strick kann unter anderem folgende Informationen geben:

- Raucherentwöhnung
- Blutdruck im Normbereich halten
- Cholesterinzufuhr beschränken
- Bewegung und sportliche Betätigung in den Alltag integrieren
- Übergewicht reduzieren

Symptome

Leitsymptom der KHK ist die **Angina pectoris.** Sie äußert sich durch anfallsartige, heftige Schmerzen hinter dem Sternum, häufig mit Ausstrahlung in den linken Arm und die linke, seltener in die rechte Schulter, den Unterkiefer oder den Oberbauch (► Abb. 2.2). Die Anfälle können ausgelöst werden durch körperliche Anstrengung, Stress, Kälte oder reichliches Essen. Viele Patienten haben den Eindruck, dass „etwas auf die Brust drückt". In Ruhe

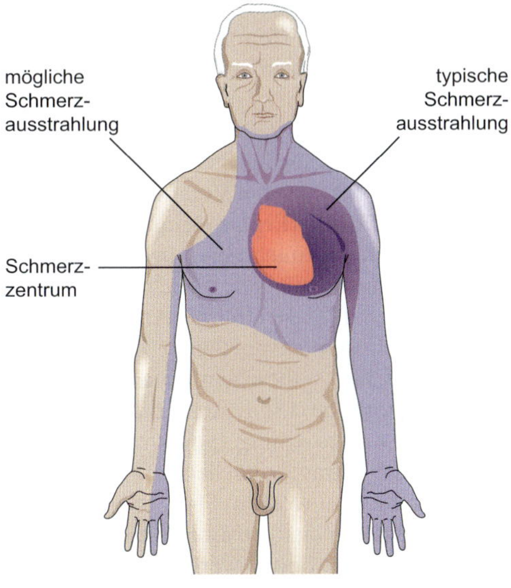

Abb. 2.2 Typische Schmerzausstrahlung beim Angina-pectoris-Anfall und beim Myokardinfarkt [L190]

verschwinden die Schmerzen meist nach 10 bis 15 Minuten. Leichtere Angina-pectoris-Anfälle können mit Muskelverspannungen verwechselt werden. Weiterhin kann Übelkeit, Atemnot und Schwitzen auftreten. Eine KHK muss sich nicht immer durch die typischen Angina-pectoris-Anfälle äußern. Insbesondere bei Diabetikern können Ischämiephasen aufgrund der Polyneuropathie (► Kap. 10.13.2) für den Patienten unbemerkt verlaufen.

Verlaufsformen der Angina pectoris

- **Stabile Angina pectoris:** Gleich bleibende Angina-pectoris-Anfälle, die sich durch Medikamente (Nitrolingual-Spray) und körperliche Ruhe innerhalb weniger Minuten bessern.
- **Instabile Angina pectoris:** Jede Erstangina sowie Anfälle, die an Schwere, Dauer und Häufigkeit zunehmen oder bereits während körperlicher Ruhe auftreten (Ruheangina). Es besteht ein akutes Risiko für einen Myokardinfarkt.

Diagnostik

Eine Verdachtsdiagnose wird anhand der klinischen Symptome gestellt. Um die Diagnose zu sichern, sind weiterführende diagnostische Verfahren notwendig:

- **Ruhe-EKG** (Elektrokardiogramm): Der Patient liegt ruhig auf einer Liege, während seine Herzströme abgeleitet werden. Dabei werden gleichzeitig die bipolaren Extremitätenableitungen (je eine Elektrode am rechten Arm, rechten Bein, linken Arm und linken Bein) und die unipolaren Brustwandableitungen (sechs Elektroden an der Brustwand, ► Abb. 2.3) aufgezeichnet. Bei der KHK finden sich, solange kein Herzinfarkt abgelaufen ist, selten typische Veränderungen.
- **Belastungs-EKG (Ergometrie):** Der Patient wird körperlich zunehmend belastet, z. B. auf einem Fahrradergometer. Gleichzeitig wird ein EKG abgeleitet. Treten hierbei Angina-pectoris-Anfälle und/oder entsprechende EKG-Veränderungen auf, liegt wahrscheinlich eine KHK vor.
- **Echokardiografie:** Die Echokardiografie ist eine Ultraschalluntersuchung (Sonografie) des Herzens, bei der Ultraschallwellen von einem Schallkopf ausgesendet werden. Die Gewebe des Körpers reflektieren den Ultraschall unterschiedlich stark. Diese Reflexionen werden vom Schallkopf registriert und elektronisch in Bilder umgewandelt. Es können Bewegungsstörungen der Herzwand oder der Herzklappen nachgewiesen und die diastolische und systolische Funktion des Herzens beurteilt werden. Eine Echokardiografie kann transthorakal (von außen über den Brustkorb) oder transösophageal (von innen durch die Speiseröhre) durchgeführt werden. Bei der **Belastungsechokardiografie** belastet sich der Patient entweder körperlich oder sein Herz wird medikamentös (z. B. mit Dipyridamol) gestresst. Währenddessen wird eine Echokardiografie durchgeführt.

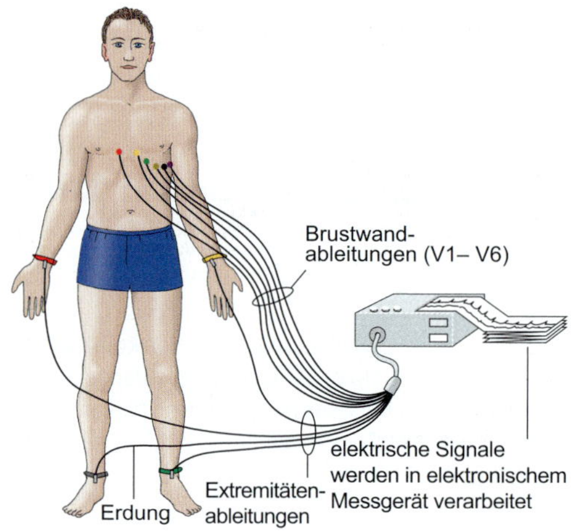

Abb. 2.3 Lage der EKG-Elektroden bei den unipolaren Brustwandableitungen und den Extremitätenableitungen [L190]

Praxistipp

Belastungstest

Wenn ein Belastungstest durchgeführt wird, sollte der Patient genau beobachtet werden. Es muss ein Defibrillator unmittelbar erreichbar und Reanimationsbereitschaft gewährleitet sein, falls es zu einem Zwischenfall kommt.

- **Myokardszintigrafie:** Bei weiterhin unklarer Diagnose kann eine Myokardszintigrafie durchgeführt werden. Dem Patienten wird während körperlicher Belastung eine radioaktive Substanz (z. B. ^{201}Thallium) injiziert. ^{201}Thallium reichert sich im normal durchbluteten Herzmuskel gut, in den schlecht durchbluteten Bereichen weniger intensiv an. So lassen sich infarktbedrohte oder bereits geschädigte Herzmuskelbezirke nachweisen.

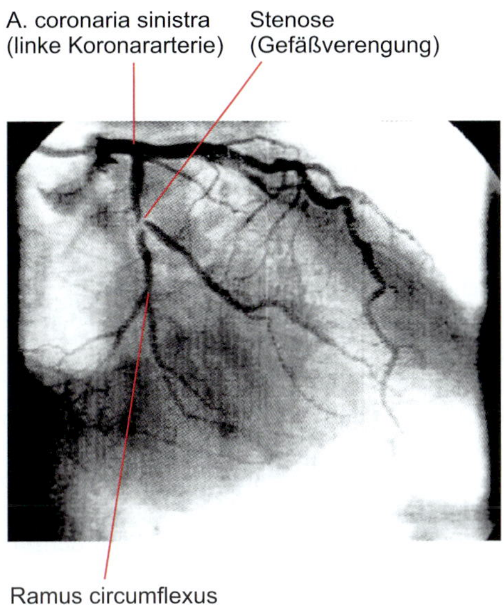

Abb. 2.4 Koronarangiografie bei KHK; ein Ast der linken Herzkranzarterie ist fast völlig verschlossen. [A400]

- **Linksherzkatheteruntersuchung:** Ein Katheter wird über die A. femoralis und Aorta gegen den Blutstrom zum Herzen vorgeschoben und Röntgenkontrastmittel in die Herzkranzgefäße eingespritzt. So lassen sich verengte Gefäßabschnitte darstellen (**Koronarangiografie,** ► Abb. 2.4). Um Form, Größe, Wanddicke und Funktion der linken Kammer zu beurteilen, wird Kontrastmittel in die linke Herzkammer gegeben. Schlecht bewegliche Wandabschnitte zeigen das Gebiet eines Herzinfarkts an **(Lävokardiografie).**

Therapie

Die Risikofaktoren der Arteriosklerose müssen so weit wie möglich behoben werden: Nikotinverzicht, Gewichtsnormalisierung, fettarme und ballaststoffreiche Ernährung, Abbau von Stress, körperliches Training, optimale medikamentöse Einstellung von arterieller Hypertonie, Diabetes mellitus und Hyperlipoproteinämie.

Therapie des akuten Angina-pectoris-Anfalls

- Arzt verständigen
- Patient beruhigen, beengende Kleidung entfernen und mit erhöhtem Oberkörper bequem positionieren
- Glyzeroltrinitrat (Nitrolingual®) entweder als Kapsel zum Zerbeißen oder als Spray sublingual nach ärztlicher Anordnung verabreichen; Wirkung innerhalb weniger Minuten
- O_2-Gabe nach Anordnung

Wenn sich die Symptome nach mehreren Minuten nicht bessern, hat der Patient eine instabile Angina pectoris oder einen Myokardinfarkt. In beiden Fällen muss er weiter betreut werden, als hätte er einen Myokardinfarkt.

Medikamentöse Therapie der stabilen Angina pectoris

Ziel der Therapie ist, zum einen, den O_2-Bedarf des Herzens zu senken, zum anderen, die O_2-Aufnahme zu verbessern:

- Acetylsalicylsäure (z. B. Aspirin 100®) oder Clopidogrel (Plavix®) hemmen die Thrombozytenaggregation (Verklumpung von Blutplättchen) innerhalb des Gefäßsystems, dadurch verbessern sich die Fließeigenschaften des Bluts.
- Betablocker (z. B. Beloc®) senken den O_2-Bedarf im Herzmuskel, indem sie die Herzfrequenz und den Blutdruck unter Belastung verringern. NW: Verengung der Bronchien.
- Nitrate (z. B. Nitrolingual®, Isoket®) oder Molsidomin (z. B. Corvaton®) erweitern venöse Gefäße, senken damit die Vorlast und entlasten das Herz. Zusätzlich erweitern sie arterielle Gefäße und senken so die Nachlast (geringerer Widerstand, gegen den das Herz anpumpen muss). Dadurch verringern sich Herzarbeit und O_2-Verbrauch des Herzmuskels. Ebenso erweitern Nitrate die großen Koronargefäße. NW: vasomotorische Kopfschmerzen, Blutdruckabfall.
- Kalziumantagonisten (z. B. Falicard®) senken die Nachlast.
- Ivabradin (Procoralan®): I_f-Ionenkanalblocker des Sinusknotens mit ähnlicher Wirkung wie Betablocker (Senkung der Herzfrequenz); Einsatz bei Unverträglichkeit von Betablockern.
- Statine (Cholesterinsynthesehemmer, CSE-Hemmer, z. B. Zocor®) senken ein erhöhtes LDL-Cholesterin um 20–50 %; Zielwerte liegen < 100 mg/dl.

Interventionelle Therapie

PTCA (**p**erkutane **t**ransluminale **c**oronare **A**ngioplastie): Die übliche Methode ist die Ballondilatation im Rahmen einer Koronarangiografie mit anschließender Implantation eines Stents, einer röhrenförmigen Gefäßstütze aus Metall. An der Spitze des Katheters befindet sich ein Ballon, der in der Engstelle des Herzkranzgefäßes aufgeblasen

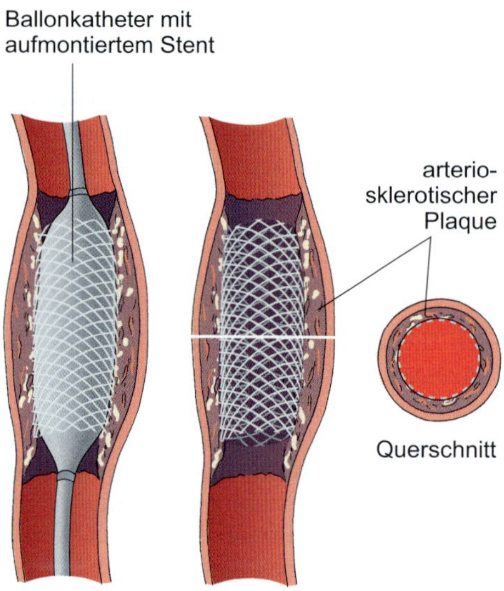

Abb. 2.5 Stent, der mittels Ballonkatheter in die verengte Stelle eines Herzkranzgefäßes geschoben wird. [L190]

wird und dieses dadurch aufweitet. Komplikation kann ein akuter Verschluss der Koronarie mit Herzinfarkt sein. Um einem erneuten Verschluss des Gefäßes (Restenose) vorzubeugen und die Gefäßdurchgängigkeit zu verbessern, wird ein Stent implantiert (► Abb. 2.5). Stents können auch mit Medikamenten beschichtet sein, welche ein überschießendes Wachstum der Gefäßinnenhaut (Intima) vermeiden sollen. Nach Stentimplantation ist eine duale Plättchenhemmung mit ASS und Clopidogrel für 6–12 Monate notwendig.

Aortokoronare Bypassoperation: Die verengten Abschnitte der Koronararterie (Herzkranzgefäß) werden mittels der rechten oder linken A. thoracica (mammaria) interna (RIMA- oder LIMA-Bypass) überbrückt. Der aortokoronare Bypass verläuft von der Aorta zu einer Koronararterie.

Komplikationen

Die Komplikationen der KHK können lebensbedrohlich sein:

- Myokardinfarkt, eventuell mit Folge eines plötzlichen Herztods
- Herzrhythmusstörungen bis zum Kammerflimmern, plötzlicher Herztod
- Linksherzinsuffizienz durch Schädigung des Herzmuskels

2.3 Myokardinfarkt

Definition

Myokardinfarkt *(Herzinfarkt)*

Akuter Verschluss der Herzkranzgefäße, O_2-unterversorgte Teile des Herzmuskelgewebes sterben ab (ischämische Myokardnekrose).

Ursachen und Formen

Bei den meisten Patienten ist das betroffene Herzkranzgefäß durch eine Arteriosklerose vorgeschädigt (KHK, ► Kap. 2.2). Wenn eine arteriosklerotische Plaque aufbricht, bildet sich darauf ein Thrombus, der das Koronargefäß verschließt. Auslöser eines Myokardinfarkts sind häufig körperliche Anstrengungen oder Stresssituationen.

Infarkte betreffen meist die Muskulatur der linken Herzkammer (► Abb. 2.6). Das Ausmaß hängt von der Lokalisation des Gefäßverschlusses ab: Je weiter proximal der Verschluss liegt, desto ausgedehnter ist der Infarkt. Ein transmuraler Infarkt erfasst alle Wandschichten des Herzens. Im Gegensatz dazu betrifft der nicht transmurale Infarkt nur einen Teil der Herzwand, wobei die Innenschicht des Herzens auf O_2-Mangel am empfindlichsten reagiert. Abhängig von den EKG-Veränderungen werden der Myokardinfarkt mit ST-Strecken-Hebung (STEMI) und der Infarkt ohne ST-Strecken-Hebung (NSTEMI) unterschieden.

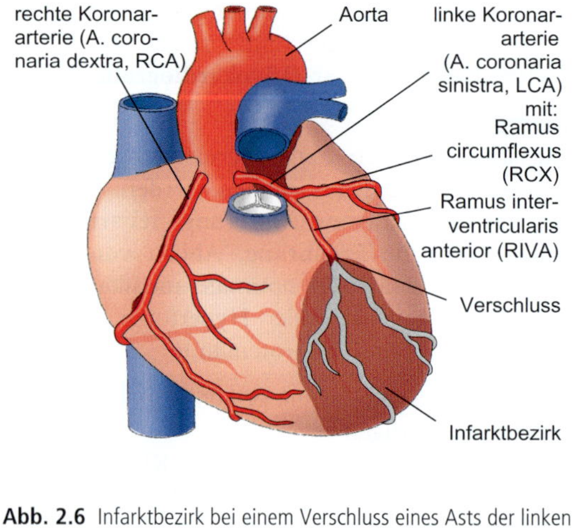

Abb. 2.6 Infarktbezirk bei einem Verschluss eines Asts der linken Herzkranzarterie [L190]

Merke

Die instabile Angina pectoris und der Myokardinfarkt werden als akutes Koronarsyndrom (ACS) zusammengefasst.

Symptome

40 % aller Myokardinfarkte ereignen sich in den Morgenstunden. Sie können durch plötzliche Kraftanstrengungen oder psychischen Stress ausgelöst werden und äußern sich durch

- intensive, lang anhaltende Angina-pectoris-Schmerzen, die sich durch Ruhe oder Glyzeroltrinitrat (Nitrolingual®) nicht bessern, Schmerzausstrahlung (► Abb. 2.2),
- vegetative Symptome wie Schweißausbruch, Übelkeit, Erbrechen, Unruhe,
- Angst,
- Herzrhythmusstörungen,
- Blutdruckabfall und
- Symptome einer Linksherzinsuffizienz: Dyspnoe, feuchte Rasselgeräusche über den basalen Lungenabschnitten.

Praxistipp

Stummer Herzinfarkt

15–25 % der Patienten erleiden einen stummen Herzinfarkt ohne die typischen Angina-pectoris-Schmerzen. Häufig betroffen sind Menschen mit Diabetes, wenn durch den Diabetes mellitus die schmerzleitenden Nerven geschädigt sind.

Diagnostik

Die Diagnose wird mittels EKG, Blutuntersuchung und gegebenenfalls Echokardiografie gesichert.

EKG: Hier sind meist typische Veränderungen der Herzströme zu erkennen. Damit können Hinweise auf Größe, Lokalisation und Alter des Infarkts erfasst werden.

Blutuntersuchung:

- Kardiale Troponine I und T sind herzmuskelspezifisch und sehr sensitiv, sie steigen bereits 3 Stunden nach dem Infarkt an, Maximum nach 20 Stunden.
- Myoglobin ↑ bereits 2 Stunden nach Herzinfarkt, Maximum nach 12 Stunden.
- Die Spiegel der Muskelenzyme CK (Kreatinkinase), CK-MB, GOT und LDH steigen in typischer Weise an (► Abb. 2.7):

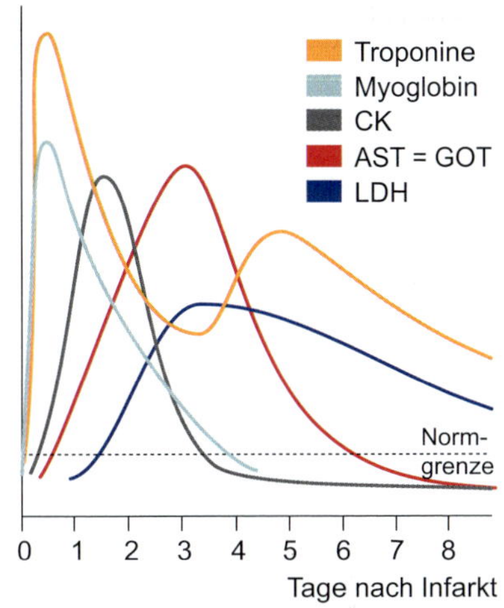

Abb. 2.7 Typischer Verlauf der Herzmuskelenzyme bei einem Herzinfarkt [L190]

  - CK-Anstieg spätestens nach 6 Stunden erkennbar, Maximum durchschnittlich nach 18 Stunden, CK-MB ist das herzmuskelspezifische Isoenzym der CK und liegt bei einem Herzinfarkt zwischen 6 und 20 % der CK.
  - GOT (AST)-Anstieg ca. 4 Stunden nach Infarktbeginn, unspezifisch.
  - LDH-Maximum (bzw. herzmuskelspezifisches Isoenzym HBDH) nach 36 Stunden, Erhöhung bis etwa 10 Tage nach Infarktbeginn nachweisbar (zur Spätdiagnose geeignet).
- Leukozytose, BSG ↑, Blutzucker ↑.
- Elektrolytstörungen, insbesondere K^+-Veränderungen.

Echokardiografie: Herzklappen, Herzwände, Herzhöhlen, mögliche Thromben sowie die Beweglichkeit und damit die Pumpfunktion des Herzens werden beurteilt.

Koronarangiografie: Es können Verschlüsse der Herzkranzgefäße identifiziert werden.

Magnetresonanztomografie (MRT, Kernspintomografie): Es werden morphologische Veränderungen erkannt, die Durchblutung des Myokards kann beurteilt werden. Bei der Magnetresonanztomografie werden durch starke Magnetfelder H^+-Ionen angeregt. Spezielle Sensoren messen die entstehenden elektromagnetischen Wellen. Aus diesen Messungen wird dann mittels Computer das eigentliche Bild erstellt. Bilder können mit transversaler, sagittaler oder frontaler Schnittführung erzeugt werden. Ein großer Vorteil der MRT-Untersuchung ist, dass es zu keiner Strahlenbelastung kommt.

Therapie

Die Therapie des Myokardinfarkts erfolgt auf der Intensivstation, da es in der Akutphase zu lebensbedrohlichen Komplikationen kommen kann, die sofort intensivmedizinisch behandelt werden müssen:

- Patient mit erhöhtem Oberkörper positionieren und beruhigen
- Jeder Transport mit Arztbegleitung
- Intensivüberwachung mit Vitalzeichenkontrolle und EKG-Monitoring, Defibrillationsbereitschaft
- O_2-Gabe über Nasensonde (4–8 l/Min.) bei O_2-Sättigung < 90 %
- Venenzugang legen, keine i. m.-Injektionen (Kontraindikation für spätere Lyse-Therapie!)
- Schmerzbekämpfung, z. B. mit Opiaten (Fentanyl®)
- Bei Bedarf beruhigende Medikamente, z. B. Diazepam (Valium®) i. v.
- Glyzeroltrinitrat (z. B. Perlinganit®) über Perfusor bei systolischem Blutdruck > 90 mmHg, um O_2-Versorgung des Herzmuskels zu verbessern
- Vorsichtige Gabe von Betablockern (z. B. Beloc®), zur Risikosenkung von Kammerflimmern
- Bei Übelkeit oder Erbrechen Antiemetika, z. B. Metoclopramid
- 5.000 IE Heparin im Bolus i. v. oder niedermolekulares Heparin s. c.
- Duale Plättchenhemmung: 250–500 mg Acetylsalicylsäure (ASS) i. v., anschließend 100 mg ASS täglich oral plus ADP-Rezeptorblocker (Ticagrelor, Prasugrel, Clopidogrel) über 12 Monate. ASS lebenslang
- ACE-Hemmer (Angiotensin-Converting-Enzym-Blocker, z. B. Enalapril, Ramipril), alternativ bei Unverträglichkeit AT_1-Hemmer (Angiotensin-II-Rezeptor-Antagonisten, Sartane, z. B. Valsartan)
- CSE-Hemmer zur Lipidsenkung

Reperfusionstherapie

PCI (perkutane coronare Intervention)**:** In kardiologischen Zentren wird eine PTCA (perkutane transluminale Angioplastie, Ballondilatation) mit Stentimplantation innerhalb von 120 Minuten nach Erstkontakt durchgeführt.

(Thrombo-)Lyse-Therapie: Wird angewandt, wenn eine PCI nicht durchgeführt werden kann. Da die Ursache des Infarkts meist ein thrombotischer Verschluss in einem arteriosklerotisch veränderten Gefäßabschnitt ist, wird versucht, diesen so schnell wie möglich medikamentös aufzulösen und das Koronargefäß so wieder durchgängig zu machen. Dazu dienen verschiedene Medikamente, die die Fibrinolyse aktivieren: t-PA (tissue-type Plasminogenaktivator, z. B. Alteplase) oder gentechnologisch veränderte t-PA-Präparate (z. B. Reteplase, Lanoteplase), Streptokinase.

Kontraindikationen für eine Lyse-Therapie sind wegen der Blutungsgefahr unter anderem:

- Zustand nach frischen Operationen, i. m.-Injektionen, Arterienpunktionen
- Schädel-Hirn-Trauma, bekannter Hirntumor, Zustand nach zerebraler Blutung
- Aortenaneurysma
- Erkrankungen mit erhöhtem Blutungsrisiko, z. B. schwere Hypertonie, Ösophagusvarizen, gastroduodenale Ulkuskrankheit, akute schwere Pankreatitis, Morbus Crohn
- Schwangerschaft
- Maligne Tumoren mit schlechter Prognose
- Gerinnungsstörungen (relative KI)
- Leber-, Niereninsuffizienz (relative KI, da Medikamente nicht genau steuerbar)
- Hohes Lebensalter (relative KI)

Im Anschluss an eine Lyse-Therapie sollten die Patienten in ein kardiologisches Zentrum verlegt werden, wo dann eine PTCA durchgeführt werden kann.

Komplikationen

Innerhalb der ersten 48 Stunden nach einem Myokardinfarkt treten häufig folgende Komplikationen auf:

- Herzrhythmusstörungen: ventrikuläre Tachykardien, Kammerflimmern, Vorhofflimmern, AV-Block
- Linksherzinsuffizienz mit Lungenödem bis zum kardiogenen Schock
- Rechtsherzinsuffizienz bei rechtsventrikulärem Infarkt
- Ruptur der Herzwand oder des Kammerseptums (Herzscheidewand), Papillarmuskelabriss mit akuter Mitralinsuffizienz

Zu den Spätkomplikationen innerhalb von 6 Wochen nach dem Myokardinfarkt gehören:

- Herzwandaneurysma: Aussackung der Herzwand mit verminderter Beweglichkeit → Gefahr der Herzwandruptur oder der Thrombusabscheidung mit nachfolgenden Embolien

- Arterielle Embolien, Lungenembolie
- Perikarditis, Perimyokarditis
- Weiter bestehende Angina pectoris, erneuter Myokardinfarkt

Rehabilitation

In direktem Anschluss an den Krankenhausaufenthalt nach 1–2 Wochen erhält der Patient in der Regel eine Anschlussheilbehandlung (AHB). Diese kann ambulant oder stationär durchgeführt werden. Der Patient lernt mit seiner Erkrankung umzugehen, auslösende Faktoren zu erkennen und gegebenenfalls zu vermeiden. Er wird langsam wieder ins Alltagsleben eingegliedert. Die Teilnahme an einer ambulanten Herzgruppe wird empfohlen.

2.4 Herzinsuffizienz

Definition

Herzinsuffizienz

Unfähigkeit des Herzens, vom Körper benötigtes Blutvolumen zu fördern; resultiert in verminderter körperlicher Belastungsfähigkeit

Ursachen

Die Herzinsuffizienz ist immer Folge einer anderen Grunderkrankung:

- Herzerkrankungen, z. B. KHK, Myokarditis, dilatative Kardiomyopathie, verursachen eine Kontraktionsschwäche des Herzmuskels.
- Das zu befördernde Herzzeitvolumen ist zu groß, z. B. bei Herzklappeninsuffizienz, Defekten im Kammer- oder Vorhofseptum.
- Das Herz muss das Blut gegen einen zu hohen Druck anpumpen, z. B. bei Klappenstenose, arterieller Hypertonie, pulmonaler Hypertonie (Hochdruck im Lungenkreislauf).
- Die Herzkammern können sich nicht ausreichend mit Blut füllen, z. B. bei Herzbeuteltamponade, konstriktiver Perikarditis.
- Herzrhythmusstörungen.

Einteilung

Je nachdem, welche Herzkammer hauptsächlich betroffen ist, wird unterschieden:

Linksherzinsuffizienz: Die linke Herzkammer kann das Blut nicht mehr ausreichend in den Körper pumpen, weshalb dieser schlechter mit arteriellem Blut versorgt wird. Zusätzlich staut sich das Blut vor dem linken Herzen in die Lunge zurück.

Rechtsherzinsuffizienz: Die rechte Herzkammer kann das Blut nicht mehr ausreichend in die Lungen befördern. Es staut sich vor dem rechten Herzen in den Körper zurück.

Globalherzinsuffizienz: Linke und rechte Herzkammer sind betroffen. Häufig verursacht eine bereits bestehende Linksherzinsuffizienz eine Rechtsherzinsuffizienz.

Andere Einteilungen unterscheiden:

- Zeitliche Entwicklung einer Herzinsuffizienz: akut dekompensiert oder chronisch
- Betroffene Herzphase(n): Systole, Diastole oder beide
- Nach Herzzeitvolumen: vermindert (Low-output-failure) oder erhöht (High-output-failure)

Symptome

Der Organismus hat verschiedene Mechanismen, um die Pumpschwäche des Herzens auszugleichen:

- Steigerung der Herzfrequenz.
- Herzmuskelhypertrophie: Die einzelnen Herzmuskelfasern werden aufgrund der Belastung länger und dicker, sodass das Herz eine größere Leistung erbringen kann. Dies ist jedoch nur bis zu einem Herzgewicht von maximal 500 g möglich (normal 300 g), da ansonsten die O_2-Versorgung des Herzens nicht mehr gewährleistet ist. Dieser Wert wird daher auch **kritisches Herzgewicht** genannt.
- Renin-Angiotensin-Aldosteron-Mechanismus (RAAS): Sinkt das Herzzeitvolumen, werden Angiotensin und Aldosteron ausgeschüttet. Dies führt zu einer Wasser- und Natriumretention in den Nieren sowie zu einer Vasokonstriktion. Über beide Mechanismen wird der Blutdruck gesteigert. Bei zu starker Ausschüttung von Angiotensin und Aldosteron wird das Herz durch Erhöhung der venösen Vorlast (Flüssigkeitsretention) und der arteriellen Nachlast (Gefäßverengung) jedoch zusätzlich belastet.
- Freisetzung von ADH mit nachfolgender Wasserretention. Die Wasserretention bewirkt eine erneute Erhöhung der venösen Vorlast und sorgt für eine zusätzliche Belastung.

Solange die Regulationsmechanismen ausreichen, die Pumpleistung so weit aufrechtzuerhalten, dass bei gewöhnlichen Belastungen keine oder nur geringe Beschwerden auftreten, liegt eine **kompensierte Herzinsuffizienz** vor. Reichen sie nicht mehr aus, spricht man von einer **dekompensierten Herzinsuffizienz,** die sich klinisch bemerkbar macht.

Linksherzinsuffizienz

Da sich das Blut in die Lunge zurückstaut, wird Flüssigkeit aus den Blutgefäßen ins Lungeninterstitium und in die Alveolen abgepresst (Lungenödem) mit folgenden Symptomen:

- Dyspnoe: Der Patient ist bei Belastung, später auch in Ruhe, kurzatmig.
- Orthopnoe: Dyspnoe, die auftritt, wenn der Patient flach liegt, und die sich bessert, wenn er sich aufsetzt. Die Patienten schlafen mit mehreren Kissen, sodass der Oberkörper erhöht liegt.
- Zyanose.
- Nächtliche Hustenanfälle mit Atemnot (Asthma cardiale).

Rechtsherzinsuffizienz

Das Blut staut sich in die unterschiedlichen Bereiche des Körperkreislaufs zurück. Dort kommt es zur Venenstauung und zu Ödemen:

- Venenstauung am Hals und Zungengrund; gestaute Magenvenen führen zu Stauungsgastritis mit Appetitlosigkeit; Lebervergrößerung (Stauungsleber), oft mit schmerzhafter Kapselspannung; Stauungsniere mit Proteinurie.
- Ödeme am Fußrücken, vor dem Schienbein; bei zunehmender Insuffizienz treten Ödeme auch im Sitzen und im Liegen an der Rückseite des Körpers auf. Insgesamt kommt es durch die Ödembildung zur Gewichtszunahme.

Gemeinsame Symptome

- Nykturie: Beim Liegen, vor allem nachts, werden Ödeme aus dem Interstitium ins Gefäßsystem rückresorbiert, die Patienten müssen Wasser lassen.
- Leistungsminderung, Schwäche durch die schlechtere O_2-Versorgung des Organismus.
- Pleuraerguss.
- Tachykardie.

Merke

NYHA-Stadien der Herzinsuffizienz

I	Beschwerdefreiheit
II	Beschwerden bei starker körperlicher Belastung
III	Beschwerden bei leichter körperlicher Belastung
IV	Beschwerden in Ruhe

Diagnostik

- Klinische Symptome.
- Ruhe-EKG als Basisdiagnostik der Herzinsuffizienzabklärung.

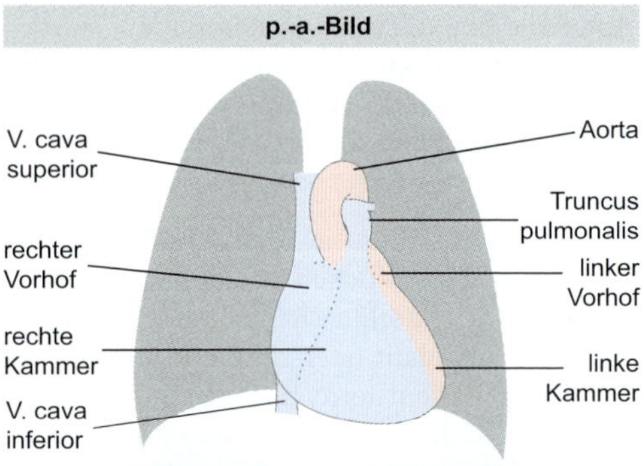

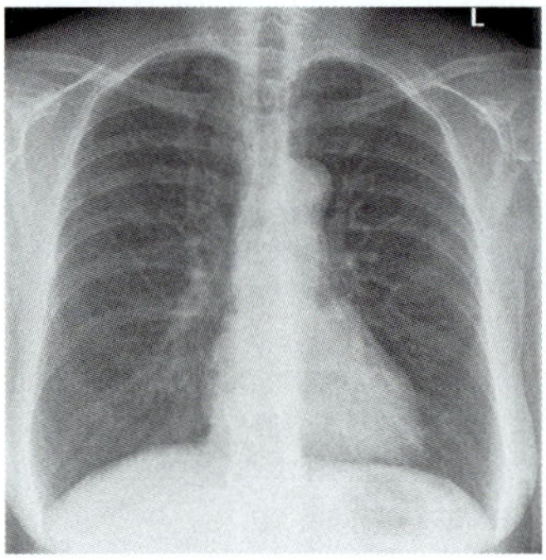

Abb. 2.8 Röntgenbild des Brustkorbs, angefertigt im p.-a.-Strahlengang (posterior-anterior) [L190; M507; T479]

- Nachweis des natriuretischen Peptids, Typ B (BNP). BNP wird ausgeschüttet bei Dehnung der Herzvorhöfe. Mit zunehmender Herzinsuffizienz steigt der BNP-Spiegel.
- Lungenauskultation: Bei einem Lungenödem Rasselgeräusche über der Lunge.
- Die Echokardiografie gibt Aufschluss über Pumpfunktion, Herzgröße und Wanddicke der Herzkammern.
- Im Röntgen-Thorax (► Abb. 2.8) zeigen sich eine Lungenstauung, Lungenödem und eine Herzvergrößerung. Das Röntgenbild des Thorax wird meist in zwei Ebenen (von hinten und von der Seite) angefertigt. Die erkennbaren Helligkeitsunterschiede ergeben sich aus der unterschiedlichen Abschwächung der Röntgenstrahlen durch die verschiedenen Gewebe. Dichte Gewebe bzw. pathologische Verdichtungen erscheinen im Röntgenbild hell, Gewebe von geringer (bzw. verringerter) Dichte erscheinen dunkel.

Therapie

Die ursächliche Grunderkrankung muss therapiert werden.

Allgemeinmaßnahmen

Die Patienten sollten eine kochsalzarme, kaliumreiche Diät einhalten, mehrere kleine Mahlzeiten am Tag einnehmen und sich regelmäßig körperlich bewegen (kontrolliertes sporttherapeutisches Ausdauertraining). Bei einer dekompensierten Herzinsuffizienz müssen sie sich körperlich schonen. Extremes Übergewicht sollte reduziert werden. Tägliches Wiegen ist erforderlich, um Flüssigkeitseinlagerungen festzustellen.

Medikamentöse Therapie

- **ACE-Hemmer** (z. B. Lopirin®) werden ab dem NYHA-Stadium I verordnet, da sie die Prognose der Herzinsuffizienz verbessern. Sie blockieren das **A**ngiotensin-**C**onverting-**E**nzym, erweitern so die Blutgefäße und vermindern die Blutmenge, die sich vor dem Herzen staut. NW: Blutdruckabfall bei Therapiebeginn, Reizhusten. Bestehen Kontraindikationen gegen ACE-Hemmer, können **Angiotensin-II-Rezeptor-Antagonisten** (AT_1-Antagonisten, Sartane) gegeben werden.
- **Betablocker** (z. B. Beloc®) werden ab NYHA-Stadium I hinzugefügt. Sie blockieren am Herzen die β_1-Rezeptoren, über die der Sympathikus seine Wirkung entfaltet. Es kommt zu einer Senkung der Herzfrequenz und des Schlagvolumens. Dadurch sinkt der O_2-Verbrauch des Herzens.
- **Aldosteronantagonisten** (z. B. Aldactone®) ab NYHA-Stadium II.
- **If-Kanalblocker** (Ivabradin als Procoralan®) ab NYHA-Stadium II.
- **Nitrate** bei akuter Linksherzinsuffizienz mit Lungenstauung.
- **Diuretika** (harntreibende Medikamente) wie Thiazide (z. B. Esidrix®), Schleifendiuretika (z. B. Lasix®) werden bei Flüssigkeitseinlagerung verordnet. Sie steigern die Na^+- und Wasserausscheidung über die Nieren, sodass sich Ödeme und Lungenstauung zurückbilden. NW: Veränderungen des Elektrolythaushalts, Thromboseneigung.
- **Herzglykoside** (z. B. Lanicor®, Digimerck®) steigern die Pumpkraft und damit das Schlagvolumen des Herzens. Herzglykoside haben eine geringe therapeutische Breite. Zeichen einer Überdosierung sind Farbensehen, Übelkeit, Erbrechen und bradykarde Herzrhythmusstörungen.

Operative Therapie

Im NYHA-Stadium IV wird bei jüngeren Patienten eine Herztransplantation erwogen.

Komplikationen

- Herzrhythmusstörungen
- Kardiogener Schock
- Venöse Thrombose bei Bewegungsmangel und Diuretikatherapie
- Kardiale Thrombenbildung mit Gefahr von arteriellen Embolien, z. B. Hirnembolien
- Schlafapnoe-Syndrom

Lungenödem

Fallbeispiel

Panische Angst

Als der Auszubildende Lars Armbruster das Patientenzimmer von Herr Doci betritt, sitzt dieser schwer atmend mit aufgestützten Armen am Bettrand. Seine Augen sind weit aufgerissen, sein Blick ist voller Panik. Vor seinem Mund bemerkt Herr Armbruster weißen Schaum.

Flüssigkeit tritt massiv aus den Lungenkapillaren in das Interstitium und die Alveolen aus. Die Patienten haben eine schwere Dyspnoe und Tachypnoe, sind zyanotisch und husten schaumiges Sputum. Über den Lungen sind Rasselgeräusche auskultierbar.

Erstmaßnahmen:

- Patient mit erhöhtem Oberkörper und abgesenkten Beinen positionieren (Herzbettlage)
- O_2 über Nasensonde, Sekret absaugen

Nach ärztlicher Anordnung:

- Sedierung mit Diazepam oder Morphin
- Nitroglyzerin sublingual, als Spray oder i. v., Vorsicht bei Hypotonie
- Furosemid (z. B. Lasix®) i. v.
- Bei Bedarf unterstützende CPAP-Atmung oder Patienten intubieren und beatmen

Neben kardialen Erkrankungen kann ein Lungenödem auch andere Ursachen haben, z. B. einen erniedrigten onkotischen Druck (z. B. Niereninsuffizienz), einen erniedrigten Alveolardruck (z. B. Höhenkrankheit), eine erhöhte Durchlässigkeit (Permeabilität) der Lungenkapillaren (z. B. allergisch, toxisch bedingt).

Praxistipp

Positionierung bei Herzinsuffizienz

Bei einer Herzinsuffizienz den Kopf nicht unter Herzniveau senken und die Beine nicht hochlagern, um das Herz vor einer Volumenüberlastung durch einen übermäßigen venösen Rückstau zu schützen.

2.5 Cor pulmonale

Definition

Cor pulmonale

Erhöhter Widerstand im Lungenkreislauf; erhöhter Druck in der rechten Herzhälfte; Folge: Rechtsherzhypertrophie bzw. -insuffizienz

Ursachen

Ein Cor pulmonale kann akut oder chronisch auftreten. Zu einem **akuten Cor pulmonale** kommt es bei einer Lungenembolie oder einem akuten Asthmaanfall. Ein **chronisches Cor pulmonale** entwickelt sich langfristig bei pulmonaler Hypertonie (Blutdruck in der A. pulmonalis ≥ 25 mmHg). Ursachen können restriktive und obstruktive Lungenerkrankungen, Herzklappenfehler, Vaskulitiden, Kollagenosen, Sarkoidose, wiederholte Lungenembolien sowie die Einnahme von Appetitzüglern, Amphetaminen oder Kokain sein.

Symptome

Bei einem chronischen Cor pulmonale sind zu Beginn der Erkrankung die Symptome gering ausgeprägt: rasche Ermüdbarkeit, Atemnot, Schwindel, Zyanose und Brustschmerzen. Dekompensiert die Erkrankung, treten Zeichen der Rechtsherzinsuffizienz auf.

Diagnostik

Hypertrophie und Dilatation des rechten Herzens lassen sich mit EKG und Echokardiografie nachweisen. Im Röntgen-Thorax zeigen sich Veränderungen der Lungenstruktur. Mittels Rechtsherzkatheter können die Drücke im Lungenkreislauf und rechten Herzen gemessen werden. So können der Schweregrad der Erkrankung erfasst und die Wirkung einer medikamentösen Therapie kontrolliert werden.

Therapie

Die Therapie des Cor pulmonale richtet sich nach der auslösenden Grunderkrankung, z. B. konsequente Behandlung von Lungenerkrankungen, Antikoagulation. Daneben kann der erhöhte pulmonale Druck bei einem kleineren Teil der Patienten mittels Kalziumantagonisten, Prostazyklinderivaten (Iloprost), Endothelin-Rezeptorantagonisten (Bosentan) oder Phosphodiesterase-5-Inhibitoren (Sildenafil) gesenkt werden. Bei chronischer Hypoxie sollte eine O_2-Dauertherapie durchgeführt werden, bei der die Patienten nachts und bei Bedarf auch tagsüber O_2 erhalten. So können leichtere körperliche Anstrengungen, z. B. Umhergehen in der Wohnung, ohne schwere Atemnot bewältigt werden. Eine bestehende Herzinsuffizienz wird medikamentös therapiert.

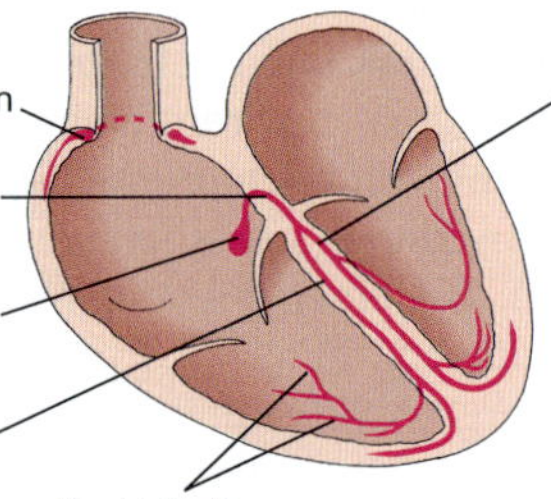

Abb. 2.9 Erregungsleitungssystem des Herzens [L190]

2.6 Herzrhythmusstörungen

Die Erregung des Herzens (► Abb. 2.9) geht normalerweise vom Sinusknoten aus und gelangt von dort über die Vorhöfe, AV-Knoten, His-Bündel, Kammerschenkel und Purkinje-Fasern auf das Kammermyokard.

Definition

Herzrhythmusstörungen

Folge gestörter Reizbildung oder -leitung des Herzens

Ursachen

Herzrhythmusstörungen haben verschiedene kardiale oder extrakardiale (außerhalb des Herzens liegende) Ursachen. Herzrhythmusstörungen können auch beim Gesunden auftreten.

Kardiale Ursachen

- Koronare Herzkrankheit, Myokardinfarkt
- Herzinsuffizienz
- Myokarditis, Kardiomyopathien
- Herzklappenfehler
- Hypertonie

Extrakardiale Ursachen

- Elektrolytstörungen, insbesondere Hyper- und Hypokaliämie
- Hyperthyreose (Schilddrüsenüberfunktion)
- Körperliche oder seelische Belastungen

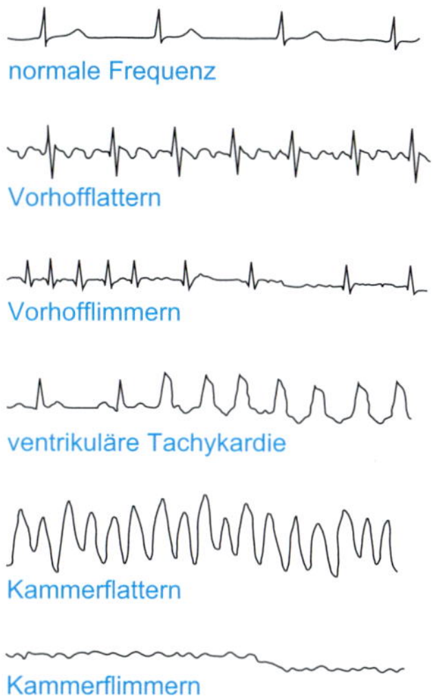

Abb. 2.10 EKG-Befunde: normale Frequenz und Befunde bei Reizbildungsstörungen [L190]

- Medikamente, z. B. Antidepressiva, Herzglykoside, Antiarrhythmika
- Alkohol, Drogen, Toxine

Einteilung

Reizbildungsstörungen

(► Abb. 2.10)

- **Bradykardie:** Herzfrequenz ≤ 60/Min. beim Erwachsenen.
- **Bradyarrhythmie:** Herzfrequenz ≤ 60/Min. beim Erwachsenen bei gleichzeitig unregelmäßigem Rhythmus.
- **Tachykardie:** Herzfrequenz ≥ 100/Min. beim Erwachsenen.
- **Tachyarrhythmie:** Herzfrequenz ≥ 100/Min. beim Erwachsenen bei gleichzeitig unregelmäßigem Rhythmus.

Praxistipp

Brady- und Tachykardie im Säuglings- und Kindesalter

Um eine Brady- oder Tachykardie im Säuglings- oder Kindesalter zu erkennen, ist es wichtig, den Normwert der Altersklasse zu kennen. Alle Werte beziehen sich auf den Ruhezustand.

Bradykardie

- Neugeborene: < 90–100 Schläge/Minute
- Kleinkinder: < 70 Schläge/Minute
- Schulkinder: < 60 Schläge/Minute

Tachykardie

- Neugeborene: > 160 Schläge/Minute
- Kleinkinder: > 130 Schläge/Minute
- Schulkinder: > 110 Schlägel/Minute

- **Extrasystolen:** Herzschläge, die außerhalb des normalen Grundrhythmus auftreten.
  - Supraventrikuläre Extrasystolen (SVES) entstehen oberhalb des His-Bündels im Vorhofmyokard oder AV-Knoten.
  - Ventrikuläre Extrasystolen haben ihren Ursprung im His-Bündel oder Kammermyokard.
- **Vorhofflimmern:** 350–600 Vorhoferregungen/Min. beim Erwachsenen. Die Überleitung und damit die Schlagfolge der Herzkammern sind unregelmäßig (absolute Arrhythmie). Als Komplikation können sich Thromben insbesondere im linken Vorhof bilden.
- **Vorhofflattern:** 250–350 Vorhofkontraktionen/Min. beim Erwachsenen, von denen meist nur ein Teil auf die Kammern übergeleitet wird. Die Überleitung kann regelmäßig oder unregelmäßig sein. Es besteht die Möglichkeit einer plötzlichen Erhöhung der Kammerfrequenz durch schnelle Überleitung. Bei solchen raschen Kammerkontraktionen kann keine ausreichende Blutmenge mehr gefördert werden.
- **Ventrikuläre Tachykardie** (≥ 100 Kammerkontraktionen/Min. beim Erwachsenen), **Kammerflattern** (250–350 Kammerkontraktionen/Min. beim Erwachsenen), **Kammerflimmern** (≥ 350 Kammererregungen/Min. beim Erwachsenen): Zwischen den drei Formen bestehen fließende Übergänge. Beim Kammerflimmern laufen die Erregungen der Muskelfasergruppen nicht mehr synchron ab.

Reizleitungsstörungen

- **SA-(Sinuatrialer)Block:** Die Erregungsleitung vom Sinusknoten auf die Vorhofmuskulatur ist verzögert oder blockiert.
- **AV-(Atrioventrikulärer)Block:** (► Abb. 2.11)
  - I. Grad: Die Erregungsleitung von den Vorhöfen zu den Kammern ist verzögert.
  - II. Grad: Die Erregungsleitung von den Vorhöfen zu den Kammern ist verzögert, intermittierend fallen einzelne Weiterleitungen ganz aus.
  - III. Grad: Die Erregungsleitung zwischen den Vorhöfen und den Kammern ist komplett un-

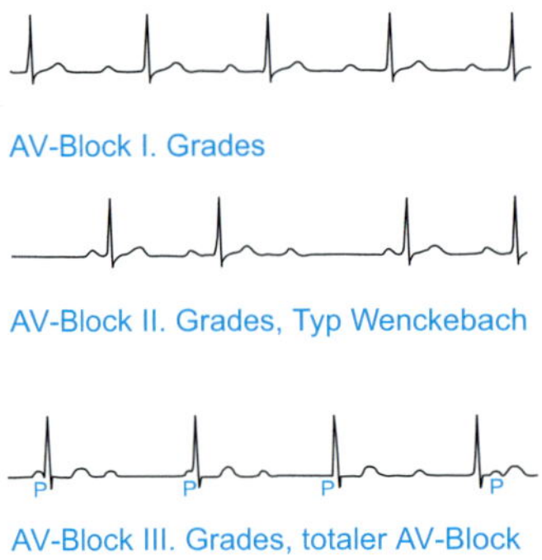

Abb. 2.11 EKG-Befunde bei Reizleitungsstörungen [L190]

terbrochen, Vorhöfe und Kammern schlagen unabhängig voneinander (AV-Dissoziation); die Kammerfrequenz liegt beim Erwachsenen ≤ 40/Min.

- **Schenkelblock:** Die Erregungsleitung ist unterhalb des His-Bündels im rechten (Rechtsschenkelblock) oder im linken (Linksschenkelblock) Kammerschenkel verzögert bzw. unterbrochen.

Symptome

Leichte Herzrhythmusstörungen werden von den meisten Patienten nicht bemerkt. Manchmal verspüren sie Herzklopfen bzw. Herzjagen bei Tachykardie/Tachyarrhythmie oder Herzstolpern bei Extrasystolen. Treten schwerere Herzrhythmusstörungen auf, vor allem wenn der Patient ein vorgeschädigtes Herz hat, wird nicht mehr genügend Blut in den Kreislauf gepumpt und die Organe sind mit O_2 unterversorgt. Dies liegt entweder daran, dass das Herz zu langsam (z. B. bei AV-Block) schlägt oder so schnell schlägt, dass zwischen den einzelnen Herzkontraktionen nicht genügend Zeit für eine ausreichende Herzfüllung verbleibt (z. B. bei ventrikulären Tachykardien). Es kommt dann zu:

- Schwindel, Benommenheit
- Seh-, Sprachstörungen
- Synkopen (plötzlicher Bewusstseinsverlust, „Ohnmacht“)
- Gefahr eines Hirninfarkts aufgrund arterieller Embolien, wenn kardiale Thromben in den Kreislauf gelangen, insbesondere bei Vorhofflimmern
- Angina pectoris, Herzinfarkt, plötzlicher Herztod
- Zeichen einer Herzinsuffizienz

Vorsicht

Kammerflattern, Kammerflimmern

Bei Kammerflattern und Kammerflimmern ist die Auswurfleistung des Herzens so gering, dass ein funktioneller Herzstillstand mit Kreislaufstillstand besteht. Es muss sofort reanimiert und defibrilliert werden.

Diagnostik

Fallbeispiel

Der Puls stolpert

Die Auszubildende Mandy Mai misst im Beisein ihres Praxisanleiters den Puls bei Herrn Schenk. Bei der Messung fragt sie verdutzt: „Wieso stolpert der Puls so?“

Der Puls „stolpert“ bei Herrn Schenk, da es zu zusätzlichen Herzschlägen außerhalb des regulären Rhythmus kommt. Diese zusätzlichen Herzschläge werden Extrasystolen genannt. Es sollte überprüft werden, ob dies bei Herrn Schenk bereits bekannt ist und gegebenenfalls weitere diagnostische Maßnahmen durchgeführt werden, um die Ursache zu finden.

Bei der klinischen Untersuchung fällt ein Pulsdefizit auf, d. h. die Herzfrequenz (mit dem Stethoskop hörbar) liegt höher als der peripher tastbare Puls.

Langzeit-EKG: Im Ruhe-EKG zeigen sich Herzrhythmusstörungen nicht in jedem Fall, da nur ein kurzer Zeitraum erfasst wird. Daher wird zur Abklärung immer auch ein Langzeit-EKG über 24 Stunden aufgezeichnet. Dafür werden dem Patienten über dem Herzen Elektroden aufgeklebt, die mit einem tragbaren Aufzeichnungsgerät verbunden sind. Der Patient soll sich wie gewohnt verhalten. Das Gerät hat eine „Ereignistaste“, die bei allen Beschwerden betätigt werden soll. So kann bei der Auswertung festgestellt werden, wodurch die Beschwerden verursacht wurden.

Rhythmusstörungen, die nur unter Belastung auftreten, werden im **Belastungs-EKG** erkannt.

Verschiedene invasive **elektrophysiologische Untersuchungen** ermöglichen, die Herzströme im Herzinnern zu messen. So können mögliche Entstehungsorte schneller Herzrhythmusstörungen festgestellt werden. Dafür werden 2–4 dünne Elektroden-Katheter über die großen Beckenvenen unter Röntgenkontrolle ins Herz vorgeschoben.

Praxistipp

Pulsmessung

Bei Herzrhythmusstörungen muss der Puls mindestens eine Minute lang gezählt werden, da bei kurzzeitigem Zählen über 15 Sekunden (und anschließendem Multiplizieren mit 4) Rhythmusstörungen häufig nicht erkannt werden.

Therapie

Die Grundkrankheit, die die Herzrhythmusstörungen verursacht, muss so weit wie möglich therapiert werden. Bleiben trotzdem Herzrhythmusstörungen bestehen, wird abhängig von der Symptomatik sowie des mit der Rhythmusstörung verbundenen Risikos behandelt. Es können verschiedene Medikamente, die sogenannten Antiarrhythmika, eingesetzt werden. Daneben existieren nicht medikamentöse Therapiemöglichkeiten (z. B. Schrittmacher- oder Defibrillatorimplantation, Katheterablation).

Medikamentöse Therapie

Antiarrhythmika verlangsamen oder erhöhen die Herzfrequenz und/oder führen zu einer gleichmäßigen Schlagfolge des Herzens. Je nach Art der Herzrhythmusstörungen werden verschiedene Medikamente eingesetzt. Sie werden in vier Klassen eingeteilt:

- Natriumkanalblocker (z. B. Ajmalin, Propafenon, Flecainid)
- Betablocker (z. B. Metoprolol, Nebivolol)
- Kaliumkanalblocker (z. B. Amiodaron, Sotalol)
- Kalziumantagonisten (z. B. Verapamil, Diltiazem)

Antiarrhythmisch wirksam sind daneben auch Digitalis, Parasympatholytika (z. B. Atropin), Vernakalant (bei neu aufgetretenem Vorhofflimmern), Adenosin (kurzfristige Blockierung des AV-Knotens) und Magnesium. Da Antiarrhythmika selbst auch Herzrhythmusstörungen hervorrufen können, muss ihr Nutzen sehr genau gegen die Nebenwirkungen abgewogen werden.

Nicht medikamentöse Therapie

Antibradykarde Herzschrittmacher (engl. pacemaker = PM) stimulieren über elektrische Impulse die Herzmuskulatur und führen so zu einer regelmäßigen Schlagfolge des Herzens. Indikationen sind SA- oder AV-Blockierungen oder andere bradykarde Herzrhythmusstörungen (Frequenz ≤ 40/Min. beim Erwachsenen). Der Schrittmacher

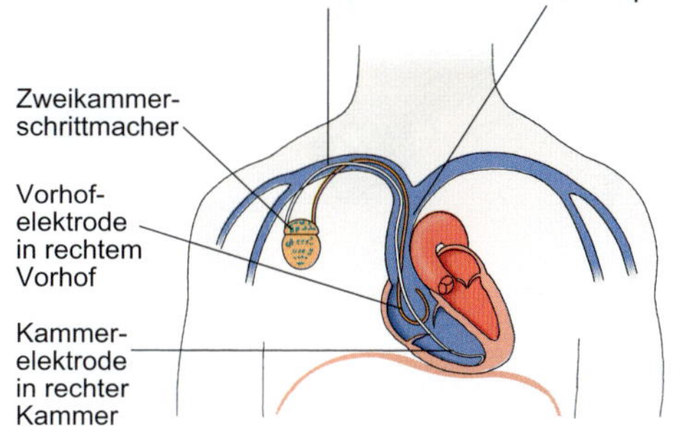

Abb. 2.12 Schrittmacherlage im Körper [L190]

mit Batterie wird operativ subkutan über dem M. pectoralis major eingebracht (► Abb. 2.12). Über die V. subclavia werden Elektroden zur Impulswahrnehmung und Impulsgebung in das rechte Herz vorgeschoben und dort verankert. Je nach Bedarf wird jeweils eine Elektrode in Vorhof und Kammer (Zweikammerschrittmacher) bzw. nur in Vorhof oder Kammer (Einkammerschrittmacher) eingebracht. Ein **Zweikammerschrittmacher** stimuliert in physiologischer Reihenfolge erst die Vorhöfe und dann die Kammern, während beim **Einkammerschrittmacher** z. B. nur der Vorhof erregt wird. Ein **Demand-Schrittmacher** (Bedarf-Schrittmacher) registriert die Eigenaktionen des Herzens und setzt bei ausbleibender Eigenaktion des Herzens einen Impuls, wenn eine vorher eingestellte Minimalfrequenz unterschritten wird.

Externe elektrische Kardioversion: Bei Vorhofflattern und -flimmern sowie bei Kammertachykardien wird die Kardioversion eingesetzt. Elektrische Energie (beim Erwachsenen beginnend mit 100 Joule bis max. 360 Joule), die über den Brustkorb zum Herzen geleitet wird, blockiert kurzzeitig alle Reizbildungszentren im Herzen. Hierbei wird der Stromstoß nach dem noch vorhandenen Herzschlag ausgerichtet, d. h. synchronisiert. Ist die Therapie erfolgreich, übernimmt der Sinusknoten wieder die Schrittmacherfunktion des Herzens.

Defibrillation (► Abb. 2.13): Die vom Prinzip her gleiche Defibrillation kommt notfallmäßig bei Kammerflattern und -flimmern zum Einsatz. Sie unterscheidet sich von der Kardioversion dadurch, dass mit einer höheren Energie, beim Erwachsenen von 360 Joule, begonnen wird und die (bei der Kardioversion erforderliche) Synchronisation mit dem Herzschlag des Patienten entfällt.

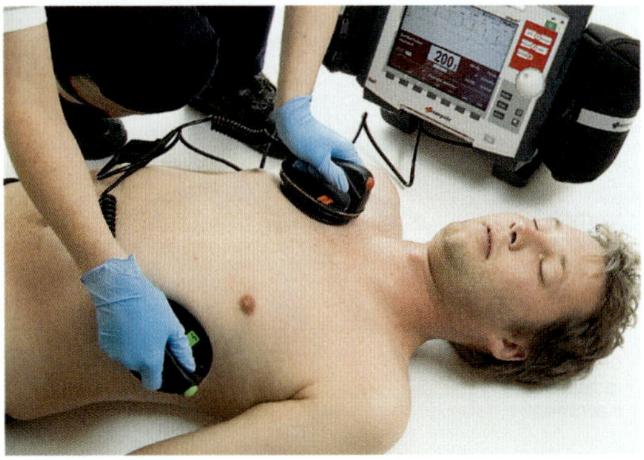

Abb. 2.13 Defibrillation eines Patienten mit Kammerflimmern. Die mit Elektrodenpaste bestrichenen Elektroden werden mit Druck unterhalb des Schlüsselbeins und unterhalb der linken Brustwarze aufgesetzt. [J747]

Daneben gibt es antitachykarde Systeme wie einen implantierbaren **Kardioverter-Defibrillator** (ICD), der ähnlich wie ein antibradykarder Herzschrittmacher implantiert wird. Er kann Kammertachykardien und Kammerflimmern selbstständig erkennen und unter Umständen durchbrechen.

Vorsicht

Abstand bei Kardioversion und Defibrillation

Während einer Kardioversion oder Defibrillation dürfen weder der Patient noch das Bett berührt werden!

Katheterablation: Zusätzliche elektrische Leitungsbahnen oder andere, die Erregungsbildung oder -leitung beeinflussende Herde in der Herzmuskulatur werden mittels Hochfrequenzstromkoagulation „verödet".

Komplikationen

Sinkt aufgrund von Herzrhythmusstörungen das Herzminutenvolumen, kann eine akute Linksherzinsuffizienz die Folge sein. Kammerflimmern kann zu Bewusstlosigkeit mit Atemstillstand und plötzlichem Herztod führen. Bei Vorhofflimmern mit funktionellem Vorhofstillstand bilden sich oft Thromben in den Vorhöfen, die dann arterielle Embolien, meist im großen Kreislauf, hervorrufen können.

2.7 Herz-Kreislauf-Stillstand und Reanimation

Definition

Herz-Kreislauf-Stillstand

Lebensbedrohlicher Zustand mit sofortigem Reanimationsbedarf

Fallbeispiel

Frau Schulz reagiert nicht mehr

Die Pflegefachfrau Cecille Saraphin findet bei ihrem Rundgang durch die Zimmer der Bewohner Frau Schulz regungslos auf dem Boden liegend. Sie reagiert weder auf Ansprache noch auf Schmerzreize. Nach der Betätigung der Notfallklingel beginnt sie mit der Reanimation.

Ursachen

- Kardial (> 90 % aller Fälle): KHK, Myokardinfarkt, Kardiomyopathie
- Zirkulatorisch: Lungenembolie, Kreislaufschock
- Respiratorisch: Verlegung der Atemwege, Aspiration, Spannungspneumothorax, zentrale Atemstörung
- Terminalstadium verschiedener Erkrankungen

Symptome

Bei einem Herzstillstand kommt es bereits nach 10–15 Sekunden zur Bewusstlosigkeit, nach 30–60 Sekunden tritt ein Atemstillstand ein, nach 2 Minuten sind die Pupillen weit und reagieren nicht mehr auf Licht. Schon nach 3 Minuten können irreversible Hirnschäden auftreten.

Sofortmaßnahmen

Praxistipp

Verdacht auf Herz-Kreislauf-Stillstand

Bei Verdacht auf Herz-Kreislauf-Stillstand keine Zeit durch Auskultation, Puls tasten, Blutdruckmessung oder EKG verlieren, sondern umgehend mit den Basismaßnahmen beginnen.

Wird ein Patient bewusstlos aufgefunden, zeigt er keine Reaktion auf Ansprache oder Berührung und hat keine normale Atmung, muss sofort Alarm ausgelöst und laut nach Hilfe gerufen werden. Die auffindende Person beginnt – bei Jugendlichen und Erwachsenen – umgehend mit 30 Thoraxkompres-

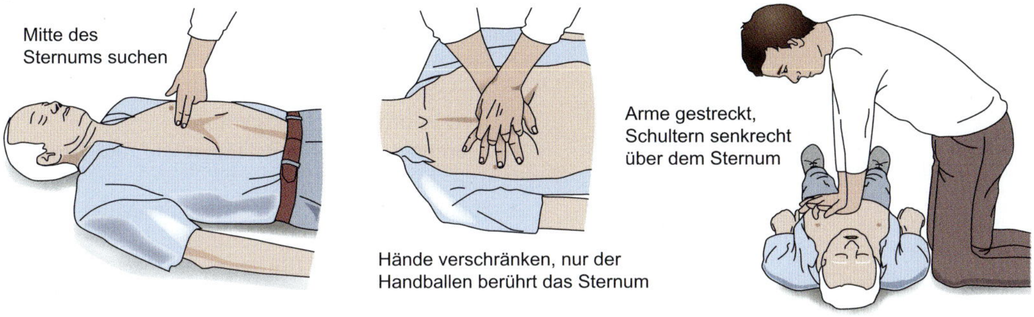

Abb. 2.14 Herzdruckmassage [L157]

sionen. Um aufwändiges Suchen des Druckpunkts zu vermeiden, wird in dieser Altersgruppe die Mitte des Brustkorbs mit einer Frequenz von 100–120/Min. gleichmäßig 5–6 cm tief komprimiert (► Abb. 2.14). Nach 30 Kompressionen folgen 2 Beatmungen. Diese dürfen jeweils nicht länger als 1 Sekunde andauern, um eine Hyperventilation zu vermeiden. Bei der Zwei-Helfer-Methode sollen die Helfer alle 2 Minuten ihre Aufgabe wechseln, da die Herzdruckmassage im 30:2-Rhythmus sehr anstrengend ist. Pausen sind zu vermeiden.

Vorsicht

Kardiopulmonale Reanimation von Säuglingen und Kindern

Bei Säuglingen (jenseits der Neugeborenenperiode) und Kindern gelten andere Vorgaben:
15 : 2 → 15 Thoraxkompressionen : 2 Atemspenden
Der Druckpunkt liegt bei Säuglingen und Kindern direkt unter der gedachten Linie zwischen den Mamillen (Brustwarzen). Auch für Säuglinge und Kinder gilt eine Frequenz von 100–120.

Merke

Feste Unterlage

Eine Reanimation sollte immer auf einer festen Unterlage stattfinden, eine nachgebende Matratze ist ungeeignet.

Ist ein Kammerflattern oder -flimmern Ursache des Herzstillstands wird beim Erwachsenen mit 360 Joule defibrilliert. Unmittelbar nach der Defibrillation wird – ohne vorherige Kontrolle von EKG und Puls – die Basisreanimation mit fünf 30 : 2-Zyklen fortgesetzt. Nach drei erfolglosen Defibrillationen wird Adrenalin gegeben. Erfolgt auch nach der dritten Defibrillation keine Aufhebung des Herzstillstands, wird der Kaliumkanalblocker Amiodaron verabreicht. Bei einer Asystolie wird Adrenalin gegeben.

Komplikationen

- Aufgrund der Reanimation: Frakturen von Rippen und/oder Sternum, Verletzungen von Herz und Lunge (z. B. Pneumothorax), Verletzungen von Leber und Milz, Magenüberblähung.
- Aufgrund des Herz-Kreislauf-Stillstands: zerebrale Schäden, Nierenversagen und andere
- Weniger als 10 % aller Patienten überleben einen Herz-Kreislauf-Stillstand. Die Prognose hängt ab von der Ursache und Dauer des Herz-Kreislauf-Stillstands.

2.8 Entzündliche Herzerkrankungen

Das Herz ist aus drei verschiedenen Wandschichten aufgebaut, die sich unabhängig voneinander entzünden können. Je nach betroffener Schicht spricht man von:

- Endokarditis: Entzündung des Endokards (Herzinnenhaut)
- Myokarditis: Entzündung des Myokards (Herzmuskelschicht)
- Perikarditis: Entzündung des Perikards (Herzaußenhaut)

2.8.1 Endokarditis

Definition

Endokarditis

Entzündung des Endokards (Herzinnenhaut); Herzklappen häufig betroffen

Ursachen

Bei einer **bakteriellen Endokarditis** siedeln sich Bakterien durch hämatogene Streuung meist direkt auf einer Herzklappe an. Dabei handelt es sich in 45–65 % um Staphylokokken, in etwa 30 % um Streptokokken und in weniger als 10 % um gramnegative Bakterien. Ein erhöhtes Risiko, an einer Endokarditis zu erkranken, haben Patienten mit angeborenen oder erworbenen Klappenfehlern, mit künstlichen Herzklappen und Patienten nach überstandener Endokarditis.

Merke

Rheumatisches Fieber

Eine Endokarditis kann auch durch ein rheumatisches Fieber verursacht werden. Es handelt sich dabei um eine nicht infektiöse (abakterielle) Endokarditis. Während eines Streptokokkeninfekts (mit β-hämolysierenden Streptokokken A, z. B. Scharlach, Angina tonsillaris) werden Antikörper gebildet, die sich nicht nur gegen die Bakterientoxine, sondern gleichzeitig gegen körpereigenes Gewebe wie Bestandteile des Endokards richten. 10–20 Tage nach dem Streptokokkeninfekt tritt – meist bei Kindern und Jugendlichen – das rheumatische Fieber als sogenannte Zweiterkrankung auf. Das rheumatische Fieber ist also Folge einer Autoimmunreaktion, die durch einen Infekt hervorgerufen worden ist. Es betrifft am Herzen insbesondere die Mitralklappe (80 %) oder die Aortenklappe (20 %), kann aber auch als Myokarditis mit Herzrhythmusstörungen und/oder Perikarditis mit retrosternalen Schmerzen auftreten. Weitere Symptome sind Fieber, Kopfschmerzen, Polyarthritis, Hauterscheinungen, z. B. als Erythema anulare rheumaticum (rosarote Flecken, besonders am Rumpf), Erythema nodosum (► Kap. 13.2.2). Eine Chorea minor mit unkontrollierten Bewegungen vor allem der Hände ist selten. Die Häufigkeit des rheumatischen Fiebers ist vor allem durch die frühzeitige Antibiotikatherapie bei Streptokokkeninfekten stark zurückgegangen.

Symptome

Bakterielle Endokarditis

- Fieber mit Schüttelfrost und Tachykardie
- Appetitlosigkeit, Gewichtsverlust, Schwäche
- Herzinsuffizienz, Herzgeräusch
- Nierenbeteiligung mit Hämaturie und Proteinurie
- Splenomegalie (Vergrößerung der Milz)
- Petechien (kleinste Blutungen in die Haut), Osler-Knötchen (linsengroße, schmerzhafte, rötliche Knötchen an Fingern und Zehen)

Diagnostik

- Blut: Entzündungszeichen (CRP ↑, Anämie, Leukozytose).
- Herzauskultation: neu aufgetretenes Herzgeräusch.
- EKG: Herzrhythmusstörungen.
- (Transösophageale) Echokardiografie: Veränderungen an den Herzklappen.
- Bei bakterieller Endokarditis: Blutkulturen zum Nachweis des Erregers und seiner Empfindlichkeit gegenüber Antibiotika. Dafür wird vor Beginn einer antimikrobiellen Therapie venöses Blut entnommen und in zwei Blutkulturflaschen mit Nährlösung gespritzt. Diese werden unter aeroben (Anwesenheit von O_2) und anaeroben (Abwesenheit von O_2) Bedingungen bei 37 °C bebrütet. Blutkulturen müssen mehrmals täglich abgenommen werden.
- Bei rheumatischer Endokarditis: Rachenabstrich mit Nachweis eines Streptokokkeninfekts, Nachweis von Antikörpern gegen Streptokokken (Anti-Streptolysin O, anti-DNAse B).

Merke

Bei Herzgeräusch und Fieber immer an Endokarditis denken.

Therapie

Bakterielle Endokarditis

- Antibiotikatherapie nach Abnahme mehrerer Blutkulturen, anfangs ungezielt mit Breitband-Antibiotika (z. B. Ampicillin plus Gentamicin plus Oxacillin), nach Eintreffen des Kulturergebnisses erregerspezifisch
- Operativer Klappenersatz bei nicht beherrschbaren Infektionen bzw. zunehmendem Klappendefekt
- Endokarditisprophylaxe bei Risikopatienten

Rheumatische Endokarditis

- Antibiotikatherapie mit Penicillin G.
- Antientzündliche Therapie mit Acetylsalicylsäure (z. B. Aspirin®) und Kortikosteroiden.
- Bei Herzbeteiligung Dauertherapie über mindestens 10 Jahre bis höchstens zum 25. Lebensjahr mit Penicillin zur Prophylaxe eines Rezidivs, da jeder neue Schub das Risiko eines späteren Herzklappenfehlers erhöht.
- Prophylaktisch müssen lebenslang bei invasiven Eingriffen, z. B. an den Zähnen, im Nasen-Rachen-Raum, im Verdauungstrakt (Endoskopie), an den Harnwegen oder an der Haut Antibiotika gegeben werden, sodass kurzzeitig ins Blut gespülte Bakterien sich nicht am Herzen festsetzen können.
- Prophylaktische Tonsillektomie (Mandelentfernung).

Merke

Der Patient muss anfangs strenge Bettruhe einhalten, weil jede Anstrengung das geschwächte Herz zusätzlich belastet. Unterstützung bei den Alltagsaktivitäten ist notwendig.

Komplikationen

Die bakterielle Endokarditis kann arterielle Embolien, z. B. im Gehirn oder in der Retina, verursachen. Häufigste Todesursache ist die kardiale Dekompensation infolge einer zerstörten Herzklappe und eines geschädigten Myokards. Bei beiden Formen entwickeln sich oft Klappenfehler, die sich zum Teil erst Jahre nach der Endokarditis bemerkbar machen.

2.8.2 Myokarditis

Ursachen

Meistens wird eine Myokarditis durch Krankheitserreger hervorgerufen:

- Viren (50 %), z. B. Coxsackie-B-Viren, Influenzaviren, HIV
- Bakterien wie Staphylokokken, Streptokokken, Borrelia burgdorferi, Corynebacterium diphtheriae
- Pilze, Protozoen, Parasiten
- Nicht infektiöse Myokarditiden bei rheumatoider Arthritis, Kollagenosen, Vaskulitiden; nach Bestrahlung des Mediastinums; durch Medikamente
- Begleitmyokarditis bei Herzinfarkt, nach Herzoperationen

Symptome

Eine Myokarditis verläuft für den Patienten häufig ohne Beschwerden; selten kommt es zu schweren Verläufen mit tödlichem Ausgang. Die Symptome stehen im zeitlichen Zusammenhang mit einem Infekt:

- Müdigkeit, Abgeschlagenheit
- Herzrhythmusstörungen, z. B. Tachykardie, Extrasystolen
- Zeichen der Herzinsuffizienz, z. B. Dyspnoe

Diagnostik

Die Diagnose wird anhand der klinischen Zeichen gestellt. Im Blut sind die Entzündungszeichen erhöht, eventuell auch die CK sowie Troponin T und I. Bei Virusmyokarditiden finden sich Autoantikörper im Blut. Meist zeigt das (Langzeit-) EKG Veränderungen. Bei unklarer Diagnose kann ein Linksherzkatheter mit Endomyokardbiopsie durchgeführt werden.

Therapie

Die Grundkrankheit (z. B. Diphtherie, Borreliose, rheumatoide Arthritis) wird spezifisch behandelt. Ansonsten erfolgt eine symptomatische Therapie. Die Patienten müssen sich körperlich schonen. Bei schwerem Verlauf ist eine Herztransplantation zu erwägen.

Komplikationen

- Übergreifen der Entzündung auf das Perikard
- Schwere Herzrhythmusstörungen
- Übergang in eine dilatative Herzmuskelerkrankung mit Herzinsuffizienz

2.8.3 Perikarditis

Häufig ist bei einer Perikarditis auch die angrenzende Herzmuskelschicht betroffen. In diesem Fall spricht man von einer **Perimyokarditis.**

Ursachen

Eine Perikarditis kann durch Viren (z. B. Coxsackie B, Adeno-, Influenzaviren) oder seltener durch Bakterien (Mykobakterien) hervorgerufen werden. Andere Ursachen sind: rheumatisches Fieber, systemischer Lupus erythematodes, infiltratives Wachstum eines bösartigen Tumors, Urämie, Zustand nach einer herzchirurgischen Operation oder nach einem Myokardinfarkt.

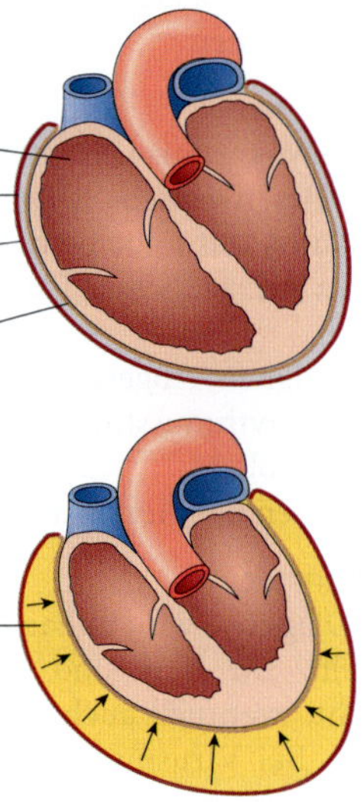

Abb. 2.15 Perikarderguss mit drohender Herzbeuteltamponade [L190]

Einteilung
Sammelt sich während der Perikarditis Flüssigkeit im Herzbeutel an, entsteht ein Perikarderguss (► Abb. 2.15), es liegt eine **feuchte Perikarditis** vor. Ansonsten handelt es sich um eine **trockene Perikarditis.**

Symptome
Der Patient klagt über stechende Schmerzen und Beklemmungsgefühl hinter dem Sternum, verstärkt bei Einatmung, Husten sowie im Liegen. Entwickelt sich ein Perikarderguss, klingen die Schmerzen ab.

Diagnostik
- Herzauskultation: schabendes Geräusch (Perikardreiben), das unabhängig von der Atmung mit jedem Herzschlag zu hören ist; bei einer feuchten Perikarditis werden die Herztöne leiser, das Perikardreiben ist nicht mehr hörbar.
- EKG: oft Veränderungen in allen Ableitungen.
- Röntgen-Thorax: Veränderung der Herzform bei einem Perikarderguss.
- Echokardiografie: zur Suche nach einem Perikarderguss.
- Eventuell Punktion der Ergussflüssigkeit und Untersuchung auf Krankheitserreger.

Therapie
Die auslösende Grundkrankheit muss therapiert werden (z. B. Dialysebehandlung bei Urämie). Eine bakterielle Perikarditis wird mit Antibiotika behandelt. Es werden hochdosiert Aspirin oder nicht steroidale Antiphlogistika und zusätzlich Colchizin gegeben. Der Patient soll Bettruhe einhalten und sich schonen.

Komplikationen
Herzbeuteltamponade (Perikardtamponade)
Große Flüssigkeitsmengen (300–400 ml) sammeln sich im Herzbeutel, sodass die Herzhöhlen eingeengt werden und sich nicht mehr ausreichend mit Blut füllen können. Dadurch kommt es zur Herzinsuffizienz. Blutdruckabfall und Tachykardie sind Zeichen eines beginnenden kardiogenen Schocks. Lebensrettend ist dann oft die Perikardpunktion, bei der der Herzbeutel punktiert und Flüssigkeit abgelassen wird.

Konstriktive Perikarditis
Hierbei handelt es sich um eine Spätkomplikation, bei der sich die Herzbeutelwände narbig verändern und so das Herz einengen (Panzerherz). Häufig ist eine herzchirurgische Operation notwendig, bei der der Herzbeutel in Teilen oder ganz entfernt wird.

2.9 Kardiomyopathien

Definition

Kardiomyopathie

Erkrankung des Herzmuskels, mit Funktionsstörung des Herzens einhergehend

Einteilung
Die Kardiomyopathien werden pathologisch-anatomisch unterteilt (► Abb. 2.16):
- **Hypertrophe Kardiomyopathie** (HCM): Der Herzmuskel hypertrophiert und verliert an Dehnbarkeit. Dadurch verengt sich insbesondere die linke Herzhöhle.
- **Dilatative Kardiomyopathie** (DCM): Die Herzhöhlen dilatieren (weiten sich) und die Kontraktionskraft des Herzens nimmt ab. Betroffen sind alle Herzkammern, vor allem der linke Ventrikel.
- **Restriktive Kardiomyopathie** (RCM): Endokard und angrenzendes Myokard fibrosieren,

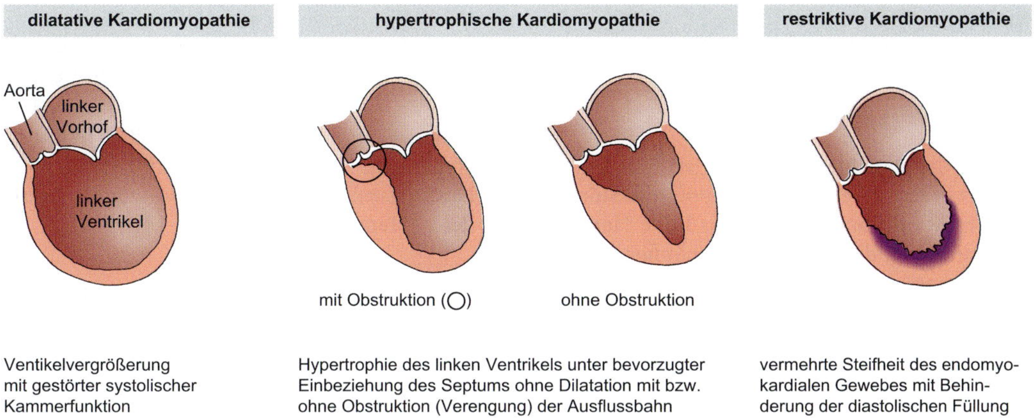

Abb. 2.16 Einteilung der Kardiomyopathien [L190]

wodurch die Beweglichkeit des Herzmuskels eingeschränkt und insbesondere die diastolische Füllung behindert wird.
- Arrhythmogene rechtsventrikuläre Kardiomyopathie.
- Nicht klassifizierbare Kardiomyopathie.

Ursachen

Unabhängig von ihrer Einteilung können Kardiomyopathien folgende Ursachen haben:
- Entzündlich
- Ischämisch
- Langjähriger Bluthochdruck
- Herzklappenfehler
- Metabolisch, z. B. Diabetes mellitus, Schilddrüsenerkrankung
- Nach einer Geburt
- Alkohol, herzschädigende Medikamente
- Vererbung

Symptome

Je nach Art der Kardiomyopathie treten unterschiedliche Symptome auf, häufig sind Linksherzinsuffizienz, Angina pectoris und Herzrhythmusstörungen. Im Herzen können sich Thromben bilden, die in den Körper- oder Lungenkreislauf gelangen und dort zu Embolien führen. Die hypertrophe Kardiomyopathie ist häufige Ursache für den plötzlichen Herztod junger Sportler.

Diagnostik

Die Ursache einer Kardiomyopathie muss nach Möglichkeit herausgefunden und das Ausmaß der Kardiomyopathie beurteilt werden:
- Serologische Untersuchungen, z. B. um Antikörper gegen Viren oder gegen die Herzmuskulatur selbst nachzuweisen
- Röntgen-Thorax, um Herzgröße, veränderte Lungengefäße und eine Lungenstauung bei Linksherzinsuffizienz festzustellen
- EKG und Langzeit-EKG, um Herzrhythmusstörungen zu erkennen
- Echokardiografie und MRT, um Größe und Beweglichkeit des Herzens sowie der Klappen zu beurteilen und Myokardveränderungen oder Thromben im Herzen festzustellen
- Linksherzkatheteruntersuchung, um die Pumpleistung des Herzens und die Koronarien zu beurteilen
- Eventuell Myokardbiopsie, um die Ursache einer Kardiomyopathie zu ermitteln

Therapie

Bei Kardiomyopathien muss die Grundkrankheit therapiert werden. Die Folgen der Kardiomyopathie (Herzinsuffizienz, Angina pectoris, Herzrhythmusstörungen) können durch Medikamente behandelt werden, aber das Fortschreiten der Erkrankung ist oftmals nicht zu verhindern. Die Patienten erhalten Antikoagulanzien, um die Emboliegefahr zu verringern. In wenigen Fällen kann durch herzchirurgische Eingriffe oder durch eine Herztransplantation der Zustand des Patienten verbessert werden.

Komplikationen

- Schwere Herzrhythmusstörungen, nachfolgend gegebenenfalls plötzlicher Herztod

- Embolien
- Dekompensierte Herzinsuffizienz

2.10 Herzklappenfehler

Ein Herzklappenfehler (Vitium) ist eine krankhafte Veränderung einer Herzklappe mit Störung ihrer Ventilfunktion. Meist ist das linke Herz betroffen und dort die Mitralklappe häufiger als die Aortenklappe.
Es werden zwei Formen von Herzklappenfehlern unterschieden:
Stenose: Die Klappe öffnet sich ungenügend. Das Herz muss einen größeren Druck aufbringen, um das Blut durch die verkleinerte Klappenöffnung zu pumpen.
Insuffizienz: Die Klappe schließt ungenügend, sodass bei jedem Herzschlag Blut entgegen der normalen Flussrichtung in die vorgeschaltete Herzkammer oder den Vorhof zurückströmt (Regurgitation). Das Herz muss bei jeder Pumpaktion eine entsprechend größere Menge Blut befördern und hat so eine größere Volumenarbeit zu bewältigen. Bei der **relativen Insuffizienz** kommt es durch Herzkrankheiten (z. B. Herzinsuffizienz) zu einer Vergrößerung der Herzhöhlen. Dadurch dehnen sich auch die Klappenansatzringe, sodass eine an sich normale Herzklappe die vergrößerte Fläche nicht mehr vollständig verschließen kann.

Ursachen

Herzklappenfehler können angeboren oder erworben sein. Ursachen für Klappenstenosen sind Verkalkungen der Klappen insbesondere bei älteren Menschen oder Verklebungen und Schrumpfungen der Klappe nach Entzündungen. Klappeninsuffizienzen treten nach entzündlichen oder degenerativen Prozessen auf, z. B. bei KHK oder Kardiomyopathie.

Symptome

Symptome der Herzklappenfehler leiten sich aus ihrer anatomischen Lage und Funktion ab.

Mitralklappenstenose

Die Mitralklappe öffnet sich nicht genügend, sodass der linke Vorhof gegen einen größeren Widerstand pumpen muss. Da der Druck im linken Vorhof ansteigt, staut sich das Blut in die Lunge zurück. Es gelangt weniger Blut in die linke Herzkammer und damit in den Körperkreislauf (Herzminutenvolumen ↓). Die Folgen sind:

- Vorhofflimmern mit absoluter Arrhythmie
- Thromben im linken Vorhof, die zu arteriellen Embolien (Gehirn, Extremitäten, Nieren) führen
- Lungenstauung mit Dyspnoe, später pulmonale Hypertonie mit Rechtsherzinsuffizienz
- Leistungsminderung, Zyanose durch vermindertes Herzminutenvolumen

Mitralklappeninsuffizienz

Die Mitralklappe schließt nicht vollständig, sodass während der Systole Blut zurück in den linken Vorhof fließt (Regurgitation). Die linke Herzkammer und der linke Vorhof vergrößern sich aufgrund der permanent größeren Blutmenge. Symptome sind bei der chronischen Mitralklappeninsuffizienz häufig lange Zeit nicht vorhanden. Im fortgeschrittenen Stadium ähneln sie denen der Mitralklappenstenose.

Aortenklappenstenose

Bei der Aortenklappenstenose besteht eine erhöhte Druckbelastung der linken Herzkammer, da das Blutvolumen nicht ausreichend durch die verengte Klappe in den Körperkreislauf gepumpt werden kann. Es kommt zur Hypertrophie. Bei Dekompensation vergrößert sich der linke Ventrikel und der Körper wird nicht mehr ausreichend mit O_2 versorgt.
Typische Symptome sind:

- Blässe, rasche Ermüdbarkeit
- Hypotonie, Schwindel, Synkopen (kurze Ohnmachten)
- Angina pectoris, Herzrhythmusstörungen
- Dyspnoe bei Belastung

Aortenklappeninsuffizienz

Während der Diastole fließt Blut aus der Aorta durch die unvollständig schließende Aortenklappe in den linken Ventrikel zurück. Der linke Ventrikel vergrößert sich, da er ein größeres Volumen zu bewältigen hat. Langfristig treten folgende Symptome auf:

- Große Blutdruckamplitude (hoher systolischer Druck, niedriger diastolischer Druck) mit sichtbaren Pulsationen an den Karotiden und an den Fingernägeln bei leichtem Druck auf diese, eventuell pulssynchrones Kopfnicken
- Blasse Haut
- Später Linksherzinsuffizienz, seltener Angina pectoris und Herzrhythmusstörungen

Diagnostik

- Herzauskultation: Abhängig vom Herzklappenfehler entsteht ein Herzgeräusch. Eine Stenose erzeugt ein Geräusch, wenn das Blut durch die verengte Klappe gepumpt wird. Bei einer Insuffizienz tritt ein Geräusch auf, wenn das Blut durch die defekte Klappe zurückfließt.
- EKG: Nachweis von Herzrhythmusstörungen, Zeichen einer Belastung und Vergrößerung bestimmter Herzteile abhängig von der Art des Klappenfehlers (Hypertrophiezeichen).
- Röntgen-Thorax: Veränderungen der Herzform und/oder der großen Gefäße geben Hinweise auf Art des Klappenfehlers und Herzinsuffizienz (Zeichen der Lungenstauung).
- (Transösophageale) Echokardiografie: Darstellung des Klappenfehlers und Beurteilung der Blutströmungsverhältnisse.
- Herzkatheteruntersuchung: Beurteilung der Klappenfunktion (Klappenöffnungsfläche, Regurgitationsfraktion) sowie der Herzfunktion, Messung der Drücke im Herzen, im Körper- und Lungenkreislauf.
- Eventuell MRT.

Therapie

Besteht eine Herzinsuffizienz, muss diese konsequent behandelt werden. Bei Vorhofflimmern werden Antikoagulanzien (Cumarine, direkte orale Antikoagulanzien) zur Embolieprophylaxe verordnet.

Mitral- und Aortenklappe können operativ rekonstruiert oder durch künstliche Klappen ersetzt werden, teilweise auch minimalinvasiv (z. B. Transkatheter-Aortenklappenimplantation, kurz TAVI, bei Aortenklappenstenose). Zur Verfügung stehen mechanische Prothesen oder Bioprothesen. Im Anschluss an die Operation müssen Patienten mit mechanischen Klappen aufgrund des erhöhten Risikos von Thromben und Embolien lebenslang Antikoagulanzien einnehmen. Regelmäßige Nachsorgeuntersuchungen sind notwendig.

Komplikationen nach Klappenersatz

- Thromboembolien
- Blutungen unter Antikoagulanzientherapie
- Herzrhythmusstörungen, Herzinsuffizienz
- Prothesenendokarditis

2.11 Angeborene Herzfehler

Etwa 1 % aller lebend geborenen Kinder haben einen angeborenen Herzfehler. Aufgrund des medizinischen Fortschritts erreichen mittlerweile die meisten von ihnen das Erwachsenenalter. Sie bedürfen in aller Regel einer lebenslangen kardiologischen Betreuung.

Ursachen

Herzfehler treten bei manchen Erbkrankheiten und Chromosomenabweichungen (z. B. Downsyndrom, Turner-Syndrom) gehäuft auf. Daneben gibt es Faktoren, die insbesondere in der Zeit der Herzentwicklung (3.–6. Schwangerschaftswoche) das Herz des Embryos schädigen können: Virusinfekte wie Röteln, teratogene Substanzen wie Zytostatika, Alkohol, ionisierende Strahlen und O_2-Mangel.

Einteilung

Abhängig vom O_2-Gehalt des arteriellen Bluts werden die häufigeren nicht zyanotischen angeborenen Herzfehler von den zyanotischen angeborenen Herzfehlern unterschieden.

Ventrikelseptumdefekt (VSD)

Bei diesem häufigsten, nicht zyanotischen, angeborenen Herzfehler besteht ein Loch in der Wand zwischen linker und rechter Herzkammer, sodass Blut aus dem kräftigen linken in den schwächeren rechten Ventrikel strömt (► Abb. 2.17). Ein kleiner Defekt kann funktionell unbedeutend sein. Bei einem großen Defekt werden beide Herzkammern und die Lungengefäße durch das zusätzlich kreisende Blutvolumen, das **Shuntvolumen,** überlastet. Es entwickeln sich eine Herzinsuffizienz und eine pulmonale Hypertonie (Blutdruckerhöhung im Lungenkreislauf); die pulmonale Hypertonie kann im Endstadium zu einer Umkehr des Shunt-

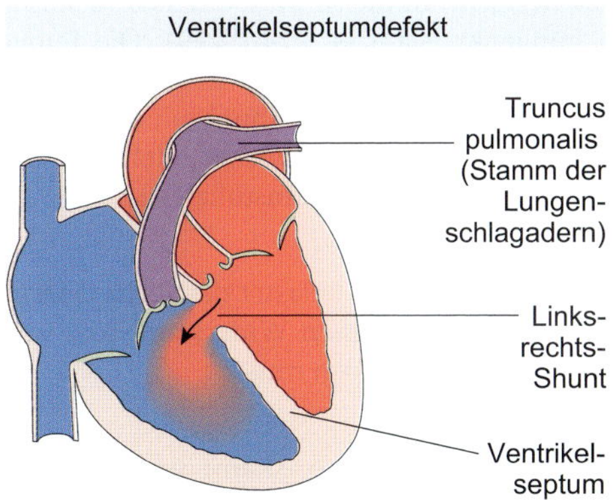

Abb. 2.17 Ventrikelseptumdefekt [L190]

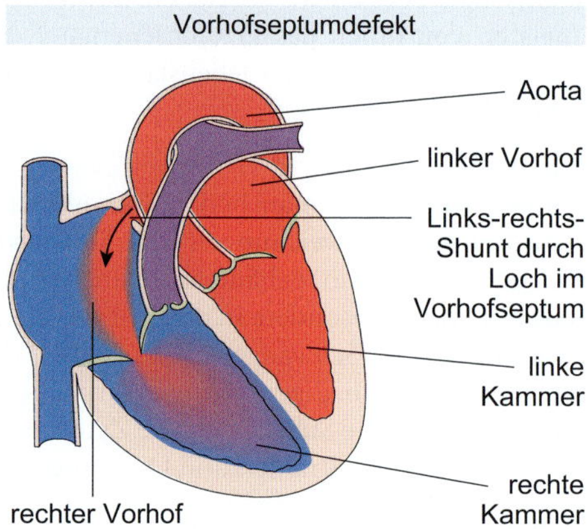

Abb. 2.18 Vorhofseptumdefekt [L190]

Blutflusses vom rechten in den linken Ventrikel führen (Eisenmenger-Reaktion, siehe unten).

Vorhofseptumdefekt (ASD)

Durch ein Loch in der Wand zwischen dem rechten und linken Vorhof fließt Blut vom linken in den rechten Vorhof (► Abb. 2.18). Das rechte Herz und die Lungenarterien werden durch dieses Shuntvolumen belastet. Es kann eine pulmonale Hypertonie entstehen.

Offener Ductus arteriosus Botalli

Im fetalen Blutkreislauf gibt es eine Verbindung zwischen der A. pulmonalis und der Aorta, um den Lungenkreislauf zu umgehen. Mit der Geburt verändern sich die Druckverhältnisse im kindlichen Kreislauf, sodass sich diese Verbindung verschließt. Erfolgt dies nicht, strömt ein Teil des Bluts aus der Aorta (in der jetzt der höhere Blutdruck herrscht) in die A. pulmonalis und somit in den Lungenkreislauf (► Abb. 2.19). Die Lungengefäße, das gesamte linke Herz und die Aorta werden durch das kreisende Shuntvolumen belastet und erweitern sich. Es entwickeln sich pulmonale Hypertonie und Linksherzinsuffizienz.

Pulmonalstenose

Eine Pulmonalstenose belastet das rechte Herz, da dieses immer gegen einen Widerstand Blut in den Lungenkreislauf pumpen muss.

Aortenklappenstenose

Eine Aortenklappenstenose kann die Klappe selbst betreffen oder in ihrer Nachbarschaft liegen. Folge ist eine Belastung des linken Herzens.

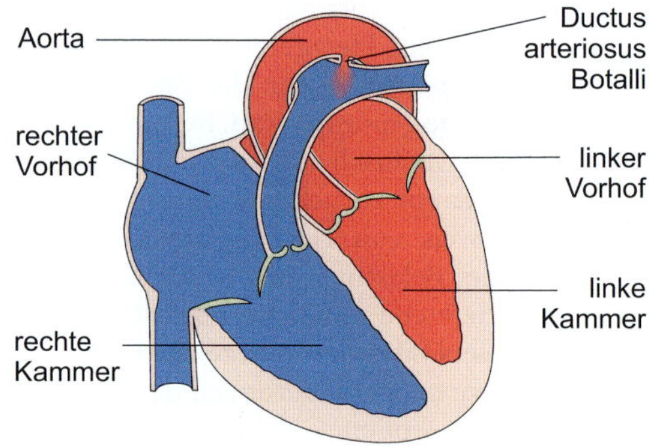

Abb. 2.19 Offener Ductus arteriosus Botalli [L190]

Aortenisthmusstenose

Diese Einengung der Aorta liegt vor oder hinter dem Abgang des Ductus arteriosus Botalli. Bei einer Stenose vor dem Ductus bleibt dieser offen und die untere Körperhälfte wird zyanotisch. Eine Stenose hinter dem Ductus führt zu einer Druckdifferenz zwischen oberer Körperhälfte (hoher Blutdruck) und unterer Körperhälfte (niedriger Blutdruck).

Ebstein-Anomalie

Die Ebstein-Anomalie ist gekennzeichnet durch folgende Fehlbildungen:

- Die Trikuspidalklappe ist in die Tiefe des rechten Ventrikels verschoben.
- Der rechte Vorhof ist dilatiert, die rechte Kammer verkleinert mit geringem Schlagvolumen.
- Häufig liegt ein Vorhofseptumdefekt vor, durch den O_2-armes Blut aus dem rechten Vorhof in den linken Vorhof übertritt (Rechts-Links-Shunt).
- Das über die Aorta in den Körperkreislauf gepumpte Blut enthält nicht genügend O_2 zur Versorgung des Körpers.

Eine Ebstein-Anomalie kann in verschiedenen Schweregraden auftreten. Die Symptome hängen davon ab, inwieweit der Körper mit O_2 versorgt werden kann.

Fallot-Tetralogie

Bei der Fallot-Tetralogie (► Abb. 2.20) handelt sich um eine Kombination aus vier Herzfehlern: Eine nach rechts verlagerte Aorta, die über einem Ventrikelseptumdefekt „reitet", eine Pulmonalstenose und eine Hypertrophie des rechten Ventrikels. Folge ist, dass die Aorta arterio-venöses Mischblut mit

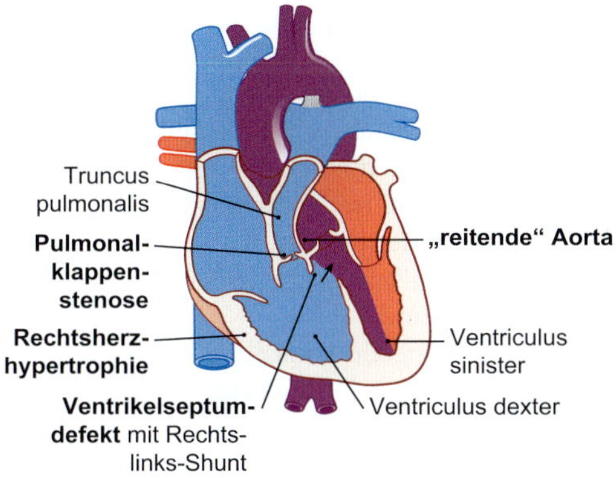

Abb. 2.20 Fallot-Tetralogie [L126]

einem geringen O_2-Gehalt in den Körperkreislauf pumpt. Die Patienten sind zyanotisch.

Transposition der großen Gefäße

Genau umgekehrt entspringt hier die Aorta aus dem rechten Ventrikel, statt aus dem linken. Die A. pulmonalis hingegen entspringt aus dem linken Ventrikel, statt aus dem rechten (► Abb. 2.21). Dieser Herzfehler ist nur mit dem Leben vereinbar, wenn durch zusätzliche Fehlbildungen innerhalb des Herzens eine Querverbindung zwischen den beiden sonst getrennten Kreisläufen geschaffen wird.

Trikuspidalatresie

Die Trikuspidalklappe ist nicht angelegt, sodass keine Verbindung zwischen rechtem Vorhof und rechtem Ventrikel besteht. Das gesamte Blut des rechten Vorhofs fließt über das Foramen ovale, eine Verbindung der Vorhöfe im fetalen Kreislauf, oder einen Vorhofseptumdefekt in den linken Vorhof. Im linken Ventrikel sammelt sich das Blut aus dem Körperkreislauf und den Pulmonalvenen.

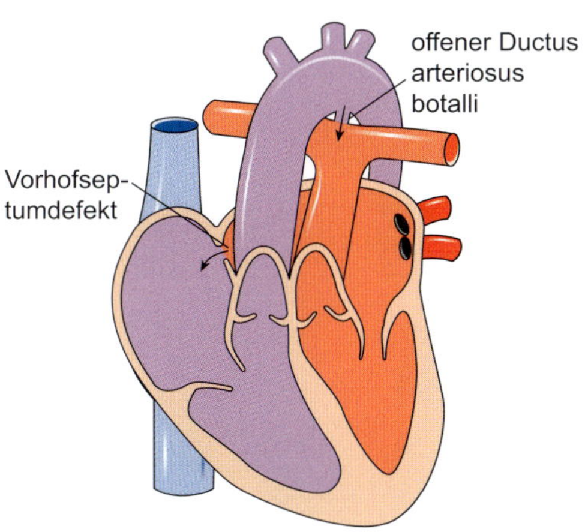

Abb. 2.21 Transposition der großen Gefäße [L141]

Symptome

Die meisten Patienten werden bereits im Kindesalter chirurgisch versorgt. Spätkomplikationen bei Erwachsenen mit angeborenen Herzfehlern (EMAH) sind:

- Herzrhythmusstörungen mit Herzstolpern, Herzrasen, Schwindel oder kurzen Ohnmachten (Synkopen).
- Herzinsuffizienz.
- Pulmonale Hypertonie und Eisenmenger-Reaktion: Bei manchen Herzfehlern erhöht sich der Druck im rechten Herzen so stark, dass er denjenigen im linken Herzen übersteigt. Bei der so genannten **Shuntumkehr** strömt das O_2-arme Blut aus dem rechten in das linke Herz und von dort in den Körper. Dadurch wird der Körper nicht mehr ausreichend mit O_2 versorgt. Der Patient hat in Ruhe Atemnot und eine zentrale Zyanose. Eine Operation ist zu diesem Zeitpunkt nicht mehr möglich.
- Infektiöse Endokarditis.

Diagnostik

- Anamnese und körperliche Untersuchung.
- Auskultation: Ein Herzgeräusch wird nach Art (Klangfarbe, Lautstärke, Länge), Zeitpunkt (systolisch, diastolisch) und dem Ort des Auftretens beurteilt.
- EKG zur Suche nach Herzrhythmusstörungen.
- Echokardiografie zur Beurteilung von Herzwanddicke und Herzklappen. Über die Farbdopplersonografie werden der Blutfluss im Herzen und Defekte in der Herzscheidewand sichtbar.
- Röntgen-Thorax zur Beurteilung von Herzgröße, Herzform und Lungendurchblutung.
- Herzkatheteruntersuchung: Art und Größe des Herzfehlers, die Blutversorgung des Herzens und die Druckverhältnisse im Herzen können beurteilt werden.

Therapie

Häufig sind im Verlauf der Erkrankung weitere herzchirurgische Eingriffe notwendig. Besteht bereits eine Herzinsuffizienz, wird diese medikamentös behandelt. Eine antibiotische Endokarditisprophylaxe ist nur bei Hochrisikopatienten notwendig.

Fast alle Patienten mit einem angeborenen Herzfehler benötigen aufgrund der auch nach einer Operation bestehenden anatomischen und hämodynamischen Veränderungen eine kardiologische Betreuung in spezialisierten Zentren.

Wiederholungsfragen

1. Was versteht man unter einer koronaren Herzkrankheit? Nennen Sie Risikofaktoren, therapeutische Möglichkeiten (konservativ/operativ), Komplikationen.
2. Nennen Sie fünf Symptome eines Herzinfarkts.
3. Welche Erstmaßnahmen müssen bei einem Herzinfarkt erfolgen?
4. Warum ist der Herzinfarkt eine lebensbedrohliche Erkrankung?
5. Was sind Ursachen, Symptome und Therapie einer Herzinsuffizienz?
6. Nennen Sie Ursachen einer Bradykardie sowie einer Tachykardie.
7. Welche Maßnahmen ergreifen Sie bei einem Herzstillstand?
8. Was ist eine Endokarditis? Nennen Sie die häufigste Ursache und eine mögliche Komplikation.
9. Nennen Sie Komplikationen einer Perikarditis.
10. Was ist die häufigste Ursache eines erworbenen Herzklappenfehlers?

Erkrankungen des Gefäß- und Kreislaufsystems

3

Überblick

Dieses Kapitel erläutert die wichtigsten Erkrankungen des Gefäß- und Kreislaufsystems. Zu Beginn frischt es anatomisches Wissen auf (► Kap. 3.1.1) und thematisiert die physiologische Funktionsweise der Arterien, Kapillaren und Venen (► Kap. 3.1.2). Danach bietet es einen Einblick in die häufigsten Erkrankungen der Arterien (► Kap. 3.2) und gibt unter anderem Antworten auf folgende Fragen:

- Welche Ursachen liegen einer PAVK zugrunde und welche therapeutischen Maßnahmen werden ergriffen? (► Kap. 3.2.1)
- Woran können Sie einen akuten Verschluss einer Arterie der unteren Extremitäten erkennen? (► Kap. 3.2.2)
- Was ist ein Aneurysma? (► Kap. 3.2.5)

Anschließend finden sich die bekanntesten Erkrankungen der Venen (► Kap. 3.3), beispielsweise die Varikosis (► Kap. 3.3.1), die tiefe Venenthrombose (► Kap. 3.3.3) und die Sinusvenenthrombose. (► Kap. 3.3.4)

Zudem gibt das Kapitel einen Überblick über die wichtigsten Kreislauferkrankungen (► Kap. 3.4) und unter anderem Antworten auf folgende Fragen:

- Welche Ursachen führen zu einer arteriellen Hypertonie? Welche diagnostischen und therapeutischen Maßnahmen müssen ergriffen werden? (► Kap. 3.4.1)
- Warum steigt bei einer arteriellen Hypotonie das Risiko für eine Synkope? (► Kap. 3.4.2)
- Wie können die unterschiedlichen Schockarten unterschieden werden und was passiert dabei im Körper? (► Kap. 3.4.3)

3.1 Anatomie und Physiologie des Gefäß- und Kreislaufsystems

3.1.1 Anatomie

Das Kreislaufsystem setzt sich aus den Blutgefäßen und dem Herzen zusammen (► Abb. 3.1). Dabei wirkt das Herz als Pumpe, die das Blut durch das Gefäßsystem befördert. Das Gefäßsystem ist ein geschlossenes Röhrensystem. Unterschieden werden:

- **Arterien** (Schlagadern) und **Arteriolen,** in denen das Blut vom Herzen weg in Richtung der zu versorgenden Gebiete fließt.
- **Venen** und **Venolen** (Blutadern), die das Blut zurück zum Herz führen.
- **Kapillaren,** die die kleinsten Blutgefäße darstellen und Arterien und Venen miteinander verbinden.

Die Gefäße des Organismus besitzen einen einheitlichen Grundbauplan, der je nach Aufgabe und Belastung des einzelnen Gefäßabschnitts variiert. Bei Arterien und Venen werden drei Wandschichten von innen nach außen unterschieden:

- Tunica interna (Intima)
- Tunica media (Media)
- Tunica externa (Adventitia)

3.1.2 Physiologie

Aufgabe des Kreislaufsystems ist der Transport von Gasen und Stoffwechselprodukten innerhalb des Organismus. Dieser Transport wird durch die Blutströmung innerhalb des Gefäßsystems ermöglicht, die durch Druckdifferenzen hervorgerufen wird. Blut fließt von zentralen Regionen mit hohem Druck, dem **Hochdrucksystem** (linke Herzkammer während der Systole, Arterien und Arteriolen), zu den peripheren Gefäßen mit niedrigem Druck, dem **Niederdrucksystem** (rechter und linker Herzvorhof, rechte Kammer, linke Kammer während der Diastole, Kapillaren und Venen).

Arterien

Der Druck in den Arterien beträgt während der Austreibung des Bluts aus dem Herzen (Systole) beim Erwachsenen ca. 120 mmHg und während der Herzerschlaffung (Diastole) ca. 80 mmHg. Das entspricht einem **Blutdruck** von 120/80 mmHg. Diese Druckschwankungen werden durch die **Windkesselfunktion** der Aorta und der großen Arterien innerhalb des Gefäßsystems gedämpft, sodass es zu einem gleichmäßigen Blutstrom kommt.

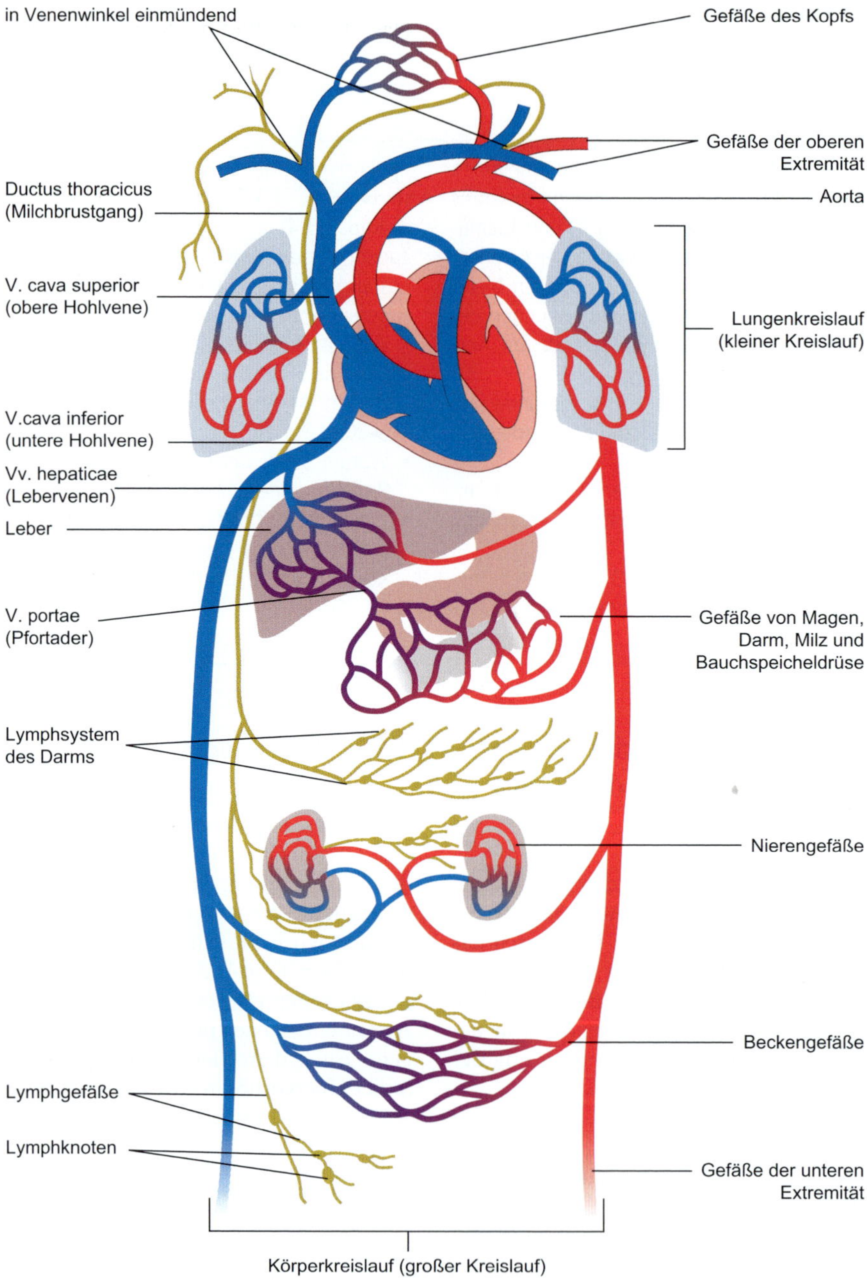

Abb. 3.1 Schema des Körper- und Lungenkreislaufs mit Pfortadersystem [L190]

Merke

Altersabhängigkeit des Blutdrucks

Die Normwerte des Blutdrucks hängen vom Alter ab, z. B.:

- 3,5-Jährige: systolisch 96–109 mmHg, diastolisch 58–70 mmHg
- 8,5-Jährige: systolisch 101–114 mmHg, diastolisch 62–72 mmHg
- 13,5-Jährige: systolisch 111–117 mmHg, diastolisch 67–78 mmHg

Mehr noch als vom Alter hängen die Normwerte des Blutdrucks jedoch von der Größe des Kindes ab.

In den Arterien der Körperperipherie finden sich mehr muskuläre Fasern. Je nach Anspannung der Muskelfasern können diese Arterien ihre Gefäßweite variieren. Dementsprechend kann die Durchblutung der nachgeschalteten Organe reguliert werden. Die Arterien teilen sich in immer feinere Arteriolen und schließlich in die haardünnen Kapillaren.

Kapillaren

Kapillaren dienen dem Stoffaustausch zwischen Blut und Interstitium (Zwischenzellraum). Voraussetzung dafür ist eine große Oberfläche innerhalb des Kapillarnetzes, die durch die starke Verzweigung der Arterien und Arteriolen erreicht wird. Aufgrund des so bestehenden großen Gesamtquerschnitts des Kapillarnetzes fließt das Blut hier sehr langsam (0,5 mm/s). Dadurch wird der Stoffaustausch begünstigt. Daneben besitzen Kapillaren sehr dünne Wände, die aus einer von Poren durchsetzten Endothelschicht bestehen. Viele Substanzen, mit Ausnahme der Blutzellen und sehr großer Moleküle wie Plasmaeiweiße, können diese Poren frei passieren.

Venen

Nachdem das Blut die Kapillaren passiert hat, gelangt es in kleine Venen, die **Venolen,** die das Blut sammeln und den größeren Venen zuleiten, die es dann zum Herzen zurückführen. Die Venen und Venolen sind sehr dehnbar. Sie enthalten etwa ⅔ des gesamten Blutvolumens. Aufgrund dieses Blutreservoirs nennt man die Venen auch **Kapazitätsgefäße.**

Der Rücktransport des Bluts zum Herzen wird durch die **Venenklappen** und die **Skelettmuskelpumpe** erleichtert. Venenklappen sind ins Gefäßlumen hineinragende Falten der Tunica interna, die sich in der Regel paarweise gegenüberstehen. Bei herzwärts gerichtetem Blutstrom weichen sie auseinander, einen Blutrückfluss verhindern sie durch Klappenschluss. Unterstützt wird dieser Mechanismus durch die die Venen umgebende Skelettmuskulatur. Bei der Kontraktion der Skelettmuskulatur werden die Venen komprimiert und das Blut Richtung Herz gepresst.

3.2 Erkrankungen der Arterien

3.2.1 Periphere arterielle Verschlusskrankheit

Definition

Periphere arterielle Verschlusskrankheit *(PAVK)*

Fortschreitender Verschluss (Stenosierung) arterieller Gefäße; meist Beinarterien, selten Arterien der Arme; Männer häufiger betroffen als Frauen

Ursachen

In über 95 % der Fälle [5] ist die PAVK arteriosklerotisch bedingt. Für die PAVK gelten die gleichen

Tab. 3.1 Einteilung der PAVK nach Fontaine

Stadium	Symptom
Stadium I	Beschwerdefreiheit
Stadium II	Schmerzen bei Belastung
Stadium II a	Schmerzfreie Gehstrecke ≥ 200 m
Stadium II b	Schmerzfreie Gehstrecke ≤ 200 m
Stadium III	Schmerzen in Ruhe, besonders nachts
Stadium IV	Nekrose/Gangrän (abgestorbener Gewebebezirk, „Raucherbein")

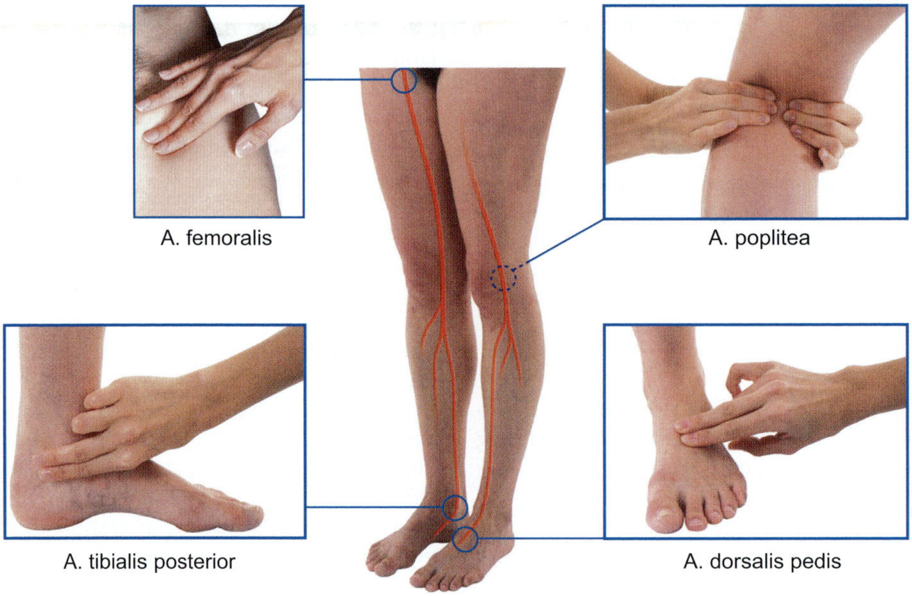

Abb. 3.2 Geeignete Taststellen zur Pulsmessung am Bein [E402–004]

Risikofaktoren wie für die koronare Herzkrankheit (► Kap. 2.2). Seltenere Ursachen sind Gefäßentzündungen, z. B. Thrombangiitis obliterans.

Symptome

Bei der PAVK der Beine treten die Schmerzen abhängig vom Ort der Stenose auf. Sie sind distal der Gefäßstenose zu spüren:

- Beckentyp (35 %) → Schmerzen in Gesäß und Oberschenkel
- Oberschenkeltyp (50 %) → Schmerzen in der Wade
- Unterschenkeltyp (15 %) → Schmerzen in der Fußsohle [5]

Die Schweregrade der Erkrankung werden nach Fontaine eingeteilt (► Tab. 3.1).

Im Stadium II bleiben die Patienten aufgrund der Schmerzen nach einer bestimmten Gehstrecke stehen. Die Durchblutung der Beine nimmt dann wieder zu und die Schmerzen verschwinden. Aus diesem Grund wird auch von **Claudicatio intermittens** oder „Schaufensterkrankheit" gesprochen.

Diagnostik

Ist ein Gefäß um mehr als 90 % eingeengt, ist der Puls distal der Stenose nicht mehr zu tasten. Getastet werden an den Beinen die Pulse der A. femoralis im Bereich der Leiste, der A. poplitea in der Kniekehle, der A. tibialis posterior am Innenknöchel des Fußes und der A. dorsalis pedis am Fußrücken (► Abb. 3.2). Auskultatorisch ist ein Geräusch über der Stenose zu hören. Der Blutdruck in den Beinen ist im Vergleich zum Blutdruck in den Armen stark erniedrigt. Die Haut des Beins und Fußes zeigt trophische Störungen wie fehlende Behaarung, gestörtes Nagelwachstum, zyanotische und marmorierte Haut, eventuell Ulzera (Geschwüre).

Funktionsprüfung und apparative Methoden

- Standardisierter Gehtest mittels Laufband: Es wird die Gehstrecke bis zum Auftreten ischämischer Schmerzen bestimmt.
- Messung des Knöchel-Arm-Index (Ankle-Brachial-Index ABI, ► Abb. 3.3): Bestimmung des systolischen Blutdrucks am Arm und am Fußknöchel mithilfe einer Blutdruckmanschette und der Doppler-Sonografie. Der Knöchel-Arm-Index berechnet sich aus dem Quotienten dieser beiden Drücke und dient der Einschätzung einer PAVK.
- Farbduplexsonografie (Doppler-Sonografie): Strömungsgeschwindigkeit und -richtung des Bluts werden dargestellt (Strompulskurve). Ist eine Arterie komplett verschlossen, lässt sich

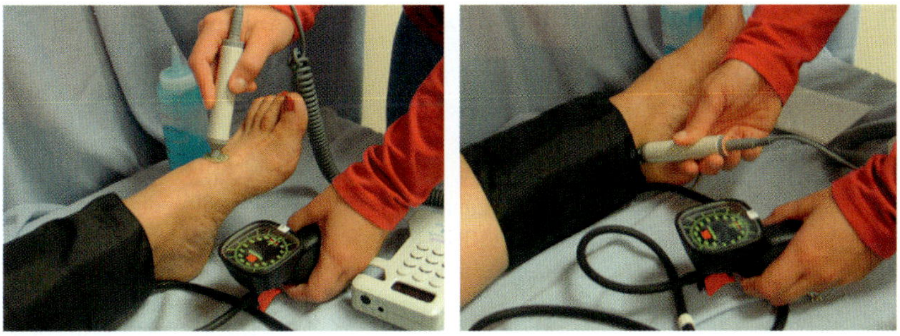

Abb. 3.3 Knöchel-Arm-Index (Ankle-Brachial-Index, ABI). Die Bestimmung des Knöchel-Arm-Index ist eine einfache Untersuchung auf Stenosen großer Arterien. Dazu wird der Blutdruck an den Armen und Beinen (hier links an der A. dorsalis pedis, rechts an der A. tibialis posterior) gemessen. [E376]

keine Blutströmung mehr nachweisen. Weiterhin sind auch Aneurysmen und Thrombosen erkennbar.

- Angiografie und digitale Subtraktionsangiografie (DSA): Eine Stenose wird radiologisch mittels Kontrastmittel und anschließendem CT, MRT oder röntgenologischer Durchleuchtung sichtbar gemacht.

Da eine Arteriosklerose nur selten isoliert die Arterien der unteren Extremitäten betrifft, sollte auch nach Symptomen einer koronaren Herzkrankheit und nach zerebralen Durchblutungsstörungen gesucht werden.

Therapie

Die Risikofaktoren der Arteriosklerose müssen möglichst beseitigt bzw. gemieden werden: Nikotinverzicht, konsequente Einstellung von Blutdruck, Blutzuckerspiegel und Fettstoffwechselstörungen.

Konservative Therapie

Im Stadium I und II der PAVK steht das Gehstreckentraining im Vordergrund. Die Patienten sollen mehrmals täglich in Intervallen nach einem bestimmten Schema Fußbewegungen machen bzw. viel gehen. Es bilden sich daraufhin neue Zuflüsse zu den Gefäßen distal der Stenose aus, sog. Kollateralen. Diese verbessern die Blutversorgung des Gewebes, das vorher nur von dem verengten Gefäß versorgt wurde. Ein Therapieerfolg stellt sich erst nach Monaten bis Jahren ein.

In den Stadien II bis IV kann die Durchblutung medikamentös verbessert werden. Dazu dienen Thrombozytenaggregationshemmer (ASS, Clopidogrel) sowie Prostanoide (Alprostadil, z. B. Prostavasin®), die intravenös oder direkt intraarteriell gegeben werden.

In jedem Stadium sollte eine sorgfältige Fußpflege durchgeführt werden. Verletzungen im Fußbereich müssen vermieden werden.

Katheterverfahren und operative Verfahren

Diese Verfahren werden im Stadium II bis IV angewendet.

- Perkutane transluminale Angioplastie (PTA): Ein Katheter, an dessen Ende sich ein kleiner Ballon befindet, wird in dem betroffenen Gefäß bis zur Stenose vorgeschoben. Hier wird der Ballon aufgeblasen und dehnt so die Stenose wieder auf. Anschließend legt man einen Stent ein.
- Andere Katheterverfahren: Rotations-, Laser-, Ultraschall-Angioplastie.
- Lokale Lyse: Bei arteriellen Thrombosen werden Substanzen, die die Fibrinolyse aktivieren (z. B. Streptokinase, rt-PA) mit einem Katheter direkt an den Thrombus herangebracht. Die Kontraindikationen sind hierbei weniger streng als bei der systemischen Thrombolyse (▸ Kap. 2.3).
- Thrombendarteriektomie (TEA): Bei kurzstreckigen Verschlüssen wird der Thrombus mit der Gefäßinnenwand (Intima) aus dem Gefäß ausgeschält.
- Bypassoperation: Langstreckige oder multiple Stenosen werden durch einen Gefäßersatz (Prothese) überbrückt. Hierzu eignen sich die körpereigene V. saphena magna oder körperfremdes Material (Kunststoff).
- Amputation: Kann bei Gangrän oder unbeherrschbaren Schmerzen eine ausreichende Durchblutung durch die oben genannten Maßnahmen nicht wiederhergestellt werden, muss der betroffene Extremitätenabschnitt amputiert werden.

3.2.2 Akuter Verschluss einer Extremitätenarterie

Definition

Akuter Arterienverschluss

Plötzlich komplett unterbrochene Blutzufuhr, unzureichende Versorgung des Gewebes; meist Beine betroffen, Arme nur in 10 % der Fälle [5]; gefäßchirurgischer Notfall

Fallbeispiel

Akute Schmerzen im Bein

Herr Stirzi ist 77 Jahre alt und wird zu Hause von einem ambulanten Pflegedienst bei der Körperpflege unterstützt. Heute gibt Herr Stirzi gegenüber dem Pflegefachmann Urs Stätter starke Schmerzen in seinem rechten Bein an. Herr Stätter weiß aus der Anamnese, dass Herr Stirzi unter einem Vorhofflimmern leidet und die Einnahme seiner Medikamente häufiger vergisst. Welche Erstmaßnahmen sind zu ergreifen?

Ursachen

Ein akuter Arterienverschluss wird in über 70 % der Fälle [5] durch eine Embolie (verschlepptes Blutgerinnsel) hervorgerufen. Der Embolus stammt meist aus dem linken Herzen, wenn dort der Blutfluss gestört ist, z. B. bei Herzinfarkt, Mitralklappenfehler, Vorhofflimmern, und wird von dort in den Körperkreislauf gespült. Weitere Emboliequellen sind z. B. Aneurysmen der Aorta. Seltener wird ein Arterienverschluss durch eine Thrombose bei vorbestehender Arteriosklerose (PAVK) verursacht.

Symptome und Diagnostik

Charakteristisch sind die aus dem Englischen stammenden 6 P:

- **P**ain: heftige, akut einsetzende Schmerzen distal der Stenose
- **P**aleness: Blässe des betroffenen Körperteils
- **P**araesthesia: Missempfindungen, Gefühlsstörungen
- **P**ulselessness: fehlende Pulse distal der Stenose
- **P**aralysis: Bewegungsunfähigkeit des betroffenen Körperteils
- **P**rostration: Schock

Ist die Ursache des Arterienverschlusses eine lokale Thrombose, so entwickeln sich die Symptome häufig langsam und sind weniger bedrohlich.

Anhand der Anamnese und der Symptome kann meist schon die Diagnose gestellt werden. In unklaren Fällen wird eine Farbdopplersonografie und eventuell eine Angiografie durchgeführt.

Therapie

Sofortmaßnahmen

- 10.000 IE Heparin i. v., um die weitere Anlagerung eines Thrombus zu verhindern
- Schmerzmittelgabe, z. B. Opiate i. v. (Dolantin®)
- Intravenöse Volumenzufuhr, um einem Schock vorzubeugen
- Betroffene Extremität in Watte wickeln und tief lagern, um die Durchblutung zu erhöhen
- Chirurgen informieren, Nahrungskarenz (wegen Notfall-OP)

Vorsicht

Bei akutem Arterienverschluss sind verboten:

- Hochlagern der Extremität
- Antithrombosestrümpfe
- Äußere Anwendung von Wärme oder Kälte, da diese den O_2-Bedarf des Gewebes erhöhen, dem nicht entsprochen werden kann
- I. m.-Injektionen (wegen möglicher Lyse-Behandlung)

Rekanalisierende Verfahren

Es gibt verschiedene Verfahren, um die Durchlässigkeit des Gefäßes wiederherzustellen (zu rekanalisieren):

- Embolektomie: Ein Katheter (Fogarty-Ballonkatheter, ► Abb. 3.4), an dessen Ende sich ein klei-

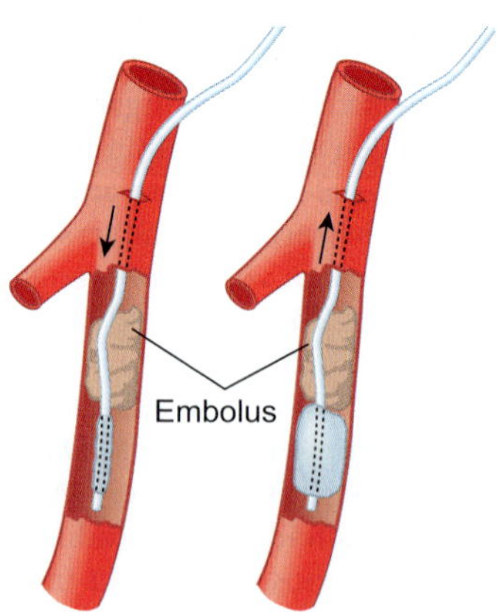

Abb. 3.4 Embolektomie mit einem Fogarty-Ballonkatheter [L138]

ner Ballon befindet, wird in das Gefäß und durch den Embolus hindurch geschoben. Daraufhin wird der Ballon aufgeblasen und gemeinsam mit dem Embolus zurückgezogen. Dies ist meist nur innerhalb der ersten 6 Stunden möglich, da der Embolus in dieser Zeit noch nicht fest mit der Gefäßwand verhaftet ist.
- Thrombusauflösung mittels lokaler Lyse.

Zusätzlich muss die Ursache der Embolie bzw. des Arterienverschlusses beseitigt werden. Mögliche Risikofaktoren einer Arteriosklerose sollten ausgeschaltet werden. Bei wiederholt auftretenden Embolien sollte die Gerinnungsfähigkeit des Bluts mit Cumarinen (z. B. Marcumar®) prophylaktisch herabgesetzt werden.

Komplikationen

Bei einer kompletten Ischämie der Extremität, dem sog. **Tourniquet-Syndrom** (auch Stauschlauch-Syndrom), zerfällt die Muskulatur nach 6–12 Stunden. Es entwickelt sich eine metabolische Azidose und eine Hyperkaliämie. Mit dem Urin wird Myoglobin ausgeschieden und es kommt zu einem akuten Nierenversagen.

Erläuterung zum Fallbeispiel

Akute Schmerzen im Bein

Ein akuter Verschluss einer Extremitätenarterie ist ein Notfall, der sofortiges Handeln erfordert. Die Durchblutung muss schnellstmöglich innerhalb weniger Stunden wiederhergestellt werden, um eine Amputation infolge einer irreversiblen Schädigung des Gewebes zu vermeiden. Herr Stätter sollte umgehend
- einen Arzt informieren oder einen Notruf absetzen,
- Herrn Stirzi Bettruhe einhalten lassen,
- das Bein tief lagern,
- die Vitalzeichen engmaschig kontrollieren und
- das Bein beobachten, unter anderem auf Kälte, Blässe, Schmerzentwicklung, Puls und Sensibilitätsstörungen.

3.2.3 Zerebrale Ischämien

Definition

Zerebrale Ischämie

Beeinträchtigte Blutversorgung des Gehirns mit entsprechenden Symptomen, abhängig vom betroffenem Hirnareal; Ursache: Hirninfarkt (auch: Schlaganfall, Gehirnschlag, zerebraler Insult oder Apoplex); in Deutschland verantwortlich für 15 % aller Todesfälle [5]

Einteilung

Abhängig von Dauer und Erscheinungsbild werden drei Stadien der zerebralen Ischämie unterschieden:
- Stenose einer Hirnarterie ohne Symptome.
- **TIA, t**ransitorische **i**schämische **A**ttacke: Die neurologischen Symptome bilden sich meist innerhalb weniger Minuten zurück, spätestens nach 24 Stunden. Mögliche Beschwerden sind drop attacks (Stürze ohne Bewusstseinsverlust), kurzzeitige Sehstörung, Arm- oder Beinschwäche, Sprachstörung, kurzzeitiger Gedächtnisverlust. Da eine TIA als Vorläufer eines Hirninfarkts gilt, sollte nach einem solchen Ereignis eine intensive Diagnostik erfolgen.
- **Hirninfarkt:** Durch den Untergang von Hirngewebe entsteht eine bleibende neurologische Symptomatik, die sich nur inkomplett oder gar nicht zurückbildet.

Ursachen

Die häufigste Ursache einer zerebralen Ischämie ist die Arteriosklerose der hirnversorgenden Arterien. Wichtigster Risikofaktor ist die Hypertonie. Hinzu kommen die Risikofaktoren einer KHK, zunehmendes Alter, hoher Alkoholkonsum, Migräne vor der Menopause und zerebrale Ischämien bei Verwandten ersten Grades.

Zerebrale Ischämien können auch durch Embolien verursacht werden, wobei die Emboliequelle meist das Herz ist. Hier bilden sich Thromben, z. B. bei Vorhofflimmern, an künstlichen Herzklappen, bei Herzinfarkt oder bei einer bakteriellen Endokarditis. Aus dem Herzen werden die Gerinnsel über den Blutstrom in das Gehirn geschwemmt und verschließen dort kleine Gefäße. Auch an arteriosklerotisch veränderten Gefäßwänden können sich Thromben bilden, die sich ablösen und dann Ursache einer Embolie werden.

Sind die hirnversorgenden Arterien verengt, führt ein vorübergehend erniedrigter Blutdruck zu einer Minderdurchblutung des Gehirns. Auch eine erhöhte Viskosität des Bluts (Zähflüssigkeit aufgrund vermehrter Erythrozyten) spielt eine Rolle bei der Entstehung von Ischämien. Weiterhin können Gefäße auch von außen durch Hämatome oder Tumoren verengt werden.

Symptome

Die Symptome des Hirninfarkts hängen davon ab, welches Hirnareal (sog. Infarktbezirk) vom Gewebeuntergang betroffen ist. Da sowohl die ab-

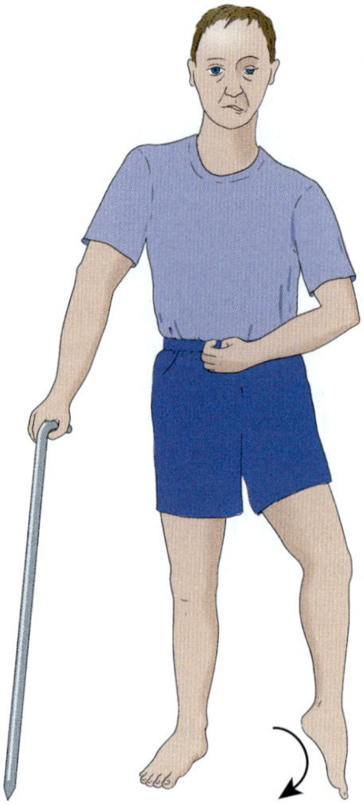

Abb. 3.5 Patient mit linksseitiger Hemiparese [L190]

steigenden motorischen als auch die aufsteigenden sensiblen Nervenbahnen kreuzen, werden die neurologischen Ausfälle immer auf der zum Infarktbezirk entgegengesetzten Körperhälfte (kontralateral) sichtbar. Eine Ausnahme bilden Ischämien des Hirnstamms und des Rückenmarks. Symptome einer zerebralen Ischämie sind:

- Kontralaterale Hemiparese (▸ Abb. 3.5): Halbseitige Muskellähmung oder -schwäche auf der entgegengesetzten Körperhälfte, insbesondere des Arms, Beins oder einer Gesichtshälfte mit hängendem Mundwinkel (Fazialisparese). Die Muskellähmung ist zunächst schlaff, erst nach einigen Tagen entwickelt sich eine Spastik.
- Kontralaterale Sensibilitätsstörungen.
- Bewusstseinsstörungen bis zum Koma.
- Kreislaufstörungen.
- Atemstörungen.
- Schwindel, Gleichgewichtsstörung.
- Erbrechen.
- Aphasie (Sprachstörungen aufgrund einer Störung des Sprachzentrums im Gehirn): In der Regel treten Aphasien bei Infarkten der dominanten (linken) Hirnhälfte auf. Abhängig von der Lokalisation der Schädigung werden verschiedene Aphasien unterschieden:
  - Motorische Aphasie (Broca): Störung des Sprechens, der Patient kann hören und verstehen.
  - Sensorische Aphasie (Wernicke): Störung des Sprachverständnisses, der Patient bildet Sätze und Wörter ohne Sinn.
  - Amnestische Aphasie: Dem Patienten fehlen einzelne Wörter, die er umschreiben muss.
- Dysarthrie: Störung der Sprachmotorik mit verwaschener Sprache.
- Sehstörungen: Hemianopsie (halbseitiger Gesichtsfeldausfall durch Schädigung der Sehbahn), Visusverlust, Doppelbilder.
- Agnosie: Das (optische, taktile oder akustische) Erkennen von Gegenständen ist gestört.
- Apraxie: Bewegungs- und Handlungsabfolgen sind gestört.
- Inkontinenz.

Diagnostik

- Neurologische Untersuchung mit Dokumentation der Ausfälle: Bewusstseinslage, Pupillen, Hirnnerven, Beweglichkeit und Sensibilität der Extremitäten, Sprache.
- Rasch MRT oder CT des Schädels, um Ursache der Symptomatik zu klären (Blutung oder Ischämie) und dann schnelle Einleitung der Therapie; „time is brain" (▸ Abb. 3.6).
- Bei der Auskultation der Halsgefäße deuten Strömungsgeräusche auf Gefäßstenosen hin.
- Mithilfe der Doppler-Sonografie können Stenosen der hirnversorgenden Arterien nachgewiesen werden.
- Mithilfe der CT-Angiografie und/oder der digitalen Subtraktionsangiografie (DSA) wird der Ort eines Gefäßverschlusses gefunden.
- EKG und Echokardiografie: Das EKG sichert ein Vorhofflimmern; in der Echokardiografie sind Thromben auf den Herzklappen oder in den Herzkammern bzw. Vorhöfen sichtbar.
- Kontrolle möglicher Schluckstörungen (Aspirationsgefahr).
- Labor: BZ-Stix, um eine Hypoglykämie (Unterzuckerung) auszuschließen. Gegebenenfalls werden auch Untersuchungen von Gerinnungsfaktoren und Entzündungswerten veranlasst.

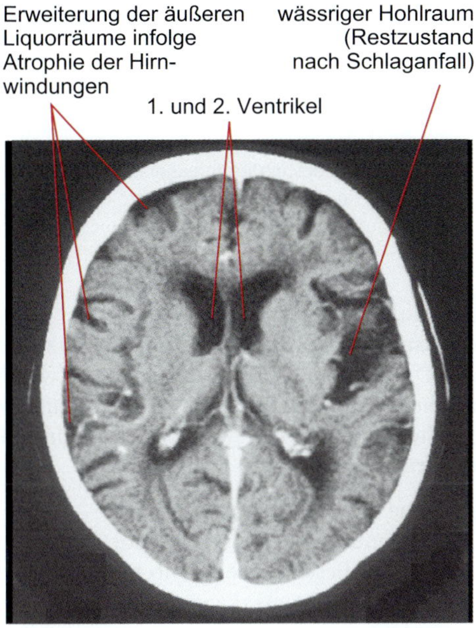

Abb. 3.6 Ausgedehnter ischämischer Hirninfarkt im CT. Der dunkle Hohlraum in der linken Hemisphäre (rechts im Bild) entspricht abgestorbenem Gewebe im Versorgungsgebiet der A. cerebri media. Als weiteren Befund erkennt man erweiterte äußere Liquorräume infolge einer Atrophie. [A400]

Merke

Anhand der Symptome kann eine zerebrale Ischämie nicht von einer zerebralen Blutung unterschieden werden. Die Therapie eines Schlaganfalls darf daher erst nach bildgebender Diagnostik beginnen, wenn sicher zwischen ischämischem und hämorrhagischem Schlaganfall unterschieden werden kann.

Therapie

Die Symptome eines Hirninfarkts erfordern eine sofortige Therapie. Zur intensiven Versorgung der Patienten gibt es spezielle Stationen, sogenannte Stroke-Units.

- Zufuhr von O_2.
- Engmaschige Kontrolle der Vitalparameter, Kontrolle des Blutzuckerspiegels.
- Lyse-Therapie mittels Alteplase. Diese Therapie wird nur innerhalb der ersten 4,5 Stunden nach Beginn der ersten Symptome durchgeführt, wenn ein Gefäßverschluss gesichert wurde. Es besteht eine Vielzahl von Kontraindikationen.
- Kreislaufstabilisierung: Nach einem Schlaganfall tritt häufig ein hoher Blutdruck auf, der in den ersten 24 Stunden möglichst nicht gesenkt werden sollte.
- Thromboseprophylaxe durch eine Low-Dose-Heparinisierung, elastische Strümpfe und Bewegungsübungen.
- Therapie eines Hirnödems: Oberkörperhochlagerung, Medikamente (Mannitol) oder Operation (Hemikraniektomie: Entfernung eines Teils des Schädelknochens zur Druckentlastung).
- Dekubitusprophylaxe.
- Zur Rezidivprophylaxe werden Thrombozytenaggregationshemmer (ACC) und Statine eingesetzt.
- Bei Vorhofflimmern Antikoagulation mit direkten oralen Antikoagulanzien (DOAK) oder Cumarinen.
- Bei ausgeprägten (hämodynamisch wirksamen) Stenosen der A. carotis interna ist zur Prophylaxe weiterer Infarkte eine Bypassoperation indiziert.
- Anschlussheilbehandlung in einer Rehabilitationseinrichtung.
- Wenn Spastiken durch Physiotherapie nicht ausreichend beeinflusst werden können, kann eine medikamentöse Therapie mit Tizanidin (z. B. Sirdalud®) oder Baclofen (z. B. Lioresal®) versucht werden.
- Sprechstörungen erfordern eine logopädische Behandlung.
- Ergotherapie, um den Alltag trotz Lähmungen bewältigen zu können.
- Behandlung/Vermeidung aller Risikofaktoren einer Arteriosklerose.

Praxistipp

Delir vorbeugen

Um einem Delir vorzubeugen, sollten Patienten früh mobilisiert und ihre Orientierung mit Sehhilfe, Hörgerät, Kommunikation unterstützt werden. Ein Tag-Nacht-Rhythmus sollte angestrebt werden.

Komplikationen und Prognose

Je nach Ausprägung des Infarkts bilden sich die Symptome wieder zurück. Entscheidend für die Prognose ist eine schnelle und adäquate Versorgung des Patienten nach dem Ereignis.

- Etwa 30 % der Betroffenen werden pflegebedürftig, weitere 30 % sind im Alltag eingeschränkt [5].
- Inkontinenz.
- Depressionen und psychosoziale Probleme.

3.2.4 Raynaud-Syndrom

Definition

Raynaud-Syndrom

Kurzfristige, reversible Minderdurchblutung der Finger aufgrund Gefäßspasmen; in 80 % Frauen betroffen [5]

Ursachen und Einteilung

Das **primäre Raynaud-Syndrom** ist funktionell bedingt. Die Gefäßspasmen werden durch Kälte oder Emotionen ausgelöst, oft in Kombination mit Einschnürungen (z. B. durch Einkaufstaschen).

Beim **sekundären Raynaud-Syndrom** treten organische Veränderungen der Fingerarterien auf, meist im Rahmen anderer Grunderkrankungen wie Kollagenosen, Vaskulitiden, hämatologische Erkrankungen oder als Nebenwirkung einiger Medikamente (Ergotamin, Betablocker).

Symptome

Die Gefäßspasmen sind schmerzhaft, treten anfallsartig auf und dauern meist nicht länger als 30 Minuten. Die Fingerkuppen sind erst blass, dann zyanotisch und anschließend durch eine reaktive Hyperämie gerötet.

Beim sekundären Raynaud-Syndrom treten die Anfälle häufiger auf und halten länger an. Die Endglieder der Finger sind meist asymmetrisch betroffen. Im fortgeschrittenen Stadium treten trophische Hautveränderungen, Entzündungen und punktförmige Nekrosen der Finger auf.

Diagnostik

Ein Raynaud-Anfall kann provoziert werden, indem die Hände 3 Minuten in Eiswasser gehalten werden. Beim sekundären Raynaud-Syndrom findet sich bei der Mikroskopie der Nagelfalzkapillaren ein erhöhter Kapillardurchmesser. Gefäßspasmen können in der Doppler-Sonografie gesehen werden.

Therapie

Eine auslösende Grunderkrankung muss behandelt werden. Die Patienten sollen Kälte und Nässe meiden sowie auf Nikotin verzichten.

3.2.5 Aneurysma

Definition

Aneurysma

Aussackung der Arterienwand; angeboren oder erworben; Ursachen: bestimmte Infektionen (z. B. Syphilis), Arteriosklerose, Gefäßverletzungen; am häufigsten betroffen: Bauchaorta und zerebrale Aneurysmen

Bauchaortenaneurysma

Das Bauchaortenaneurysma liegt meist zwischen dem Durchtritt der Aorta durch das Zwerchfell und ihrer Aufgabelung in die Aa. iliacae und wird vor allem durch eine Arteriosklerose und Bluthochdruck verursacht.

Symptome und Komplikationen

Viele Patienten mit einem Bauchaortenaneurysma haben keine Beschwerden. Durch die Größenzunahme des Aneurysmas kann es allerdings zur Verdrängung benachbarter Organe sowie zu Bauch- oder Rückenschmerzen kommen. Da im Bereich des Aneurysmas die Blutströmung verlangsamt ist, können sich Thromben bilden. Teile des Thrombus können sich lösen, mit dem Blutstrom verschleppt werden und Embolien verursachen.

Gefürchtete Komplikation ist die Ruptur des Aneurysmas. Da die Wand des Aneurysmas sehr dünn ist, sind bereits geringe Blutdruckschwankungen ein Risiko für eine Ruptur. Der Patient entwickelt dann ein akutes Abdomen mit starken Schmerzen und Schock. Wird die Rupturstelle nicht durch Darmschlingen oder das Mesenterium abgedichtet, fließt das Blut ungehindert in die freie Bauchhöhle. 70 % der Patienten sterben vor OP-Beginn [5].

Diagnostik und Therapie

Das Bauchaortenaneurysma ist in der Sonografie, in der Doppler-Sonografie, im CT oder der Angiografie zu erkennen. Ab einem Durchmesser von etwa 5 cm sollte ein Aneurysma operativ entfernt und der entsprechende Gefäßabschnitt durch eine Gefäßprothese ersetzt werden. Kleinere Aneurysmen müssen regelmäßig sonografisch kontrolliert werden. Ein rupturiertes Aneurysma, das mit einer hohen Letalität einhergeht, muss notfallmäßig operiert werden.

Zerebrales Aneurysma

Das zerebrale Aneurysma ist meist im vorderen Abschnitt des Circulus arteriosus Willisii (Arterien-

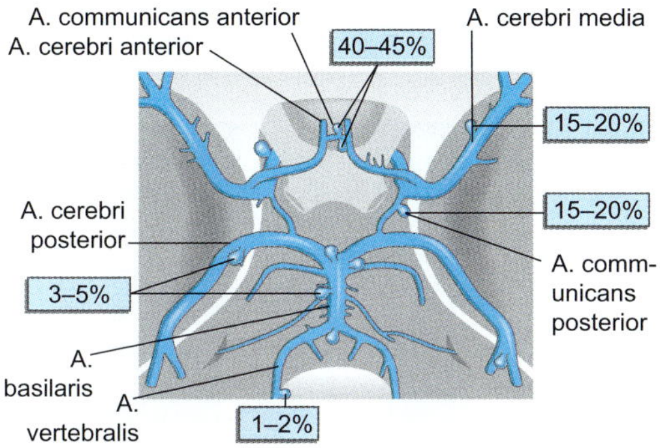

Abb. 3.7 Häufigkeit der Lokalisation zerebraler Aneurysmen [L157]

kreis an der Hirnbasis) an Gefäßaufzweigungen lokalisiert (▸ Abb. 3.7) und entsteht in der Regel aufgrund einer angeborenen Gefäßwandschwäche. Mit 1–2 % ist es in der Bevölkerung relativ häufig [5].

Ursachen

Meist liegt eine angeborene Gefäßwandschwäche vor. Seltenere Ursachen sind Arteriosklerose, Trauma oder Entzündungen (mykotisches Aneurysma, Vaskulitis) der Hirngefäße. Risikofaktoren sind Hypertonie, Nikotin- und Alkoholkonsum.

Symptome und Komplikationen

Ein Aneurysma ist meist ein Zufallsbefund. Selten macht es sich durch anfallsartige Kopfschmerzen, epileptische Anfälle oder vorübergehende Hirnnervenausfälle bemerkbar. Rupturiert ein Aneurysma, kommt es zur **Subarachnoidalblutung (SAB),** also einer Blutung zwischen Arachnoidea und Pia mater. Dabei treten folgende Symptome auf:

- Plötzlich einsetzender, extrem starker Kopfschmerz, der in Nacken und Schultern ausstrahlt.
- Übelkeit und Erbrechen.
- Bewusstseinsstörung bis zum Koma.
- Meningismus.
- Schwankungen von Blutdruck, Herzfrequenz und Atmung.
- Epileptische Anfälle.

Diagnostik

Das zerebrale Aneurysma wird mithilfe von CT oder MRT sowie Angiografie dargestellt. Voraussetzung für eine Operation ist eine Angiografie, um die genaue Lokalisation und Größe des Aneurysmas zu bestimmen.

Therapie

Eine akute Subarachnoidalblutung ist ein Notfall:

- Stabilisierung und engmaschige Überwachung von Kreislauf, Atmung und Bewusstseinslage
- Sedierung, z. B. mit Diazepam (z. B. Valium®)
- Schmerzbekämpfung, z. B. Morphinderivate (z. B. Temgesic®)
- Hirnödembehandlung mit Kortikosteroiden
- Prophylaxe von Vasospasmen in den Hirngefäßen mit Kalziumantagonisten (z. B. Nimodipin als Nimotop®)

Abhängig vom Zustand des Patienten wird ein rupturiertes Aneurysma mikrochirurgisch durch Clipping (Abklemmen des Aneurysmas durch einen Clip in einer offenen Operation) oder Coiling (Ausfüllen des Aneurysmas mit Metallspiralen in Kathetertechnik) behandelt.

Komplikationen

- Rezidivblutungen sind relativ häufig und führen zu einer erhöhten Mortalität.
- Vasospasmen: Durch die Kontraktion der Hirngefäße kann es, insbesondere nach 7 bis 14 Tagen, zum Hirninfarkt kommen.
- Durch eine Abflussstörung des Liquors kann sich ein Hydrozephalus entwickeln.
- 30 % der Patienten sind lebenslang körperlich beeinträchtigt [5].

3.2.6 Arteriovenöses Angiom

Definition

Angiom

Angeborene Gefäßfehlbildung; Gefäße wuchern, bilden ein Knäuel; Arterien und Venen sind ohne zwischengeschaltetes Kapillarbett miteinander verbunden.

Symptome

Arteriovenöse Angiome sind gut durchblutet. Häufig entziehen sie dem Gehirn Blut und es kommt zu einer mangelhaften Blutversorgung nachgeschalteter Hirnareale. Weitere Symptome sind Kopfschmerzen, fokale epileptische Anfälle und neurologische Herdsymptome. Rupturiert eines der Blutgefäße, tritt eine schwere intrazerebrale Hirnblutung oder Subarachnoidalblutung mit starken Kopfschmerzen, neurologischen Defiziten und gegebenenfalls Bewusstlosigkeit auf.

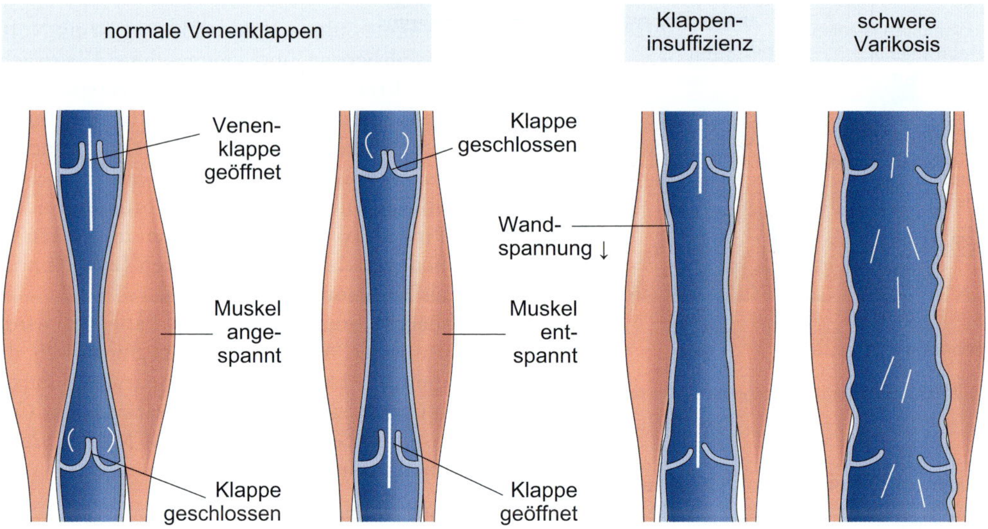

Abb. 3.8 Aufbau und Funktion des Venensystems der Beine [L190]

Diagnostik

Im CT, MRT und bei der Angiografie wird das Angiom häufig als ein Zufallsbefund dargestellt. Größe und genaue Lokalisation können mittels bildgebender Verfahren bestimmt werden.

Therapie

Wenn möglich, werden Angiome operativ entfernt oder endovaskulär ausgeschaltet. Ein inoperables Angiom wird stereotaktisch mittels Linearbeschleuniger oder Gammaknife bestrahlt, um die Blutgefäße verkümmern zu lassen.

3.3 Erkrankungen der Venen

Der Rückfluss des venösen Bluts aus den Beinen zum Herzen erfolgt weitgehend über die großen tiefen Venen, die sog. Leitvenen (► Abb. 3.8). Das Blut aus dem oberflächlichen Venensystem fließt über Perforans-Venen (verbindende Venen) in die Leitvenen ab. Durch das Zusammenspiel von Muskelpumpe und Venenklappen wird der Blutfluss gegen die Schwerkraft ermöglicht.

3.3.1 Varikosis

Definition

Varizen *(Krampfadern)*

Erweiterte, geschlängelt verlaufende Venen, meist an den Beinen; Varikosis: ausgedehnte Varizen der Beine

Fallbeispiel

„Wie schlimm ist es?"

Die Pflegefachfrau Anja Schirmer wird von ihrer 27-jährigen Patientin Laura Schönwald angesprochen, weil sie an ihren Beinen oberflächliche Krampfadern bemerkt. Diese empfindet sie als wenig ästhetisch, Schmerzen und Beeinträchtigungen hat sie keine. Sie möchte wissen, wie schlimm es sei und ob sie sich operieren lassen solle.

Ursachen

Aufgrund einer Venenwandschwäche weiten sich die oberflächlichen Venen, sodass sich die Venenklappen voneinander entfernen und nur noch unvollständig schließen. Es kommt zur Umkehr des Blutflusses und zu einem Rückstau des Bluts zunächst im oberflächlichen Venensystem, später auch in den Perforans-Venen und im tiefen Venensystem. Begünstigt wird eine Varikosis durch stehende oder sitzende Tätigkeiten, zunehmendes

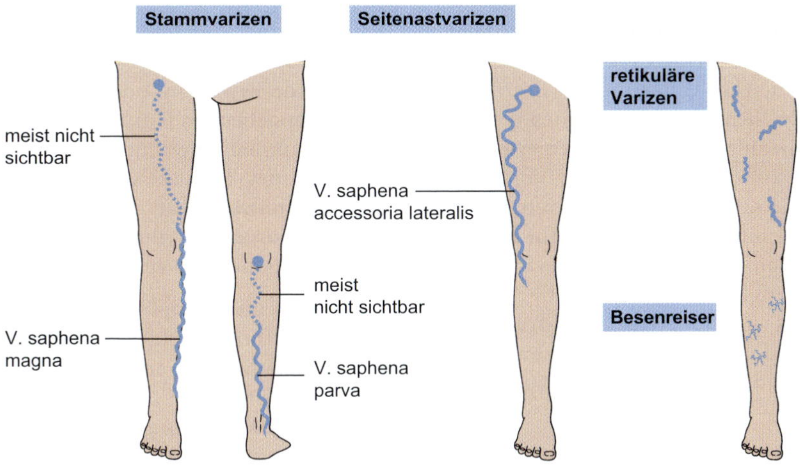

Abb. 3.9 Verschiedene Formen der Varikosis [L157]

Alter, Übergewicht und Schwangerschaft. Meist liegt eine familiäre Häufung vor. Weiterhin tritt eine Varikosis im Gefolge anderer Venenerkrankungen auf, z.B. nach einer tiefen Beinvenenthrombose.

Einteilung

Es lassen sich je nach Lokalisation der Varizen drei Formen unterscheiden (► Abb. 3.9):

- **Besenreiser** sind kleine, in der Haut gelegene, erweiterte Venen, die netzartig angeordnet sind.
- **Retikuläre Varizen** sind netzartige 2–4 mm große Venenerweiterungen im Subkutangewebe, die meist nur kosmetische Bedeutung haben. Die intakten Perforans-Venen gewährleisten die Verbindung zwischen tiefen und oberflächlichen Venen.
- **Stamm- und Seitenastvarizen** sind erweiterte tiefe Hauptvenen, z.B. V. saphena magna und V. saphena parva mit ihren Seitenästen an der Innenseite des Beins bzw. an der Rückseite des Unterschenkels. Dabei sind die Perforans-Venen und die Mündungsklappe in die V. femoralis meist funktionslos.

Symptome

Die Varikosis kann lange Zeit symptomlos bleiben, zudem stehen die Beschwerden nicht unbedingt in Beziehung zum Ausmaß der Varikosis. Typischerweise nehmen die Beschwerden zum Abend, nach langem Sitzen oder Stehen sowie bei warmem Wetter zu.

Nach dem klinischen Verlauf lassen sich vier Stadien unterscheiden:

- Stadium I: keine Beschwerden, eventuell kosmetisches Problem.
- Stadium II: Stauungsgefühl, nächtliche Wadenkrämpfe, Sensibilitätsstörungen.
- Stadium III: Stauungsekzem mit bräunlicher Verfärbung (Purpura jaune d'ocre) und Verhärtung (Lipodermatosklerose) der Haut. Am Sprunggelenk bilden sich weißliche, stark druckschmerzhafte, narbige Einziehungen (Atrophie blanche).
- Stadium IV, Ulcus cruris: Schon durch kleinste Verletzungen entsteht meist am Innenknöchel eine nässende, oft sehr schmerzhafte Wunde. Ab diesem Stadium wird der Verlauf extrem langwierig.

Diagnostik

- Doppler-Sonografie, zum Nachweis der Durchlässigkeit der tiefen Venen und von Klappeninsuffizienzen, zur Darstellung der Stärke und Richtung des Blutflusses in den oberflächlichen Venen
- Eventuell Phlebografie (Venendarstellung mit Röntgenkontrastmittel) bei geplanter operativer Varizenentfernung

Therapie

Beschwerden können gelindert werden durch Bewegung bzw. aktive Muskelpumpe der Wadenmuskulatur im Sitzen, Hochlagerung der Beine,

Kompressionsstrümpfe (Einschnürungen vermeiden), Schuhe mit flachen Absätzen, Vermeiden von Wärme, Gewichtsreduktion sowie atemvertiefende Maßnahmen zur Unterstützung des venösen Rückstroms. Reichen diese Maßnahmen nicht aus, kann, je nach Gefäßgröße, eine Sklerosierung, eine Ligatur der insuffizienten Perforans-Venen oder eine operative Entfernung der Varizen (Venenstripping) vorgenommen werden. Dafür muss das tiefe Venensystem durchgängig sein, damit der Blutrückfluss zum Herzen gesichert ist.
Ein Ulcus cruris wird mit Hydrokolloidverbänden, fibrinolytischen Salben, antiseptischen Bädern und Zinkpaste behandelt. Nekrotische Beläge müssen entfernt werden.

Erläuterung zum Fallbeispiel

„Wie schlimm ist es?"

Frau Schirmer kann Frau Schönwald zunächst beruhigen, da sich ihre Varizen im Stadium I befinden. Eine Operation ist hier nur aus kosmetischen Gründen angezeigt. Es wäre empfehlenswert, die Venen diagnostisch näher zu untersuchen und prophylaktische Maßnahmen zu ergreifen.

Prophylaxe

Um das Auftreten von Varizen zu verhindern bzw. den Krankheitsverlauf günstig zu beeinflussen, sollte Folgendes beachtet werden:

- Viel laufen oder liegen, nicht lange sitzen oder stehen, Beine nicht übereinander schlagen
- Beine morgens und abends mit kaltem Wasser abbrausen
- Übergewicht abbauen
- Regelmäßig Sport treiben (Schwimmen, Radfahren, Wandern)
- Tief atmen, um aufgrund der entstehenden Sogwirkung den venösen Rückfluss zu unterstützen

3.3.2 Oberflächliche Thrombophlebitis

Definition

Thrombophlebitis

Entzündung einer oberflächlichen Vene mit deren Verlegung

Ursachen

Patienten mit Varizen können eine **abakterielle Thrombophlebitis** entwickeln. Durch Bettruhe, mangelnde Bewegung oder Verletzungen können sich in bestehenden Varizen Thromben bilden, in die Leukozyten einwandern und die zu einer Entzündung des Endothels führen. Die **bakterielle Thrombophlebitis** tritt meist an den Armen auf. Sie wird hervorgerufen durch Venenverweilkanülen oder Injektionen von endothelreizenden Lösungen.

Symptome und Komplikationen

Bei einer Thrombophlebitis treten die typischen Entzündungszeichen auf:

- Rubor: Rötung
- Calor: Überwärmung
- Dolor: Schmerz
- Tumor: tastbarer derber Venenstrang
- Functio laesa: Funktionseinschränkung

Es besteht die Gefahr, dass der Thrombus sich bis in das tiefe Beinvenensystem ausdehnt.
Bei einer bakteriellen Venenentzündung kann zusätzlich Fieber auftreten. Die Entwicklung eines Abszesses oder einer Sepsis ist möglich.

Therapie

Bei einer Thrombophlebitis am Bein wird ein Kompressionsverband angelegt, um den venösen Blutrückfluss zu fördern. Der Patient sollte nach Möglichkeit viel laufen, um eine Thrombose im Bereich der entzündeten Gefäßwand zu verhindern, nachts wird das Bein hochgelagert. Ist der Patient bettlägerig oder die V. saphena magna im oberen Bereich betroffen, ist eine Therapie mit niedermolekularem Heparin erforderlich.
Bei einer frischen Thrombophlebitis kann die Vene durch eine Stichinzision eröffnet und das thrombotische Material ausgepresst werden.

3.3.3 Tiefe Venenthrombose

Definition

Tiefe Venenthrombose *(Phlebothrombose)*

Lokale Gerinnung von Blutbestandteilen in einer tiefen Vene; verschließt das Blutgefäß

Ursachen

Für eine tiefe Venenthrombose sind vor allem drei Faktoren verantwortlich, die als **Virchow-Trias** zusammengefasst werden:

- **Schädigung des Endothels,** z. B. durch Entzündungen oder Verletzungen
- **Veränderte Blutströmung,** meist Strömungsverlangsamung, z. B. bei Varizen, Bettlägerigkeit bzw. Immobilisation durch Lähmungen oder bei Rechtsherzinsuffizienz
- **Veränderte Blutzusammensetzung,** z. B. bei Thrombozytose, Mangel an natürlichen Hemmstoffen der Blutgerinnung (z. B. Protein C, Protein S, Antithrombin III)

Besonders gefährdet sind ältere, übergewichtige und bettlägerige Patienten, Patienten mit Herzinsuffizienz, Hirninfarkt, Gerinnungsstörung, malignem Tumor, Thrombose in der Vorgeschichte. Ebenfalls besteht ein erhöhtes Risiko bei Einnahme der Antibabypille, während einer Schwangerschaft und im Wochenbett, nach Operationen und erheblichen Verletzungen besonders an den Beinen oder am Becken. Als Flugzeugthrombose wird eine Thrombose bezeichnet, die aufgrund des Abknickens der V. poplitea nach längerem Sitzen im Flugzeug, Zug oder Auto auftritt.

Die tiefe Venenthrombose befindet sich bei 10 % der Patienten in der V. iliaca, bei 50 % in der V. femoralis und bei je 20 % in der V. poplitea und in den Unterschenkelvenen [5]. Die linke Körperhälfte ist häufiger betroffen.

Symptome

An der betroffenen Extremität können sich folgende Symptome zeigen:

- Schwere- und Spannungsgefühl, ziehende Schmerzen
- Druckempfindlichkeit im Verlauf der tiefen Vene
- Waden- und Fußsohlenschmerzen bei Belastung
- Schwellung, festzustellen durch vergleichende Umfangsmessung der Beine
- Livide (rot-bläuliche) Verfärbung der Haut, manchmal Glanzhaut und Überwärmung
- Eventuell subfebrile Temperaturen und Tachykardie

> **Merke**
>
> Besteht der Verdacht auf eine tiefe Venenthrombose, muss der Patient sofort Bettruhe einhalten, bis die Diagnose gesichert ist. Für den Patienten besteht unter Umständen Lebensgefahr, wenn sich ein größerer Thrombus löst und eine Lungenembolie verursacht.

Diagnostik

Untersuchung verschiedener Druckschmerzpunkte: Fußsohlenschmerz (Payr-Zeichen), Meyer-Druckpunkte, Kniekehlenschmerz, Adduktorenschmerz, Leistenschmerz.

Im Serum können die **D-Dimere,** ein Fibrinogen-Spaltprodukt, bestimmt werden. Ein erhöhter Wert ist verdächtig für eine Thrombose, beweist diese jedoch nicht. Ein normaler Wert spricht gegen eine frische Thrombose.

In der **(Farb-)Doppler-Sonografie** wird die Blutströmung als Kurve und/oder Ton dargestellt. Ist die Vene durch den Thrombus (echodichtes Material) komplett verschlossen, lässt sich keine Blutströmung mehr nachweisen. In der Doppler-Sonografie können Gefäßstenosen und -ablagerungen dargestellt werden.

In unklaren Fällen ist zusätzlich eine **Phlebografie** angezeigt: Hierbei werden die Venen mit Hilfe von Kontrastmittel röntgenologisch dargestellt. Sonografie und Phlebografie sollten beidseitig durchgeführt werden, da doppelseitige Thrombosen vorkommen.

> **Merke**
>
> Die Diagnostik muss möglichst rasch erfolgen, da der Erfolg aller therapeutischen Maßnahmen entscheidend vom Alter der Thrombose abhängt.

Therapie

Ziel ist, eine Lungenembolie zu verhindern und die Vene durch Auflösung des Thrombus wieder durchgängig zu machen.

Die Extremität wird hochgelagert und ein Kompressionsverband angelegt. Dies fördert den venösen Rückstrom und das Verwachsen des Thrombus mit der Venenwand. Therapeutisch werden niedermolekulares Heparin, DOAK oder Vitamin K-Antagonisten für 3–6 Monate gegeben. So wird das Risiko einer Lungenembolie erheblich gesenkt. Seltener wird eine Lyse-Therapie mit rt-PA durchgeführt, das die Fibrinolyse aktiviert und so den Thrombus auflöst. Kontraindikationen müssen beachtet werden. Alternativ ist bei zentraler bzw. massiver Thrombosierung die operative Thrombektomie mithilfe eines speziellen Gefäßkatheters (Fogarty-Katheter) möglich.

Komplikationen

Bis zu 50 % aller Patienten mit tiefer Venenthrombose entwickeln eine **Lungenembolie** [5], da sich Teile des Thrombus von der Gefäßwand lösen und mit dem Blutstrom ins Herz und von dort weiter in die Lungengefäße geschwemmt werden. Hier bleiben sie meist hängen, verlegen diese und können zu lebensbedrohlichen Symptomen führen.

Bei 40–50 % der Patienten bleibt der venöse Blutabfluss gestört [5], sodass sich eine **chronisch-venöse Insuffizienz** (postthrombotisches Syndrom) als Spätkomplikation entwickelt. Sie ist gekennzeichnet durch eine sekundäre Varikosis mit Hautveränderungen bis hin zum Ulcus cruris („offenes Bein"). Da die Venenwände auch nach behandelter Thrombose geschädigt bleiben, besteht für den Patienten ein erhöhtes Risiko für eine erneute tiefe Venenthrombose.

Prophylaxe

- Kompressionsstrümpfe bzw. -verband tragen
- Übergewicht reduzieren, Rauchen vermeiden
- Östrogenhaltige Medikamente (vor allem Antibabypille) absetzen
- Frühmobilisation nach Operation
- Medikamentöse Prophylaxe kurzfristig mit Heparin, langfristig mit oralen Antikoagulanzien, z. B. Cumarine, selektive Faktor-Xa-Hemmer (DOAK, z. B. Rivaroxaban)

3.3.4 Sinusvenenthrombose

> **Definition**
>
> **Sinusvenenthrombose**
>
> Thrombose der Hirnsinus behindert Blutabfluss im Gehirn; Folge: Hirnödem und Stauungsblutungen

Ursachen

Thrombosen von Hirnvenen und -sinus treten gehäuft während einer Schwangerschaft, unter Einnahme von Ovulationshemmern oder bei einer Gerinnungsstörung (aseptische Thrombose) auf. Weitere Ursachen sind eine fortgeleitete Infektion von Nasennebenhöhle, Siebbein, bei Mastoiditis, bei Meningitis oder Hirntrauma (septische Thrombose). Sehr selten kann eine Sinusvenenthrombose – vor allem bei jungen Frauen – als unerwünschte Nebenwirkung einer Impfung gegen COVID-19 mit einem Vektor-Impfstoff auftreten.

Symptome

- Akut einsetzender lokaler Kopfschmerz
- Übelkeit und Erbrechen
- Neurologische Herdsymptome mit Lähmungen
- Epileptische Anfälle
- Hirndruckzeichen, Bewusstseinseintrübung
- Psychische Symptome mit Verlust des Antriebs und gegebenenfalls Bewusstseinsstörung

Diagnostik

- Temperaturerhöhung.
- Im Blut sind die Entzündungsparameter erhöht, unter Umständen lassen sich D-Dimere nachweisen, Gerinnungsdiagnostik durchführen (Antithrombin III, Protein C, Protein S).
- Das EEG zeigt einen Herdbefund.
- Im CT lassen sich Stauungsblutungen und Ödeme erkennen, nach Kontrastmittelgabe werden mögliche Thromben in Venen und Sinus sichtbar.
- Bei der Angiografie fallen eine Verlangsamung der Hirndurchblutung und die fehlende Darstellung des thrombosierten Gefäßes auf.

Therapie

Es wird eine Antikoagulation mit Heparin durchgeführt, damit sich die Thrombose nicht auf weitere Gefäße ausdehnt. Im weiteren Verlauf wird auf Cumarine (z. B. Marcumar®) für 6 Monate umgestellt. Eine septische Thrombose wird mit Antibiotika, möglichst nach Resistenzbestimmung, behandelt. Bei Hirnödem wird Glyzerol oder Mannit gegeben.

3.4 Kreislauferkrankungen

3.4.1 Arterielle Hypertonie

> **Definition**
>
> **Arterielle Hypertonie**
>
> Blutdruck situationsunabhängig bei mehreren Messungen beim Erwachsenen systolisch ≥ 140 mmHg, diastolisch ≥ 90 mmHg (► Tab. 3.2)

Ursachen

Eine Hypertonie entsteht durch Erhöhung des peripheren Widerstands der arteriellen Blutgefäße oder des Herzzeitvolumens. Es wird die primäre (essenzielle) von der sekundären Hypertonie unterschieden (► Abb. 3.10).

Tab. 3.2 Einteilung des Blutdrucks beim Erwachsenen

Blutdruck (mmHg)	Systolisch	Diastolisch
Optimal	< 120 mmHg	< 80 mmHg
Normal	< 130 mmHg	< 85 mmHg
Hochnormal	130–139 mmHg	85–89 mmHg
Hypertonie	≥ 140 mmHg	≥ 90 mmHg

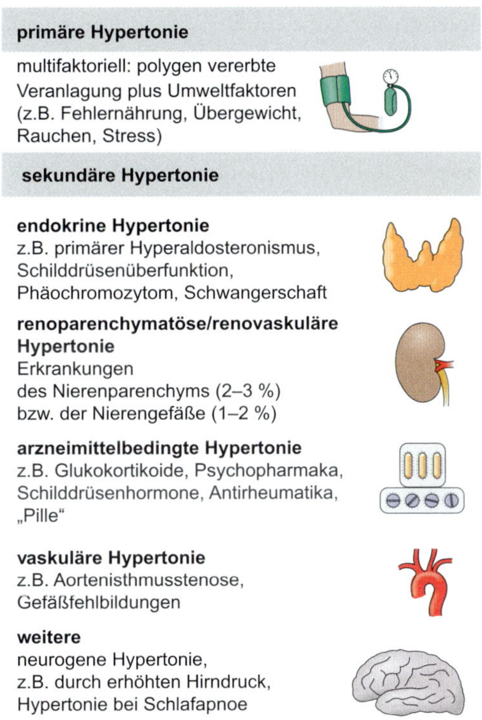

Abb. 3.10 Ursachen der Hypertonie [L190]

Der **primären Hypertonie** (≥ 90 % der Fälle [5]) liegt keine andere bekannte Erkrankung zugrunde. Sie ist häufig genetisch bedingt und wird durch Stress, Rauchen, Übergewicht, zunehmendes Alter und salzreiche Ernährung begünstigt.

Sekundäre Hypertonien sind Folge einer anderen bekannten Grunderkrankung. Es werden unterschieden:

- Renale Hypertonieformen (etwa 8 %) aufgrund einer Nierenerkrankung wie Nierenarterienstenose, Nierentumor, Parenchymerkrankung der Niere
- Endokrine Hypertonieformen (≤ 1 %) bei Cushing-Syndrom, Conn-Syndrom, Akromegalie, Phäochromozytom (Tumor des Nebennierenmarks)
- Hypertonie der oberen Körperhälfte durch Aortenisthmusstenose (≤ 1 % [5])
- Schlafapnoe-Syndrom mit nächtlicher Hypertonie

Daneben gibt es **temporäre Blutdrucksteigerungen,** z. B. medikamentös bedingt (durch Ovulationshemmer, Kortikosteroide), bei Schwangerschaft, bei Erkrankungen des ZNS oder akuten Vergiftungen (Kohlenmonoxid).

Die primäre Hypertonie gehört zusammen mit anderen „Wohlstandserkrankungen" zum **metabolischen Syndrom** (Zusammentreffen von Adipositas, Hyperlipoproteinämie, Glukosetoleranzstörung bzw. Typ-2-Diabetes, Hypertonie und Arteriosklerose).

Symptome

Patienten mit einer Hypertonie haben häufig über lange Zeit keine Beschwerden. Seltene Symptome können sein:

- Frühmorgendliche Kopfschmerzen, besonders am Hinterkopf
- Schwindel, Ohrensausen
- Atemnot bei Belastung
- Druckgefühl über dem Herzen
- Nasenbluten

Diagnostik

Ziel der Diagnostik ist, Schweregrad, Ursachen und Folgeschäden der Hypertonie zu erfassen.

- Blutdruckmessung:
  - Gebräuchlich ist die indirekte Blutdruckmessung nach **Riva-Rocci.** Dafür wird die luftleere Blutdruckmanschette straff um den Oberarm gelegt und so weit aufgepumpt, dass am Handgelenk kein Puls mehr zu tasten ist. Dann wird der Manschettendruck um etwa 20 mmHg weiter erhöht. Anschließend lässt man den Manschettendruck langsam ab.

Dabei sind mit dem Stethoskop nach kurzer Zeit pulssynchrone Strömungsgeräusche am Oberarm zu hören, die sog. Korotkow-Töne. Der erste dieser Töne gibt den systolischen und der letzte den diastolischen Blutdruckwert an.

Praxistipp

Manschettengröße

Die Größe der Blutdruckmanschette richtet sich nach der Länge und dem Umfang des Oberarms. Entsprechend ist sie bei Kindern kleiner als bei Erwachsenen. Die Manschettengröße sollte mindestens ⅔ der Oberarmlänge bedecken.

  - Blutdrucktagesprofil: 24-Stunden-Blutdruckmessung mit einem tragbaren Aufzeichnungsgerät.
  - Häusliche Blutdruckmessung.
  - Blutdruck bei der ersten Bestimmung an beiden Armen messen. Bei stark unterschiedlichen Werten nach Anomalien der großen Arterien suchen. Der Arm mit dem höheren Blutdruckwert wird für die weiteren Messungen verwendet.
- EKG, Echokardiografie und Röntgen-Thorax zur Suche nach hochdruckbedingten Herzschäden.
- Spiegelung des Augenhintergrunds: Der Zustand der Blutgefäße in der Retina (Netzhaut) gibt Auskunft darüber, wie weit eine Gefäßschädigung bereits fortgeschritten ist. Außerdem zeigen sich gegebenenfalls Netzhautschäden infolge des Bluthochdrucks.
- Bei Verdacht auf eine sekundäre Hypertonie:
  - Urinuntersuchung: Eiweiß im Urin (Proteinurie) weist auf einen Nierenschaden hin.
  - Sonografie der (Neben-)Nieren → Tumor?
  - Farbdopplersonografie der Nierenarterien → Stenose?
  - Hormonuntersuchungen → Ausschluss bzw. Nachweis einer endokrinen Hypertonie.

Therapie

Nach Möglichkeit muss die verursachende Grunderkrankung behoben werden, z. B. durch Aufweitung einer stenosierten Nierenarterie, Entfernung eines hormonproduzierenden Tumors oder Behandlung einer Hyperthyreose.

Allgemeinmaßnahmen umfassen die Normalisierung des Körpergewichts, eine salzarme Diät sowie Verzicht auf Zigaretten und größere Mengen Alkohol. Günstig wirken sich auch Stressabbau und sportliche Betätigung in Ausdauersportarten (z. B. Radfahren, Schwimmen, Wandern) aus. Bei leichtem Hochdruck können diese Maßnahmen den Blutdruck bereits ausreichend senken (► Abb. 3.11).

Medikamentöse Therapie

Die Hypertonie erfordert meist eine Langzeittherapie über Jahre. Es gibt verschiedene Medikamentengruppen, die einzeln oder in Kombination zur Therapie eingesetzt werden. Ziel ist die Blutdrucknormalisierung mit möglichst geringen Nebenwirkungen. Begleiterkrankungen, insbesondere des Herzens, müssen dabei berücksichtigt werden. Die Patienten sollten informiert werden, dass zu Beginn der Therapie Nebenwirkungen wie Schwindel, Müdigkeit und Antriebsmangel auftreten können, diese aber im Verlauf der Therapie wieder verschwinden.

- **Diuretika** (z. B. Dytide H®, Lasix®) erhöhen die Flüssigkeitsausscheidung über die Nieren, senken dadurch das Blutvolumen und entlasten auf diese Weise das Herz.
- **Betablocker** (z. B. Tenormin®) reduzieren den O_2-Bedarf des Herzens, insbesondere durch Senken der Herzfrequenz.
- **ACE-Hemmer** (z. B. Lopirin®, Xanef®) blockieren den Renin-Angiotensin-Aldosteron-Mechanismus. Sie stellen die Medikamente mit der stärksten blutdrucksenkenden Wirkung dar.
- **Angiotensin-II-Rezeptorantagonisten** (AT_1-Blocker, Sartane, z. B. Blopress®, Aprovel®) hemmen die Wirkung von Angiotensin II am AT_1-Rezeptor und senken so den Blutdruck.
- **Kalziumantagonisten** (z. B. Norvasc®) senken den Blutdruck vor allem durch Gefäßerweiterung.

Komplikationen

Viele Organe werden durch den Bluthochdruck geschädigt:

Gefäße: Die hochdruckbedingte Arteriosklerose betrifft alle Gefäße des Körpers. Ihr Ausmaß lässt sich unter anderem über die Gefäßveränderungen am Augenhintergrund beurteilen.

Herz: Das Herz muss gegen einen erhöhten Druck in den Gefäßen anarbeiten. Daraufhin nimmt erst die Muskelmasse des Herzens zu, dann sein Volumen (Herzhypertrophie). Wenn die Pumpleistung des Herzens sinkt, entwickelt sich eine Linksherz-

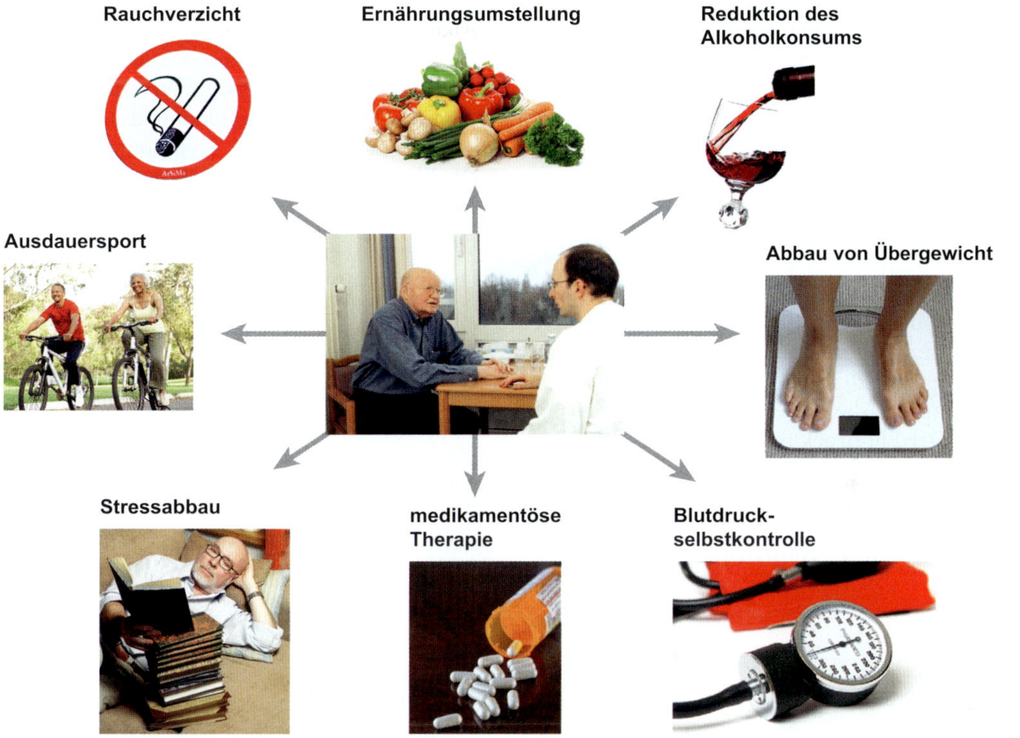

Abb. 3.11 Die Behandlung der Hypertonie umfasst verschiedene Maßnahmen und ist meist lebenslang erforderlich. [J787, K115]

insuffizienz; oft treten Herzrhythmusstörungen auf. Die Kombination von Herzhypertrophie und Arteriosklerose der Koronarien führt zur Koronarinsuffizienz mit Angina-pectoris-Anfällen.
Nieren: Stenosen der Nierenarterien können zum einen aufgrund der Arteriosklerose bei Bluthochdruck bedingt sein, zum anderen aber auch Auslöser des erhöhten Blutdrucks selbst sein („Teufelskreis"). Eine Verengung einer oder beider Nierenarterien löst über die Freisetzung des Hormons Renin die verstärkte Produktion der blutdrucksteigernden Substanzen Angiotensin und Aldosteron aus. Es kommt zur Vasokonstriktion und damit zur Mangeldurchblutung der Niere(n), das Organ schrumpft. Die Ausscheidungsfunktion der Nieren verschlechtert sich (Niereninsuffizienz).
Gehirn: Arteriosklerose und erhöhter Blutdruck in den Hirnarterien vergrößern das Risiko für zerebrale Ischämien (Apoplex, Schlaganfall) und hypertone intrazerebrale Blutungen.
Aortendissektion: Einriss der Intima mit Bildung eines zweiten falschen Aortenlumens, das sich nach distal und proximal ausdehnt.
Bauchaortenaneurysma.

Hypertensiver Notfall und hypertensive Krise

Der **hypertensive Notfall** als Komplikation der Hypertonie ist lebensbedrohlich und muss umgehend therapiert werden. Er ist gekennzeichnet durch schnellen Blutdruckanstieg auf Werte über 230/120 mmHg mit zusätzlichen Organschäden. Der Patient klagt über Kopfschmerzen, Sehstörungen, Schwindel, Übelkeit und hat aufgrund der starken Belastung des Herzens eventuell einen Angina-pectoris-Anfall. Es besteht die Gefahr einer akuten Linksherzinsuffizienz mit Lungenödem, einer Hirnblutung oder eines zerebralen Krampfanfalls.
Folgende **Sofortmaßnahmen** sind erforderlich:
- Arzt benachrichtigen
- Patient beruhigen, ins Bett bringen
- Blutdruck, Puls, Bewusstseinszustand kontrollieren

- Glyzeroltrinitrat als Kapsel zum Zerbeißen auf ärztliche Anordnung, alternativ kurzwirkende Kalziumantagonisten

Spezielle Therapie:

- In Abhängigkeit von der Herzfrequenz werden Medikamente gegeben, die den Sympathikus hemmen: Urapidil, Clonidin oder Dihydralazin.
- Bei drohendem Lungenödem Gabe von Diuretika.
- Hält der hypertensive Notfall an, muss der Patient auf die Intensivstation verlegt werden.

Auch bei der lebensbedrohlichen **hypertensiven Krise** kommt es zu einem bedrohlichen Blutdruckanstieg (≥ 230/120 mmHg), allerdings treten keine Symptome auf, die auf einen Organschaden hindeuten. Der Blutdruck muss engmaschig kontrolliert und innerhalb von 24 Stunden durch die Gabe von Antihypertensiva langsam gesenkt werden.

3.4.2 Arterielle Hypotonie

Definition

Arterielle Hypotonie

Systolischer Blutdruck beim Erwachsenen ≤ 100 mmHg; häufig bei gut trainierten, sportlichen Menschen; Handlungsbedarf erst bei Symptomen für unzureichende Organdurchblutung

Ursachen und Einteilung

Es wird unterschieden:

- **Primäre (essenzielle) Hypotonie:** Die Ursache ist unbekannt; oft sind schlanke, junge Frauen betroffen.
- **Sekundäre Hypotonie:** Sie wird durch andere Grunderkrankungen hervorgerufen, wie
  - kardiovaskuläre Erkrankungen, z. B. Herzinsuffizienz, Aortenstenose,
  - endokrine Störungen, z. B. Nebenniereninsuffizienz, Hypothyreose,
  - Hypovolämie (Verringerung des Blutvolumens), z. B. infolge von Blutungen oder Flüssigkeitsverlusten, Hyponatriämie,
  - Medikamentenwirkung, z. B. Psychopharmaka, Antiarrhythmika, und
  - Immobilisation, lange Bettlägerigkeit.

Von der chronischen Hypotonie werden anfallsartige hypotone Kreislaufregulationsstörungen unterschieden. Ein Sonderfall ist die **orthostatische Hypotonie:** Beim Aufstehen versackt ein Teil des Blutvolumens in den Beinen. Normalerweise reagiert der Körper darauf mit einer Erhöhung der Herzfrequenz sowie einer Vasokonstriktion, die zu einem leichten diastolischen Blutdruckanstieg führen. Diese Gegenregulation des Kreislaufs ist bei der orthostatischen Hypotonie ungenügend. Die Blutdruckwerte in Ruhe können bei der orthostatischen Hypotonie normal sein.

Symptome

Durch den niedrigen Blutdruck werden alle Organe schlechter durchblutet. Patienten klagen über eine nachlassende Leistungsfähigkeit, rasche Ermüdbarkeit, depressive Verstimmungen, Schlafstörungen, kalte Hände und Füße. Bei der orthostatischen Hypotonie kommt es zu Schwindel, Sehstörungen, Ohrensausen, Schwarzwerden vor den Augen, z. B. beim Aufstehen aus dem Bett. Außerdem kann die orthostatische Hypotonie zu Verwirrung und Bewusstlosigkeit, einer **Synkope,** führen.

Diagnostik

- Blutdruckmessung an Armen und Beinen: Der systolische Blutdruck liegt bei mehrmaliger Messung unter 100 mmHg.
- **Schellong-Test** zum Nachweis einer hypotonen Kreislaufstörung: Während der Patient 10 Minuten liegt, werden sein Puls und Blutdruck gemessen. Dann werden im Stehen alle 2 Minuten Blutdruck und Puls über 10 Minuten bestimmt. Der Test überprüft so die Reaktion von Gefäßen und Kreislauf auf eine veränderte Drucksituation.
- Bei Verdacht auf eine Herzerkrankung als Ursache (sekundäre Hypotonie): EKG, Echokardiografie, Röntgen-Thorax.
- Bei Verdacht auf andere, z. B. endokrine, Ursachen: entsprechende Blutuntersuchungen.

Therapie

Die primäre Hypotonie wird nur bei Beschwerden behandelt. Sind Allgemeinmaßnahmen wie vermehrte Kochsalz- und Flüssigkeitszufuhr, Sport, Wechselduschen, Bürstenmassagen und langsames Aufstehen erfolglos, können Sympathomimetika gegeben werden. Bei der sekundären Hypotonie muss die Grunderkrankung behandelt werden.

Verhalten bei einer orthostatischen Synkope

- Patienten flach mit angehobenen Beinen lagern, um die Durchblutung des Gehirns zu verbessern (► Abb. 3.12)
- Blutdruck und Puls messen

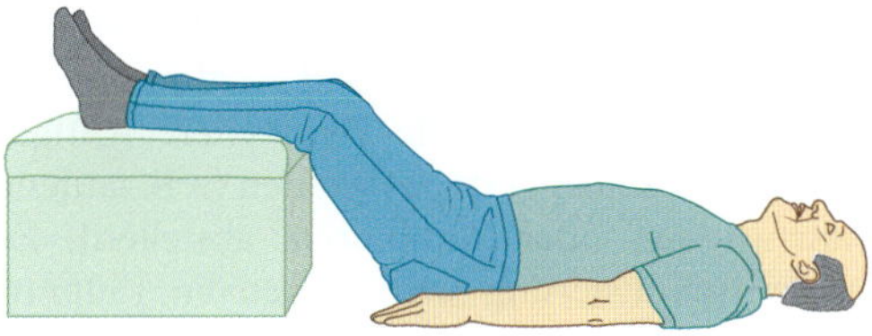

Abb. 3.12 Lagerung bei orthostatischer Synkope [L234]

- Kreislaufstabilisierende Medikamente nach Arztanweisung

3.4.3 Schock

Definition

Schock

Lebensbedrohlicher Zustand mit Missverhältnis zwischen O_2-Angebot und O_2-Bedarf; Gewebe unterversorgt; O_2-Mangel führt zur Anhäufung toxischer Stoffwechselprodukte und schwerer Zellschädigung

Ursachen und Einteilung

Abhängig von der Ursache werden verschiedene Schockformen unterschieden:

Hypovolämischer Schock: Der Körper verliert größere Blutmengen oder andere Körperflüssigkeiten, z. B. durch starke Blutungen, Verbrennungen, Erbrechen oder Durchfall.

Kardiogener Schock: Pumpleistung des Herzens sinkt stark ab, z. B. durch Herzinfarkt, Herzrhythmusstörungen, schwere Herzinsuffizienz, entzündliche Herzerkrankungen oder massive Lungenembolie.

Anaphylaktischer Schock: Schwerste Form einer allergischen Reaktion (Soforttyp, Typ I). Dabei wird so viel Histamin freigesetzt, dass es unter anderem zur massiven Vasodilatation mit RR ↓, Puls ↑, Herzzeitvolumen ↓ kommt. Auslöser können z. B. bestimmte Medikamente, Röntgenkontrastmittel und Insektenstiche sein.

Septischer Schock: Tritt bei einer Sepsis auf, wenn Bakterien oder deren Toxine in die Blutbahn gelangen und dort eine ausgeprägte Vasodilatation mit Blutdruckabfall hervorrufen.

Symptome

- Der Blutdruck ist niedrig, systolisch meist ≤ 90 mmHg. Daraufhin werden vermehrt Katecholamine ausgeschüttet, die Herzfrequenz steigt an (Tachykardie ≥ 100/Min.) und die Gefäße werden eng gestellt. Damit kommt es zur sogenannten **Zentralisation** des Kreislaufs, mit der der Körper versucht, die Durchblutung der unmittelbar lebenswichtigen Organe Herz und Gehirn zu sichern – zu Lasten von Haut, Niere, Muskulatur, Darm.
- Der Patient ist unruhig, im weiteren Verlauf nur noch schwer ansprechbar, schließlich bewusstlos.
- Hände und Füße des Patienten sind aufgrund der Zentralisation meist kaltschweißig und zyanotisch (Ausnahme: septischer Schock).

Besonderheiten

- **Hypovolämischer Schock:** Typisch sind kollabierte Halsvenen, trockene Schleimhäute, Durst, Oligurie (Urinausscheidung beim Erwachsenen ≤ 500 ml/Tag).
- **Kardiogener Schock:** Dyspnoe, Orthopnoe, Zyanose; bei der Lungenauskultation Rasselgeräusche aufgrund des bei Linksherzinsuffizienz entstehenden Lungenödems; als Zeichen der Rechtsherzinsuffizienz finden sich gestaute Halsvenen.
- **Anaphylaktischer Schock:** Zu Beginn Veränderungen an der Haut (Quaddeln, Juckreiz), im späteren Stadium kann es zu Urtikaria, Asthmaanfällen, Atem- und Kreislaufstillstand kommen.
- **Septischer Schock:** Schüttelfrost und/oder Hyperthermie (≥ 38 °C), aber auch Hypothermie (≤ 35,5 °C), Tachypnoe; die Haut ist meist warm und rosig, der Patient oft verwirrt.

Schockindex

Mithilfe des **Schockindexes** kann grob abgeschätzt werden, wie schwer ein Schock ist. Er berechnet sich als Quotient aus Herzfrequenz und systolischem Blutdruck:

$$\text{Schockindex} = \frac{\text{Herzfrequenz}}{\text{Blutdruck}_{\text{syst}}}$$

Beim Gesunden beträgt er etwa 0,5. Ist er ≥ 1, besteht akute Schockgefahr.

Diagnostik

Meistens reicht zur Diagnosestellung die Anamnese des Patienten (z. B. Unfall, Herzinfarkt, Operation) zusammen mit dem klinischen Bild und den Puls- und Blutdruckwerten aus. Schnelles Handeln ist notwendig.

Je nach Verdacht sind bestimmte diagnostische Maßnahmen notwendig:

- Bestimmung der Blutparameter: Blutbild, Gerinnung, Elektrolyte, BGA
- Messung des ZVD. Bei Verdacht auf kardiogenen Schock → EKG, Röntgen-Thorax
- Septischer Schock → Blutkulturen, Urinstatus und -kultur, Wund- und/oder Drainageabstriche
- Hypovolämischer Schock → Sonografie und Röntgen des Abdomens zur Suche nach Blutungen, Darmverschluss, Entzündungen, anderen Veränderungen der Bauchorgane.

Therapie

Allgemeine Therapie

Der Patient im Schock wird intensivmedizinisch betreut, einleitende Therapiemaßnahmen müssen sofort beginnen:

- Lagerung
  - Patient flach lagern
  - Beim hypovolämischen Schock: Beine anheben zur Autotransfusion
  - Beim kardiogenen Schock: Herzbettlagerung (Oberkörper hoch, Beine tief)
- O_2-Gabe, gegebenenfalls Intubation mit Beatmung
- Volumensubstitution außer beim kardiogenen Schock: Elektrolytlösungen (z. B. Ringer-Lösung); bei starkem Blutverlust mit Erythrozytenkonzentraten
- Ausgleich einer eventuell bestehenden metabolischen Azidose mit Bikarbonatpuffer
- Prophylaxe eines Stressulkus
- Prophylaktische Gabe von Heparin, um einer disseminierten intravasalen Gerinnung entgegenzuwirken; Kontrolle der Blutgerinnung und des Antithrombin III
- Blutdruck, Puls, Atmung, Bewusstseinszustand, Diurese, Blutwerte (inkl. Blutgase), Körpertemperatur regelmäßig kontrollieren, um die Wirkung von Infusionstherapie und Medikamenten zu prüfen

Spezielle Therapie

Kardiogener Schock: Zur Stabilisierung des Kreislaufs und zur Stärkung der Herzkraft werden Katecholamine wie Dobutamin (z. B. Dobutrex®) gegeben. Die Volumengabe muss zurückhaltend erfolgen, um das geschwächte Herz nicht noch weiter zu belasten.

Septischer Schock: Rasche Antibiotikatherapie (nach Abnahme von Blutkulturen zur Bestimmung der Erregerempfindlichkeit) und Herdsanierung.

Anaphylaktischer Schock: Die weitere Antigenzufuhr muss sofort gestoppt werden (z. B. laufende Transfusionen oder Antibiotika abstellen). Zur Kreislaufstabilisierung wird Adrenalin (Suprarenin®) verabreicht, gegen die allergische Reaktion werden Kortikosteroide (Prednisolon) und Histaminantagonisten (z. B. Clemastin als Tavegil®) gegeben, bei Asthmaanfällen werden β_2-Sympathomimetika und Theophyllin genutzt. Bei fortbestehendem Schock kommt Dopamin zum Einsatz.

Komplikationen

Aufgrund unzureichender Durchblutung werden innere Organe geschädigt:

- Lunge → akutes Lungenversagen
- Niere → akutes Nierenversagen
- Gerinnungssystem → disseminierte intravasale Gerinnung
- Herz → Herzinsuffizienz

Wiederholungsfragen

1. Schildern Sie die Stadien der arteriellen Verschlusskrankheit (untere Extremität).
2. Zählen Sie drei Therapiemöglichkeiten bei arteriellen Verschlusskrankheiten im Bereich der unteren Extremitäten auf.
3. Nennen Sie Symptome, die bei einem akuten Arterienverschluss einer Extremität auftreten.
4. Was wird unter einem Aneurysma verstanden und was ist die Hauptgefahr bei einem Aneurysma?
5. Nennen Sie Ratschläge, die Sie einem Patienten für das weitere Verhalten nach einer Varizenoperation mit nach Hause geben.
6. Bei einer 50-jährigen Patientin besteht 4 Tage nach einer Cholezystektomie der Verdacht auf eine tiefe Beinvenenthrombose. Welche Befunde erwarten Sie? Wie wird die Diagnose gestellt?
7. Wann besteht beim Erwachsenen eine Hypertonie?
8. Was sind die Ursachen einer arteriellen Hypertonie?
9. Wie wird eine arterielle Hypertonie behandelt und was sind ihre Folgeerkrankungen?
10. Wann wird eine Hypotonie behandelt?
11. Welche Formen des Schocks kennen Sie?
12. Welche Maßnahmen ergreifen Sie bei einem Patienten, der einen Schock aufweist?

4 Erkrankungen des Bluts und der blutbildenden Organe

Überblick

Dieses Kapitel thematisiert die wichtigsten Erkrankungen des Bluts und der blutbildenden Organe. Zu Beginn beschreibt es die Blutbestandteile (▸ Kap. 4.1.1), die Physiologie der Blutbildung sowie die Funktionen des Bluts (▸ Kap. 4.1.2). Danach erläutert es die Anatomie und Physiologie des lymphatischen Systems (▸ Kap. 4.2). In den folgenden Kapiteln finden sich unter anderem Antworten auf folgende Fragen:

- Wie können die verschiedenen Formen der Anämie eingeteilt werden? Welche diagnostischen und therapeutischen Maßnahmen werden durchgeführt? (▸ Kap. 4.3)
- Was sind eine Leukozytose und eine Leukopenie? (▸ Kap. 4.4.1)
- Wie werden die Formen der Leukämie eingeteilt und wie unterscheiden sich diese voneinander? (▸ Kap. 4.4.3)
- Was ist der Unterschied zwischen einem Hodgkin-Lymphom und einem Non-Hodgkin-Lymphom? (▸ Kap. 4.4.4)
- Welche hämorrhagischen Diathesen gibt es neben der Hämophilie? (▸ Kap. 4.5)

4.1 Anatomie und Physiologie des Bluts

4.1.1 Anatomie

Das Blut macht etwa 7–8 % des Körpergewichts aus. Dies entspricht einem Blutvolumen von 4–6 l bei einem 70 kg schweren Menschen. Blut besteht aus Zellen, den **Erythrozyten** (rote Blutkörperchen), den **Leukozyten** (weiße Blutkörperchen) und den **Thrombozyten** (Blutplättchen) sowie aus der umgebenden Flüssigkeit, dem **Blutplasma.**

Die Blutzellen werden beim Erwachsenen im roten Knochenmark der kurzen und platten Knochen sowie der Epiphysen der langen Röhrenknochen gebildet (Hämatopoese, ▸ Abb. 4.1). Alle Blutzellen entwickeln sich aus hämatopoetischen Stammzellen. Diese Stammzelle ist noch nicht auf eine bestimmte Entwicklungsrichtung festgelegt, d.h. sie ist pluripotent.

Erythrozyten

Die Erythrozyten machen 95 % der im Blut vorhandenen Zellen aus. In einem µl Blut befinden sich beim Erwachsenen ca. 5,6 Millionen Erythrozyten; beim 1-jährigen Kind 4,2 Millionen/µl und beim 8-jährigen Kind 4,6 Millionen/µl. Erythrozyten sind flache, runde, in der Mitte eingedellte, kernlose Scheiben mit einem Durchmesser von etwa 7,5 µm.

Während der **Erythropoese** (Erythrozytenbildung) entstehen in mehreren Reifungsschritten aus den Stammzellen Retikulozyten, die das Knochenmark verlassen und zu Erythrozyten heranreifen. Erythrozyten enthalten keinen Zellkern mehr und können sich daher nicht mehr teilen. Ihre Bildung wird durch das Hormon **Erythropoetin** stimuliert. Dieses wird bei O_2-Mangel ausgeschüttet und führt zu einer gesteigerten Erythrozytenbildung mit verbessertem O_2-Transport im Blut.

Eine Besonderheit der Erythrozyten ist ihre hohe Verformbarkeit. Sie ermöglicht ihnen die ungehinderte Passage durch enge und gekrümmte Kapillarabschnitte.

Mit zunehmendem Alter der Erythrozyten (Lebensdauer 100–120 Tage) nimmt diese Verformbarkeit ab, weshalb ältere Erythrozyten im Maschenwerk der Milz hängen bleiben und daraufhin von Fresszellen durch Phagozytose abgebaut werden. Beim Abbau wird der in den Erythrozyten enthaltene rote Blutfarbstoff, das Hämoglobin (Hb), freigesetzt.

Hämoglobin besteht aus vier Untereinheiten, die je ein O_2-bindendes Häm und eine Eiweißkette, Globin, aufweisen. Sein Normalwert im Blut beträgt, abhängig vom Geschlecht, beim Erwachsenen 12–14 mg/dl. Über mehrere Teilschritte wird Hämoglobin zu Bilirubin abgebaut und ausgeschieden. Das an Hämoglobin gekoppelte **Eisen** wird erneut zum Hämoglobinaufbau verwendet.

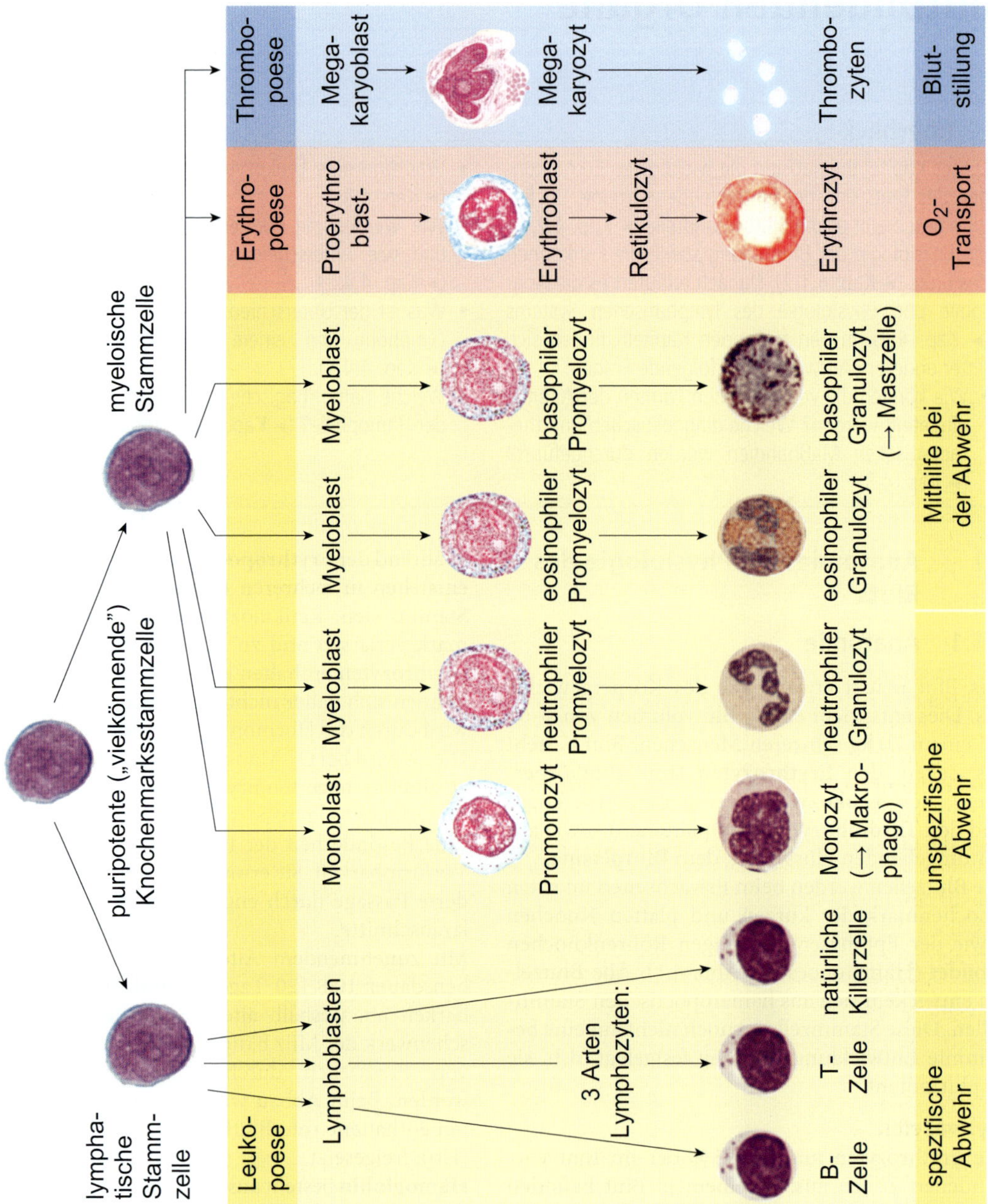

Abb. 4.1 Schema der Blutbildung (Hämatopoese) [L190]

Merke

Fetales und adultes Hämoglobin

Damit der Fetus im Mutterleib den Sauerstoff aus dem mütterlichen Blut möglichst gut aufnehmen kann, ist das fetale Hämoglobin (HbF) anders aufgebaut als das Hämoglobin, das nach der Geburt gebildet wird (adultes Hämoglobin, HbA). Nach der Geburt wird das fetale Hämoglobin nach und nach abgebaut. Das Abbauprodukt Bilirubin verursacht den Neugeborenenikterus (Neugeborenengelbsucht).

Auf der Membranoberfläche der Erythrozyten befinden sich bestimmte Glykoproteine, die **Blutgruppenantigene.** Sie heißen Antigene, da sie in einem fremden Organismus zur Bildung von gegen sie gerichteten Antikörpern und nachfolgend zur Blutverklumpung (Agglutination) führen können. Insgesamt werden beim Menschen über 40 verschiedene Blutgruppensysteme unterschieden. Von klinischer Bedeutung sind dabei das **AB0-System** und das **Rhesus-System.**

Leukozyten

Die Leukozyten werden aufgrund verschiedener Merkmale, z. B. Zellgröße, Kernform, Anfärbbarkeit des Zytoplasmas, in unterschiedliche Gruppen eingeteilt. Mit einer Gesamtzahl von 4.000–9.000/µl kommen sie weitaus seltener im Blut vor als die Erythrozyten.
Auch die Leukozyten stammen – wie die Erythrozyten – von einer gemeinsamen Stammzelle im roten Knochenmark ab. In mehreren Reifungsschritten entstehen die unterschiedlichen Zelltypen, die ins Blut abgegeben werden. Diese können das Gefäßsystem auch verlassen und in das Gewebe gelangen. Leukozyten sind alle in irgendeiner Form an der Abwehr von Krankheitserregern und Fremdstoffen beteiligt. Dabei erfüllen sie innerhalb des Abwehrsystems des menschlichen Organismus unterschiedliche Funktionen.

Thrombozyten

Die Thrombozyten sind kernlose Zellfragmente mit einem Durchmesser von 1–4 µm. Sie entstehen durch Abschnürungen aus den **Megakaryozyten** des Knochenmarks. Bei diesem Vorgang, der **Thrombopoese,** werden aus einem Megakaryozyten ca. 1.000 Thrombozyten gebildet, die ins Blut abgegeben werden. Im Blut sind 150.000–300.000 Thrombozyten/µl Blut vorhanden. Ihre Lebensdauer beträgt 5–10 Tage.

Blutplasma

Das Blutplasma ist eine klare, gelbe Flüssigkeit. Es besteht zu 90 % aus Wasser, 7 % aus Plasmaproteinen (Albumin, Globuline), 3 % aus Elektrolyten (z. B. Na^+, K^+) und kleinmolekularen Substanzen (z. B. Glukose, Hormone, Vitamine).

4.1.2 Physiologie

Das Blut steht aufgrund des weit verzweigten Gefäßsystems und der Durchlässigkeit der Gefäßwände mit sämtlichen Geweben des Organismus in Verbindung. Dies ist Voraussetzung für die Erfüllung seiner vielfältigen Aufgaben.

Transportfunktion

Blut transportiert verschiedene Substanzen (Nährstoffe, Hormone, Enzyme, Fettsäuren, Elektrolyte) zu den Verbrauchsorganen und befördert deren Stoffwechselendprodukte zu den Ausscheidungsorganen.
Eine der wichtigsten **Aufgaben der Erythrozyten** ist der O_2- und CO_2-Transport. O_2 wird in der Lunge aufgenommen und dort an das Hämoglobin der Erythrozyten gebunden. Das gebundene O_2 wird zu den Geweben transportiert und an diese abgegeben. Auf dem Rückweg zur Lunge nehmen die Erythrozyten das vom Gewebe produzierte CO_2 auf, welches dann über die Lunge abgeatmet wird.

Wärmeregulation

Blut transportiert die im Stoffwechsel gebildete Wärme und hält damit eine konstante Körpertemperatur von etwa 36,5 °C aufrecht.

Immunabwehr

Gelangen Krankheitserreger in den menschlichen Organismus, werden Leukozyten in Blut und Gewebe (zellulär) sowie in Flüssigkeit gelöste körpereigene Substanzen (humoral) aktiv.
Man unterscheidet die unspezifische, angeborene von der spezifischen, erworbenen Abwehr.

Unspezifische Abwehr

Die unspezifischen Abwehrmechanismen geben dem Organismus einen ersten Schutz vor eingedrungenen Krankheitserregern, bevor die spezifischen Abwehrmechanismen einsetzen.
Zum unspezifischen zellulären Abwehrsystem gehören Granulozyten und Makrophagen (umgewandelte Monozyten, die ins Gewebe auswandern). Sie betätigen sich als **Fresszellen** (Phagozyten), indem sie Krankheitserreger und Zelltrümmer

aufnehmen und abbauen. Dieser Prozess wird als **Phagozytose** bezeichnet.
Sind die in den Organismus eingedrungenen Krankheitserreger zu groß (z. B. Würmer), um direkt phagozytiert zu werden, übernehmen die basophilen und eosinophilen Granulozyten eine wichtige Funktion bei deren Vernichtung.
Ein weiterer wichtiger Bestandteil des unspezifischen Abwehrsystems sind die humoralen Faktoren (in Körperflüssigkeiten gelöste Stoffe). Dazu zählt z. B. das **Komplementsystem,** eine aus vielen Proteinkomponenten bestehende Gruppe von Abwehrstoffen, die

- Fresszellen zum Fremdkörper locken,
- Phagozytose fördern und
- Bakterienzellwände auflösen (Lyse).

Weitere unterstützende humorale Faktoren sind unter anderem das C-reaktive Protein, Lysozym und Interferone.

Spezifische Abwehr

Das spezifische Abwehrsystem richtet sich immer gegen eine bestimmte Substanz, ein **Antigen.** Antigene sind in der Regel körperfremde Strukturen (z. B. Krankheitserreger), können aber auch körpereigen sein (z. B. Krebszellen). Zum spezifischen Abwehrsystem gehören die **Lymphozyten** und die **Antikörper.** Lymphozyten erkennen ein Antigen und können es auf unterschiedliche Weise vernichten. Es werden B- und T-Lymphozyten unterschieden.
Beim Kontakt mit einem Antigen vermehren sich die **B-Lymphozyten** und wandeln sich in Plasmazellen. Plasmazellen bilden unzählig viele gegen das Antigen spezifisch gerichtete Antikörper, die **Immunglobuline** (Ig), die die spezifische humorale Abwehr vermitteln. Sie werden in fünf Klassen unterteilt: IgG, IgM, IgA, IgE, IgD. Die Immunglobuline bilden mit den Antigenen einen Komplex und neutralisieren sie auf diese Weise. Ein Teil der B-Lymphozyten wandelt sich in B-Gedächtniszellen um. Bei einem wiederholten Kontakt mit demselben Antigen erfolgt dann über die B-Gedächtniszellen eine schnellere und stärkere Antikörperbildung.
Die **T-Lymphozyten** zirkulieren in Blut, Lymphe und den zu schützenden Organgeweben, wo sie die spezifische zelluläre Abwehr vermitteln. Bei Kontakt mit einem Antigen vermehren sich die T-Lymphozyten und spezialisieren sich zu T-Helferzellen, T-Suppressorzellen, T-Gedächtniszellen oder zytotoxischen T-Zellen. T-Lymphozyten besitzen auf ihrer Zelloberfläche einen spezifischen Rezeptor, der ein bestimmtes Antigen erkennt und nach Bindung an dessen Zerstörung beteiligt ist.

Aufrechterhaltung des kolloidosmotischen Drucks

Der kolloidosmotische Druck spielt bei der Wasserverteilung zwischen Plasma und Interstitium eine Rolle. Proteine können aufgrund ihrer Größe die Wand des Gefäßlumens im Gegensatz zu den Elektrolyten und kleinmolekularen Substanzen kaum durchdringen. Sie wirken so einem Ausstrom von Plasmawasser in das Gewebe entgegen.

Schutz vor Blutverlust

Bei Verletzungen des Gefäßsystems bewirken Thrombozyten eine Blutstillung, indem sie sich schnell an verletzte Gefäßwände anheften und zu einem Pfropf, einem weißen Thrombus, verkleben (► Abb. 4.2). Dieser Vorgang, die Thrombozytenaggregation, ist innerhalb von 1–3 Minuten abgeschlossen. Unterstützend wirken dabei Substanzen, die aus den Thrombozyten freigesetzt werden. Sie verstärken die Thrombozytenaggregation und führen zu einer Gefäßverengung. Der von den Thrombozyten gebildete Thrombus ist jedoch kein dauerhafter Verschluss der Verletzung. Erst durch Aktivierung des plasmatischen Gerinnungssystems werden Nachblutungen verhindert.
Das Gerinnungssystem umfasst also drei Stufen:

1. Gefäßreaktion im Sinne einer Vasokonstriktion
2. Blutstillung, durch Anlagerung von Thrombozyten und Bildung eines weißen Thrombozytenpfropfs
3. Gerinnung durch Aktivierung der Gerinnungskaskade mit dem Endprodukt eines organisierten Thrombus

4.2 Anatomie und Physiologie des lymphatischen Systems

Das lymphatische System umfasst die Gesamtheit aller Lymphbahnen mit den zwischengeschalteten Lymphknoten sowie Milz, Thymus, das lymphatische Gewebe des Darms (z. B. Peyer-Plaques des Dünndarms) und den lymphatischen Rachenring mit Rachen-, Zungen- und Gaumenmandeln.
Ein großer Teil der in den Körper eingedrungenen Fremdsubstanzen wird von diesen lymphatischen Organen abgefangen. In den lymphatischen Geweben befinden sich Lymphfollikel, die eine Vielzahl von

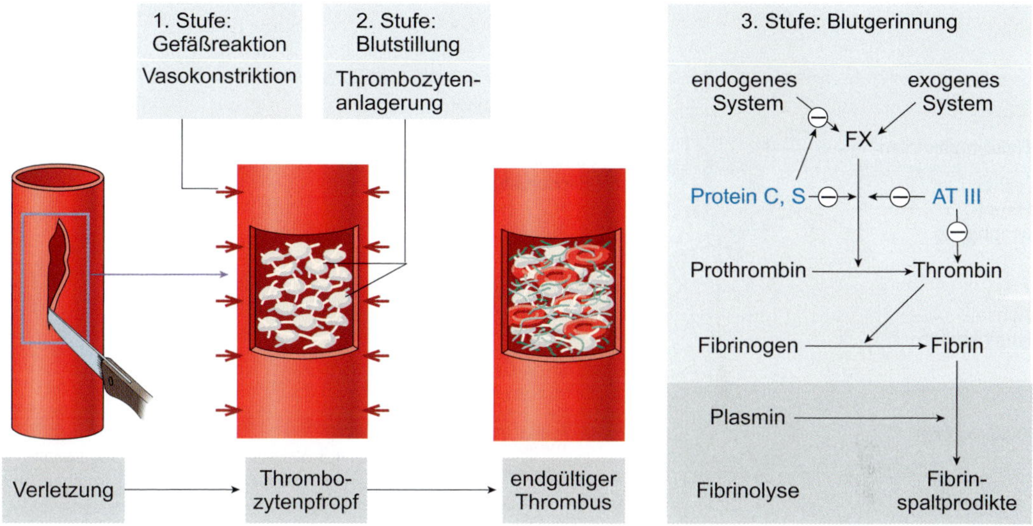

Abb. 4.2 Übersicht über die Blutstillung und -gerinnung [L190]

Lymphozyten enthalten. Beim Kontakt mit Fremdsubstanzen werden die Lymphozyten hier aktiv.

Lymphbahnen und Lymphknoten

Der menschliche Körper ist von einem dichten Netz aus Lymphkapillaren durchzogen (▸ Abb. 4.3). Diese sind im Gegensatz zu den Blutgefäßen an einem Ende blind verschlossen. Sie vereinigen sich zu größer werdenden Lymphgefäßen und münden schließlich über den **Ductus thoracicus** (Milchbrustgang) und über den **Ductus lymphaticus dexter** (rechter Hauptlymphgang) in das Venensystem. In den Lymphbahnen wird die **Lymphe** transportiert, die aus dem interstitiellen Raum aufgenommen wird. Im Verlauf der Lymphgefäße liegen **Lymphknoten,** bohnenförmige Körperchen, die von einer Bindegewebskapsel umgeben sind. In ihnen wird die Lymphe gefiltert. Körperfremde Stoffe, aber auch körpereigene Zellen (z. B. Krebszellen), werden, soweit wie möglich, unschädlich gemacht. Beim Durchströmen des Lymphknotens kommt die Lymphe in Kontakt mit Makrophagen, die auch hier zur Phagozytose fähig sind. B-Lymphozyten werden in den Lymphknoten aktiviert und sind so an der Neutralisation von Antigenen beteiligt.

Thymus

Der Thymus liegt mit seinen zwei Lappen hinter dem Brustbein im Mittelfellraum (Mediastinum). Bis zur Pubertät nimmt er kontinuierlich an Gewicht zu, bildet sich dann jedoch zurück, sodass beim Erwachsenen lediglich ein kleiner Thymusrestkörper vorhanden ist. Im Thymus werden Vorläuferzellen der Lymphozyten zu den funktionstüchtigen T-Lymphozyten geprägt. Von dort wandern sie in die Blutbahn und besiedeln die lymphatischen Organe.

Milz

Die Milz liegt im linken Oberbauch unmittelbar unter dem Zwerchfell. Im Gegensatz zu den Lymphknoten ist die Milz in den Blutkreislauf eingebunden und wirkt hier als Filter für körperfremde und körpereigene Strukturen. Am Milzhilus tritt die Milzarterie ein und die Milzvene aus. Aufgaben der Milz sind:

- Fremdkörper bzw. Antigene, die ins Blut gelangt sind, abwehren
- Erythrozyten abbauen
- Leukozyten und Erythrozyten bilden: beim Fetus, beim Erwachsenen bei krankhaften Veränderungen des Knochenmarks

4.3 Anämie

Definition

Anämie

Hämoglobinkonzentration und häufig auch Erythrozytenzahl sowie Hämatokrit (Anteil der Blutzellen am Blutvolumen) erniedrigt

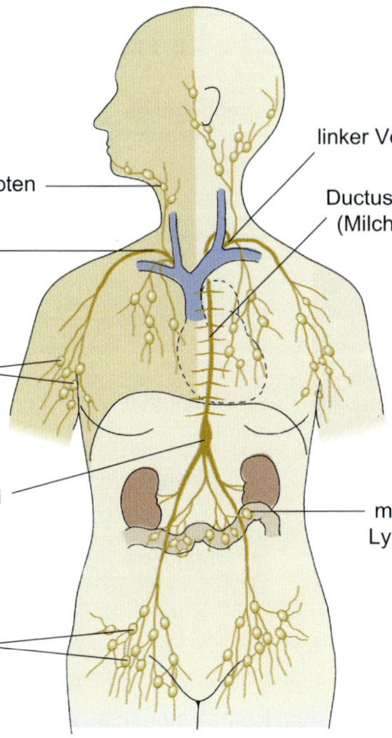

Abb. 4.3 Wichtige Lymphbahnen und Lymphknotenstationen. Der Ductus thoracicus übernimmt den größten Teil des Lymphabflusses und mündet in den linken Venenwinkel. Die Lymphe der rechten oberen Körperhälfte sammelt sich dagegen von der restlichen Lymphe getrennt im rechten Hauptlymphgang, der direkt in den rechten Venenwinkel mündet. [L190]

Ursachen und Einteilung

Die verschiedenen Formen der Anämie werden entweder durch eine Bildungsstörung, durch einen gesteigerten Abbau (hämolytische Anämie) oder durch einen Verlust von Erythrozyten bei Blutungen verursacht.

Fallbeispiel

Welche Anämie liegt vor?

Die Pflegestudentin Kerstin Beck absolviert derzeit ihren Einsatz im akutstationären Versorgungsbereich auf einer internistischen Station. Sie begegnet folgenden Patienten, die alle eine erniedrigte Hämoglobinkonzentration aufweisen:

- Herr Schulz, 38 Jahre, ist im mittleren Management tätig und ernährt sich bereits seit seiner Jugend streng vegetarisch.
- Frau Halder, 22 Jahre, wurde wegen starker Unterbauchschmerzen aufgenommen. Sie gibt an, eine überdurchschnittlich starke Menstruation zu haben.
- Frau Siebert, 77 Jahre, leidet an einer nicht dialysepflichtigen Niereninsuffizienz.
- Herr Vogel, 65 Jahre, wurde wegen einer Blutzuckerentgleisung aufgenommen. Er befindet sich derzeit in Strahlentherapie aufgrund eines Prostatakarzinoms.

Welche Form der Anämie liegt vermutlich jeweils bei den Patienten vor?

Bildungsstörung der Erythrozyten

Eisenmangelanämie: Mit 80 % der Fälle ist sie die häufigste aller Anämien. Eisenmangel tritt bei chronischen bzw. wiederholten Blutungen mit Verlust von Erythrozyten und damit auch von Eisen auf, z. B. bei Blutungen im Verdauungstrakt oder bei verstärkter Menstruation. Bei Schwangeren und Kindern kann es durch den erhöhten Eisenbedarf zur Eisenmangelanämie kommen. Insgesamt sind Frauen von einer Eisenmangelanämie wesentlich häufiger betroffen als Männer. Aufgrund des Eisenmangels produziert der Organismus weniger Hämoglobin. Es kommt zur mikrozytären Anämie, da durch den geringeren Hämoglobingehalt kleinere Erythrozyten gebildet werden.

Megaloblastäre Anämie (makrozytäre Anämie, Riesenzellanämie): Vitamin B_{12} und Folsäure sind erforderlich, damit die Erythrozyten im Knochenmark ausreifen können. Wenn sie nicht in ausreichender Menge vorhanden sind, können sich die Vorläuferzellen der Erythrozyten nur unzureichend teilen, sodass zu wenige, aber vergrößerte Erythrozyten gebildet werden, die vermehrt Hämoglobin enthalten. Ursache ist meist eine Fehlernährung (z. B. bei Alkoholkranken, streng vegetarischer Kost) oder ein Mangel an Intrinsic Factor (z. B. nach Magenresektion). Der Intrinsic

Factor wird in der Magenschleimhaut gebildet und ist notwendig, damit Vitamin B_{12} aus dem Dünndarm resorbiert werden kann. Bei einer chronischen Gastritis mit Antikörperbildung gegen den Intrinsic Factor kann es zu einer Sonderform der megaloblastären Anämie kommen, der **perniziösen Anämie.**

Renale Anämie: Bei chronischer Niereninsuffizienz wird das für die Bildung der Erythrozyten benötigte Erythropoetin in den Nieren vermindert produziert. Folge ist eine normozytäre Anämie, d. h. eine Anämie mit normal großen Erythrozyten.

Tumoranämie: Bösartige Tumoren verursachen häufig eine Störung der Eisenverwertung. Dem Organismus steht zwar genügend Eisen zur Verfügung, es wird jedoch unzureichend in das Hämoglobin der Erythrozyten eingebaut. Die Folge ist eine mikrozytäre oder normozytäre Anämie. Weiterhin kann ein Tumor das Knochenmark infiltrieren und so die Erythropoese verdrängen. Eine Anämie kann auch Folge einer Zytostatika- oder Strahlentherapie sein.

Hämolytische Anämie

Unter einer Hämolyse versteht man den frühzeitigen Abbau oder die Zerstörung zahlreicher Erythrozyten bevor sie ihr normales Lebensalter von etwa 120 Tagen erreicht haben. Dies führt in der Regel zu einer **normozytären Anämie.** Mögliche Ursachen sind:

- Immunreaktionen gegen körpereigene Erythrozyten, z. B. durch Wärme- oder Kälte-Autoantikörper → autoimmunhämolytische Anämie (AIHA)
- Immunreaktion gegen transfundierte Erythrozyten → Transfusionszwischenfall
- Mechanische Zerstörung von Erythrozyten, z. B. durch künstliche Herzklappen
- Angeborene Defekte der Erythrozyten, z. B. bei Sichelzellanämie, Sphärozytose (Kugelzellanämie), Thalassämie (Mittelmeeranämie)
- Toxische Schädigung von Erythrozyten, z. B. durch Insekten-, Schlangen- bzw. Pilzgifte oder infolge einer Urämie
- Medikamentös induzierte Hämolyse, z. B. durch Phenacetin, Penicillin, α-Methyldopa
- Infektiöse Schädigung von Erythrozyten, z. B. bei Malaria

Blutungsanämie

Starke Blutungen führen zu einem Erythrozytenverlust, den der Organismus nicht schnell genug kompensieren (ausgleichen) kann. Diese Anämie ist zunächst normozytär, später aufgrund des Eisenmangels mikrozytär.

Symptome

Aufgrund des erniedrigten Hämoglobingehalts und des damit reduzierten O_2-Transports fühlt sich der Patient schwach, ist wenig leistungsfähig, tachykard und leidet unter Belastungsdyspnoe. Haut und Schleimhäute sind blass. Abhängig von der Anämieform treten auf:

- Eisenmangelanämie: trockene Haut, Einrisse an den Mundwinkeln (Rhagaden), brüchige Haare und Nägel, manchmal Zungenbrennen und Schmerzen beim Schlucken.
- Anämie bei Vitamin-B_{12}-Mangel: glatte rote Zunge („Lackzunge"), Zungenbrennen, neurologische Störungen wie Kribbeln oder Missempfindungen an Händen und Füßen, Gangunsicherheit.
- Hämolytische Anämie: (Hepato)-Splenomegalie durch den vermehrten Erythrozytenabbau. Ein Ikterus (Gelbsucht) tritt auf, wenn die Leber das aus dem Abbau von Hämoglobin vermehrt anfallende Bilirubin nicht mehr ausscheiden kann.

Erläuterung zum Fallbeispiel

Welche Anämie liegt vor?

Bei Herrn Schulz könnte eine megaloblastäre Anämie infolge der jahrelangen vegetarischen Ernährung mit einem daraus folgenden Vitamin-B_{12}-Mangel vorliegen. Bei Frau Halder liegt vermutliche eine Eisenmangelanämie infolge der starken Menstruationsblutung vor. Frau Siebert leidet vermutlich an einer renalen Anämie und Herr Vogel an einer Tumoranämie. Bei allen vier Patienten müssen weitere Blutwerte bestimmt werden.

Diagnostik

Ziel der Diagnostik ist, die Ursache der Anämie zu finden. Maßgebend dafür sind die in ► Tab. 4.1 aufgeführten Blutwerte.

Laborwerte

- **Hämoglobingehalt** (Hb), **Erythrozytenzahl** (Erys) und **Hämatokrit** (Hkt)
- **Retikulozyten** (junge Erythrozyten, die gerade erst aus dem Knochenmark freigesetzt worden sind)
  - ↑ bei einer hämolytischen Anämie und bei vermehrter Blutbildung aufgrund einer erfolgreichen Anämiebehandlung
  - ↓ bei Erythrozytenbildungsstörung

Tab. 4.1 Überblick über die wichtigsten Parameter des roten Blutbilds und ihre Normwerte

Parameter	Normwerte
Hämoglobin (Hb)	♂: 13,0–17,0 g/dl (8,1–10,5 mmol/l) ♀: 12,0–16,0 g/dl (7,4–9,9 mmol/l)
Erythrozyten (Erys)	♂: 4,5–6,0 Mill./µl ♀: 4,2–5,5 Mill./µl
Hämatokrit (Hkt)	♂: 42–52 % ♀: 36–46 %
Mittleres korpuskuläres Volumen (MCV)	80–96 fl
Mittleres korpuskuläres Hämoglobin (MCH)	27–33 pg
Retikulozyten	3–18 ‰ der Erythrozyten
Ferritin	♂: 15–400 µg/l ♀: 18–120 µg/l
Transferrin	♂: 2,0–3,6 g/l ♀: 2,0–3,6 g/l

- **MCV** (mittleres Zellvolumen eines einzelnen Erythrozyten)
  - ↑ bei makrozytärer Anämie, z. B. perniziöse Anämie
  - ↓ bei mikrozytärer Anämie, z. B. Eisenmangelanämie
- **MCH** (mittlerer Hämoglobingehalt eines einzelnen Erythrozyten): in der Regel gleichsinnig verändert wie das MCV
  - ↑ bei hyperchromer Anämie, z. B. perniziöse Anämie
  - ↓ bei hypochromer Anämie, z. B. Eisenmangelanämie
- **Ferritin** (Eiweiß, das Eisen im Körper speichert)
  - ↑ bei Tumoranämie
  - ↓ bei Eisenmangel
- **Transferrin** (Eiweiß, das Eisen ins Knochenmark transportiert, wo es in Hämoglobin eingebaut wird)
  - kompensatorisch erhöht bei Eisenmangelanämie
  - ↓ bei Tumoranämie
- **Serumeisen**
  - ↑ bei Eisenmangel und meist auch bei Tumoranämie
  - ↓ bei hämolytischer und perniziöser Anämie
- **LDH** und **indirektes Bilirubin:** ↑ bei hämolytischer Anämie
- Bestimmung von Vitamin B_{12} und Folsäure, bei Verdacht auf hämolytische Anämie, Autoantikörper

Weitere diagnostische Maßnahmen

Im Blutausstrich zeigen sich unter Umständen Formveränderungen der Erythrozyten, z. B. Sichelform der Erythrozyten bei der Sichelzellanämie, fragmentierte Erythrozyten bei künstlichen Herzklappen. Eine Resorptionsstörung für Vitamin B_{12} wird über den Schilling-Test nachgewiesen. Bei diesem wird mithilfe von radioaktiv markiertem Vitamin B_{12} dessen Ausscheidung im Sammelurin und damit auch die Resorptionsrate überprüft. Mithilfe einer Knochenmarkpunktion, die meist am hinteren Beckenkamm vorgenommen wird, können die Zellen des Knochenmarks beurteilt werden.

Therapie

- Eisenmangelanämie: Blutungsquelle suchen und gegebenenfalls beseitigen; bei Bedarf Gabe von II-wertigen Eisenpräparaten oral (ferro sanol®, Eryfer®). Nebenwirkungen: Magen-Darm-Beschwerden, Schwarzfärbung des Stuhls
- Megaloblastäre Anämie: je nach Ursache entweder Folsäuretabletten (z. B. Folsan®) oder Vitamin B_{12} i. m.
- Renale Anämie: Substitution von Erythropoetin (Epoetin alfa als Erypo®)
- Tumoranämie: gegebenenfalls Gabe von Erythrozytenkonzentraten
- Hämolytische Anämie:
  - Bei einigen erblichen Formveränderungen der Erythrozyten, z. B. Sichelzellanämie, Ent-

fernung der Milz, um einen zu schnellen Abbau veränderter Erythrozyten zu regulieren
- Autoantikörper als Ursache der Hämolyse: Gabe von Kortikosteroiden oder Immunsuppressiva, gegebenenfalls Knochenmark- bzw. Stammzelltransplantation

Komplikationen

Der O_2-Transport ist in manchen Fällen so stark eingeschränkt, dass aufgrund des O_2-Mangels des Herzens Angina-pectoris-Anfälle oder aufgrund des O_2-Mangels des Gehirns Verwirrtheit auftreten können.

4.4 Erkrankungen der Leukozyten

4.4.1 Leukozytose und Leukopenie

Leukozytose

Definition

Leukozytose

Gesamtleukozytenzahl im Blut auf > 10.000/µl bzw. > 10/nl erhöht

Eine Leukozytose ist ein unspezifisches Symptom bei vielen verschiedenen Erkrankungen bzw. Belastungen des Organismus:

- Infektionen, vor allem durch Bakterien und Pilze, mit Vermehrung der Granulozyten; Virusinfekte hingegen verursachen oft eine relative Vermehrung der Lymphozyten bei normaler oder sogar erniedrigter Gesamtleukozytenzahl.
- Chronische nicht infektiöse Entzündungen.
- Maligne Erkrankungen des blutbildenden Systems, z. B. chronische Leukämien.
- Stresssituationen (z. B. durch Verletzung, Verbrennung, Infarkt, Schock).
- Schwangerschaft.

Zur Behebung der Leukozytose gilt es, die Grunderkrankung zu behandeln.

Leukopenie

Definition

Leukopenie

Gesamtleukozytenzahl im Blut < 4.000/µl bzw. < 4/nl

Auch diesem Befund können zahlreiche verschiedene Ursachen zugrunde liegen:

- Knochenmarkschädigung durch Medikamente (z. B. Zytostatika) oder ionisierende Strahlen
- Bestimmte Blutkrankheiten, z. B. perniziöse Anämie
- Viele Virusinfektionen und einzelne bakterielle Infekte, wie Typhus und Brucellose
- Gesteigerter Abbau von Blutzellen, häufig bei Milzvergrößerung (Hypersplenismus)

Auch bei der Leukopenie ist die Grunderkrankung zu therapieren.

Von der Leukopenie abzugrenzen ist die lebensbedrohliche **Agranulozytose** mit Absinken der Granulozytenzahl unter 500/µl. Sie wird durch eine medikamentöse Knochenmarkschädigung verursacht. Häufige auslösende Medikamente sind Thyreostatika, NSAR, das Analgetikum Metamizol, Sulfonamide sowie das Antipsychotikum Clozapin. Frühzeichen ist eine Trias aus Fieber, geschwüriger Mandelentzündung (Angina tonsillaris) und geschwüriger Mundschleimhautentzündung (Stomatitis aphthosa). Das auslösende Medikament muss sofort abgesetzt werden. Bei Unklarheit des auslösenden Medikaments werden alle eingenommenen Medikamente abgesetzt. Bei Fieber werden Breitbandantibiotika gegeben. Wenn der Patient die akute Phase überlebt, erholt sich die Granulozytenbildung meist innerhalb einer Woche.

4.4.2 Immundefekte

Definition

Immundefekt ***(Immundefizienz, Immunmangelkrankheit)***

Geschwächte oder fehlende Immunantwort bei Einwirkung eines entsprechenden Reizes, z. B. Viren, Bakterien

Ursachen

Immundefekte können angeboren oder erworben sein.

Angeborene (primäre) Immundefekte sind selten und beruhen auf erblichen Defekten der Lymphozytendifferenzierung. Sie werden in der Regel nach den hauptsächlich betroffenen Zellen klassifiziert: B-Zell-Defekte (z. B. IgA-Mangel, Agammaglobulinämie), T-Zell-Defekte (z. B. DiGeorge-Syndrom) und kombinierte B- und T-Zell-Defekte.

Erworbene (sekundäre) Immundefekte sind wesentlich häufiger als angeborene. Sie können verursacht sein durch:

- **Arzneimittel:** Diese können in Einzelfällen eine lebensbedrohliche allergische Agranulozytose auslösen. Auch Kortikosteroide und Zytostatika wirken immunsuppressiv.
- Manche **Infektionen,** z. B. Masern und Windpocken, ziehen eine vorübergehende Immunschwäche nach sich, die vor allem die Funktion der T-Lymphozyten betrifft. Eine Sonderstellung nimmt die bis heute nicht heilbare Infektion mit HI-Viren ein.
- **Systemische entzündliche Erkrankungen,** z. B. rheumatoide Arthritis, Sarkoidose.
- **Hungerzustände** oder **chronische Eiweißverluste bzw. -mangelzustände,** z. B. bei Nierenerkrankungen oder Leberzirrhose, beeinträchtigen vor allem die Bildung von Antikörpern und dadurch die spezifische humorale Abwehr.
- **Maligne Lymphome:** Lymphome, Leukämien, Plasmozytom und andere.

Symptome

Klinisch äußern sich Immundefekte durch eine erhöhte, nicht selten lebensbedrohliche Infektanfälligkeit. Ungewöhnlich häufige, schwere und durch seltene Erreger hervorgerufene Infektionen weisen auf eine Immundefizienz hin.
Steht eine B-Lymphozyten-Störung mit Antikörpermangel im Vordergrund, kommt es vorwiegend zu bakteriellen Infektionen. Sind die T-Lymphozyten betroffen, ist die Abwehr von Viren, Pilzen, intrazellulär wachsenden Bakterien und Protozoen beeinträchtigt. Opportunistische (d. h. wenig aggressive, nur unter infektbegünstigenden Bedingungen krankheitserregende) Keime können bei diesen Patienten schwere generalisierte Infektionen hervorrufen. Bestimmte Tumoren wie maligne Lymphome oder gutartige Warzen (Verrucae) treten gehäuft auf.

Diagnostik

Wichtig ist neben Anamnese, klinischer Untersuchung und Labor mit Differenzialblutbild, Blutausstrich, Virusserologie, die Durchführung eines umfangreichen immunologischen Screenings.

Therapie

Bei erworbenen Immundefekten muss die auslösende Ursache beseitigt werden. Daneben sollte eine Infektionsprophylaxe (Hygienemaßnahmen, Impfungen mit Totimpfstoffen usw.) durchgeführt werden. Infektionen müssen frühzeitig und intensiv behandelt werden.

Bei einigen angeborenen Immundefekten kann eine Knochenmark- oder Stammzelltransplantation erwogen werden.

4.4.3 Leukämie

Definition

Leukämie

Bösartige Erkrankung der Leukozyten, die sich im Knochenmark oder lymphatischen Gewebe unkontrolliert vermehren.

Fallbeispiel

Judith hat Leukämie

Auf der pädiatrischen Station des Universitätsklinikums wird die 7-jährige Judith mit der Diagnose akute lymphatische Leukämie zur Chemotherapie aufgenommen. Ihre Eltern stehen noch immer unter Schock, denn nach der Diagnose ging alles ganz schnell. Was gilt es bei der Interaktion und Kommunikation mit Judith und ihren Eltern zu beachten?

Ursachen und Einteilung

Abhängig vom Typ der pathologisch vermehrten Zellen unterscheidet man lymphatische Leukämien (Entartung von Vorstufen der Lymphozyten) und myeloische Leukämien (Entartung von Vorstufen anderer weißer Blutzellen im Knochenmark). Ursprünglich wurden die Leukämien aufgrund der Lebenserwartung der Patienten in akut und chronisch unterteilt. Heute bezieht sich diese Unterteilung auf den Reifegrad der Zellen. Während bei akuten Leukämien überwiegend unreife Zellen vorliegen (Vorstufen = Blasten), sind diese bei chronischen Leukämien reifer. Die genaue Ursache einer Leukämie ist unklar. Es werden verschiedene Faktoren diskutiert wie ionisierende Strahlen, Viren oder die Therapie mit Zytostatika.
Akute lymphatische Leukämie (ALL) und **akute myeloische Leukämie** (AML): Eine einzelne Zelle im Knochenmark entartet bösartig und vermehrt sich sehr schnell. Ihre Abkömmlinge verdrängen die gesunden Zellen der Blutbildung, gelangen als funktionsuntüchtige Zellen ins Blut und infiltrieren verschiedene Organe wie Leber, Milz, Niere, Lymphknoten. Die ALL betrifft häufig Kinder, während die AML meist bei Erwachsenen auftritt. Risikofaktoren für die Entstehung sind radioaktive

Strahlen, Zytostatika (vor allem für AML), Benzol und einige Erbkrankheiten, z. B. das Downsyndrom.
Chronisch myeloische Leukämie (CML): Eine einzelne Stammzelle entartet maligne, woraufhin Granulozyten und ihre Vorstufen exzessiv produziert werden. Risikofaktoren sind radioaktive Strahlung und Benzol. Bei fast allen Patienten findet sich eine erworbene Veränderung des Chromosoms 22, das sogenannte Philadelphia-Chromosom.
Chronisch lymphatische Leukämie (CLL): Massenhaft funktionsuntüchtige B-Lymphozyten werden im Knochenmark gebildet (in seltenen Fällen auch T-Lymphozyten) und dann ins Blut ausgeschwemmt. Die CLL ist die häufigste Leukämieform.

Symptome

Akute Leukämien

- Frühsymptome: Abgeschlagenheit, Fieber, Nachtschweiß (treten meist plötzlich auf)
- Symptome aufgrund der Verdrängung der gesunden Zellen durch die malignen Zellen im Knochenmark:
  - Granulozytopenie → häufige Infekte, insbesondere Soor
  - Anämie → Blässe, Dyspnoe, Müdigkeit
  - Thrombozytopenie → Blutungen
- Bei 30 % der Betroffenen Lymphknotenschwellung, manchmal Milzvergrößerung (Splenomegalie) und Lebervergrößerung (Hepatomegalie)

Chronisch myeloische Leukämie

Die CML verläuft in 3 Krankheitsphasen:

1. Chronisch stabile Phase: schleichender Beginn mit Allgemeinsymptomen, Leukozytose und Splenomegalie (Dauer: 6 Monate bis 20 Jahre).
2. Akzelerationsphase: Übergangsphase, in der zusätzlich Fieber, eine Anämie und meist eine Thrombopenie auftreten, zunehmende Milzvergrößerung.
3. Blastenschub: Die bösartig veränderten Granulozytenvorstufen (Blasten) werden massiv ins Blut ausgeschwemmt. Meist versterben die Patienten innerhalb kurzer Zeit.

Definition

Myeloproliferatives Syndrom

Gruppe bösartiger Erkrankungen des Blutsystems; eine oder mehrere Stammzellen vermehren sich unkontrolliert im Knochenmark; zugehörige Erkrankungen:

- Chronisch myeloische Leukämie
- Polycythämia vera
- Osteomyelofibrose
- Essenzielle Thrombozythämie

Chronisch lymphatische Leukämie

Bei 70 % der Patienten wird eine CLL zufällig diagnostiziert. Es bestehen meist über lange Zeit keine Beschwerden. Im Verlauf der Erkrankung treten dann folgende Symptome auf:

- Müdigkeit, Appetitlosigkeit, Gewichtsverlust, Nachtschweiß
- Lymphknotenschwellung, manchmal Splenomegalie und/oder Hepatomegalie
- Hauterscheinungen wie Juckreiz (Pruritus), Ekzeme, Herpes zoster, Herpes simplex, Mykosen

Diagnostik

Im Blut können, außer bei der CLL, Vorstufen der Leukozyten (Blasten) nachgewiesen werden. Die Gesamtleukozytenzahl ist bei den chronischen Leukämien erhöht. Bei den akuten Leukämien ist sie unterschiedlich und deshalb diagnostisch ohne Bedeutung. In der Regel sind die Erythrozyten vermindert. Die Thrombozytenzahl kann erniedrigt oder erhöht sein; im letzteren Fall sind die Thrombozyten meist funktionsuntüchtig.
Unter dem Mikroskop kann die Verteilung der Leukozyten im Blut ausgezählt werden. Dieses **Differenzialblutbild** setzt sich beim Gesunden wie in ▸ Tab. 4.2 zusammen.
Die weitere Diagnose einer Leukämie wird anhand einer **Knochenmarkpunktion** gesichert: In örtlicher Betäubung wird mit einer Spezialkanüle der Beckenkamm (▸ Abb. 4.4) punktiert und Knochenmark durch Ansaugen entnommen. Die so gewonnenen Zellen werden unter dem Mikroskop untersucht, um bösartig veränderte Zellformen nachzuweisen. Daneben werden zytochemische und zytogenetische Methoden sowie eine Immuntypisierung der Zellen durchgeführt.

Therapie

Patienten mit akuten Leukämien werden chemotherapeutisch nach festgelegten Protokollen mit verschiedenen Zytostatika behandelt. Die Chemotherapie erfolgt möglichst frühzeitig und hochdosiert mit dem Ziel einer Heilung. Sie wird eingeteilt in eine Induktionstherapie mit dem Ziel der Normalisierung des Blutbilds und des Knochenmarks. Es folgen Konsolidierungstherapie, in der weitere

Tab. 4.2 Überblick über das Differenzialblutbild [L190]

Parameter		Normbereich
Leukozyten gesamt		4–10/nl (= 4.000–10.000/µl)
Lymphozyten	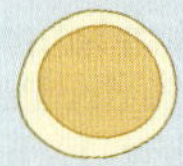	1–4,8/nl (20–50 % der Leukozyten)
Stabkernige neutrophile Granulozyten	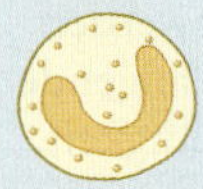	0,1–0,5/nl (3–5 % der Leukozyten)
Segmentkernige neutrophile Granulozyten	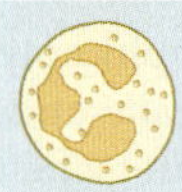	2–6,5/nl (50–70 % der Leukozyten)
Eosinophile Granulozyten	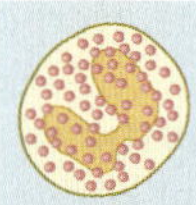	< 0,45/nl (2–4 % der Leukozyten)
Basophile Granulozyten	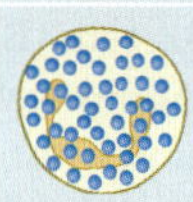	< 0,2/nl (< 0,5 % der Leukozyten)
Monozyten	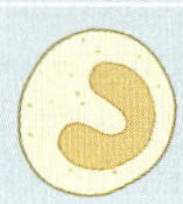	0,8/nl (ca. 4 % der Leukozyten)

Leukämiezellen zerstört werden sollen, und Erhaltungstherapie über mindestens 24 Monate.
Bei der CML wird mit dem Tyrosinkinasehemmer Imatinib therapiert, eventuell in Kombination mit Interferon-α.
Bei der CLL wird erst chemotherapeutisch behandelt, wenn die Patienten Symptome zeigen. Zur Anwendung kommen unter anderem Chlorambucil und Purinanaloga.
Bei allen Patienten sollten begleitende Therapiemaßnahmen eingesetzt werden.

Knochenmarktransplantation und Stammzelltransplantation

Bei Patienten ≤ 50 Jahre mit passendem Spender kommt eine Knochenmarktransplantation (KMT) oder eine Blutstammzelltransplantation (SZT) aus dem peripheren Blut in Betracht. Nur so lässt sich eine Heilung der chronischen Leukämien erreichen. Der Patient erhält eine aggressive Chemotherapie und wird anschließend am ganzen Körper bestrahlt, um sämtliche maligne entarteten Knochenmarkzellen zu zerstören und gleichzeitig eine Immunsuppression zu erreichen. Anschließend werden dem Patienten Knochenmark oder Blutstammzellen eines entsprechenden Spenders i. v. übertragen. Diese Zellen sollen sich in den Knochenmarkräumen des Patienten ansiedeln und dann die Blutbildung übernehmen. Blutstammzellen werden vom Spender aus dem peripheren Blut durch Leukaphärese gewonnen.
Komplikationen der Knochenmark- bzw. Stammzelltransplantation:

- Toxische Nebenwirkungen der aggressiven Chemotherapie.
- Abstoßungsreaktionen, die tödlich enden können.
- Infektionen, vor allem während der 3 Wochen nach Transplantation andauernden zellfreien/-armen Phase: In der Zeit, bis das gespendete Knochenmark Leukozyten zur Infektabwehr in ausreichender Menge produziert, ist der Patient Krankheitserregern schutzlos ausgeliefert. Daher sind spezielle medizinische und pflegerische Maßnahmen wie eine Schutzisolierung oder Unterbringung des Patienten in einer Sterilbett-

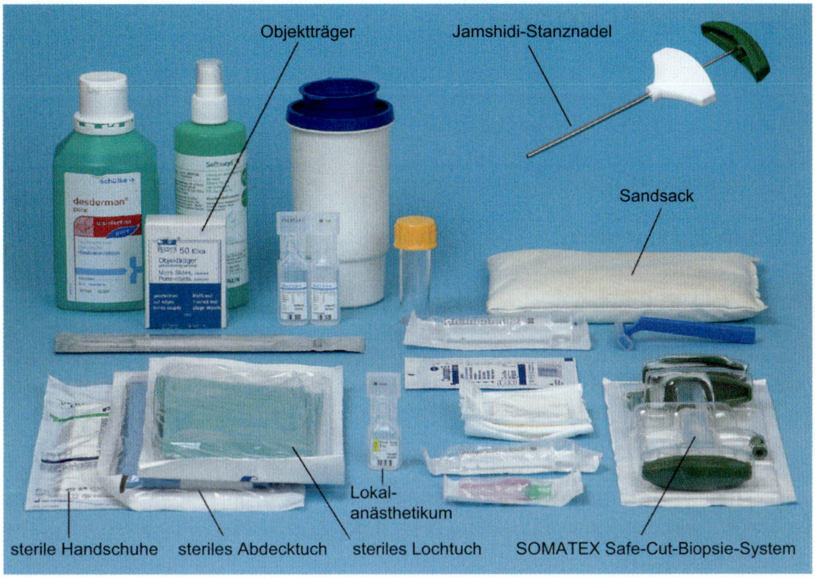

a Materialien. Rechts oben Jamshidi-Stanznadel, die eine Biopsie (durch Eindrehen der Nadel ohne Mandrin) wie auch eine Punktion (durch Aufsetzen einer Spritze) erlaubt.

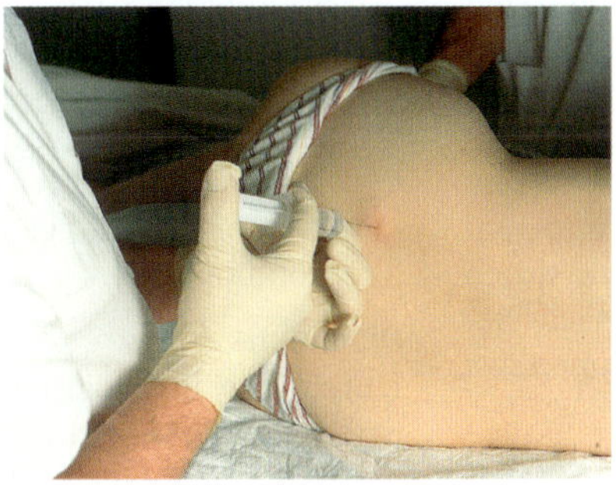

b Nach Desinfektion der Punktionsstelle folgt die Lokalanästhesie bis zum Periost.

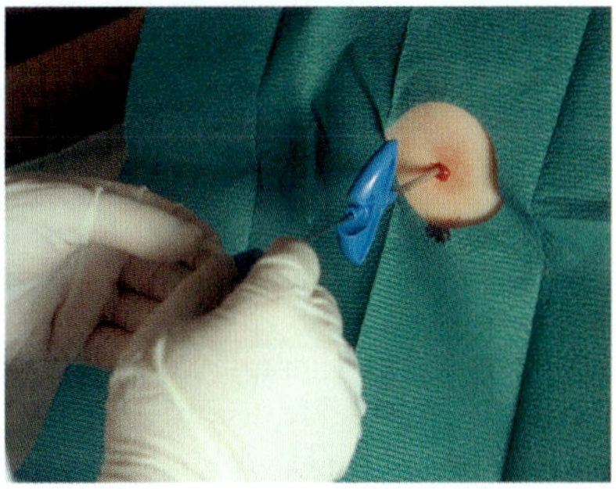

c Nach Stichinzision und „Eindrehen" der Jamshidi-Nadel wird die Biopsie entnommen. Zur Aspiration wird eine Spritze aufgesetzt.

Abb. 4.4 Beckenkammpunktion [K115]

einheit notwendig. Wenn trotz aller Vorsichtsmaßnahmen Infektionen auftreten, überlebt der Patient sie oftmals nicht.

Komplikationen

- Infektionen: Die Infektabwehr des Patienten ist herabgesetzt, weil die maligne entarteten Leukozyten in der Regel nicht funktionstüchtig sind.
- Blutungen treten auf, wenn die Zahl der Thrombozyten stark erniedrigt ist.
- Durchblutungsstörungen: Bei massiver Leukozytose, insbesondere bei der CML, können leukämische Thromben auftreten, die z. B. Infarkte in der Milz oder Retina verursachen.

Erläuterung zum Fallbeispiel

Judith hat Leukämie

Pflegefachpersonen zeigen Verständnis für die Situation der Patienten. Judith und ihre Eltern werden mit der Diagnose schlagartig aus ihrem Leben gerissen. Wichtig ist der Vertrauensaufbau über feste Bezugspersonen, die altersentsprechend über den Verlauf und die Therapie informieren können. Neben der fachlichen Auskunft bedarf es aber auch der psychosozialen Betreuung, z. B. durch Psychotherapeuten. Der Kontakt zu Selbsthilfegruppen kann durch den Austausch mit anderen Betroffenen entlastend wirken.

4.4.4 Maligne Lymphome

Definition

Malignes Lymphom

Bösartige Erkrankungen des lymphatischen Systems

Ursachen und Einteilung

Es werden unterschieden:

Hodgkin-Lymphom (Morbus Hodgkin, Lymphogranulomatose): Ein B-Zell-Lymphom, das von den Lymphknoten ausgeht. Anfangs ist eine Lymphknotenregion bösartig verändert, im fortgeschrittenen Stadium breitet sich die Erkrankung auf weitere Lymphknotenstationen aus und befällt schließlich auch andere (extralymphatische) Organe. Die Ursache ist unbekannt, möglicherweise sind Viren (HIV, Epstein-Barr-Virus) an der Entstehung beteiligt. Eine immunsuppressive Therapie gilt als Risikofaktor.

Non-Hodgkin-Lymphome (NHL) sind maligne Lymphome, die von den T- oder B-Lymphozyten ausgehen und sich histologisch vom Hodgkin-Lymphom unterscheiden. Es werden indolente (niedrig maligne) von aggressiven (hoch malignen) Non-Hodgkin-Lymphomen unterschieden. Als ursächliche Faktoren werden unter anderem eine genetische Veranlagung, Infektionen durch bestimmte Viren, Spätkomplikationen nach Bestrahlung oder Therapie mit Immunsuppressiva sowie Immundefekte diskutiert.

Ein aggressives NHL ist z. B. das **Plasmozytom** (Multiples Myelom). Hier ist eine Plasmazelle (Vorläufer: B-Lymphozyt) maligne entartet. Ihre Abkömmlinge produzieren Antikörper eines einzigen Typs (monoklonale Antikörper, IgG, IgA oder IgD), zerstören Knochengewebe und verdrängen die normale Blutbildung im Knochenmark. Es treten Osteolysen (Knochendefekte) in Schädelknochen (Schrotschuss- oder Lochschädel), Rippen, Becken und anderen Knochen auf. Die Patienten haben Knochenschmerzen und neigen zu Spontanfrakturen.

Daneben gibt es eine Vielzahl weiterer seltener NHL. Vor allem bei AIDS-Patienten treten NHL erheblich häufiger auf.

Symptome

Hodgkin-Lymphom

- Allgemeinsymptome wie Schwäche, außerdem Fieber, Nachtschweiß, ungewollter Gewichtsverlust, die als **B-Symptomatik** zusammengefasst werden.
- Lymphknotenschwellung: meist die stammnahen Lymphknoten am Hals, in den Achseln oder Leisten, ferner Lymphknoten des Mediastinums oder des Abdomens.
- Eventuell Splenomegalie, Hepatomegalie.
- Im fortgeschrittenen Stadium können Haut, Leber, Lunge, Knochenmark, Knochen, Pleura oder Milz befallen sein.

Non-Hodgkin-Lymphom

- Allgemeinsymptome (B-Symptomatik).
- Primäre Lymphknotenschwellung (primär nodaler Befall).
- Statt der Lymphknoten können selten auch andere Organe, z. B. der Magen-Darm-Trakt, zuerst betroffen sein (primär extranodaler Befall). Im Gegensatz zum Hodgkin-Lymphom sind Hautmanifestationen bei Non-Hodgkin-Lymphomen wesentlich häufiger. Diese können bei bestimmten Lymphomformen, z. B. bei der Mycosis fungoides, das klinische Bild beherrschen.
- Im Verlauf werden weitere Lymphknotenstationen befallen.
- Splenomegalie, seltener Hepatomegalie.
- Bei 50 % der Patienten ist das Knochenmark betroffen mit nachfolgender Anämie, Leuko- und Thrombopenie.

Diagnostik

Durch die histologische Untersuchung vergrößerter Lymphknoten wird die Art des Lymphoms bestimmt. Zusätzlich muss der Ausbreitungsgrad und damit das Stadium der Erkrankung ermittelt werden (► Tab. 4.3), da das therapeutische Vorgehen entscheidend davon abhängt. Dazu werden folgende Untersuchungen durchgeführt:

- Röntgen und CT des Thorax, um Raumforderungen zu erkennen.
- Sonografie und CT des Abdomens: Es zeigen sich eventuell vergrößerte Lymphknoten, Spleno- und Hepatomegalie.
- Skelettszintigrafie: Dem Patienten wird intravenös ein radioaktives Medikament gespritzt, das sich besonders an Stellen mit erhöhter Stoffwechselaktivität im Knochen anreichert. Mit einer speziellen Kamera kann die von dem Medikament ausgehende Strahlung registriert werden.
- Knochenmarkbiopsie mit Zytologie und Histologie, eventuell Knochenmarkszintigrafie.

Tab. 4.3 Stadieneinteilung (Staging) des Hodgkin-Lymphoms

Stadium	Befallener Körperabschnitt
I (IA/IB)	Einzelne Lymphknotenregion oder einzelner extranodaler Herd
II (IIA/IIB)	Zwei oder mehr Lymphknotenregionen auf der gleichen Zwerchfellseite oder lokalisierte extranodale Herde mit Befall einer oder mehrerer Lymphknotenregionen auf der gleichen Zwerchfellseite
III (IIIA/IIIB)	Lymphknotenregionen auf beiden Zwerchfellseiten oder lokalisierte extranodale Herde und Lymphknoten auf beiden Zwerchfellseiten
IV	Diffuser Befall eines oder mehrerer extralymphatischer Organe mit oder ohne Lymphknotenbefall

- Eventuell gastroenterologische und HNO-ärztliche Zusatzdiagnostik.

Die Einteilung in 4 Stadien beim NHL ähnelt der Einteilung des Hodgkin-Lymphoms (▸ Tab. 4.3). Zusätzlich wird unterschieden zwischen primär nodalem Befall und primär extranodalem Befall.

Therapie

Je nach Stadium kommen verschiedene Polychemotherapien kombiniert mit Strahlentherapie zur Anwendung, die in Zentren durchgeführt werden sollten.

Kann das Lymphom nach dieser Therapie nicht mehr nachgewiesen werden, liegt eine Remission vor. Das bedeutet jedoch nicht, dass der Patient geheilt ist. Das Lymphom kann jederzeit erneut auftreten. Deshalb sind regelmäßige Verlaufskontrollen wichtig. Tritt ein Rezidiv auf, muss mit Chemotherapeutika aggressiv behandelt werden. Bei Patienten ≤ 50 Jahren kommt eine Knochenmark- bzw. Stammzelltransplantation in Betracht.

4.4.5 Autoimmunerkrankungen

Definition

Autoimmunerkrankungen

Krankheiten, bei denen sich das Immunsystem (Antikörper, spezifisch sensibilisierte Lymphozyten) gegen körpereigenes Gewebe richtet und dieses schädigt.

Ursachen

Normalerweise greift das Immunsystem kein körpereigenes Gewebe an. Es besteht eine Immuntoleranz. Diese kann aufgrund verschiedener Faktoren, z. B. erblicher Veranlagung, hormoneller Faktoren sowie exogener Einflüsse, verloren gehen. Der Organismus bildet in der Folge Antikörper, z. B. gegen sein eigenes Schilddrüsengewebe. Diese Antikörper werden Autoantikörper genannt. Die genauen Ursachen von Autoimmunerkrankungen sind unklar, häufig besteht eine familiäre Häufung.

Symptome

Es gibt eine Vielzahl verschiedener Autoimmunerkrankungen mit den unterschiedlichsten Symptomen. ▸ Tab. 4.4 gibt eine Übersicht über die in diesem Buch erwähnten autoimmun (mit-)bedingten Erkrankungen.

Diagnostik

Autoantikörper können durch spezielle Blutuntersuchungen nachgewiesen werden. Manchmal muss eine Gewebeprobe entnommen werden, um die Antikörperablagerungen mit besonderen immunhistologischen Methoden darzustellen.

Therapie

Die Behandlung richtet sich nach dem betroffenen Organ und der Schwere des Krankheitsbilds. Häufig kommen Kortikosteroide oder Immunsuppressiva zum Einsatz.

4.5 Hämorrhagische Diathesen

Definition

Hämorrhagische Diathese

Krankhaft erhöhte Blutungsneigung; Blutungen zu lang, zu stark oder bereits bei kleinsten Verletzungen

Die verschiedenen Formen einer hämorrhagischen Diathese werden abhängig von der Ursache bezeichnet:

- Liegt eine Schädigung der Thrombozyten (Blutplättchen) zugrunde, wird von **Thrombozytopathie** gesprochen; ein Thrombozytenmangel (≤ 150.000/μl) wird als **Thrombozytopenie** bezeichnet.

Tab. 4.4 Übersicht häufiger Autoimmunerkrankungen oder autoimmun (mit-)bedingter Erkrankungen	
Erkrankung	**Kurzcharakterisierung**
Morbus Addison	Primäre Nebennierenrindenunterfunktion (► Kap. 7.6.3)
Rheumatisches Fieber	Autoimmunbedingte Streptokokken-Nacherkrankung (► Kap. 2.8.1)
Chronische Gastritis Typ A	Chronische, atrophische Magenschleimhautentzündung (► Kap. 6.3.1)
Morbus Basedow	Chronische Schilddrüsenentzündung mit Schilddrüsenüberfunktion (► Kap. 7.4.2)
Colitis ulcerosa, Morbus Crohn	Chronische Darmentzündung (► Kap. 6.4.5, ► Kap. 6.4.6)
Polymyositis, Dermatomyositis	Chronisch-entzündliche Erkrankung von Haut und Muskeln mit unterschiedlichen Hautveränderungen (► Kap. 14.5.3)
Diabetes mellitus Typ 1	Primär insulinabhängiger Diabetes mellitus (► Kap. 7.7)
Autoimmunhämolytische Anämie (AIHA)	Anämie durch beschleunigten Untergang roter Blutkörperchen (► Kap. 4.3)
Hashimoto-Thyreoiditis	Chronische Schilddrüsenentzündung, im Verlauf oft mit Schilddrüsenunterfunktion (► Kap. 7.4.3)
Idiopathische thrombozytopenische Purpura (Morbus Werlhof)	Erhöhte Blutungsneigung durch Zerstörung der Thrombozyten im Blut, meist ausgelöst durch Medikamente oder Infektionen (► Kap. 4.5.3)
Primär biliäre Leberzirrhose	Irreversibler, bindegewebiger Umbau der Leber (► Kap. 6.5.3)
Myasthenia gravis	Störung der Reizübertragung vom Nerv auf den Muskel mit abnormer Muskelermüdbarkeit (► Kap. 10.14.3)
Multiple Sklerose (MS)	Chronisch-entzündliche, typischerweise in Schüben verlaufende Erkrankung des ZNS (► Kap. 10.9)
Perniziöse Anämie	Anämie durch Vitamin-B_{12}-Mangel infolge chronischer Magenschleimhautentzündung mit Mangel an Intrinsic Factor (► Kap. 4.3)
Rheumatoide Arthritis	Chronische Gelenkentzündung (► Kap. 14.4.1)
Progressive systemische Sklerose (systemische Sklerodermie)	Verhärtung des Bindegewebes (► Kap. 14.5.2)
Systemischer Lupus erythematodes (SLE)	Generalisierte entzündliche Erkrankung des Bindegewebes der Blutgefäße (► Kap. 14.5.1)

- Liegt die Ursache in krankhaften Gefäßen, wird von **Vasopathie** oder **Vaskulopathie** gesprochen.
- Sind Gerinnungsfaktoren die Ursache, liegt eine **Koagulopathie** vor.

⅔ aller hämorrhagischen Diathesen liegt eine Thrombozytopathie zugrunde.

Blutgerinnungsparameter

Die verschiedenen Schritte der Blutgerinnung werden über folgende Gerinnungsparameter überprüft:

- **Thrombozytenzählung:** normal 150.000–450.000/µl Blut.
- **Blutungszeit:** Zeit, bis sich ein Thrombozytenthrombus gebildet hat; Dauer ca. 2–4 Minuten.
- **Quick-Test** (Thromboplastinzeit, Prothrombinzeit): Überprüft das exogene (extrinsic) System, demnach die Funktionstüchtigkeit der Faktoren II, V, VII und X; Normalwert: 70–100 %. Der Quick-Wert hängt vom verwendeten Reagenz ab, sodass Quick-Werte aus verschiedenen Laboren nur schlecht miteinander verglichen werden können. Daher wird inzwischen die **International Normalized Ratio** (INR) angegeben, bei der die Laborunterschiede durch einen entsprechenden Korrekturfaktor ausgeglichen werden; Normalwert < 1,2.

- **Partielle Thromboplastinzeit** (PTT): Hiermit wird das endogene (intrinsic) Gerinnungssystem getestet und damit die Faktoren II, V, VIII, IX, X, XI und XII; Normalwert: 20–35 Sekunden.
- **Thrombinzeit** (Plasmathrombinzeit, PTZ): Es wird die Dauer der Gerinnungszeit gemessen. Sie dient vor allem der Kontrolle einer Heparintherapie; Normalwert: 17–24 Sekunden.

4.5.1 Hämophilie

Definition

Hämophilie *(Bluterkrankheit)*

Vererbte Koagulopathie, Gerinnungsfaktor VIII oder IX fehlt bzw. ist vermindert.

Ursachen und Einteilung

Die Hämophilie wird X-chromosomal geschlechtsgebunden rezessiv vererbt. Dies bedeutet, dass Frauen, da sie zwei X-Chromosomen besitzen, klinisch in der Regel nicht betroffen sind, die Erkrankung jedoch übertragen können (Konduktorinnen). Da Männer nur über ein X-Chromosom verfügen, erkranken sie immer, wenn ein defektes X-Chromosom vorliegt. Bei 50 % der Erkrankten liegt eine Spontanmutation des X-Chromosoms vor.

Zwei Formen der Hämophilie werden unterschieden:

- **Hämophilie A** (85 %): Mangel an Gerinnungsfaktor VIII
- **Hämophilie B** (15 %): Mangel an Gerinnungsfaktor IX

Die Ausprägung einer Hämophilie ist unterschiedlich schwer, da sie davon abhängt, wie hoch die Konzentration der vorhandenen Gerinnungsfaktoren ist.

Symptome

Schwere Hämophilieformen machen sich hauptsächlich, auch ohne vorherige Verletzung, durch Blutungen in Gelenken oder Muskeln bemerkbar. Leichtere Hämophilieformen werden meist erst anlässlich einer Operation oder Zahnentfernung erkannt, wenn es zu starken Nachblutungen kommt.

Diagnostik

Häufig sind mehrere männliche Familienangehörige erkrankt. Die **partielle Thromboplastinzeit** (PTT) ist auf ≥ 40 Sekunden verlängert, während die Blutungszeit normal ist. Um die Hämophilie A von der Hämophilie B zu unterscheiden, wird in Speziallabors die Aktivität von Faktor VIII und IX bestimmt.

Therapie

Die Behandlung erfolgt in Hämophilie-Zentren. Die fehlenden Gerinnungsfaktoren VIII oder IX werden bei einer schweren Hämophilie als prophylaktische Therapie permanent substituiert, d. h. regelmäßig intravenös gespritzt. Bei leichteren Formen werden sie lediglich im Bedarfsfall, z. B. bei spontanen Blutungen oder vor Operationen, verabreicht. Bei einer leichten Hämophilie A reicht mitunter auch die Gabe eines Vasopressin-Analogons, welches im Endothel gespeicherte Gerinnungsfaktoren freisetzt.

Medikamente, die die Blutungsneigung erhöhen (z. B. Heparin, Acetylsalicylsäure), dürfen nicht eingenommen werden. Auch intramuskuläre Injektionen sind kontraindiziert.

Die Patienten müssen sich vor Verletzungen schützen, z. B. auch beim Zähneputzen.

Komplikationen

- Schwere Arthrosen entstehen durch wiederholte Blutungen in die Gelenke (Hämarthros).
- Lebensbedrohliche Blutungen (intrakraniell, intrathorakal, abdominell).
- Bildung von Hemmkörpern gegen Faktor VIII.
- Da die Faktorenkonzentrate früher ausschließlich aus Blutplasma hergestellt wurden, haben sich viele Patienten mit Hepatitis- und/oder HI-Viren infiziert. Solche Infektionen sind heute nahezu ausgeschlossen, da die Präparate gereinigt und virusinaktiviert sind bzw. biotechnologisch hergestellt werden.

4.5.2 Disseminierte intravasale Gerinnung

Definition

Disseminierte intravasale Gerinnung *(DIC, Verbrauchskoagulopathie)*

Überschießende Aktivierung des Gerinnungssystems innerhalb der Blutgefäße; Ausbildung zahlreicher kleiner Blutgerinnsel (Mikrothromben) im Gefäßsystem; Folge: Verbrauch von Gerinnungsfaktoren und Thrombozyten, dadurch hämorrhagische Diathese mit Gefahr massiver Blutungen; sekundär: meist Hyperfibrinolyse (gesteigerte Auflösung von Fibrin)

Ursachen

Die übermäßige Aktivierung der Blutgerinnung kann hervorgerufen werden durch einen schweren Schock, eine Sepsis, geburtshilfliche Komplikationen sowie durch Operationen an Organen mit hoher Gerinnungsaktivität im Gewebe wie Lunge (**P**ulmo), **P**ankreas, **P**lazenta oder **P**rostata (4 × P).

Symptome

Im Frühstadium ist eine DIC sehr schwer zu diagnostizieren. Im weiteren Verlauf treten typische Zeichen einer hämorrhagischen Diathese auf: punktförmige und flächenhafte Hautblutungen, Magen-Darm-Blutungen, Nieren- oder Gehirnblutungen. Gleichzeitig kann es durch Mikrothromben und der damit verbundenen schlechten Organdurchblutung zum Organversagen kommen.

Diagnostik

Bei der akuten manifesten DIC sind zahlreiche Blutgerinnungsparameter verändert: Thrombozyten ↓, Fibrinogen ↓, Antithrombin III ↓, Nachweis von Fibrinmonomeren, Quick-Wert ↓, PTT ↑.

Therapie

Am wichtigsten ist, die auslösende Grunderkrankung zu therapieren. Um eine DIC bei gefährdeten Patienten zu verhindern, wird prophylaktisch Heparin gespritzt (verhindert die Bildung von Mikrothromben im frühen Stadium).

Bei einer manifesten DIC müssen die Patienten auf der Intensivstation engmaschig überwacht werden. Sie erhalten Antithrombin III, FFP (fresh frozen plasma = Frischplasma), Fibrinogen- und Thrombozytenkonzentrate. Heparin muss abgesetzt werden.

4.5.3 Thrombozytär verursachte hämorrhagische Diathesen

Thrombozyten werden im Knochenmark gebildet und bereits nach etwa 10 Tagen in der Milz abgebaut. Veränderungen der Thrombozyten sind für ⅔ aller hämorrhagischen Diathesen verantwortlich.

Ursachen und Einteilung

Eine **Thrombozytopenie** (► Abb. 4.5) liegt vor, wenn die Thrombozytenzahl auf ≤ 150.000/µl vermindert ist. Mögliche Ursachen sind:

- Verringerte Produktion von Thrombozyten im Knochenmark, z. B. infolge von Bestrahlung, Zytostatikagabe oder Knochenmarkerkrankungen wie Leukämien
- Beschleunigter Abbau von Thrombozyten in der Milz, z. B. bei Hypersplenismus
- Vermehrter Verbrauch von Thrombozyten im peripheren Blut, z. B. bei DIC oder durch Autoantikörper, z. B. bei idiopathischer thrombozytopenischer Purpura (Morbus Werlhof) und beim systemischen Lupus erythematodes
- Medikamentennebenwirkungen in Form einer toxischen Knochenmarkschädigung bzw. einer allergischen Thrombozytenzerstörung, verursacht z. B. durch Heparin (selten), Cotrimoxazol und andere

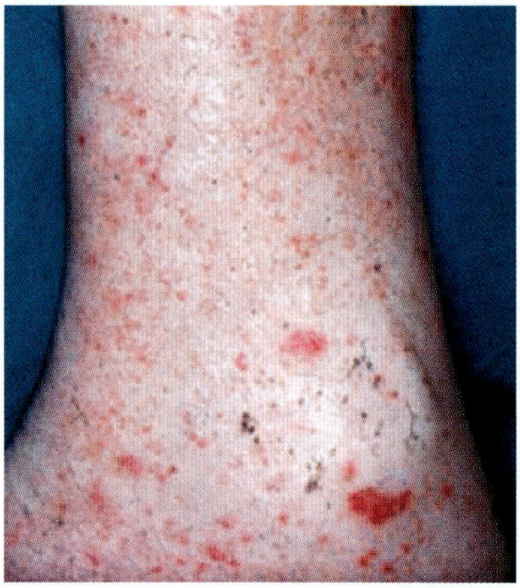

Abb. 4.5 Petechien (punktförmige Blutungen) infolge einer Thrombozytopenie [E413]

Bei einer **Thrombozytopathie** liegt eine Funktionsstörung der Thrombozyten vor, die entweder (selten) vererbt oder (häufiger) erworben ist, z. B. durch Medikamente wie Acetylsalicylsäure, Clopidogrel oder Dextran, durch Nierenversagen mit Urämie oder durch bestimmte Knochenmarkerkrankungen, z. B. Polycythämia vera, Plasmozytom.

Von einer Thrombozytopenie zu unterscheiden ist eine **Thrombozytose,** bei der zu viele Thrombozyten im peripheren Blut zirkulieren. Dadurch besteht die Gefahr der Thrombosebildung mit folgender Lungenembolie.

Symptome

Zu spontanen Blutungen kommt es meist erst, wenn die Zahl der funktionstüchtigen Thrombozyten auf ≤ 30.000/µl Blut erniedrigt ist. Dann zeigen sich petechiale (punktförmige) Hautblutungen sowie Nasenbluten oder eine verstärkte Menstruation.

Diagnostik

- Thrombozytenzählung: Die Anzahl der Thrombozyten sagt allerdings nichts über ihre Funktionstüchtigkeit aus.
- Blutungszeit: Bei einer Thrombozytenstörung oder einer gefäßbedingten Blutungsneigung ist sie verlängert, nicht jedoch bei einer Koagulopathie.
- Weiterhin muss die Ursache der Thrombozytenveränderung ermittelt werden.

Therapie

Die Behandlung besteht in der Therapie der Grunderkrankung und dem Meiden aller auslösenden Medikamente. Wenn dies nicht möglich ist, müssen Thrombozyten in Form von Thrombozytenkonzentraten substituiert werden.

Bei der idiopathischen thrombozytopenischen Purpura werden Kortikosteroide oder Immunglobuline gegeben. Ist diese Therapie erfolglos, wird die Milz operativ entfernt (Splenektomie). Letzte Möglichkeit ist die Gabe von Immunsuppressiva.

4.5.4 Vaskulär verursachte hämorrhagische Diathesen

Zu vaskulär bedingten hämorrhagischen Diathesen kommt es durch Schädigung der Blutgefäße, den sogenannten Vaskulopathien oder Vasopathien, die entweder vererbt oder erworben sind.

Morbus Osler

Beim Morbus Osler handelt sich um eine autosomal-dominante Erbkrankheit. Typisch sind punktförmige Gefäßerweiterungen (Teleangiektasien) an Lippen, Zunge, Nasenschleimhaut, im Magen-Darm-Trakt und in den Atemwegen (► Abb. 4.6). Es kommt gehäuft zu Nasenbluten, gastrointestinalen Blutungen und Hämoptoe (Bluthusten).

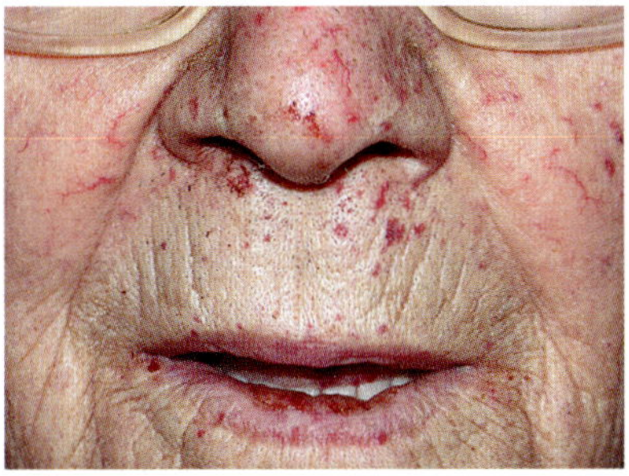

Abb. 4.6 Patient mit Morbus Osler. Typisch sind die zahlreichen Teleangiektasien im Gesichtsbereich. [E307]

Purpura Schönlein-Henoch

Diese erworbene Vaskulitis kommt insbesondere bei Kindern vor. Es handelt sich dabei um eine allergische Immunreaktion vom Typ III, bei der es zu Ablagerungen von IgA-haltigen Immunkomplexen in den kleinen Blutgefäßen kommt. Sie tritt oft nach einem Infekt auf und äußert sich mit Fieber, Gelenk- und Bauchschmerzen. Typisch ist ein Hautausschlag mit kleinsten Einblutungen, sog. **Petechien,** besonders an den Streckseiten der Beine (► Abb. 4.5). Häufig treten gastrointestinale Blutungen und eine Glomerulonephritis mit Makrohämaturie auf. Therapeutisch werden Kortikosteroide gegeben, bei schweren Verläufen zusätzlich Cyclophosphamid.

Vitamin-C-Mangel

Ein extremer Mangel an Vitamin C ruft bei Erwachsenen **Skorbut** hervor, der zu einer erhöhten Kapillarbrüchigkeit führt. Folge sind Blutungs- und Infektneigung sowie Zahnausfall. Skorbut trat früher häufig bei Seefahrern auf, die auf langen Fahrten unzureichend mit Vitamin-C-haltigen Nahrungsmitteln versorgt waren.

4.6 Amyloidose

Definition

Amyloidose

Ablagerung verschiedener Proteine (Amyloid) im Interstitium verschiedener Organe, Gefäße und Nerven; Ursache: gestörte Proteinfaltung

Ursachen und Einteilung

Häufig liegt der Amyloidose eine andere Erkrankung zugrunde. Es wird zwischen systemischen und lokalisierten Amyloidosen unterschieden. Je nach biochemischer Struktur des Amyloids gibt es verschiedene Formen:

- Immunglobulin-assoziierte Amyloidose, z. B. bei einem Plasmozytom
- Sekundäre Amyloidose, z. B. bei malignen Tumoren oder chronisch entzündlichen Erkrankungen wie Tuberkulose, rheumatoide Arthritis, Morbus Crohn, Colitis ulcerosa

- Familiäre Amyloidose, autosomal dominant vererbt
- Amyloidose bei jahrelanger Hämodialyse

Häufig betroffen sind Magen-Darm-Trakt, Nieren, Herz und peripheres Nervensystem. Seltener betroffen sind Leber, Milz oder Nebennieren.

Symptome

Falls die Amyloidose durch eine andere Grunderkrankung ausgelöst wurde, liegen Symptome dieser Erkrankung vor. Im Übrigen hängen die Beschwerden von den befallenen Organen ab:

- Nieren → Proteinurie, nephrotisches Syndrom, Niereninsuffizienz
- Herz → Herzinsuffizienz, Reizleitungsstörungen
- Nervensystem → Polyneuropathie, autonome Neuropathie mit Durchfall, Verstopfung, Impotenz, Inkontinenz, orthostatische Hypotonie
- Zunge → Makroglossie
- Leber → Hepatomegalie

Diagnostik

Aus einem betroffenen Organ (z. B. Rektum, Niere, Myokard) wird Gewebe entnommen. Das Amyloid kann darin mit verschiedenen Techniken nachgewiesen werden.

Therapie

Die vorliegende Grunderkrankung muss behandelt werden. Die weitere Therapie richtet sich nach den jeweiligen Organmanifestationen.

4.7 Lymphangitis und Lymphadenitis

Definition

Lymphangitis

Entzündung der Lymphgefäße durch Übergreifen einer benachbarten Gewebsentzündung oder Einschwemmung von Krankheitserregern auf anderem Weg

Definition

Lymphadenitis

Entzündung der Lymphknoten; Ursache: vgl. Lymphangitis

Symptome

Entzündete Lymphgefäße breiten sich ausgehend von einer infizierten Verletzung zum Körperstamm hin aus. Sie sind als roter Strang sichtbar, fühlen sich warm an und sind druckschmerzhaft. Wiederholte Lymphgefäßentzündungen können zu einem Lymphödem führen.

Entzündete Lymphknoten sind vergrößert und druckschmerzhaft. Die über dem betroffenen Knoten liegende Haut kann gerötet und überwärmt sein. Oft treten zusätzlich Fieber und körperliche Abgeschlagenheit auf. Selten bildet sich ein Lymphknotenabszess.

Komplikation einer Entzündung der Lymphgefäße kann eine Sepsis sein.

Therapie

Meist muss die Entzündung medikamentös mit Antibiotika behandelt werden. Das betroffene Körperteil wird ruhiggestellt, gekühlt und nach Möglichkeit hoch gelagert. Der Entzündungsherd selbst muss saniert werden. Bildet sich ein Lymphknotenabszess, muss operativ eingegriffen werden.

Wiederholungsfragen

1. Was ist eine Anämie?
2. Nennen Sie Ursachen für eine Eisenmangelanämie?
3. Welches Vitamin fehlt dem Körper bei einer perniziösen Anämie.
4. An welche Erkrankung denken Sie beim Vorliegen von Müdigkeit, Abgeschlagenheit, verminderter Leistungsfähigkeit, Hautblässe, Belastungsdyspnoe, Tachykardie und Hypotonie?
5. Nennen Sie Beispiele für Autoimmunerkrankungen sowie für Immunschwächeerkrankungen.
6. Beschreiben Sie das klinische Bild einer akuten Leukämie.
7. Welche Lymphome kennen Sie?
8. Wodurch ist die Hämophilie verursacht (zwei Formen) und wie wird sie behandelt?
9. Wodurch kann eine DIC verursacht sein?
10. Was ist der Unterschied zwischen einer Thrombozytopenie und einer Thrombozytopathie?
11. Was ist eine Amyloidose?

Erkrankungen der Atemwege und der Lunge

5

Überblick

Dieses Kapitel führt die wichtigsten Erkrankungen der Atemwege und der Lunge auf. Zu Beginn wiederholt es die dazugehörige Anatomie und Physiologie (► Kap. 5.1). Zudem finden sich Antworten unter anderem auf folgende Fragen:

- Was sind die bedeutendsten infektiösen Erkrankungen der Atemwege und Lunge? (► Kap. 5.2) Hier findet auch COVID-19 besondere Beachtung.
- Welche obstruktiven Lungenerkrankungen gibt es? (► Kap. 5.4)
- Was sind restriktive Lungenerkrankungen? (► Kap. 5.5)

Anschließend finden Sie Informationen zu Ursache, Symptomen, Diagnostik und Therapie bei Mukoviszidose (► Kap. 5.6), Schlafapnoe-Syndrom (► Kap. 5.7), Bronchialkarzinom (► Kap. 5.8), dem akuten Lungenversagen (► Kap. 5.9) und der Lungenembolie (► Kap. 5.10). Danach werden die Erkrankungen der Pleura näher beleuchtet und adäquate Antworten auf folgende Fragen gegeben:

- Was sind die Ursachen einer Pleuritis? (► Kap. 5.11.1)
- Was ist der Unterschied zwischen Transsudat und Exsudat bei einem Pleuraerguss? (► Kap. 5.11.2)
- Welche Symptome können auf ein Pleuraempyem hinweisen? (► Kap. 5.11.3)
- Welche Formen des Pneumothorax gibt es? (► Kap. 5.11.4)

5.1 Anatomie und Physiologie der Atemwege und der Lunge

5.1.1 Anatomie

Trachea und Bronchien

Unterhalb des Kehlkopfs beginnt die Trachea (Luftröhre, ► Abb. 5.1). Sie ist 10–12 cm lang und endet an der Gabelungsstelle (Bifurkation) in die beiden **Hauptbronchien.** Der rechte Hauptbronchus teilt sich nach wenigen Zentimetern in drei **Lappenbronchien,** während der linke Hauptbronchus sich lediglich in zwei Lappenbronchien teilt. Diese fünf Lappenbronchien ziehen jeweils zu einem Lungenlappen. Dort teilen sie sich weiter in **Segmentbronchien.** Durch mehr als zwanzig solcher Teilungsschritte entsteht das weit verzweigte System des **Bronchialbaums.** Die kleinsten Bronchien haben einen Durchmesser von weniger als 1 mm und werden **Bronchiolen** genannt. Sie setzen sich in die mit den **Lungenbläschen** (Alveolen) besetzten **Alveolargänge** fort.

Lunge

Die Lunge (Pulmo) besteht aus dem rechten und dem linken **Lungenflügel.** Der rechte Lungenflügel wird durch zwei schräg verlaufende Spalten in drei **Lappen** und diese durch Bindegewebe wiederum in insgesamt zehn **Segmente** unterteilt. Durch das nach links verschobene Herz ist der linke Lungenflügel kleiner als der rechte. Er wird durch eine schräg verlaufende Spalte in nur zwei Lappen unterteilt, die über insgesamt neun Segmente verfügen. Die Lungenflügel werden durch den **Mittelfellraum** (Mediastinum) voneinander getrennt.
Die Lunge ist durch die Rippen geschützt und liegt mit ihrer Basis dem Zwerchfell auf. Die Lungenspitzen ragen etwas über die Schlüsselbeine hinaus. An den medialen Seiten der Lungenflügel treten im **Lungenhilus** Bronchien, Arterien und Nerven in die Lunge ein, Venen und Lymphbahnen treten aus.

Blutversorgung

Die Lunge verfügt über zwei Gefäßsysteme. **Lungenarterien** und **-venen** (Aa. und Vv. pulmonales) bilden den Lungenkreislauf, über den die Atemgase zwischen Blut und Atemluft ausgetauscht werden. Daneben existiert ein eigenes Versorgungssystem für das Lungengewebe, das von Ästen aus der Aorta, den **Bronchialarterien** (Aa. bronchiales) gebildet wird. Sie sind nicht am Gasaustausch zwischen Blut und Atemluft beteiligt. Ihr O_2-armes Blut verlässt über die **Bronchialvenen** (Vv. bronchiales) die Lunge.

Pleura

Die Oberfläche der Lunge ist vom **Lungenfell** (Pleura visceralis) überzogen. Am Lungenhilus

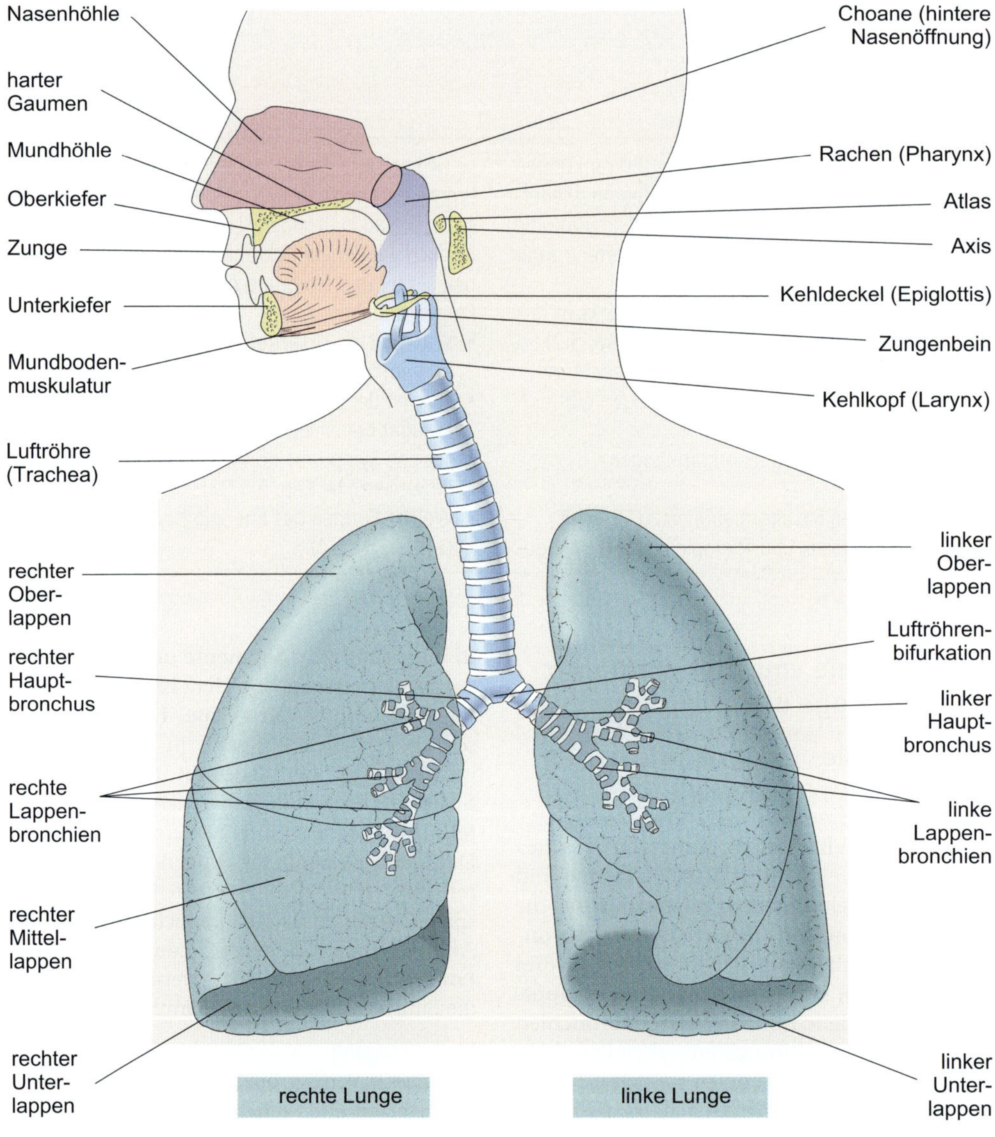

Abb. 5.1 Aufbau des Atmungssystems [L190]

schlägt das Lungenfell in das **Brustfell** (Pleura parietalis) um. Das Brustfell kleidet das Zwerchfell, das Mediastinum, Rippen, Wirbelsäule und Brustbein zur Lunge hin aus. Die beiden Pleurablätter (Pleura visceralis und Pleura parietalis) bilden zwischen sich einen geschlossenen Spalt, den **Pleuraspalt,** der nicht mit dem Außenraum verbunden ist. Er ist mit ca. 5 ml seröser Gleitflüssigkeit pro Pleuraspalt gefüllt, sodass sich die Lunge bei der Atmung reibungsfrei bewegen kann.

5.1.2 Physiologie

Lungenfunktionsdiagnostik

Eine wichtige Rolle bei der Diagnostik verschiedener Lungenerkrankungen spielt die Lungen-

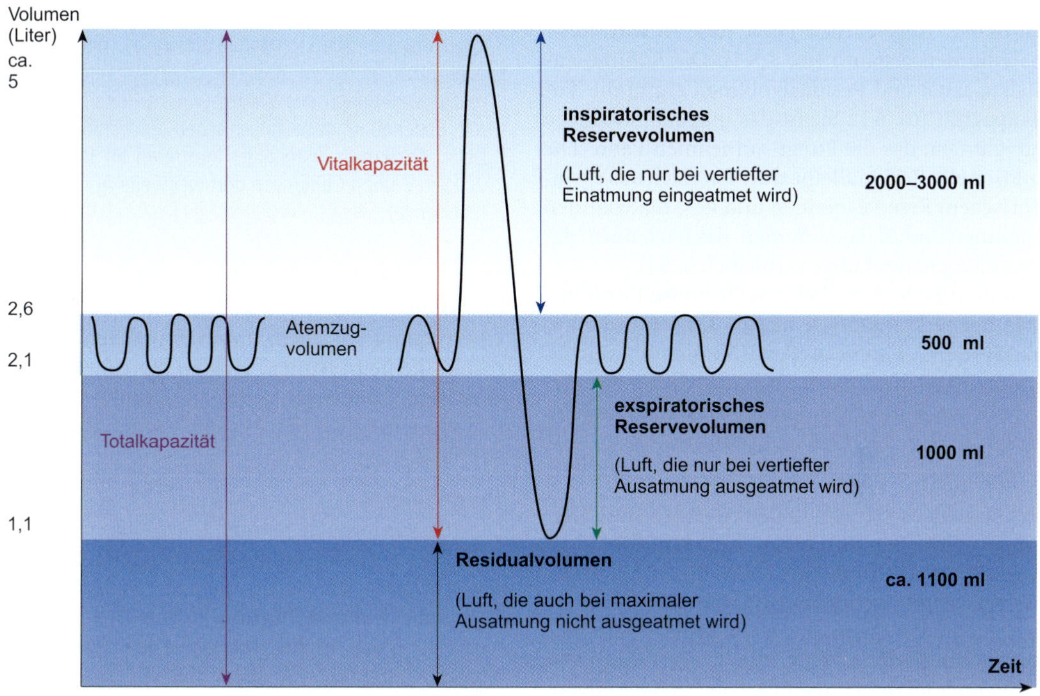

Abb. 5.2 Lungen- und Atemvolumina eines Erwachsenen [L190]

funktionsprüfung. Sie umfasst mehrere Untersuchungen, deren Ergebnisse eine Aussage über die Leistungsfähigkeit der Lunge (unter anderem Ventilation und Compliance) erlauben. Um die Lungenvolumina und deren Veränderungen zu beurteilen, setzt man die **Spirometrie** ein. Der Patient atmet durch einen Schlauch aus einem geschlossenen System Luft ein und aus. Dabei werden die Volumenveränderungen der Lunge aufgezeichnet.

Atemmechanik

Einatmung (Inspiration) und **Ausatmung** (Exspiration) sind Folge der Aktivität der Atemmuskulatur, durch deren Kontraktion das Volumen der Lunge rhythmisch verändert wird.

Bei der Einatmung führt die Kontraktion des Zwerchfells und der äußeren Zwischenrippenmuskulatur zu einer Erweiterung des Brustraums und der Lunge. In der Lunge entsteht so gegenüber der Außenluft ein Unterdruck, wodurch die Luft angesaugt wird und in die Lunge einströmt. Während die Einatmung aktiv erfolgt, läuft die Ausatmung vorwiegend passiv ab. Nach Erschlaffung der Einatemmuskulatur kommt es aufgrund der Eigenelastizität von Lungengewebe und Brustkorb zu einer passiven Verengung des Brustkorbs und zum Ausströmen der Atemluft – genauso, wie ein aufgeblasener Luftballon von selbst in seinen Ausgangszustand zurückkehrt. Die Ausatmung kann durch die innere Zwischenrippenmuskulatur und die Bauchmuskulatur unterstützt werden.

Atem- und Lungenvolumina

Ein gesunder, erwachsener Mann atmet pro Atemzug etwa 500 ml Luft ein und wieder aus (= **Atemzugvolumen,** ▸ Abb. 5.2). Bei 14–16 Atemzügen/Minute ergibt das ein **Atemminutenvolumen** von ca. 7,5 l. Durch verstärkte Inspiration (nach der normalen Einatmung) können zusätzlich weitere 2–3 l Luft eingeatmet werden (= **inspiratorisches Reservevolumen).** Durch verstärkte Ausatmung (nach der normalen Ausatmung) kann eine weitere Luftmenge von ca. 1,5 l ausgeatmet werden (= **exspiratorisches Reservevolumen).** Addiert man zu dieser das Atemzugvolumen und das inspiratorische Reservevolumen, so erhält man die **Vitalkapazität** (ca. 4,5 l). Dieser Wert gibt damit das maximal ein- und ausatembare Luftvolumen wieder.

Aber auch nach stärkster Ausatmung bleibt noch Luft in der Lunge zurück. Diese Restluft wird **Residualvolumen** genannt (ca. 1,5 l). Die Summe aus Vitalkapazität und Residualvolumen ergibt die **Totalkapazität** (ca. 6 l). Sie ist das maximal mögliche Luftvolumen, das die Lunge aufnehmen kann. Die **funktionelle Residualkapazität** setzt sich aus exspiratorischem Reservevolumen und Residualvolumen zusammen und ist das Volumen, das nach normaler Ausatmung in der Lunge verbleibt (ca. 3 l).
Besondere Bedeutung bei der Diagnose bestimmter Lungenerkrankungen hat die **Einsekundenkapazität** (FEV_1, Tiffeneau-Test). Sie gibt an, welches Volumen aus maximaler Einatemstellung in einer Sekunde ausgeatmet werden kann. Beim Gesunden beträgt sie 80 % der Vitalkapazität, also 3,6 l.

Gasaustausch

Der Gasaustausch findet in den Alveolen statt. Diese sind außen netzförmig von den Kapillaren des Lungenkreislaufs umgeben. Über die Lungenarterien gelangt O_2-armes und CO_2-reiches Blut von der rechten Herzkammer an die Lungenbläschen. Dort diffundiert das CO_2 durch die Wand der Kapillaren und der Lungenbläschen in die Lungenbläschen hinein, während der Sauerstoff in entgegengesetzter Richtung aus den Lungenbläschen in die Lungenkapillaren diffundiert.
Der Gasaustausch in der Lunge wird beeinflusst durch:

- **Lungenbelüftung** (Ventilation): Je mehr Alveolen belüftet werden, desto mehr O_2 steht für den Gasaustausch zur Verfügung. Dies kann durch eine Steigerung des Atemminutenvolumens (= Atemfrequenz × Atemzugvolumen) erreicht werden.
- **Lungendurchblutung** (Perfusion): Je mehr Kapillaren durchblutet werden, desto größer wird die Kontaktfläche des Bluts zu den Kapillaren und Lungenbläschen und desto größer ist der Gasaustausch.

5.2 Infektiöse Erkrankungen der Atemwege und Lunge

5.2.1 COVID-19

Definition

COVID-19 *(Corona-Erkrankung)*

Durch das Coronavirus SARS-CoV-2 (**s**evere **a**cute **r**espiratory **s**yndrome **co**rona**v**irus type **2**) hervorgerufene Infektionserkrankung; COVID-19 steht für „Corona virus disease 2019"; Manifestation an der Lunge, aber auch an vielen anderen Organsystemen; zahlreiche Mutationen des Wildtyp-Virus (Alpha-Variante) mit Benennung nach griechischen Buchstaben (z. B. Delta, Omikron); erstmaliges Auftreten im Dezember 2019 in Wuhan/China, von dort weltweite Ausbreitung (Pandemie)

Ursachen

Übertragung vor allem durch Tröpfchen und Aerosole, die beim Atmen, Husten, Sprechen, Singen entstehen. Übertragung durch Kontakt-/Schmierinfektion möglich. Es besteht namentliche Meldepflicht.

Symptome

Die Inkubationszeit beträgt 1–14 Tage (im Mittel 5–6 Tage). Infektiosität besteht bereits 1–2 Tage vor Auftreten der ersten Symptome bis etwa 10 Tage nach Symptombeginn.

- Ca. 40 % der Infektionen verlaufen asymptomatisch, Patienten sind aber infektiös.
- Ca. 40 % milder Verlauf mit unspezifischen Symptomen: Husten, Fieber, Verlust von Geruchs- und Geschmackssinn, Halsschmerzen, Kopfschmerzen, Muskel- und Gelenkschmerzen.
- Schwerer Verlauf mit Pneumonie, schwere Dyspnoe, Tachypnoe, Übergang in ARDS (► Kap. 5.9) mit Beatmung, Hyperinflammationssyndrom mit Multiorganversagen.
- Bei älteren Menschen kann ein unklarer Verwirrtheitszustand (Delir) erstes und einziges Symptom sein.
- Weitere Symptome:
  - Neurologisch: Schwindel, Verwirrtheit, Meningitis, Hirninfarkt.
  - Gastrointestinal: Übelkeit, Erbrechen, Durchfall.
  - Kardiovaskulär: Thrombembolische Ereignisse, Myokardschädigungen, Herzrhythmusstörungen, Herzinsuffizienz.
  - Nephrologisch: dialysepflichtiges Nierenversagen.
- Langzeitfolgen (Post-COVID-Syndrom, Long-COVID-Syndrom): Einschränkung der Lungenfunktion, Herzinsuffizienz, Müdigkeit, Gedächtnisstörungen, posttraumatische Belastungsstörung.

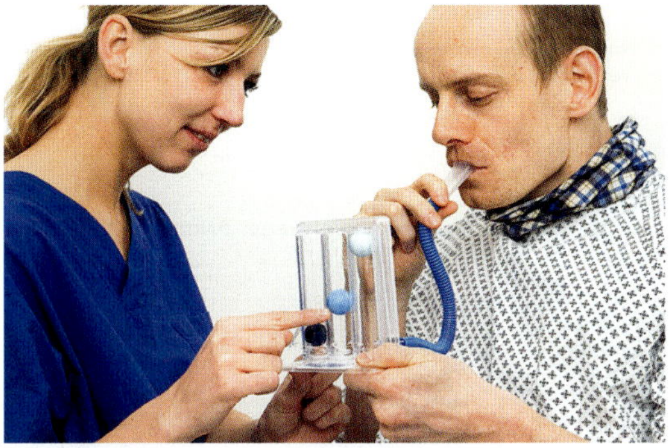

Abb. 5.4 Atemübungen. Der Patient soll die Bälle möglichst lange schweben lassen. So wird die Belüftung insbesondere der basalen Lungenabschnitte verbessert. [K115]

Medikamentöse Therapie

Nachdem Material zur Bestimmung des Erregers gewonnen ist, wird mit einer ungezielten Antibiotikatherapie begonnen. Liegt das Antibiogramm vor, kann auf eine gezielte Behandlung umgestellt werden. Ambulant erworbene Pneumonien sprechen meist gut auf Antibiotika an. Im Gegensatz dazu ist eine nosokomiale Pneumonie häufiger unempfindlich gegen Antibiotika.

- Zu Hause erworbene bakterielle Pneumonie: Aminopenicillin, Makrolidantibiotikum, Tetrazyklin.
- Nosokomiale Pneumonie: Cephalosporine, Acylaminopenicillin, Fluorchinolone, Carbapenem, häufig in Kombination.
- Pilzpneumonie: Antimykotika.
- Virale Pneumonie: Eine spezifische Therapie mit Virostatika ist nur in einem ganz frühen Stadium erfolgsversprechend. Antibiotika sind wirkungslos.

Komplikationen

- Bei schwerem Verlauf kann die Pneumonie zu einer Ateminsuffizienz mit zunehmender Dyspnoe führen. In der Blutgasanalyse zeigt sich ein niedriger pO_2 und eventuell ein Anstieg des pCO_2. Die Patienten benötigen dann O_2, gegebenenfalls müssen sie intubiert und beatmet werden.
- Die eitrige Einschmelzung von Lungengewebe führt zu Lungenabszessen.
- Eine Begleitpleuritis kann mit einem Pleuraerguss oder einem Pleuraempyem (Eiteransammlung im Pleuraspalt) einhergehen.
- Weitere Komplikationen entstehen bei Streuung der Erreger: Sepsis, Otitis media, Meningitis, Hirnabszess, Endokarditis.
- Bei Bettruhe Gefahr der Thrombose mit Embolie.

Erläuterung zum Fallbeispiel

Herr Ludwig ist gefährdet

Folgende Maßnahmen zur Pneumonieprophylaxe sind denkbar:

- Aktive und/oder passive Bewegungsübungen unter Berücksichtigung der individuellen Allgemein- und Atemsituation
- Atemtherapeutische Maßnahmen, z. B. einfache Atemübungen wie Aufforderung zum tiefen Ein- und Ausatmen, Kontaktatmung, Ausatmung gegen Widerstand (PEP-Atmung) oder Nutzung von Atemtrainern
- Atemunterstützende Positionierungen, z. B. Dehnpositionierungen oder V-A-T-I-Positionierungen

5.2.5 Tuberkulose

Definition

Tuberkulose *(Tbc, Schwindsucht)*

Durch **Mycobacterium tuberculosis** übertragene Infektionskrankheit; häufig Lunge betroffen, aber auch andere Organe; Meldepflicht bei aktiver Tuberkulose und bei Todesfall durch Tbc

Ursachen und Einteilung

Mykobakterien werden durch Tröpfcheninfektion von Mensch zu Mensch übertragen. In den Industrieländern hat die Tbc stark abgenommen, in den Entwicklungsländern gehört sie jedoch zu den häufigsten Infektionskrankheiten. Besonders gefährdet sind AIDS-Kranke, Drogenabhängige, Alkoholkranke, Obdachlose, Immigranten und ältere Menschen. Begünstigend wirken auch Medikamente, die die Immunabwehr schwächen wie Kortikosteroide und Zytostatika. Bei einem intakten Immunsystem erkranken nur etwa 5 % der Infizierten.

Stadieneinteilung

Latente tuberkulöse Infektion: Erster Kontakt mit Mykobakterien mit erfolgreicher Eindämmung des Erregers, ein Tuberkulin-Hauttest ist positiv, radiologisch kann jedoch kein Organbefund nachgewiesen werden.

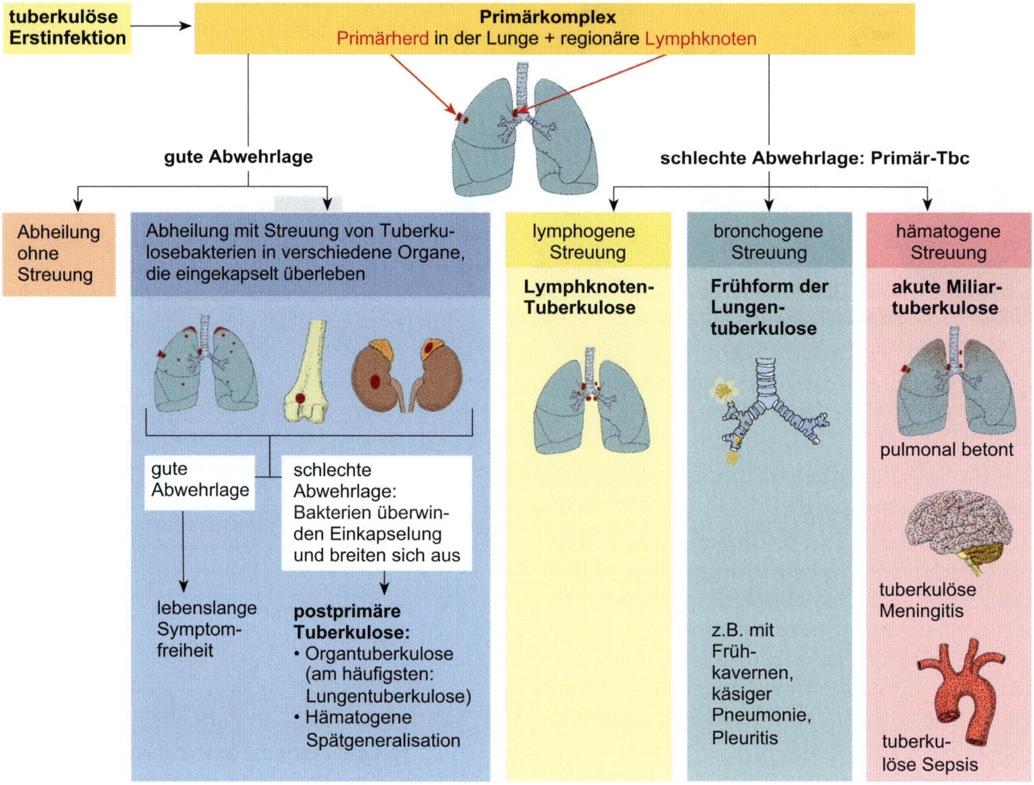

Abb. 5.5 Pathogenese der Tuberkulose [L215]

Primärtuberkulose: Erste Organmanifestation, Mykobakterien kapseln sich in der Lunge ab (**Primärkomplex** = intrapulmonaler Herd + lokale Lymphknotenreaktion, ▸ Abb. 5.5) und können so zum Ausgangspunkt einer erneuten Infektion werden.

Postprimäre Tuberkulose: Bakterien, die sich im Organismus abgekapselt haben, werden reaktiviert und lassen die Erkrankung erneut aufflackern. Sie tritt meist auf, wenn der Patient abwehrgeschwächt ist.

Symptome

Primärtuberkulose

Meist verläuft die Primärtuberkulose für den Patienten unbemerkt oder mit unspezifischen Symptomen wie Husten, leichtem Fieber und Schwäche. Bei schlechter Abwehrlage kommen hinzu:

- Starke Anschwellung der Lymphknoten des Lungenhilus (Lymphknoten-Tbc).
- Frühform der Lungentuberkulose: Pleuritis, käsige Pneumonie mit Einschmelzungen, Frühkavernen.
- Miliartuberkulose: Wenn die Tuberkelbakterien über den Organismus streuen und der Patient abwehrgeschwächt ist, kann es zu schweren tuberkulösen Entzündungen der Lunge und anderer Organe mit dicht gesäten kleinen Entzündungsherden (milium = Hirsekorn) kommen, Sepsis.
- Minimal lesions (engl.: kleinste Läsionen): Vom Primärkomplex ausgehend können Tuberkelbakterien in andere Organe streuen und sich dort abkapseln. Das ist vorerst harmlos, die Erreger können jedoch von hier Ausgangspunkt einer postprimären Tuberkulose werden.

Postprimäre Tuberkulose

In 80 % der Fälle betrifft eine Reaktivierung der Tuberkelbakterien die Lunge, in 20 % werden durch

Aktivierung alter minimal lesions auch andere Organe befallen, vor allem Urogenitaltrakt (Genitaltuberkulose), Knochen, Gelenke, Pleura und Lymphknoten.
Auch die postprimäre Lungen-Tbc verläuft für den Patienten anfangs häufig unbemerkt. Mögliche Symptome sind Leistungsabfall, Müdigkeit, Gewichtsverlust, subfebrile Temperaturen, Nachtschweiß und chronischer Husten mit zunehmendem Auswurf.

Offene und geschlossene Tuberkulose

Bei einer offenen Tuberkulose sind in Sputum, Urin, Menstruationsblut oder Magensaft Tuberkelbakterien nachweisbar. Dies bedeutet, dass der Patient ansteckend ist. Bei der geschlossenen Tuberkulose ist das nicht der Fall.

Diagnostik

- Tuberkulin-Hauttest (THT): Tuberkuloprotein wird an der Ellenbeuge intrakutan gespritzt oder mit einem Stempel (Tine-Test®) eingebracht. So wird die immunologische Spätreaktion des Organismus auf das Tuberkuloprotein getestet. Der Test wird nach 72 Stunden abgelesen. Ein positives Ergebnis kann frühestens 5–6 Wochen nach erfolgter Primärinfektion erwartet werden. Bei positiver Reaktion tritt eine Schwellung von mindestens 6 mm Durchmesser auf. Dies beweist lediglich einen stattgefundenen Kontakt des Immunsystems mit Tuberkelbakterien (durch Infektion oder Impfung), nicht aber eine aktive Tbc-Erkrankung. Bei negativem Test ist das Vorliegen einer Tbc unwahrscheinlich.
- Interferon-γ-Test: Nachweis einer Tbc, unabhängig von einer stattgefundenen Tbc-Impfung.
- Röntgen-Thorax: Ein typischer tuberkulöser **Primärkomplex** besteht aus einem umschriebenen Lungeninfiltrat und vergrößerten Lymphknoten am Hilus. In späteren Stadien einer Lungentuberkulose entwickeln sich oft **Kavernen** (umschriebene Hohlräume durch Gewebseinschmelzung).
- Mehrmalige bakteriologische Untersuchung von Sputum, Bronchialsekret (bronchoalveoläre Lavage), Liquor, Schleimhautabstrichen, Urin (bei Verdacht auf Tbc des Urogenitaltrakts) oder Lymphknotenpunktion mittels Kultur, PCR.

Therapie

Jede aktive Tbc muss behandelt werden, zu Anfang meist stationär. Bei offener Tbc müssen die Patienten isoliert werden. Die Patienten sollen auf Alkohol und Nikotin verzichten. Die medikamentöse Behandlung erfolgt mit einer Viererkombination von **Tuberkulostatika** (= gegen Tuberkulosebakterien wirksame Chemotherapeutika) über 2 Monate (Isoniazid, Rifampicin, Pyrazinamid, Ethambutol) und anschließend mit einer Zweierkombination (Isoniazid, Rifampicin) über weitere 4 Monate (▸ Tab. 5.1). Die Einnahme der Medikamente muss gut überwacht werden, da sich bei unregelmäßiger Einnahme schnell Resistenzen entwickeln. Aufgrund der Nebenwirkungen müssen Leber- und Nierenwerte engmaschig überwacht werden. Wichtig sind zudem augenärztliche und HNO-ärztliche Kontrolluntersuchungen.
Bei besonders gefährdeten Patienten (mit Abwehrschwäche, unter Immunsuppression oder bei AIDS-Erkrankten) kann eine Chemoprophylaxe mit Isoniazid erwogen werden.

Tab. 5.1 Überblick über die wichtigsten Tuberkulostatika

Substanz (Abk.)	Handelsname (Bsp.)	Wichtigste Nebenwirkungen	Besonderheiten
Isoniazid (INH)	Isozid®	Hepatotoxisch, sensible Polyneuropathie	Alkoholverbot, Leberenzymkontrollen
Rifampicin (RMP)	Rifa®	Hepatotoxisch, anaphylaktische Reaktionen	„Pille" eventuell unwirksam
Ethambutol (EMP)	Myambutol®	Sehstörungen, nephrotoxisch	Regelmäßige Sehtests
Pyrazinamid (PZA)	Pyrafat®	Harnsäureanstieg, hepato- und nephrotoxisch, Myopathie, Arthralgie	Zusätzliche Gabe von Allopurinol, Leberenzymkontrollen
Streptomycin (SM)	Strepto-Fatol®	Nephro- und ototoxisch	Regelmäßige Gehörkontrollen, Reservepräparat

Komplikationen

Bei der Lungen-Tbc kann es zur Lungenblutung kommen, die nach Möglichkeit bronchoskopisch gestillt wird. Weiterhin kann ein Pneumothorax (Luftansammlung im Pleuraspalt mit Kollaps der Lunge) sowie eine respiratorische Insuffizienz mit Cor pulmonale (► Kap. 2.5) auftreten. Für den Patienten besteht insbesondere bei einer geschwächten Abwehrlage die Gefahr der Erregerstreuung mit nachfolgender Meningitis, Perikarditis, Pneumonie und Sepsis.

> **Kritischer Blick**
>
> Die Therapie der Tuberkulose bedarf einer sehr regelmäßigen und zuverlässigen Medikamenteneinnahme durch den Patienten. Problematisch ist die Zunahme multiresistenter Tuberkulosen insbesondere in Osteuropa, deren Erreger mindestens gegen Isoniazid und Rifampicin resistent sind. Ursache ist häufig eine fehlerhafte Einnahme/Compliance während der Behandlung mit Erstrang-Antituberkulostatika. Bestehen auch nur geringste Zweifel an einer regelmäßigen Medikamenteneinnahme, sollte die Einnahme überwacht werden. Hierbei kommt den Gesundheitsämtern eine besondere Rolle zu. Sollte ein Patient die Behandlung unterbrechen oder verweigern, kann er in einem geeigneten Krankenhaus untergebracht werden, um eine Gefährdung Dritter zu vermeiden.

5.3 Lungenabszess

> **Definition**
>
> **Lungenabszess**
>
> Durch Einschmelzung von Gewebe in der Lunge entstandene Höhle mit Eiteransammlung; meist bakterielle Mischinfektion

Ursachen

Lungenabszesse können entstehen bei Aspiration oraler Sekrete, Pneumonie, Lungenkontusion (stumpfe Verletzung der Lunge, z. B. nach Thoraxverletzung) oder durch verschleppte Keime aus dem Nasen-Rachen-Raum (Infektion der Tonsillen oder Nasennebenhöhlen). Weiterhin können Lungenabszesse durch hämatogene Streuung, z. B. bei Zahnabszess, Prostatitis oder Osteomyelitis oder durch lymphogene Streuung, z. B. bei Oberlippenfurunkel, Mundbodenphlegmone, entstehen.

Symptome

Die Symptome verlaufen chronisch mit Husten, Fieber, Schweißausbrüchen und Gewichtsverlust. Ein Abszess kann jedoch auch klinisch stumm bleiben. Nach Einbruch des Abszesses in das Bronchialsystem kommt es zu übel riechendem Auswurf.

Diagnostik

- Röntgen-Thorax: Der Abszess stellt sich als unscharfe Verschattung der Lunge dar, eventuell mit Flüssigkeitsspiegel (Eiter).
- Bronchoskopie: Bei Spiegelung der Bronchien kann der Entzündungsherd lokalisiert und Sekret zur Keimanalyse entnommen werden.
- Kulturelle Untersuchung von Sputum und Blut.
- Labor: CRP ↑, Leukozytose.

Therapie

Der Abszess wird mittels Sonografie dargestellt und punktiert. Die Höhle kann über einen dünnen Schlauch gespült und drainiert werden. Antibiotika werden nach einer Keimbestimmung anfangs intravenös gegeben, später kann auf orale Antibiose umgestellt werden. Bei ausgedehnten Befunden muss eventuell der Thorax operativ eröffnet und der Abszess ausgeräumt werden.

5.4 Obstruktive Lungenerkrankungen

> **Definition**
>
> **Obstruktive Lungenerkrankung**
>
> Eingeengte Atemwege führen zu erhöhtem Atemwegswiderstand mit erschwerter Atmung; Symptome je nach Lokalisation der Engstelle; Unterscheidung zwischen Verlegung der großen oberen bzw. kleinen unteren Atemwege

Bei einer Stenose der oberen Atemwege (Trachea, größere Bronchien) kommt es vor allem bei der Inspiration zu einer Atembehinderung und es kann ein pfeifendes Geräusch (Stridor) gehört werden. Ursachen sind z. B.:

- Aspiration
- Schlafapnoe-Syndrom
- Ödem von Glottis oder Kehlkopf

Bei einer Stenosierung der unteren Atemwege ist vor allem die Exspiration erschwert, verlängert und muss aktiv unterstützt werden. Die eingeatmete

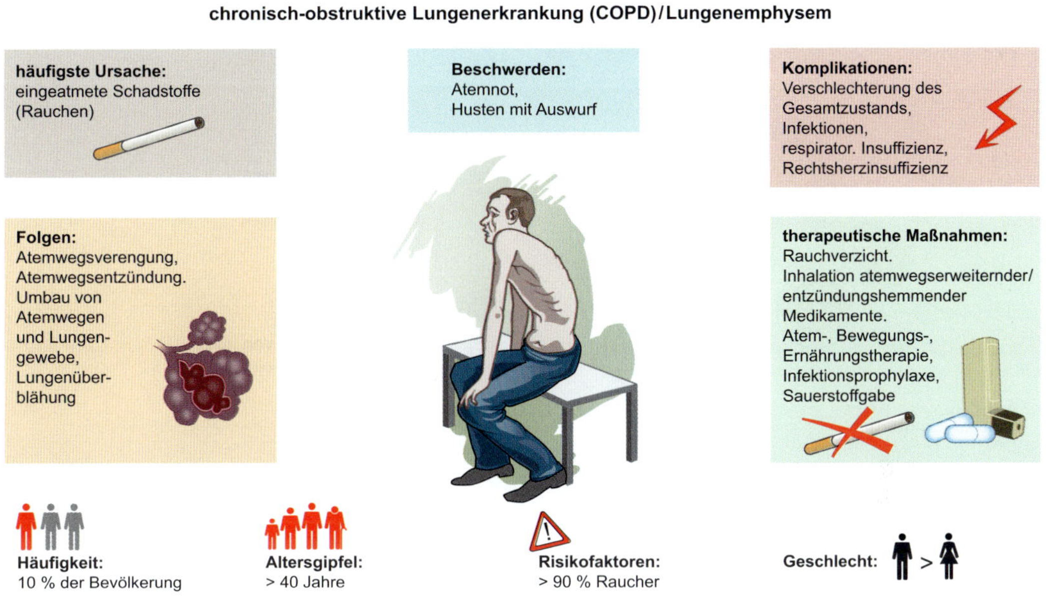

Abb. 5.6 Übersicht chronisch obstruktive Lungenerkrankung (COPD) [L255]

Luft kann nicht mehr vollständig entweichen und es sammelt sich immer mehr Luft distal der Stenose an. Durch die so „gefesselte Luft" (trapped air) kann es zu einer Überblähung der Lunge kommen. Ursachen sind:

- Asthma bronchiale
- Chronisch obstruktive Lungenerkrankung (engl. chronic obstructive pulmonary disease, COPD) (► Kap. 5.4.1)
- Lungenemphysem (► Kap. 5.4.2)
- Tumoren
- Stark vergrößerte Schilddrüse (Struma)

5.4.1 Chronisch obstruktive Lungenerkrankung (COPD)

Definition

Chronisch obstruktive Lungenerkrankung (COPD)

Verengung (Obstruktion) der Atemwege aufgrund chronischer Entzündung der kleinen Atemwege; Ausatmung erschwert; Symptome einer chronischen Bronchitis (► Abb. 5.6)

Chronische Bronchitis laut WHO: in zwei aufeinanderfolgenden Jahren Husten und Auswurf während mindestens drei aufeinanderfolgenden Monaten pro Jahr [5]

Ursachen

Eine COPD entsteht durch Schädigung der Bronchialschleimhaut über einen längeren Zeitraum. Wichtigster Risikofaktor ist das Inhalieren von Tabakrauch (auch Passivrauchen). In 90 % der Fälle ist die Erkrankung eine Folge des Rauchens. Eine geringere Rolle spielen häufige bronchopulmonale Infekte, Schadstoffe in der Luft (Staub, Ozon, Schwefeldioxid, Stickoxide), feuchtkalte Witterung und die individuelle Empfindlichkeit des Bronchialsystems (► Abb. 5.7).

Symptome und Einteilung

Der COPD geht häufig eine chronische Bronchitis voraus, die in den ersten Jahren noch reversibel und nicht dauerhaft obstruktiv ist. Die Patienten klagen über Husten und Auswurf, typisch ist das morgendliche Abhusten von Sekret. Im Verlauf der Erkrankung verengen sich die Bronchien mehr und mehr, es kommt zur fixierten Obstruktion. Dadurch kann der Patient die eingeatmete Luft nur erschwert ausatmen, was zur Überblähung der Lunge führt (Lungenemphysem, ► Abb. 5.8). Zunächst tritt bei Anstrengungen anfallsweise Atemnot auf (Belastungsdyspnoe), später besteht diese dauerhaft. Es kommt zum Leistungsabfall. Begleitend finden sich häufig Gewichtsverlust, Osteoporose, Depression, Angst.

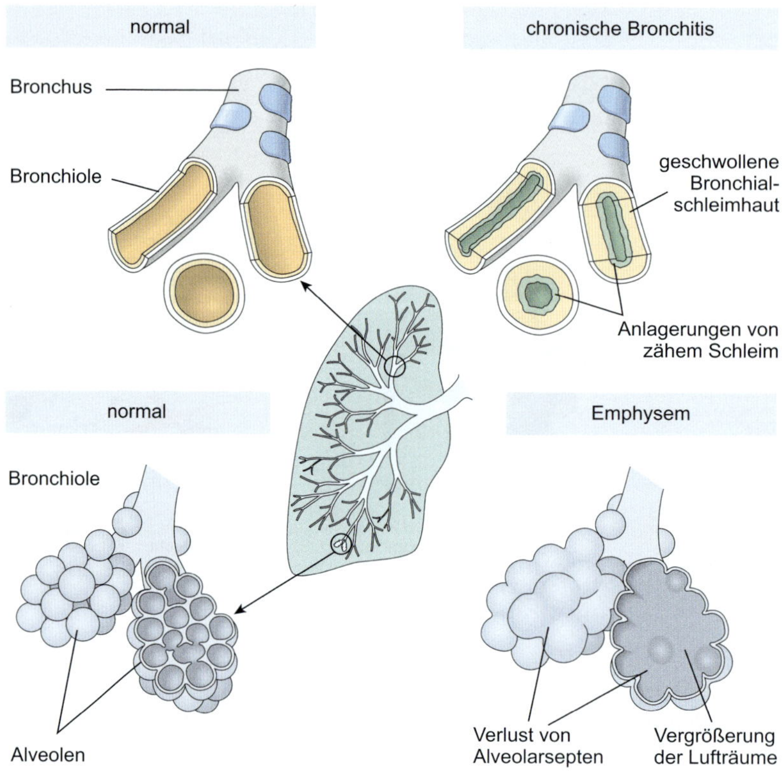

Abb. 5.7 Schematische Darstellung der Lungenveränderungen bei chronischer Bronchitis [L190]

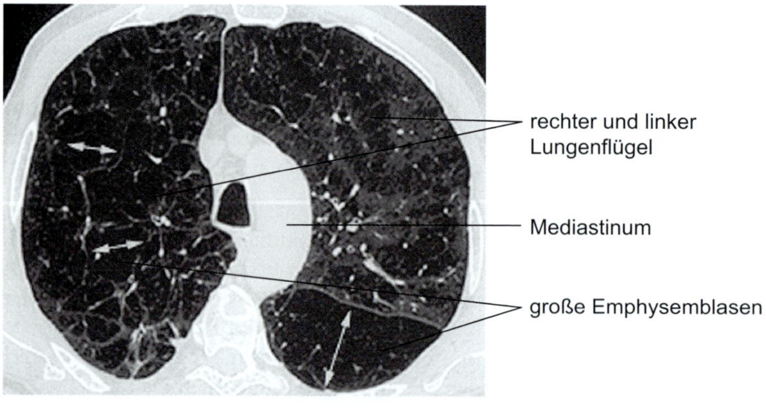

Abb. 5.8 CT-Befund in maximaler Inspiration bei beidseitigem Lungenemphysem. Deutlich sichtbar sind bis zu 5 cm große gefäßlose, luftgefüllte Hohlräume. Die Unterlappenarterien sind deutlich schmäler als die zugehörigen normal weiten Bronchien. [M500]

Diagnostik

- Lungenauskultation: Oft sind schon ohne Stethoskop aufgrund der Bronchialverengung pfeifende und brummende Rasselgeräusche zu hören. Die Ausatmung ist typischerweise verlängert. Bei stark ausgeprägtem Lungenemphysem werden die Atemgeräusche sehr leise, da im verbliebenen Lungengewebe kaum noch Luft ausgetauscht wird.
- Röntgen-Thorax: Die Aufnahme dient dem Erkennen eines Lungenemphysems oder entzündlichen Infiltrats. Darüber hinaus ist sie wichtig, um andere Lungenerkrankungen, insbesondere ein Bronchialkarzinom, auszuschließen.

- Lungenfunktion mit Bronchospasmolysetest: Bestimmung der Einsekundenkapazität vor und nach Inhalation eines schnell wirksamen β_2-Sympathomimetikums. Es kann unterschieden werden, ob eine vorhandene Obstruktion reversibel oder bereits irreversibel ist.
- Blutgasanalyse (BGA): Je nach Schweregrad der Erkrankung zeigt sich eine respiratorische Partial- (pO_2 ↓) oder Globalinsuffizienz (pO_2 ↓ und pCO_2 ↑).
- Blutkultur und Antibiogramm bei Infekt.

Merke

Eine chronische Bronchitis und COPD sind Ausschlussdiagnosen. Es muss immer sichergestellt sein, dass die einförmige Symptomatik von Husten und Auswurf nicht durch eine andere Erkrankung, insbesondere ein Bronchialkarzinom, hervorgerufen wird.

Therapie

Die Patienten müssen auf das Rauchen verzichten. Eine nicht obstruktive Bronchitis kann sich dann noch zurückbilden. Es sollten atemgymnastische Übungen durchgeführt werden (▸ Abb. 5.4). Um das Abhusten des Schleims zu erleichtern, sollte der Patient viel trinken, mit NaCl inhalieren und Klopfmassagen sollten durchgeführt werden. Schleimlösende Medikamente wie Acetylcystein oder Ambroxol können eingesetzt werden.

Atemwegsinfekte müssen je nach Erreger konsequent mit Antibiotika behandelt werden. Die eigentliche Obstruktion der Atemwege wird in Abhängigkeit vom Schweregrad und dem Risiko eines Fortschreitens der Erkrankung therapiert. Zur Verfügung stehen Bronchodilatatoren als Dosieraerosol, Pulverinhalator oder Tabletten, die miteinander kombiniert werden können: kurz- oder langwirksame β_2-Sympathomimetika (Salbutamol als Sultanol®, Formoterol), kurz- oder langwirksame Anticholinergika (Ipratropiumbromid, Tiotropiumbromid als Spiriva®), Theophyllin. Sie führen zu einer Erschlaffung der Bronchialmuskulatur und erweitern so die Bronchien. Bei häufigen Exazerbationen werden auch inhalierbare Kortikosteroide oder Roflumilast, ein Phosphodiesterase-4-(PDE-4)-Hemmer, gegeben.

Liegt eine starke Spastik der Atemwege vor, können vorübergehend systemisch Kortikosteroide gegeben werden. Eine O_2-Dauertherapie über mehr als 15 Stunden täglich sowie eine Lungentransplantation können erwogen werden.

Die Patienten sollten jährlich gegen Influenza und Pneumokokken geimpft werden.

Praxistipp

Anleitung zum Gebrauch des Dosieraerosols

Die Patienten müssen sorgfältig und wiederholt in den richtigen Gebrauch eines vom Arzt verordneten Dosieraerosols eingeführt werden. Der Verbrauch des Medikaments kann so erheblich reduziert werden.

Fallbeispiel

Raucherentwöhnung – aber wie?

Bei Herrn Hansen, 47 Jahre, wurde die Diagnose COPD gestellt. Er hat schon häufiger versucht, mit dem Rauchen aufzuhören – bislang immer erfolglos. Er erkundigt sich bei Pflegefachfrau Frau Urban, wie es ihm nun gelingen kann, vom Nikotin wegzukommen.

Komplikationen

- Akute Exazerbation, oft durch einen Infekt hervorgerufen: Über 24 Stunden anhaltende Verschlechterung der Beschwerden (vermehrt Husten, zunehmende Atemnot, Tachypnoe, Zunahme der Sputummenge, Brustenge, Bewusstseinstrübung), die eine Intensivierung der Therapie erfordert, häufig auch auf der Intensivstation.
- Ateminsuffizienz: Werden die Patienten ateminsuffizient, müssen sie im Extremfall beatmet werden. Oft treten während einer langen Beatmungszeit zusätzliche Komplikationen auf, an denen der Patient versterben kann. Wenn sich die Atemfunktion unter der Intensivtherapie erholt, besteht eine weitere Problematik in der anschließenden Entwöhnung vom Beatmungsgerät.
- Pulmonale Hypertonie und Cor pulmonale (▸ Kap. 2.5).
- Spontaner Pneumothorax (▸ Kap. 5.11.4), vor allem bei Ruptur einer Emphysemblase.
- Eitrige Bronchitiden, Pneumonien.
- Bronchiektasen: Durch die chronische Entzündung weiten sich die Bronchien irreversibel. In den erweiterten Bronchien sammelt sich Sekret, das schwer abgehustet werden kann und zu wiederkehrenden Infekten führt. Bei lang bestehenden Bronchiektasen bilden sich Verbindungen zwischen pulmonalen und bronchialen Blutge-

fäßen, es kommt zu Links-Rechts-Shunts mit der Folge einer Rechtsherzinsuffizienz (► Kap. 2.4) und eines chronischen Cor pulmonale.

Erläuterung zum Fallbeispiel

Raucherentwöhnung – aber wie?

Frau Urban könnte Herrn Hansen unter anderem folgende Tipps geben:

- Professionelle und nicht professionelle Unterstützung hinzuziehen, so steigt die Erfolgsquote.
- Festes Datum für den Ausstieg setzen.
- Rauchutensilien wegwerfen.
- Situationen meiden, in denen ein Rückfall drohen könnte.
- Regelmäßige Bewegung, ausgewogene Ernährung.
- Medikamentöse Hilfe nutzen, z. B. Nikotinersatzpräparate.

5.4.2 Lungenemphysem

Definition

Lungenemphysem *(Lungenüberblähung)*

Irreversible Erweiterung der Alveolen durch Zerstörung von Alveolarwänden und -septen; Folge: verminderte Gasaustauschfläche (► Abb. 5.8).

Ursachen

Häufige Ursachen sind eine chronisch obstruktive Bronchitis, Asthma bronchiale und bronchopulmonale Infekte. Bei jungen Patienten ohne Risikofaktoren für eine COPD kann ein erblicher Enzymmangel (α_1-Proteaseninhibitor-Mangel, α_1-Antitrypsin-Mangel) vorliegen, der ebenfalls zu einem Abbau des Lungengewebes führt. Ein Lungenemphysem kann auch als Alterserscheinung (**Altersemphysem**) auftreten, da das Lungengewebe im Lauf der Zeit an Elastizität verliert. Ferner kann es nach operativer Entfernung eines Lungenanteils durch die Ausdehnung des noch verbliebenen Lungengewebes zum **Überdehnungsemphysem** kommen.

Mit Fortschreiten der Erkrankung bilden sich Emphysemblasen, die Gasaustauschfläche der Lunge ist reduziert und das Totraumvolumen vergrößert sich. Das bedeutet, dass die O_2-Aufnahme und die CO_2-Abgabe in der Lunge verringert sind. Durch den Umbau der Lunge und der damit verbundenen Engstellung der kleinen Lungengefäße nimmt der Strömungswiderstand im Lungenkreislauf zu. Das rechte Herz muss gegen einen erhöhten Druck anpumpen, was langfristig durch die Hypertrophie und Dilatation zu einer Rechtsherzinsuffizienz (► Kap. 2.4) und einem Cor pulmonale (► Kap. 2.5) führt.

Symptome

Typische Symptome sind Husten, Auswurf und Atemnot. Ein Patient mit Lungenemphysem hat durch die Überblähung der Lunge häufig einen fassförmigen Thorax mit horizontal verlaufenden Rippen und geringer Atemexkursion.

Bei der COPD wurden zwei äußere Erscheinungsbilder von Patienten unterschieden, der pink puffer („rosa Schnaufer"), bei dem das Lungenemphysem für die Symptomatik verantwortlich ist und der blue bloater („blauer Bläser"), bei dem in erster Linie die Bronchitis für die Symptome sorgt. Mittlerweile wird dieser Unterscheidung nicht mehr verwendet, da meist ein Mischbild vorliegt.

Diagnostik

Die Diagnose ist anhand des klinischen Bilds möglich. Außerdem zeigen sich bei der Lungenauskultation, im Röntgen-Thorax, im CT, bei der Lungenfunktionsprüfung, bei der BGA und den Blutuntersuchungen typische Befunde (► Abb. 5.8).

Therapie

Da die zerstörten Strukturen der Lunge nicht wiederhergestellt werden können, ist es wichtig, das Fortschreiten der Erkrankung aufzuhalten. Dazu gehört ein absolutes Rauchverbot. Infekte müssen konsequent therapiert werden, gegen Influenzaviren und Pneumokokken sollte geimpft werden. Wichtig ist, dass die Patienten regelmäßig atemtherapeutische Übungen zur Ventilationsverbesserung durchführen. Medikamente zur Bronchospasmolyse werden ähnlich wie bei der COPD eingesetzt. Bei fortschreitender respiratorischer Insuffizienz wird eine kontrollierte O_2-Dauertherapie durchgeführt. Bei ausgewählten Patienten kann eine Lungentransplantation erwogen werden.

5.4.3 Asthma bronchiale

Definition

Asthma bronchiale (kurz: *Asthma*)

Chronisch entzündliche Atemwegsobstruktion mit anfallsweiser Dyspnoe und erschwerter sowie verlängerter Exspiration; oft von Hustenattacken begleitet; 5 % der Bevölkerung betroffen [5]

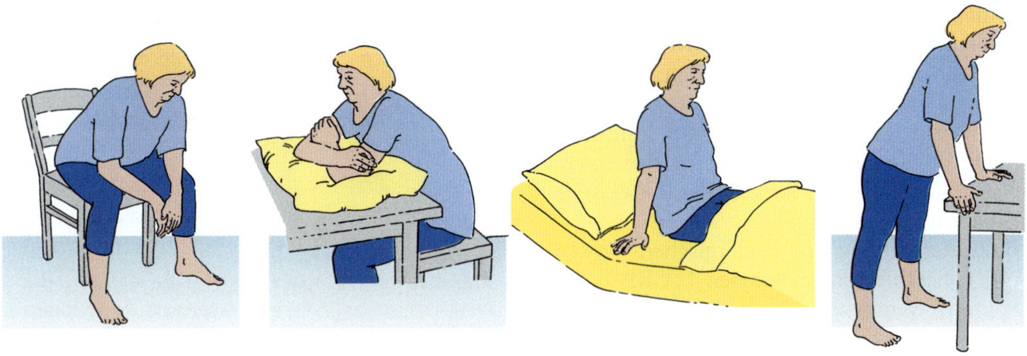

Abb. 5.9 Atemerleichternde Positionen bei akuter Atemnot. Durch das Abstützen der Arme wird der Schultergürtel fixiert, sodass die Atemhilfsmuskulatur zur Unterstützung der Ausatmung eingesetzt werden kann und dadurch ein tieferes Durchatmen ermöglicht wird. [L119]

Ursachen und Einteilung

Die bronchiale Obstruktion beim Asthma wird hervorgerufen durch Verkrampfung der Bronchialmuskulatur (Bronchospasmus), Schleimhautschwellung und Sekretion eines zähen Schleims. Es werden drei Formen unterschieden:

- **Allergisches Asthma** (extrinsisches Asthma, 10 %) wird durch Umweltallergene wie Blütenpollen, Tierhaare, Hausstaubmilben oder Mehl ausgelöst. Asthma bei einer Pollenallergie kann auf bestimmte Jahreszeiten beschränkt sein.
- **Nicht allergisches Asthma** (intrinsisches Asthma, 10 %) wird hervorgerufen:
  - Am häufigsten durch Infektionen der Atemwege
  - Analgetikaasthma, häufig bei Einnahme von Acetylsalicylsäure oder nichtsteroidalen Antirheumatika
  - Chemisch-toxische oder physikalische Irritationen, z. B. Staub, kalte Luft
  - Gastroösophagealer Reflux
- **Mischformen** aus allergischem und nicht allergischem Asthma (80 % [5]).

Eine erblich bedingte Veranlagung mit einer Überempfindlichkeit der Bronchien spielt beim Auftreten des allergischen Asthma bronchiale eine erhebliche Rolle. Es tritt meist schon im Kindesalter auf. Das nicht allergische Asthma bronchiale hingegen manifestiert sich erst im Erwachsenenalter.

Symptome

- Leitsymptom ist die anfallsweise auftretende Dyspnoe mit einem Stridor (pfeifendes Atemgeräusch) während der verlängerten Ausatemphase sowie Erstickungsangst. Der Patient sitzt aufrecht und stützt seine Arme auf, um die Atemhilfsmuskulatur besser einsetzen zu können (► Abb. 5.9). Damit können der M. sternocleidomastoideus und die Schultergürtelmuskeln beim Einatmen sowie die Bauchmuskulatur beim Ausatmen besser genutzt werden.
- Hustenreiz, durch den sich der Patient in einen Anfall hineinhusten kann.
- Nächtliche Hustenattacken.
- Tachykardie.
- Zähes, glasiges Sputum, das am Ende des Anfalls abgehustet wird.

> **Fallbeispiel**
>
> **„Und was ist mit dem Fußballspielen?"**
>
> Beim 8-jährigen Fabian wurde Asthma bronchiale diagnostiziert. Seine Mutter macht sich Sorgen und hat viele Fragen. Fabian möchte hingegen zunächst nur eins wissen: „Kann ich weiter in meiner Mannschaft Fußballspielen?"

Diagnostik

Bei bestehendem Asthma werden folgende Untersuchungen durchgeführt:

- Lungenauskultation: Giemende und brummende Atemgeräusche; ist die Lunge aufgrund der erschwerten Ausatmung überbläht, kann unter Umständen kaum etwas gehört werden („silent chest").
- Röntgen-Thorax: Überblähte Lunge, das Zwerchfell ist nach unten verlagert.

- Lungenfunktion mit Bronchospasmolysetest: Erniedrigte Einsekundenkapazität, erniedrigte Vitalkapazität, erhöhtes Residualvolumen. Beim Bronchospasmolysetest zeigt sich im Gegensatz zur COPD eine reversible Obstruktion der Atemwege (nach Inhalation eines kurzwirksamen β_2-Sympathomimetikums ist dementsprechend ein eindeutiger Anstieg der Einsekundenkapazität zu messen).
- Blutuntersuchung: bei allergischem Asthma IgE ↑; bei Infekten Leukozyten ↑, CRP ↑.
- Sputum: wenig, zäh, glasig, bei Infekten grünlich-gelb.
- Blutgasanalyse: Während eines Asthmaanfalls werden je nach Schweregrad der Ateminsuffizienz drei Stadien unterschieden: Hyperventilation, respiratorische Partialinsuffizienz (pO_2 ↓) respiratorische Globalinsuffizienz (pO_2 ↓, pCO_2 ↑).

Besteht der Verdacht auf allergisches Asthma, muss der Patient sorgfältig nach auslösenden Faktoren befragt werden. Zu einem beschwerdefreien Zeitpunkt werden verschiedene Suchtests auf häufige Allergene durchgeführt (Pollen, Hausstaubmilben, Tierhaare, berufliche Allergene). Beweisend ist allerdings nur ein inhalativer Allergenprovokationstest, bei dem geprüft wird, ob das Allergen an der Bronchialschleimhaut eine Atemwegsobstruktion auslöst. Daneben können Gesamt-IgE und spezifische IgE-Antikörper im Blut bestimmt werden.

Merke

Hauttest und inhalativer Allergenprovokationstest können im Extremfall einen anaphylaktischen Schock auslösen, daher immer Notfallmedikamente bereithalten!

Therapie

Prophylaktische Maßnahmen

Das Rauchen sollte eingestellt werden. Ebenso sollten Kaltluft, Nebel, Staub, Anstrengung und Medikamente, die einen Asthmaanfall auslösen können, gemieden werden. Bronchopulmonale Infekte müssen konsequent behandelt werden. Ein gastroösophagealer Reflux muss therapiert werden. Der Patient sollte bezüglich einer richtigen Atmung geschult werden und regelmäßig eine Atemselbstmessung mit einem Peak-Flow-Meter (► Abb. 5.10) durchführen.

Beim allergischen Asthma sollte versucht werden, das auslösende Allergen zu meiden, z. B. durch Berufswechsel, Verzicht auf Haustiere, Wohnungssanierung bei Milben, tägliches Staubsaugen und häufigen Wechsel der Bettwäsche. Bei Patienten mit allergischem Asthma, die ≤ 50 Jahre alt sind und deren Beschwerden nicht länger als 5 Jahre bestehen, kann eine **Hyposensibilisierung** (spezifische Immuntherapie) im asthmafreien Intervall durchgeführt werden. Dafür wird das Allergen subkutan in kleinsten Dosen gespritzt, die im Verlauf der Therapie langsam gesteigert werden. So lässt sich eventuell eine Toleranz gegenüber dem entsprechenden Allergen erzeugen. Diese Therapie dauert mindestens 3 Jahre und zeigt bei einer Pollen- oder Insektengiftallergie gute Erfolge.

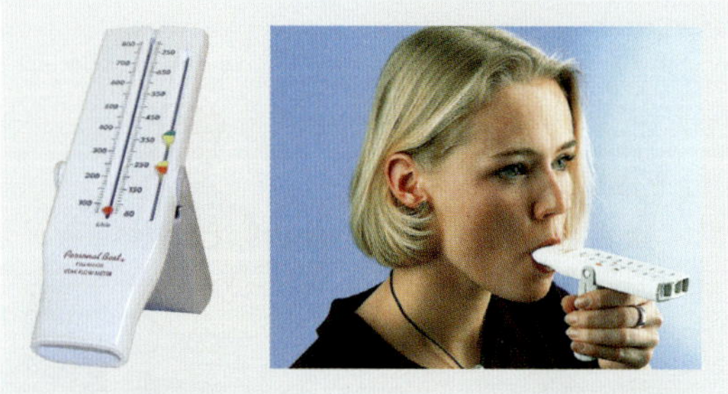

Abb. 5.10 Der Peak-Flow-Meter misst den Höchstwert des Ausatmungsstroms bei forcierter Ausatmung. Der Wert kann auf dem Gerät abgelesen werden, was z. B. Therapiekontrollen bei Asthmatikern ermöglicht. Dabei sind immer die Normtabellen der Gerätehersteller zu berücksichtigen. [U106]

Medikamentöse Therapie

Die Therapie des Asthmas erfolgt je nach Schweregrad der Erkrankung in 5 Stufen:

Stufe 1: Bei Bedarf kurz wirksame β_2-Sympathomimetika (z. B. Fenoterol als Berotec®), eine Dauermedikation erfolgt nicht.

Stufe 2: Inhalative Kortikosteroide niedrig dosiert (z. B. Budenosid als Pulmicort®).

Stufe 3: Inhalative Kortikosteroide niedrig dosiert, zusätzlich lang wirksame β_2-Sympathomimetika (z. B. Formoterol als Foradil®).

Stufe 4: Wie Stufe 3, inhalative Kortikosteroide jedoch in höherer Dosierung.

Stufe 5: Inhalative Kortikosteroide in höherer Dosierung, zusätzlich orale Kortikosteroide.

Auf jeder Stufe der Therapie können zusätzlich schleimlösende Medikamente verordnet werden. Das beste Sekretolytikum ist jedoch reichlich Flüssigkeitszufuhr.

Zu jeder Therapie gehören eine Patientenschulung sowie die Patientenselbstmessung mit einem Peak-Flow-Meter (► Abb. 5.10).

Komplikationen

- Obstruktives Lungenemphysem (► Kap. 5.4.2).
- Pulmonale Hypertonie mit Cor pulmonale (► Kap. 2.5).
- Respiratorische Insuffizienz.
- Status asthmaticus: Schwerer Asthmaanfall, der ungenügend auf β_2-Sympathomimetika anspricht.

Therapie eines akuten Asthmaanfalls und Status asthmaticus

Status asthmaticus: Schwerer Asthmaanfall, der trotz Behandlung länger als 6–12 Stunden anhält. Lebensbedrohliches Geschehen!

- Patient beruhigen und aufsetzen mit nach vorn abgestützten Armen (Kutschersitz, ► Abb. 5.9) für den optimalen Einsatz der Atemhilfsmuskulatur, Lippenbremse einsetzen.
- Kortikosteroide i.v. (Decortin®), um der entzündlichen Schwellung der Bronchien entgegenzuwirken.
- β_2-Sympathomimetika als Dosieraerosol und Theophyllin i.v., um die Bronchien zu erweitern. Die bereits erfolgte Therapie muss hierbei berücksichtigt werden.
- Bronchialsekret absaugen.
- O_2-Gabe per Nasensonde (je nach Schweregrad 2–4-l/Min.); bei zunehmender Ateminsuffizienz und drohender Erschöpfung des Patienten Intubation und Beatmung auf der Intensivstation, Blutgase kontrollieren.

Erläuterung zum Fallbeispiel

„Und was ist mit dem Fußballspielen?"

Sportliche Betätigung ist auch bei Asthma bronchiale möglich. Fabian sollte eine spezielle Asthmaschulung besuchen, um die Symptome einschätzen und geeignete Gegenmaßnahmen ergreifen zu können, z.B. Nutzung der Dosieraerosole oder atemerleichternde Positionierungen wie die Torwartstellung. Der Trainer und die Teammitglieder sollten darüber informiert werden, wie in einer Notfallsituation zu handeln ist.

5.5 Restriktive Lungenerkrankungen

Definition

Restriktive Lungenerkrankung

Temporäre oder irreversible Einschränkung des Lungenvolumens mit verringerter Dehnbarkeit (Compliance) und somit verringerter Diffusionsoberfläche der Lunge

Ursachen einer restriktiven Lungenerkrankung können unter anderem sein:

- Thoraxdeformitäten, z.B. Skoliosen, Morbus Bechterew
- Lungenfibrose
- Pleuraerguss, Pleuraschwarte
- Operative Entfernung einzelner Lungenteile
- Atelektasen: nicht belüftete, kollabierte (zusammengefallene) Lungenabschnitte

5.5.1 Interstitielle Lungenerkrankungen und Lungenfibrose

Definition

Interstitielle Lungenerkrankung *(diffuse Lungenparenchymerkrankung)*

Geschädigtes Lungeninterstitium (Zellzwischenräume der Lunge mit Alveolarepithel); langfristig Gefahr einer **Lungenfibrose** durch bindegewebigen Umbau der Lunge; Folge: verringerte Compliance der Lunge während der Atmung, somit verringerte Durchlässigkeit der Alveolarwände für O_2 und CO_2

Ursachen

Bei etwa der Hälfte der Erkrankungen ist die Ursache bekannt:

- Autoimmunerkrankungen, z.B. Sarkoidose, rheumatoide Arthritis, Kollagenosen, Vaskulitiden
- Infektionen, z.B. mit Pneumocystis jirovecii, Viren
- Einatmung verschiedener Schadstoffe:
  - Anorganische Stäube, die eine **Pneumokoniose** (Staublungenerkrankung) hervorrufen, z.B. Quarzstaub → Silikose; Asbeststaub → Asbestose; Berylliumstaub → Berylliose
  - Organische Stäube, die eine **exogen-allergische Alveolitis** hervorrufen, z.B. schimmeliges Heu → Farmerlunge; Klimaanlagen → „Befeuchterlunge"; Vogelexkremente, Federnstaub → Vogelhalterlunge
- Medikamente, z.B. Bleomycin, Busulfan, Amiodaron
- Ionisierende Strahlen
- Kreislaufbedingte Lungenschäden, z.B. chronische Stauungslunge bei Linksherzinsuffizienz, akutes Lungenversagen

Bei 50 % aller interstitiellen Lungenerkrankungen bleibt die Ursache unbekannt; man spricht von **idiopathischer Lungenfibrose** oder **idiopathischer interstitieller Pneumonie.**

Merke

Pneumokoniosen und die exogen-allergische Alveolitis sind meldepflichtige Berufskrankheiten, die häufig zur Invalidität des Patienten führen.

Symptome

Die Patienten haben ein allgemeines Krankheitsgefühl und trockenen Reizhusten. Anfangs tritt Atemnot nur bei Belastung auf, später auch in Ruhe, da zu wenig O_2 aus den Alveolen ins Blut gelangt. Die Patienten atmen rasch und oberflächlich.

Diagnostik

- Lungenauskultation: Knistergeräusche während der Einatmung.
- Lungenfunktion: Vitalkapazität und totale Lungenkapazität werden kleiner, da die Lunge sich nur noch vermindert ausdehnen kann. Die Diffusionskapazität ist erniedrigt.
- Röntgen-Thorax: Je nach Ursache der interstitiellen Lungenerkrankung zeigen sich im Röntgenbild verschiedene Veränderungen, z. B. kleine runde oder lineare Fleckschatten, wabenförmige Lungenveränderungen, Lungenschrumpfung, hochstehendes Zwerchfell.
- CT: verdickte Alveolarwände und -septen, wabenartiges Bild der Lunge und der erweiterten Bronchien (Bronchiektasen).
- Transbronchiale Lungenbiopsie.

Therapie

Wichtig ist die Behandlung der Grundkrankheit, z. B. durch antiinfektiöse Therapie, Absetzen auslösender Medikamente, Meiden von Gefahrenstoffen am Arbeitsplatz, z. B. durch Atemschutzmaßnahmen, zu denen der Arbeitgeber gesetzlich verpflichtet ist, aber auch durch Berufswechsel bzw. Umschulung. Strikte Nikotinkarenz wird empfohlen. Je nach Ursache kann die Gabe von Immunsuppressiva (Prednison, Cyclophosphamid, Azathioprin) sinnvoll sein. Prophylaktische Maßnahmen wie die Impfung gegen Influenzaviren und Pneumokokken sind sinnvoll, um die ohnehin geschädigte Lunge nicht durch Begleiterkrankungen zusätzlich zu belasten. Patienten sollten zu Atemübungen und moderatem Training angehalten werden. Bei schwerer Dyspnoe wird O_2 verabreicht (O_2-Dauertherapie). Eine Lungen- oder Herz-Lungen-Transplantation kann erwogen werden.

Komplikationen

Im fortgeschrittenen Stadium tritt eine respiratorische Insuffizienz mit Zyanose auf. Die chronische Hypoxie führt zur Entwicklung von Trommelschlägelfingern (kolbenförmig verdickte Fingerendglieder) mit rundlich verformten und stärker gekrümmten sogenannten Uhrglasnägeln. Die Einengung der Lungenstrombahn bedeutet eine Belastung des rechten Herzens, die zum Cor pulmonale (► Kap. 2.5) führen kann.

Bei der Silikose kommt es vermehrt zu bronchopulmonalen Infekten und in 10 % der Fälle zu einer Lungentuberkulose, der sogenannten **Silikotuberkulose.**

Bei der **Asbestose** treten gehäuft Bronchialkarzinome, Mesotheliome (bösartige Tumoren der serösen Häute, d. h. von Pleura, Peritoneum oder selten Perikard) und Karzinome des Kehlkopfs auf.

5.5.2 Sarkoidose

Definition

Sarkoidose ***(Morbus Boeck,*** **sprich: Buhk)**

Systemerkrankung mit Ausbildung entzündlicher Knötchen, sogenannter Granulome, gegebenenfalls im gesamten Körper, am häufigsten in Lunge und Lymphknoten

Ursachen und Einteilung

Die Ursachen der Sarkoidose sind unbekannt. Es wird eine akute von einer chronischen Sarkoidose unterschieden. Nach dem Röntgenbefund der Lunge wird die chronische pulmonale Sarkoidose in 4 Schweregrade eingeteilt:

1. Lymphknotenvergrößerung an beiden Lungenhili, reversibles Stadium
2. Zusätzlicher Lungenbefall
3. Lungenbefall ohne Beteiligung der Lymphknoten
4. Lungenfibrose mit irreversibler Lungenfunktionsstörung

Symptome und Komplikationen

Die **akute Sarkoidose,** das Löfgren-Syndrom, ist gekennzeichnet durch eine Arthritis meist der Sprunggelenke, ein Erythema nodosum (rotblaue, schmerzhafte Knoten meist an der Streckseite der Unterschenkel) und vergrößerte Lymphknoten am Lungenhilus. Fieber, Husten und eine erhöhte BSG können hinzukommen.

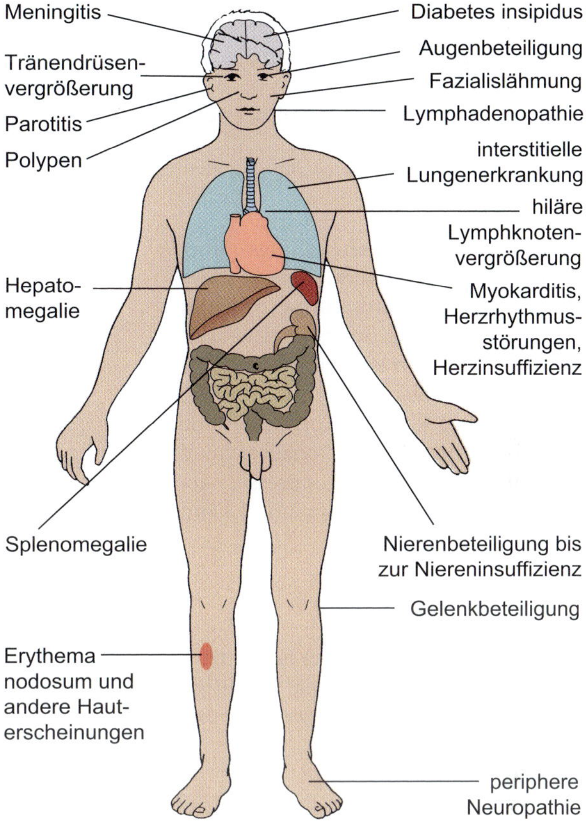

Abb. 5.11 Symptome einer Sarkoidose [L157]

Eine **chronische Sarkoidose** ist weitaus häufiger als die akute Form und zeigt im Frühstadium oft keine Beschwerden. Die Diagnose wird meist zufällig bei einer Röntgenkontrolle der Lunge gestellt. Bei stärkerem Lungenbefall setzen Reizhusten und Atemnot ein bis hin zu Symptomen und Komplikationen einer Lungenfibrose.

Je nach befallenem Organ treten unterschiedliche Symptome auf (▸ Abb. 5.11):

- Haut (20 % [5]): Erythema nodosum, rotbräunliche Papeln, gelbbräunliche Plaques im Bereich bestehender Narben
- Augen (25 % [5]): Iridozyklitis (Entzündung der Regenbogenhaut), Kalkablagerungen in Binde- und Hornhaut, Tränendrüsenbefall
- Parotitis (Entzündung der Ohrspeicheldrüse)
- Nervensystem: Lähmung des N. facialis (VII. Hirnnerv), Meningitis, Diabetes insipidus, Hypophysenvorderlappeninsuffizienz

Andere Organe wie Lymphknoten, Leber, Milz, Myokard und Skelettmuskulatur können betroffen sein.

Diagnostik

- Röntgen-Thorax und CT: Lymphknotenvergrößerung bzw. fleckige oder streifige Lungeninfiltrate.
- Bronchoskopie mit bronchoalveolärer Lavage (BAL), transbronchiale Lungenbiopsie: Bei der bronchoalveolären Lavage werden die Bronchien mit physiologischer Kochsalzlösung gespült und durch anschließendes Absaugen Material aus den Bronchien gewonnen. Bei der Sarkoidose finden sich typische Granulome im Biopsat sowie typische Entzündungszellen in der Spülflüssigkeit.
- Lungenfunktion: Eventuell Zeichen einer restriktiven Lungenfunktionsstörung. Diese führt zu einer Verringerung der Lungenvolumina, da die Dehnungsfähigkeit der Lunge vermindert

und der Gasaustausch behindert ist (Diffusionskapazität ↓).
- Augenärztliche Untersuchung bei Befall der Augen.
- MRT und Liquordiagnostik bei Befall des Nervensystems.
- EKG, Echokardiografie bei Herzbeteiligung.

Therapie

Eine Sarkoidose ist oft nicht behandlungs-, aber immer kontrollbedürftig. Die Sarkoidose im Stadium 1 und das Löfgren-Syndrom bessern sich in 70–90 % der Fälle auch ohne spezielle Therapie. Auch in den höheren Stadien kommt es – seltener – zur Spontanheilung. Ab Stadium 2 bzw. bei Befall extrapulmonaler Organe können Kortikosteroide eingesetzt werden. Wenn diese nur unzureichend wirken, können zusätzlich Immunsuppressiva gegeben werden. Eine Lungentransplantation kann erwogen werden.

5.6 Mukoviszidose

Die Mukoviszidose (zystische Fibrose) ist die häufigste erbliche Stoffwechselerkrankung in Mitteleuropa. Sie wird autosomal rezessiv vererbt und betrifft etwa jedes 2.500. Neugeborene.

Ursachen

Aufgrund eines Defekts des CFTR-Gens enthalten die Epithelzellmembranen defekte Chloridkanäle. Folge ist, dass alle exokrinen Drüsen (Pankreas, Dünndarmdrüsen, Bronchialdrüsen, Gallenwege, Gonaden, Schweißdrüsen) große Mengen eines abnorm zähen Sekrets produzieren.

Symptome

- Bronchien und Lunge (► Abb. 5.12): häufige Infektionen (Schleim als idealer Nährboden für Krankheitserreger), chronischer Husten, Bronchiektasen, Pneumothorax, obstruktives Lungenemphysem, pulmonale Hypertonie, respiratorische Insuffizienz
- Pankreas: exokrine Pankreasinsuffizienz, d. h. mangelnde Sekretion von Verdauungsenzymen mit Durchfällen und Fettstühlen (Steatorrhö), eventuell pankreatogener Diabetes mellitus
- Darm: bei 10 % der Betroffenen Mekoniumileus nach der Geburt (Darmverschluss durch den ersten zähen Stuhl des Kindes), bei 20 % der Kinder und Jugendlichen distales intestinales Obstruktionssyndrom [5]

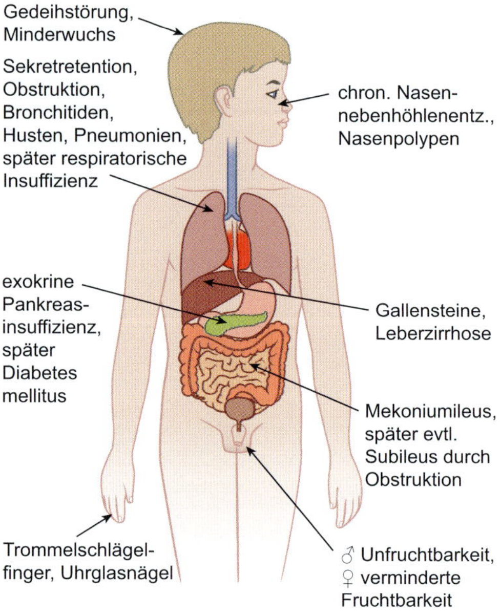

Abb. 5.12 Symptome bei Mukoviszidose [L255]

- Leber und Gallenwege: Leberverfettung bis biliäre Zirrhose bei 10 % der erwachsenen Patienten [5], Gallensteine
- Gedeihstörungen und mangelhafte Gewichtszunahme bei Kindern
- Bei Frauen verminderte Fertilität, bei Männern Infertilität

Diagnostik

- Schweißtest: Chloridgehalt im Schweiß ↑
- Albumingehalt im Mekonium ↑
- Nachweis des mutierten Gens durch CFTR-Genanalyse

Therapie

Die Therapie richtet sich nach den bestehenden Symptomen und sollte in spezialisierten Zentren erfolgen: Infekte des Bronchialsystems müssen dem Erreger entsprechend behandelt werden. Zur Lockerung des zähen Sekrets werden Inhalationen mit DNase und NaCl durchgeführt. Bei Pankreasinsuffizienz werden Verdauungsenzyme und fettlösliche Vitamine parenteral substituiert, bei biliärer Zirrhose wird Ursodeoxycholsäure gegeben.

Neben der medikamentösen Therapie ist es wichtig, dass die Patienten schon früh spezielle Atem- und Inhalationstechniken erlernen, damit sie möglichst viel infektiöses Bronchialsekret abhusten können. Im Säuglingsalter werden bestimmte La-

gerungsdrainagen und Klopfmassagen angewandt. So kann die Entwicklung schwerer Lungenschäden hinausgezögert werden.
Bei zunehmender respiratorischer Insuffizienz wird eine O_2-Langzeittherapie durchgeführt und eine Lungentransplantation erwogen.

5.7 Schlafapnoe-Syndrom

Das Schlafapnoe-Syndrom ist eine Atemstörung, bei der es während des Schlafs zu Atempausen von 10 Sekunden und mehr kommt.

Ursachen

Beim Schlafapnoe-Syndrom verringert sich während des Schlafs der Tonus der Pharynxmuskulatur und diese kollabiert. Es kommt zu Hypoxie und Bradykardie. Die nachfolgende Ausschüttung von Stresshormonen führt zur Blutdrucksteigerung. Aufgrund der gesteigerten Atemarbeit wacht der Patient auf, die Muskulatur spannt sich wieder an und es entsteht ein Schnarchgeräusch.

Fallbeispiel

„Das muss untersucht werden!"

Herr und Frau Spengler sind bereits seit über dreißig Jahren verheiratet. Dass Herr Spengler schnarcht, ist für seine Frau nicht mehr ungewöhnlich. In der letzten Zeit ist das Schnarchen allerdings deutlich lauter und ausgeprägter geworden. Manchmal hat sie zusätzlich das Gefühl, ihr Mann würde kurzzeitig nicht mehr atmen. Herr Spengler selbst fühlt sich morgens häufig nicht ausgeruht und klagt über Kopfschmerzen sowie Müdigkeit am Tag. Frau Spengler drängt ihren Mann, sich ärztlich untersuchen zu lassen.

Symptome

- Lautes, unregelmäßiges Schnarchen mit Atemstillständen
- Gesteigerte Tagesschläfrigkeit und Einschlafneigung
- Konzentrations- und Gedächtnisstörungen
- Bluthochdruck
- Herzrhythmusstörungen
- Depressive Verstimmungen
- Kopfschmerzen am Morgen
- Erektile Dysfunktion
- Patienten meist übergewichtig

Diagnostik

Das klinische Bild mit Schnarchen und Atemstillständen ist typisch und muss über Angehörige erfragt werden. Im Schlaflabor kann eine umfangreiche Polysomnografie durchgeführt werden mit Aufzeichnung von Atemfluss, Pulsfrequenz, Blutdruck, Sauerstoffsättigung und anderen Parametern.

Therapie

Übergewichtige Patienten sollten ihr Gewicht reduzieren. Atemhindernisse wie Polypen, vergrößerte Tonsillen oder ein schiefes Nasenseptum sollten beseitigt werden. Die Patienten sollten wenn möglich in Seitenlage schlafen, auf Alkohol und Nikotin verzichten und auf einen regelmäßigen Schlafrhythmus achten. Bessern sich die Beschwerden nicht, erhalten sie eine Atemmaske mit kontinuierlicher, nächtlicher Überdruckbeatmung (nCPAP-Atmung, ▸ Abb. 5.13).

Komplikationen

Das Risiko der Patienten für Schlaganfall und Herzinfarkt ist erhöht. Durch Tagesschläfrigkeit

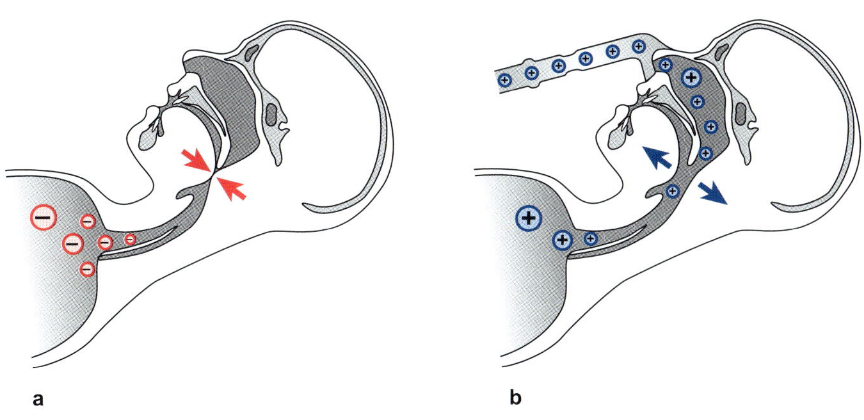

Abb. 5.13 Verhältnisse im Rachenraum bei unbehandeltem Schlafapnoe-Syndrom (a) und unter CPAP-Therapie (b) [L106]

und Sekundenschlaf ist das Risiko für Unfälle, insbesondere auch Autounfälle, stark erhöht.

Erläuterung zum Fallbeispiel

„Das muss untersucht werden!"

Wenige Tage später hat Herr Spengler einen Termin bei seinem Hausarzt. Nachdem dieser sich die Symptome von Herrn Spengler und seiner Ehefrau hat schildern lassen, spricht er die Verdachtsdiagnose eines Schlafapnoe-Syndroms aus. Er schlägt Herrn Spengler vor, sich um einen Termin im Schlaflabor zu weiteren Abklärung zu kümmern.

5.8 Bronchialkarzinom

Das Bronchialkarzinom (auch Lungenkarzinom) ist ein bösartiger Tumor der Bronchien, der vom Epithel der Bronchialschleimhaut ausgeht. In Deutschland ist es die häufigste zum Tod führende Krebserkrankung bei Männern, bei Frauen nimmt die Häufigkeit zu.

Ursachen und Einteilung

85 % aller Bronchialkarzinome sind auf das Inhalieren von Zigarettenrauch (auch passiv) zurückzuführen [5]. Eine zahlenmäßig untergeordnete Rolle spielt die Inhalation bestimmter Arbeitsstoffe (z. B. Asbest, Chrom) oder von Luftschadstoffen (Ruß, Stäube). Personen, bei denen ein Elternteil an einem Bronchialkarzinom erkrankt ist, haben ein 2- bis 3-fach höheres Risiko, selbst zu erkranken.

Je nach Zellart des Karzinoms werden unterschieden:

- Kleinzellige Bronchialkarzinome (15 %)
- Nicht kleinzellige Bronchialkarzinome (85 % [5]), z. B. Plattenepithelkarzinom, Adenokarzinom

Symptome

Ein Bronchialkarzinom macht sich meist erst spät bemerkbar. Es treten Husten, Atemnot und Thoraxschmerzen auf, später auch zu Hämoptysen (Aushusten von Blut bzw. blutigem Sputum). Wie bei jeder bösartigen Tumorerkrankung treten im fortgeschrittenen Stadium Leistungsabfall, Gewichtsabnahme, Fieber und Nachtschweiß auf. Der Tumor kann den N. recurrens und den N. phrenicus (Zwerchfellnerv) infiltrieren und so zu Heiserkeit bzw. Zwerchfelllähmung mit -hochstand führen.

Paraneoplastisches Syndrom: Wie andere Tumoren können auch Bronchialkarzinome hormonähnliche Stoffe mit entsprechenden Wirkungen produzieren: Eine ACTH-Produktion z. B. führt zum Cushing-Syndrom, die Freisetzung von parathormonähnlichen Substanzen zur Hyperkalzämie. Weitere Symptome eines paraneoplastischen Syndroms sind Thrombozytose mit Thromboseneigung sowie Neuro- und Myopathie.

Merke

Bei Rauchern ≥ 40 Jahre sollte bei unspezifischen Lungensymptomen immer auch an ein Bronchialkarzinom gedacht werden. Jeder Husten, der trotz Therapie länger als 4 Wochen andauert, wiederholte Pneumonien, Asthma und Bronchitis mit kurzer Krankheitsdauer müssen definitiv abgeklärt werden.

Diagnostik

- Röntgen-Thorax in zwei Ebenen: Hinter jeder Lungenverschattung kann sich ein Bronchialkarzinom verstecken (► Abb. 5.14).
- CT (► Abb. 5.15), endobronchialer Ultraschall, um die genaue Lage und Ausbreitung des Tumors zu bestimmen und vergrößerte mediastinale Lymphknoten zu entdecken.
- Sputumuntersuchung auf Tumorzellen.
- Bronchoskopie mit Biopsie des verdächtigen Gewebes und bronchoalveolärer Lavage. Kann die Tumorart so nicht bestimmt werden, muss eine Biopsie von außen durch die Brustwand (Thorakotomie) vorgenommen werden.
- Suche nach Fernmetastasen durch Sonografie des Abdomens, Schädel-CT, Skelettszintigrafie.
- Präoperative Lungenfunktionsprüfung, um abschätzen zu können, ob bei dem Patienten eine Lungenteilresektion möglich ist. Bei einer schlechten Lungenfunktion kann nicht operiert werden.
- Bestimmung folgender Tumormarker zur Verlaufskontrolle: NSE (neuronenspezifische Enolase), CYFRA 21–1.

Kritischer Blick

Pro und Kontra: regelmäßiges Lungen-CT bei Rauchern?

Pro

Patienten mit Bronchialkarzinom haben die besten Überlebenschancen, wenn der Tumor früh entdeckt

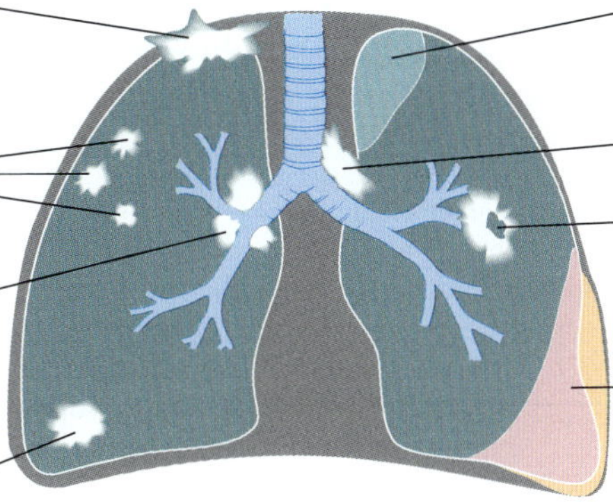

Abb. 5.14 Mögliche Befunde im Röntgen-Thorax bei einem Bronchialkarzinom [L190]

wird. In den USA wird bei starken Rauchern regelmäßig eine Niedrigdosis-CT durchgeführt. Damit konnte bei starken Rauchern die Mortalität um 20 % gesenkt werden.

Kontra

Studien zeigen, dass es neben der Mortalitätssenkung auch relativ viele falsch positive Befunde gibt. Das heißt, dass etwa 95 % der als verdächtig eingestuften Rundherde sich als harmlos erwiesen. Das bedeutet für die betroffenen Patienten eine erhebliche Beeinträchtigung ihrer Lebensqualität. Hinzu kommt die Strahlenbelastung, die sich bei Durchführung eines jährlichen Screening-CTs über viele Jahre aufsummiert.

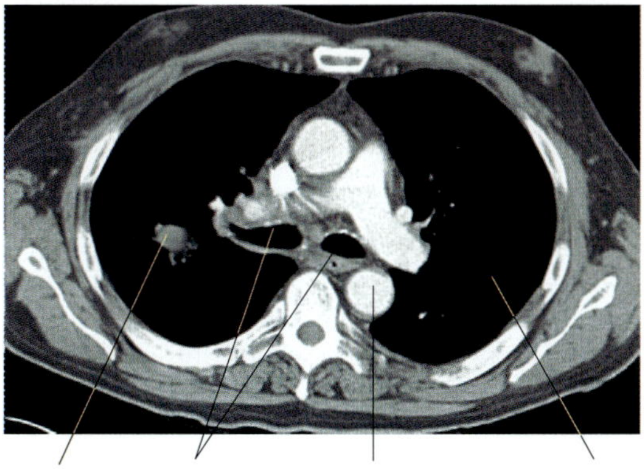

Abb. 5.15 Bronchialkarzinom im CT [A400]

Therapie

Wenn der Tumor noch nicht zu weit fortgeschritten ist und keine Metastasen vorliegen, ist eine Operation angezeigt: Dabei wird meistens entweder ein Lungenlappen (Lobektomie) oder eine Lungenhälfte (Pneumektomie) entfernt.

Allerdings sind ⅔ der Patienten bei Diagnosestellung bereits inoperabel. Dann erfolgt eine Strahlen-, Laser- und/oder Chemotherapie, um den Tumor zu verkleinern bzw. in seinem Wachstum zu stoppen und so die Lebenserwartung und -qualität der Patienten zu verbessern.

Bei einem kleinzelligen Bronchialkarzinom stellt die Chemotherapie das zentrale Behandlungsverfahren dar; oft wird sie mit einer Strahlentherapie kombiniert.

Im fortgeschrittenen Stadium werden außerdem Analgetika, hustendämpfende Medikamente und andere unterstützende Medikamente eingesetzt.

Komplikationen

- Metastasen: frühzeitig in die regionalen Lymphknoten; hämatogene Streuung in Leber, Gehirn, Nebennieren und Skelett (Wirbelsäule).
- Atelektasen.
- Pleuritis carcinomatosa: Ein Tumorbefall der Pleura geht oft von Lymphgefäßen der Lunge aus. Er führt zu einer chronischen Entzündung, häufig mit Pleuraerguss.

Praxistipp

Hirnmetastasen

Durch den Druck von Hirnmetastasen auf umliegendes Hirngewebe kann es zu neurologischen Symptomen wie Hirnnervenausfällen oder zerebralen Krampfanfällen kommen. Daneben kann ein Hirnödem mit Drucksteigerung im Schädelinneren (erhöhter Hirndruck) auftreten. Leitsymptome sind Kopfschmerzen und psychische Störungen wie Apathie, Bewusstseinseintrübung und Verwirrtheit sowie morgendliches Erbrechen.

5.9 Akutes Lungenversagen

Definition

Akutes Lungenversagen *(ARDS, adult respiratory distress syndrome, Schocklunge)*

Schädigung der Lunge bei zuvor lungengesunden Personen; lebensbedrohliches Krankheitsbild

Ursachen

Häufigste Ursache eines ARDS ist eine Pneumonie (z.B. COVID-19). Weiterhin kann das Lungengewebe direkt geschädigt werden, z.B. durch Aspiration von Mageninhalt oder Inhalation von toxischen Gasen wie Stickstoffdioxid (NO_2) oder Rauchgasen. Weitere Ursachen sind indirekte Schädigungen des Lungengewebes durch Sepsis, Polytrauma (lebensbedrohliche Verletzung mehrerer Organe, z.B. durch Verkehrsunfall), Verbrennung, Schock, disseminierte intravasale Gerinnung, akute Pankreatitis.

Alle Ursachen bewirken, dass die Kapillarwände des Lungengewebes durchlässiger werden und so Flüssigkeit ins Lungengewebe und in die Alveolen übertritt. Damit liegt ein Lungenödem vor. Es bilden sich hyaline Membranen und Mikroatelektasen. Wenig später kommt es zur Lungenfibrose, wodurch der Gasaustausch schwer behindert wird.

Symptome

Anfangs fällt eine Hypoxie ($pO_2 \downarrow$) mit Hyperventilation und respiratorischer Alkalose auf. Bei Fortschreiten der Erkrankung entwickelt sich eine zunehmende Dyspnoe mit Globalinsuffizienz ($pO_2 \downarrow$, $pCO_2 \uparrow$) und respiratorischer Azidose. Die Symptome können sich innerhalb weniger Stunden bis mehrerer Tage ausbilden.

Diagnostik

- Blutgasanalyse (BGA): Je nach Schwere des Krankheitsbilds zeigt sich anfangs eine Hypoxämie ($pO_2 \downarrow$) und später eine zusätzliche Hyperkapnie ($pCO_2 \uparrow$).
- Röntgen-Thorax: zu Beginn der Erkrankung normal, dann typisches Bild eines Lungenödems mit beidseitig diffuser Verschattung („weiße Lunge“).
- Lungenfunktion: verminderte Diffusionskapazität und Vitalkapazität.
- Echokardiografie zum Ausschluss einer Linksherzinsuffizienz.

Therapie

Die Patienten müssen so schnell wie möglich auf der Intensivstation behandelt werden. Schock und auslösende Erkrankung müssen therapiert werden. Problematisch ist die ausreichende Versorgung mit O_2. Dafür wird der Patient mit einer besonderen Technik beatmet, bei der durch erhöhten Beatmungsdruck der Gasaustausch verbessert wird. Auch eine hohe Atemfrequenz ist Teil einer solchen lungenprotektiven Beatmung. Reicht diese Therapieform nicht aus, kommen als weitere Verfahren die extrakorporale Membranoxygenierung (ECMO) oder das extrakorporale Life-Support-System (ECLS, Herz-Lungen-Maschine) zum Einsatz. Bei bakteriellen Infekten werden Antibiotika hochdosiert verabreicht.

5.10 Lungenembolie

Definition

Lungenembolie

Plötzlicher Verschluss einer Lungenarterie durch mit dem Blutstrom in eine Lungenarterie eingeschwemmtes Material, z. B. Thrombus, Luft, Fett

Ursachen

In der überwiegenden Zahl der Fälle handelt es sich bei dem eingeschwemmten Material um einen Thrombus. Voraussetzung für eine solche **Thrombembolie** ist eine venöse Thrombose. Ein Blutgerinnsel reißt sich von der Thrombose los und wird mit dem Blut aus dem venösen System zum rechten Herzen und von dort in die Lunge gespült, wo es eine Lungenarterie verschließt (► Abb. 5.16).

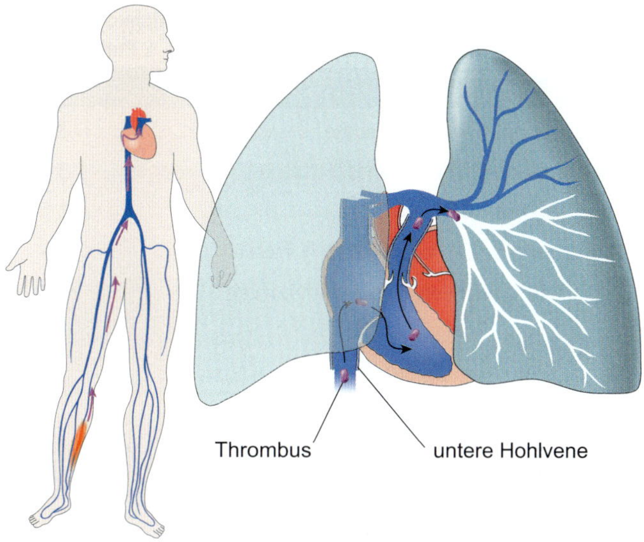

Abb. 5.16 Entstehungsmechanismus einer Lungenembolie. Meist als Folge einer tiefen Bein- oder Beckenvenenthrombose gelangt ein Teil des Gerinnsels über die unter Hohlvene (V. cava inferior) und das rechte Herz in die Lungenstrombahn und verlegt eine Lungenarterie. [L190]

Auslösende Faktoren sind z. B. morgendliches Aufstehen, Pressen auf der Toilette oder körperliche Anstrengung.

Der Embolus stammt in 60 % der Fälle aus den Venen der unteren Extremitäten, in 30 % aus den Beckenvenen und in 10 % aus den Venen der oberen Extremitäten, des Kopfs oder aus dem rechten Herzen [5]. Die Risikofaktoren der Lungenembolie entsprechen denen der tiefen Venenthrombose (▸ Kap. 3.3.3). Embolien können aber auch durch Gewebeteile, Fett (aus den großen Röhrenknochen, z. B. nach einer Fraktur) oder Luft (z. B. aus defekten Infusionspumpen) entstehen.

Symptome

Die Beschwerden der Patienten sind häufig unspezifisch, weshalb eine Lungenembolie nicht einfach zu erkennen ist. Es können auftreten: Dyspnoe, Tachypnoe, atemabhängige Thoraxschmerzen, Husten, Schwindel, Tachykardie. Je größer das Lungenareal ist, das durch die verschlossene Lungenarterie versorgt wird, desto schwerer ist die Symptomatik des Patienten. Kleinere Lungenembolien werden aufgrund ihrer geringen Symptome häufig übersehen, sind jedoch trotzdem gefährlich, da sie oft Vorboten größerer Embolien sind.

Diagnostik

- Bestimmung der D-Dimere (Fibrinogen-Spaltprodukt): Ein negatives D-Dimer schließt eine Lungenembolie praktisch aus. Erhöhte Werte müssen mithilfe weiterer Diagnostik abgeklärt werden.
- Blutgasanalyse (BGA): Da in einem Teil der Lunge kein Gasaustausch mehr stattfindet, ist der O_2-Partialdruck des Bluts erniedrigt. Diesen O_2-Mangel versucht der Organismus durch Hyperventilation auszugleichen. Dadurch wird CO_2 verstärkt abgeatmet und der CO_2-Partialdruck im Blut sinkt: $pO_2 \downarrow$, $pCO_2 \downarrow$ (respiratorische Alkalose).
- CT-Angiografie: Gute Darstellung der A. pulmonalis und ihrer Äste. Ein unauffälliger Befund schließt eine Lungenembolie nahezu aus.
- Röntgen-Thorax: Ist häufig normal und daher wenig aussagekräftig; zum Ausschluss anderer Thoraxerkrankungen.
- EKG und Echokardiografie: verändert durch die Rechtsherzbelastung.
- Perfusionsszintigrafie: Intravenöse Gabe von ^{99m}Technetium-markierten Albuminmakroaggregaten, die sich in den durchbluteten Lungengefäßen absetzen. Nicht durchblutete Lungenbezirke stellen sich nicht dar und können so identifiziert werden. Alternatives Verfahren zur CT-Angiografie, wenn aufgrund einer Niereninsuffizienz oder Allergie kein Kontrastmittel gegeben werden darf.

Die Wahrscheinlichkeit für das Vorhandensein einer Lungenembolie kann anhand des Wells-Scores (▸ Tab. 5.2) eingeschätzt werden.

Tab. 5.2 Wells-Score zur Bestimmung der Wahrscheinlichkeit einer Lungenembolie, Wahrscheinlichkeit gering < 2 Punkte, mittel 2–6 Punkte, hoch > 6 Punkte

Parameter	Punkte
Symptome einer tiefen Beinvenenthrombose	3
Lungenembolie wahrscheinlicher als andere Diagnose	3
Herzfrequenz > 100/Min.	1,5
Operation oder Immobilisation in den letzten 4 Wochen	1,5
Frühere Lungenembolie oder tiefe Beinvenenthrombose	1,5
Hämoptysen	1
Tumorerkrankung unter Therapie oder Diagnose < 6 Monate	1

Therapie

Eine Lungenembolie stellt ein bedrohliches Krankheitsbild dar, deshalb muss schnell gehandelt werden:

- Patient halbsitzend lagern und beruhigen, eventuell Sedierung (z. B. Valium®).
- O_2-Gabe nasal (2–6 l/Min.), Pulsoxymetrie, gegebenenfalls Intubation.
- Bei ausgedehnten Lungenembolien wird versucht, den Embolus und die verursachende Thrombose medikamentös aufzulösen (Lysetherapie, ► Kap. 2.3).
- Gegebenenfalls Schmerzmittelgabe (z. B. Fentanyl).
- ZVK-Anlage, um den ZVD zu messen.
- Gegebenenfalls Embolektomie mittels Kathetermethoden.
- Nach einer Lungenembolie erhalten die Patienten für 3–12 Monate orale Antikoagulanzien (direkte orale Antikoagulanzien oder Vitamin-K-Antagonisten); bei sich wiederholenden Lungenembolien ist eine dauerhafte Antikoagulation erforderlich.

Komplikationen

- Lungeninfarkt: Wird der Embolus nicht rechtzeitig aufgelöst, stirbt der betroffene Lungenabschnitt ab, da er nur noch über kleine Bronchialarterien mit O_2 und Nährstoffen versorgt wird und dies besonders bei Linksherzinsuffizienz oft nicht ausreicht.
- Infarktpneumonie.
- Pleuritis, Pleuraerguss.
- Rechtsherzversagen, Cor pulmonale (► Kap. 2.5).
- Weitere Embolien (ohne Antikoagulation in 30 % der Fälle); 70 % aller zum Tod führenden Embolien treten in Schüben auf [5].

> **Praxistipp**
>
> **Postoperative Mobilisation**
>
> Nach einer Operation mobilisieren die Pflegenden den Patienten möglichst bald, um eine tiefe Beinvenenthrombose und das nachfolgende Auftreten einer Lungenembolie zu verhindern. Über den Zusammenhang informieren sie den Patienten.

5.11 Erkrankungen der Pleura

5.11.1 Pleuritis

> **Definition**
>
> **Pleuritis**
>
> Entzündung der Pleura (Rippen- oder Brustfellentzündung)

Ursachen und Einteilung

Eine Pleuritis entsteht meist sekundär im Gefolge einer anderen Erkrankung, z. B. einer Tuberkulose, einer Pneumonie oder eines Tumors von Lunge oder Pleura. Aber auch eine Urämie, ein Lungeninfarkt, ein Myokardinfarkt, eine Pankreatitis oder Kollagenosen können eine Pleuritis hervorrufen.

Man unterscheidet die trockene **Pleuritis sicca** von der feuchten **Pleuritis exsudativa.** Bei letzterer gibt die entzündete Pleura Flüssigkeit in den Pleuraspalt ab, sodass ein Pleuraerguss (► Kap. 5.11.2) entsteht. Die trockene Form geht meist in die feuchte Form über.

Symptome
Die Pleuritis sicca verursacht Reizhusten und stechende Schmerzen beim Atmen, weshalb der Patient versucht, möglichst flach zu atmen (Schonatmung mit eingeschränkter Atembewegung). Die Schmerzen lassen häufig nach, wenn ein Pleuraerguss auftritt. Verdrängt der Pleuraerguss das Lungengewebe, hat der Patient Atemnot.

Diagnostik
- Lungenauskultation: Reibegeräusche beim Atmen wie Lederknarren; beim Pleuraerguss aufgehobenes Atemgeräusch
- Blut: CRP ↑, Leukozytose
- Röntgen-Thorax: Zwerchfellhochstand, Verschattung bei Pleuraerguss
- Punktion eines Pleuraergusses und Untersuchung der Ergussflüssigkeit

Therapie
Die auslösende Grundkrankheit muss behandelt werden. Wenn der Patient aufgrund der Schmerzen flach atmet, müssen Schmerzmittel gegeben werden, um dem Patienten das tiefere Durchatmen zu erleichtern. Größere Pleuraergüsse sollten punktiert werden. Gegebenenfalls ist bei eitrigen Pleuraergüssen die Anlage einer Spüldrainage mit gleichzeitiger systemischer Antibiose zu erwägen.

5.11.2 Pleuraerguss

Definition

Pleuraerguss
Flüssigkeitsansammlung im Pleuraspalt (Brustfellhöhle)

Ursachen und Einteilung
Je nach Zusammensetzung der Flüssigkeit im Pleuraspalt wird zwischen Transsudat und Exsudat unterschieden.

Transsudat: Die Ergussflüssigkeit tritt aus den Kapillaren aus, z. B. aufgrund einer Lungenstauung bei Linksherzinsuffizienz. Sie ist serös, enthält kaum Eiweiß, wenig Zellen und Bakterien.

Exsudat: Die Ergussflüssigkeit wird von dem umliegenden Gewebe produziert. Sie ist serös, eitrig, fibrinös oder blutig und enthält größere Mengen Eiweiß. Je nach Ursache des Ergusses können auch Bakterien, Blutbestandteile, Cholesterin oder Tumorzellen in der Flüssigkeit nachgewiesen werden.

Ursachen eines Pleuraergusses können sein:
- Bösartige Tumoren (60 %), z. B. metastasierendes Mammakarzinom, Bronchialkarzinom, maligne Lymphome
- Infektionen (30 % [5]), z. B. Tuberkulose, Pneumonie
- Pleuritis
- Lungenembolie
- Dekompensierte Herzinsuffizienz
- Niedriger kolloidosmotischer Druck, z. B. bei Leberzirrhose, nephrotischem Syndrom
- Pankreatitis, Leberzirrhose
- Kollagenosen

Symptome
Die Flüssigkeit im Pleuraspalt kann das Lungengewebe verdrängen. Je nach Flüssigkeitsmenge (Milliliter bis mehrere Liter) treten in unterschiedlichem Ausmaß Atemnot und Druckgefühl in der Brust auf.

Diagnostik
- Lungenauskultation: abgeschwächtes Atemgeräusch über dem Pleuraerguss.
- Röntgen-Thorax: Ab etwa 100 ml ist der Erguss zu erkennen; durch die Flüssigkeitsansammlung erscheinen die Zwerchfellkuppeln abgeflacht.
- Sonografie: Ab ca. 20 ml ist der Erguss nachweisbar.
- Pleurapunktion (▸ Abb. 5.17): Unter örtlicher Betäubung wird der Pleuraerguss unter sterilen Bedingungen punktiert und Flüssigkeit entnommen (Probepunktion bzw. diagnostische Punktion). Diese wird chemisch, bakteriologisch und zytologisch untersucht, um die Ursache zu klären. Behindert der Erguss die Atmung, werden größere Mengen Flüssigkeit abgelassen (therapeutische Punktion).

Merke

Ein Pleuraerguss wird grundsätzlich aus diagnostischen Gründen punktiert. Ein blutiger Pleuraerguss gilt solange als tumorverdächtig, bis das Gegenteil bewiesen ist.

Therapie
Im Vordergrund steht die Therapie der auslösenden Grunderkrankung. Bei ständig wiederkehrenden Pleuraergüssen wird der Erguss drainiert oder das Brustfell mit einer speziellen Technik, der

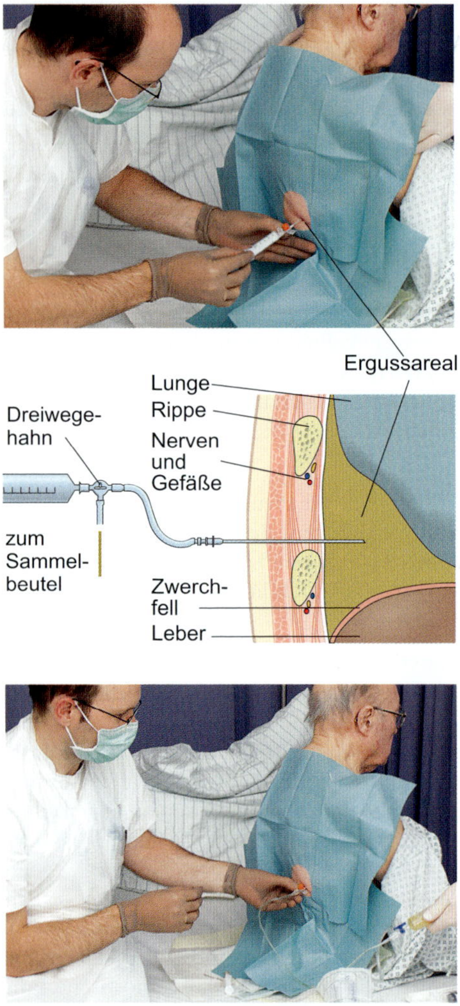

Abb. 5.17 Pleurapunktion [K115, L190]

Pleurodese, mit dem Lungenfell verklebt, um die weitere Ergussbildung zu verhindern.

5.11.3 Pleuraempyem

> **Definition**
>
> **Pleuraempyem**
>
> Eiteransammlung im Pleuraspalt

Ursachen

Ursachen sind meist Entzündungen wie Pneumonie, Mediastinitis, Bronchiektasen, ein Bauchhöhlen- oder Lungenabszess. Seltener tritt ein Pleuraempyem nach einem Trauma oder nach einer Thoraxoperation auf. Durch Verklebung der beiden Pleurablätter können aus ursprünglich einer Eiterhöhle mehrere Kammern entstehen.

Symptome

- Schlechter Allgemeinzustand, hohes Fieber
- Dyspnoe, eventuell Husten mit Auswurf
- Thorax- und Schulterschmerz
- Lokale Überwärmung und Rötung

Therapie

Über einen großlumigen Schlauch wird der Pleuraraum durch die Thoraxwand gespült und drainiert (Thoraxsaugdrainage). Nach Keimbestimmung werden gezielt Antibiotika intravenös über mehrere Wochen gegeben. Bei Bildung von Pleuraschwarten sowie bei gekammerten Empyemen muss meist operativ vorgegangen werden.

Komplikationen

- Sepsis
- Bildung gekammerter Empyeme
- Bronchopleurale Fistel, Durchbruch nach außen durch die Thoraxwand
- Bildung von Pleuraschwarten

5.11.4 Pneumothorax

> **Definition**
>
> **Pneumothorax**
>
> Einströmen von Luft durch verletzte Pleura in den Pleuraspalt; physiologischer interpleuraler Unterdruck wird aufgehoben; teilweiser oder kompletter Kollaps des betroffenen Lungenflügels aufgrund der Eigenelastizität der Lunge; Folge: verminderter oder fehlender Gasaustausch

Einteilung

Der idiopathische **Spontanpneumothorax** tritt am häufigsten auf bei Männern zwischen 20 und 40 Jahren, die Raucher sind. Er entsteht oft ohne äußere Gewalteinwirkung durch die Ruptur einer direkt unter der Pleura gelegenen Emphysemblase. Dem sekundären Spontanpneumothorax liegt eine andere Lungenerkrankung zugrunde, z. B. eine COPD, ein Lungenabszess oder ein Bronchialkarzinom.
Vom Spontanpneumothorax wird der **traumatische Pneumothorax** unterschieden. Er kann entweder offen oder geschlossen sein (► Abb. 5.18).

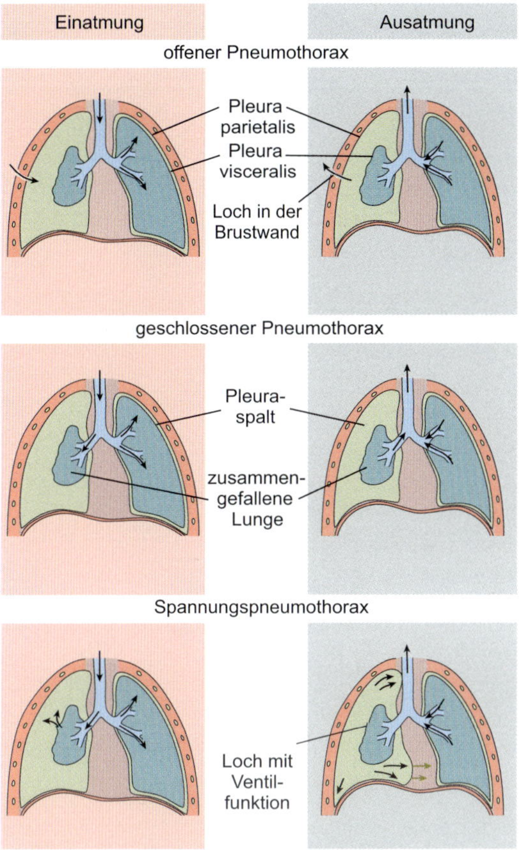

Abb. 5.18 Verschiedene Formen des Pneumothorax [L190]

- **Offener Pneumothorax:** Luft strömt von außen durch die verletzte Brustwand in den Pleuraspalt ein (z. B. nach einer Stichverletzung). Es besteht eine Verbindung zur Außenluft.
- **Geschlossener Pneumothorax:** Luft aus verletzten Atemwegen oder Lungengewebe dringt durch die verletzte Pleura in den Pleuraspalt ein (z. B. nach Rippenfraktur oder Bronchusriss).

Ein Pneumothorax kann auch iatrogen nach Pleurapunktion, Überdruckbeatmung oder Operation am Thorax auftreten.

Ein lebensbedrohlicher Notfall ist der **Spannungspneumothorax:** Luft dringt durch die verletzte Pleura beim Einatmen in den Pleuraspalt ein, entweicht aber beim Ausatmen nicht (Ventilmechanismus). Die „Spannung", also der starke Überdruck auf der verletzten Seite, drückt das Mediastinum zur gesunden Seite. Die Herzfunktion und die Funktion der gesunden Lunge werden mit jedem Atemzug stärker beeinträchtigt.

Symptome

- Akut einsetzende Dyspnoe, Husten, Zyanose
- Stechende Schmerzen auf der betroffenen Thoraxseite
- Asymmetrische Thoraxbewegungen beim Atmen
- Einseitig hypersonorer Klopfschall, bei der Auskultation einseitig fehlendes Atemgeräusch.

Therapie

Bei einem kleinen Spontanpneumothorax wird die Luft innerhalb von 3–4 Tagen von selbst resorbiert. Diese Spontanresorption kann durch O_2-Gabe gefördert werden. Ist der Pneumothorax größer, kann initial mit einer Punktionsnadel versucht werden, die Luft herauszusaugen. Gelingt dies nicht, muss die Luft durch eine Pleurasaugdrainage, die für einige Tage belassen wird, entfernt werden.

Beim Spannungspneumothorax wird notfallmäßig mit einer großlumigen Kanüle mit Notfallventil in den 2. ICR medioklavikulär gestochen. Die Luft kann so entweichen und der Überdruck wird aufgehoben. Für die endgültige Versorgung wird eine Dauersaugdrainage angelegt.

Wiederholungsfragen

1. Durch welche Erreger kann eine Pneumonie verursacht sein?
2. Was ist der Unterschied zwischen primären und sekundären Pneumonien?
3. Was ist eine Primärtuberkulose, was eine postprimäre Tuberkulose?
4. Was ist eine chronische Bronchitis und was sind ihre Symptome?
5. Was ist ein Lungenemphysem und wie entsteht es?
6. Wie äußert sich ein Asthma bronchiale?
7. Wodurch kann eine Lungenfibrose verursacht sein?
8. Was ist eine Sarkoidose?
9. Nennen Sie die Symptome einer Mukoviszidose.
10. Welche klinischen Symptome treten bei einem Bronchialkarzinom auf und welches ist der bekannteste Risikofaktor für ein Bronchialkarzinom?
11. Welcher Personenkreis ist prädestiniert für eine Lungenembolie?
12. Nennen Sie die Symptome einer Lungenembolie.
13. Welche Arten von Pneumothorax kennen Sie?

6 Verdauungssystem

Überblick

Dieses Kapitel beschreibt die wichtigsten Erkrankungen des Verdauungssystems. Zu Beginn erläutert es die Anatomie und Physiologie (► Kap. 6.1). Anschließend werden die bedeutendsten Erkrankungen des Ösophagus erläutert (► Kap. 6.2) und unter anderem folgende Fragen beantwortet:

- Was passiert bei einer gastroösophagealen Refluxkrankheit und welche therapeutischen Maßnahmen können ergriffen werden? (► Kap. 6.2.1)
- Welche Formen der Hiatushernie gibt es und wie werden sie therapiert? (► Kap. 6.2.2)

Danach werden die häufigsten Erkrankungen von Magen und Duodenum behandelt (► Kap. 6.3):

- Was ist der Unterschied zwischen einer akuten und einer chronischen Gastritis? (► Kap. 6.3.1)
- Welche Komplikationen können bei einem Ulcus ventriculi und einem Ulcus duodeni auftreten? (► Kap. 6.3.2)

Weiter werden Erkrankungen des Dünn-, Dick- und Enddarms erklärt (► Kap. 6.4):

- Was versteht man unter Kolonpolypen (► Kap. 6.4.2) und Divertikel? (► Kap. 6.4.4)
- Was ist der Unterschied zwischen den chronisch entzündlichen Darmerkrankungen Morbus Crohn (► Kap. 6.4.5) und Colitis ulcerosa? (► Kap. 6.4.6)

Im Anschluss finden sich pflegerelevante Erkrankungen der Leber (► Kap. 6.5), der Gallenblase und -wege (► Kap. 6.6) sowie des Pankreas (► Kap. 6.7). Dabei werden unter anderem folgende Fragen beantwortet:

- Welche Formen der Hepatitis gibt es und welche prophylaktischen Maßnahmen können ergriffen werden? (► Kap. 6.5.1)
- Welche Symptome deuten auf eine Cholelithiasis hin? (► Kap. 6.6.1)
- Welche therapeutischen Maßnahmen werden bei einer akuten Pankreatitis ergriffen? (► Kap. 6.7.1)

6.1 Anatomie und Physiologie des Verdauungssystems

Der menschliche Organismus bedarf für seine Funktionen der regelmäßigen Zufuhr von Nahrung und Wasser. Die Aufnahme und die Verarbeitung erfolgen über das Verdauungssystem (► Abb. 6.1), das schlauchartig vom Mund bis zum After verläuft. Von verschiedenen Organen (Bauchspeicheldrüse, Leber, Gallenblase) werden enzymreiche Sekrete in den Verdauungstrakt (Gastrointestinaltrakt) abgegeben, sodass die Nahrungsbestandteile aufgespalten und vom Blut aufgenommen werden können.

6.1.1 Anatomie

Wandaufbau

Die Wand des gesamten Verdauungssystems besitzt einen ähnlichen Aufbau, der aber je nach Aufgabe des jeweiligen Abschnitts leicht verändert ist. Von innen nach außen finden sich folgende Wandschichten:

- **Mukosa:** Schleimhaut, die den Verdauungstrakt auskleidet.
- **Submukosa:** Bindegewebige Verschiebeschicht, in der die größeren Blut- und Lymphgefäße zur Versorgung der Mukosa verlaufen.
- **Muskularis:** Diese besteht aus einer längs- und einer querverlaufenden Ringmuskelschicht. In Mund, Rachen und oberer Speiseröhre ist die Muskulatur quergestreift und willkürlich kontrahierbar. Im übrigen Verdauungstrakt ist sie unwillkürlich kontrahierbar und glatt.
- **Adventitia:** Bindegewebe zur Verbindung mit der Umgebung.

Blutversorgung des Verdauungssystems

Die Organe des Bauchraums werden im Wesentlichen durch drei aus der Aorta stammende Arterien mit deren Ästen versorgt:

- Der **Truncus coeliacus** versorgt mit seinen drei Ästen A. lienalis, A. hepatica und A. gastrica sinistra die Leber, die Gallenblase, den Magen sowie Teile der Speiseröhre, des Duodenums und des Pankreas.
- Die **A. mesenterica superior** versorgt mit ihren Ästen den Großteil des Dünndarms, den Blinddarm, das Kolon ascendens, das Kolon transversum sowie Teile des Pankreas.

- Die **A. mesenterica inferior** versorgt das Kolon descendens, das Kolon sigmoideum sowie Teile des Rektums.

Das mit Nährstoffen angereicherte venöse Blut der Bauchorgane wird in der Pfortader (V. portae) gesammelt und direkt zur Leber transportiert.

Peritoneum

Das Peritoneum (Bauchfell) kleidet den Bauchraum aus. In der Embryonalzeit wird jedes Organ unter Einstülpung eines Teils des Peritoneums unterschiedlich weit in die Bauchhöhle vorgeschoben. Unterschieden werden intraperitoneale von retroperitonealen und extraperitonealen Organen. **Intraperitoneale Organe** sind vollständig vom Peritoneum bedeckt, sie besitzen ein gedoppeltes Peritoneum, das mit der hinteren Bauchwand in Verbindung steht (Gekröse). Beim Dünndarm heißt diese Peritonealverdoppelung Mesenterium, beim Dickdarm Mesocolon. Eine weitere Peritonealverdoppelung stellt das große Netz (Omentum majus) dar, das sich schürzenförmig vor die Darmschlingen legt. Zu den intraperitoneal, also im Peritoneum liegenden Organen gehören Magen, Jejunum, Ileum, Leber, Milz, Kolon transversum und Kolon sigmoideum.
Retroperitoneale Organe haben sich in der Embryonalzeit nur teilweise in die Bauchhöhle vorgeschoben. Sie sind mit der hinteren Bauchwand verwachsen und daher nur an der Vorderseite vom Peritoneum bedeckt. Zu den retroperitoneal, also hinter dem Peritoneum liegenden Organen gehören Duodenum, Pankreas, Kolon ascendens und descendens sowie Organe des Harnsystems (Niere, Harnleiter).
Extraperitoneale Organe haben keinerlei Beziehung zum Peritoneum. Zu den extraperitoneal, also außerhalb des Peritoneums liegenden Organen gehören das Rektum und die Organe des kleinen Beckens (Blase, viele Geschlechtsorgane).

Speiseröhre

Die Speiseröhre (Ösophagus) ist ein ca. 25 cm langer Muskelschlauch, der den Rachen mit dem Magen verbindet. Sie verläuft im Mittelfellraum (Mediastinum) vor der Aorta und der Luftröhre und gelangt durch eine Öffnung im Zwerchfell in den Bauchraum.

Magen

Der Magen ist ein muskuläres Hohlorgan, welches die Nahrung speichert, den Nahrungsbrei mit dem Magensaft durchmischt, die Nahrung andaut und weitertransportiert.
Folgende Magenabschnitte werden unterschieden: Kardia, Fundus, Korpus, Antrum mit Pylorus (Magenpförtner).

Dünndarm

An den Magen schließt sich der Dünndarm an. Er ist etwa 5 m lang und besteht aus drei Abschnitten, die ohne scharfe Grenze ineinander übergehen:

- Das **Duodenum** (Zwölffingerdarm) folgt unmittelbar auf den Pylorus. Es legt sich C-förmig um den Kopf der Bauchspeicheldrüse. Nach etwa 25 cm geht es über in das
- **Jejunum** (Leerdarm). Das Jejunum nimmt etwa $^3/_5$ der Gesamtlänge der Dünndarmschlingen ein.
- Das **Ileum** (Krummdarm) nimmt etwa $^2/_5$ der Dünndarmlänge ein. Es mündet an der Ileozökalklappe in das Kolon. Seine Wand enthält zahlreiche Lymphfollikel, die Peyer-Plaques, die an der Erregerabwehr beteiligt sind.

Die Oberfläche des Dünndarms ist zur besseren Resorption der Nahrungsbestandteile stark vergrößert. Daran beteiligt sind:

- **Kerckring-Falten:** ringförmig verlaufende Schleimhautfalten
- **Zotten:** Ausstülpungen der Schleimhaut
- **Krypten:** Einstülpungen des Epithels
- **Mikrovilli:** Ausstülpungen der Enterozyten, die die Zotten überziehen (Bürstensaum)

Da gegen Ende des Dünndarms die Resorptionsleistung immer geringer wird, nehmen dort auch Größe und Anzahl der genannten Strukturen ab.

Dickdarm

Der Dickdarm (Intestinum crassum) ist ca. 1,4 m lang und liegt rahmenförmig um den Dünndarmschlingen. Er ist in verschiedene Abschnitte unterteilt:

- **Blinddarm** (Caecum) mit Wurmfortsatz (Appendix vermiformis)
- **Kolon ascendens** (aufsteigender Dickdarm)
- **Kolon transversum** (querverlaufender Dickdarm)
- **Kolon descendens** (absteigender Dickdarm)
- **Kolon sigmoideum** (S-förmiger Dickdarm oder Sigma)

Gemeinsames Kennzeichen aller Dickdarmabschnitte sind die **Tänien** (in Streifen zusammengedrängte Längsmuskulatur) und **Haustren** (Aus-

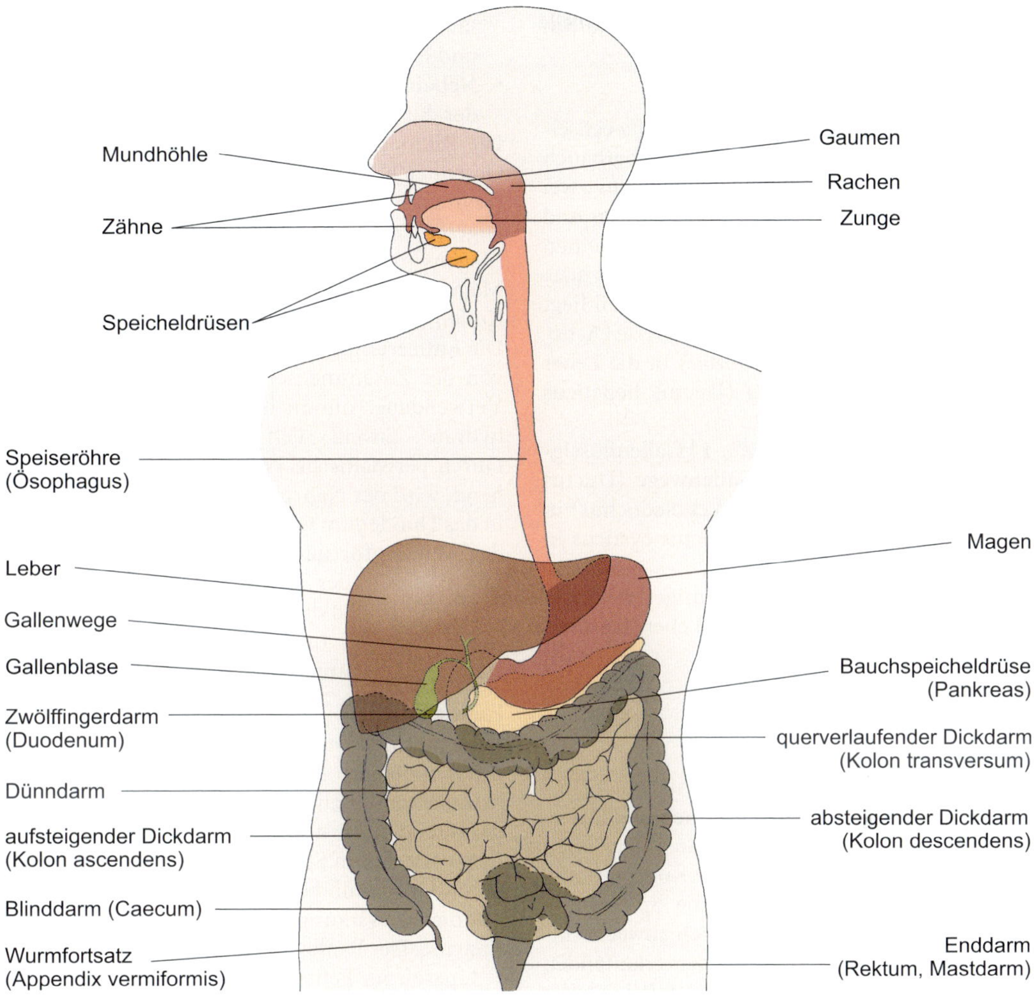

Abb. 6.1 Übersicht über die Verdauungsorgane [L190]

sackungen der Darmwand). Mikroskopisch weist der Dickdarm zahlreiche **Krypten** auf.

Rektum und After

Das Rektum (Enddarm) ist ca. 15 cm lang. Es geht aus dem Kolon sigmoideum hervor und endet mit dem Anus (After).

Der Anus ist die Öffnung, durch die der Darm an die Körperoberfläche mündet. Verschlossen wird er durch den inneren und äußeren Schließmuskel sowie durch ein unter der Schleimhaut liegendes Venengeflecht (Hämorrhoidalgeflecht).

Pankreas

Das Pankreas (Bauchspeicheldrüse) liegt an der Hinterwand des Oberbauchs und wird in Kopf, Körper und Schwanz eingeteilt. Es ist 13–15 cm lang, erstreckt sich vom Duodenum bis zur Milz und besteht aus exokrinen und endokrinen Anteilen. Es wird längs vom Pankreasgang (Ductus pancreaticus) durchzogen, der gemeinsam mit dem Gallengang an der Papilla Vateri ins Duodenum mündet und dort den Bauchspeichel abgibt.

Die endokrinen Anteile des Pankreas bestehen aus zahlreichen Langerhans-Inseln, die in ihrer Gesamtheit das Inselorgan bilden. In den verschiedenen Zellen des Inselorgans werden die Hormone **Insulin** (B-Zellen), **Glukagon** (A-Zellen) und **Somatostatin** (D-Zellen) produziert.

Leber, Gallenwege und Gallenblase

Die **Leber** (Hepar) ist das größte Stoffwechselorgan des Körpers und liegt im rechten Oberbauch direkt unter dem Zwerchfell. Sie besteht aus zwei großen Lappen, dem rechten Lobus dexter und dem linken Lobus sinister sowie aus zwei kleinen Lappen, dem Lobus caudatus und dem Lobus quadratus. Zwischen den beiden kleinen Lappen liegt die Leberpforte. Hier treten die Leberarterie (A. hepatica) und die Pfortader (V. portae) in die Leber ein, während der Gallengang (Ductus hepaticus communis) die Leber verlässt.
Die Leber produziert pro Tag 0,5–1 l Gallenflüssigkeit. Diese gelangt über die **Gallenwege** (Ductus hepaticus communis und Ductus choledochus) in das Duodenum oder über den Ductus cysticus in die Gallenblase.
Die **Gallenblase** ist ein birnenförmiger 8–12 cm langer Sack an der Unterseite der Leber. Sie speichert 40–50 ml Gallenflüssigkeit.

6.1.2 Physiologie

Schluckvorgang

Die Zunge schiebt willkürlich einen schluckfähigen Bissen gegen den weichen Gaumen und löst so den unwillkürlichen **Schluckreflex** aus. Der Bissen bzw. der Speisebrei wird durch eine Kontraktionswelle der Rachenmuskulatur in die Speiseröhre transportiert. Von hier wird er durch abwechselnde Kontraktionen der längs- und querverlaufenden Muskelfasern, der sogenannten **Peristaltik,** weiter in Richtung Magen transportiert. Dort erschlafft der untere Schließmuskel der Speiseröhre, und die Nahrung tritt in den Magen ein.

Magensaft und Magenentleerung

Die Mukosa des Magens ist zur Oberflächenvergrößerung in Falten gelegt. In der Mukosa des Magenfundus und -korpus sind schlauchförmig Drüsen eingelagert, die täglich ca. 2 l Magensaft produzieren. Sie enthalten unterschiedliche Zellarten:

- **Hauptzellen** produzieren Pepsinogen. Es wird zu Pepsin umgewandelt, welches Nahrungseiweiß in einem ersten Schritt teilweise aufspaltet.
- **Belegzellen** produzieren Salzsäure und Intrinsic Factor. Der Magensaft erhält durch die Salzsäure einen pH-Wert von 1–2. Durch die hohe Salzsäurekonzentration werden Bakterien abgetötet und Pepsinogen wird zu Pepsin aktiviert.
- **Nebenzellen** produzieren den Magenschleim, der die Magenwand vor Säureschäden schützt.

Die Bildung des Magensafts wird durch Geruch, Geschmack und psychische Reize über den Parasympathikus des vegetativen Nervensystems angeregt, außerdem über das in den **G-Zellen** des Magens produzierte Gastrin, das bei Füllung des Magens ausgeschüttet wird. Auch Alkohol und Koffein wirken stimulierend.
Die Entleerungsgeschwindigkeit des Magens hängt von der Zusammensetzung der Nahrung ab. Die Verweildauer nimmt in der Reihenfolge Kohlenhydrate – Eiweiß – Fett zu.
Durch peristaltische Wellen, vom Antrum ausgehend, wird der Nahrungsbrei in kleinen Portionen in das Duodenum weitergegeben. Dafür öffnet sich der **Magenpförtner** (Pylorus) jeweils kurzfristig. Bei Übertritt des sauren Nahrungsbreis in das Duodenum wird die Sekretion der Bauchspeicheldrüse angeregt. Im Duodenum erfolgt auch die weitere Aufspaltung der Nahrungsbestandteile.

Pankreassaft

Die exokrinen Drüsenläppchen der Bauchspeicheldrüse bilden pro Tag ca. 1,5 l stark alkalischen Pankreassaft mit hoher Bikarbonatkonzentration. In das Duodenum abgegeben, neutralisiert er dort den stark sauren Speisebrei. Der pH-Wert liegt im Dünndarm dann bei ca. 7–8. Dies entspricht dem optimalen Wirkungsbereich der dort arbeitenden Enzyme. Der Pankreassaft enthält:

- Lipasen zur Fettspaltung
- Amylasen zur Kohlenhydratspaltung
- Trypsinogen, Chymotrypsinogen und Carboxypeptidasen zur Eiweißspaltung

Diese Enzyme werden von der Bauchspeicheldrüse teilweise als inaktive Vorstufen sezerniert, damit sie das Drüsengewebe nicht selbst „andauen". Erst im Dünndarm entfalten sie ihre Wirkung. Dort setzen sie die bereits im Magen begonnene Verdauung fort. Die Ausscheidung des Pankreassafts wird durch die Hormone Sekretin und Cholezystokinin der Duodenalschleimhaut sowie durch den N. vagus stimuliert. Sekretin und Cholezystokinin werden als Reaktion auf den sauren bzw. fettreichen Nahrungsbrei ausgeschüttet.

Galle

Die wichtigsten Bestandteile der Galle sind – neben Wasser und Elektrolyten – Gallensäuren, Cholesterin, Phospholipide und der Gallenfarbstoff Bilirubin. Die Gallensäuren spielen eine wesentliche Rolle bei der Fettverdauung im Dünndarm. Sie lagern sich mit Fettpartikeln der Nahrung zusammen und bilden die sogenannten **Mizellen** (▶ Kap. 7.2). Erst durch die Mizellenbildung wird die Aufnahme von Fett über die Dünndarmschleimhaut ins Blut ermöglicht. Im Ileum werden die inzwischen von den Mizellen wieder freigesetzten Gallensäuren ins Blut aufgenommen und erneut zur Leber transportiert. Von dort werden sie wieder in die Galle abgegeben. Dieser Kreislauf der Gallensäuren (Leber → Galle → Dünndarm → Leber) wird als **enterohepatischer Kreislauf** bezeichnet.

Der Gallenfarbstoff **Bilirubin** stammt hauptsächlich aus dem Abbau des roten Blutfarbstoffs Hämoglobin. Dieser Abbau findet in der Milz, im Knochenmark und in der Leber statt.

Die Sekretion des Gallensafts wird über die gleichen Mechanismen wie die des Pankreassafts stimuliert. Cholezystokinin bewirkt zusätzlich eine Kontraktion der Gallenblase.

Aufgaben des Dünndarms

Der Dünndarm ist Hauptort der Verdauung der Nahrungsbestandteile. Die dabei entstehenden Bruchstücke (Moleküle) werden über das Epithel der Dünndarmschleimhaut in Blut- und Lymphgefäße aufgenommen und gelangen über die Pfortader zur Leber.

Im Dünndarm wird ein schleimreiches Sekret mit Verdauungsenzymen und Gewebehormonen (unter anderem Sekretin, Cholezystokinin) sezerniert. Dieses wird in den Lieberkühn-Drüsen, am Grund der Krypten, in den Brunner-Drüsen und zahlreichen Becherzellen gebildet. Es dient dem Schutz der Darmwand sowie der Verdauung der Nahrung. Während des Verdauungsvorgangs sind die Zotten in ständiger Bewegung. Weiterhin sorgen rhythmische Pendelbewegungen und Segmentationsbewegungen der Darmwand für eine gute Durchmischung der Nahrungsbestandteile. Peristaltische Wellen fördern den Darminhalt weiter Richtung Dickdarm.

Aufgaben der Leber

Mit dem Pfortaderblut gelangen viele im Dünndarm durch die Verdauung freigesetzten Nährstoffmoleküle direkt in die Leber. Sie werden für die Bildung wichtiger Stoffwechselprodukte verwendet. Daneben wirkt die Leber wie ein Filter, der Giftstoffe aus dem Pfortaderblut beseitigt oder chemisch verändert (First-Pass-Effect). Sie werden dann über die Galle bzw. über die Nieren ausgeschieden. Dies sind wichtige Voraussetzungen für die vielfältigen Aufgaben der Leber im Gesamtstoffwechsel des Körpers:

- **Kohlenhydratstoffwechsel:** Überschüssige Glukose wird als Glykogen gespeichert und bei Bedarf abgegeben. Glukose wird aus Aminosäuren aufgebaut (Glukoneogenese).
- **Eiweißstoffwechsel:** Gerinnungsfaktoren (z. B. Prothrombin und Fibrinogen), Albumine, verschiedene Globuline und andere Eiweiße werden gebildet.
- **Fettstoffwechsel:** Neutralfette werden als Triglyzeride gespeichert und bei Bedarf wieder abgegeben (Lipolyse).
- **Bildung** des Gallensafts.
- **Bildung** der Hormon(-vorstufen) Angiotensinogen, Vitamin-D-Hormon und Somatomedine (Wachstumsfaktoren).
- **Abbau** des roten Blutfarbstoffs Hämoglobin zu Bilirubin, von körpereigenen Abfallprodukten wie Ammoniak zu Harnstoff, von dem Körper von außen zugeführten Substanzen (z. B. Alkohol, Medikamente); Hormone werden inaktiviert.

Aufgaben des Dickdarms

Mit dem Eintreffen des Speisebreis im Dickdarm ist die Verdauung und Resorption der Nährstoffe abgeschlossen. Aufgabe des Dickdarms ist, dem Nahrungsbrei Wasser und Elektrolyte zu entziehen und damit den Stuhl einzudicken. Um die Gleitfähigkeit des sich verfestigenden Stuhls zu gewährleisten, wird aus den Becherzellen der Krypten dem Kot Schleim beigemengt. Außerdem ist im Dickdarm – im Gegensatz zum Dünndarm – eine Vielzahl an Bakterien vorhanden, die unverdauliche Nahrungsbestandteile durch Gärungs- und Fäulnisvorgänge weiter abbauen.

Stuhlentleerung

In der **Ampulla recti,** dem oberen Anteil des Enddarms, wird der Kot gesammelt. Bei ausreichender Füllung der Ampulle folgt die reflexartig ablaufende Stuhlentleerung (Defäkation). Der innere Schließmuskel erschlafft, während sich die äußere Längsmuskulatur des Enddarms anspannt. Dieser Vorgang wird unterstützt durch die willkürliche

Anspannung von Zwerchfell und Bauchmuskulatur (Bauchpresse) sowie der willentlichen Erschlaffung des äußeren Schließmuskels, sodass es zur Kotaustreibung kommt.
Der Stuhl besteht zu 75 % aus Wasser. Außerdem enthält er Schleim, Epithelzellen der Darmschleimhaut, Bakterien, Gärungs- und Fäulnisprodukte, Zellulose (unverdauliche Pflanzenbestandteile), Entgiftungsprodukte und Sterkobilin.

6.2 Erkrankungen des Ösophagus

6.2.1 Gastroösophageale Refluxkrankheit

Definition

Gastroösophagealer Reflux *(GERD)*

Rückfluss von Mageninhalt in den Ösophagus (Speiseröhre), gegebenenfalls mit nachfolgender entzündlicher Veränderung der Ösophagusschleimhaut **(Refluxösophagitis)**

Ursachen

Die Kardia wird vom unteren Ösophagussphinkter (Speiseröhrenschließmuskel) verschlossen. Dieser öffnet sich beim Gesunden nur während des Schluckens, um Speisebrei vom Ösophagus in den Magen zu transportieren. Bei der gastroösophagealen Refluxkrankheit öffnet sich der untere Ösophagussphinkter auch, wenn nicht geschluckt wird. Der saure Mageninhalt gelangt in den Ösophagus und greift dort die Schleimhaut an, die darauf mit einer Entzündung reagiert (▸ Tab. 6.1). Auch eine Schwangerschaft ruft häufig einen Reflux hervor. Weitere Ursachen sind Magenausgangsstenose, Sklerodermie (▸ Kap. 14.5.2), Hiatushernie (▸ Kap. 6.2.2) oder Achalasie (▸ Kap. 6.2.4).

Symptome

Hauptsymptome der Refluxkrankheit sind brennende Schmerzen hinter dem Sternum und **Sodbrennen,** die beide besonders nach dem Essen und im Liegen auftreten. Häufig geben die Patienten (saures) Aufstoßen an. Insbesondere wenn Druck auf den Magen ausgeübt wird, z. B. beim Bücken, können Nahrungsreste aus dem Magen zurück in den Mund fließen (Regurgitation). Weiterhin können Schluckbeschwerden, Magenschmerzen, Luftaufstoßen, Reizhusten und Heiserkeit auftreten.

Diagnostik

Die Ösophagusschleimhaut wird mittels einer Spiegelung des Ösophagus und Magens (Gastroskopie, Endoskopie) beurteilt. Dabei können Biopsien (Gewebeproben) entnommen werden, um die Diagnose zu sichern. Allerdings sind bei etwa 60 % der Betroffenen während der Spiegelung keine Veränderungen der Schleimhaut festzustellen. Weiterhin kann eine pH-Metrie über 24 Stunden durchgeführt werden. Dafür wird dem Patienten eine pH-Messsonde in den unteren Ösophagus eingeführt, die den pH-Wert registriert. Es werden verlängerte, vermehrte und nächtliche Refluxzeiten gemessen.

Therapie

Fallbeispiel

Sodbrennen

Frau Marschall befindet sich in der 23. Schwangerschaftswoche. Mit fortschreitendem Schwangerschaftsverlauf klagt sie vermehrt über Sodbrennen und Reizhusten. Im Rahmen eines Informationsgesprächs erläutert ihr Pflegefachfrau Nadja Tanne, mit welchen Verhaltensänderungen sie ihre Symptome positiv beeinflussen kann.

Tab. 6.1 Klassifikation der gastroösophagealen Refluxkrankheit (GERD)

Klasse	Beschreibung
0	Gastroösophagealer Reflux ohne Schleimhautveränderungen
I	Einzelne Erosionen in geröteter Schleimhaut
II	Zusammenfließende Läsionen, die jedoch nicht den gesamten Umfang einnehmen
III	Zirkuläre, d. h. über den gesamten Umfang ausgedehnte Läsionen
IV	Komplikationen wie Ulkus oder Striktur (Verengung)

Treten lediglich geringe Symptome einer Refluxerkrankung auf, so reichen häufig gezielte Verhaltensänderungen des Patienten aus, um die Beschwerden zu lindern:

- Regelmäßig 4–5 kleine, fettarme Mahlzeiten pro Tag einnehmen.
- 3 Stunden vor dem Schlafen nicht mehr essen.
- Mit erhöhtem Oberkörper und in Rechtsseitenlage schlafen.
- Gewicht reduzieren.
- Keine einengenden Kleidungsstücke (z. B. Gürtel, Korsett) tragen.
- Auf bestimmte Speisen und Getränke (Alkohol, Süßspeisen, säurehaltige Getränke) sowie Nikotin verzichten, da sie die Säureproduktion im Magen anregen.
- Medikamente meiden, die als Nebenwirkung den Druck des unteren Ösophagus senken (z. B. Nitrate, Anticholinergika, Kalziumantagonisten, Theophyllin).

Medikamentöse Therapie

Bei stärkeren Beschwerden werden Protonenpumpenhemmer wie Omeprazol, Esomeprazol (z. B. Nexium®) und andere eingesetzt, die die Säureproduktion im Magen bei ausreichender Dosierung komplett hemmen.

Operative Therapie

Bessern sich im Stadium IV die Beschwerden unter der medikamentösen Therapie nicht, kann die operative Verengung des Mageneingangs (Fundoplicatio nach Nissen) erwogen werden.

Komplikationen

- Aus den Schleimhauterosionen einer chronischen Refluxösophagitis können Ulzera entstehen, die in seltenen Fällen bluten.
- Narbige Veränderungen der Ösophaguswand führen zu Stenosen des Ösophagus mit Schluckbeschwerden.
- Nächtliche Aspiration von Mageninhalt.
- **Barrett-Ösophagus:** Das Plattenepithel des unteren Ösophagus wird durch spezialisiertes Zylinderepithel ersetzt. Der Barrett-Ösophagus ist eine Präkanzerose, die sich zum Adenokarzinom entwickeln kann. Daher sind regelmäßige endoskopische Kontrollen mit Entnahme von Gewebe notwendig.

6.2.2 Hiatushernie

Definition

Hiatushernie *(Zwerchfellbruch)*

Organe, meist Magenanteile, ziehen durch die Öffnung im Zwerchfell (lat.: Hiatus) aus dem Bauch- in den Brustraum.

Unterschieden werden (► Abb. 6.2):

- **Axiale Gleithernie:** Häufigste Form (90 % [5]); oberer Teil des Magens (Kardia) ist in den Brustraum verlagert.
- **Paraösophageale Hernie:** Kardia liegt regelrecht; Teile des Magens oder tiefer gelegener Bauchorgane sind neben den Ösophagus in den Brustraum verschoben.

Ursachen

Ursache einer Hiatushernie ist oft der gelockerte Bandapparat am Mageneingang. Gleithernien treten mit zunehmendem Alter häufiger auf. Daneben kann auch ein erhöhter Druck im Bauchraum, z. B. bei Schwangerschaft oder ausgeprägter Obstipation, für eine Hiatushernie verantwortlich sein.

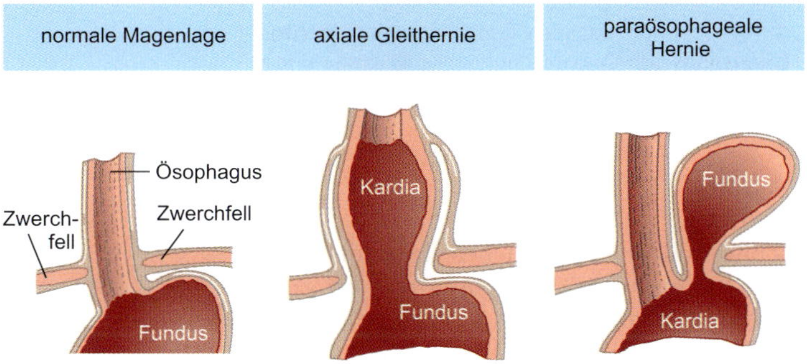

Abb. 6.2 Formen der Hiatushernie [L190]

Symptome

90 % aller Patienten mit einer Gleithernie haben keinerlei Beschwerden. Selten tritt ein Reflux von Mageninhalt in den Ösophagus mit nachfolgender gastroösophagealer Refluxkrankheit auf.
Auch die paraösophageale Hernie kann asymptomatisch verlaufen. Die Patienten klagen jedoch häufiger über ein Völlegefühl und Aufstoßen, ein Druckgefühl in der Herzgegend sowie über Atemnot.

Diagnostik

Eine Hiatushernie wird endoskopisch festgestellt. In Ausnahmefälle kann bei unklaren Beschwerden ein Ösophagusbreischluck durchgeführt werden.

Therapie

Eine Gleithernie wird lediglich therapiert, wenn Beschwerden aufgrund einer Refluxösophagitis vorliegen.
Eine paraösophageale Hernie hingegen ist eine komplikationsträchtige Erkrankung, die auch als Zufallsbefund bei beschwerdefreien Personen operiert werden muss. Bei der Operation werden der Magen und andere Bauchorgane ins Abdomen zurückverlagert und der Magen an der vorderen Bauchwand fixiert.

Komplikationen

Komplikationen treten insbesondere bei der paraösophagealen Hiatushernie auf: An der Durchtrittsstelle der Bauchorgane in den Brustraum kann es zu Einklemmungen dieser Organe und damit zur Unterbrechung ihrer Blutzufuhr kommen (Inkarzeration). Weiterhin können Schleimhauterosionen und -ulzera mit Blutungen auftreten.

6.2.3 Ösophagusdivertikel

Definition

Ösophagusdivertikel

Aussackung der gesamten Ösophaguswand **(echtes Divertikel)** oder Ausstülpung von Schleimhaut durch bestehende Muskellücke der Ösophaguswand **(Pseudodivertikel)**

Ursachen

Ösophagusdivertikel entstehen entweder durch erhöhten Druck im Ösophagusinneren bei gestörtem Muskelzusammenspiel, sogenannte **Pulsionsdivertikel,** oder durch Zug von außen, sogenannte **Traktionsdivertikel.** Sie sind typischerweise an drei verschiedenen Stellen des Ösophagus lokalisiert (► Abb. 6.3):

- Zervikale Zenker-Divertikel (70 % [5]) am Ösophaguseingang (ein Pulsionsdivertikel)
- Epibronchiale Divertikel (20 %) in Höhe der Trachealbifurkation (ein Traktionsdivertikel durch Narbenzug, meist infolge von Entzündungen der mediastinalen Lymphknoten)
- Epiphrenale Divertikel (10 %) dicht oberhalb des Zwerchfells (ein Pulsionsdivertikel)

Symptome und Diagnostik

Die Patienten klagen über Schluckbeschwerden. Oft fällt Mundgeruch auf, der durch Regurgitation verursacht wird: Speisereste sammeln sich im Divertikel und fließen vor allem beim Liegen in den Mund zurück. Beim zervikalen Zenker-Divertikel kommt es typischerweise zu Druckbeschwerden im Halsbereich und zunehmender Schluckbehinderung.
Die Diagnose wird über Ösophagusbreischluck und Endoskopie gestellt.

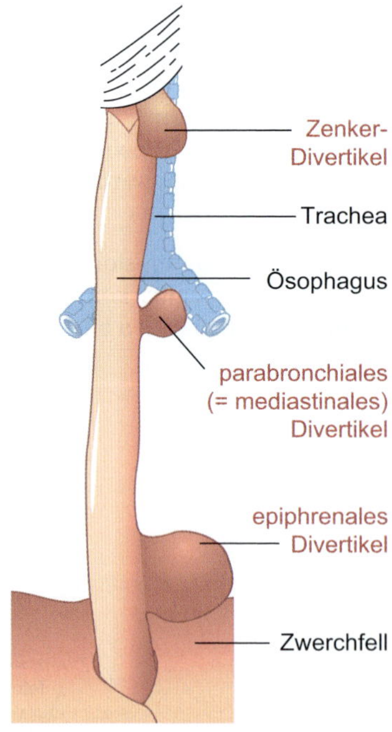

Abb. 6.3 Lage der Ösophagusdivertikel [L190]

Therapie

Das zervikale Zenker-Divertikel wird endoskopisch entfernt. Wegen der geringen Beschwerden und Komplikationen ist bei den übrigen Divertikelformen eine Resektion nur selten erforderlich.

Komplikationen

Besonders nachts besteht die Gefahr, dass bei Regurgitation Speisereste unbemerkt aspiriert werden und so eine Aspirationspneumonie verursachen. Ulzerationen im Divertikelsack können zu Blutungen oder Perforation des Ösophagus führen.

6.2.4 Achalasie

Definition

Achalasie

Erhöhter Ruhedruck des unteren Ösophagussphinkters; Ursache: Degeneration des Nervenplexus innerhalb der Sphinktermuskulatur (Plexus myentericus); Folge: gestörte Peristaltik beim Schluckakt, kein aktiver Transport der Nahrung im Ösophagus, unzureichende Erschlaffung des Sphinkters, Nahrung sammelt sich im Ösophagus und wird verzögert in den Magen transportiert, Weitung des Ösophagus

Symptome

Die Patienten klagen über Schluckbeschwerden und Regurgitation von Speisebrei aus dem erweiterten Ösophagus. Meistens bevorzugen die Patienten flüssige Kost. Aufgrund der gestörten Nahrungsaufnahme kann es zu massivem Gewichtsverlust kommen.

Merke

Die Symptome einer Achalasie können auch durch ein Karzinom der Kardia oder des Ösophagus hervorgerufen werden.

Diagnostik

Mithilfe der Manometrie wird der Ruhedruck des unteren Ösophagussphinkters gemessen, der bei einer Achalasie meist erhöht ist. Ebenso lässt sich die fehlende Erschlaffung des Sphinkters während des Schluckens feststellen.

Im Ösophagusbreischluck zeigt sich ein typischer Befund: die sogenannte Sektglasform des stark erweiterten Ösophagus oberhalb des Zwerchfells. Das Kontrastmittel wandert nur langsam in den Magen (▸ Abb. 6.4).

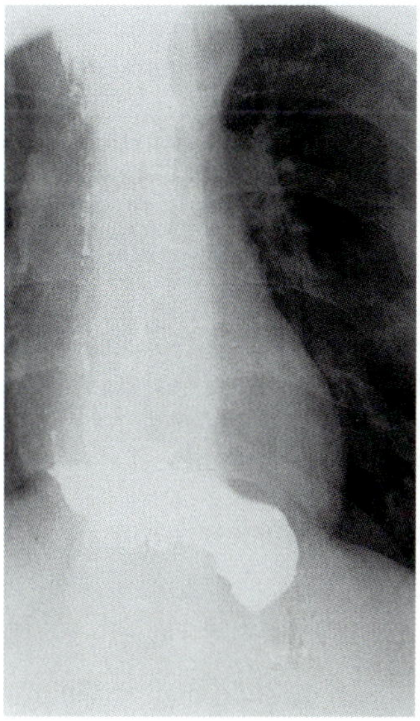

Abb. 6.4 Achalasie im Ösophagusbreischluck [T824]

Um einen Tumor des Ösophagus oder der Kardia auszuschließen, wird eine Ösophagogastroskopie mit Biopsien durchgeführt.

Therapie

Ziel der Therapie ist, den Druck des unteren Ösophagussphinkters zu senken, sodass die Nahrung wieder ungehindert in den Magen gelangen kann. Dies kann geschehen durch:

- Medikamente (z. B. Kalziumantagonisten wie Nifedipin) bei leichten Achalasieformen; Langzeitresultate sind enttäuschend.
- Ballondilatation: Ein Katheter wird in den Magen vorgeschoben. In Höhe des unteren Ösophagussphinkters wird ein am Katheter befestigter Ballon aufgeblasen, der den Ösophagussphinkter aufdehnt. Diese Therapie muss aufgrund von Rezidiven häufig wiederholt werden.
- Botulinumtoxin: Das Nervengift wird endoskopisch in den unteren Ösophagussphinkter gespritzt. Dies führt zu dessen Erschlaffung. Die Therapie muss regelmäßig wiederholt werden.
- Myotomie: Bei Erfolglosigkeit der beschriebenen Verfahren wird operativ laparoskopisch oder endoskopisch vorgegangen, indem die Muskulatur des unteren Ösophagussphinkters geschlitzt wird. Die Erfolgsquote liegt bei etwa 90 %.

Sowohl bei der Ballondilatation als auch bei der Myotomie kann es nachfolgend zu einer Refluxösophagitis kommen.
Eine Achalasie muss regelmäßig endoskopisch kontrolliert werden, da eine erhöhte Gefahr für ein Ösophaguskarzinom besteht.

Komplikationen

Insbesondere bei nächtlichen Regurgitationen von Speiseresten aus dem erweiterten Ösophagus besteht die Gefahr einer Aspirationspneumonie. Langfristig kann sich im erweiterten Ösophagusabschnitt ein Karzinom entwickeln.

6.2.5 Ösophaguskarzinom

Definition

Ösophaguskarzinom

Maligner Tumor, meist Adenokarzinom, seltener Plattenepithelkarzinom; Männer häufiger betroffen als Frauen

Ursachen

Rauchen, Alkoholkonsum und Adipositas begünstigen ein Ösophaguskarzinom. Auch Vorschädigungen des Ösophagus, z. B. ein Barrett-Ösophagus, eine Achalasie oder Refluxösophagitis, sind Risikofaktoren.

Symptome

Die Symptome eines Ösophaguskarzinoms treten oft spät auf:

- Leitsymptom ist die Dysphagie (Schluckstörung), die allerdings erst auftritt, wenn bereits ⅔ des Ösophaguslumens verlegt sind.
- Gewichtsabnahme wegen der eingeschränkten Nahrungsaufnahme sowie der Tumorerkrankung.
- Schmerzen hinter dem Sternum und im Rücken.

Diagnostik

- Gastroskopie mit Biopsien, um den Tumor histologisch einordnen zu können
- Endosonografie, um die Infiltrationstiefe des Tumors zu beurteilen, Suche nach Lymphknotenmetastasen
- CT bzw. MRT des Thorax zur Metastasensuche im Brustraum (Lunge, Lymphknoten), Ultraschall und CT bzw. MRT des Abdomens zur Metastasensuche im Bauchraum (Leber, Lymphknoten)
- Bronchoskopie bei einem Karzinom des oberen Ösophagus, um eine Infiltration der Trachea oder Bronchien auszuschließen

Therapie

Einzig die radikale operative Entfernung des Tumors bietet dem Patienten Heilungschancen. Da das Ösophaguskarzinom jedoch erst spät Symptome zeigt, kann nur noch ⅓ der Patienten mit dieser Zielsetzung operiert werden. Durch eine präoperative Radiochemotherapie wird der Tumor verkleinert, um dann operiert zu werden. Ist der Tumor noch auf die Schleimhaut beschränkt, kann er durch eine endoskopische Mukosaresektion therapiert werden. Im fortgeschrittenen Stadium ist Ziel der Therapie, die Nahrungsaufnahme zu sichern und so die Lebensqualität des Patienten zu verbessern und zu erhalten. Endoskopisch kann ein Metallstent eingelegt werden, um so das Lumen des Ösophagus offen zu halten. Es kann eine palliative Bestrahlung durchgeführt werden. Ist dies nicht mehr möglich, wird eine perkutane endoskopische Gastrostomie (PEG, ▸ Abb. 6.5) angelegt.

Komplikationen

- Rekurrensparese: Wenn der Tumor den N. recurrens (innerviert die Stimmbandmuskulatur) infiltriert, wird der Patient heiser.
- Ösophagobronchiale Fistel, wenn der Tumor ins Bronchialsystem einwächst. Nahrung gelangt in die Lunge, es kommt zur Aspirationspneumonie.
- Bereits früh Metastasen in Lymphknoten, später auch in Leber, Lunge und Knochen.

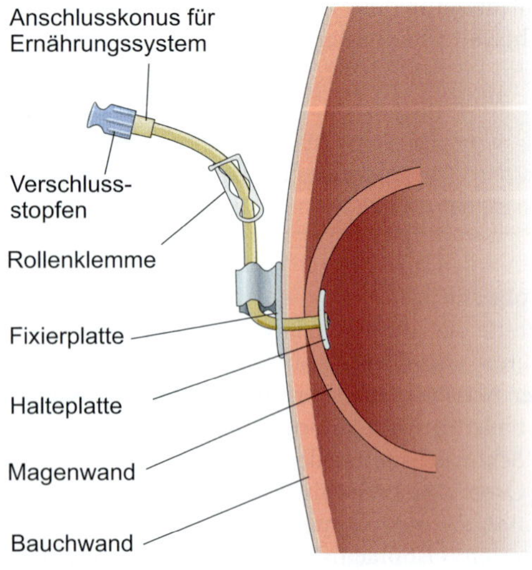

Abb. 6.5 Perkutane endoskopische Gastrostomie (PEG) [L190]

6.3 Erkrankungen von Magen und Duodenum

6.3.1 Gastritis

Definition

Gastritis

Entzündung der Magenschleimhaut; akut oder chronisch verlaufend

Ursachen und Einteilung

Akute Gastritis

Eine akute Gastritis entwickelt sich schnell. Sie kann durch übermäßigen Alkoholkonsum oder aufgrund einer Lebensmittelvergiftung durch Bakterien hervorgerufen werden. Weiterhin kann sie als Nebenwirkung bestimmter Medikamente wie nichtsteroidale Antirheumatika (NSAR), Kortikosteroide und Zytostatika auftreten. Auch Stresssituationen wie schweres Trauma, Schock oder Operation können eine Gastritis auslösen.

Fallbeispiel

Herr Ziemer hat Stress

Marius Ziemer ist 48 Jahre alt und arbeitet bei einer Bank. Im vergangenen Jahr hat er immer mehr Arbeit in kürzerer Zeit erledigen müssen. Seine Arbeitsvorgaben wurden strenger und wenn er seine Aufgaben nicht erfüllen konnte, erhielt er von seinem Vorgesetzten Ermahnungen. Das Arbeitsklima unter den Kollegen war angespannt. Den Stress versuchte Herr Ziemer mit Alkohol und gesteigertem Nikotinkonsum zu bekämpfen. In letzter Zeit leidet er verstärkt unter Schmerzen im Oberbauch und Übelkeit.

Chronische Gastritis

Die chronische Gastritis entwickelt sich über einen längeren Zeitraum. Sie wird in drei verschiedene Typen eingeteilt (► Tab. 6.2).

Symptome und Diagnostik

Die meisten Patienten haben nur geringe oder gar keine Beschwerden. Manche klagen über ein Druckgefühl im Oberbauch, Appetitlosigkeit und gelegentliche Übelkeit.

Mittels einer Gastroskopie (Magenspiegelung), verbunden mit Biopsien der Magenschleimhaut, wird die Diagnose gesichert. Das entnommene Biopsiematerial wird gezielt auf Helicobacter pylori untersucht. Das Bakterium kann auch mithilfe eines ^{13}C-Atemtests oder einer Antigensuche im Stuhl nachgewiesen werden. Bei einer Typ-A-Gastritis werden Autoantikörper gegen Belegzellen und Intrinsic Factor nachgewiesen.

Therapie

Akute Gastritis

Die Ursache muss beseitigt werden, z. B. durch Absetzen entbehrlicher Medikamente. Auf Kaffee, Alkohol und Nikotin sollte verzichtet werden. Medikamente sind meist nicht erforderlich, eventuell können Protonenpumpenhemmer verordnet werden. Bei Risikopatienten, z. B. Intensivpatienten, müssen prophylaktisch Medikamente zum Schutz der Magenschleimhaut gegeben werden.

Chronische Gastritis

Typ A: Bei perniziöser Anämie wird Vitamin B_{12} i. m. gespritzt, um einem Mangel vorzubeugen oder ihn zu beheben. Regelmäßige Gastroskopien sind angezeigt, da ein erhöhtes Magenkarzinom-Risiko besteht.

Typ B: Ziel ist die Beseitigung von Helicobacter pylori mit der Eradikationstherapie. Dazu werden

Tab. 6.2 Klassifikation der chronischen Gastritis

Typ	Beschreibung
Typ A (ca. 5 %)	**A**utoimmungastritis: Es finden sich Autoantikörper gegen die Belegzellen (Parietalzellen) der Magenschleimhaut. Da Belegzellen die Magensäure (HCl) produzieren, kommt es zur Anazidität (fehlende Magensäure). Liegen weiterhin Autoantikörper gegen den Intrinsic Factor vor, kann der Körper kein Vitamin B_{12} mehr aufnehmen und es kommt zu einer perniziösen Anämie.
Typ B (ca. 85 %)	**B**akterielle Besiedelung: Infektion der Magenschleimhaut mit dem Bakterium Helicobacter pylori (H. pylori)
Typ C (5–10 %)	**C**hemische Reizung der Magenschleimhaut durch zurückfließenden Gallensaft oder nichtsteroidale Antirheumatika (NSAR)

Protonenpumpenhemmer (Omeprazol, Pantoprazol und andere) und Antibiotika in verschiedenen Kombinationen über 7–10 Tage gegeben (Tripeltherapie, Quadrupeltherapie). Der Protonenpumpenhemmer wird vor dem Essen, Antibiotika werden nach dem Essen eingenommen.
Typ C: NSAR absetzen; wenn dies nicht möglich ist, müssen zusätzlich Protonenpumpenhemmer gegeben werden.

Komplikationen

Die Gefahr einer akuten Gastritis besteht in einer gastrointestinalen Blutung, wenn durch Schleimhautdefekte Blutgefäße geschädigt werden. Bei chronischen Gastritiden werden vermehrt Magenkarzinome und MALT-Lymphome (**m**ukosa **a**ssociated **l**ymphoid **t**issue, ausgehend vom Lymphgewebe des Gastrointestinaltrakts) beobachtet. Bei einer Typ-B-Gastritis entwickeln sich häufiger gastroduodenale Ulzera.

6.3.2 Ulcus ventriculi und Ulcus duodeni

Definition

Ulcus ventriculi *(Magengeschwür)*

Geschwür des Magens; Schleimhautdefekt durchbricht Muskelschicht des Magens, schädigt tiefere Wandschichten (► Abb. 6.6)

Definition

Ulcus duodeni *(Zwölffingerdarmgeschwür)*

Geschwür des Duodenums (► Abb. 6.6); Schleimhautdefekt durchbricht Muskelschicht des Darms; etwa dreimal so häufig wie das Ulcus ventriculi

Ursachen

Ein Ulkus entwickelt sich, wenn das Gleichgewicht zwischen Faktoren, die die Schleimhaut schädigen, und solchen, die die Schleimhaut schützen, gestört ist. Schädigende Faktoren sind unter anderem Helicobacter pylori, Salzsäure des Magensafts, Stress, Rauchen und nichtsteroidale Antirheumatika. Bei 99 % der Patienten mit Ulcus duodeni, bei 75 % der Patienten mit Ulcus ventriculi sowie bei 50 % der gesunden Erwachsenen findet sich eine Besiedlung der Schleimhaut mit Helicobacter pylori.
Zu den schleimhautschützenden Faktoren zählen Schleim, Bikarbonat, Epithelerneuerung und eine gute Durchblutung der Magenschleimhaut.
Seltene Ursachen eines Ulkus sind das Zollinger-Ellison-Syndrom (► Kap. 6.7.4) oder ein Hyperparathyreoidismus.

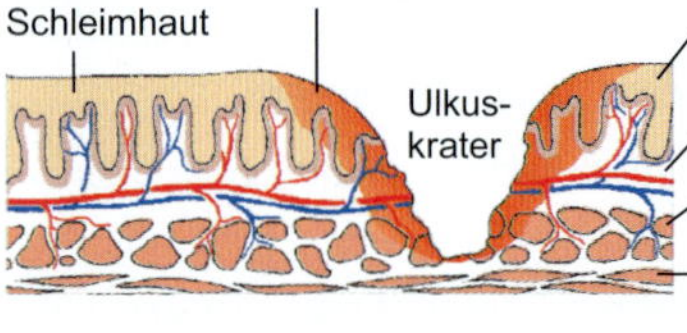

Abb. 6.6 Schematische Darstellung eines Ulkus [L190]

Symptome

Die Symptome können Hinweise auf die Lokalisation des Ulkus geben:

- Schmerzen nach dem Essen oder unabhängig davon → Ulcus ventriculi.
- Nacht- und Nüchternschmerz, der sich meist nach dem Essen bessert → Ulcus duodeni.
- Blutiges oder kaffeesatzartiges Erbrechen und Teerstühle sind Anzeichen für eine Ulkusblutung.

Diagnostik

Endoskopisch werden mehrere Biopsien entnommen. Das Gewebe wird histologisch und enzymatisch auf Helicobacter pylori untersucht. Daneben kann Helicobacter pylori auch durch einen ^{13}C-Atemtest oder durch eine Antigentestung im Stuhl nachgewiesen werden. Gleichzeitig muss ein Magenkarzinom durch endoskopische Kontrollen sicher ausgeschlossen werden: 5–10 % aller Ulzera sind exulzerierte (geschwürig aufgebrochene) Karzinome.

Therapie

Häufige, kleine Mahlzeiten sind sinnvoll, hochprozentiger Alkohol und Nikotin müssen vermieden werden. Alle Ulkus begünstigende Medikamente sind nach Möglichkeit abzusetzen.

Medikamentöse Therapie

Bei Ulzera mit Beteiligung von Helicobacter pylori werden Protonenpumpenhemmer und Antibiotika eingesetzt (Tripel-Therapie, Quadrupel-Therapie), woraufhin die Ulkuskrankheit in der Regel ausheilt. Rezidive sind selten. Der Eradikationserfolg muss 4–8 Wochen nach der Therapie durch eine Gastroskopie oder einen Helicobacter-pylori-Antigentest im Stuhl überprüft werden.

Bei Ulzera ohne Helicobacter-pylori-Beteiligung werden Protonenpumpenhemmer eingesetzt, welche die Magensäureproduktion um nahezu 100 % vermindern. Nebenwirkungen sind unter anderem Obstipation, Schwindel, Kopfschmerzen.

Operative Therapie

Operiert wird, wenn Komplikationen auftreten oder ein Magenkarzinom nicht sicher ausgeschlossen werden kann.

Komplikationen

Komplikationen treten oft plötzlich auf, ohne dass der Patient bis dahin von seiner Ulkuserkrankung wusste.

Perforation: Bei weniger als 5 % aller Ulkuspatienten. Das Ulkus durchbricht die Wand des Magens oder des Duodenums. Der Patient verspürt einen plötzlichen starken Schmerz, der in den Rücken oder die Schulter ausstrahlt. Es besteht eine Verbindung zur freien Bauchhöhle, sodass Magensaft, Luft und Bakterien in diese austreten können. Folge kann eine lebensbedrohliche Peritonitis (Bauchfellentzündung) sein. Eine Perforation muss so schnell wie möglich operativ verschlossen werden.

Penetration: Das Ulkus bricht in ein Nachbarorgan ein, am häufigsten in Pankreas oder Kolon. Auch hier ist eine Operation notwendig, um die pathologische Verbindung zwischen den Organen wieder zu verschließen. Der Krankheitsverlauf ist meist nicht so dramatisch wie bei der Perforation.

Obere gastrointestinale Blutung: Bei 20 % aller Ulkuspatienten. Ist die Blutung massiv, kommt es zum Bluterbrechen (Hämatemesis) und Volumenmangel mit Schockzeichen. Ist die Blutung schwach, kann Blut nur im Stuhl nachgewiesen werden bzw. die Patienten setzen Teerstuhl ab. Infolge einer meist unbemerkten Sickerblutung entwickelt sich eine Anämie.

Eine obere gastrointestinale Blutung wird in 50 % der Fälle durch ein Ulkus hervorgerufen. Weitere Ursachen sind: gastroduodenale Refluxkrankheit (25 %), Ösophagusvarizen (15 %), Mallory-Weiss-Syndrom (Schleimhauteinrisse im Ösophagus-Kardia-Bereich nach heftigem Erbrechen, 5 %), Magenkarzinom (3 %) und andere. Der Patient erbricht dunkelrotes oder kaffeesatzartiges Blut und setzt Teerstuhl ab, bei sehr starken Blutungen sogar hellrotes Blut. Es kommt zum Volumenmangelschock.

Zu den Spätkomplikationen eines Ulkus zählen eine **narbige Magenausgangsstenose** sowie die **karzinomatöse Entartung** eines chronischen Ulcus ventriculi.

6.3.3 Magenkarzinom

> **Definition**
>
> **Magenkarzinom**
>
> Von Drüsen- oder Epithelzellen des Magens ausgehendes Karzinom, meist Adenokarzinom; vorwiegend 50. bis 70. Lebensjahr; Häufigkeit in Westeuropa rückläufig

Ursachen

Risikofaktoren für ein Magenkarzinom sind:

- Chronische Gastritis Typ A (Autoimmungastritis) und chronische Gastritis Typ B (Besiedelung mit Helicobacter pylori, ▸ Kap. 6.3.1).
- Gutartige adenomatöse Magenpolypen und Morbus Ménétrier (Riesenfaltenmagen).
- Hoher Nitratgehalt der Nahrung, z. B. in geräucherten und gesalzenen Speisen: Nitrate werden im Magen durch Bakterien in Nitrite umgewandelt, aus denen karzinogene Nitrosamine entstehen.
- Genetische Faktoren, positive Familienanamnese.

Symptome

Die Patienten haben meist nur geringe, unspezifische Magenbeschwerden, zu denen eventuell folgende Symptome hinzutreten:

- Gewichtsabnahme, Leistungsknick
- Abneigung gegen Fleisch
- Brechreiz
- Druckgefühl im Oberbauch

Diagnostik

- Gastroskopie mit Biopsie aller verdächtigen Veränderungen und deren histologische Untersuchung.
- Endosonografie: Um das Ausmaß der Infiltration des Karzinoms in die Magenwand zu erkennen und benachbarte Lymphknoten zu beurteilen, wird endoskopisch ein Ultraschallkopf in den Magen eingeführt.
- Sonografie der Leber und des Abdomens, CT-Abdomen und -Thorax, um vorhandene Metastasen zu erkennen.
- Bestimmung des Tumormarkers CA 72–4 zur Verlaufskontrolle.

Therapie

Entscheidend für die Therapie ist eine frühzeitige Diagnose des Magenkarzinoms. Daher muss bei anhaltenden Magenbeschwerden, wenn eine anderweitige Therapie (z. B. mit Protonenpumpenhemmern) keinen Erfolg hat trotz dreiwöchiger Therapie eine Gastroskopie zum Ausschluss eines Karzinoms erfolgen. Patienten mit bekannten Risikofaktoren sollten regelmäßig gastroskopisch untersucht werden.

Operation

Je nach Lokalisation und Ausdehnung des Tumors wird eine Gastrektomie (Entfernung des gesamten Magens) oder eine Magenteilresektion durchgeführt. Zusätzlich können unter Umständen großes und kleines Netz, Lymphknoten, Milz und Teile des Ösophagus entfernt werden. Lokal fortgeschrittene Tumoren sollten durch eine perioperative Chemotherapie (vor und nach der Operation) behandelt werden.

Palliative Therapie

Ist die Erkrankung bereits zu weit fortgeschritten, wird palliativ (die Beschwerden lindernd) behandelt. Eine palliative Chemotherapie kann die Überlebenszeit verbessern. Die Nahrungspassage wird mittels Lasertherapie oder durch endoskopisches Einsetzen eines Kunststofftubus bzw. Stents gesichert, gegebenenfalls auch über eine perkutane, endoskopisch kontrollierte Jejunostomie (Ernährungsfistel). Blutungen müssen endoskopisch oder operativ gestillt werden. Hinzu kommt eine gezielte Schmerztherapie.

Komplikationen

- Metastasierung des Tumors:
  - Per continuitatem, d. h. durch direktes Einwachsen in Nachbarorgane wie Ösophagus, Duodenum, Pankreas, Kolon oder als Bauchfellkarzinose mit Aszites
  - Lymphogen in regionale Lymphknoten
  - Hämatogen vor allem in die Leber
- Akute Magenblutung
- Tumorkachexie (Auszehrung)

Andere Magentumoren

- Non-Hodgkin-Lymphome des Magens, z. B. MALT-Lymphom
- Gastrointestinale Stromatumoren (GIST)
- Gutartige Magentumoren wie Polypen und Adenome, Lipome (Fettgewebstumoren, selten) sowie Neurofibrome (Tumoren der Nervenscheiden)

6.4 Erkrankungen des Dünndarms, Dickdarms und Enddarms

6.4.1 Malassimilationssyndrom

Definition

Malassimilationssyndrom

Symptomkomplex von verschiedenen Erkrankungen des Verdauungssystems; aufgenommene Nährstoffe gehen über den Darm verloren; Folge: Mangelerscheinungen

Ursachen

Das Malassimilationssyndrom kann durch eine Maldigestion oder Malabsorption hervorgerufen werden.

Maldigestion

Die Nahrung wird nur mangelhaft verdaut. Dabei ist die Vorverdauung der Nahrung im Magen oder die Aufspaltung der Nahrungsbestandteile durch Pankreassaft und Galle aufgrund fehlender Enzyme gestört, z. B. nach Magenresektion, chronischer Pankreatitis oder Cholestase (Gallestau, z. B. durch Tumor).

Malabsorption

Die Resorption der bereits gespaltenen Nahrungsbestandteile und/oder deren Abtransport über die Blut- und Lymphbahnen sind gestört. Dies tritt z. B. auf bei:

- **Laktasemangel** (häufig): Eine verminderte Aktivität des Milchzucker spaltenden Enzyms Laktase führt zu Beschwerden nach Milchgenuss, der Laktoseintoleranz (► Abb. 6.7).
- Nach Dünndarmresektion.
- Morbus Crohn.
- **Zöliakie** (einheimische Sprue): Sie beruht auf einer Überempfindlichkeit gegen das Protein Gluten (Klebereiweiß) vieler Getreidesorten mit reaktiver Zottenatrophie der Dünndarmschleimhaut. Unter einer glutenfreien Diät (Verzicht auf Produkte aus Weizen, Roggen, Hafer, Gerste) regeneriert sich die Schleimhaut wieder.
- Störungen der enteralen Durchblutung oder Lymphdrainage, z. B. Morbus Whipple.
- Hormonal aktive Tumoren, z. B. Zollinger-Ellison-Syndrom (► Kap. 6.7.4).

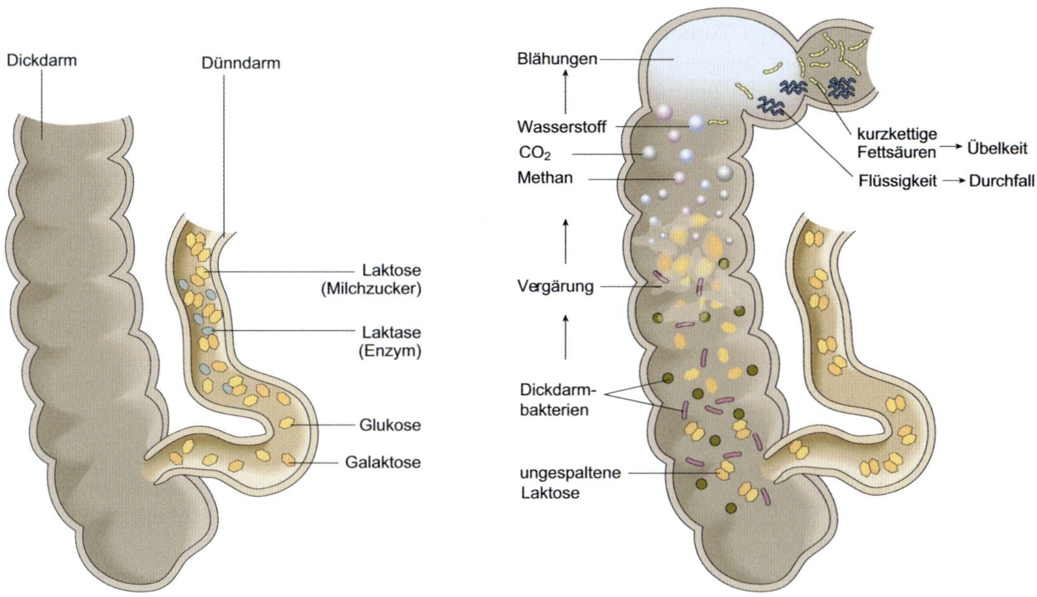

Abb. 6.7 Entstehungsmechanismus der Laktoseintoleranz (rechts) [L190]

Symptome

Leitsymptome sind chronische Diarrhöen oder Fettstühle (Steatorrhö) und Gewichtsverlust. Der Mangel an den fettlöslichen Vitaminen A, D, E und K ruft entsprechende Mangelerscheinungen hervor. Werden zu wenig Vitamin B_{12}, Folsäure oder Eisen resorbiert, tritt eine Anämie auf. Eiweißmangel führt zu hypoproteinämischen Ödemen. Erniedrigte K^+- sowie Ca^{2+}-Spiegel im Blut rufen Schwäche und eventuell eine Tetanie hervor.

Diagnostik

Ein Malassimilationssyndrom wird anhand der klinischen Symptomatik diagnostiziert. Der Fettgehalt des Stuhls kann bestimmt werden. Ein Fettstuhl liegt vor, wenn mehr als 7 g Fett am Tag ausgeschieden werden. Eine Malabsorption lässt sich von einer Maldigestion durch den Xylose-Toleranz-Test und den Vitamin-B_{12}-Resorptionstest (Schilling-Test) unterscheiden.

Um die Ursache eines Malassimilationssyndroms festzustellen, erfolgen je nach Symptomatik verschiedene weitere Untersuchungen. Bei Verdacht auf Morbus Crohn, Zöliakie oder Morbus Whipple sind Magen-Darm-Spiegelungen mit Entnahme von Biopsien zur histologischen Untersuchung angezeigt.

Therapie

An erster Stelle sollte die Grunderkrankung behandelt werden. Fehlende Verdauungsenzyme bzw. mangelhaft resorbierte Substanzen, unter anderem fettlösliche Vitamine, Vitamin B_{12} und Eisen, müssen ersetzt werden. Der Wasser- und Elektrolythaushalt muss überwacht und ausgeglichen werden. Unter Umständen ist eine vorübergehende parenterale Ernährung nötig.

6.4.2 Kolonpolypen

Definition

Kolonpolyp

Umschriebene Vorwölbung der Schleimhaut ohne Rücksicht auf gewebliche Abstammung, Größe oder Dignität (Gut- bzw. Bösartigkeit); Auftreten bei ca. 30 % der Personen über 60 Jahren [5]; Häufigkeit mit dem Alter zunehmend

Ursachen und Einteilung

Wahrscheinlich spielen Ernährungsfaktoren eine Rolle bei der Entstehung von Polypen: Wenig Ballaststoffe und viel Fleisch scheinen begünstigend zu wirken.

Es werden unterschieden:

- Adenome: Häufige, gutartige Tumoren, die vom Epithel der Schleimhaut ausgehen. Über die Hälfte der Adenome sind im Rektum und Sigma lokalisiert. Aus Kolonadenomen entwickeln sich Kolonkarzinome (Adenom-Karzinom-Sequenz).
- Bei einer Polyposis liegen zahlreiche Polypen vor. Vererbte Polyposis-Syndrome sind beispielsweise:
  - Familiäre adenomatöse Polyposis (FAP): autosomal-dominant vererbt, mehr als 100 Adenome, hohes Entartungsrisiko, Vorsorgeuntersuchungen ab dem 12. Lebensjahr
  - Peutz-Jeghers-Syndrom: autosomal-dominant vererbt, Polyposis des Dünndarms
- Entzündliche und hyperplastische Polypen: gutartige Veränderung der Schleimhaut.

Symptome und Diagnostik

Die meisten Patienten haben keinerlei Beschwerden. Häufig sind Polypen ein Zufallsbefund während einer Koloskopie (Darmspiegelung, ▸ Abb. 6.8). Tief gelegene Polypen können rektal getastet werden. Polypen können bluten oder Schleim absondern, was dann als Stuhlbeimengung zu sehen ist. Wird ein Kolonadenom festgestellt, muss der gesamte Dickdarm auf weitere Adenome untersucht werden.

Therapie

Adenome können maligne entarten und sollten daher immer vollständig reseziert werden. Dies ist bei den meisten Adenomen schon während der Endoskopie möglich; sie werden mit einer Biopsiezange

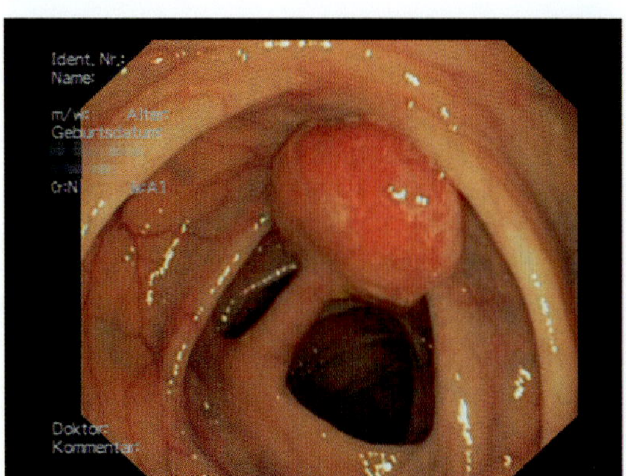

Abb. 6.8 Endoskopisches Bild eines gestielten Polypen [T824]

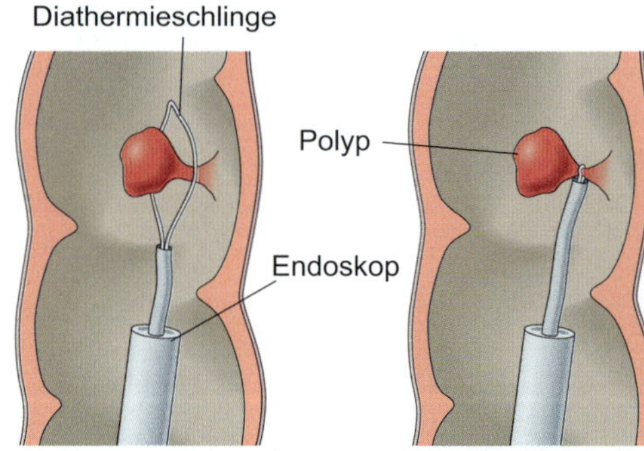

Abb. 6.9 Polypektomie mit Diathermieschlinge [L190]

oder Schlinge abgetragen (▸ Abb. 6.9). Größere Polypen werden operativ über eine Kolonteilresektion entfernt. In jedem Fall schließt sich eine histologische Untersuchung an.

Bei der familiären adenomatösen Polyposis wird aufgrund des hohen Entartungsrisikos nach der Pubertät eine prophylaktische Proktokolektomie (sphinktererhaltende Entfernung des Dickdarms) durchgeführt.

Nach der Entfernung von Adenomen sollte nach 3–5 Jahren zur Kontrolle eine Endoskopie durchgeführt werden.

Komplikationen

Es treten Blutungen, Ileus und maligne Entartung auf.

6.4.3 Kolorektales Karzinom

Definition

Kolorektales Karzinom

Zweithäufigste maligne Tumorerkrankung bei Männern und Frauen; meist von Drüsenzellen ausgehend (Adenokarzinom); in 90 % der Fälle nach dem 50. Lebensjahr [5]; Prognose bei frühzeitigem Erkennen relativ günstig

Ursachen

Risikofaktoren für ein kolorektales Karzinom sind:

- Familiäre adenomatöse Polyposis, Kolonadenome
- Colitis ulcerosa
- Fett- und fleischreiche, ballaststoffarme Ernährung, Nikotin, Alkohol, Übergewicht
- Familiäre Belastung

Symptome

Die Symptome sind uncharakteristisch und treten meist erst auf, wenn die Erkrankung schon weiter fortgeschritten ist:

- Blut im Stuhl
- Änderung der Stuhlgewohnheiten, z. B. Wechsel zwischen Obstipation und Diarrhö
- Leistungsminderung, Müdigkeit

Diagnostik

Tastbefund: Distal gelegene kolorektale Karzinome können rektal getastet werden.

- Die Koloskopie stellt die diagnostische Methode der Wahl dar. Ist diese nicht möglich, können ein Spiral-CT oder eine virtuelle Koloskopie (3D-CT) durchgeführt werden.
- Blutuntersuchungen:
  - Aufgrund wiederholter Blutungen aus dem Tumor kann eine Anämie vorliegen.
  - Gegebenenfalls sind die BSG und der Tumormarker CEA (karzinoembryonales Antigen) erhöht. CEA dient der Verlaufskontrolle.
- Sonografie, CT-Abdomen, Zystoskopie, gynäkologische Untersuchung sowie CT-Thorax, um die Tumorausdehnung zu beurteilen und Metastasen zu erkennen.

Therapie

Operative Therapie

Heilungsaussichten bestehen nur, wenn der betroffene Kolonabschnitt mit Mesenterium und regionalen Lymphknoten entfernt werden kann (in ca. 70 % der Fälle). Hierbei ist häufig die vorübergehende oder dauerhafte Anlage eines Anus praeternaturalis (künstlicher Darmausgang) notwendig. Bei fortgeschrittenen Rektumkarzinomen wird unter Umständen eine präoperative Radio-/Chemotherapie durchgeführt, um den Tumor zu verkleinern. An die Operation wird oftmals eine Chemotherapie angeschlossen; beim Rektumkarzinom auch eine Strahlentherapie. Einzelne Metastasen in Lunge oder Leber können operativ entfernt werden.
Nicht operable Tumoren können durch Laser-, Radio- und Chemotherapie verkleinert werden, um so einem Ileus vorzubeugen. Liegen bereits Metastasen vor, können monoklonale Antikörper (z. B. Bevacizumab) gegeben werden. Wie bei allen Tumorpatienten ist der Erhalt der Lebensqualität, z. B. durch eine ausreichende Schmerztherapie, vorrangig.

Nachsorge

Tumorrezidive treten häufig in den ersten beiden Jahren nach der Operation auf. Daher müssen bei den Patienten regelmäßig eine Nachsorgeuntersuchung mit Koloskopie und Sonografie der Leber, eventuell ein CT des Abdomens und Thorax sowie Blutuntersuchungen durchgeführt werden. Bei einem Rezidiv steigen die CEA-Werte im Blut wieder an.

Komplikationen

- Metastasen: lymphogen; hämatogen in Leber und Lunge
- Ileus (Darmstenose)
- Einbrechen des Tumors in Nachbarorgane, z. B. Harnblase

Prophylaxe

Ab dem 50. Lebensjahr besteht für jeden die Möglichkeit einer kostenlosen Krebsvorsorgeuntersuchung, bei der unter anderem nach okkultem Blut im Stuhl gesucht und der Patient rektal untersucht wird. Weiterhin sollte auch bei unauffälligem Befund und fehlenden Risikofaktoren bei Männern ab 50 Jahren, bei Frauen ab 55 Jahren alle 10 Jahre eine Koloskopie durchgeführt werden. Personen mit Risikofaktoren wird schon früher eine regelmäßige Koloskopie empfohlen. Wird regelmäßig eine Vorsorge-Koloskopie durchgeführt, erübrigt sich der Test auf okkultes Blut im Stuhl.

6.4.4 Divertikulose und Divertikulitis

Definition

Divertikel

Ausstülpungen der Darmschleimhaut durch Gefäßmuskellücken (► Abb. 6.10), sogenannte **Pseudodivertikel** (falsche Divertikel); meist im Kolon sigmoideum, selten Ausstülpungen der gesamten Darmwand, sogenannte **echte Divertikel,** z. B. im Zäkum lokalisiert; mit dem Alter zunehmend, Kolondivertikel bei ca. 50 % der Menschen über 70 Jahren [5]
Divertikulose: mehrere Divertikel
Divertikulitis: entzündete Divertikel

Ursachen

Divertikel entstehen aufgrund einer Darmwandschwäche bei gleichzeitig erhöhtem Innendruck im Darmlumen. Ballaststoffarme Ernährung und Obstipation begünstigen die Entstehung. Bei 20 % der Patienten mit Divertikeln kommt es durch Stuhlstau (Obstipation) und Entzündung der Divertikelwand zu einer Divertikulitis.

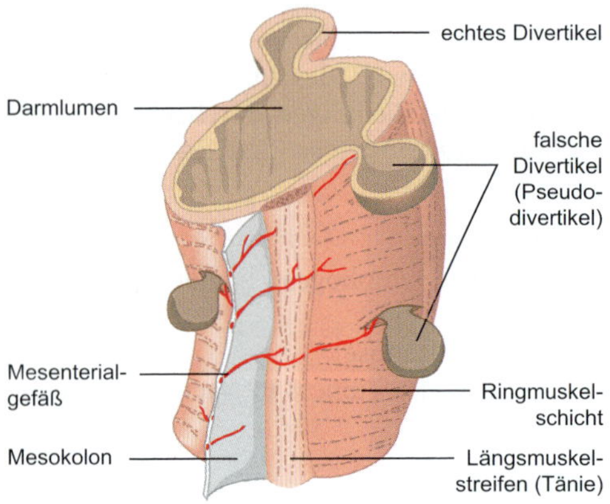

Abb. 6.10 Echte und falsche Divertikel des Kolons [L190]

Symptome

Eine Divertikulose verursacht meist keine Beschwerden. Erst die Divertikulitis bereitet Schmerzen, Stuhlunregelmäßigkeiten und eventuell eine Temperaturerhöhung.

Diagnostik

Eine Divertikulose ist meist ein Nebenbefund bei einer Koloskopie (▸ Abb. 6.11).
Eine Divertikulitis wird aufgrund der Symptome diagnostiziert. Der entzündete Darmabschnitt ist manchmal als druckschmerzhafte Walze zu tasten, da die Stuhlpassage behindert ist. Im Blut findet sich eine Leukozytose, das CRP ist erhöht. Entzündete Divertikel können mittels Sonografie und CT nachgewiesen werden. Eine Endoskopie sollte aufgrund des Perforationsrisikos nur nach strenger Indikationsstellung durchgeführt werden.

Therapie

Die Therapie richtet sich nach den Beschwerden und dem Grad der Entzündung:

- Divertikulose: Stuhlregulierung, ballaststoffreiche Ernährung, reichlich Flüssigkeit, Bewegung.
- Leichte Divertikulitis: Breitbandantibiotikum, schlackenarme Kost. Sind die Symptome abgeklungen, wird wieder auf ballaststoffreiche Ernährung übergegangen.
- Schwere Divertikulitis: Nahrungskarenz, parenterale Ernährung, Breitbandantibiotikum.
- Komplikationen oder Therapieresistenz: operative Entfernung des divertikeltragenden Darmabschnitts.

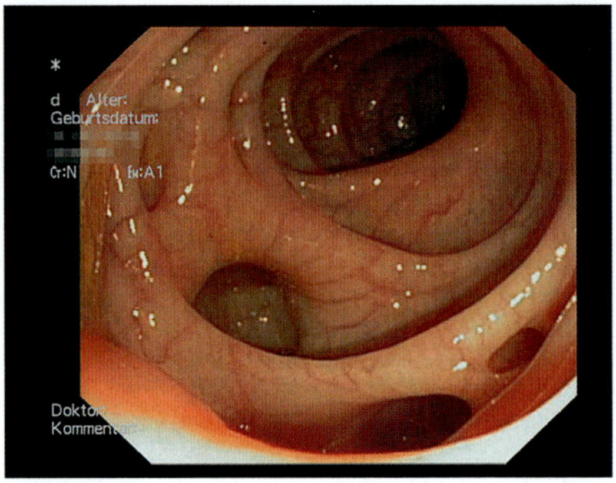

Abb. 6.11 Endoskopisches Bild von Divertikeln im Kolon [T824]

Komplikationen

- Perforation mit Abszessbildung oder Peritonitis
- Blutung
- Stenose
- Fisteln in angrenzende Organe

6.4.5 Morbus Crohn

Definition

Morbus Crohn *(Enterocolitis regionalis)*

Schubweise auftretende Entzündung, die gesamte Darmwand durchdringend; kann alle Teile des Magen-Darm-Trakts befallen; meist einzelne Abschnitte betroffen mit dazwischen liegendem gesundem Gewebe; häufig betroffen: terminales Ileum (letzter Dünndarmabschnitt) und angrenzendes proximales Kolon; Krankheitsbeginn in der Regel 15. bis 35. Lebensjahr; Beschwerden mit zunehmendem Alter meist abnehmend

Ursachen

Die Ursachen sind unbekannt. Immunologische Faktoren (gesteigerte Abwehrreaktion der T-Lymphozyten, Zunahme der Entzündungsmediatoren) spielen eine Rolle. Bei 50 % der Patienten findet sich eine Mutation auf dem Chromosom 16. Rauchen ist ein Risikofaktor.

Symptome

- Kolikartige Schmerzen, Lokalisation je nach betroffenem Darmabschnitt, häufig rechter Unterbauch
- Durchfälle, meist ohne Blutbeimengungen
- Subfebrile Temperaturen
- Gewichtsverlust

den neben der passiven Immunisierung eine aktive mit Hepatitis-B-Hyperimmunglobulinen durchgeführt (Postexpositionsprophylaxe).

Fallbeispiel

Der vergessene Kanülenabwurf

Die Auszubildende Elena Schreiber hat soeben Herrn Brejczek eine subkutane Injektion zur Thromboembolieprophylaxe verabreicht. Da sie den Spritzenabwurf vergessen hat, möchte sie die Kappe wieder auf die Kanüle setzen. Ihre Praxisanleiterin Maria Maas sieht dies aus dem Augenwinkel und unterbricht ihre Handlung durch ein klares „Stopp!".
Der vergessene Kanülenabwurf hätte für Frau Schreiber bei einer Nadelstichverletzung weitreichende Folgen haben können, denn Herr Brejcezk hat eine bestätigte Hepatitis-C-Infektion.

Komplikationen

- Übergang in eine chronische Hepatitis bei Infektion mit Hepatitis B-, C- oder D-Viren, wenn das Virus durch das Immunsystem nicht eliminiert werden kann (Viruspersistenz).
- Bei Viruspersistenz besteht ein erhöhtes Risiko für das Auftreten einer Leberzirrhose und eines Leberzellkarzinoms.

6.5.2 Fettleber

Definition

Fettleber

Fetttropfen aus Triglyzeriden in mehr als ⅓ aller Leberzellen; etwa 30 % der erwachsenen Bevölkerung in Industrienationen betroffen; Unterscheidung zwischen alkoholischer Fettlebererkrankung (AFLD) und nicht alkoholischer Fettlebererkrankung (NAFLD)

Ursachen

Ist die Fettzufuhr bzw. -synthese in der Leber größer als der Fettabbau bzw. -abtransport, verfetten Leberzellen. Ursachen sind:

- **Metabolisches Syndrom** (Wohlstandssyndrom): Zusammentreffen von einer stammbetonten Adipositas mit Bluthochdruck, Glukosetoleranzstörung bzw. Diabetes mellitus Typ 2 und Hyperlipoproteinämie
- Alkohol
- Medikamente (z. B. Kortikosteroide, Amiodaron, Nifedipin)

Symptome und Diagnostik

Die Fettleber verursacht meist keinerlei Beschwerden. Sie kann jedoch in eine Fettleberhepatitis (Steatohepatitis) und weiter in eine Leberzirrhose übergehen, die dann Fettzirrhose genannt wird.
Die Leber ist vergrößert und unterhalb des Rippenbogens zu tasten. Häufig wird die Fettleber zufällig bei einer Sonografie des Abdomens diagnostiziert. γ-GT und Transaminasen können erhöht sein.

Therapie

Eine medikamentöse Therapie der Fettleber gibt es nicht. Entscheidend ist, auf Alkohol zu verzichten, Gewicht zu reduzieren, Sport zu treiben, einen Diabetes mellitus optimal einzustellen und auslösende Medikamente abzusetzen.

6.5.3 Leberzirrhose

Definition

Leberzirrhose

Funktionstüchtige Leberzellen gehen zugrunde, knotig-narbiger Umbau der Leber; irreversible Zerstörung der Läppchenarchitektur der Leber mit Behinderung der Mikrozirkulation; Synthese- und Entgiftungsfunktion nur noch eingeschränkt

Ursachen

- 50 % durch regelmäßig erhöhten Alkoholkonsum
- 45 % Folge einer Virushepatitis B, C oder D

Hinzu kommen seltenere Erkrankungen bzw. Schädigungen durch:

- Autoimmunhepatitis
- Primär biliäre (von den kleinen Gallengängen ausgehende) Zirrhose, primär sklerosierende Cholangitis (vernarbende Gallenwegsentzündung, z. B. bei Colitis ulcerosa)
- Stoffwechselerkrankungen, z. B. Morbus Wilson (Kupferspeicherkrankheit), Hämochromatose (Eisenspeicherkrankheit), Mangel an α_1-Proteaseinhibitor, Mukoviszidose (► Kap. 5.6)
- Kardiovaskuläre Erkrankungen mit folgender Minderdurchblutung der Leber, z. B. chronische Rechtsherzinsuffizienz (► Kap. 2.4), Verschluss der Lebervenen (Budd-Chiari-Syndrom)
- Lebertoxische Medikamente, z. B. Methotrexat, α-Methyldopa oder Arbeitsstoffe, z. B. chlorierte Kohlenwasserstoffe

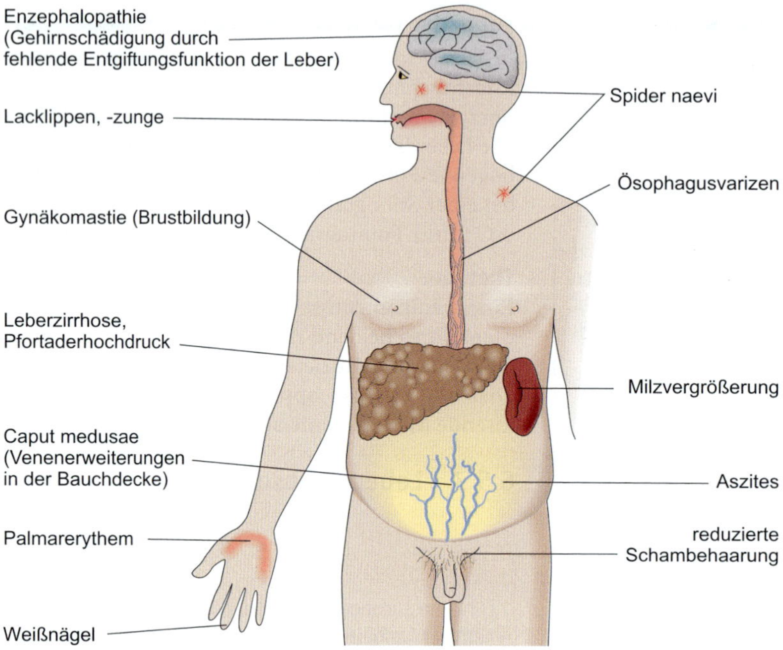

Abb. 6.14 Symptome und Komplikationen eines Patienten mit Leberzirrhose [L190]

Symptome und Komplikationen

Die Symptome einer Leberzirrhose (► Abb. 6.14) erklären sich aus der Funktion der Leber als zentrales Stoffwechselorgan mit seinen unterschiedlichen Aufgaben. Nicht selten wird eine Leberzirrhose erst beim Auftreten von Komplikationen diagnostiziert.

Störung der Eiweißsynthese

- Körperliche und geistige Leistungsminderung, Müdigkeit, Koordinationsstörungen
- Übelkeit, Gewichtsabnahme, Druckgefühl im Oberbauch
- Aszites mit vermehrtem Bauchumfang

Leberhautzeichen

- Gefäßspinnen (Spider naevi), Palmarerythem (Rötung der Handflächen), Lacklippen, Dupuytren-Kontraktur (Verkürzung von Sehnen an der Hand, vor allem der Beugesehne des Ringfingers), Hautatrophie
- Ikterus
- Juckreiz (gegebenenfalls mit Kratzspuren) durch erhöhten Gallensäurespiegel

Hormonelle Störungen

Verzögerter Abbau von Hormonen (z. B. Östrogenen). Dies führt beim Mann zu Potenzstörungen, Ausfall von Achsel- und Schambehaarung, Gynäkomastie (Größenzunahme der Brust beim Mann), Verkleinerung der Hoden. Bei der Frau treten Menstruationsstörungen auf.

Hepatische Enzephalopathie

Eine hepatische Enzephalopathie (Hirnschädigung) tritt aufgrund der mangelnden Entgiftung ZNS-toxischer Substanzen wie Ammoniak, Mercaptanen und anderen auf. Sie wird in 4 Stadien eingeteilt (► Tab. 6.3).

Pfortaderhochdruck

Durch den bindegewebigen Umbau der Leber ist die Leberstrombahn eingeengt. Das Blut staut sich vor der Leber und sucht sich Umgehungskreisläufe über Venen des Magen-Darm-Trakts. Diese Venen erweitern sich aufgrund des hohen Blutdurchflusses. Es bilden sich:

- Ösophagus- und Magenfundusvarizen, die zu einer lebensgefährlichen Blutung führen können. Diese ist aufgrund der verminderten Synthese von Gerinnungsfaktoren durch die Leber nur schwer zu stillen.

Tab. 6.3 Vier Stadien der hepatischen Enzephalopathie

Stadium	Symptome
I	Konzentrationsschwäche, Verwirrung, Tremor
II	Starke Schläfrigkeit
III	Patient schläft, ist jedoch erweckbar; Foetor hepaticus (typischer Lebergeruch: süßlich riechender Atem)
IV	Patient ist komatös, reagiert nicht auf Schmerzreize, Reflexe erloschen

- Caput medusae durch erweiterte Venen der Bauchwand.
- Hämorrhoiden durch erweiterte Venen des Mastdarms.

Außerdem treten auf:

- Splenomegalie mit übermäßigem Abbau von Blutzellen in der Milz.
- Aszites aufgrund des erhöhten Pfortaderdrucks in Verbindung mit einer verminderten Eiweißsynthese in der Leber und vermehrter Lymphproduktion. Der Bauchumfang und das Gewicht des Patienten nehmen zu. Ein Aszites kann sonografisch nachgewiesen werden. Komplikationen des Aszites sind:
  - Spontane bakterielle Peritonitis, häufig durch E. coli verursacht. Eventuell treten Fieber und Abdominalschmerzen auf, häufig auch symptomlos.
  - Hepatorenales Syndrom: Abnahme der glomerulären Filtrationsrate mit Oligurie bei dekompensierter Leberzirrhose ohne eigenständige Nierenerkrankung; häufig ausgelöst durch Volumenverluste wie Blutungen, massive Diuretikatherapie, Aszitesausschwemmung, spontane bakterielle Peritonitis.
  - Hepatopulmonales Syndrom: Lungenfunktionsstörung bei Leberzirrhose.

Verminderte Syntheseleistung der Leber

Es werden nicht mehr genügend Gerinnungsfaktoren gebildet mit der Folge einer gesteigerten Blutungsneigung (INR ↓). Eine verminderte Albuminsynthese begünstigt aufgrund des erniedrigten kolloidosmotischen Drucks die Aszites- und Ödembildung.

Spätfolgen

Auf dem Boden einer Leberzirrhose tritt gehäuft ein Leberzellkarzinom auf.

Diagnostik

Neben den oben genannten Symptomen kann die Leber vergrößert, normal groß oder verkleinert sein. In der Sonografie zeigen sich zirrhotische Veränderungen der Leber sowie eine Splenomegalie. Ist die Zirrhose fortgeschritten, sind die Lebersyntheseparameter im Serum als Zeichen der eingeschränkten Organfunktion erniedrigt. Erhöht sind Bilirubin und alkalische Phosphatase. Im Blutbild sind Hämoglobin, Leukozyten und Thrombozyten erniedrigt.

Die endgültige Diagnose wird meist histologisch durch eine Leberpunktion gesichert.

Therapie

Die Therapie der Leberzirrhose richtet sich nach der Ursache. Oberstes Gebot ist, auf jeglichen Alkoholkonsum und, soweit wie möglich, auf hepatotoxische (leberschädigende) Medikamente zu verzichten.

- Im komplikationslosen Stadium sollen sich die Patienten eiweiß- und kalorienreich, aber fettarm ernähren. Gegebenenfalls müssen Vitamine (A, D, E, K, B_1 und Folsäure) substituiert werden.
- Bei Aszites werden Flüssigkeits- und Na^+-Zufuhr reduziert. Mit Diuretika wird der Aszites vorsichtig ausgeschwemmt.
- Eine spontane bakterielle Peritonitis wird mit Cephalosporinen (Cefotaxim, Ceftriaxon) oder Gyrasehemmern therapiert.
- Zur Behandlung einer hepatischen Enzephalopathie muss die Eiweißzufuhr vermindert werden, da Eiweiß unter anderem zum ZNS-toxischen Ammoniak umgebaut wird. Zusätzlich wird durch Gabe von Laktulose und nicht resorbierbaren Antibiotika (Neomycin) die Zahl ammoniakproduzierender Bakterien im Darm reduziert.
- Die Leber wird alle 6 Monate sonografisch untersucht, um ein Leberzellkarzinom frühzeitig zu entdecken.
- In geeigneten Fällen (unter anderem bei Alkoholabstinenz) erfolgt eine Lebertransplantation.

Merke

Ösophagusvarizenblutung

Eine Ösophagusvarizenblutung ist eine gefürchtete Komplikation der Leberzirrhose. Sie erfordert eine sofortige intensivmedizinische Behandlung mit Kreislaufstabilisierung. Die blutenden Varizen werden endoskopisch mit einem Multiband-Ligatur-System verschlossen. Eine Sklerosierung der Varizen, Behandlung mit Gewebeklebern oder Ballontamponade erfolgt nur noch selten. Medikamentös kann mit Terlipressin, Somatostatin oder Somatostatin-Analoga (Octreotid als Sandostatin®) während der akuten Blutung eine Vasokonstriktion hervorgerufen und somit der portale Druck gesenkt werden. Vorgebeugt wird einer Ösophagusvarizenblutung mit Betablockern.

6.5.4 Tumoren der Leber

Es werden gutartige von bösartigen Lebertumoren und Lebermetastasen unterschieden.

Gutartige Lebertumoren

Gutartige Lebertumoren sind insgesamt selten. Sie sind meist symptomlos und stellen häufig einen Zufallsbefund in der Sonografie dar. Man unterscheidet das **Leberzelladenom,** die **fokale noduläre Hyperplasie** (lokal begrenzte, knotenförmige Leberzellhyperplasie), das **Leberhämangiom** (Blutgefäßtumor) und das **Gallengangsadenom.**

Bösartige Lebertumoren

Das **primäre Leberzellkarzinom** hat die größte Bedeutung unter den bösartigen Lebertumoren. Bei Erwachsenen können auch ein **Angiokarzinom** und bei Kindern ein **Hepatoblastom** auftreten.

Primäres Leberzellkarzinom

Das primäre Leberzellkarzinom (hepatozelluläres Karzinom) geht von den Leberzellen aus und tritt häufig bei einer bereits bestehenden Leberzirrhose auf. Besonders gefährdet sind Patienten mit einer Leberzirrhose bei chronischer Hepatitis-B- oder -C-Infektion sowie Hämochromatose oder Alkoholabusus. In Asien und Afrika spielt das Aflatoxin B_1 des Pilzes Aspergillus flavus, das hauptsächlich in verdorbener Nahrung vorkommt, als Kanzerogen eine wichtige Rolle. In Deutschland gehört das primäre Leberzellkarzinom zu den seltenen Malignomen, in Teilen Afrikas und Asiens zu den häufigsten malignen Tumoren. Seine Prognose ist schlecht.

Häufige **Symptome** sind Gewichtsverlust, Druckgefühl bzw. Schmerzen im rechten Oberbauch, Appetitlosigkeit, Müdigkeit und gelegentlich Fieber. Bei bestehender Leberzirrhose prägt diese das Beschwerdebild. Als Tumormarker im Serum dient Alphafetoprotein (AFP).

Therapie der Wahl ist die operative Entfernung des Tumors (Leberteilresektion), die jedoch nur in wenigen Fällen möglich ist. Unter bestimmten Umständen kommt eine Lebertransplantation infrage. Bei kleinen Tumoren können lokale Therapieverfahren angewendet werden, z. B. Radiofrequenzablation, Mikrowellenablation.

Lebermetastasen

Viel häufiger als primäre Lebertumoren treten Lebermetastasen auf. Sie gehen meist von gastrointestinalen Tumoren, Bronchialkarzinomen, Tumoren des weiblichen Genitals, Nierenzell- oder Prostatakarzinomen aus. Einzelne Lebermetastasen werden nach Möglichkeit operativ entfernt, bei mehreren Metastasen kommen Chemotherapie oder lokale Therapieverfahren zur Anwendung.

6.6 Erkrankungen der Gallenblase und der Gallenwege

6.6.1 Cholelithiasis

Definition

Cholelithiasis *(Gallensteinerkrankung)*

Bildung fester Gebilde (Konkremente) in Gallenblase oder Gallenwegen; je nach Zusammensetzung Unterscheidung zwischen Cholesterinsteinen (etwa 80 % [5]), Bilirubinsteinen (Pigmentsteinen) und gemischten Steinen

Ursachen

Cholesterinsteine entstehen, wenn die Galle mit Cholesterin übersättigt ist, wodurch dessen Auskristallisation begünstigt wird. Gefördert wird die Steinbildung auch durch längeres Verweilen der Galle in der Gallenblase (bei geringer Gallenblasenbeweglichkeit). Auffällig ist das häufige Auftreten beim weiblichen Geschlecht, bei Übergewicht, nach mehreren Schwangerschaften und bei Einnahme der Antibabypille. Daraus leitet sich die 6-F-Regel ab.

Merke

6-F-Regel

female (weibliches Geschlecht), **f**air (hellhäutig), **f**at (übergewichtig), **f**orty (vierzig), **f**ertile (fruchtbar), **f**amily (Familie bzw. Schwangerschaften)

Symptome

70–80 % aller Patienten mit Gallensteinen haben keinerlei Beschwerden, 20–30 % klagen über uncharakteristische Symptome wie Völlegefühl, Druckschmerz im rechten Oberbauch und Fettunverträglichkeit. Tritt zusätzlich Fieber über 38,5 °C auf, liegt wahrscheinlich eine **Cholezystitis** (Gallenblasenentzündung) oder **Cholangitis** (Gallenwegsentzündung) vor. Bei der Cholangitis findet sich häufig zusätzlich ein Ikterus.

Ein typisches Symptom bei Gallensteinen ist die **Gallenkolik.** Sie tritt auf, wenn ein Stein aus der Gallenblase in die Gallenwege (Ductus cysticus, Ductus choledochus) gelangt und ausgetrieben wird. Die dabei auftretenden Kontraktionen der Gallengangswände sind äußerst schmerzhaft. Die Patienten klagen über heftige, krampfartig dumpfe Schmerzen im rechten und mittleren Oberbauch, die eventuell in den Rücken und die rechte Schulter ausstrahlen. Häufig treten begleitend Schweißausbrüche, Übelkeit und andere vegetative Symptome auf.

Diagnostik

Gallenblasensteine werden sonografisch nachgewiesen (▸ Abb. 6.15). Alternativ kann ein MRT durchgeführt werden. Kalkhaltige Steine stellen sich auch im CT dar. Bei Verdacht auf Steine im Gallengang wird eine ERCP (endoskopische retrograde Cholangiopankreatikografie) durchgeführt. Die Steine können dann häufig direkt nach Schlitzung der Papilla Vateri entfernt werden.

Bei einer Entzündung der Gallenblase oder -wege sind CRP, Leukozyten, Bilirubin, alkalische Phosphatase und γ-GT erhöht. In der Sonografie zeigt sich eine verdickte Gallenblasenwand.

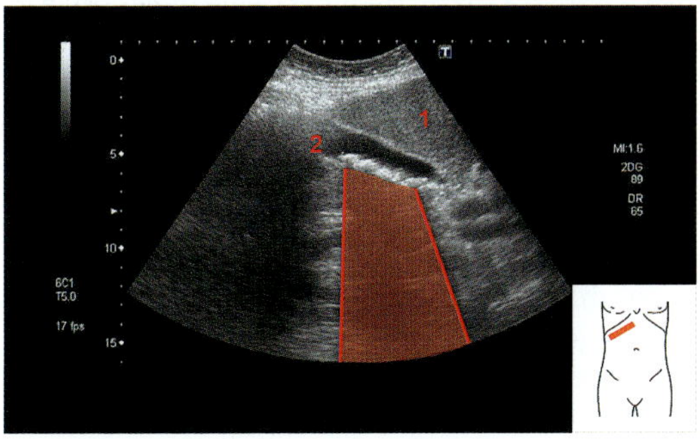

Abb. 6.15 Gallensteine in der Sonografie [T824]

Therapie

Es werden nur Patienten mit Gallensteinen behandelt, die Beschwerden haben.

Eine **Gallenkolik** wird medikamentös mit Spasmolytika (z. B. Buscopan®), Schmerzmitteln sowie Nahrungskarenz und anschließend fettarmer Kost therapiert. Die Gallenblase sollte laparoskopisch, also mittels Bauchspiegelung, entfernt werden **(Cholezystektomie).** Ist dies nicht möglich, wird ein Bauchschnitt vorgenommen.

Endoskopisch werden Steine in den Gallenwegen durch eine ERCP mit endoskopischer Papillotomie (EPT) entfernt. Hierbei handelt es sich um eine Kombination aus Endoskopie und Kontrastmittelröntgen zur Darstellung des Gallen- und Pankreasgangsystems. Befindet sich ein Gallenstein in den Gallenwegen wird die Papilla Vateri vom Duodenum aus angeschlitzt und der Stein mit einem Körbchen oder einer Zange aus dem Ductus choledochus herausgezogen.

Die akute Cholezystitis oder Cholangitis wird mit Breitbandantibiotika, meist auch mit Analgetika und Spasmolytika behandelt. Es folgt eine Cholezystektomie.

Komplikationen

Die möglichen Komplikationen der Cholelithiasis zeigt ▸ Abb. 6.16 auf.

6.6.2 Gallenblasenkarzinom

Definition

Gallenblasenkarzinom

Relativ seltenes Karzinom der Gallenblase; meist Adenokarzinom

Ursachen

Risikofaktoren sind Gallensteine und chronische Gallenblasenentzündung. Mehr als 80 % der Karzinompatienten haben Gallensteine (aber: weniger als 1 % der Patienten mit Gallensteinen entwickeln ein Karzinom).

Symptome und Diagnostik

Symptome treten spät auf: Ikterus, Gewichtsabnahme, Schmerzen im rechten Oberbauch, eventuell ein durch die Bauchdecke tastbarer Tumor.

Ein Gallenblasenkarzinom lässt sich mittels Sonografie, Computertomografie oder ERCP nachweisen. Um die Diagnose zu bestätigen, wird

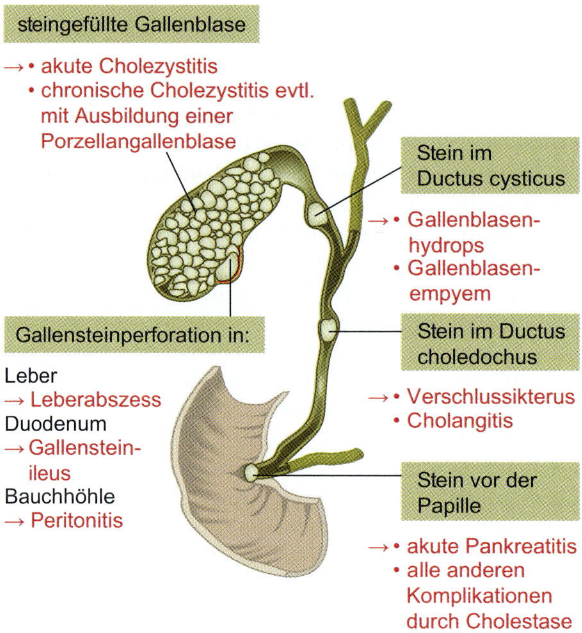

Abb. 6.16 Mögliche Komplikationen von Gallensteinen in Abhängigkeit von ihrer Lokalisation [L190]

verdächtiges Gewebe mittels Feinnadelpunktion entnommen und histologisch untersucht.

Therapie

Zum Zeitpunkt der Diagnose ist das Karzinom meist so weit fortgeschritten, dass es nur noch bei weniger als 20 % der Patienten operativ entfernt werden kann. Die Prognose ist in diesen Fällen schlecht. Bei Inoperabilität können Stents in den Gallengang eingelegt werden, um den Galleabfluss zu sichern. Vorhandene Schmerzen müssen gezielt therapiert werden.

6.7 Erkrankungen des Pankreas

6.7.1 Akute Pankreatitis

Definition

Akute Pankreatitis

Plötzlich auftretende Entzündung des Pankreas (Bauchspeicheldrüse); lebensbedrohliches Krankheitsbild aufgrund von „Selbstverdauung" des Pankreas; kleinere oder größere Nekrosen bis hin zur Totalnekrose des Organs

Ursachen

Die akute Pankreatitis wird in etwa 55 % der Fälle durch einen abgehenden Gallenstein verursacht. Dieser blockiert an der Papilla Vateri die Ausführung des Pankreasgangs, sodass es zu einem Druckanstieg im Pankreasgangsystem mit nachfolgender Zellschädigung und Enzymfreisetzung kommt. Eine weitere häufige Ursache der Pankreatitis ist übermäßiger Alkoholkonsum (ca. 35 %), der das Organ schädigen kann. Eine Pankreatitis kann auch autosomal-dominant vererbt werden. Seltene Ursachen sind Hyperkalzämie bei Hyperparathyreoidismus, erhöhte Blutfettwerte, Einnahme bestimmter Medikamente (z. B. Kortikosteroide, Östrogene, Antibiotika, Diuretika, ACE-Hemmer), eine Infektion (z. B. Mumps, Hepatitis) oder Verletzungen des Organs (auch nach ERCP). Nicht immer kann eine Ursache gefunden werden (idiopathische Pankreatitis).

Symptome

Typisch sind plötzlich einsetzende heftige Oberbauchschmerzen, die gürtelförmig in den Rücken ausstrahlen. Hinzu kommen Übelkeit, Erbrechen, Blähungen und Lähmung des Darms (paralytischer Ileus). Aszites, Fieber und Ikterus können auftreten. Blutdruckabfall und Tachykardie weisen auf einen beginnenden Schock hin.

Diagnostik

Die Pankreasenzyme Lipase und Elastase-1 sowie die Entzündungsparameter (Leukozyten, CRP und andere) sind im Blut erhöht. Ist der Ductus choledochus blockiert, steigen das Bilirubin sowie die Cholestase anzeigenden Enzyme AP, LAP, γ-GT an. In Sonografie und CT zeigt sich ein ödematös geschwollenes Pankreas, manchmal mit Nekrosen. Häufig können Gallensteine nachgewiesen werden.

Therapie

- Engmaschige Beobachtung des Patienten, gegebenenfalls auf der Intensivstation.
- Großzügige parenterale Flüssigkeits- und Elektrolytsubstitution, da viel Flüssigkeit in den Darm und in den Retroperitonealraum verloren geht (3–4 l/24 h).
- Schneller oraler Kostaufbau, eventuell kurzfristig über nasogastrische Sonde.
- Schmerzmittelgabe, z. B. Tramadol, Pethidin.
- Prophylaxe eines Stressulkus mit Protonenpumpenhemmern.
- Thromboembolieprophylaxe.
- Eventuell Antibiotikagabe.
- Bei Verdacht auf Gallensteineinklemmung: Papillenschlitzung und Steinentfernung.
- Pankreasnekrosen werden perkutan endoskopisch drainiert. Bei Versagen dieser Therapie erfolgt eine operative Nekrosenentfernung.

Komplikationen

In etwa 80 % der Fälle verläuft eine akute Pankreatitis ödematös. Bei 20 % treten Teilnekrosen des Organs auf oder es kommt zur Totalnekrose mit hoher Letalität. Bilden sich Nekrosen, treten meist auch die gefürchteten Komplikationen auf:

- Volumenmangelschock aufgrund des hohen Flüssigkeitsverlusts in den Retroperitonealraum und den Darm. Oft folgen ein akutes Nieren- und Lungenversagen, Verbrauchskoagulopathie.
- Abszessbildung und Sepsis, wenn sekundär Bakterien in das Pankreas einwandern und die Nekrosen besiedeln.
- Blutungen aus dem hämorrhagischen Pankreas in den Darm, Stressblutungen des Magens.
- Pankreaspseudozysten: Als Spätfolge von Nekrosen bilden sich Höhlen innerhalb des Organs, die nicht von Epithel ausgekleidet sind und platzen oder sich infizieren können.

6.7.2 Chronische Pankreatitis

Definition

Chronische Pankreatitis

Fortschreitende Entzündung der Bauchspeicheldrüse; Absterben des Funktionsgewebes im Verlauf von Jahren; Folge: verminderte Ausschüttung von Verdauungsenzymen und Bikarbonat in den Dünndarm (exokriner Funktionsverlust), später auch vom Pankreas produzierte Hormone, hauptsächlich Insulin (endokriner Funktionsverlust)

Ursachen

Ursache der chronischen Pankreatitis ist in etwa 80 % der Fälle ein chronischer Alkoholabusus, während Gallensteinerkrankungen im Gegensatz zur akuten Pankreatitis keine Rolle spielen. Von geringer Bedeutung sind eine Hyperkalzämie, erhöhte Blutfettwerte sowie eine Autoimmunpankreatitis. Eine chronische Pankreatitis kann auch ohne erkennbare Ursachen (idiopathisch) auftreten.

Symptome

Typisch sind wiederkehrende Schmerzschübe im Oberbauch, die in den Rücken ausstrahlen können und Stunden, im fortgeschrittenen Stadium auch Tage, anhalten. Meistens ist den Patienten übel und sie erbrechen, eventuell besteht ein Ikterus. Ein Schub einer chronischen Pankreatitis kann durch fettreiche Mahlzeiten oder Alkoholkonsum ausgelöst werden.

Bei massivem exokrinen und endokrinen Funktionsverlust des Organs sind fettige Stuhlgänge (Steatorrhö) und eine diabetogene Stoffwechsellage typisch. Die Patienten nehmen an Gewicht ab.

Diagnostik

Die Diagnose einer chronischen Pankreatitis kann anfangs schwierig sein. Bei bestehender exokriner Pankreasinsuffizienz ist Pankreas-Elastase-1 im Stuhl erniedrigt. Während eines pankreatischen Schubs sind die Pankreasenzyme im Serum erhöht: Lipase, Elastase-1 und Amylase. Im Röntgenbild zeigen sich Pankreasverkalkungen. Weitere morphologische Veränderungen können durch Sonografie, Endosonografie, CT und ERCP nachgewiesen werden.

Therapie

An erster Stelle der Therapie steht der absolute Alkoholverzicht. Nach Möglichkeit sollten die Patienten auch aufs Rauchen verzichten. Entzündliche Schübe einer chronischen Pankreatitis werden wie eine akute Pankreatitis behandelt. Die Mahlzeiten sollten kohlenhydratreich sein und auf mehrere kleine Portionen täglich verteilt werden. Tritt ein exokriner Funktionsverlust ein, werden die fehlenden Enzyme sowie fettlösliche Vitamine (A, D, E, K) oral ersetzt. Der endokrine Funktionsverlust in Form eines Diabetes mellitus wird mit Insulin therapiert. Bei Schmerzen sind eine Stenteinlage im Pankreasgang sowie eine Schmerztherapie nach dem WHO-Stufenschema sinnvoll. Komplikationen werden endoskopisch oder chirurgisch angegangen.

Komplikationen

Eine häufige Komplikation ist die Ausbildung von Pseudozysten im Pankreas. Weiterhin kann es durch narbige Bindegewebsvermehrung zur Einengung des Pankreasgangsystems sowie des Ductus choledochus mit Verschlussikterus oder Einengung des Duodenums mit Erbrechen kommen. Ebenso kann eine Milzvenen- oder Pfortaderthrombose auftreten. Häufiger als bei gesunden Personen tritt ein Pankreaskarzinom auf.

6.7.3 Pankreaskarzinom

Definition

Pankreaskarzinom

Dritthäufigster Tumor des Verdauungstrakts, meist vom Epithel der Pankreasgänge ausgehendes Adenokarzinom, in der Regel im Pankreaskopf lokalisiert

Ursachen

Die Ursachen des Pankreaskarzinoms sind weitgehend unbekannt. Risikofaktoren sind Rauchen, hoher Alkoholkonsum, Adipositas und chronische Pankreatitis.

Symptome

Das Pankreaskarzinom zeigt meist erst im fortgeschrittenen Stadium Symptome:

- Gewichtsverlust, Appetitlosigkeit, Übelkeit
- Rückenschmerzen
- Begleitpankreatitis
- Oberbauchschmerzen
- Ikterus durch die Einengung des Ductus choledochus
- Selten Thrombosen oder Diabetes mellitus

Das Pankreaskarzinom metastasiert vor allem in die regionalen Lymphknoten, die Leber und wächst in die umgebenden Strukturen wie Duodenum, Blutgefäße oder Gallengänge ein.

Diagnostik

Ein Pankreaskarzinom wird mit Sonografie bzw. Endosonografie oder MRT diagnostiziert. Bei der Endosonografie wird eine Ultraschallsonde in den Magen vorgeschoben. Von hier aus kann dann das Pankreas beurteilt werden. Mithilfe der ERCP kann das Gangsystem des Pankreas dargestellt werden; ein Abbruch in der Kontrastmitteldarstellung des Gangsystems weist auf ein Karzinom hin. Gesichert werden kann die Diagnose über eine Biopsie mit histologischer Untersuchung. Bei einer Feinnadelbiopsie besteht die Gefahr der Stichkanalmetastasierung. Spricht die Befundkonstellation für ein resektables Karzinom, so verzichtet man daher auf eine vorherige Gewebeentnahme. Zur Verlaufskontrolle dient der Tumormarker CA 19-9.

Therapie

Eine operative Entfernung des Tumors ist zum Zeitpunkt der Diagnose nur noch bei 10–20 % der Patienten möglich. Postoperativ wird eine Chemotherapie mit Gemcitabin oder 5-Fluorouracil durchgeführt. Ist eine Operation nicht möglich, können, abhängig vom Allgemeinzustand des Patienten, verschiedene Zytostatika eingesetzt werden (Gemcitabin, 5-Irinotecan, nab-Paclitaxel). Zum Offenhalten des Ductus choledochus kann ein Stent eingesetzt werden. Bei einer Magenausgangsstenose wird ein Duodenalstent gelegt. Schmerzen werden nach dem WHO-Stufenschema therapiert.

6.7.4 Neuroendokrine Tumoren

Definition

Neuroendokrine Tumoren *(NET)*

Im gesamten gastroentero-pankreatischen System auftretende Tumoren, z. B. das Insulinom und Gastrinom des Pankreas sowie **m**ultiple **e**ndokrine **N**eoplasien (MEN); in Abhängigkeit von der jeweiligen Hormonproduktion sehr unterschiedliche Symptomatik

Insulinom

Das Insulinom geht von den B-Zellen der Langerhans-Inseln des Pankreas aus. Es ist in der Regel gutartig und produziert in 50 % der Fälle ausschließlich Insulin, ansonsten auch andere gastrointestinale Hormone.

Die Symptome sind durch den Insulinüberschuss bestimmt: Hypoglykämie (Blutzuckerabfall) mit Heißhunger, Schwitzen, Tachykardie, Tremor, Bewusstseinsstörungen, Sehstörungen usw.
Nachgewiesen wird das Insulinom im Fastentest mit engmaschiger Kontrolle von Blutzucker, Insulin und C-Peptid. Trotz abfallenden Glukosespiegels im Blut bleibt der Insulinspiegel konstant oder steigt sogar an.
Ein Insulinom wird operativ entfernt. Falls dies nicht möglich ist, kann die Insulinsekretion durch Diazoxid oder Octreotid gehemmt werden. Die B-Zellen der Langerhans-Inseln können medikamentös mit Zytostatika (z. B. Streptozotocin, 5-Fluorouracil) zerstört werden. Der Tyrosinkinasehemmer Sunitinib kann die Überlebenszeit verlängern.

Gastrinom, Zollinger-Ellison-Syndrom

Das Gastrinom ist ein meist maligner Tumor, der häufig im Pankreas lokalisiert ist und im Überschuss Gastrin und zum Teil auch andere gastrointestinale Hormone produziert. Bei über 50 % der Betroffenen bestehen mehrere Tumorherde, zum Teil auch außerhalb des Pankreas.
In 25 % der Fälle tritt das Gastrinom im Rahmen eines **MEN-I-Syndroms** auf (Hyperparathyreoidismus, Hypophysentumor, Gastrinom, Insulinom).
Gastrin stimuliert die Magensäureproduktion. Daher ist ein Gastrinom gekennzeichnet durch wiederholte Magen- und Duodenalulzera mit entsprechenden Symptomen. Bei etwa der Hälfte der Patienten treten wässrige Diarrhöen oder Fettstühle auf. Der Gastrinspiegel im Blut ist erhöht. Die Magensaftanalyse zeigt eine gesteigerte Magensäureproduktion. Diese wird sofort nach Diagnosestellung medikamentös durch Protonenpumpenhemmer gebremst.
Gastrinome sind aufgrund ihrer geringen Größe und ihres verstreuten Auftretens schwierig zu operieren. Bei inoperablen Befunden kommt eine Chemotherapie mit Streptozotocin und 5-Fluorouracil in Frage.

Wiederholungsfragen

1. Nennen Sie die Ursachen einer Dysphagie.
2. Welche Ursachen können einer chronischen Obstipation zugrunde liegen?
3. Was sind die Ursachen eines hepatozellulären Ikterus?
4. Welches Symptom ist typisch bei einem Verschlussikterus?
5. Für welche Erkrankung spricht Sodbrennen?
6. Nennen Sie Hauptsymptome und Hauptursachen der akuten Gastritis.
7. Was sind die Symptome eines Ulcus ventriculi und Ulcus duodeni?
8. Welche Ulkuskomplikationen können auftreten?
9. Nennen Sie Symptome eines Magenkarzinoms.
10. Welche Untersuchung wird bei Verdacht auf ein Magenkarzinom durchgeführt, um die Diagnose zu sichern?
11. Ein 65-jähriger Patient klagt über Blutbeimengungen im Stuhl und über Wechsel von Obstipation und Diarrhö. Welcher Krankheitsverdacht muss diagnostisch vollständig abgeklärt werden?
12. Nennen Sie diagnostische Maßnahmen beim Verdacht auf Vorliegen eines Kolonkarzinoms. Welches ist die häufigste Lokalisation des Kolonkarzinoms?
13. Nennen Sie Behandlungsmöglichkeiten des Kolonkarzinoms.
14. Nennen Sie Komplikationen des Morbus Crohn.
15. Erklären Sie das Krankheitsbild einer Colitis ulcerosa.
16. Nennen Sie die Infektionsquellen der Hepatitis A.
17. Welche Faktoren können zu einer Fettleber führen?
18. Welche Ursachen kommen für eine Leberzirrhose infrage?
19. Welche typischen Symptome und Komplikationen zeigen Patienten mit chronischer Lebererkrankung und Funktionseinschränkung des Organs?
20. Nennen Sie prädisponierende Faktoren für das Auftreten von Gallensteinen.
21. Was sind Komplikationen bei einer Cholelithiasis?
22. Was sind auslösende Faktoren für eine akute Pankreatitis?
23. Nennen Sie Symptome einer akuten Pankreatitis.
24. Wie wird eine chronische Pankreatitis behandelt?
25. Nennen Sie neuroendokrine Tumoren.

Endokrinologie und Stoffwechsel

7

Überblick

Dieses Kapitel erläutert die wichtigsten endokrinologischen Erkrankungen und Stoffwechselstörungen. Zu Beginn frischt es das Wissen zu Hormonen (► Kap. 7.1) sowie zum Stoffwechsel des Menschen auf (► Kap. 7.2). Zunächst werden die wichtigsten Krankheitsbilder der Hypophyse vorgestellt (► Kap. 7.3). Danach werden die Erkrankungen der Schilddrüse (► Kap. 7.4) und der Nebenschilddrüse (► Kap. 7.5) unter die Lupe genommen und unter anderem folgende Fragen beantwortet:

- Wie wird die euthyreote Struma therapiert? (► Kap. 7.4.1)
- Was unterscheidet eine Hyperthyreose (► Kap. 7.4.2) von einer Hypothyreose? (► Kap. 7.4.3)
- Wie wirkt sich die verstärkte oder verminderte Bildung des Parathormons (PTH) bei einem Hyper- oder Hypoparathyreoidismus auf den Organismus aus? (► Kap. 7.5.1, ► Kap. 7.5.2)

Anschließend werden die pflegerelevantesten Erkrankungen der Nebennieren (► Kap. 7.6) vorgestellt:

- Wie wirkt sich das vermehrte Vorkommen von Kortikosteroiden beim Cushing-Syndrom auf den Organismus aus (► Kap. 7.6.1) und was ist beispielsweise die Folge, wenn zu viel Aldosteron gebildet wird? (► Kap. 7.6.2)
- Welche Auswirkungen hat eine eingeschränkte Funktion der Nebennierenrinde auf den Körper? (► Kap. 7.6.3)

Es folgt eine ausführliche Darstellung des Diabetes mellitus (► Kap. 7.7):

- Wie unterscheiden sich die Formen des Diabetes in ihrer Entstehung voneinander und wie werden sie therapiert?
- Welche Symptome deuten auf einen hypoglykämischen Schock hin (► Kap. 7.7.1) und wie wird ein diabetisches Koma behandelt? (► Kap. 7.7.2)

Abschließend werden die häufigsten Stoffwechselerkrankungen vorgestellt (► Kap. 7.8):

- Welche Risiken bringt eine Adipositas mit sich? (► Kap. 7.8.1)
- Welche Folgen hat eine Fettstoffwechselstörung für den Körper (► Kap. 7.8.2) und was passiert, wenn der Harnsäurespiegel erhöht ist? (► Kap. 7.8.3)
- Welche Funktionen erfüllen die Vitamine und welche Folgen können bei einem Vitaminmangel auftreten? (► Kap. 7.8.4)

7.1 Die Hormone des Menschen

Hormone sind chemische Signalstoffe, die für die Kommunikation der Zellen und Organe untereinander sowie die Regulation verschiedener Abläufe benötigt werden. Sie beeinflussen die Fortpflanzung, das Wachstum, den Energiestoffwechsel, den Wasser- und Elektrolythaushalt und andere biologische Abläufe im Körper. Ihre Wirkung entfalten sie (► Abb. 7.1) entweder weit entfernt von ihrer Freisetzungsstelle, also **endokrin,** oder in unmittelbarer Umgebung, d. h. sie wirken **parakrin.** Eine Vielzahl an Hormonen wird in den endokrinen Organen, den **Hormondrüsen,** gebildet. Zu den klassischen Hormondrüsen gehören: Hypophyse, Schilddrüse, Nebenschilddrüse, Nebennieren, Inselorgan der Bauchspeicheldrüse sowie Hoden und Eierstöcke. Andere Hormone werden in spezialisierten Einzelzellen, z. B. des Gastrointestinaltrakts (Gastrin, Sekretin, Cholezystokinin), der Niere (Erythropoetin) oder der Leber (IGF-1 = Insulin-like growth factor 1, Angiotensinogen) gebildet.

Im Gegensatz zur nervalen Signalübertragung gelangen die endokrinen Hormone über den Blutweg zu ihren Zielzellen. Von diesen werden sie über einen in der Zellmembran, im Zellkern oder Zytoplasma vorhandenen Hormonrezeptor erkannt. Hormonrezeptor und Hormon passen wie Schlüssel und Schloss zusammen (Schlüssel-Schloss-Prinzip). Bindet das Hormon an den Rezeptor, entfaltet es über eine Reihe von Stoffwechselvorgängen seine Wirkung. So werden z. B. Enzyme und Transportproteine aktiviert oder inaktiviert. Nachdem das Hormon Stoffwechselvorgänge ausgelöst und in Gang gesetzt hat, wird es meist abgebaut und damit inaktiviert.

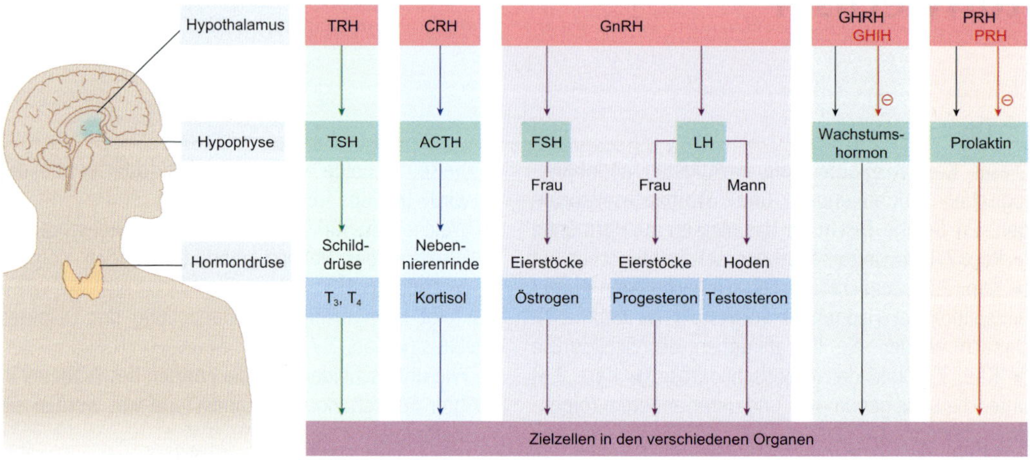

Abb. 7.1 Regelkreise der einzelnen Hormone

TRH =Thyreotropin-Releasing-Hormon, TSH = thyroideastimulierendes Hormon, T_3 = Trijodthyronin, T_4 = Thyroxin, CRH = Corticotropin-Releasing-Hormon, ACTH = Adrenocorticotropes Hormon, GnRH = Gonadotropin-Releasing-Hormon, FSH = follikelstimulierendes Hormon, LH = luteinisierendes Hormon, GHRH = growth hormone releasing hormone, GHIH = growth hormone inhibiting hormone = Somatostatin, PRH = Prolaktin-Releasing-Hormon, PIH = Prolaktin-Inhibiting-Hormon [L190]

7.1.1 Regelkreise der Hormonsekretion

Die Hormonsekretion wird durch Regelkreise exakt gesteuert und den verschiedenen Bedingungen angepasst. Dabei beeinflusst ein Hormon auf direktem oder indirektem Weg auch seine eigene Sekretion. Als oberster Regler fungiert der Hypothalamus im Zwischenhirn. Je nach Bedarf schüttet er ein förderndes/stimulierendes **Releasing-Hormon** (RH) oder ein hemmendes **Inhibiting-Hormon** (IH) aus. Dieses wirkt auf den an der Hirnbasis gelegenen Vorderlappen der Hypophyse, wo ein entsprechendes **glandotropes Hormon** (TSH, ACTH, FSH, LH) ausgeschüttet wird. Das glandotrope Hormon wirkt auf die entsprechende Hormondrüse, welche das **periphere Hormon** (Schilddrüsenhormone, Steroidhormone, Geschlechtshormone) freisetzt. Das periphere Hormon bindet an einen spezifischen Hormonrezeptor und löst eine Reaktion an den Zielzellen aus. Außerdem hemmt es über einen negativen Rückkopplungsmechanismus die weitere Ausschüttung der Hypothalamus- und Hypophysenhormone.

Aus dem Vorder- und Hinterlappen der Hypophyse werden auch direkt wirksame Hormone freigesetzt, die direkt auf ihre peripher gelegenen Zielzellen wirken. Zu diesen Hormonen gehören z. B. das Wachstumshormon Somatotropin (STH), das antidiuretische Hormon (ADH) und Prolaktin.

7.1.2 Hormone

Prolaktin

Prolaktin bewirkt besonders während der Schwangerschaft das Wachstum der Brustdrüsen und ihrer Milchgänge. Während der Stillzeit ist es für die Milchproduktion wichtig. Ausgeschüttet wird Prolaktin durch mechanische Reizung der Brustwarze, z. B. beim Stillen des Säuglings. Die Ausschüttung wird durch ein Inhibiting-Hormon gehemmt und durch ein Releasing-Hormon gefördert.

Somatotropin

Das Wachstumshormon Somatotropin (STH) reguliert Wachstum und Entwicklung vor allem bei Kindern und Jugendlichen. Gemeinsam mit den insulinähnlichen Wachstumsfaktoren der Leber führt es zu einer Steigerung der Proteinbiosynthese und beeinflusst das Wachstum von Knochen, Muskeln und inneren Organen. Seine Ausschüttung wird über den Hypothalamus kontrolliert: Ein Releasing-Hormon (GHRH) fördert, ein Inhibiting-Hormon (GHIH, Somatostatin) hemmt seine Ausschüttung.

Adiuretin

Adiuretin (**anti****d**iuretisches **H**ormon, ADH, Vasopressin) reguliert die Wasserausscheidung und damit auch das Flüssigkeitsvolumen des Körpers. Sein Wirkort sind die Sammelrohre der Niere sowie die arteriellen Gefäße. Nimmt das Plasmavolumen ab, wird Adiuretin ausgeschüttet. In der Niere wird daraufhin weniger Wasser ausgeschieden, wodurch das Flüssigkeitsvolumen des Körpers wieder ansteigt. Zusätzlich kommt es zu einer Kontraktion der Gefäße. Beides dient der Erhöhung des Blutdrucks.

Oxytozin

Oxytozin bewirkt während der Geburt die Wehen. Während der Stillzeit ruft es eine Kontraktion der Muskulatur der Milchgänge in der Brustdrüse hervor, sodass Milch austreten kann. Zudem beeinflusst Oxytozin die Mutter-Kind-Beziehung.

Trijodthyronin und Thyroxin

Die Schilddrüsenhormone Trijodthyronin (T_3) und Thyroxin (T_4) werden in den Follikeln der Schilddrüse gespeichert. Ihre Ausschüttung steht unter der Kontrolle von Hypothalamus und Hypophyse. Im Hypothalamus wird das **Thyreotropin-Releasing-Hormon** (TRH) gebildet. Dieses Hormon stimuliert im Hypophysenvorderlappen die Ausschüttung des **thyroideastimulierenden Hormons** (TSH). TSH führt an der Schilddrüse zur vermehrten Bildung und Freisetzung von T_3 und T_4 ins Blut. Dabei wird wesentlich mehr T_4 ausgeschüttet. Vom T_4, das vier Jodatome enthält, wird in der Peripherie ein Jodatom abgespalten, sodass das wirksamere T_3 entsteht.

Mit dem Blut gelangen die Schilddrüsenhormone zu ihren Zielzellen, die nahezu im gesamten Organismus vorhanden sind. Dort bewirken sie:

- Reifung und Entwicklung des Nervensystems, Knochenwachstum und körperliche Entwicklung im wachsenden Organismus
- Steigerung des Energieumsatzes mit Erhöhung der Körpertemperatur, des O_2-Verbrauchs und der Herzfrequenz
- Stimulation des Kohlenhydratstoffwechsels und des Fettabbaus

Neben der negativen Rückkopplung durch T_3 und T_4 auf ihre Ausschüttung wird die Bildung von Schilddrüsenhormonen durch die Jodzufuhr mit der Nahrung reguliert, da Jod für den Aufbau von T_3 und T_4 benötigt wird.

Parathormon

Parathormon wird von den vier Nebenschilddrüsen (Epithelkörperchen), die an der Rückseite der Schilddrüse liegen, ausgeschüttet. Es reguliert gemeinsam mit dem Kalzitonin der Schilddrüse und Vitamin D den Kalzium- und Phosphathaushalt. Parathormon wird bei einer erniedrigten Ca^{2+}-Konzentration im Blut sezerniert. Es hat die Aufgabe, den Ca^{2+}-Spiegel wieder zu erhöhen. Dies geschieht über folgende Mechanismen:

- Ca^{2+}- und HPO_4^{2-}-Freisetzung aus dem Knochen
- Verminderte Ca^{2+}-Ausscheidung und vermehrte HPO_4^{2-}-Ausscheidung über die Niere
- Stimulation der Synthese von Vitamin D, das die Ca^{2+}-Aufnahme aus dem Darm steigert

Mineralokortikoide

Die Mineralokortikoide werden in der Zona glomerulosa der Nebennierenrinde gebildet. Das wichtigste Mineralokortikoid ist **Aldosteron.** Seine Ausschüttung wird durch eine erniedrigte Na^+- oder eine erhöhte K^+-Konzentration im Blut, durch ein vermindertes Blutvolumen, einen erniedrigten Blutdruck und durch das in der Niere gebildete Enzym Renin stimuliert.

Die Mineralokortikoide entfalten ihre wichtigste Wirkung an den Nierenkanälchen. Dort fördern sie die Na^+- und Wasserrückresorption sowie die K^+-Sekretion, wodurch Störungen im Elektrolyt- und Wasserhaushalt ausgeglichen werden. Somit spielen sie eine wichtige Rolle bei der Blutdruckregulation.

Glukokortikoide

Die Glukokortikoide werden in der Zona fasciculata der Nebennierenrinde produziert. Das wichtigste Glukokortikoid ist **Kortisol.** Seine Ausschüttung wird von Hypothalamus und Hypophyse kontrolliert. Im Hypothalamus wird das **Corticotropin-Releasing-Hormon** (CRH) gebildet, das in der Hypophyse die Sekretion des **Adrenocorticotropen Hormons** (ACTH) stimuliert. ACTH seinerseits stimuliert die Ausschüttung von Kortisol und weiterer Glukokortikoide wie Kortison und Kortikosteron. Diese wirken auf Hypothalamus und Hypophyse über eine negative Rückkopplung.

CRH und damit auch die Glukokortikoide werden vermehrt in Stresssituationen (emotionale Belastung, Hitze, Kälte, Verletzungen) ausgeschüttet. Ihre Aufgabe ist die Bereitstellung von Energieträgern. Dazu laufen folgende Mechanismen ab:

- **Glukoneogenese:** vermehrte Bildung von Glukose aus Aminosäuren in der Leber
- **Eiweißabbau** in Haut, Muskel- und Knochengewebe und damit Bereitstellung von Aminosäuren
- **Lipolyse** zur Bereitstellung von Fettsäuren

Neben diesen Stoffwechselwirkungen führen die Glukokortikoide außerdem zu:

- Hemmung von Entzündungsprozessen
- Senkung der Lymphozytenzahl im Blut und damit Hemmung der Immunabwehr (immunsuppressive Wirkung)
- Stimulation der Magensaftsekretion
- Blutdruckanstieg über eine Wirksamkeitssteigerung der Katecholamine

Insulin

Insulin wird in den B-Zellen der Langerhans-Inseln der Bauchspeicheldrüse produziert. Es wird bei einem erhöhten Blutzuckerspiegel (BZ), z. B. nach Nahrungsaufnahme, ausgeschüttet. Bei einem Überschuss an Glukose senkt es den Glukosespiegel, indem Energiereserven angelegt werden. Dies geschieht über folgende Mechanismen:

- Verbesserung der Aufnahme von Glukose und Aminosäuren vor allem in Muskel- und Fettzellen
- Steigerung der Synthese von Glukosespeichersubstanzen wie Glykogen, Proteinen und Fetten
- Hemmung des Abbaus von Glykogen, Proteinen und Fetten

7.2 Der Stoffwechsel des Menschen

Der Mensch ist auf die regelmäßige Zufuhr von Energie in Form von Nahrung angewiesen. Diese chemische Energie wird für die vielfältigen Aufgaben des Organismus benötigt. Der Energiegehalt der Nahrung wird in der Einheit Kilokalorie (kcal) bzw. Kilojoule (kJ) angegeben, dabei gilt 1 kcal = 4,18 kJ. Der Energiebedarf eines Menschen hängt stark von seiner körperlichen Aktivität ab. So verbraucht ein Mensch mit überwiegend sitzender Tätigkeit ca. 2.000 kcal am Tag, bei starker körperlicher Arbeit hingegen über 4.000 kcal.

Nahrungsbestandteile sind Kohlenhydrate, Proteine, Fett, Vitamine, Spurenelemente, Elektrolyte und Ballaststoffe.

Kohlenhydrate

Kohlenhydrate haben einen Energiegehalt von 4,1 kcal pro Gramm. Die Nahrung sollte idealerweise zu 55 % aus Kohlenhydraten bestehen. Kohlenhydrate liegen zum größten Teil in Form von Polysacchariden (Vielfachzucker, z. B. Stärke) sowie Disacchariden (Zweifachzucker, z. B. Saccharose, Laktose) vor und müssen zur Resorption in Monosaccharide (Einfachzucker) aufgespalten werden. Die Monosaccharide bestehen zu 80 % aus Glukose (Traubenzucker), zu 15 % aus Fruktose (Fruchtzucker) und zu 5 % aus Galaktose. Diese werden über die Dünndarmschleimhaut aufgenommen und gelangen mit dem Pfortaderblut in die Leber, wo sie weiter verstoffwechselt werden.

Glukose

Der Hauptenergielieferant des menschlichen Körpers ist die Glukose. Sie wird von den Zellen entweder direkt verbrannt (bei diesem Vorgang, der Glykolyse, wird Energie für den Körper gewonnen) oder in Form von Glykogen in Leber und Muskeln gespeichert. Da diese Speicherform jedoch begrenzt ist, wird ein größerer Glukose- bzw. Kohlenhydratüberschuss in Fett umgewandelt und in Form von Triglyzeriden gespeichert.

Bei Glukose- bzw. Kohlenhydratmangel, z. B. bei Hunger, sind die Glykogenvorräte je nach Reserven des Organismus innerhalb von 24 bis 48 Stunden verbraucht. In diesem Fall baut der Körper Fette und Proteine ab und gewinnt daraus Glukose und somit Energie. Dieser Vorgang, die Glukoneogenese, läuft hauptsächlich in der Leber ab.

Proteine

Proteine (Eiweiß) haben einen Energiegehalt von 4,1 kcal pro Gramm. 15 % der aufgenommenen Nahrung sollte aus Proteinen bestehen. Nahrungsproteine werden durch die Pepsine des Magensafts in mittellange Polypeptide (Vielfacheiweiße) zerlegt. Im Dünndarm werden diese Polypeptide durch weitere Enzyme zu freien Aminosäuren, Di- und Tripeptiden (die aus zwei bzw. drei miteinander verknüpften Aminosäuren bestehen) aufgespalten. Diese werden über die Dünndarmschleimhaut aufgenommen und gelangen mit dem Pfortaderblut in die Leber.

Fett

Fett hat einen Energiegehalt von 9,3 kcal pro Gramm. Es sollte 30 % der aufgenommenen Nahrung ausmachen. Das Nahrungsfett besteht zu 90 % aus Triglyzeriden. Der Rest setzt sich aus Phospholipiden, Cholesterin und fettlöslichen Vitaminen zusammen. Triglyzeride werden im

Magen (15 %) und im Dünndarm (85 %) durch Enzyme zu freien Fettsäuren und Monoglyzeriden gespalten. Mit dem Gallensaft erreichen Gallensäuren das Duodenum. Unter ihrem Einfluss lagern sich die Fettspaltprodukte zu Mizellen zusammen. Mizellen ähneln winzigen Fetttröpfchen und ermöglichen die Aufnahme der Fettspaltprodukte über die Dünndarmschleimhaut. Dort werden die Fettspaltprodukte erneut zu Triglyzeriden aufgebaut und an Proteine gebunden ins Blut abgegeben. Die an Proteine gebundenen Triglyzeride und anderen Fettbestandteile der Nahrung gelangen als Chylomikronen zum peripheren Gewebe, wo sie verschiedene Aufgaben erfüllen:

- Energiereserve: Triglyzeride werden im Fettgewebe und in der Leber gespeichert und bei Bedarf wieder mobilisiert (Lipolyse).
- Unterhautfettgewebe schützt vor Auskühlung und mechanischen Schäden.
- Fettgewebe fixiert Organe in ihrer Position, z. B. die Niere.
- Bestandteil der Zellmembran.
- Bestandteil der Myelinscheiden des Nervensystems.
- Cholesterin wird für die Synthese einiger Hormone als Vorstufe benötigt, z. B. von Glukokortikoiden und Mineralokortikoiden, Östrogenen.
- Bestandteil fettlöslicher Vitamine.

Vitamine

Vitamine sind lebensnotwendige (essenzielle) Stoffe, die vom menschlichen Organismus nicht oder nur ungenügend selbst hergestellt werden können. Aus diesem Grund müssen sie mit der Nahrung aufgenommen werden. Nach ihren chemischen Eigenschaften fett- und wasserlösliche Vitamine unterschieden.

Spurenelemente und Elektrolyte

Spurenelemente kommen im Organismus und in der Nahrung in sehr geringen Konzentrationen vor. Zu ihnen gehören:

- Eisen als Bestandteil des roten Blutfarbstoffs Hämoglobin
- Kobalt als Bestandteil von Vitamin B_{12}
- Jod für den Aufbau der Schilddrüsenhormone
- Kupfer, Mangan, Selen, Zink als Bestandteile verschiedener Enzyme
- Fluor für die Knochen- und Zahnbildung

Elektrolyte (Mineralstoffe, Salze) werden vom Organismus benötigt, um den Wasser- und Elektrolythaushalt aufrechtzuerhalten. Nur so ist eine ungestörte Zelltätigkeit möglich.

Ballaststoffe

Ballaststoffe sind die unverdaulichen Bestandteile der Nahrung. Sie bestehen hauptsächlich aus pflanzlichen Faser- und Füllstoffen wie Zellulose, Pektin und Lignin. Sie können durch die menschlichen Verdauungsenzyme nicht gespalten werden, sondern nur durch die Bakterien des Dickdarms. Aufgrund ihres Volumens regen Ballaststoffe die Darmperistaltik an und fördern so den Transport des Nahrungsbreis. Täglich sollten von Erwachsenen ca. 30 g Ballaststoffe in Form von Obst, Gemüse und Vollkornprodukten mit der Nahrung aufgenommen werden.

7.3 Erkrankungen der Hypophyse

7.3.1 Hypophysentumoren

Tumoren der Hypophyse machen etwa 15 % aller Hirntumoren aus. Sie können endokrin aktiv (60 %) oder inaktiv (40 %) sein. Die **endokrin aktiven Tumoren** werden nach ihrer Hormonproduktion eingeteilt:

- Prolaktinom (Prolaktin produzierender Hypophysentumor, 40 %)
- Wachstumshormon produzierender Tumor mit Akromegalie (15 %)
- ACTH produzierender Tumor (5 %)

Endokrin inaktive Tumoren rufen durch Schädigung des gesunden Gewebes eine Insuffizienz des Hypophysenvorderlappens mit entsprechendem Ausfall der glandotropen Hormone hervor. Weitere Symptome sind ein zentraler Diabetes insipidus sowie Sehstörungen durch Druck des Tumors auf die Nn. optici (Gesichtsfeldausfälle, Skotome) und Kopfschmerzen.

Prolaktinom

> **Definition**
>
> **Prolaktinom**
>
> Prolaktin sezernierendes Adenom des Hypophysenvorderlappens, häufigster Tumor der Hypophyse

Symptome

Folge des erhöhten Prolaktinspiegels bei Frauen sind Zyklusstörungen bis zur Amenorrhö (fehlende Monatsblutung) und ein Libidoverlust, gegebe-

nenfalls auch eine Galaktorrhö (Milchaustritt aus der Brust). Bei Männern kommt es zu Libido- und Potenzverlust.
Aufgrund der Raumforderung im Schädel treten bei beiden Geschlechtern Symptome wie Kopfschmerzen und Sehstörungen auf. Wird das übrige hormonproduzierende Gewebe der Hypophyse durch den Tumor geschädigt, kommt es zur Insuffizienz des Hypophysenvorderlappens.

Diagnostik

Der Prolaktinspiegel im Blut ist erhöht. Bei der Blutuntersuchung werden weiterhin die Spiegel der anderen hypophysären Hormone überprüft. Der Tumor wird mithilfe von CT und MRT genau lokalisiert. Weiterhin erfolgt eine augenärztliche Untersuchung mit Bestimmung des Gesichtsfelds.

Therapie

Die Therapie erfolgt primär medikamentös mit Dopaminagonisten (z. B. Cabergolin als Dostinex®, Bromocriptin als Pravidel®), die die Hormonproduktion hemmen. Erst wenn sich unter dieser Therapie weder der Tumor verkleinert noch der Prolaktinspiegel sinkt, wird operiert.

Akromegalie

> **Definition**
>
> **Akromegalie**
>
> Endokrinologische Erkrankung; hervorgerufen durch einen Tumor des Hypophysenvorderlappens, der das Wachstumshormon STH im Überfluss produziert.

Symptome und Diagnostik

Bei Kindern und Jugendlichen verstärkt sich das Längenwachstum. Betroffene erreichen eine Körpergröße von > 2 m. Bei Erwachsenen wachsen die Akren (Hände, Füße, Schädel): Schuhe, Handschuhe und Hüte passen nicht mehr, die Gesichtszüge vergröbern sich. Weiterhin nehmen die inneren Organe an Größe zu. Aufgrund der diabetogenen Wirkung des STH kann es zu einem Diabetes mellitus kommen. Wie beim Prolaktinom können zudem Symptome aufgrund der Raumforderung des Tumors auftreten.
Der STH- und IGF-(insulin-like growth factor) Spiegel im Blut sind erhöht. Beweisend sind ein pathologischer Glukosetoleranztest sowie der Nachweis des Tumors im MRT.

Therapie

Die Therapie besteht in der operativen Entfernung des Tumors oder, in seltenen Fällen, in Strahlentherapie. Präoperativ sowie bei inoperablen Patienten kann der Tumor mit den Dopaminagonisten Bromocriptin (Pravidel®) oder Cabergolin (Dostinex®) oder dem Somatostatinanalogon Octreotid (Sandostatin®) verkleinert werden. Bei nicht vollständiger Tumorentfernung sollte ebenfalls medikamentös therapiert werden.

7.3.2 Hypophysenvorderlappen-insuffizienz

> **Definition**
>
> **Hypophysenvorderlappeninsuffizienz**
>
> Unzureichende oder fehlende Hormonproduktion des Hypophysenvorderlappens (HVL)

Ursachen

Eine Insuffizienz des Hypophysenvorderlappens kann hervorgerufen werden durch:

- Tumor, der das Gewebe der Hypophyse zerstört.
- Bestrahlungsfolgen.
- Neurochirurgische Operationen.
- Unfälle.
- Autoantikörper.
- **Sheehan-Syndrom** als seltene Ursache: Ein größerer Blutverlust während der Geburt führt bei der Mutter zu einer Mangeldurchblutung des Hypophysengewebes mit anschließender Nekrose.

Symptome

Symptome treten erst auf, wenn bereits 80 % des HVL zerstört sind. Sie werden durch die fehlenden hypophysären Hormone hervorgerufen:

- LH ↓, FSH ↓: Amenorrhö, schwindende Achsel- und Schambehaarung, Libido- und Potenzverlust, Osteoporose
- TSH ↓: Müdigkeit, Bradykardie, Kälteintoleranz
- ACTH ↓, MSH (melanozytenstimulierendes Hormon) ↓: Adynamie, arterielle Hypotonie, Hypoglykämie, Gewichtsabnahme, alabasterfarbene Blässe durch fehlende Hautpigmentierung
- Prolaktin ↓ bei stillenden Frauen: Agalaktie (fehlender Milchfluss in der Stillzeit)
- STH ↓: abdominale Fetteinlagerung, schwindende Muskelmasse, Osteoporose, Arteriosklerose

Diagnostik

Die endokrinologische Funktionsdiagnostik ist umfangreich: Die hypophysären Hormone im Blut werden bestimmt. Um die Stimulierbarkeit der hypophysären Hormone zu testen, werden Releasing-Hormone des Hypothalamus appliziert (siehe Diagnostik zu den einzelnen endokrinologischen Erkrankungen). Ein Tumor kann mittels CT und MRT lokalisiert werden.

Therapie

Wenn möglich, wird die Ursache der Hypophysenvorderlappeninsuffizienz behoben, z. B. durch die Operation eines Tumors. Postoperativ sowie bei anderen Ursachen einer Hypophysenvorderlappeninsuffizienz müssen die peripheren Hormone lebenslang ersetzt werden, da der Ausschüttungsreiz durch die hypophysären Hormone fehlt: Schilddrüsenhormon L-Thyroxin, Kortikosteroide der Nebennierenrinde, STH, bei Männern Testosteron, bei Frauen eine Östrogen-Gestagen-Kombination. Die Patienten sollten immer einen **Notfallausweis** bei sich tragen.

Komplikationen

In Belastungssituationen, z. B. bei Infekten, Operationen, Erbrechen, Diarrhö, kommt es physiologisch zu einer erhöhten Hormonausschüttung. Aufgrund des ACTH- und TSH-Mangels kann der Körper eines Erkrankten jedoch nicht adäquat reagieren und die Gefahr eines **hypophysären Komas** besteht: Die Patienten werden schläfrig bis stuporös. Hypotonie, Bradykardie, Hypothermie, Hypoglykämie und Hypoventilation sind weitere Symptome. Therapiert wird mit der intravenösen Gabe von Kortikosteroiden (Hydrokortison) sowie Flüssigkeitssubstitution. Je nach Bedarf werden zusätzlich Glukose und Schilddrüsenhormone gegeben, allerdings mit zeitlichem Verzug (> 24 Stunden), da vor allem letztere den Bedarf an Kortikosteroiden erhöhen.

7.3.3 Diabetes insipidus

Definition

Diabetes insipidus

Gestörte Wasserrückresorption in den Nieren, Harn unzureichend konzentriert; Urinmenge bis zu 25 l täglich

Ursachen und Einteilung

Zu unterscheiden sind:

Zentraler Diabetes insipidus: Es besteht ein Mangel an ADH (antidiuretisches Hormon, Adiuretin, Vasopressin). Ursache können ein Tumor, eine Operation oder Verletzung bzw. eine Entzündung im Bereich von Hypothalamus oder Hypophyse sein. In einigen Fällen liegt auch eine dominante Vererbung oder Autoantikörper gegen ADH produzierende Zellen als Ursache zugrunde.

Nephrogener Diabetes insipidus: Die Nieren sprechen auf das ausreichend produzierte ADH nicht an. Ursachen sind verschiedene Nierenerkrankungen oder eine rezessiv vererbte Störung.

Symptome

- Polyurie (5–25 l/Tag)
- Verstärkter Durst mit Polydipsie (vermehrte Flüssigkeitsaufnahme) aufgrund des massiven Flüssigkeitsverlusts
- Asthenurie (fehlende Harnkonzentrierung)
- Exsikkose bei unzureichender Flüssigkeitszufuhr

Diagnostik

Die fehlende Harnkonzentrierung wird über das spezifische Gewicht des Urins gemessen.

Im **Durstversuch** wird ein Diabetes insipidus festgestellt: Die Patienten dürfen für einen bestimmten Zeitraum keine Flüssigkeit aufnehmen. Beim Gesunden kommt es zu einer starken Urinkonzentrierung, bei einem Diabetes insipidus bleibt diese aus. Wird dann eine Testdosis ADH verabreicht, nimmt die Urinkonzentration beim zentralen Diabetes insipidus zu. Bei der nephrogenen Form kommt es zu keiner Veränderung, da die Nieren auf diese Testdosis nicht ansprechen.

Diagnostisch wird weiterhin die ADH-Konzentration im Blut bestimmt. Ein Tumor der Hypophyse oder des Hypothalamus wird mithilfe von MRT oder CT lokalisiert.

Therapie

Nach Möglichkeit sollte die auslösende Ursache behoben werden. Ist dies nicht möglich, kann beim zentralen Diabetes insipidus ein ADH-Analogon (Desmopressin als Minirin®) über die Nasenschleimhaut gegeben werden. Bei der nephrogenen Form kann ein Therapieversuch mit Thiaziddiuretika und nichtsteroidalen Antiphlogistika unternommen werden.

Die Funktion des Hypophysenvorderlappens sollte engmaschig kontrolliert werden.

Ein Diabetes insipidus kann ein Frühsymptom eines Tumors im Bereich des Zwischenhirns sein, weshalb zusätzlich alle 2 Jahre eine MRT-Kontrolluntersuchung durchgeführt werden sollte.

7.4 Erkrankungen der Schilddrüse

Die Schilddrüse produziert die Hormone Trijodthyronin (T_3) und Thyroxin (T_4). Bei Erkrankungen der Schilddrüse werden, abhängig von der Hormonproduktion, folgende Stoffwechsellagen unterschieden:

- **Euthyreose:** Hormonspiegel im Blut ist normal.
- **Hypothyreose:** Hormonspiegel im Blut ist erniedrigt.
- **Hyperthyreose:** Hormonspiegel im Blut ist erhöht.

Unabhängig von der Hormonproduktion kann die Schilddrüse normal groß, vergrößert oder verkleinert sein. Eine vergrößerte Schilddrüse wird als **Struma** (Kropf) bezeichnet.

Fallbeispiel

Der Hemdkragen ist zu eng

Bei einer Routineuntersuchung stellt der Hausarzt von Herrn Mey, 47 Jahre, eine vergrößerte Schilddrüse fest. Herr Mey hatte selbst bereits festgestellt, dass ihm der Hemdkragen bei einigen älteren Hemden zu eng geworden war. Im Ultraschall bestätigt sich der Befund einer vergrößerten Schilddrüse. Zysten oder knotige Veränderungen zeigen sich nicht und auch die Schilddrüsenwerte liegen im Normbereich.

7.4.1 Euthyreote Struma

Definition

Euthyreote Struma

Vergrößerte Schilddrüse (Kropf), Hormonspiegel normal

Ursachen

Bis zu 30 % der deutschen Bevölkerung erkranken an einer mehr oder weniger stark ausgeprägten euthyreoten Struma. Die Ursache liegt in einer zu geringen Aufnahme von Jod mit der Nahrung und dem Trinkwasser. Wird zu wenig Jod aufgenommen, kommt es zu einer Aktivierung von Wachstumsfaktoren in der Schilddrüse, die eine Hyperplasie der Schilddrüsenzellen hervorrufen.

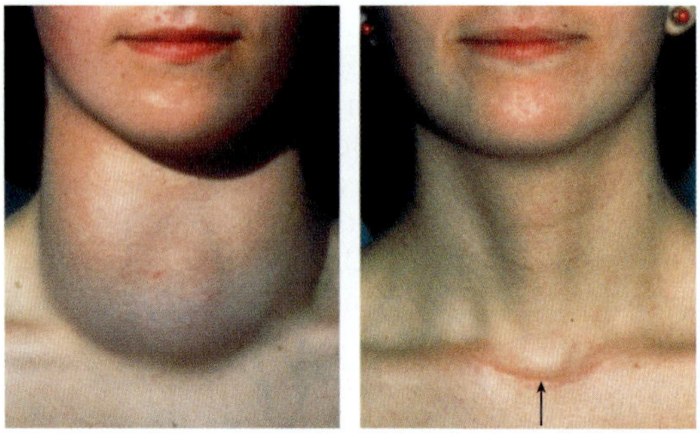

Abb. 7.2 Struma nodosa vor und nach der Operation [T127]

Daneben ist die Hormonproduktion gestört. Die Schilddrüse wird verstärkt durch Hypothalamus und Hypophyse aktiviert, sodass weiterhin eine euthyreote Stoffwechsellage vorliegt. Dadurch kommt es allerdings zusätzlich zur Hypertrophie der Schilddrüsenzellen.

Je nach Größe der Struma werden 3 Grade unterschieden:

- 0: Struma nur sonografisch nachweisbar
- I: Struma tastbar, nicht sichtbar
- II: Struma tast- und sichtbar

Symptome

Symptome werden durch die vergrößerte Schilddrüse hervorgerufen (► Abb. 7.2): Dem Patienten fällt ein verdickter Hals auf, der Hemdkragen lässt sich unter Umständen nicht mehr schließen. Die Schilddrüse wächst jedoch nicht nur nach außen hin sichtbar, sondern auch nach innen. Hier engt sie unter Umständen Luft- und Speiseröhre ein, sodass Dyspnoe und Schluckbeschwerden auftreten. Auch Blutgefäße des Halses können komprimiert werden. Bei lang bestehender Jodmangel-Struma kann es zur Autonomie von Schilddrüsenzellen kommen, das heißt: Unabhängig vom TSH-Einfluss werden Schilddrüsenhormone produziert. Das Risiko, ein Karzinom der Schilddrüse zu entwickeln, ist erhöht.

Diagnostik

Eine Struma kann getastet werden. In der Sonografie sind ihre genaue Größe und Form, die Beziehung zu den Nachbarorganen sowie gewebliche Veränderungen (z. B. Zysten, Knoten) erkennbar. Der Schilddrüsenhormonspiegel und der TSH-Basalwert sind normal.

Merke

Jede karzinomverdächtige Veränderung der Schilddrüse, z. B. ein einzelner Knoten, muss punktiert und das entnommene Gewebe zytologisch oder histologisch untersucht werden.

Therapie

Zur Strumatherapie wird Jodid allein oder in Kombination mit Thyroxin eingesetzt. Die Schilddrüse wird so entlastet und verkleinert sich meist wieder. Große Strumen sowie Strumen mit autonomen Gewebeanteilen werden operiert (Strumektomie), wobei ein kleiner Rest Schilddrüsengewebe belassen wird. Besteht ein erhöhtes Operationsrisiko oder liegt eine Rezidivstruma vor, kann alternativ eine Radiojodtherapie durchgeführt werden: Die Patienten schlucken hierzu radioaktives Jod (^{131}J), welches ausschließlich in der Schilddrüse gespeichert wird. Die radioaktive Strahlung des Jods zerstört das Schilddrüsengewebe. Die Belastung für die Umgebung ist gering, da die Strahlung mit zunehmender Entfernung rasch abnimmt.

Merke

Einer euthyreoten Struma kann durch Jodidsubstitution vorgebeugt werden, wobei der alleinige Gebrauch von jodiertem Speisesalz im Privathaushalt meist nicht ausreicht.

Erläuterung zum Fallbeispiel

Der Hemdkragen ist zu eng

Der Hausarzt diagnostiziert bei Herrn Mey eine euthyreote Struma. Er verschreibt Herrn Mey L-Thyroxin, damit sich die Schilddrüse wieder verkleinert. Zur Bestimmung der Blutwerte bestellt er Herrn Mey erneut in 4 Wochen ein. Die Größe der Schilddrüse will er in einem halben Jahr kontrollieren.

7.4.2 Hyperthyreose

Definition

Hyperthyreose

Schilddrüsenüberfunktion; übermäßige Produktion von Schilddrüsenhormonen; Folge: starke Aktivierung zahlreicher Stoffwechselprozesse, den gesamten Organismus betreffend

Ursache

Die häufigste Ursache der Hyperthyreose ist eine **Schilddrüsenautonomie.** Die Schilddrüse produziert dabei unabhängig von der Steuerung durch Hypothalamus und Hypophyse Hormone. Dies kann innerhalb der Schilddrüse in gut abgrenzbaren Knoten, den **Adenomen,** geschehen oder auch diffus das gesamte Schilddrüsengewebe betreffen. Der Schilddrüsenautonomie liegt meist eine Struma bei Jodmangel zugrunde.

Weiterhin kann eine Hyperthyreose durch Autoantikörper gegen TSH-Rezeptoren (TRAK) hervorgerufen werden, die die Synthese von Schilddrüsenhormonen anregen. Diese Autoimmunerkrankung heißt **Morbus Basedow.**

Seltenere Ursachen sind eine Schilddrüsenentzündung (Thyreoiditis), ein Schilddrüsenkarzinom oder eine ungewollte Überdosierung von Schilddrüsenhormonen im Rahmen einer Therapie. Auch genetische Ursachen (TSH- oder T_3-Rezeptormutation) können zu einer Hyperthyreose führen.

Symptome

Die Symptome einer Hyperthyreose (► Abb. 7.3) leiten sich unter anderem von den Wirkungen der Schilddrüsenhormone ab:

- Struma bei 70–90 % der Patienten.
- Psychische Veränderungen wie Nervosität, Unruhe, Schlaflosigkeit, feinschlägiger (Finger-) Tremor.
- Tachykardie, Herzrhythmusstörungen, erhöhtes Herzzeitvolumen mit großer Blutdruckamplitude (Spanne zwischen systolischem und diastolischem RR-Wert).
- Myopathie, Schwäche der Oberschenkelmuskulatur.
- Gewichtsverlust, obwohl die Patienten oft Heißhunger haben aufgrund des erhöhten Energiebedarfs.
- Gesteigerte Stuhlfrequenz, Neigung zu Durchfall.
- Wärmeintoleranz mit warmer, feuchter Haut.
- Weiches, dünnes Haar.
- Fettleber.
- Beim Morbus Basedow kommt es häufig zusätzlich zu einer endokrinen Orbitopathie mit Exophthalmus (Hervortreten des Augapfels aus der Augenhöhle), seltenem Lidschlag und Verschlechterung des Sehvermögens. Seltener tritt ein prätibiales Myxödem auf (Gewebeschwellung vor dem Schienbein).

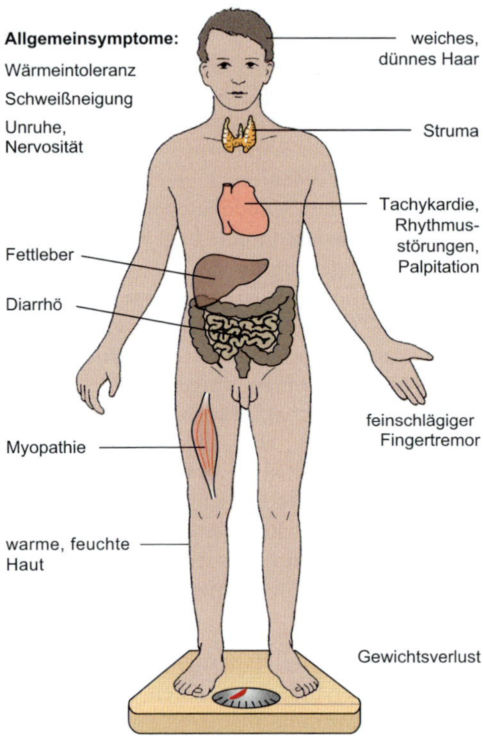

Abb. 7.3 Symptome bei Hyperthyreose [L157, L143]

Bei Patienten über 60 Jahren verläuft eine Hyperthyreose häufig weniger deutlich mit einzelnen, zum Teil unspezifischen Symptomen wie Gewichtsverlust, Herzrhythmusstörungen, Herzinsuffizienz bzw. depressiven Verstimmungen. Sie wird deshalb meist erst spät diagnostiziert.

Diagnostik

Die Konzentration der Schilddrüsenhormone im Blut ist erhöht, das TSH erniedrigt. Beim Morbus Basedow sind Autoantikörper gegen TSH-Rezeptoren (TRAK) nachweisbar. Die Sonografie zeigt Größe und Veränderungen der Schilddrüse.

Die **Szintigrafie** der Schilddrüse stellt die Aufnahme und Verteilung einer radioaktiven Substanz in der Drüse bildlich dar. Mit diesem Funktionstest lässt sich bei niedrigem TSH-Spiegel die Autonomie des Gewebes nachweisen.

Therapie

Um eine euthyreote Stoffwechsellage herzustellen, wird die Synthese von Schilddrüsenhormonen durch Thyreostatika (z. B. Carbimazol oder seine aktive Form Thiamazol als Favistan®, Wirkeintritt nach einer Woche) blockiert oder die Jodaufnahme in die Schilddrüse mit sofortiger Wirkung gehemmt (Perchlorat als Irenat®). Zusätzlich können Betablocker (z. B. Propanolol) gegeben werden, da sie nicht nur die kardialen Symptome lindern, sondern auch die Umwandlung von T_4 in T_3 hemmen. Daran sollte sich nach Möglichkeit eine operative Entfernung der Schilddrüse anschließen, bei der ein Rest an Gewebe belassen wird. Einzelne Adenome als Ursache einer Hyperthyreose werden aus der Schilddrüse operativ ausgeschält. Bei kleineren Strumen, beim Morbus Basedow oder bei Kontraindikationen gegen eine Operation kann auch eine Radiojodtherapie mit ^{131}J durchgeführt werden.

Komplikationen

Patienten sind bei versehentlicher Gabe von jodhaltigen Medikamenten oder Röntgenkontrastmittel durch eine **thyreotoxische Krise** gefährdet. Ihre Symptome sind erheblich stärker ausgeprägt als die der Hyperthyreose: Hohes Fieber, schwere Tachykardie und ein Erregungszustand mit möglichem Übergang in ein Koma werden durch die erhöhte Stoffwechselaktivität verursacht. Die Patienten sind vital gefährdet und müssen auf der Intensivstation behandelt werden. Neben einer symptomatischen Therapie (Flüssigkeits-, Elektrolyt- und Kalorienersatz, Betablocker, Kortikosteroide, Temperatursenkung, Thromboembolieprophylaxe) wird Thiamazol und Perchlorat gegeben, um die weitere Hormonsynthese zu hemmen. In schweren Fällen kann eine Plasmapherese und eine nahezu komplette operative Schilddrüsenentfernung durchgeführt werden.

7.4.3 Hypothyreose

Definition

Hypothyreose

Schilddrüsenunterfunktion; gekennzeichnet durch unzureichende Produktion von Schilddrüsenhormonen

Primäre Hypothyreose: Störung in der Schilddrüse selbst

Sekundäre Hypothyreose (selten): im Rahmen einer Hypophysenvorderlappeninsuffizienz, zu geringe TSH-Ausschüttung

Tertiäre Hypothyreose: verminderte Ausschüttung oder Transportstörungen von Releasing-Hormonen aus dem Hypothalamus

Fallbeispiel

Frau Heiß fühlt sich schlapp

Frau Heiß, 37 Jahre alt, fühlt sich in letzter Zeit schlapper als sonst. Sie wird schnell müde und ist laut Aussagen ihres Ehemanns sehr viel desinteressierter an ihrer Umgebung. Daneben hat sie an Gewicht zugenommen, obwohl sie sich nicht wesentlich anders bewegt und ernährt als sonst. Da ihr immer häufiger kalt wird und sie unter Verstopfung leidet, drängt ihr Mann sie, einen Arzt aufzusuchen.

Ursachen

Ursache einer Hypothyreose ist häufig eine vorausgegangene autoimmune Schilddrüsenentzündung, eine **Hashimoto-Thyreoiditis,** bei der Autoantikörper gegen Thyreoglobulin (Speicherform der Schilddrüsenhormone) und thyreoidale Peroxidase gebildet werden. Aufgrund des andauernden Entzündungsreizes wird Schilddrüsengewebe durch Bindegewebe ersetzt. Weitere Ursachen sind radikale Strumektomie, Radiojodtherapie, Überdosierung von Thyreostatika oder eine angeborene Hypothyreose.

Symptome

Entgegengesetzt zur Hyperthyreose treten bei der Hypothyreose auf:

- Müdigkeit, Antriebsschwäche, Verlangsamung, allgemeines Desinteresse
- Bradykardie, Herzvergrößerung mit Herzinsuffizienz
- Arteriosklerose infolge einer Hypercholesterinämie
- Obstipation
- Kälteempfindlichkeit
- Kühle, blasse, trockene und schuppende Haut sowie trockene und brüchige Haare
- Generalisiertes Myxödem, gegebenenfalls verbunden mit Gewichtszunahme durch vermehrte Einlagerung von Schleimsubstanzen und Wasser ins Unterhautgewebe
- Raue und heisere Stimme
- Zyklusstörungen, gestörte Spermatogenese, Infertilität

Diagnostik

Die Konzentration der Schilddrüsenhormone im Blut ist erniedrigt. Bei einer primären Hypothyreose ist das TSH erhöht. Im Szintigramm ist die Radionuklidspeicherung vermindert oder fehlt ganz. Bei der Hashimoto-Thyreoiditis lassen sich außerdem Autoantikörper gegen Thyreoglobulin (Tg-Antikörper) und thyreoidale Peroxidase (TPO-Antikörper) nachweisen.

Therapie

In der Regel müssen lebenslang Schilddrüsenhormone (z. B. Euthyrox®) substituiert werden.

Komplikationen

In sehr seltenen Fällen tritt ein lebensbedrohliches **Myxödemkoma** mit verstärkten Hypothyreosezeichen auf: Hypothermie, Hypoventilation, Bradykardie, Hypotonie, Hypoglykämie und Bewusstseinsstörungen. Die Patienten werden auf der Intensivstation vorsichtig erwärmt und bei Bedarf beatmet. Sie erhalten T_4, Kortikosteroide und Glukose.

Erläuterung zum Fallbeispiel

Frau Heiß fühlt sich schlapp

Frau Heiß weist die typischen Symptome einer Schilddrüsenunterfunktion auf. Die weitere Diagnostik ergibt, dass sie eine Hashimoto-Thyreoiditis hat. Ihr Hausarzt verschreibt ihr Schilddrüsenhormone zur Substitution.

7.4.4 Malignome der Schilddrüse

Definition

Malignome der Schilddrüse

Maligne Tumoren der Schilddrüse

- Differenziertes Karzinom: papillär (50–60 %) oder follikulär (20–30 %)
- Undifferenziertes (anaplastisches) Karzinom (5–10 %)
- Medulläres Karzinom, ausgehend von den Kalzitonin produzierenden C-Zellen (≤ 5 %)

Entstehung begünstigt durch genetische Faktoren und ionisierende Strahlen; 0,5 % aller bösartigen Tumoren

Symptome

Ein Teil der Patienten hat eine Struma, innerhalb derer sich ein harter Knoten tasten lässt. Im fortgeschrittenen Stadium kann der Tumor so weit ausgedehnt sein, dass die Patienten durch Infiltration des zum Kehlkopf ziehenden N. recurrens heiser sind. Ist der Sympathikus infiltriert, tritt ein Horner-Symptomkomplex mit Miosis, Ptosis und scheinbarem Enophthalmus auf. Die Patienten können Schluck- und Atembeschwerden sowie Schmerzen im Hals-, Ohr- oder Hinterhauptsbereich haben. Mitunter sind Lymphknotenmetastasen (vor allem papilläres Karzinom) am Hals und oberhalb der Klavikula tastbar. Hämatogene Metastasen (vor allem follikuläres Karzinom) finden sich in der Lunge und im Skelett.

Diagnostik

Sonografie und Szintigrafie stützen die Diagnose. Beim medullären Karzinom ist das Calcitonin im Serum erhöht. Szintigrafisch imponiert ein Karzinom meist als **kalter Knoten,** in dem radioaktives Jod nicht gespeichert wird. Jeder Verdacht muss definitiv durch eine Feinnadelpunktion und – falls das nicht ausreicht – durch eine Operation abgeklärt werden.Weiterhin werden CT und/oder MRT der Halsregion angefertigt. Zur Metastasensuche wird ein Röntgen-Thorax und CT des Thorax sowie eine Knochenszintigrafie durchgeführt.

Therapie

Schilddrüse und regionale Lymphknoten werden radikal chirurgisch entfernt. Daran schließt sich eine hochdosierte Radiojodtherapie mit ^{131}J an, um möglichst alle noch bestehenden jodspeichernden Schilddrüsenreste sowie Metastasen zu zerstören. Bei undifferenzierten Tumoren, die meist kein Jod speichern, wird statt einer Radiojodtherapie eine perkutane Strahlenbehandlung durchgeführt.

Postoperativ erfolgt eine hochdosierte Behandlung mit Schilddrüsenhormonen, um die TSH-Sekretion der Hypophyse zu unterdrücken, da TSH ein Wachstumsreiz für die Tumorzellen darstellt. Weiterhin wird so die infolge der Operation bestehende Hypothyreose ausgeglichen. Kontrolluntersuchungen, wie eine klinische Untersuchung, Hormonuntersuchungen und eine Sonografie des Halses, finden alle 6 Monate statt. Thyreoglobulin dient als Tumormarker. Sein Anstieg deutet auf ein Rezidiv oder Metastasen hin und bedarf weiterer Abklärung und gegebenenfalls einer erneuten Operation, Strahlen- oder Chemotherapie.

7.5 Erkrankungen der Nebenschilddrüsen

7.5.1 Hyperparathyreoidismus

Definition

Hyperparathyreoidismus

Zu hohe Bildung von Parathormon (PTH) durch die Nebenschilddrüsen

Ursachen

Zu unterscheiden sind primärer, sekundärer und tertiärer Hyperparathyreoidismus: Der **primäre Hyperparathyreoidismus** wird meist durch ein Adenom (85 %), eine allgemeine Vergrößerung (Hyperplasie) der Nebenschilddrüsen (15 %) oder sehr selten durch ein Karzinom (≤ 1 %) verursacht.

Der **sekundäre Hyperparathyreoidismus** wird durch einen erniedrigten Ca^{2+}-Spiegel hervorgerufen. Dieser kann z. B. bedingt sein durch ein Malassimilationssyndrom, eine Niereninsuffizienz, verminderte Sonnenlichtexposition (Vitamin-D-Mangel). Daraufhin wird reaktiv vermehrt PTH ausgeschüttet, um den Ca^{2+}-Spiegel wieder anzuheben.

Als **tertiären Hyperparathyreoidismus** bezeichnet man die Folge eines lange bestehenden sekundären Hyperparathyreoidismus. Dabei kommt es solange zu einer vermehrten reaktiven Parathormon-Ausschüttung, dass diese unverhältnismäßig ansteigt und eine Hyperkalzämie bedingt.

Symptome

Ungefähr die Hälfte der Patienten hat keinerlei Beschwerden. Häufig wird ein Hyperparathyreoidismus zufällig aufgrund der Hyperkalzämie diagnostiziert. Die klassischen Symptome sind „Stein-, Bein- und Magenpein“ und sind das Vollbild bei symptomatischen Patienten:

- „Steinpein“: Harnsteine aufgrund des erhöhten Ca^{2+}-Spiegels und der damit verbundenen höheren Ca^{2+}-Ausscheidung, selten Nephrokalzinose
- „Beinpein“: diffuse Osteopenie, Wirbelsäulen- und Gliederschmerzen durch den gesteigerten Knochenumbau
- „Magenpein“: Obstipation, Übelkeit, Gewichtsabnahme, Ulcus ventriculi oder duodeni, selten Pankreatitis
- Depressive Verstimmungen
- Muskelschwäche, rasche Ermüdbarkeit, Appetitlosigkeit

Beim sekundären Hyperparathyreoidismus treten zusätzlich Symptome der Grunderkrankung auf.

Infolge des primären Hyperparathyreoidismus kommt es unbehandelt zur Osteoporose, die spontane Frakturen, vor allem im Bereich der Wirbelsäule, bedingen kann. Auch die Nieren werden durch die Krankheit bis zum chronischen Nierenversagen geschädigt.

Diagnostik

PTH und Ca^{2+} im Blut sind beim primären und tertiären Hyperparathyreoidismus erhöht, während der Phosphatspiegel erniedrigt ist. Eine erhöhte alkalische Phosphatase weist auf einen erhöhten Knochenstoffwechsel hin. Ein Adenom wird mittels Sonografie lokalisiert. Im Zweifelsfall wird zusätzlich ein CT oder MRT durchgeführt.
Eine Knochendichtemessung ist zwar diagnostisch nicht relevant, spielt aber für den Krankheitsverlauf eine wichtige Rolle.

Therapie

Adenomatös vergrößerte Nebenschilddrüsen werden operativ entfernt. Sind alle vier Nebenschilddrüsen hyperplastisch, werden drei entfernt und die vierte auf den Unterarm verpflanzt. Hier ist sie dann bei einer eventuell notwendigen zweiten Operation aufgrund einer erneuten Hyperplasie leicht und komplikationslos aufzufinden.

Komplikationen

Ein Hyperparathyreoidismus kann jederzeit und ohne besondere Vorboten eine lebensgefährliche hyperkalzämische Krise (▸ Kap. 8.4.4) verursachen.

7.5.2 Hypoparathyreoidismus

> **Definition**
>
> **Hypoparathyreoidismus**
>
> Zu geringe PTH-Bildung; meist infolge einer Schilddrüsenoperation (sekundäre Form) mit Schädigung oder Entfernung der Nebenschilddrüsen; primäre Formen aufgrund genetischer Mutationen

Symptome

Aufgrund des niedrigen Ca^{2+}-Spiegels ist die Erregbarkeit von Muskeln und Nerven erhöht. Es kommt zur **Tetanie** mit Muskelkrämpfen (typisch: Pfötchenstellung der Hände) und Parästhesien (Missempfindungen der Haut ohne äußeren Reiz). Langfristig treten Haar- und Nagelwuchsstörungen, Katarakt (grauer Star), Stammganglienverkalkung, Osteosklerose (Verdichtung des Knochengewebes mit verminderter Elastizität), erhöhte Reizbarkeit und depressive Verstimmungen auf.

Diagnostik

Im Blut sind typischerweise PTH, Ca^{2+} und Magnesium (Mg^{2+}) erniedrigt, während der Phosphatspiegel erhöht ist.

Therapie

Langfristig wird ein Hypoparathyreoidismus mit Vitamin D und Ca^{2+} oral therapiert. Der Ca^{2+}-Spiegel muss regelmäßig kontrolliert werden. Tritt eine Tetanie auf, wird langsam Kalziumglukonat i. v. gespritzt.

7.6 Erkrankungen der Nebennieren

7.6.1 Cushing-Syndrom

> **Definition**
>
> **Cushing-Syndrom**
>
> Hyperkortisolismus; vermehrte Bildung oder Zufuhr von Kortikosteroiden

Ursachen

Ursache ist eine vermehrte Produktion oder Zufuhr von Kortikosteroiden oder ACTH:

- Exogenes bzw. iatrogenes Cushing-Syndrom durch Langzeitbehandlung mit Kortikosteroiden (am häufigsten)
- Zentrales (ACTH-abhängiges) Cushing-Syndrom (= Morbus Cushing): Mikroadenom im Hypophysenvorderlappen produziert überschießend ACTH → Stimulation der Nebennierenrinde → Nebennierenrindenhyperplasie mit vermehrter Kortisolproduktion
- Paraneoplastische ACTH-Sekretion durch einen Tumor, z. B. Bronchialkarzinom, Karzinoid
- Kortisolproduzierender Tumor der Nebennierenrinde (ACTH-unabhängig)

Symptome

Das klinische Bild eines Cushing-Syndroms (▸ Abb. 7.4) wird durch die Wirkung der Kortikosteroide auf die verschiedenen Gewebe und Zellen hervorgerufen:

- Fettstoffwechsel: Umverteilung des Fettgewebes mit Vollmondgesicht, Stiernacken und Stammfettsucht; Hypercholesterinämie.
- Osteoporose, Muskelschwund, Adynamie, da Kortikosteroide dem Eiweißaufbau (Anabolismus) entgegenwirken.
- Erhöhter Blutzucker (diabetogene Stoffwechsellage), da Kortisol zu den Gegenspielern des Insulins gehört.
- Haut: Akne, Furunkel, Ulzera, Striae rubrae (dunkelrote Streifen aufgrund der Bindegewebsschwäche der Haut).

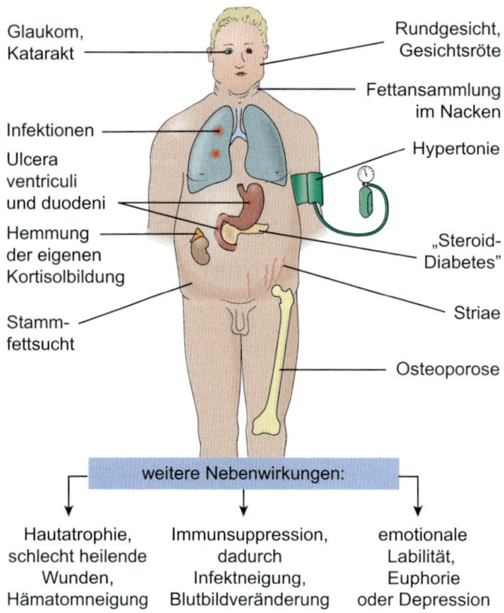

Abb. 7.4 Symptome beim Cushing-Syndrom [L190]

- Hypertonie.
- Blutbildveränderungen.
- Bei Frauen: männlicher Behaarungstyp (Hirsutismus), Zyklusstörungen (durch androgene Begleitwirkung).
- Bei Männern: Unterfunktion der Hoden und Potenzstörung.
- Wachstumsstörungen bei Kindern.
- Psychische Veränderungen, z. B. Depressionen.

Diagnostik

Die Diagnose wird anhand der Symptome gestellt. Außerdem werden folgende Untersuchungen durchgeführt:

- Blutwerte: Leukozyten ↑, Thrombozyten ↑, Erythrozyten ↑, Lymphozyten ↓, eosinophile Granulozyten ↓, Kortisol in Blut und Urin ↑.
- Dexamethason-Hemmtest ist pathologisch: Der Patient nimmt um 24:00 Uhr 2 mg Dexamethason ein. Das um 8:00 Uhr bestimmte Kortisol ist im Gegensatz zum Gesunden nicht vermindert.
- Kortisol im 24-Stunden-Urin ↑.
- Der CRH-Stimulationstest dient dazu, ein zentrales Cushing-Syndrom von einem Nebennierentumor oder einer paraneoplastischen ACTH-Sekretion zu unterscheiden. CRH wird intravenös gespritzt. Beim zentralen Cushing-Syndrom steigt ACTH an. Dies wird bei einem Tumor der Nebennierenrinde sowie beim paraneoplastischen Cushing-Syndrom nicht beobachtet, da hierbei die Hypophysenfunktion intakt ist und ihre Reaktion deshalb durch die bereits stark erhöhten Steroid- bzw. ACTH-Spiegel unterdrückt wird.
- Mit CT und MRT von Schädel bzw. Nebennieren können ein Adenom oder Tumor lokalisiert werden.

Therapie

Bei Tumoren der Nebennierenrinde wird die betroffene Nebenniere operativ entfernt. Postoperativ erhält der Patient Kortikosteroide, bis die noch vorhandene, zunächst jedoch atrophische Nebenniere ihre Funktion aufgenommen hat. Ein Tumor der Hypophyse wird ebenfalls operiert. Bei paraneoplastischer ACTH-Produktion muss der Primärtumor behandelt werden. Daneben kann die Kortisolproduktion medikamentös blockiert werden, z. B. mit Aminoglutethimid (Orimeten®).

7.6.2 Hyperaldosteronismus

Definition

Hyperaldosteronismus

Vermehrte Produktion von Mineralokortikoiden, vor allem von Aldosteron, durch die Nebennierenrinde

Ursachen

Es werden der primäre und der sekundäre Hyperaldosteronismus unterschieden. Die **primäre Form,** das Conn-Syndrom, wird in etwa 30 % der Fälle durch ein Aldosteron produzierendes Adenom der Nebennierenrinde hervorgerufen, häufiger durch eine bilaterale Hyperplasie der Nebennierenrinde oder sehr selten durch einen familiären (genetisch bedingten) Hyperaldosteronismus.

Die **sekundäre Form** wird durch eine übermäßige Stimulation des Renin-Angiotensin-Aldosteron-Systems (RAAS) verursacht (die Aldosteronsekretion wird durch Angiotensin II stimuliert), z. B. bei Mangeldurchblutung der Nieren infolge einer Nierenarterienstenose oder einer ausgeprägten Herzinsuffizienz.

Symptome

Leitsymptom ist eine Hypertonie mit ihren Folgeschäden. Das Conn-Syndrom ist die häufigste

Ursache einer sekundären Hypertonie. Daneben treten eine metabolische Alkalose (► Kap. 8.5.1) und eine Hypokaliämie (► Kap. 8.4.3) mit ihren typischen Symptomen wie Muskelschwäche, Obstipation, Herzrhythmusstörungen und EKG-Veränderungen auf.

Diagnostik

Der Kaliumspiegel im Blut ist erniedrigt, das Plasmaaldosteron erhöht. In der Blutgasanalyse zeigt sich eine metabolische Alkalose. Beim Conn-Syndrom ist der Reninspiegel erniedrigt, beim sekundären Hyperaldosteronismus hingegen erhöht. Weiterhin wird die Aldosteron-Renin-Ratio bestimmt, die beim Conn-Syndrom erhöht ist. Ein Adenom der Nebennierenrinde wird mithilfe von Sonografie, CT, MRT und Szintigrafie der Nebennieren lokalisiert. Im Zweifel kann zur Unterscheidung einer bilateralen Hyperplasie von einem Adenom eine seitengetrennte Blutabnahme aus den Nebennierenvenen zur Aldosteronbestimmung durchgeführt werden.

Therapie

Beim Adenom der Nebennierenrinde wird die Nebenniere laparoskopisch entfernt. Eine Nebennierenrindenhyperplasie wird konservativ mit Aldosteronantagonisten (z. B. Spironolacton als Aldactone®) und Antihypertensiva behandelt. Beim sekundären Hyperaldosteronismus erfolgt nach Möglichkeit eine Behandlung der Grunderkrankung.

7.6.3 Nebennierenrindeninsuffizienz

> **Definition**
>
> **Nebennierenrindeninsuffizienz**
>
> Unterfunktion der Nebennierenrinde, Hypokortisolismus; eingeschränkte Produktion der Steroidhormone, vor allem Aldosteron und Kortisol

Ursachen

Bei der **primären Form** ist das Nebennierenrindengewebe geschädigt. Gluko- und Mineralokortikoide sind vermindert, der ACTH-Spiegel ist erhöht. Als Ursachen kommen infrage:

- Morbus Addison (Autoimmunadrenalitis): Autoimmunerkrankung, bei der Autoantikörper die Nebennierenrinde zerstören.
- Infektionskrankheiten wie Tuberkulose, Zytomegalie bei AIDS-Patienten.
- Metastasen in der Nebennierenrinde, ausgehend z. B. von Bronchialkarzinom, Melanom.
- Akute Blutungen in die Nebennierenrinde.

Bei der **sekundären Form** liegt die Störung im Hypothalamus oder Hypophysenvorderlappen. ACTH und damit auch die Kortikosteroide sind erniedrigt. Ursachen können Tumoren, Entzündungen oder ein Trauma sein. Auch unter der Geburt kann sie beim Neugeborenen (Geburtstrauma) und bei der Mutter (Sheehan-Syndrom) auftreten. Letzteres ist bedingt durch eine Durchblutungsstörung der Hypophyse unter der Geburt und nicht immer reversibel. Eine weitere Ursache kann eine Langzeitbehandlung mit Kortikosteroiden sein. Die Mineralokortikoide sind bei der sekundären Nebennierenrindeninsuffizienz nur wenig betroffen. Dafür findet man oft auch Störungen anderer Hypophysenfunktionen.

Symptome

Beschwerden treten meist erst auf, wenn bereits 90 % der Nebennierenrinde zerstört sind. Die Patienten sind schwach und ermüden rasch. Sie leiden unter Übelkeit, verlieren an Gewicht und haben einen niedrigen Blutdruck. Haut und Schleimhäute sind bei der primären Form auffällig braun pigmentiert, da ACTH auch die Melanozyten stimuliert. Nicht selten wird die Krankheit im Rahmen einer Addison-Krise (siehe unten) diagnostiziert.

Diagnostik

Im Blut ist der Kortisolspiegel erniedrigt. Je nach Ursache der Nebenniereninsuffizienz ist der ACTH-Spiegel erhöht (primäre Form) oder erniedrigt (sekundäre Form). Bei einem Mangel an Mineralokortikoiden ist der K^+-Spiegel im Serum erhöht. Mithilfe des ACTH-Tests kann eine primäre von einer sekundären Nebenniereninsuffizienz unterschieden werden: ACTH wird intravenös verabreicht. Bei der primären Form bleibt der Kortisolspiegel im Blut unverändert, da die Nebennierenrinde keine Kortikosteroide produzieren kann. Bei der sekundären und tertiären Form steigt er an, da die Nebennierenrinde vermehrt stimuliert wird. Differenzialdiagnostisch erfolgt auch ein CRH-Test.

Um die Ursache der Nebennierenrindeninsuffizienz festzustellen, wird nach Autoantikörpern gesucht. An bildgebenden Verfahren werden je nach Verdacht eine Sonografie und MRT der Nebennieren bzw. des Kopfs durchgeführt.

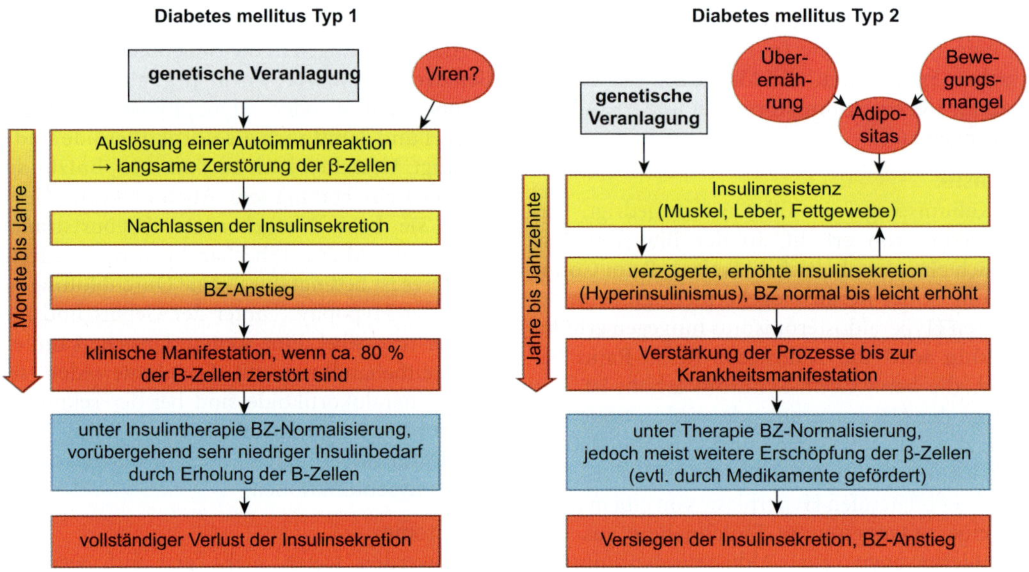

Abb. 7.5 Links Entstehung des Typ-1-Diabetes, rechts Entstehung des Typ-2-Diabetes [L255]

Therapie

Die fehlenden Kortikosteroide werden entsprechend dem tageszeitlichen Rhythmus der Kortisolausschüttung ersetzt (höchste Dosis am Morgen). Bei Operationen, Infekten und anderen Belastungssituationen erhalten die Patienten eine höhere Dosierung. Bei der primären Form werden zusätzlich die fehlenden Mineralokortikoide ersetzt (z. B. durch Gabe von Fludrocortison als Astonin® H).

> **Praxistipp**
>
> **Kortikosteroide ausschleichen**
>
> Sollen Kortikosteroide nach einer Langzeitbehandlung abgesetzt werden, darf dies nie abrupt geschehen. Die Gabe von Kortikosteroiden hemmt die körpereigene CRH- und ACTH-Produktion. Bei plötzlichem Absetzen besteht die Gefahr einer akuten Nebennierenrindeninsuffizienz, da der Körper die eigene Hormonproduktion nicht so rasch wieder aufnehmen kann. Deshalb muss die Dosierung von Kortikosteroiden langsam vermindert werden.

Komplikationen

Eine unerkannte Nebennierenrindeninsuffizienz ist gefährlich, da es bei besonderen Belastungen (z. B. Infekt, Unfall) zur akuten Dekompensation, der **Addison-Krise,** kommen kann: Die Patienten sind stark exsikkiert und hypoglykämisch, sie erbrechen und haben Durchfälle. Die Folge ist ein Schock mit Oligurie und Bewusstseinsstörungen bis hin zum Koma. Die intensivmedizinische Therapie besteht vor allem in der Gabe von Glukose, Flüssigkeit und Kortikosteroiden.

7.7 Diabetes mellitus

> **Definition**
>
> **Diabetes mellitus** *(Zuckerkrankheit)*
>
> Chronische Erkrankung mit Erhöhung des Glukosespiegels im Blut (Hyperglykämie) aufgrund einer gestörten Insulinsekretion, einer verminderten Insulinwirkung oder einer Kombination aus beidem; Unterscheidung von Typ-1-, Typ-2-, Typ-3- und Gestationsdiabetes

Ursachen

Typ-1-Diabetes (< 10 %) (▸ Abb. 7.5): Die insulinproduzierenden B-Zellen der Langerhans-Inseln im Pankreas gehen zugrunde, sodass es zu einem absoluten Insulinmangel kommt. Ursache ist eine Autoimmuninsulitis mit verschiedenen Autoantikörpern. Die Erkrankung tritt meist schon im Jugend- bzw. frühen Erwachsenenalter auf.

Typ-2-Diabetes (> 90 %) (▸ Abb. 7.5): Die Insulinsekretion ist gestört. Dies äußert sich anfangs als verspäteter und verzögerter Anstieg der Insulinkonzentration im Blut nach Kohlenhydrataufnahme, später auch als Verminderung der Insulinausschüttung. Zusätzlich ist die Insulinempfindlichkeit der Zielzellen vermindert, es liegt eine Insulinresistenz vor. 80 % aller Menschen mit Typ-2-Diabetes sind übergewichtig, was die Entstehung der Stoffwechselstörung entscheidend begünstigt. Der Typ-2-Diabetes gehört zum metabolischen Syndrom (Wohlstandssyndrom).

Typ-3-Diabetes: Dieser wird durch andere Grunderkrankungen oder durch Medikamente hervorgerufen, z. B. durch Pankreaserkrankungen, endokrine Erkrankungen mit vermehrter Produktion von Hormonen, die dem Insulin entgegenwirken (z. B. Cushing-Syndrom, Akromegalie) oder Einnahme bestimmter Medikamente, z. B. Kortikosteroide, Diuretika vom Typ der Benzothiadiazine.

Gestationsdiabetes: Etwa 3 % aller Schwangeren entwickeln eine Störung des Kohlenhydratstoffwechsels während der Schwangerschaft. Diese verschwindet in der Mehrzahl der Fälle mit der Geburt des Kindes. Allerdings haben die betroffenen Frauen ein erhöhtes Risiko, später an einem Diabetes mellitus zu erkranken.

Symptome

Die Symptome beim Typ-1-Diabetes entwickeln sich meist schnell innerhalb von Wochen, während sich ein Typ-2-Diabetes schleichend bemerkbar macht:

- Allgemeinsymptome wie Leistungsminderung, Müdigkeit.
- Vorübergehende Hypoglykämien (Unterzuckerung) mit Heißhunger, Schwitzen, Kopfschmerzen.
- Hyperglykämien mit Glukosurie und Polyurie: Der Betroffene hat Durst und trinkt viel, trotzdem kommt es häufig zur Exsikkose und Gewichtsabnahme.
- Störungen des Wasser- und Elektrolythaushalts mit nächtlichen Wadenkrämpfen und Sehstörungen.
- Hauterscheinungen wie Juckreiz, Pilzinfektionen, Furunkel, Erysipel.
- Potenzstörungen, Amenorrhö.

Fallbeispiel

Was ist mit Tim los?

Tim Prater, 14 Jahre alt, ist ein aufgeweckter Junge. Er ist ein guter Schüler und sehr sportlich. Daher sind seine Eltern umso erstaunter, dass seine beiden letzten Schulnoten so schlecht ausgefallen sind. Tim meint, er könne sich nicht so gut konzentrieren und fühle sich häufig müde. Sein Trainer im Turnverein bemerkt, dass Tim sein Training häufiger für Trink- und Toilettenpausen unterbricht. Auch seine sportlichen Leistungen entsprechen nicht dem sonstigen Niveau. Gemeinsam mit seinen Eltern kontaktiert Tim seinen Hausarzt.

Diagnostik

Der Nüchtern-BZ ist auf ≥ 126 mg/dl (> 7,0 mmol/l) erhöht. Steigt er über 150–180 mg/dl, wird die sogenannte Nierenschwelle überschritten und Glukose nachweisbar mit dem Urin ausgeschieden (Glukosurie). In Zweifelsfällen (Nüchtern-BZ zwischen 110 und 126 mg/dl) kann ein oraler Glukosetoleranztest durchgeführt werden. Dafür wird eine Testlösung mit 75 g Glukose getrunken, nachdem der Patient 10 Stunden nüchtern war. 2 Stunden später wird der Blutzucker gemessen. Beträgt er ≥ 200 mg/dl (> 11,1 mmol/l), liegt ein Diabetes mellitus vor.

Merke

Glykohämoglobin (HbA_{1c})

In Abhängigkeit vom BZ liegt ein Teil des Hämoglobins in einer chemischen Bindung mit Glukose vor. Der Anteil dieser Glykohämoglobine am Gesamthämoglobin ist proportional zum durchschnittlichen BZ-Spiegel der vorausgegangenen 1–3 Monate (sogenanntes Blutzuckergedächtnis). Deshalb stellt der HbA_{1c}-Wert einen ausgezeichneten Parameter zur Kontrolle der Stoffwechseleinstellung beim Diabetes dar. Normwert beim Gesunden: ≤ 6,5 %. Ein Anstieg des HbA_{1c}-Werts von 6 % auf 7 % erhöht das Risiko eines Herzinfarkts um 40 %!

Erläuterung zum Fallbeispiel

Was ist mit Tim los?

Der Hausarzt untersucht Tim und bestimmt seinen Glukosespiegel im Blut. Dieser beträgt > 200 mg/dl, was auf einen Typ-1-Diabetes hindeutet. Tim soll am nächsten Morgen erneut zur Blutabnahme in die Praxis kommen. Er soll mindestens 8 Stunden vorher nichts essen, damit der Glukosespiegel im nüchternen Zustand bestimmt werden kann.

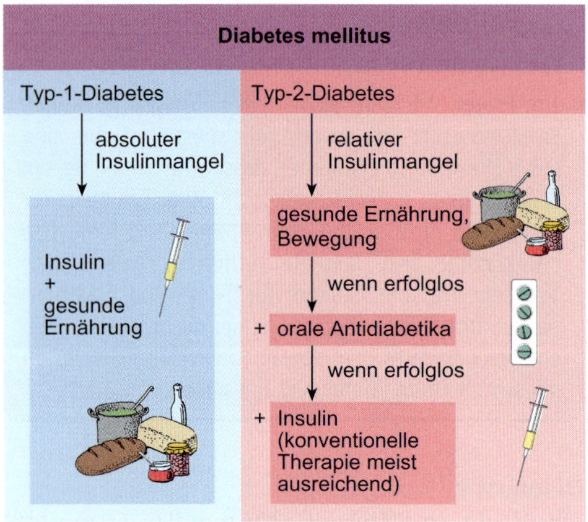

Abb. 7.6 Therapie des Diabetes mellitus [L190]

Therapie

Therapieziele

Ziele der Therapie sind eine Normalisierung des BZ, der Blutfettwerte, des HbA_{1c}-Werts und des Körpergewichts. Hypoglykämien müssen vermieden werden. Diese Ziele werden erreicht durch Diät, Gabe oraler Antidiabetika und Insulin (► Abb. 7.6). Je nach Schweregrad und Form des Diabetes reicht eine der Maßnahmen aus oder es können alle drei miteinander kombiniert werden.

Die BZ-Werte sollten im Tagesprofil zwischen 80 und 160 mg/dl gehalten werden. Bei Schwangeren ist eine besonders sorgfältige Überwachung erforderlich, um Schäden des Ungeborenen zu vermeiden. Der BZ soll in dieser Zeit auf Werte zwischen 60 und 120 mg/dl eingestellt werden, wie sie normalerweise während einer Schwangerschaft zu finden sind.

Wichtig ist auch, die Patienten über die Folgen ihrer Erkrankung aufzuklären, damit sie Einsicht für Diät und Therapie erhalten und deren Umsetzung gewährleistet ist.

Diätetische Therapie

Die meist übergewichtigen Patienten mit Typ-2-Diabetes müssen gezielt ihr Gewicht reduzieren und ihre Ernährungsgewohnheiten umstellen (Zielwert: BMI < 25 kg/m^2). Gelingt dies, ist eine weitere medikamentöse Therapie häufig überflüssig.

Patienten mit Typ-1-Diabetes müssen Nahrungsaufnahme und Insulindosis optimal aufeinander abstimmen.

Grundlage einer Diabetes-Diät ist die Beachtung der Kohlenhydrat- und Fettaufnahme. Dabei müssen Energie- und Nährstoffbedarf des Patienten gedeckt werden. Im Grunde sollte die Ernährung einer vollwertigen Kost entsprechen, mit geringem Anteil an Monosacchariden (Zucker, Weißmehl) und Fett zugunsten von Vollkornprodukten sowie frischem Obst und Gemüse. Grobe Richtlinien sind:

- Der tägliche Energiebedarf in Kalorien (kcal) beträgt bei leichter körperlicher Arbeit: Normalgewicht in kg × 32.
- Die Nahrungsaufnahme soll sich auf mehrere kleine Mahlzeiten pro Tag verteilen.
- Die Nahrung sollte etwa folgendermaßen zusammengesetzt sein:
  - 45–60 % der Gesamtkalorien aus Kohlenhydraten; ihre Berechnung erfolgt in Broteinheiten (BE): 1 BE = 12 g Kohlenhydratäquivalent.
  - 35 % der Gesamtkalorien aus Fett.
  - 10–20 % der Gesamtkalorien aus Eiweiß (fettarmes Fleisch, Fisch, pflanzliche Eiweiße).
- Als Getränke eignen sich Mineralwasser und ungesüßte Tees. Keine Limonaden mit normalem Zuckergehalt! Vorsicht bei Alkohol: Es besteht die Gefahr einer Hypoglykämie, da Alkohol die Glukoneogenese (Neubildung von Glukose, z. B. aus Milchsäure, Laktat) in der Leber hemmt.
- Regelmäßige körperliche Aktivitäten senken den Blutzuckerspiegel. Starke körperliche Belastungen müssen bei der Insulindosierung berücksichtigt werden.

Orale, medikamentöse Therapie

Da Menschen mit Typ-2-Diabetes einen relativen Insulinmangel haben, kann der Insulinspiegel durch Medikamente angehoben werden. Beim Typ-1-Diabetes ist dies aufgrund des absoluten Insulinmangels nicht möglich. Die Wahl des Medikaments erfolgt individuell unter Berücksichtigung bestehender Erkrankungen oder bereits aufgetretener Komplikationen. Ziel ist den HbA_{1c}-Wert zwischen 6,5 und 7,5 % und das Risiko für lebensbedrohliche Hypoglykämien gering zu halten.

Biguanide (Metformin als Glucophage®) verzögern die Kohlenhydratresorption aus dem Darm, fördern die Glukoseaufnahme in die Muskulatur, hemmen die Glukoneogenese in der Leber und erleichtern die Gewichtsabnahme, da sie den Appetit senken. Biguanide sind Mittel der ersten Wahl bei übergewichtigen Menschen mit Typ-2-

Diabetes, da ihre Wirkung gut belegt und Nebenwirkungen gering sind. Vor allem das Risiko für makrovaskuläre Ereignisse wird reduziert. Bei nicht ausreichendem Therapieeffekt ist eine Kombination mit Insulin sinnvoll. Nebenwirkungen sind lebensgefährliches laktatazidotisches Koma, wenn Gegenanzeigen nicht beachtet werden, und Magen-Darm-Beschwerden.

α-Glukosidasehemmer (Acarbose als Glucobay®, Miglitol als Diastabol®) hemmen zuckerspaltende Enzyme in der Dünndarmschleimhaut. So werden Blutzuckerspitzen nach den Mahlzeiten verhindert. Nebenwirkungen sind zu Beginn der Therapie Blähungen und Durchfall.

Sulfonylharnstoffe (Glibornurid als Glutril®, Glibenclamid als Euglucon®) stimulieren die Insulinausschüttung des Pankreas und wirken so blutzuckersenkend. Im fortgeschrittenen Stadium des Diabetes können sie mit Insulin kombiniert werden. Nebenwirkungen: Hypoglykämien bei falscher Einnahme, Magen-Darm-Beschwerden, Allergien, Anämie, Thrombozytopenie, Leukopenie.

DPP4-Inhibitoren (Gliptine, z. B. Sitagliptin als Januvia®) führen zu einer verlängerten Inkretinwirkung. Inkretine (z. B. GLP-1) sind Hormone, die im Darm mahlzeitenabhängig ausgeschüttet werden und die Insulinsekretion fördern. Durch die Wirkungsabhängigkeit von der Nahrungsaufnahme sind Hypoglykämien selten. Nebenwirkungen: gastrointestinale Störungen, Pankreatitis (► Kap. 6.7.1), erhöhte Lipase.

Inkretinmimetika (Exenatide als Byetta®, Liraglutide als Victoza®): Ihr Wirkmechanismus ähnelt dem der DPP4-Inhibitoren. Durch Bindung an GLP-1-Rezeptoren wird die Insulinausschüttung gesteigert. Auch hier ist die Gefahr von Hypoglykämien sehr gering, bedingt durch den mahlzeitenabhängigen Wirkmechanismus. Da sie den Appetit mindern und die Magenentleerung verzögern, kommt es häufig zu einer (erwünschten) Gewichtsabnahme. Nebenwirkungen: gastrointestinale Beschwerden, selten Pankreatitis.

SGLT2-Inhibitoren (Dapagliflozin als Forxiga®) hemmen die Wiederaufnahme von Glukose in der Niere, führen zur Glukosurie und dadurch zur Regulation des Blutzuckerspiegels. Nebenwirkungen: Entzündungen im Genitalbereich, Harnwegsinfekte.

Glinide (Sulfonylharnstoffanaloga, Repaglinide als NovoNorm®) erhöhen kurzfristig die Insulinausschüttung aus den B-Zellen. Da sie bezüglich Wirkung und Nebenwirkungsprofil den Sulfonylharnstoffen nicht überlegen sind, sollten Glinide nur bei Unverträglichkeit von Sulfonylharnstoffen angewandt werden. Nebenwirkungen: Hypoglykämien, gastrointestinale Beschwerden, Sehstörungen, Allergien.

Insulintherapie

Menschen mit Typ-1-Diabetes sowie Menschen mit Typ-2-Diabetes, bei denen eine orale medikamentöse Therapie nicht mehr ausreicht und dadurch Komplikationen auftreten, benötigen Insulin (grundsätzlich Humaninsulin), welches subkutan gespritzt wird. Man unterscheidet:

- **Kurz wirkende Insuline**
  - Normalinsulin (z. B. Actrapid® HM, Humaninsulin® Normal): Spritz-Ess-Abstand 0–30 Min., Wirkeintritt nach 30–60 Min., Wirkdauer 4–8 Stunden
  - Insulinanaloga (z. B. Insulin-Lispro als Humalog®): Spritz-Ess-Abstand 0–15 Min., Wirkeintritt nach 20–25 Min., Wirkdauer 3–4 Stunden
- **Verzögerungsinsuline** mit mittellanger Wirkdauer
  - Intermediärinsuline (Insuman Basal®): Wirkeintritt nach 30–90 Min., Wirkdauer 9–18 Stunden
  - Langzeitinsuline (z. B. Ultratard® HM, Glargin als Lantus®): Wirkdauer über 24 Stunden
- **Mischinsuline:** Mischungen aus Normalinsulin und Intermediärinsulin, in verschiedenen Verhältnissen erhältlich, Spritz-Ess-Abstand 30 Min.

In der Behandlung mit Insulin gibt es drei Therapieansätze:

- **Konventionelle Insulintherapie** (► Abb. 7.7): ⅔ der Tagesdosis an Mischinsulin wird morgens

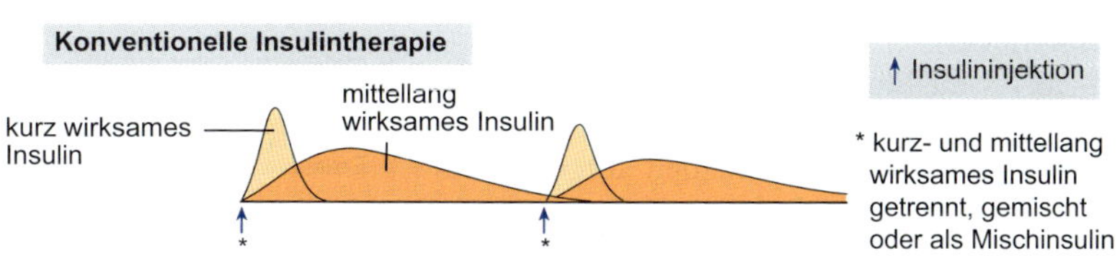

Abb. 7.7 Blutzuckerverlauf bei konventioneller Insulintherapie [A400]

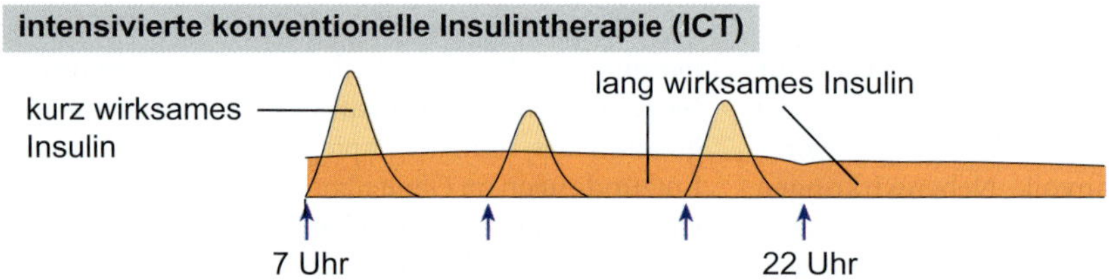

Abb. 7.8 Blutzuckerverlauf bei intensivierter konventioneller Insulintherapie [A400]

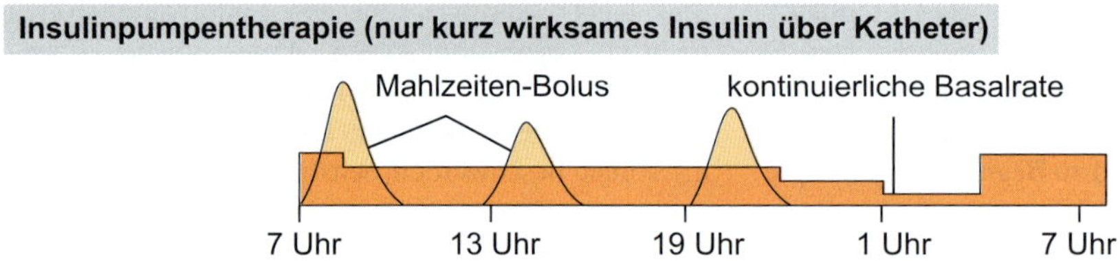

Abb. 7.9 Blutzuckerverlauf bei Insulinpumpentherapie [A400]

und ⅓ der Tagesdosis abends vor dem Essen gespritzt. Dieses Therapieschema ist starr und fordert vom Patienten, dass er sich genau an seine Essenszeiten hält. Verschiebt er eine Mahlzeit oder lässt er Mahlzeiten aus, besteht die Gefahr der Hypoglykämie.

- **Intensivierte Insulintherapie:**
  - Intensivierte konventionelle Insulintherapie (ICT, ► Abb. 7.8): 40–50 % des Gesamttagesbedarfs an Insulin werden abends als Verzögerungsinsulin gespritzt. Die restlichen 50–60 % werden als Normalinsulin, als sogenannter Bolus, jeweils vor den Mahlzeiten gegeben. Die Höhe der einzelnen Dosis richtet sich nach der Größe der geplanten Mahlzeit, dem vor dem Essen gemessenen BZ-Wert, der Tageszeit und der körperlichen Belastung. Bei dieser Therapieform muss der Patient mehr Eigenleistung erbringen, kann dafür jedoch seinen Tagesablauf flexibler gestalten.
  - **Insulinpumpentherapie** (► Abb. 7.9): Über eine außerhalb des Körpers gelegene Pumpe wird kontinuierlich über den gesamten Tag subkutan Normalinsulin infundiert (kontinuierliche subkutane Insulininfusion, CSII). Vor den Mahlzeiten wird, ähnlich wie bei der intensivierten konventionellen Insulintherapie, zusätzlich ein Bolus infundiert.

Komplikationen

Der Diabetes mellitus gefährdet die Patienten einerseits durch akute Stoffwechselentgleisungen, andererseits durch Langzeitschäden aufgrund des trotz Therapie häufig erhöhten Glukosespiegels. Die Patienten müssen ausführlich und in regelmäßigen Abständen über ihre Erkrankung und deren Folgen (► Abb. 7.10) informiert werden.

- Zu den wichtigsten Spätfolgen gehört eine Arteriosklerose der großen arteriellen Blutgefäße, die **Makroangiopathie,** die verschiedene Organsysteme betreffen kann:
  - Koronare Herzkrankheit mit Myokardinfarkt.

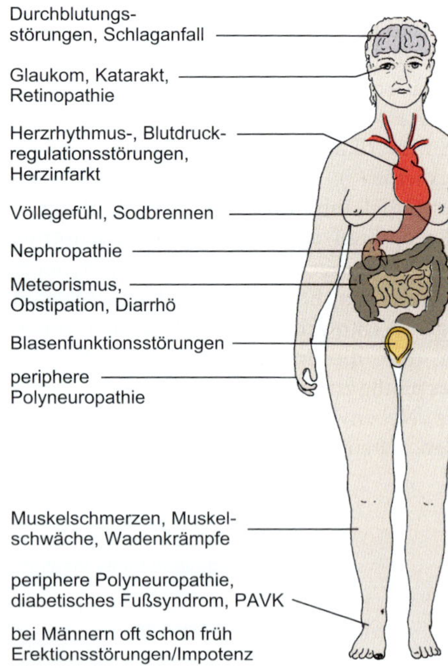

Abb. 7.10 Diabetische Spätschäden [L190]

Tab. 7.1 Unterscheidung von hyperglykämischem Koma und hypoglykämischem Schock

Unterscheidungskriterium	Hyperglykämisches Koma	Hypoglykämischer Schock
Beginn	Langsam über Tage	Rasch (Minuten)
Bedürfnis	Starker Durst	Heißhunger
Muskulatur	Hypoton	Hyperton, Tremor
Haut	Trocken	Feucht
Atmung	Vertieft bei Ketoazidose	Normal
Augäpfel	Weich, eingefallen	Normal
Symptome	Fieber, Bauchschmerz	Zerebrale Krampfanfälle

  - Periphere arterielle Verschlusskrankheit (PAVK).
  - Ischämischer Hirninfarkt.
- Daneben finden sich diabetesspezifische Veränderungen an den kleinen arteriellen Blutgefäßen, die als **Mikroangiopathie** bezeichnet werden:
  - Diabetische Nephropathie: Nierenfunktionsstörung, die über Jahre bis zur Dialysepflicht führt. 30 % aller Dialysepatienten sind Diabetiker.
  - Diabetische Retinopathie: Schäden an der Netzhaut (Retina) durch Gefäßneubildungen, Einblutungen, Netzhautablösungen. 30 % aller Erblindungen in Europa werden durch Diabetes verursacht.
- Die **diabetische Neuropathie** wird wahrscheinlich durch eine Schädigung der Blutgefäße verursacht, die die Nerven versorgen:
  - Periphere Polyneuropathie: Sensibilitätsstörungen, verminderte Schmerzempfindung, Lähmungen besonders an Füßen und Unterschenkeln.
  - Autonome Neuropathie: Betroffen ist das vegetative (autonome) Nervensystem. Mögliche Symptome sind Herzrhythmusstörungen; Blutdruckregulationsstörungen; fehlende Schmerzempfindung, z. B. beim Myokardinfarkt; Magenentleerungsstörungen mit Völlegefühl; Verdauungsstörungen; Blasenentleerungsstörungen; fehlende Erektionen; mangelhafte Gegenregulation bei Hypoglykämien.
- **Diabetisches Fußsyndrom:** Das Zusammenspiel von Makro- und Mikroangiopathie, Neuropathie und erhöhter Infektneigung kann bereits bei kleinsten Fußverletzungen zu Geschwüren mit Knochenbeteiligung und Gangrän führen. Operationen oder sogar Amputationen sind oft die letzte Therapiemöglichkeit.
- Verminderte Immunabwehr mit häufigen Infekten (vor allem bakterielle Hautinfekte und Harnwegsinfekte).
- Hyperlipidämie.
- Fettleber.
- Bei Männern Erektionsstörungen.

Um Komplikationen frühzeitig zu erfassen, sollten regelmäßig der Urin auf Albumin, Harnstoff sowie Kreatinin und die Füße durch einen Arzt untersucht werden. Der Pulsstatus ist regelmäßig zu kontrollieren, augenärztliche Untersuchungen sind regelmäßig notwendig.

7.7.1 Hypoglykämischer Schock

Definition

Hypoglykämischer Schock
Schock aufgrund eines massiv erniedrigten BZ-Spiegels (≤ 40 mg/dl bzw. ≤ 2,2 mmol/l; ▸ Tab. 7.1)

Ursachen

Ein hypoglykämischer Schock tritt meist dann auf, wenn Insulin oder Sulfonylharnstoffe bei einem Menschen mit Diabetes im Vergleich zur Kohlenhydrataufnahme überdosiert worden sind. Aber auch starke körperliche Belastungen und Alkoholgenuss können Auslöser sein. Eine schwere Hypoglykämie kann auch Folge eines Insulinoms (▸ Kap. 6.7.4) oder einer schweren Lebererkrankung (Glukoneogenese ↓) sein.

Symptome

Fallbeispiel

Herr Winter rutscht in die Hypoglykämie

Herr Winter, 77 Jahre, wird aufgrund seines Diabetes mellitus Typ 2 von einem ambulanten Pflegedienst unter anderem bei der Körperpflege, dem Richten der Medikamente, der Blutzuckerbestimmung und der Insulingabe unterstützt.
Als Pflegefachmann Maik Gray heute Herrn Winter besucht, wirkt dieser abwesend und zerstreut. Herr Gray bemerkt, dass er schwitzt und zittert. Eine Blutzuckerbestimmung bestätigt seinen Verdacht: Herr Winter hat mit einem Blutzuckerspiegel von 55 mg/dl eine Hypoglykämie.

Ein hypoglykämischer Schock (► Abb. 7.11) kann plötzlich innerhalb von Minuten auftreten. Die Patienten verspüren Heißhunger, werden unruhig, schwitzen und zittern. Es entwickelt sich eine Tachykardie. Da Glukose die einzige Energiequelle der Gehirnzellen ist, reagieren diese besonders empfindlich auf Hypoglykämien: Es kommt zu Kopfschmerzen, Bewusstseinsstörungen bis hin zur Bewusstlosigkeit. Außerdem können Krämpfe,

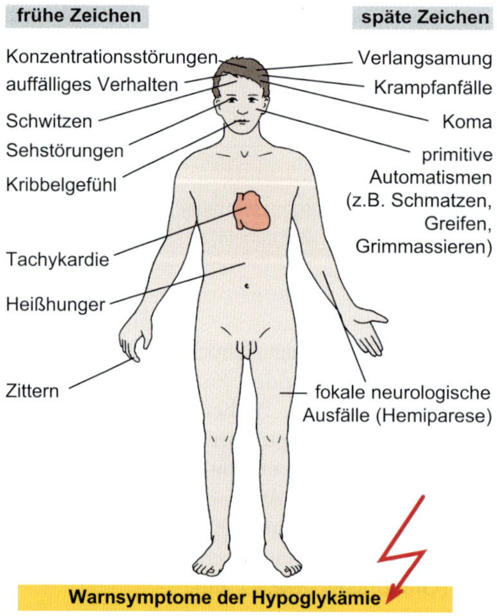

Abb. 7.11 Symptome bei Hypoglykämie [L157]

fokale neurologische Ausfälle, primitive Automatismen (Grimassieren, Greifen, Schmatzen) sowie zentrale Atem- und Kreislaufregulationsstörungen auftreten.

Diagnostik und Therapie

Glukosegabe

Besteht der Verdacht eines hypoglykämischen Schocks, z. B. bei bekanntem Diabetes, muss dem Patienten sofort Glukose zugeführt werden.

- Ist der Patient noch bei Bewusstsein, werden 5–10 g Glukose (2–3 Zuckerwürfel) oral in Form von Würfel- oder Traubenzucker oder zuckerhaltigen Getränken, z. B. Cola, Apfelsaft, verabreicht. Light-Produkte sind nicht geeignet.
- Bei schweren Hypoglykämien werden 25–100 ml 40-prozentige Glukose und anschließend 5-prozentige Glukose infundiert, bis der BZ-Spiegel auf 200 mg/dl angestiegen ist.

Immer sollte nach der Ursache der Hypoglykämie gesucht und die Diabetes-Medikation überprüft werden.

Erläuterung zum Fallbeispiel

Herr Winter rutscht in die Hypoglykämie

Bei einem Blutzuckerspiegel ≤ 40 mg/dl droht ein hypoglykämisches Koma. Hier ist schnelles Handeln notwendig. Da Herr Winter noch bei Bewusstsein ist, gibt Maik Gray ihm Traubenzucker, den Herr Winter griffbereit bei seinen Medikamenten aufbewahrt, zu essen.

Blutzuckerbestimmung

Mithilfe eines BZ-Stix wird der Verdacht auf einen hypoglykämischen Schock bestätigt. Wenn möglich, sollte zusätzlich Blut abgenommen werden, um später die Ursache der Hypoglykämie feststellen zu können.

7.7.2 Diabetisches Koma

Das diabetische Koma (Coma diabeticum, hyperglykämischer Schock, ► Tab. 7.1), tritt bei extrem hohen Blutzuckerwerten auf.

Ursachen und Symptome

Ein diabetisches Koma tritt auf, wenn zu wenig Insulin von außen zugeführt wird (z. B. vergessene Injektion, zu niedrige Dosierung) oder mehr Insulin als normalerweise benötigt wird (z. B. bei Infektionen, Diätfehler, Myokardinfarkt). Man unterscheidet das ketoazidotische vom hyperosmolaren

Koma. Beide Komaformen kündigen sich durch Appetitlosigkeit, Erbrechen, Durst, Polydipsie, Polyurie, Schwäche und Tachypnoe an. Die Patienten werden zunehmend bewusstseinsgetrübt und zeigen Schocksymptome (Puls ↑, Blutdruck ↓).

Ketoazidotisches Koma

Dieses ist typisch für den Patienten mit Typ-1-Diabetes und entwickelt sich innerhalb von Stunden bis Tagen. Der Insulinmangel führt zu einer Hyperglykämie (BZ 300–700 mg/dl) und einer Lipolyse (Fettabbau) mit Produktion von sauren Ketonkörpern. Diese rufen eine metabolische Azidose hervor mit vertiefter, sogenannter Kußmaul-Atmung und obstartigem Azetongeruch in der Atemluft. Es können auch peritonitisähnliche Symptome auftreten.

Hyperosmolares Koma

Dieses entsteht meist schleichend bei Patienten mit Typ-2-Diabetes mit BZ-Werten ≥ 600 mg/dl. Diese führen zu einer massiven Glukosurie mit hohen Wasser- und Elektrolytverlusten über die Nieren. Folge ist eine Exsikkose. Im Gegensatz zum ketoazidotischen Koma entwickelt sich keine Azidose, da das vom Körper noch in geringer Menge produzierte Insulin ausreicht, um die Lipolyse zu hemmen.

Therapie

Die Therapie beider Komaformen erfolgt auf der Intensivstation:

- Allgemeinmaßnahmen:
  - Atmung, Kreislauf, Wasser- und Elektrolythaushalt, Laborwerte (BZ, BGA) engmaschig kontrollieren
  - Blasenkatheter zur genauen Bilanzierung
  - Zentralvenöser Katheter zur Messung des zentralen Venendrucks
  - Magensonde wegen Aspirationsgefahr
- Volumensubstitution, um das Flüssigkeitsdefizit auszugleichen.
- Gabe von Insulin über Perfusor; BZ höchstens um 100 mg/dl pro Stunde senken, sonst Gefahr eines Hirnödems.
- Gabe von K^+, da durch Insulin vermehrt K^+ in die Zellen einströmt und sich so eine Hypokaliämie entwickeln kann.
- Bei einem pH-Wert ≤ 7,1 Bikarbonat infundieren, um den Säure-Basen-Haushalt zu korrigieren.

Merke

Bei unklarem Koma eines Menschen mit Diabetes kein Insulin, sondern Glukose geben und Wirkung abwarten. Insulin wäre bei einem hypoglykämischen Schock unter Umständen tödlich. Zusätzliche Glukose bei einem hyperglykämischen Koma verursacht jedoch keine weitere gravierende Verschlechterung der Situation.

7.8 Stoffwechselerkrankungen

7.8.1 Adipositas

Definition

Adipositas *(Fettleibigkeit)*

Fettmasse bei Frauen > 30 % des Körpergewichts, bei Männern > 20 % (▸ Abb. 7.12); genaue Klassifikation durch Body-Mass-Index (BMI); keine Erkrankung, mit zunehmendem Gewicht jedoch Risiko einer Vielzahl gesundheitlicher Probleme

Ursachen

Übersteigt die Energiezufuhr (z. B. durch fettreiche, hochkalorische Ernährung) den Energieverbrauch (z. B. bei mangelnder Bewegung), lagert der Körper die überschüssige Energie zur Reserve in Form von Fett ab. Bei der Entstehung der Adipositas spielen genetische und psychische Faktoren sowie die Ernährungs- und Lebensweise eine Rolle. Selten ist eine Adipositas durch endokrine Erkrankungen wie Cushing-Syndrom, Hypothyreose, Insulinom oder durch einen Tumor des Hypothalamus oder der Hypophyse bedingt.

Symptome und Risiken

Adipositas ist unter anderem ein Risikofaktor für folgende Erkrankungen:

- Koronare Herzerkrankung und zerebrale Ischämie
- Hypertonie
- Beinvenenthrombose und ihre Komplikationen
- Cholezystolithiasis
- Fettleber
- Maligne Tumorerkrankungen, vor allem von Uterus, Gallenwegen, Rektum, Brust, Prostata
- Arthrose
- Schlafapnoe-Syndrom

Eine Adipositas beeinträchtigt häufig auch das psychische Wohlbefinden, insbesondere das Selbstwertgefühl des Patienten.

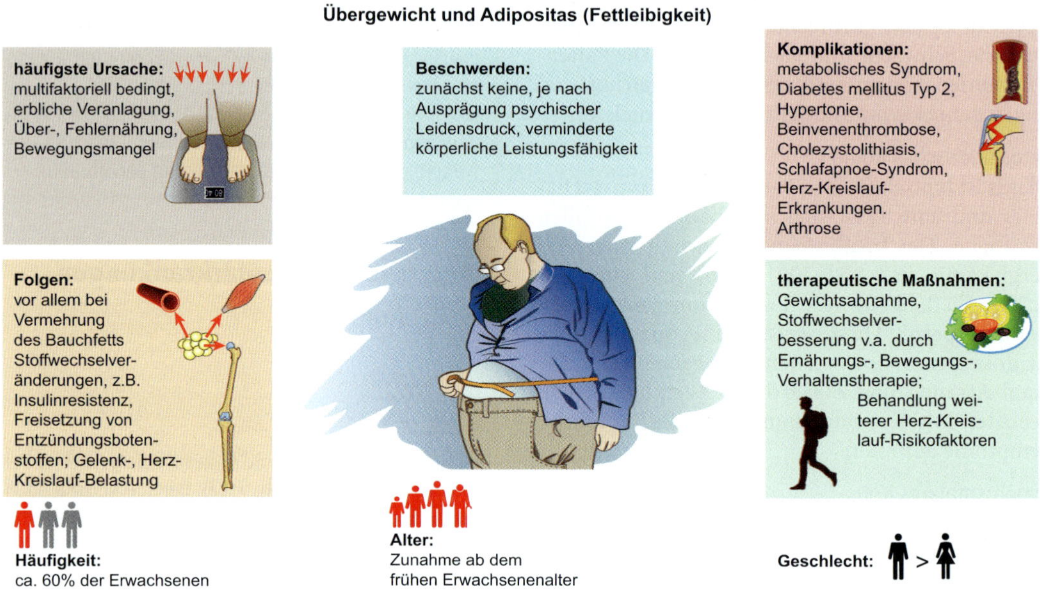

Abb. 7.12 Übersicht Übergewicht und Adipositas [L255]

Metabolisches Syndrom

Adipositas begünstigt das Auftreten eines metabolischen Syndroms (Wohlstandssyndrom). Hierbei handelt es sich um die Kombination von:

- Stammbetonter Adipositas
- Dyslipoproteinämie (Triglyzeride ↑, HDL-Cholesterin ↓)
- Essenzielle Hypertonie
- Glukosetoleranzstörung, Diabetes mellitus Typ 2

Diagnostik

Zur Beurteilung des Körpergewichts wird der Body-Mass-Index (BMI, Körpermassenindex) herangezogen (► Tab. 7.2):

$$BMI = \frac{\text{Körpergewicht [kg]}}{\text{Quadrat der Körpergröße [m}^2\text{]}}$$

Ein BMI von mehr als 30 kg/m² ist als gesundheitlich bedenklich zu betrachten und sollte therapiert werden.

Neben dem BMI sollte auch der Taillenumfang des Patienten gemessen werden, mit dessen Hilfe die Fettverteilung ermittelt wird. Beim Mann ist ein Taillenumfang von 94 cm bzw. 102 cm, bei der Frau von 80 cm bzw. 88 cm mit einem mäßig erhöhten bzw. stark erhöhten Risiko für metabolische und kardiovaskuläre Begleiterkrankungen verbunden.

Tab. 7.2 Gewichtsklassifikation

Gewichtsklassifikation	BMI [kg/m²]
Normalgewicht	18,5–24,9
Übergewicht (Präadipositas)	25,0–29,9
Adipositas Grad I	30,0–34,9
Adipositas Grad II	35,0–39,9
Adipositas Grad III	40 und mehr

Therapie

Eine Therapie hat nur Erfolg, wenn der Patient motiviert ist, sein Gewicht zu reduzieren. Angestrebt wird eine langsame Gewichtsabnahme von 0,5 kg pro Woche über 3–6 Monate. Deshalb sollte die Kalorienzufuhr auf etwa 1.200 kcal/Tag beschränkt werden. Diäten mit geringerer Kalorienzufuhr, sogenannte Niedrigst-Kalorien-Diäten oder Fasten, dürfen nur zeitlich begrenzt und unter ärztlicher Kontrolle durchgeführt werden. Neben der Kalorienreduktion sollte immer auch körperliches Training erfolgen.

Meist ist jedoch nicht die eigentliche Gewichtsreduktion das Problem, sondern das Halten des Zielgewichts. Dies setzt eine dauerhafte Umstellung der Ernährungs- und Lebensgewohnheiten voraus. Unterstützung bieten Selbsthilfegruppen oder auch Verhaltenstherapie (Frustrationsbewältigung ohne Essen, Wiedererlernen eines natürlichen Hunger- und Sättigungsgefühls).

7.8.2 Fettstoffwechselstörung

Definition

Fettstoffwechselstörung

Lipide bzw. Lipoproteine im Plasma erhöht **(Hyperlipoproteinämie)** oder in ihrer Zusammensetzung verschoben **(Dyslipoproteinämie)**

Gruppen der Hyperlipoproteinämien (Lipidstoffwechselstörungen):

- **Hypertriglyzeridämie:** Konzentration der Triglyzeride im Serum ≥ 150 mg/dl
- **Hypercholesterinämie:** Konzentration des Cholesterins im Serum ≥ 200 mg/dl
- **Kombinierte Hyperlipoproteinämie:** erhöhte Konzentration der Triglyzeride und des Cholesterins im Serum

Ursachen

- Reaktiv-physiologische Hyperlipoproteinämie tritt z. B. bei kalorien- und zuckerreicher Ernährung (Triglyzeride ↑) oder fett- und cholesterinreicher Ernährung (Cholesterin ↑) auf.
- Primäre Fettstoffwechselstörungen sind genetisch bedingt. Darunter gibt es einige seltene Formen mit Cholesterin- und Triglyzeridwerten bis 1.000 mg/dl.
- Sekundäre Hyperlipoproteinämien entstehen infolge anderer Grunderkrankungen wie Adipositas, schlecht eingestelltem Diabetes mellitus, nephrotischem Syndrom, Cholestase, Hypothyreose, bei fettreicher Kost, bei erhöhtem Alkoholkonsum oder nach Einnahme bestimmter Medikamente. Auch die Einnahme von Kontrazeptiva oder eine Schwangerschaft kann ursächlich sein. Bei 85 % aller Patienten mit einer Hyperlipoproteinämie treffen genetische und ernährungsbedingte Faktoren wie Übergewicht oder Alkoholkonsum zusammen.

Hyperlipoproteinämien gehören zum metabolischen Syndrom.

Kritischer Blick

Ernährungs- und lebensstilbedingte Faktoren wie Übergewicht, Alkoholkonsum, Bewegungsmangel spielen eine wesentliche Rolle bei der Entstehung von Lipidstoffwechselstörungen. Bei über der Hälfte der über 40-jährigen Personen in den westlichen Industrienationen liegt der Cholesterinspiegel über 200 mg/dl. Ein gesunder Lebensstil sollte daher stets die Basis der Therapie bei Fettstoffwechselstörung sein.

Symptome

Eine Hyperlipoproteinämie, vor allem die Erhöhung des Cholesterinspiegels, ist ein hoher Risikofaktor der Arteriosklerose mit ihren Folgeerkrankungen: koronare Herzkrankheit und Myokardinfarkt, periphere arterielle Verschlusskrankheit, ischämischer Insult des Gehirns. Bei ausgeprägter Hypertriglyzeridämie besteht die Gefahr einer Pankreatitis. Sind die Lipide sehr stark erhöht, bilden sich Xanthome. Dies sind rötlich-gelbe Knoten, die durch Lipideinlagerungen unter anderem an Sehnen, Augenlidern (hier spricht man von Xanthelasmen), Unterarmen und am Gesäß entstehen.

Merke

Cholesterinspiegel

Ist das Gesamtcholesterin auf 250 mg/dl erhöht, verdoppelt sich die Wahrscheinlichkeit, einen Herzinfarkt zu erleiden. Bei Werten über 300 mg/dl wird sie sogar vervierfacht. Auch bei normalem Gesamtcholesterin, aber erniedrigtem HDL-Cholesterin (≤ 35 mg/dl) oder erhöhtem LDL-Cholesterin (≥ 150 mg/dl) steigt das Risiko der Arteriosklerose. Um dieses genau einzuschätzen, wird das Verhältnis von Gesamtcholesterin zu HDL-Cholesterin betrachtet: Werte ≤ 4,0 sind günstig, Werte darüber ungünstig.

Diagnostik

- Bestimmung von Triglyzeriden, Gesamtcholesterin, HDL- und LDL-Cholesterin, LDL/HDL-Quotient
- Suche nach genetischer Hyperlipoproteinämie durch spezielle Blutuntersuchungen
- Bei sekundärer Fettstoffwechselstörung weitere Untersuchungen zum Nachweis bzw. Ausschluss der vermuteten Grunderkrankung

Therapie

Ziel der Therapie ist, folgende Blutwerte zu erreichen:

- Gesamtcholesterin ≤ 200 mg/dl
- HDL-Cholesterin ≥ 35 mg/dl, optimal ≥ 50 mg/dl
- LDL/HDL-Quotient ≤ 4,0, bei weiteren Risikofaktoren einer Arteriosklerose ≤ 3,0 bzw. ≤ 2,0
- LDL-Cholesterin ≤ 160 mg/dl, bei weiteren Risikofaktoren einer Arteriosklerose ≤ 130 mg/dl bzw. ≤ 100 mg/dl
- Triglyzeride ≤ 200 mg/dl

Dafür muss nach Möglichkeit die Ursache sekundärer Hyperlipoproteinämien beseitigt werden.

Diät

Wichtig ist eine cholesterin- und triglyzeridarme Diät, die, konsequent eingehalten, den Cholesterinspiegel um etwa 10 % senkt. Durch Fette sollte etwa 30 % des kalorischen Tagesbedarfs gedeckt werden. Pflanzliche Fette sollten bevorzugt werden. Besonders cholesterinreiche und damit zu meidende Lebensmittel sind Hühnerei (besonders Eigelb), tierische Fette und Öle, Fleisch (vor allem Innereien und Hirn). Dagegen sind Obst, Gemüse und Getreideprodukte nahezu cholesterinfrei. Übergewicht sollte konsequent gesenkt und auf Alkohol verzichtet werden.

Regelmäßiges Ausdauertraining wirkt sich ebenfalls positiv auf die Senkung der Blutfette aus.

Medikamente

Wenn Diät und Lebensstiländerungen zu keiner Verbesserung der Lipidkonzentration führen, stehen folgende Medikamente – auch in Kombination – zur Verfügung:

- Statine (Cholesterin-Synthese-Enzymhemmer, CSE-Hemmer, HMG-CoA-Reduktasehemmer, z. B. Atorvastatin) sind am stärksten wirksam, sie senken den LDL-Cholesterinspiegel um 20–60 %.
- Gallensäurebindende Ionenaustauscher (Anionenaustauscherharze, z. B. Colestyramin, Colestipol) entziehen dem Organismus Gallensäuren und senken nachfolgend das LDL-Cholesterin um bis zu 30 %.
- Cholesterinabsorptionshemmer (z. B. Ezetimib) senken das LDL-Cholesterin um bis zu 20 %, können mit Statinen kombiniert werden.
- Fibrate (Bezafibrat) senken das LDL-Cholesterin um 20 %, sollten aber aufgrund verschiedener Wechselwirkungen mit anderen Medikamenten zurückhaltend eingesetzt werden.
- Nikotinsäure (z. B. Niconacid®).
- PCSK9-Inhibitoren.

In schweren Fällen ist 2- bis 4-mal pro Monat eine LDL-Apherese indiziert. Dabei wird durch ein extrakorporales Verfahren LDL aus dem Plasma entfernt. Diese Methode senkt den Gesamt- und LDL-Cholesterinspiegel um über 60–80 %.

7.8.3 Hyperurikämie und Gicht

Harnsäure fällt beim Abbau von Purinen, die Bestandteil der DNA sind, an. Sie kann vom Körper nicht verwertet werden und wird daher über die Nieren und den Darm ausgeschieden.

> **Definition**
>
> **Hyperurikämie**
>
> Harnsäurespiegel im Blut auf ≥ 7,0 mg/dl erhöht; Harnsäurekristalle fallen aus, lagern sich im Gewebe, Gelenken und Harnwegen ab; klinische Manifestation als Gicht; Männer weitaus häufiger betroffen als Frauen

Ursachen

Man unterscheidet eine primäre von einer sekundären Gicht bzw. Hyperurikämie.

Die **primäre Form** ist erblich bedingt und manifestiert sich bei purinreicher Ernährung (vor allem Fleisch, Alkohol) und Übergewicht. Sie ist mit mehr als 95 % die weitaus häufigere Form. Meist ist dabei die Ausscheidung von Harnsäure über die Nieren gestört.

Die **sekundäre Form** tritt auf, wenn vermehrt Zellen untergehen und so mehr Harnsäure anfällt, z. B. bei einer Zytostatikatherapie oder Leukämien. Zur sekundären Form kommt es außerdem bei mangelnder Ausscheidung von Harnsäure über die Nieren, z. B. aufgrund einer erworbenen Nierenerkrankung oder bei einer Laktat- oder Ketoazidose.

Symptome

Vier Stadien werden anhand der Symptome unterschieden (► Tab. 7.3).

Tab. 7.3 Vier Stadien der Hyperurikämie

Stadium	Symptome
I	Harnsäurespiegel ist erhöht, keine Symptome.
II	Akuter Gichtanfall: Aus voller Gesundheit kommt es plötzlich zu heftigen Schmerzen in einem Gelenk (Monarthritis). Meist ist das Großzehengrundgelenk betroffen (Podagra). Das Gelenk zeigt die typischen Entzündungszeichen, es ist überwärmt, geschwollen, die Haut gerötet. Die Patienten haben Fieber. Meist klingt der akute Gichtanfall nach einigen Tagen bis spätestens 3 Wochen ab.
III	Symptomlose Zeit zwischen zwei Gichtanfällen
IV	Chronische Gicht: Harnsäurekristalle lagern sich als sogenannte Gichttophi (kleine, harte, manchmal gelbliche Knötchen auf geröteter Haut) in den Weichteilen (vor allem Ohrmuschel, Ferse) und Knochen (ossäre Gichtknochen) ab. Sie sind von außen zum Teil sichtbar. Aufgrund der Therapiemöglichkeiten sind sie sehr selten geworden. Außerdem treten bleibende Gelenkveränderungen auf.

Eine Hyperurikämie bzw. ein Gichtanfall kann in jedem Stadium aufgrund der gesteigerten Harnsäureausscheidung Beschwerden an den Nieren hervorrufen:

- Harnsteine.
- Nierenentzündung (Uratnephropathie).
- Akutes Nierenversagen, wenn plötzlich große Mengen Harnsäure anfallen und die Nierentubuli verstopfen.

Diagnostik

Der Harnsäurespiegel im Blut ist erhöht. Ein akuter Gichtanfall wird anhand der Symptome diagnostiziert, es liegen eine Leukozytose und eine erhöhte BSG vor. Die Nierenfunktion sollte kontrolliert werden.

Therapie

Der akute Gichtanfall wird medikamentös mit nichtsteroidalen Antiphlogistika (Naproxen oder Diclofenac) und einem Kortikosteroid (Prednisolon über 5 Tage) behandelt. Zusätzlich kann Kälteanwendung, eine Alkalisierung des Harns und Zufuhr von Flüssigkeit die Beschwerden lindern. In seltenen Fällen kann auch Colchicin (Colchicum dispert®) gegeben werden. Da Colchicin rasch und spezifisch beim akuten Gichtanfall wirkt, kann es in unklaren Fällen auch zur Diagnosefindung eingesetzt werden.

Langfristig müssen die Patienten Gewicht reduzieren, viel trinken und eine purinarme Diät einhalten: wenig Fleisch, keine Innereien, kein Alkohol. Wenn die Harnsäure trotz Diät auf Werte ≥ 9 mg/dl ansteigt oder eine chronische Gicht vorliegt, wird entweder die Harnsäureproduktion medikamentös durch Urikostatika (Allopurinol als Zyloric®) reduziert oder die Harnsäureausscheidung durch Urikosurika (z. B. Probenecid als Probenecid®) gesteigert.

7.8.4 Vitaminmangelkrankheiten

Bei einer ausgewogenen Ernährung kommt es bei Gesunden zu keinem Vitaminmangel. In den Industrieländern sind deshalb Vitaminmangelkrankheiten selten geworden.

Ursachen

Vitaminmangelkrankheiten (► Tab. 7.4) können unter folgenden Umständen auftreten:

- Fehlernährung, z. B. bei Alkoholismus, Drogenabhängigkeit.
- In Schwangerschaft und Stillzeit ist der Vitaminbedarf erhöht.
- Resorptionsstörungen:
  - Bei chronischer Gastritis (Mangel an Vitamin B_{12} → perniziöse Anämie)
  - Nach Magen-Darm-Operationen
  - Bei schweren Darmentzündungen, z. B. Morbus Crohn
  - Bei langfristiger parenteraler Ernährung

Symptome

Die Symptome bei Vitaminmangelkrankheiten sind vielfältig, da häufig nicht nur ein einzelnes Vitamin fehlt, sondern aufgrund einer Fehlernährung oder Darmerkrankung mehrere Vitamine fehlen. Folgende Mangelerscheinungen können im klinischen Alltag beobachtet werden:

- Vitamin-D-Mangel:
  - Osteomalazie (mangelnde Mineralisierung des Knochens)

Tab. 7.4 Funktion, Vorkommen und Mangelerscheinungen wichtiger Vitamine

Vitamin	Funktion	Vorkommen	Mangelerscheinungen
A (Retinol)	Bestandteil des Sehpurpurs, Erhalt von Epithel- und Knorpelgewebe, Infektabwehr	Karotten, Kohl, Spinat, Milch und Milchprodukte, Eier, Butter	Nachtblindheit, Atrophie und Verhornung an Haut/Schleimhäuten, Immunschwäche, Wachstumsstörung
B_1 (Thiamin)	Koenzym im Kohlenhydratstoffwechsel, Einfluss auf Erregungsübertragung	Hefe, Vollkornprodukte, Fleisch, Leber, Kartoffeln	Leistungsminderung, Appetitlosigkeit, Gewichtsverlust, Muskelschwund
B_6 (Pyridoxin)	Enzymbestandteil vor allem im Eiweißstoffwechsel, außerdem Einfluss auf Nerven- und Immunsystem sowie Blutbildung	Hefe, Vollkornprodukte, Hühner- und Schweinefleisch, Fisch, grünes Gemüse, Kartoffeln, Bananen	Anämie, neurologische Störungen, Dermatitis
B_{12} (Cobalamin)	Enzymbestandteil, vor allem Einfluss auf Blutzellbildung, Nervensystem und Eiweißstoffwechsel	Alle tierischen Lebensmittel (zur Resorption wird Intrinsic Factor benötigt)	Perniziöse Anämie
Folsäure	Aufbau von Nukleinsäuren, Schlüsselposition bei Synthese aller kleinen organischen Moleküle	Vollkornprodukte, Fleisch, Leber, Milch(-produkte), Eier, Kohl, Spinat und anderes Gemüse	Megaloblastäre Anämie, Abwehrschwäche, Veränderungen der Darmschleimhaut
C (Ascorbinsäure)	Aufbau von Bindegewebe (Knochen, Wundheilung) und Hormonen, Oxidationsschutz	Frisches Obst und Gemüse, Tomaten, Kartoffeln	Infektanfälligkeit, Skorbut
D (Calciferol)	Regulation des Kalzium- und Phosphatstoffwechsels, fördert Kalziumaufnahme aus dem Darm	(Fette) Fische, Lebertran, Bier, Leber, bei ausreichender UV-Strahlung (Sonnenlicht) Synthese in der Haut aus Vorstufen möglich	Osteomalazie, Rachitis
E (Tokopherol)	Oxidationsschutz bei Stoffwechselvorgängen, Membranschutz	Getreidekeime, Vollkornprodukte, Pflanzenöle, Blattgemüse	Nicht genau bekannt
K	Bildung der Gerinnungsfaktoren	Grüne Gemüse, Fleisch, Milch(-produkte), Eier, Getreide, außerdem Bildung durch Darmbakterien	Blutgerinnungsstörungen

  – Rachitis (gestörte Mineralisierung der Wachstumsfuge des Knochens beim Kind)
- Vitamin-K-Mangel: Blutgerinnungsstörungen
- Vitamin-B_6-Mangel: Anämie
- Vitamin-B_{12}-Mangel: perniziöse Anämie, neurologische und gastroenterologische Störungen
- Folsäuremangel: megaloblastäre Anämie

Diagnostik und Therapie

Viele Vitamine oder ihre Metaboliten (Abbauprodukte) können direkt im Blut nachgewiesen werden. Ein bestehender Vitaminmangel lässt sich durch orale oder intravenöse Gabe des Vitamins beheben. Wenn möglich, sollte die Ursache des Vitaminmangels behoben werden.

Wiederholungsfragen

1. Welche typischen Symptome können Sie bei einem Patienten mit Akromegalie beobachten? Auf welche Ursachen ist eine Akromegalie zurückzuführen?
2. Beschreiben Sie das klinische Bild der Hyperthyreose.
3. Was sind Symptome eines Malignoms der Schilddrüse?
4. Welche Organmanifestation des primären Hyperparathyreoidismus wird am häufigsten beobachtet?
5. Beschreiben Sie das klinische Bild des Cushing-Syndroms.
6. Nennen Sie die Ursachen des Typ-1- und des Typ-2-Diabetes.
7. Was gehört zur Therapie eines Menschen mit Diabetes?
8. Welche Komplikationen des Diabetes mellitus kennen Sie? Was verstehen Sie unter einer diabetischen Nephropathie?
9. Welche Krankheitszeichen sprechen für eine Hypoglykämie?
10. Wie wird ein Patient im diabetischen Koma behandelt?
11. Definieren Sie „Adipositas" und nennen Sie Folgeerkrankungen.
12. Welche Symptome treten bei einer Hyperlipoproteinämie auf?
13. Wie wird eine Hyperlipoproteinämie behandelt?
14. Nennen Sie die generelle Ursache der Gicht und die Symptome eines akuten Anfalls.
15. Welche Symptome bestehen bei Vitamin-C-Mangel?
16. Welches Vitamin ist für die Synthese von Gerinnungsfaktoren in der Leber erforderlich?

Erkrankungen der Nieren und Harnwege, Störungen des Säure-Basen-Haushalts

8

Überblick

In diesem Kapitel werden die wichtigsten Erkrankungen der Niere und Harnwege sowie die Störungen des Elektrolyt- und Säure-Basen-Haushalts vorgestellt. Zu Beginn bietet es Wissen aus Anatomie und Physiologie der Niere und Harnwege (► Kap. 8.1.1). Danach werden die Grundlagen des Wasser- und Elektrolyt- (► Kap. 8.1.2) sowie des Säure-Basen-Haushalts (► Kap. 8.1.3) kurz wiederholt.
Anschließend werden die Erkrankungen der Niere und Harnwege vorgestellt (► Kap. 8.2) und unter anderem Antworten auf folgende Fragen gegeben:

- Welche Folgen hat eine Entzündung der Nierenkörperchen? (► Kap. 8.2.1)
- Welche Ursachen können zu einem akuten Nierenversagen führen und welche Stadien werden dabei durchlaufen? (► Kap. 8.2.2)
- Welche Bedeutung kommt der Nierenersatztherapie bei einer chronischen Niereninsuffizienz zu? (► Kap. 8.2.3)
- Wie kann einer Harnsteinbildung vorgebeugt werden? (► Kap. 8.2.5)
- Welche Symptome deuten auf eine Harnwegsinfektion hin? (► Kap. 8.2.6)
- Wie können die verschiedenen Formen der Harninkontinenz voneinander unterschieden werden? (► Kap. 8.3)

Anschließend geht es um die pflegerelevanten Störungen des Wasser- und Elektrolyt- (► Kap. 8.4) sowie des Säure-Basen-Haushalts (► Kap. 8.5):

- Was geschieht bei einem Wassermangel (► Kap. 8.4.1) und einem Wasserüberschuss (► Kap. 8.4.2) mit dem menschlichen Körper?
- Welche Folgen hat ein gestörter Kalium- und/oder Kalziumhaushalt? (► Kap. 8.4.3, ► Kap. 8.4.4)
- Was führt zu einem steigenden oder sinkenden pH-Wert im Blut? Welche Störungen gehen damit einher? (► Kap. 8.5.1, ► Kap. 8.5.2)

8.1 Anatomie und Physiologie von Nieren, Harnwegen, Wasser-, Elektrolyt- und Säure-Basen-Haushalt

8.1.1 Nieren und Harnwege

Das Harnsystem (► Abb. 8.1) besteht aus linker und rechter Niere, den beiden Harnleitern, der Harnblase und der Harnröhre.

Niere

Die beiden Nieren (Ren) liegen links und rechts der Wirbelsäule dicht unter dem Zwerchfell im Retroperitonealraum. Sie sind von einer derben Bindegewebshülle und einer Fettkapsel umgeben. Wird die Niere der Länge nach aufgeschnitten, erkennt man drei verschiedene Zonen. Die Nierenrinde, das Nierenmark und das Nierenbecken.

Aufgaben der Niere

- Stoffwechselprodukte ausscheiden, z. B. Harnstoff, Kreatinin, Harnsäure.
- Fremdsubstanzen wie Medikamenten ausscheiden.
- Wasser- und Elektrolythaushalt regulieren.
- Säure-Basen-Haushalt regulieren.
- Blutdruckregulation.
- Produktionsort des Hormons Erythropoetin (Steigerung der Erythrozytenbildung im Knochenmark).
- Beteiligt am Vitamin-D-Stoffwechsel (Regulation des Kalzium- und Phosphathaushalts).
- Regulation der Renin-Ausschüttung aus dem juxtaglomerulären Apparat. Renin ist ein proteinspaltendes Enzym, das an der Blutdruckregulation beteiligt ist (Renin-Angiotensin-Aldosteron-System).

Niere als Ausscheidungsorgan

Eine wichtige Aufgabe der Niere ist, das Blut von harnpflichtigen Substanzen zu reinigen. Dafür enthalten beide Nieren zusammen etwa 2–2,5 Millionen Nephrone. Ein Nephron besteht aus dem Nierenkörperchen und den sich daran anschließenden Harnkanälchen, auch Tubulusapparat genannt.
Im Nierenkörperchen wird das Kapillarblut filtriert. Der hier abfiltrierte Primärharn besteht aus einer zellfreien wässrigen Lösung, in der Ionen und

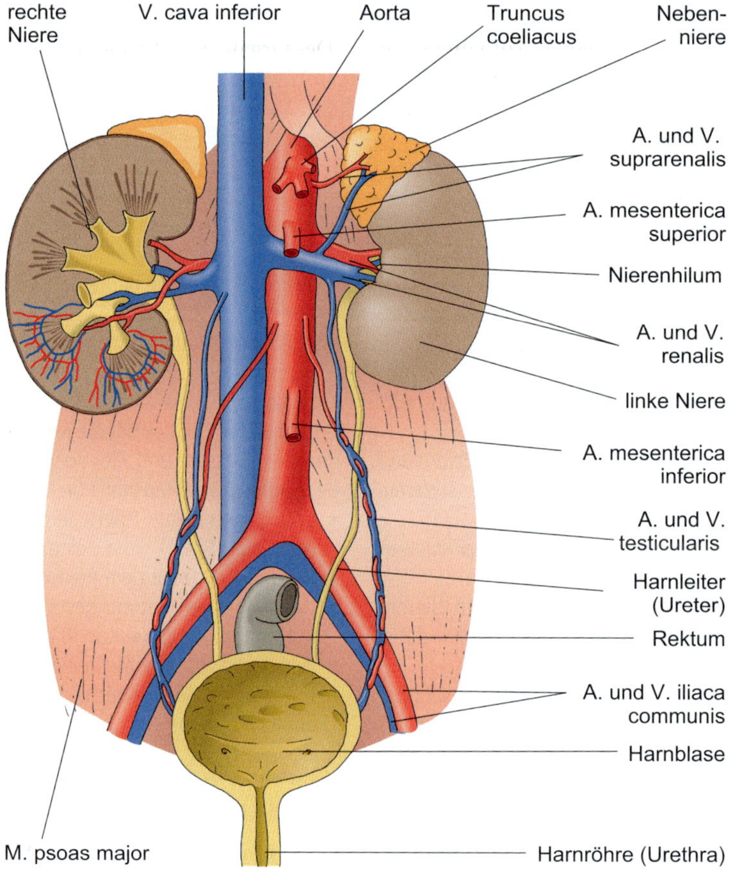

Abb. 8.1 Aufbau des Harnsystems [L190]

kleine Moleküle in der gleichen Konzentration wie im Blutplasma vorhanden sind. Pro Tag entstehen etwa 180 l Primärharn – demzufolge in der Minute etwa 120 ml. Dies entspricht der **glomerulären Filtrationsrate (GFR).**

In den Nierenkanälchen wird der Primärharn in seiner Zusammensetzung verändert und stark konzentriert, sodass von den 180 l Primärharn schließlich nur etwa 2 l Urin pro Tag ausgeschieden werden. Diese Konzentration geschieht durch passive und aktive, energieverbrauchende Transportvorgänge. Der größte Teil der im Primärharn gelösten Substanzen wird wieder in die Blutkapillaren aufgenommen (rückresorbiert). Es werden allerdings auch hier noch Substanzen von den Blutkapillaren in das System der Nierenkanälchen abgegeben (sezerniert).

Aus den Nierenkanälchen gelangt der Harn weiter in die Sammelrohre und die ableitenden Harnwege.

Ableitende Harnwege

Die ableitenden Harnwege (► Abb. 8.1) beginnen mit dem Nierenbecken. Vom Nierenbecken gelangt der Urin in die **Harnleiter.** Die paarig angelegten Harnleiter (Ureter) sind 25–30 cm lang und haben einen Durchmesser von 4–7 mm. Sie ziehen in das kleine Becken und münden dort in die Harnblase ein. Die Einmündungsstelle wirkt als Ventil, durch das bei der Harnblasenentleerung kein Urin in die Harnleiter zurücklaufen kann.

Die **Harnblase** (Vesica urinaria) liegt im kleinen Becken direkt hinter der Symphyse. Bei der Frau grenzt sie nach dorsal an die Gebärmutter, beim Mann an den Enddarm. Sie sammelt den von der

Niere kontinuierlich produzierten Urin und scheidet ihn periodisch aus. Bei einer Aufnahme von 250–500 ml tritt Harndrang ein, allerdings kann die Blase bis zu 1.500 ml aufnehmen und sich dann bis Nabelhöhe ausdehnen. Stündlich füllt sie sich mit etwa 50 ml.
Der Blase schließt sich nach kaudal die **Harnröhre** (Urethra) an. Hier wird der Blasenausgang durch zwei Schließmuskeln (Mm. sphincter internus und externus) verschlossen. Der M. sphincter externus besteht aus der quergestreiften Muskulatur des Beckenbodens. Durch die Harnröhre fließt der Urin aus der Harnblase. Sie nimmt bei Mann und Frau einen unterschiedlichen Verlauf. Die Harnröhre der Frau ist 2,5–4 cm lang und mündet 2–3 cm hinter der Klitoris in den Scheidenvorhof. Die Harnröhre des Manns ist dagegen 20–25 cm lang. Nach etwa 3 cm mündet der Samenleiter in die Harnröhre. Am Anfang ist die Harnröhre von der Vorsteherdrüse (Prostata), im weiteren Verlauf von den Schwellkörpern des Penis umgeben.

Urin

Täglich werden etwa 2 l Urin ausgeschieden. Er besteht zu 95 % aus Wasser und enthält 25–30 g gelöste Bestandteile. Dazu gehören neben den Elektrolyten unter anderem Harnstoff, Harnsäure und Kreatinin. Diese Substanzen können den Organismus nur über die Niere mit dem Urin verlassen. Sie heißen daher **harnpflichtige Substanzen.**

8.1.2 Wasser- und Elektrolythaushalt

Der Mensch besteht, abhängig vom Alter, zu etwa ⅔ aus Wasser. Dieses ist auf die verschiedenen Flüssigkeitsräume des Organismus verteilt. Innerhalb der Zellen, im **Intrazellulärraum,** sind ⅔ des Gesamtkörperwassers vorhanden. Der Rest befindet sich außerhalb der Zellen, im **Extrazellulärraum,** verteilt auf drei Räume:

- Plasmaraum (Intravasalraum): In den Blutgefäßen sind ca. 4 l Blutplasma enthalten.
- Interstitium (interstitieller Raum, Zwischenzellraum): Es enthält etwa 11 l interstitielle Flüssigkeit, die die Körperzellen umgibt. Auch die Lymphe gehört dazu.
- Transzellulärer Raum: Er enthält etwa 1 l Flüssigkeit in Hohlräumen und an Oberflächen des menschlichen Organismus. Dazu gehören unter anderem der Liquor, Speichel, Magensaft, Pankreassaft, Schweiß und Endharn.

Wasserbilanz

Der Organismus benötigt eine ausgeglichene Wasserbilanz. Das bedeutet, dass sich Wasseraufnahme und -ausscheidung die Waage halten müssen.
Die tägliche Urinausscheidung beträgt etwa 2.000 ml. Zusätzlich werden etwa 200 ml mit dem Stuhl und 300 ml Flüssigkeit durch Schwitzen über die Haut ausgeschieden. 500 ml Wasser gibt der Körper mit der Atemluft an seine Umwelt ab. Demgegenüber werden durchschnittlich – je nach Ernährungsweise – direkt durch das Trinken 2.000 ml und indirekt über wasserhaltige feste Nahrung etwa 600 ml Flüssigkeit aufgenommen. Durch den Abbau der Nahrungsstoffe stehen dem Körper zusätzlich 400 ml Wasser zur Verfügung. Dieses Wasser, das bei der biologischen Oxidation der Nahrungsstoffe entsteht, wird als Oxidationswasser bezeichnet.
Eng an die Regulation des Wasserhaushalts ist die des Elektrolythaushalts gekoppelt. ▸ Tab. 8.1 erläutert die im menschlichen Organismus vorhandenen Elektrolyte.
Die durch Nahrung und Getränke zugeführten Flüssigkeiten und Elektrolyte werden weitgehend unabhängig vom jeweiligen Bedarf im Darm resorbiert. Erst in der Niere wird ein eventueller Überschuss oder Mangel an Wasser und Elektrolyten durch vermehrte oder verminderte Ausscheidung reguliert. Hierbei spielen das antidiuretische Hormon (Adiuretin, ADH, Vasopressin, ▸ Kap. 7.1.2) sowie der Renin-Angiotensin-Aldosteron-Mechanismus eine wichtige Rolle.

8.1.3 Säure-Basen-Haushalt

Die Lebensprozesse im menschlichen Organismus können nur bei einer weitgehend konstanten Konzentration von Wasserstoffionen (H^+-Ionen) in den Körperflüssigkeiten aufrechterhalten werden. Die Konzentration an H^+-Ionen lässt sich messen, Maßeinheit ist der **pH-Wert.** Innerhalb des menschlichen Organismus muss der pH-Wert in einem sehr engen Bereich zwischen 7,35 und 7,45 konstant gehalten werden. Dies geschieht über:

- CO_2-Abatmung über die Lunge.
- H^+- bzw. HCO_3^--(Bikarbonat)-Ausscheidung über die Nieren.
- Puffer, die entweder H^+-Ionen aufnehmen oder abgeben, z. B. CO_2, HCO_3^-, Phosphatpuffer sowie Hämoglobin.

Tab. 8.1 Bedeutung der wichtigsten Elektrolyte des menschlichen Organismus

Elektrolyt	Bedeutung	Normalbereich im Blut
Natrium (Na^+)	• Wichtig für den osmotischen Druck im Extrazellulärraum • Aufrechterhaltung des Membranpotenzials	135–145 mmol/l
Kalium (K^+)	• Aufrechterhaltung des Membranpotenzials • Wichtige Rolle bei der Entstehung von Aktionspotenzialen und der Erregungsübertragung	3,6–4,8 mmol/l
Kalzium (Ca^{2+})	• Am Aufbau von Knochen und Zähnen beteiligt • Wichtige Rolle bei der neuromuskulären Erregungsübertragung und der Muskelkontraktion • Wirkt in verschiedenen Signalkaskaden als second messenger	2,2–2,7 mmol/l
Magnesium (Mg^{2+})	Mitbeteiligung bei der Erregungsübertragung an den Muskeln	0,7–1,1 mmol/l
Chlorid (Cl^-)	Wichtig für den osmotischen Druck im Extrazellulärraum	97–108 mmol/l
Anorganisches Phosphat (HPO_4^{2-})	• Baustein von ATP, Zellmembran • Knochenmineral • Hilft als wichtiges Puffersystem des Bluts, den pH-Wert im Blut konstant zu halten	0,8–1,5 mmol/l

Merke

Kohlendioxid (CO_2) entspricht einer schwachen Säure, da es im Blut mit Wasser zu Kohlensäure (H_2CO_3) reagiert, die ihrerseits in HCO_3^- und H^+ dissoziiert (zerfällt):
$CO_2 + H_2O \leftrightharpoons H_2CO_3 \leftrightharpoons HCO_3^- + H^+$

Störungen dieses Gleichgewichts können durch Verschiebungen der beteiligten Größen verursacht werden. Deshalb werden für die genaue Diagnostik im Rahmen der Blutgasanalyse neben dem pH-Wert der CO_2-Partialdruck (pCO_2), die Bikarbonat-Konzentration und der sogenannte base excess ermittelt (Differenz zwischen der tatsächlich nachweisbaren und der physiologisch vorkommenden Pufferbasenkonzentration).

8.2 Erkrankungen der Nieren und Harnwege

8.2.1 Glomerulonephritis

Definition

Glomerulonephritis

Immunvermittelte Entzündung der Glomeruli (Nierenkörperchen), nicht durch Bakterien hervorgerufen; Schädigung der Kapillarwände der Glomeruli; Folge: gestörte Filtration des Primärharns

Im klinischen Alltag werden Glomerulonephritiden nach ihrem Verlauf unterschieden:

Die **akute postinfektiöse Glomerulonephritis** tritt 1–2 Wochen nach einem Streptokokkeninfekt, z. B. des Rachens, der Mandeln oder der Haut, auf. Antigen-Antikörper-Komplexe, die sich während dieser Infektion gebildet haben, lagern sich an den glomerulären Kapillarwänden ab und verursachen hier eine akute Entzündung. Meist heilt sie nach einigen Wochen aus.

Die **rapid progressive Glomerulonephritis** findet sich bei Systemerkrankungen, z. B. dem Lupus erythematodes, tritt jedoch auch nach einer Infektion oder ohne erkennbare Ursache auf. Im Gegensatz zur akuten postinfektiösen Glomerulonephritis verläuft sie rasch progredient und kann innerhalb von Wochen bis Monate zum Nierenversagen führen.

Die **chronischen Glomerulonephritiden** verlaufen schleichend. Ihre Ursache ist meist nicht bekannt, in der Anamnese findet sich nur selten eine akute Glomerulonephritis. Die Prognose ist, je nach der Entzündungsform, sehr unterschiedlich.

Symptome

- Bei der akuten Glomerulonephritis Krankheitsbeginn mit Kopfschmerzen, Fieber, Schmerzen in der Lendenregion
- Proteinurie, Hämaturie durch die erhöhte Durchlässigkeit der glomerulären Kapillarwände, eventuell Zylinder im Urin

- Hypertonie
- Ödeme, typischerweise im Gesicht, vor allem der Lider (aufgrund der Proteinverluste)
- Bei der chronischen Glomerulonephritis oft Symptome einer fortschreitenden Niereninsuffizienz

Merke

Nephrotisches Syndrom

Das nephrotische Syndrom ist ein charakteristischer Symptomkomplex aus starker Proteinurie, Hypoproteinämie, Ödemen und Hyperlipoproteinämie (Blutfettwerte ↑). Ursache können verschiedene Erkrankungen sein, bei denen jeweils die glomeruläre Kapillarwand geschädigt ist, z. B. eine Glomerulonephritis, Folgen eines Diabetes mellitus, Kollagenosen oder andere Systemerkrankungen. Im Kindesalter führt die sogenannte **Minimal-change-Nephropathie** (Minimalläsion), deren Schädigungen der Kapillarwände nur elektronenmikroskopisch erkennbar sind, häufig zum nephrotischen Syndrom. Sie hat eine recht gute Prognose.

Diagnostik

Im Urin finden sich vermehrt Erythrozyten, insbesondere Erythrozytenzylinder, und Proteine. Die Antistreptolysin-(ASL) und Anti-DNase-B-Titer (ADB-Titer) im Blut sind erhöht, wenn ein Streptokokkeninfekt Ursache ist. Steigen Kreatinin und Harnstoff im Blut rasch an, besteht der Verdacht auf eine rapid progressive Glomerulonephritis. In diesen Fällen muss eine Nierenbiopsie durchgeführt werden. In der Sonografie sind die Nieren bei einer akuten Glomerulonephritis meist vergrößert, bei der chronischen Form dagegen verkleinert.

Therapie

Die **akute Glomerulonephritis** wird wie folgt behandelt:

- Bettruhe
- Salzarme, eiweißarme Diät
- Therapie eines Streptokokkeninfekts mit Penicillin, anschließend eventuell Operation der Tonsillen
- Ausschwemmung von Ödemen mit Schleifendiuretika (z. B. Lasix®), regelmäßige Gewichtskontrolle
- Nachuntersuchung der Patienten über mehrere Jahre, zur Erkennung einer chronischen Form

Die **rapid-progressive Glomerulonephritis** wird hochdosiert mit Kortikosteroiden und Immunsuppressiva wie Cyclophosphamid (z. B. Endoxan®) therapiert. Bei frühzeitiger Behandlung kommt es bei etwa 60 % der Patienten zur Besserung.

Die **chronischen Glomerulonephritiden** werden, je nach Erkrankungsform, unterschiedlich behandelt, oft nur symptomatisch mit Diuretika und Blutdruckeinstellung.

Beim **nephrotischen Syndrom** werden die Ödeme vorsichtig mit Diuretika ausgeschwemmt. Weiterhin ist eine eiweißarme Kost angezeigt. Hypertonie und Hyperlipidämie müssen entsprechend eingestellt werden. Immunsuppressiva werden nur gegeben, solange die Nierenfunktion noch weitgehend erhalten ist und die Ursache des nephrotischen Syndroms nicht klar ist. Die Minimal-change-Nephropathie spricht gut auf Kortikosteroide an.

Komplikationen

Komplikationen einer Glomerulonephritis beruhen vor allem auf Flüssigkeitseinlagerungen, die zur akuten Herzinsuffizienz mit Lungenödem und Pleuraergüssen führen können. Ebenso sind Hirnödeme mit Kopfschmerzen und epileptischen Anfällen möglich. Es besteht eine erhöhte Thrombosegefahr aufgrund eines Antithrombin-III-Mangels.

Der Verlauf der Glomerulonephritiden ist sehr unterschiedlich. Im ungünstigsten Fall entwickelt sich eine Niereninsuffizienz mit Dialysepflicht. Wird bei einer rapid-progressiven Glomerulonephritis nicht schnell gehandelt, droht ein akutes Nierenversagen mit schlechter Prognose.

8.2.2 Akutes Nierenversagen

Definition

Akutes Nierenversagen *(akute Niereninsuffizienz)*

Plötzlich massiv abfallende GFR; erliegende Ausscheidungsfunktion mit Ansammlung toxischer Stoffwechselprodukte sowie Elektrolyte und Wasser im Körper; aus dem Gleichgewicht geratener Säure-Basen-Haushalt; in der Regel reversibel (rückbildungsfähig)

Ursachen

Die Ursachen eines akuten Nierenversagens sind sehr unterschiedlich; nach ihrer Lokalisation in Bezug auf die Nierenfunktion werden sie folgendermaßen eingeteilt:

- **Prärenales akutes Nierenversagen** (etwa 60 % [5]): Ursache liegt vor den Nieren und besteht in einer verminderten Durchblutung der Nieren, z. B. bei Schock, Hypovolämie (z. B. durch Blutverlust bei Verletzung), Sepsis, hepatorenales Syndrom, Diuretika, Exsikkose.
- **Renales akutes Nierenversagen,** Ursache liegt in den Nieren, z. B.:
  - Glomerulonephritis
  - Medikamente (z. B. ACE-Hemmer, nichtsteroidale Antirheumatika, Aminoglykosid-Antibiotika, Zytostatika) und Röntgenkontrastmittel
  - Hämolyse, Myolyse
  - Verstopfung der Nierentubuli, z. B. beim Plasmozytom
  - Vaskulär bedingt, z. B. Verschluss einer Nierenarterie oder -vene
- **Postrenales akutes Nierenversagen:** Ursache liegt hinter den Nieren und besteht in einer Abflussbehinderung innerhalb der ableitenden Harnwege, z. B. durch Harnsteine, Tumoren oder Prostatavergrößerung.

Symptome, Einteilung und Komplikationen

Leitsymptome des akuten Nierenversagens sind Oligurie oder Anurie sowie ein Anstieg von Kreatinin und Harnstoff im Blut. Das akute Nierenversagen verläuft in 3 Phasen:

1. Phase der Schädigung: Die Niere wird geschädigt, z. B. durch einen Schock, nierentoxische Medikamente (siehe Ursachen).

2. Phase des manifesten Nierenversagens:

- Patienten scheiden wenig bzw. keinen Harn mehr aus (fehlt bei etwa 15 % der Patienten). Es besteht die Gefahr der Überwässerung mit Herzinsuffizienz, Lungenödem („fluid lung"), Pleuraerguss, Hirnödem, peripheren Ödeme, Hypertonie.
- K^+-Ausscheidung ist eingeschränkt → Hyperkaliämie mit Gefahr bedrohlicher Herzrhythmusstörungen.
- Metabolische Azidose, Anstieg von Kreatinin und Harnstoff im Blut.
- Anämie, Thrombozytopenie, Abwehrschwäche mit Gefahr von Infektionen.
- Stressulkus bzw. urämische Gastroenteritis mit nachfolgender Blutung.

3. Phase der Polyurie, in der die Nieren sich allmählich erholen:

- Patienten scheiden täglich mehrere Liter Urin aus → Gefahr der Dehydratation, Hypokaliämie und Hyponatriämie.
- Kreatinin und Harnstoff im Blut fallen wieder ab.

Diagnostik

Die Diagnose eines akuten Nierenversagens wird anhand der klinischen Symptome gestellt. Urin und Urinsediment werden untersucht, die Diurese gemessen. Leitsymptom ist die Oligurie bzw. Anurie. Weiterhin sind im Blut Kreatinin, Harnstoff und Elektrolyte erhöht, in der Blutgasanalyse zeigt sich eine metabolische Azidose (► Kap. 8.5.2). Sonografisch sind die Nieren vergrößert. Wichtig ist, die Ursache des akuten Nierenversagens festzustellen. Daher werden bei entsprechendem Verdacht folgende Zusatzuntersuchungen durchgeführt:

- Blutkulturen
- Sonografie zum Ausschluss eines Harnstaus bzw. Beurteilung von Nierenmorphologie, ableitenden Harnwegen sowie Blase (postrenales Nierenversagen?)
- Duplexsonografie, Angio-MRT (Nierenarterienverschluss?)
- Nierenbiopsie (rapid-progressive Glomerulonephritis?)
- Röntgenaufnahmen bzw. Angio-CT des Abdomens (Hindernis in den ableitenden Harnwegen?)
- EKG, um Herzrhythmusstörungen zu erkennen
- Röntgen-Thorax, um ein Lungenödem rechtzeitig zu erkennen

Therapie

Grundpfeiler der Therapie ist die Behandlung der zum akuten Nierenversagen führenden Grunderkrankung (z. B. Absetzen toxischer Medikamente, Beseitigung postrenaler Hindernisse, suprapubische oder transurethrale Harnableitung, optimale Schocktherapie). Weiterhin müssen durchgeführt werden:

- Flüssigkeits- und Elektrolytbilanzierung.
- An den Flüssigkeitsverlust angepasste Flüssigkeitszufuhr.
- Katabole Ernährungszustände vermeiden, die tägliche Kalorienzufuhr sollte zwischen 35 und 40 kcal/kg Körpergewicht betragen, Hyperglykämie vermeiden.
- Medikamente, die über die Nieren ausgeschieden werden, absetzen oder in der Dosis reduzieren.
- Im Stadium der Oligurie können Schleifendiuretika (Furosemid als Lasix®) die Diurese erhöhen,

zur Erhöhung der Glomerulumfiltration tragen sie allerdings nicht bei.
- Nierenersatztherapie als Hämodialyse oder Hämofiltration.

Praxistipp

Indikationen zur Dialysebehandlung

Indikationen zur Dialysebehandlung sind frühzeitig zu stellen:
- Massiver Harnstoff- bzw. Kreatininanstieg (120–140 mg/dl bzw. 4–6 mg/dl)
- Gefährliche Hyperkaliämie (≥ 6 mmol/l)
- Metabolische Azidose (pH-Wert < 7,2)
- Urämische Perikarditis, Lungenödem und Krämpfe oder Koma (als Zeichen eines Hirnödems), bedingt durch die Überwässerung des Körpers

8.2.3 Chronische Niereninsuffizienz

Definition

Chronische Niereninsuffizienz

Langsam fortschreitendes Absterben von Nierengewebe, insbesondere der Nierenkörperchen; zunehmend schlechtere GFR und Ausscheidungsfunktion der Nieren; gestörter Wasser- und Elektrolyt- sowie Säure-Basen-Haushalt; reduzierte Bildung von Erythropoetin, Renin und Vitamin D in den Nieren; Organschäden durch nicht ausgeschiedene toxische Substanzen; irreversibel (nicht rückbildungsfähig)

Ursachen

Eine chronische Niereninsuffizienz kann durch viele verschiedene Erkrankungen hervorgerufen werden:
- Diabetes mellitus (ca. 15 %)
- Hypertonie (20 %)
- Chronische Glomerulonephritis (ca. 20 %)
- Chronische Pyelonephritis
- Systemerkrankungen wie Lupus erythematodes, Vaskulitiden
- Polyzystische Nierenerkrankungen
- Chronischer Schmerzmittelmissbrauch, z. B. Diclofenac, Ibuprofen, Aspirin
- Bei ca. 20 % der Patienten Ursache unklar

Symptome

- Frühsymptome: Hypertonie, Ödeme
- Spätsymptome: verminderte körperliche Leistungsfähigkeit, renale Anämie, Kopfschmerzen, urämische Gastroenteropathie mit Übelkeit, Appetitverlust, Juckreiz, Muskelzuckungen
- Symptome des Endstadiums: Gewichtsverlust, Dyspnoe, erhöhte Blutungsneigung aufgrund Thrombopenie und -pathie, urämische Polyneuropathie, urämische Perikarditis, renale Osteopathie, urämische Enzephalopathie mit Konzentrationsschwäche, Krämpfe, Verwirrtheit bis zum Koma (► Abb. 8.2).

Diagnostik

Die Diagnose wird anhand der klinischen Symptomatik, der Blutwerte (Kreatinin ↑, Harnstoff ↑, Elektrolytverschiebungen) und der Urinwerte (Kreatininclearance ↓, Proteinurie) gestellt. In der Sonografie zeigen sich meist verkleinerte Nieren.

Therapie

Wichtig ist die Therapie der Grunderkrankung, um das Fortschreiten der Niereninsuffizienz zu verlangsamen. Weiterhin:
- Einstellung der Hypertonie mit ACE-Hemmern oder Angiotensin-II-Rezeptorantagonisten
- Eiweißaufnahme beschränken durch proteinarme Diät (0,8 g/kg Körpergewicht), aber ausreichend Kalorienzufuhr
- Kochsalzzufuhr 5,0–7,5 g/Tag
- Nierenschädigende Medikamente (z. B. Aminoglykoside, NSAR) absetzen, Röntgenkontrastmittel vermeiden
- Bei ausgeglichenem Wasserhaushalt reichlich Flüssigkeit (2,0–2,5 l/d), damit der Harnstoff ausgeschieden werden kann; Therapie mit Diuretika
- Ausgleich eines gestörten Wasser-, Elektrolyt- und Säure-Basen-Haushalts
- Kalzium und Phosphat im Blut müssen im Normbereich gehalten werden, um einen sekundären Hyperparathyreoidismus zu verhindern: phosphatarme Ernährung, Gabe von kalziumhaltigen Phosphatbindern
- Ausgleich einer Azidose mit Bikarbonat
- Gabe von Erythropoetin, um die renale Anämie zu verbessern
- Erhöhte Blutfettwerte therapieren
- Rauchen nach Möglichkeit einstellen

Um die weitere Therapie (Dialyse, Transplantation) vorzubereiten, sollte frühzeitig Kontakt zu einem nephrologischen Zentrum aufgenommen werden.

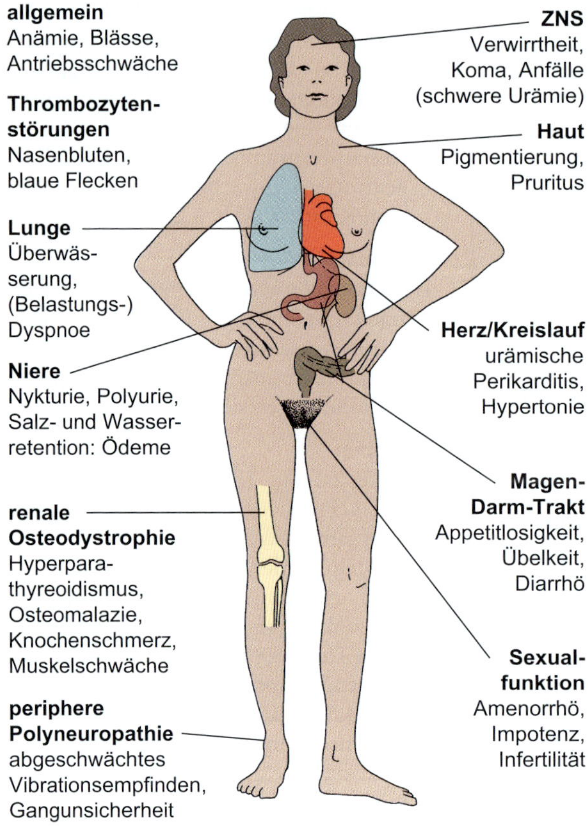

Abb. 8.2 Symptome bei chronischer Niereninsuffizienz [L157]

Nierenersatztherapie

Die Nierenersatztherapie wird angewandt, sobald die eingeschränkte oder ausgefallene Nierenfunktion trotz medikamentöser Therapie nicht mehr zu kompensieren ist. Eine Dialyse ist bei Patienten im terminalen Stadium der chronischen Niereninsuffizienz und im Stadium der Oligurie und Anurie eines akuten Nierenversagens notwendig. Weitere Indikationen sind Vergiftungen, Hyperkaliämie und Hyperhydratation.

Zu den Nierenersatzverfahren zählen die **Hämodialyse, Hämofiltration, Hämodiafiltration** und die **Peritonealdialyse.** Bei den ersten drei Verfahren wird das Blut außerhalb des Körpers (extrakorporal) gereinigt, während bei der Peritonealdialyse intrakorporal das Bauchfell als semipermeable (teildurchlässige) Membran genutzt wird.

Bei den Nierenersatzverfahren werden die nicht ausgeschiedenen harnpflichtigen Substanzen, z. B. Harnstoff, Kreatinin und überschüssige Flüssigkeit, aus dem Blut entfernt. Störungen im Wasser-, Elektrolyt- und Säure-Basen-Haushalt werden korrigiert.

Hämodialyse

Die gebräuchlichste Methode der Nierenersatztherapie ist derzeit die **Hämodialyse** (► Abb. 8.3). Sie beruht auf dem Prinzip der Diffusion: Aufgrund eines Konzentrationsgefälles wandern gelöste Teilchen (hier Stoffwechselprodukte aus dem Blut) und Wasser über eine semipermeable Membran im Dialysator zum Ort mit einer niedrigeren Konzentration (Dialysatflüssigkeit). Dazu wird das heparinisierte Blut des Patienten (heparinisiert zum Schutz vor Gerinnselbildung) kontinuierlich über das Dialysegerät durch eine Kapillare mit einer semipermeablen Membran geleitet. In umgekehrter Richtung (Gegenstromprinzip) strömt auf der anderen Seite der Membran das Dialysat, eine dem Patienten angepasste Elektrolytlösung, vorbei

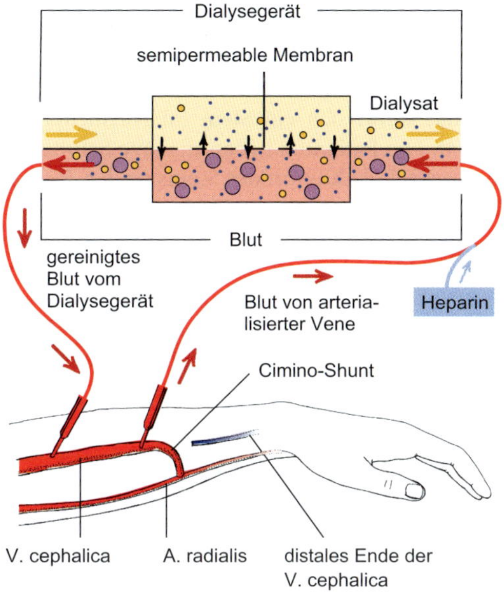

Abb. 8.3 Prinzip der Hämodialyse [L190]

und nimmt die diffundierten Stoffwechselprodukte auf. Diese „Blutentgiftung" wird als Clearance bezeichnet. Das so gereinigte Blut wird dem Körper anschließend wieder zugeführt. Bei den Patienten wird eine arteriovenöse Fistel, z. B. der Cimino-Brescia-Shunt zwischen A. radialis und einer Vene des Unterarms, angelegt. Dieser Gefäßzugang ist leicht zu punktieren. Die Hämodialyse erfolgt in der Regel dreimal wöchentlich für 4–8 Stunden in speziellen Dialysezentren oder – sehr viel seltener – als Heimdialyse zu Hause.

Fallbeispiel

Frau Müller hat Durst

Frau Müller, 47 Jahre alt, erhält infolge einer chronischen Niereninsuffizienz regelmäßige Hämodialysen. Frau Müller belastet die damit einhergehende Flüssigkeitsrestriktion besonders an warmen Tagen. Die Faustformel zur Flüssigkeitsrestriktion bei Hämodialyse besagt, dass die Flüssigkeitszufuhr maximal 0,5–0,8 l zusätzlich zur Restausscheidung betragen sollte. Empfehlungen zur Durstreduktion könnten sein:

- Kleine Mengen über den Tag verteilt trinken
- Salzarme Kost bevorzugen
- Scharfe Gewürze reduzieren
- Bonbons lutschen

Nierentransplantation

Unter bestimmten Voraussetzungen (Allgemeinzustand, Grunderkrankung, Alter, immunologisch passende Spenderniere) ist eine **Nierentransplantation** möglich. Sie ist eine Alternative zur lebenslangen Nierenersatztherapie und bietet den Patienten eine bessere Lebensqualität sowie eine bessere Entgiftungsfunktion. Die Patienten unterliegen einer langjährigen, engmaschigen ärztlichen Kontrolle. Zudem muss die Immunabwehr dauerhaft medikamentös unterdrückt werden. Dazu werden Immunsuppressiva (z. B. Ciclosporin A, Tacrolimus, Interleukin-II-Rezeptorantagonist und Kortikosteroide) gegeben.

8.2.4 Nierenzellkarzinom

Definition

Nierenzellkarzinom *(Grawitz-Tumor)*

Häufigster Nierentumor; ausgehend vom Epithel; insgesamt selten

Ursachen

Die Ursachen von Nierenzellkarzinomen sind nicht bekannt. Als Risikofaktoren gelten eine vorbestehende Nierenerkrankung, langjährige Einnahme von NSAR, Nikotinabusus und die Belastung durch andere krebserregende Substanzen wie Trichlorethylen oder Cadmium.

Symptome

Mehr als 65 % aller Nierenzellkarzinome werden zufällig entdeckt, da der Tumor erst relativ spät Symptome verursacht:

- Hämaturie, meist schmerzlos.
- Flankenschmerz.
- Unklares Fieber, BSG ↑, Anämie.
- Gelegentlich paraneoplastische Syndrome, wenn der Tumor Hormone produziert, z. B. Renin → Hypertonie, Erythropoetin → Polyglobulie.

Diagnostik

Die Ausbreitung des Tumors wird über Farbdopplersonografie und Angio-CT beurteilt, da sich die Durchblutung eines Tumors von der des normalen Nierengewebes unterscheidet. Die BSG ist erhöht, eventuell besteht eine Tumoranämie. Zur Metastasensuche werden Skelettszintigrafie sowie Sonografie und CT vom Abdomen, CT vom Thorax und MRT vom Gehirn eingesetzt.

Therapie

Bei kleinen Tumoren wird eine Nierenteilresektion durchgeführt, ansonsten müssen Tumor, Niere und Nebenniere operativ entfernt werden; dabei werden auch der Harnleiter mit den umgebenden Blutgefäßen sowie die Lymphknoten um Aorta und V. cava ausgeräumt. Liegen bereits mehrere Metastasen vor, wird eine palliative Therapie durchgeführt, z. B. mit Angiogenese-Inhibitor (Bevacizumab), Tyrosinkinasehemmer (z. B. Sorafenib), Immuncheckpoint-Inhibitoren. Möglich ist auch eine lokale Bestrahlung von Knochenmetastasen.

Komplikationen

- Varikozele (krampfaderartige Venenerweiterung) im linken Hodensack: Der Tumor infiltriert die linke Nierenvene, die das Blut aus den Hodenvenen aufnimmt, und behindert den Blutabfluss.
- Frühzeitige hämatogene Metastasierung in Lunge, Knochen, Leber und Gehirn.

8.2.5 Harnsteine

Definition

Harnsteine *(Urolithiasis)*

Feste Gebilde (Konkremente), gebildet im Hohlsystem der Nieren, in den ableitenden Harnwegen, der Harnblase oder selten in der Harnröhre; etwa 5 % der deutschen Bevölkerung betroffen

Ursachen

Harnsteine entstehen, wenn der Harn zu viele steinbildende Substanzen enthält. Zu diesen Substanzen gehören Kalzium, Oxalat, Phosphat, Harnsäure und Zystin. Es bilden sich kleine Kristalle im Hohlsystem der Nieren oder in den ableitenden Harnwegen, die sich langsam vergrößern. Negativ wirken sich auch ein Urin-pH $\leq 5{,}5$ oder $\geq 7{,}0$, Harnwegsinfekte, Harnstau und verminderte Flüssigkeitszufuhr aus. Gehemmt wird die Steinbildung z. B. durch Zitrat und Magnesium. Nach der Zusammensetzung der Harnsteine unterscheidet man:

- Kalziumoxalat- bzw. Kalziumphosphatsteine: ca. 80 %
- Infektsteine (Magnesium-Ammonium-Phosphat): ca. 10 %
- Harnsäuresteine bei Hyperurikämie: ca. 5 %
- Zystinsteine: 1–2 %

Symptome

Kleine Harnsteine sind häufig asymptomatisch und gehen unbemerkt mit dem Harn ab.
Größere Harnsteine verursachen eine **Harnleiterkolik,** wenn sich ein Stein im Harnleiter einklemmt. Die Patienten haben massive Schmerzen, die je nach Lokalisation des Steins in den Rücken, Unterbauch oder bis in die Hoden bzw. Schamlippen ausstrahlen. Begleitend treten Brechreiz sowie Stuhl- und Windverhalt auf. Häufig findet sich eine Hämaturie. Harnsteine begünstigen das Auftreten von Harnwegsinfekten. Diese können zu Pyelonephritis und Urosepsis (von Blase oder Nierenbecken ausgehende Sepsis) führen.

Diagnostik

- Urindiagnostik:
  - Urin-Schnelltest: Erythrozyten, pH-Wert, Leukozyten, Bakterien, Protein, spezifisches Gewicht
  - Sammelurin: Kalzium, Oxalat, Phosphat, Harnsäure, Zystin
- In der Sonografie sind Steine ab einem Durchmesser von etwa 0,5 cm als Schatten und eventuell ein Harnstau mit Erweiterung von Harnleiter und Nierenbecken sichtbar.
- Kalziumhaltige Harnsteine sind im Röntgenbild nachweisbar.

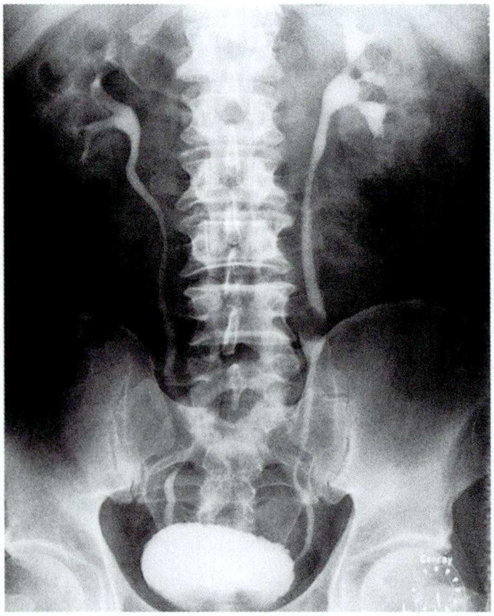

Abb. 8.4 Ausscheidungsurogramm mit einer deutlichen Kontrastmittelaussparung im linken Harnleiter und Stauung des darüber liegenden Hohlsystems. [M531]

- Kalziumfreie Harnsteine stellen sich im CT dar oder sind im i. v.-Urogramm als Kontrastmittelaussparungen zu sehen (► Abb. 8.4).
- Ist ein Stein gefunden, muss seine Zusammensetzung analysiert werden, um eine gezielte Prophylaxe zur Verringerung von Rezidiven einleiten zu können.

Therapie

Konservative Therapie

Eine Harnleiterkolik wird mit Analgetika (z. B. Pethidin, Metamizol) und eventuell Spasmolytika (z. B. Buscopan®) behandelt. Bei 80 % aller Patienten geht der Stein (Durchmesser < 5 mm) ab, wenn sie reichlich trinken und sich viel bewegen (Treppen steigen). Günstig wirkt sich auch die Anwendung lokaler Wärme aus. Der Patient erhält einen Papierfilter, durch den er uriniert und einen abgehenden Stein auffangen kann, damit dessen Zusammensetzung analysiert werden kann.
Harnsäuresteine können medikamentös durch Harnalkalisierung (z. B. mit Uralyt-U®) und Allopurinol gelöst werden.
Bei Verdacht auf einen Harnwegsinfekt müssen – nach Abnahme von Blutkulturen – wegen der Gefahr einer Urosepsis sofort Antibiotika gegeben werden.

Invasive Therapie

Bei Versagen der konservativen Methoden, bei Vorliegen eines Harnwegsinfekts, Harnstau mit der Gefahr einer Nierenschädigung oder unbeherrschbaren Schmerzen können Steine über folgende Verfahren entfernt werden:

- **Extrakorporale Stoßwellenlithotripsie (ESWL):** Nierenbeckensteine und hochgelegene Steine werden mittels Sonografie genau lokalisiert, durch Stoßwellen zerstört und dann ausgeschieden. Die Erfolgsrate dieses Verfahrens liegt bei > 90 % (► Abb. 8.5).
- **Perkutane Nephrolithotomie:** Das Nierenbecken wird durch die äußere Haut endoskopiert und ein Nierenbeckenstein mittels spezieller Instrumente entfernt.
- **Ureterorenoskopie:** Steine im unteren Teil des Ureters werden über ein Zystoskop mit speziellen Zangen oder Schlingen (Zeiss-Schlinge, Dormiakörbchen) entfernt.

Harnsteinprophylaxe

Werden Faktoren der Steinbildung nicht vermieden, treten bei etwa 50 % der Patienten erneut

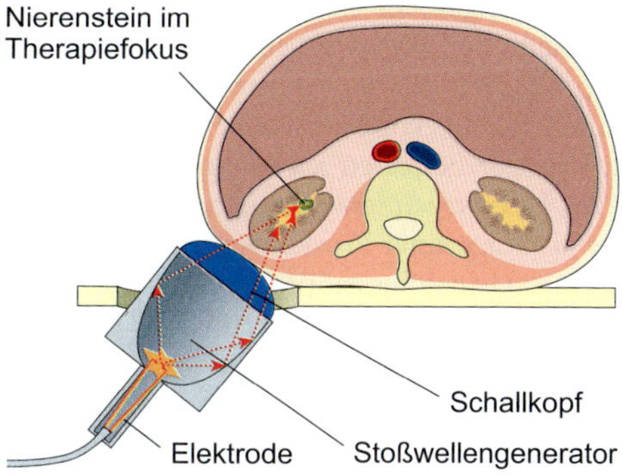

Abb. 8.5 Extrakorporale Stoßwellenlithotripsie [L190]

Harnsteine auf. Maßnahmen zur Harnsteinprophylaxe sind:

- Mindestens 2 l täglich trinken
- Gewichtsnormalisierung
- Harnwegsinfekte konsequent therapieren
- Ernährung: wenig Fleisch und Wurst, kochsalzarm und natriumreich essen
- Abhängig von der Zusammensetzung des Steins Diät einhalten:
  - Oxalathaltige Steine: oxalatarme Kost mit Verzicht z. B. auf Spinat, Rhabarber, Nüsse, Kakao
  - Harnsäuresteine: purinarme Diät, reichlich Flüssigkeit, Urin-pH 6,5–7, gegebenenfalls Allopurinol
  - Kalziumhaltige Steine: wegen der Gefahr einer Osteoporose keine kalziumarme Diät

8.2.6 Harnwegsinfektionen

Definition

Harnwegsinfektion *(HWI)*

Infektion durch Krankheitserreger in den ableitenden Harnwegen; abhängig von Lokalisation und Symptomen folgende Formen:

- **Asymptomatische Bakteriurie**
- **Zystitis** (Entzündung der Harnblase)
- **Pyelonephritis** (akute Nieren- und Nierenbeckenentzündung)

Ursachen

Häufigste Erreger von Harnwegsinfekten sind Darmbakterien (z. B. E. coli, Proteus mirabilis, Enterokokken), die über die Harnröhre in die Harnblase aufsteigen; es liegt dann ein sogenannter aszendierender Harnwegsinfekt vor. Frauen sind aufgrund ihrer kurzen Harnröhre und der anatomischen Nähe von Harnröhre und Anus wesentlich häufiger betroffen als Männer. Bei Männern treten Harnwegsinfekte meist erst im höheren Alter als Folge einer Prostatavergrößerung und somit einer Urinabflussstörung auf. Dann haben sie jedoch meist einen komplizierteren Verlauf. Selten kommt es auf dem Blutweg – dann meist bei vorgeschädigten Nieren – zu einem Harnwegsinfekt. Begünstigende Faktoren für einen Harnwegsinfekt sind:

- Gestörter Abfluss des Harns, z. B. bei Harnsteinen, Tumoren, Prostatavergrößerung, Querschnittslähmung
- Missbrauch nierenschädlicher Schmerzmittel, z. B. NSAR
- Instrumenteller Eingriff an den Harnwegen, z. B. Blasenkatheter (► Abb. 8.6)
- Schwangerschaft
- Abwehrschwäche
- Diabetes mellitus
- Kälte, Nässe
- Häufiger Geschlechtsverkehr („Honeymoon-Zystitis")

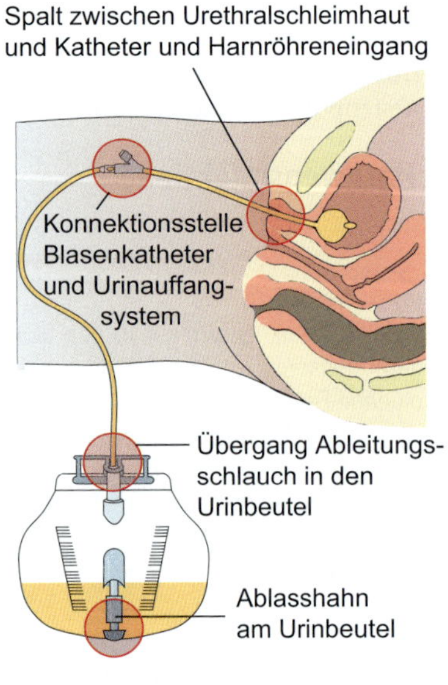

Abb. 8.6 Gefährdungsstellen für Harnwegsinfektion bei Blasenkatheter [L190]

Symptome

Asymptomatische Bakteriurie

Wie der Name schon sagt, hat der Patient keine Beschwerden. Die Bakterien werden zufällig im Urin nachgewiesen. Etwa 5 % aller Frauen haben eine asymptomatische Bakteriurie.

Zystitis

Die Patienten klagen über erschwertes und schmerzhaftes Wasserlassen (Dysurie) bei häufigem Harndrang mit kleinen Urinmengen (Pollakisurie). Es können Schmerzen über der Symphyse auftreten, nicht jedoch im Nierenlager. Meist besteht kein Fieber.

Akute Pyelonephritis

Bei der akuten Pyelonephritis tritt Fieber über 38 °C auf, meist mit Schüttelfrost und stark herabgesetztem Allgemeinbefinden. Hinzu kommen Dysurie und seltener Erbrechen, Bauch- und Kopfschmerzen. Die Nierenlager sind klopfschmerzhaft.

Chronische Pyelonephritis

Eine chronische Pyelonephritis entwickelt sich nur bei chronischen Störungen des Harnabflusses. Die Symptome sind meist nicht so ausgeprägt wie die einer akuten Pyelonephritis. Die Patienten fühlen sich abgeschlagen, klagen über dumpfe Rückenschmerzen, Klopfschmerzen im Nierenlager, Brechreiz und verlieren an Gewicht.

Diagnostik

- Urinbefund: Bei einer Harnwegsinfektion sind im Urin Bakterien ($\geq$ 100.000 Keime/ml Urin) und Leukozyten nachweisbar. Über eine Urinkultur werden die Erreger gezielt nachgewiesen. Diese werden auf ihre Empfindlichkeit gegen verschiedene Antibiotika getestet (Antibiogramm). So kann ein wirksames Antibiotikum gewählt werden, da oft bereits Resistenzen vorliegen.
- Blutuntersuchung: CRP ist erhöht. Erhöhungen von Kreatinin und Harnstoff zeigen eine eingeschränkte Nierenfunktion an. Bei einer chronischen Pyelonephritis findet sich eventuell eine Anämie, bei eitrigen Nierenkomplikationen eine Leukozytose.
- Sonografie, CT: Diese zeigen Abflussstörungen mit Harnstau, erweitertem Nierenbecken und -kelchsystem und gegebenenfalls als Spätfolge verkleinerte Nieren.

Therapie

Alle begünstigenden Faktoren, vor allem Abflusshindernisse, müssen nach Möglichkeit beseitigt werden. Die Patienten sollen viel trinken, um die Harnwege zu „spülen", und bei Harndrang sofort zur Toilette gehen.

Die **asymptomatische Bakteriurie** wird nur bei eingeengten Harnwegen (Obstruktion), bei Kindern, immunsupprimierten Personen oder Schwangeren behandelt.

Die **unkomplizierte Zystitis** wird nach Bestimmung des Erregers über 1–3 Tage gezielt mit einem Antibiotikum behandelt, z. B. mit Fosfomycin oder Nitrofurantoin.

Die **akute Pyelonephritis** wird nach Abnahme einer Urinkultur und möglichst auch einer Blutkultur „blind" mit einem Breitbandantibiotikum anbehandelt, z. B. Fluorchinolone (Ciprofloxacin, Levofloxacin). Alternativ können Cephalosporine gegeben werden. Sind die Erreger bekannt, wird die Therapie gegebenenfalls umgestellt. Die Patienten sollen Bettruhe einhalten und sich schonen.

Bei der **chronischen Pyelonephritis** wird die Urinkultur möglichst abgewartet und dann über eine Woche gezielt – eventuell stationär i. v. – mit einem Antibiotikum therapiert.

Praxistipp

Therapiekontrolle bei Harnwegsinfekt

Grundsätzlich sollte nach jedem Harnwegsinfekt der Urin 5 Tage nach Abschluss der Therapie noch einmal bakteriologisch untersucht werden, um den Erfolg der Therapie zu kontrollieren.

Komplikationen

Eine Zystitis kann sich durch Aufsteigen der Keime von der Harnblase entlang der Harnleiter zu einer akuten Pyelonephritis entwickeln. Der weitere Übergang in eine chronische Pyelonephritis ist selten, insbesondere, wenn keine begünstigenden Faktoren vorliegen.

Eine chronische Pyelonephritis heilt selten vollständig aus. Es besteht die Gefahr der chronischen Niereninsuffizienz. Bei 30–50 % der Patienten entwickelt sich eine renale Hypertonie. Es können sich Abszesse innerhalb und neben den Nieren bilden.

Lebensbedrohliche Komplikation der akuten und der chronischen Pyelonephritis ist eine Urosepsis bei Eindringen von Erregern in die Blutbahn.

Fallbeispiel

Paula und die Harnwege

Die 5-jährige Paula Herbst leidet wiederkehrend an Harnwegsinfekten. Ihre Mutter kontaktiert die Pflegefachfrau Laura Blüte und bittet um ein Informationsgespräch. Frau Blüte kann unter anderem folgende Informationen zur Rezidivprophylaxe geben:

- Rechtzeitig Symptome erkennen
- Flüssigkeitszufuhr erhöhen
- Einen normalen Miktionsrhythmus anstreben, die Blase vollständig entleeren
- Bei der Intimpflege Wischrichtung von vorne nach hinten einhalten, tägliche Pflege mit pH-neutraler Seife
- Verschmutzte Unterwäsche und gegebenenfalls Windeln zeitnah wechseln
- Unterkühlung und nasse Badebekleidung vermeiden

8.3 Harninkontinenz

Definition

Harninkontinenz

Unwillkürlicher Urinabgang, sowohl anatomische als auch funktionelle Ursachen

Relative Harninkontinenz: Urinabgang nur unter bestimmten Umständen, z. B. Husten

Absolute Harninkontinenz: ständiger Urinverlust

Die Harninkontinenz kann zu einer sehr starken psychischen Belastung bis hin zur sozialen Isolation führen.

Ursachen und Einteilung

Je nach Ursache unterscheidet man verschiedene Formen der Inkontinenz.

Stressinkontinenz

Die Stressinkontinenz ist mit ca. 60–80 % die häufigste Inkontinenzform. Der Blasenverschlussmechanismus ist durch eine Senkung des Beckenbodens mit einem veränderten Winkel zwischen Blase und Harnröhre gestört. Ursachen sind:

- Verletzungen bei Geburten oder operativen Eingriffen
- Druckerhöhung im Bauchraum durch Tumoren oder Schwangerschaft
- Beckenbodenschwäche
- Descensus uteri (Gebärmuttersenkung)

Tab. 8.2 Stadien der Harninkontinenz

Grad	Symptome
I	Urinabgang beim Husten, Niesen, Lachen
II	Urinabgang bei leichter körperlicher Arbeit, Laufen, Treppensteigen
III	Urinabgang im Stehen oder Liegen

Erhöht sich der intraabdominale Druck, z. B. durch Husten oder Lachen, kommt es zum unwillkürlichen Harnabgang. 3 Stadien werden unterschieden (► Tab. 8.2).

Dranginkontinenz

Bei der Dranginkontinenz (Urge-Inkontinenz) kommt es schon bei geringer Blasenfüllung durch ein willkürlich nicht zu beeinflussendes Zusammenziehen der Blasenmuskulatur zum Harndrang. Nykturie und nächtliches Einnässen kommen häufig vor. Die Dranginkontinenz kommt oft bei älteren Menschen vor. Es werden unterschieden:

- **Motorische Dranginkontinenz:** Folge einer Übererregbarkeit des M. detrusor vesicae mit unwillkürlichen Blasenkontraktionen aufgrund psychovegetativer Belastungen, z. B. Angst, oder bei Systemerkrankungen, z. B. Multiple Sklerose, Schlaganfall, M. Parkinson, M. Alzheimer, Diabetes mellitus.
- **Sensorische Dranginkontinenz:** Veränderungen der Blase bei Blasenentzündungen, Blasensteinen oder Strahlenschäden der Blase. Die Wahrnehmung der Blasenfüllung ist im Sinne eines vorzeitigen Füllungsgefühls gestört.

Häufig wird keine Ursache der Dranginkontinenz gefunden (idiopathisch).

Überlaufinkontinenz

Der Harnabgang erfolgt unwillkürlich, wenn der Blasendruck den Harnröhrenverschlussdruck übersteigt. Ursache ist meist eine übervolle Blase bei einer Verengung des Blasenausgangs. Mögliche Ursachen sind:

- Tumoren im kleinen Becken
- Benigne Raumforderungen, z. B. Prostatahyperplasie
- Medikamente mit anticholinerger Wirkung (z. B. Psychopharmaka), Spinalanästhesie
- Diabetes mellitus

Diagnostik

- Gynäkologische Untersuchung zur Feststellung einer Senkung der Gebärmutter.
- Rektale Untersuchung.
- Der Winkel zwischen Blase und Harnröhre wird sonografisch oder radiologisch mit einem seitlichen Zystogramm beurteilt.
- Urologische Diagnostik mit Blasendruckmessung (Urodynamik) zur Darstellung der unwillkürlichen Blasenkontraktionen.
- Restharnbestimmung (Restharn ≤ 50 ml gilt als normal).
- Urinuntersuchung zum Ausschluss eines Harnwegsinfekts.
- Miktionsprotokoll, Vorlagentest zur Quantifizierung der abgehenden Harnmenge.
- Blasenspiegelung (Zystoskopie) zum Ausschluss von Blasensteinen.

Therapie

Harnwegsinfekte und andere ursächliche Erkrankungen müssen gezielt behandelt werden.

Bei einer **Stressinkontinenz** sollte das Gewicht normalisiert werden; die Patientin sollte regelmäßig Beckenbodengymnastik betreiben. Bei Östrogenmangel können Östrogene lokal als Vaginaltabletten oder systemisch verabreicht werden. Im fortgeschrittenen Stadium kann eine Operation durchgeführt werden. Bei den meisten OP-Verfahren wird versucht, die normalen anatomischen Verhältnisse wiederherzustellen. Hierzu können Haltebänder (TVT®-Band) oder Fäden gelegt werden, welche die Scheide Richtung Symphyse ziehen, und damit den Beckenboden wieder anheben.

Bei einer idiopathischen **Dranginkontinenz** wird ein gezieltes Blasentraining durchgeführt (Kegel-Übungen, Entspannungstechniken, Biofeedback). Medikamentös stehen Mittel zur Muskelentspannung (Muskelrelaxanzien oder Spasmolytika, lokale Injektionen mit Botulinustoxin) zur Verfügung. Auch am ZNS angreifende Medikamente, z. B. trizyklische Antidepressiva, sind wirksam.

Bei der **Überlaufinkontinenz** wird, wenn möglich, das Abflusshindernis beseitigt. Ansonsten kann intermittierend selbst katheterisiert werden. Ist dies nicht möglich, sollte ein suprapubischer oder transurethraler Dauerkatheter gelegt werden.

Merke

Enuresis

Als Enuresis wird das unwillkürliche Einnässen bei Kindern über 4 Jahren bezeichnet. Es wird unterschieden zwischen Enuresis nocturna (nächtliches Einnässen) und Enuresis diurna (Einnässen tagsüber). Betroffen ist etwa jedes 10. Kind. Ursachen können eine Reifungsverzögerung oder eine verspätete Ausprägung der ADH-Sekretion sein. Auch psychischer Stress begünstigt eine Enuresis. Maßnahmen zur Behandlung sind unter anderem:

- Nicht medikamentös durch Verhaltensänderungen wie reduzierte Flüssigkeitszufuhr am Abend, regelmäßige Toilettengänge, Motivation durch positive Verstärker wie „Sonne-Wolken-Kalender"
- Apparative Verhaltenstherapie mit Weckapparaten, z. B. Klingelhose, die bei Feuchtigkeit alarmiert
- Medikamentös, z. B. mit Desmopressin

8.4 Störungen des Wasser- und Elektrolythaushalts

8.4.1 Dehydratation

Definition

Osmolalität

Konzentration aller gelösten, osmotisch wirksamen Teilchen in einer Lösung, bezogen auf 1 kg Lösungsmittel; wird in erster Linie durch Natriumgehalt (Na^+) des Serums bestimmt:

- Normaler Na^+-Spiegel: 135–145 mmol/l
- Hyponatriämie: Na^+-Spiegel ≤ 134 mmol/l
- Hypernatriämie: Na^+-Spiegel ≥ 146 mmol/l

Definition

Dehydratation *(Exsikkose)*

Wassermangel des Körpers mit Volumendefizit; erkennbar anhand der Osmolalität des Serums (Gehalt an osmotisch wirksamen Substanzen, ► Abb. 8.7)

Einteilung

Es werden drei Formen unterschieden:

- **Hypotone Dehydratation:** Na^+-Verlust größer als Wasserverlust → Hyponatriämie
- **Isotone Dehydratation:** Na^+- und Wasserverlust gleich groß → Na^+-Spiegel im Normbereich
- **Hypertone Dehydratation:** Wasserverlust größer als Na^+-Verlust → Hypernatriämie

Ursachen

Eine Dehydratation tritt auf bei:

- Flüssigkeitsverlusten: Erbrechen, Durchfall, Schwitzen (z. B. Fieber), Blutungen, Polyurie (z. B. Nierenerkrankungen, Diabetes mellitus, Nebenniereninsuffizienz, unkontrollierte Diuretikatherapie), Verbrennungen, Flüssigkeitsansammlungen in körpereigenen Hohlräumen (z. B. Aszites)
- Verminderter Flüssigkeitsaufnahme: Dursten, falsch eingestellte Infusionstherapie

Symptome

- Patienten haben starken Durst, der aber bei älteren oder bewusstseinsgestörten Menschen fehlen kann oder nicht geäußert wird.
- Haut und Schleimhäute sind trocken; gezogene Hautfalten bleiben aufgrund des verminderten Spannungszustands der Haut (Turgor) stehen.
- Wenig, stark konzentrierter Urin.
- Bei großen Flüssigkeitsdefiziten treten Kreislaufsymptome auf: Puls ↑, Blutdruck ↓, ZVD ↓; die Patienten sind geschwächt, benommen und später verwirrt.
- Bei hypertoner Störung Temperaturerhöhung (Durstfieber).

Diagnostik und Therapie

Im Blut sind Hämatokrit, Hämoglobin und Eiweißgehalt aufgrund des Flüssigkeitsverlusts erhöht (relative Zunahme durch „Bluteindickung"). Der Na^+-Spiegel ist je nach Art der Dehydratation verändert. Die Ursache der Dehydratation ist nach Möglichkeit zu beseitigen. Die Wasserverluste selbst müssen langsam über Tage korrigiert werden, um Nebenwirkungen, z. B. ein Hirnödem, aufgrund eines zu raschen Ausgleichs zu vermeiden. Infusionslösungen werden auf die jeweilige Elektrolytstörung abgestimmt.

Fallbeispiel

Frau Schulze trinkt wenig

Frau Schulze, 86 Jahre, lebt im Pflegeheim. In der letzten Zeit fällt dem Pflegepersonal auf, dass sie weniger trinkt. Frau Schulze gibt an, keinen Durst zu haben. Maßnahmen zur Dehydratationsprophylaxe sind unter anderem:

- Risiken einer Dehydratation erläutern
- Hitze vermeiden
- Lieblingsgetränke anbieten
- Motivation und Unterstützung
- Geeignete Hilfsmittel anbieten
- Einfuhr kontrollieren

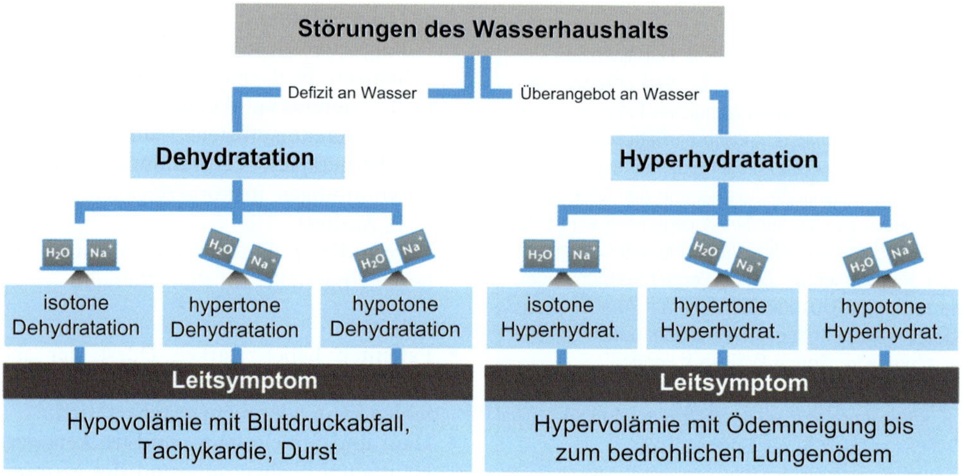

Abb. 8.7 Dehydratation und Hyperhydratation [L252]

8.4.2 Hyperhydratation

Definition

Hyperhydratation

Wasserüberschuss mit Volumenüberlastung des Körpers

Einteilung und Ursachen

Analog zur Dehydratation werden auch bei der Hyperhydratation (► Abb. 8.7) drei Formen unterschieden:

- **Hypotone Hyperhydratation:** Wasserüberschuss größer als Na^+-Überschuss → Hyponatriämie
- **Isotone Hyperhydratation:** Na^+- und Wasserüberschuss gleich → Na^+-Spiegel im Serum normal
- **Hypertone Hyperhydratation:** Na^+-Überschuss größer als Wasserüberschuss → Hypernatriämie

Einer Hyperhydratation können verschiedene Erkrankungen und Störungen zugrunde liegen: Herzinsuffizienz, Niereninsuffizienz, Hypoproteinämie, Leberzirrhose mit sekundärem Hyperaldosteronismus, Nebennierenüberfunktion. Auch eine übermäßige Infusionsbehandlung oder Therapie mit Kortikosteroiden kann zur Überwässerung führen.

Symptome

- Gewichtszunahme und Ödeme aufgrund der Volumenüberlastung.
- Dyspnoe bei beginnendem Lungenödem.
- Gegebenenfalls Blutdruckerhöhung (nicht bei Herzinsuffizienz).
- Pleuraergüsse und Aszites.
- Ist die Osmolalität des Serums verändert, treten zusätzlich zentralnervöse Störungen wie Kopfschmerzen, Krämpfe und im Extremfall Koma auf.

Diagnostik und Therapie

Hämatokrit, Hämoglobin und Serumeiweiß sind erniedrigt. Na^+ ist entsprechend der Art der Hyperhydratation verändert.

Zum einen muss die Grunderkrankung behandelt werden. Zum anderen müssen die Flüssigkeits- und Kochsalzaufnahme eingeschränkt werden. Je nach Schweregrad werden verschiedene Diuretika verordnet. Bei Niereninsuffizienz ist die Dialyse indiziert.

8.4.3 Störungen des Kaliumhaushalts

Kalium (K^+) ist wesentlich am Ruhemembranpotenzial und der Erregbarkeit von Zellen beteiligt. Dazu liegt das positiv geladene Ion intrazellulär in hoher Konzentration, extrazellulär in niedriger Konzentration vor. Der normale K^+-Spiegel im Blut beträgt 3,6–4,8 mmol/l.

Die Hauptgefahr bei allen Störungen des K^+-Haushalts besteht im Auftreten bedrohlicher Herzrhythmusstörungen bis hin zum Kammerflimmern bzw. Herzstillstand.

Hypokaliämie

Definition

Hypokaliämie

K^+-Konzentration im Blut ≤ 3,6 mmol/l

Ursachen

Ursache ist meist ein erhöhter Verlust von K^+ über den Darm, z. B. bei Laxanzien-Abusus (Abführmittel-Missbrauch), Diarrhö, Erbrechen, oder über die Nieren, z. B. bei Nierenerkrankungen, schlecht angepasster Behandlung mit Diuretika, Hyperaldosteronismus (▸ Kap. 7.6.2, ▸ Abb. 8.8). Ebenso kommt es bei einer Alkalose (▸ Kap. 8.5.1) zu einer Verlagerung von K^+ aus dem Extrazellulärraum in die Zellen und somit zu einer relativen Hypokaliämie.

Symptome

Eine Hypokaliämie vermindert die Erregbarkeit von Muskeln und Nerven. Dies äußert sich in Muskelschwäche, Obstipation und Herzrhythmusstörungen (Extrasystolen). Es können Nierenschäden mit Polyurie und eine metabolische Alkalose auftreten.

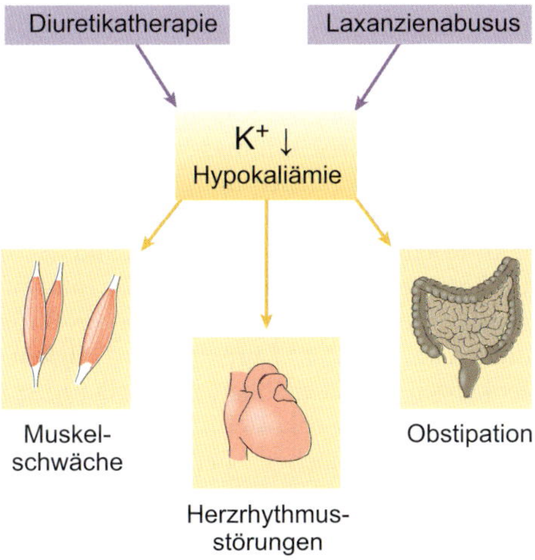

Abb. 8.8 Ursachen und Symptome einer Hypokaliämie [L190]

Diagnostik

Um eine Hypokaliämie zu diagnostizieren, muss neben dem K^+-Spiegel im Blut immer auch der Säure-Basen-Haushalt untersucht werden. Häufig geht eine Alkalose mit einer Hypokaliämie einher. Die mit einer Hypokaliämie veränderte Erregbarkeit der Zellen äußert sich in typischen Veränderungen im EKG (unter anderem Extrasystolen). Die K^+-Konzentration im Urin wird bestimmt, um einen renalen K^+-Verlust von einem enteralen zu unterscheiden.

Therapie

Bei leichtem Mangel wird K^+ oral substituiert (Kalinor® Brause), verbunden mit K^+-haltigen Lebensmitteln wie Obstsäften und Bananen. Kaliumchlorid gleicht neben einem K^+-Mangel auch die meist gleichzeitig bestehende metabolische Alkalose aus. Bei größeren Verlusten kann K^+ i. v. substituiert werden. Dies geschieht aufgrund möglicher Herzrhythmusstörungen unter EKG-Kontrolle.

Hyperkaliämie

Definition

Hyperkaliämie

K^+-Konzentration im Blut ≥ 4,8 mmol/l

Ursachen

Eine Hyperkaliämie kann hervorgerufen werden durch:

- Unzureichende Ausscheidung von K^+, z. B. bei Nierenversagen oder bei Einnahme von kaliumsparenden Diuretika (Aldosteron-Antagonisten wie Spironolacton), ACE-Hemmern, NSAR und andere
- Verschiebung von K^+ aus dem Intrazellulärraum in den Extrazellulärraum, z. B. bei Azidose (▸ Kap. 8.5.2), diabetischem Koma (Insulinmangel, ▸ Kap. 7.7.2) oder bei ausgedehnten Zellschäden, z. B. großen Weichteilverletzungen, Hämolyse

Praxistipp

Hyperkaliämie durch fehlerhafte Blutentnahme

Häufig beruht eine Hyperkaliämie auf einer fehlerhaften Blutentnahme, wenn bei schlechten Venenverhältnissen der Stauschlauch zu lang angelegt war.

Symptome und Diagnostik

Es gibt kein zuverlässiges Symptom, das eine Hyperkaliämie anzeigt, deshalb muss bei gefährdeten Patienten (mit Niereninsuffizienz, unter K^+-Substitution) regelmäßig der K^+-Spiegel überprüft werden. Neuromuskuläre Störungen wie Muskelzuckungen, Parästhesien oder Paresen sind möglich. Ab Werten ≥ 6,5 mmol/l treten schwere Herzrhythmusstörungen wie AV-Blockierungen oder Kammerflattern/-flimmern (► Kap. 2.6) auf. Die Diagnose wird anhand des K^+-Spiegels im Blut und mittels EKG gestellt.

Therapie

Therapeutisch reicht es in leichten Fällen, auf stark K^+-haltige Lebensmittel zu verzichten und ursächliche Medikamente abzusetzen. Ansonsten werden Kationenaustauscher (z. B. Resonium A®) gegeben, die im Darm K^+ gegen Na^+ austauschen. Durch gleichzeitige Infusion von Insulin und Glukose oder Natriumbikarbonat wird der K^+-Einstrom in die Zellen gefördert. In schweren Fällen (schwere Herzrhythmusstörungen, K^+ > 6,0 mmol/l) ist eine sofortige Dialyse notwendig.

8.4.4 Störungen des Kalziumhaushalts

Die Gesamtkonzentration von Kalzium (Ca^{2+}) im Serum beträgt 2,2–2,7 mmol/l. Davon sind etwa 50 % als freie Ionen vorhanden, die die biologisch aktive Form darstellen. 50 % sind an Eiweiße, Bikarbonat und andere Serumbestandteile gebunden.

Hypokalzämie

Definition

Hypokalzämie

Ca^{2+}-Spiegel des Bluts < 2,2 mmol/l bzw. freies Ca^{2+} < 1,1 mmol/l

Ursachen sind Hypoparathyreoidismus (► Kap. 7.5.2), Malabsorptionssyndrom mit zu geringer Resorption von Ca^{2+} und Vitamin D aus dem Darm (► Kap. 6.4.1) sowie Niereninsuffizienz oder Pankreatitis (► Kap. 6.7.1).

Klinisch zeigen die Patienten eine **hypokalzämische Tetanie.** Diese äußert sich durch Muskelzuckungen ohne Verlust des Bewusstseins. Typisch ist eine Pfötchenstellung der Hände. Weiterhin treten Parästhesien (Kribbeln, Ameisenlaufen) auf. Es kann zu EKG-Veränderungen kommen. Die Ursache muss gezielt behandelt und Ca^{2+} ersetzt werden. Bei einer Tetanie wird Ca^{2+} langsam i. v. gespritzt (Gefahr von Herzrhythmusstörungen), um die Konzentration an freiem Ca^{2+} im Blut zu erhöhen. Bei einer Langzeittherapie wird Ca^{2+} oral gegeben, eventuell in Kombination mit Vitamin D.

Hyperkalzämie

Definition

Hyperkalzämie

Ca^{2+}-Konzentration im Blut > 2,7 mmol/l bzw. freies Ca^{2+} > 1,3 mmol/l

Hyperkalzämien treten oft im Zusammenhang mit einem malignen Tumor auf, z. B. einem Bronchial-, Mamma- oder Prostatakarzinom sowie einem Plasmozytom. Der Ca^{2+}-Anstieg ist entweder durch eine Ca^{2+}-Freisetzung bei Knochenmetastasen oder durch paraneoplastische Bildung von Parathormon (bzw. ähnlichen Substanzen) des Tumors bedingt. Auch ein primärer Hyperparathyreoidismus (► Kap. 7.5.1) und eine Nebenniereninsuffizienz sind mögliche Ursachen einer Hyperkalzämie. Seltene Ursachen sind Nebenwirkungen von Medikamenten (z. B. Thiaziddiuretika), Sarkoidose oder Immobilisation mit Knochenabbau.

Bei 50 % aller Patienten wird die Hyperkalzämie zufällig entdeckt. Mögliche Symptome sind Herzrhythmusstörungen, Polyurie, Polydipsie (vermehrtes Trinken), Übelkeit, Erbrechen, Bewusstseinsstörungen.

Hyperkalzämische Krise

Bei einem Ca^{2+}-Spiegel ≥ 3,5 mmol/l droht eine hyperkalzämische Krise mit massiver Polyurie, Polydipsie, Exsikkose, Fieber und Koma. Wichtigste Therapiemaßnahme ist die Steigerung der Diurese, indem Kochsalzlösung und Furosemid (Lasix®) infundiert werden. Mindestens 5 Liter müssen am Tag ausgeschieden werden. Die Gabe von Bisphosphonaten (z. B. Ostac®) bremst die Tätigkeit der Osteoklasten (knochenabbauende Zellen). Außerdem reduzieren Kortikosteroide die Ca^{2+}-Freisetzung aus den Knochen. Bei Niereninsuffizienz ist eine Hämodialyse mit kalziumfreiem Dialysat angezeigt.

8.5 Störungen des Säure-Basen-Haushalts

8.5.1 Alkalose

Definition

Alkalose

pH-Wert im Blut ≥ 7,45; H^+-Konzentration fällt ab; gegebenenfalls Folge einer **metabolischen** (stoffwechselbedingten) oder **respiratorischen** (atmungsbedingten) Störung

Metabolische Alkalose

Ursachen

- Verlust von Säuren, also H^+-Ionen, durch Erbrechen oder wiederholtes Absaugen von Magensaft
- Gesteigerte H^+- und K^+-Ausscheidung sowie Na^+- und Wasserrückresorption in den Nieren, z. B. beim primären Hyperaldosteronismus (▸ Kap. 7.6.2) oder Morbus Cushing (▸ Kap. 7.6.1)
- Vermehrte Bikarbonatzufuhr
- Diuretikatherapie mit K^+-Mangel

Symptome und Diagnostik

Durch eine verminderte, flache Atmung (Hypoventilation) versucht der Körper, weniger CO_2 abzuatmen und damit den Anteil von H^+-Ionen und so den Säureverlust auszugleichen. Aufgrund des resultierenden O_2-Mangels ist dies jedoch nur begrenzt möglich. Weitere Symptome können durch eine gleichzeitig auftretende Hypokaliämie (z. B. Extrasystolen) und Hypokalzämie (z. B. Tetanie) hervorgerufen werden.

Die Diagnose wird aufgrund der klinischen Symptome und über die Blutgasanalyse (▸ Tab. 8.3) gestellt: pH-Wert ↑, HCO_3^- ↑, pCO_2 ↑ (kompensatorisch), BE positiv.

Therapie

Therapeutisch muss die Ursache der Alkalose beseitigt werden. Ein Volumenmangel wird mit NaCl-Lösung 0,9 % ausgeglichen. Eine Hypokaliämie wird in der Regel mit Kalium oral therapiert. Bei schweren Formen (pH-Wert ≥ 7,55) wird zusätzlich über einen zentralen Venenkatheter Argininhydrochlorid infundiert.

Respiratorische Alkalose

Ursachen

Eine respiratorische Alkalose wird durch verstärkte Atmung (Hyperventilation) hervorgerufen. Diese ist meist psychisch bedingt, z. B. bei Angst, Aufregung, seltener wird sie durch eine kompensatorische Hyperventilation bei O_2-Mangel oder durch zerebrale Störungen wie bei einer Enzephalitis (Hirnentzündung) verursacht.

Symptome und Diagnostik

Eine Folge der Alkalose ist die vermehrte Bindung von Kalzium im Blut. Da sich somit die Konzentration des freien Kalziums vermindert, steigt die neuromuskuläre Erregbarkeit. Es kommt zur Hyperventilationstetanie mit Parästhesien und Muskelzuckungen.

Ergebnis der BGA (▸ Tab. 8.3) ist: pH-Wert ↑, HCO_3^- ↓ (kompensatorisch), pCO_2 ↓, BE negativ.

Therapie

Ist die Hyperventilationstetanie psychisch bedingt, muss der Patient zum langsamen Atmen angeleitet

Tab. 8.3 Blutgasanalyse bei den verschiedenen Störungen des Säure-Basen-Haushalts

Störung	pH-Wert	pCO_2 [mmHg]	Bikarbonat, HCO_3^- [mmol/l]	Base excess, BE [mmol/l]
Normwerte	7,36–7,44	36–44	22–26	–2 bis +2
Metabolische Azidose	↓ oder ↔	↔ oder ↓	↓	Negativ
Metabolische Alkalose	↑ oder ↔	↔ oder ↑	↑	Positiv
Respiratorische Azidose	↓ oder ↔	↑	↔ oder ↑	Positiv
Respiratorische Alkalose	↑ oder ↔	↓	↔ oder ↓	Negativ

Ein pH-Wert im Normbereich bedeutet nicht automatisch, dass keine Störung des Säure-Basen-Haushalts vorliegt. Solange der pH-Wert nicht erhöht oder erniedrigt ist, kann auch eine kompensierte Störung vorliegen.

und beruhigt werden. Um die Atemluft mit CO_2 anzureichern, sollte der Patient in eine Plastiktüte ausatmen und diese CO_2-haltige Luft erneut einatmen.

8.5.2 Azidose

Definition

Azidose

pH-Wert des Bluts ≤ 7,37; H^+-Konzentration steigt an; wie bei Alkalose Unterscheidung von metabolischer und respiratorischer Form

Metabolische Azidose

Ursachen

Die metabolische Azidose kann folgende Ursachen haben:

- Vermehrte Produktion von Säuren, z. B. durch Ketonkörperproduktion beim diabetischen Koma oder durch Laktatproduktion bei O_2-Mangel
- Verlust von Bikarbonat, z. B. bei Durchfall
- Mangelnde Ausscheidung von Säuren, z. B. bei Niereninsuffizienz

Symptome und Diagnostik

Der Organismus versucht über eine vertiefte, aber regelmäßige Atmung (Kußmaul-Atmung) möglichst viel CO_2 abzuatmen, um so die bestehende Azidose auszugleichen. Bei einer schweren Azidose treten Blutdruckabfall und Bewusstseinsstörungen auf.

Die BGA (► Tab. 8.3) ist wie folgt verändert: pH-Wert ↓, HCO_3^- ↓, pCO_2 ↓ (kompensatorisch), BE negativ.

Therapie

Therapeutisch muss die Ursache der Azidose beseitigt werden. Bei einer schweren Azidose (pH-Wert ≤ 7,15) wird zusätzlich langsam Bikarbonat infundiert.

Respiratorische Azidose

Ursachen

Wird CO_2 vermindert abgeatmet, kommt es zu einer respiratorischen Azidose. Diese tritt bei einer Ateminsuffizienz im Rahmen unterschiedlicher Lungenerkrankungen auf, z. B. bei Asthma bronchiale oder schweren Pneumonien. Davon abzugrenzen sind Atemstörungen durch Wirkung auf das Atemzentrum, z. B. durch Medikamente wie Benzodiazepine (z. B. Valium®) oder durch einen Hirninfarkt.

Symptome und Diagnostik

Die Patienten sind geschwächt, desorientiert und in schweren Fällen komatös. Sie leiden unter Atemnot und sind durch den O_2-Mangel zyanotisch.

Die BGA (► Tab. 8.3) ist wie folgt verändert: pH-Wert ↓, HCO_3^- ↑ (kompensatorisch), pCO_2 ↑, BE positiv.

Therapie

Kann die Atemstörung nicht durch die Therapie der Grunderkrankung behoben werden, muss der Patient intubiert und beatmet werden.

Merke

Bei **m**etabolischen Störungen verändern sich pH-Wert, Bikarbonat und pCO_2 stets gleichsinnig **m**iteinander.

Wiederholungsfragen

1. Nennen Sie drei Erkrankungen, bei denen eine Hämaturie auftritt.
2. Was können Ursachen eines nephrotischen Syndroms sein?
3. Beschreiben Sie die Therapie der akuten Glomerulonephritis.
4. Beschreiben Sie kurz das Prinzip der Hämodialyse.
5. Wie äußern sich die typischen Schmerzen einer Harnleiterkolik?
6. Nennen Sie die konservativen Therapiemöglichkeiten bei Harnsteinen.
7. Wodurch kann ein Harnwegsinfekt hervorgerufen werden?
8. Was sind die Symptome einer Dehydratation?
9. Nennen Sie typische Symptome der Hypokaliämie.
10. Wie ist der pH-Wert bei einer Alkalose/Azidose verändert?

9

Erkrankungen der Geschlechtsorgane

Überblick

In diesem Kapitel werden die wichtigsten Erkrankungen der Geschlechtsorgane thematisiert. Zu Beginn werden die Anatomie und Physiologie wiederholt. Dabei werden zunächst die weiblichen inneren und äußeren Geschlechtsorgane einschließlich der Geschlechtshormone beschrieben (► Kap. 9.1). Es folgen Erläuterungen zu den männlichen Geschlechtsorganen und Geschlechtshormonen (► Kap. 9.2). Anschließend werden die wichtigsten Erkrankungen der weiblichen Geschlechtsorgane dargestellt und unter anderem folgende Fragen beantwortet:

- Was unterscheidet eine Vulvitis (► Kap. 9.3.1) von einer Bartholinitis (► Kap. 9.3.2) und einer Kolpitis? (► Kap. 9.3.3)
- Welche Symptome können auf ein Vulvakarzinom (► Kap. 9.3.4) oder ein Vaginalkarzinom (► Kap. 9.3.5) hinweisen?
- Was ist der Unterschied zwischen einer Endometritis (► Kap. 9.4.2) und einer Endometriose? (► Kap. 9.4.4)
- Welche therapeutischen Maßnahmen können bei einem Zervixkarzinom ergriffen werden? (► Kap. 9.4.6)
- Welche Erkrankungen können die Tuben und Ovarien betreffen? (► Kap. 9.5)
- Welche prophylaktischen Maßnahmen können einer Mastitis vorbeugen? (► Kap. 9.6.1)
- Welche Diagnostik und Therapie werden beim häufigsten bösartigen Tumor bei der Frau, dem Mammakarzinom, durchgeführt? (► Kap. 9.6.4)

Es folgt eine Darstellung wichtiger Erkrankungen der männlichen Geschlechtsorgane:

- Welche Symptome können auf ein Prostatakarzinom hindeuten und welche Therapien können ergriffen werden? (► Kap. 9.7.3)
- Wie müssen Pflegefachpersonen bei Verdacht auf eine Hodentorsion reagieren? (► Kap. 9.8.1)
- Wie wird ein Hodentumor diagnostiziert? (► Kap. 9.8.3)

Zum Schluss werden sexuell übertragbare Infektionskrankheiten vorgestellt (► Kap. 9.9), unter anderem die Syphilis (► Kap. 9.9.1) sowie die Gonorrhö (► Kap. 9.9.2).

9.1 Anatomie und Physiologie der weiblichen Geschlechtsorgane

9.1.1 Äußere weibliche Geschlechtsorgane

Die äußeren Geschlechtsorgane der Frau werden als Vulva bezeichnet. Sie werden vom **Venushügel** (Mons pubis) und den **großen Schamlippen** (Labia majora) begrenzt. Diese bedecken die **kleinen Schamlippen** (Labia minora), zwischen denen der Scheidenvorhof liegt. Dort münden Harnröhre und Scheide (Vagina). Nach hinten schließen sich Damm und After an. Die **Klitoris** (Kitzler) ist von Schleimhautfalten (Präputium) bedeckt, die viele sensible Nervenendigungen aufweisen.

9.1.2 Innere weibliche Geschlechtsorgane

Die inneren Geschlechtsorgane der Frau (► Abb. 9.1) liegen geschützt im kleinen Becken: Ovarien (Eierstöcke), Tuben (Eileiter), Uterus (Gebärmutter) und Vagina (Scheide).

Ovarien

Die paarig angelegten Ovarien (Eierstöcke) liegen intraperitoneal an der Wand des kleinen Beckens. In den Eierstöcken reifen die Eizellen (Oogenese). Sie beginnt beim weiblichen Feten bereits in der Embryonalphase. Bis zum Beginn der Pubertät geht die Mehrzahl dieser Primärfollikel zugrunde. Ab der Menarche, also der ersten Menstruation, wird etwa alle 4 Wochen eine Eizelle durch den Eisprung (Ovulation) aus dem Eierstock ausgestoßen. Kommt es zur Befruchtung dieser Eizelle durch eine männliche Samenzelle, kann sie sich in der Gebärmutter einnisten. Ansonsten stirbt die Eizelle ungefähr 24 Stunden nach dem Eisprung.

Tuben

Die Tuben (Eileiter, Tubae uterinae) sind 10–18 cm lang und 0,5–1 cm dick. Sie nehmen mit ihrem trichterförmigen Ende die Eizelle nach dem

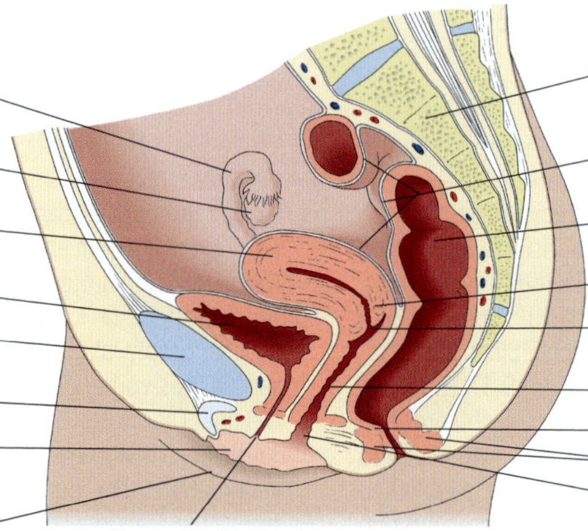

Abb. 9.1 Kleines Becken mit weiblichen Geschlechtsorganen im Längsschnitt [L190]

Eisprung auf und transportieren sie mithilfe ihres Flimmerepithels zur Gebärmutter. In den Tuben findet normalerweise die Befruchtung statt.

Merke

Ovarien und Tuben werden gemeinsam als Adnexe („Anhangsgebilde") bezeichnet.

Uterus

Der Uterus (Gebärmutter) ist ein 7–8 cm großes, birnenförmiges Organ, in das beidseits seitlich oben ein Eileiter mündet. Die Gebärmutter besteht aus dem Corpus uteri (Gebärmutterkörper), in dem während einer Schwangerschaft der Embryo heranwächst, und der Zervix (Cervix uteri, Gebärmutterhals). Die Zervix verschließt während der Schwangerschaft die Gebärmutter nach kaudal. Sie endet an der Portio vaginalis uteri (kurz Portio) (▸ Abb. 9.2) mit dem äußeren Muttermund. Die Portio ragt in die Vagina hinein.

Die Wand der Gebärmutter besteht aus drei Schichten, die die Gebärmutterhöhle umgeben:

- Perimetrium: äußere Umkleidung der Gebärmutter mit Peritoneum.
- Myometrium: dicke Schicht aus glatten Muskelzellen.
- Endometrium: innen liegende Gebärmutterschleimhaut, in die sich die Eizelle bei einer Schwangerschaft einnistet. Sie verändert ihre Struktur im Verlauf eines Menstruationszyklus.

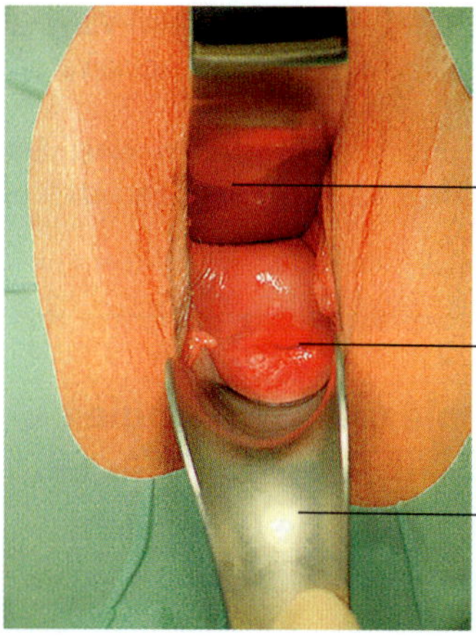

Abb. 9.2 Spekulumuntersuchung der Portio [M438]

Vagina

Die Vagina (Scheide) ist ein etwa 8 cm langer muskulärer Schlauch. Sie ist 2–3 cm breit und dehnt sich beim Geschlechtsverkehr und der Geburt um ein Vielfaches. Ausgekleidet ist die Scheide mit Schleimhaut. Sie enthält ein saures Sekret (pH-Wert 4,0), das die inneren Geschlechtsorgane vor aufsteigenden Krankheitserregern schützt.

9.1.3 Weibliche Geschlechtshormone

Mit Beginn der Pubertät um das 11.–14. Lebensjahr kommt es bei Mädchen zu einer gesteigerten Ausschüttung des **follikelstimulierenden Hor-**

mons (FSH) und des **luteinisierenden Hormons (LH)** aus der Hypophyse. Die Ausschüttung dieser beiden Hormone wird durch die Releasing-Hormone des Hypothalamus, die **GnRH,** kontrolliert. Im Ovar bewirken FSH und LH die Freisetzung der weiblichen Geschlechtshormone Progesteron und Östrogen, die durch negative Rückkopplung die Ausschüttung der Hormone aus der Hypophyse und dem Hypothalamus regulieren.

Fallbeispiel

Empfängnisverhütung – aber wie?

Die 17-jährige Klara Haupt erkundigt sich bei Pflegefachfrau Eva Fliege nach den verschiedenen Methoden der Empfängnisverhütung (Kontrazeption): „Welche Möglichkeiten habe ich und welches Verhütungsmittel ist am sichersten?" Eva Fliege zählt auf:

- Natürliche Verhütungsmethode: Zyklusbeobachtung (Temperaturmethode, Kalendermethode) mit Begrenzung des Geschlechtsverkehrs auf unfruchtbare Tage; Pearl-Index: 0,8–3
- Barrieremethoden: Kondom (Pearl-Index: 7–14), Diaphragma, Portiokappe
- Chemische Methoden durch Spermizide
- Hormonelle Methoden: Mikropille (Pearl-Index: 0,2–0,5), Minipille (Pearl-Index: 0,8–1,5), Hormonimplantate (Pearl-Index: 0–0,5)
- Intrauterinpessare (Pearl-Index: 0,3–0,8)
- Sterilisation (Pearl-Index: 0,1)

Der **Pearl-Index** ist ein Maß für die Zuverlässigkeit einer Verhütungsmethode. Er gibt an, wie viele von 100 Frauen im Verlauf eines Jahrs bei Anwendung der Methode schwanger werden. Je niedriger der Pearl-Index, desto zuverlässiger die Methode. Ungeschützter Geschlechtsverkehr hat einen Pearl-Index von 80–85.

Wirkung von Östrogenen und Progesteron

Die weiblichen Geschlechtshormone Östrogen und Progesteron haben neben ihrem Einfluss während des Menstruationszyklus folgende Wirkung.

Östrogene bewirken:

- Während der Pubertät: Brustwachstum, Scham- und Achselbehaarung, spezifisch weibliche Fettverteilung und spezifisch weiblichen Knochenbau
- Beim Erwachsenen: Stimulation des Geschlechtstriebs, Unterstützung des Knochenaufbaus, Anstieg der Fette im Blut

Progesteron bewirkt Wassereinlagerungen im Gewebe, Brustdrüsenwachstum, Aufrechterhaltung einer Schwangerschaft in den ersten Wochen.

9.2 Anatomie und Physiologie der männlichen Geschlechtsorgane

9.2.1 Äußere männliche Geschlechtsorgane

Zu den äußeren Geschlechtsorganen des Manns (▸ Abb. 9.3) gehören der **Penis** und der **Hoden-**

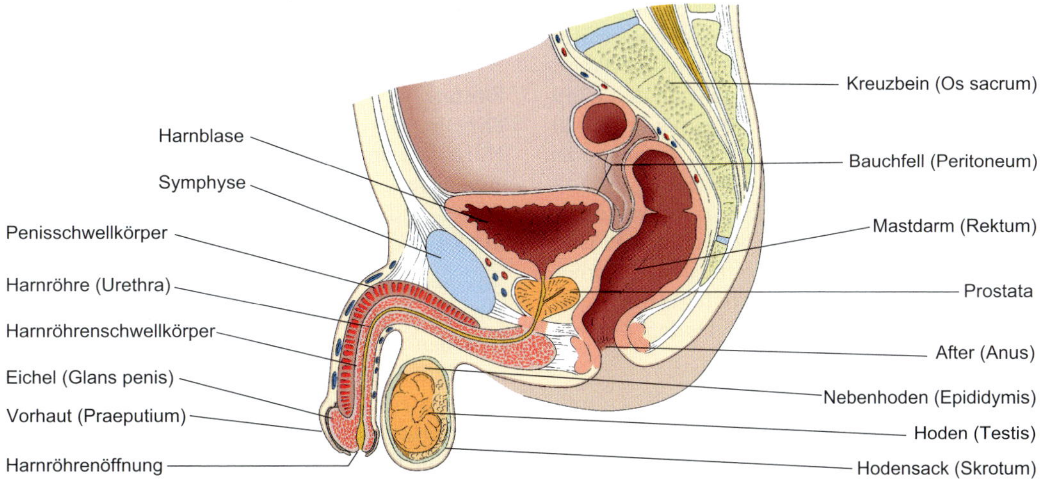

Abb. 9.3 Kleines Becken mit männlichen Geschlechtsorganen im Längsschnitt [L190]

sack. Der Hodensack (Skrotum) bildet die Hülle für die außerhalb des Bauchraums liegenden Hoden.

Penis

Der Penis (Glied) enthält die Harnsamenröhre. Er ist aufgebaut aus:

- Peniswurzel (Radix penis), die den Penis am Schambein und an der Symphyse des Beckens befestigt.
- Peniskörper (Corpus penis), der frei beweglich und von einer dehnbaren Haut umhüllt ist, die sich den wechselnden Größen des Penis anpasst. Der Peniskörper besteht aus Schwellkörpern (zwei Corpora cavernosa, ein Corpus spongiosum), die sich bei der Erektion mit Blut füllen und so den prallelastischen Zustand des Penis erzeugen.
- Eichel (Glans penis), die das Ende des Penis bildet und von der Vorhaut (Präputium) bedeckt ist.

9.2.2 Innere männliche Geschlechtsorgane

Zu den inneren Geschlechtsorganen des Manns (▶ Abb. 9.3) zählen Hoden (Testis), Nebenhoden (Epididymis), Samenleiter und die Geschlechtsdrüsen (Prostata, Bläschendrüsen, Bulbourethraldrüsen).

Hoden

Die paarig angelegten Hoden (Testis) sind pflaumengroß und liegen im Hodensack (Skrotum). Ihre Aufgabe ist die Produktion der Samenflüssigkeit (Sperma) mit den Samenzellen, den Spermien. Dafür ist der Hoden durch bindegewebige Trennwände in kleine Läppchen unterteilt. In den Läppchen liegen jeweils mehrere aufgeknäulte Kanälchen (Tubuli seminiferi), die zum Nebenhoden führen. Die Zellen der Wandauskleidung (Sertoli-Zellen) produzieren eine für den Transport und die Ernährung der Samenzellen notwendige Flüssigkeit. Dazwischen liegen, in verschiedenen Stadien, die Keimzellen, aus denen die reifen Samenzellen hervorgehen. Weiterhin wird im Hoden Testosteron gebildet.

Nebenhoden

Der Nebenhoden (Epididymis) liegt kappenförmig am Hoden. In ihm setzt sich das Gangsystem des Hodens fort, bis sich sämtliche Kanälchen zum Nebenhodengang (Ductus epididymidis) vereinigen. Der Nebenhodengang ist mit einer Länge von 4–6 m stark geknäuelt. Die Passage der Samenzellen durch den Nebenhoden dauert etwa 12 Tage. Unter dem Einfluss des männlichen Geschlechtshormons Testosteron reifen dort die Samenzellen bis zu ihrer Befruchtungsfähigkeit heran.

Samenleiter

Nach Passage des Nebenhodens werden die Samenzellen bis zum Samenerguss (Ejakulation) im Samenleiter (Ductus deferens) gespeichert. Dieser geht ohne scharfe Begrenzung aus dem Nebenhodengang hervor. Gemeinsam mit Gefäßen und Nerven zieht der Samenleiter im Samenstrang (Funiculus spermaticus) durch den Leistenkanal schräg durch die Bauchwand zur Harnblase. Der Leistenkanal ist eine 4–5 cm lange, röhrenförmige Verbindung zwischen Bauchhöhle und äußerer Schamgegend, der von lateral kranial innen nach medial kaudal außen verläuft.
Innerhalb der Prostata (Vorsteherdrüse) mündet der insgesamt 50–60 cm lange Samenleiter in die Harnröhre. Seine Wand enthält glatte Muskelzellen, die während der Ejakulation die Samenflüssigkeit durch Kontraktion in die Harnröhre befördern.

Sperma und Geschlechtsdrüsen

Die Samenflüssigkeit setzt sich aus etwa 300 Millionen Spermien und den Sekreten der männlichen Geschlechtsdrüsen zusammen. Diese Sekrete gelangen erst zum Zeitpunkt des Samenergusses in die Harnröhre und enthalten Wasser, Elektrolyte, Fruktose und Enzyme. Im weiblichen Genitaltrakt neutralisiert das alkalische Sperma das saure Scheidenmilieu.

Prostata

Die Prostata (Vorsteherdrüse) liegt kaudal der Harnblase und umhüllt die Harnröhre. Ihre 12–20 Ausführungsgänge geben ein trübes, dünnflüssiges Sekret in die Harnröhre ab, das den Hauptanteil der Samenflüssigkeit ausmacht.

Bläschendrüse

Die zwei Bläschendrüsen (Vesiculae seminales) bestehen jeweils aus einem 15–20 cm langen, gewundenen Kanal. Sie liegen an der Hinterwand der Harnblase und geben ihr Sekret durch den Ductus excretorius ab, der sich innerhalb der Prostata mit dem Ductus deferens zum Ductus ejaculatorius vereint. Der Ductus ejaculatorius mündet in die Harnröhre.

Auch die zwei Bulbourethraldrüsen sezernieren während des Samenergusses ein Sekret in die Harnröhre.

9.2.3 Männliche Geschlechtshormone

Mit Beginn der Pubertät setzen beim Jungen hormonelle Veränderungen ein, die Voraussetzung für die Entwicklung der sekundären Geschlechtsmerkmale und der Geschlechtsreife sind.
Die Hypophysenhormone **FSH** und **LH** stehen – wie bei der Frau – unter Kontrolle des Releasing-Hormons **GnRH** des Hypothalamus. FSH regt beim Mann die Spermienbildung (Spermatogenese) in den Sertoli-Zellen an. LH bewirkt die Ausschüttung von **Testosteron** aus den Leydig-Zellen im Hoden. Testosteron wiederum reguliert durch negative Rückkopplung die Freisetzung der Hypophysen- und Hypothalamushormone.
Testosteron hat folgende Wirkungen:

- Während der Pubertät: Wachstum von Penis und Hoden, männlicher Behaarungstyp mit Bartwuchs und Geheimratsecken, tiefe Stimme, Knochen- und Muskelwachstum
- Beim Erwachsenen: Stimulation des Geschlechtstriebs (Libido), Spermienreifung, anabole Wirkung

9.3 Erkrankungen der Vulva und Vagina

9.3.1 Vulvitis

Definition

Vulvitis

Entzündung der Vulva, meist auf vorgeschädigter Haut

Durch ihre Nachbarschaft zum Darmausgang ist die Vulva stark mit Keimen besiedelt und daher besonders anfällig für Infektionen.

Ursachen

- Schädigung der Haut durch:
  - Chemische Reizung durch zu scharfe Waschmittel, Seifen, Deodorants oder ständige Einwirkung von Urin, z. B. bei Blasenfistel oder Inkontinenz
  - Mechanische Reizung durch enge Hosen, zu harte Vorlagen, intensiven und sehr häufigen Geschlechtsverkehr
- Infektionen mit:
  - Bakterien, z. B. Staphylokokken, Streptokokken, E. coli
  - Pilzen, z. B. Candida albicans
  - Viren, z. B. Herpes- oder Papillomaviren
  - Würmern, Trichomonaden, Filzläusen
- Endogene Faktoren, die zur Änderung der Hauteigenschaften führen und damit eine Vulvitis begünstigen, z. B. Diabetes mellitus, Lebererkrankungen, Hauterkrankungen (Psoriasis, Neurodermitis), Östrogenmangel, Vitaminmangel.

Symptome

Die typischen Entzündungszeichen treten auf: Rötung, Schwellung, Überwärmung und Schmerzen. Zusätzlich bestehen starker Juckreiz und Brennen.

Therapie

Die Ursachen einer Vulvitis müssen beseitigt werden. Kann ein Erreger nachgewiesen werden, kommen antibiotika- bzw. antimykotikahaltige Salben zum Einsatz. Bei Östrogenmangel kann eine Östrogensalbe angewendet werden. Daneben können Sitzbäder mit Kamille oder Eichenrinde Linderung bewirken.

Fallbeispiel

Rezidive vermeiden

Die Vulvitis von Lena Rächer wurde erfolgreich behandelt. Sie bittet die Pflegefachfrau Magda Mai um Informationen, wie sie die Erkrankung in Zukunft vermeiden kann.
Inhalte des Beratungsgesprächs könnten unter anderem sein:

- Mitbehandlung des Partners, um bei einer infektiösen Ursache eine erneute Ansteckung zu vermeiden
- Tägliche Intimhygiene, Seifen sparsam verwenden, gutes Abtrocknen
- Verwendung atmungsaktiver, nicht reibender und lockerer Unterwäsche
- Auf Vorlagen mit Plastikfolie verzichten

9.3.2 Bartholinitis

Definition

Bartholinitis

Entzündung der Bartholin-Drüsen (Glandulae vestibulares majores) im Scheidenvorhof

Ursachen

Durch Verklebung des Ausführungsgangs einer Bartholin-Drüse kann das dort gebildete Sekret nicht abfließen. Es bildet sich eine bis zu 5 cm große Zyste.

Symptome

Es kommt zur einseitigen Schwellung der Labien mit Rötung, Überwärmung und starken Schmerzen.

Therapie

Nicht infizierte Zysten werden operativ komplett entfernt. Bei einer Infektion wird die Zyste eröffnet und die Zystenwand mit der Haut an der großen Schamlippe vernäht: Marsupialisation. Dadurch besteht eine Verbindung zur Körperoberfläche und das entzündliche Sekret kann abfließen.

9.3.3 Kolpitis

Definition

Kolpitis *(Vaginitis)*

Entzündung der Vagina, häufig begleitet von einer Entzündung der Vulva (Vulvovaginitis)

Ursachen

Durch ihren sauren pH-Wert ist die Vagina gegen Entzündungen geschützt. Ist das Scheidenmilieu jedoch gestört, können Erreger eine Kolpitis hervorrufen. Das Scheidenmilieu wird z. B. durch Diabetes mellitus, Schwangerschaft, Einnahme oraler Kontrazeptiva und antibiotische Therapie negativ beeinflusst. Häufige Erreger sind Candida albicans, E. coli aus dem Analbereich, Trichomonaden und Chlamydien.

Bei der **Kolpitis senilis** kommt es durch Östrogenmangel zu einer erhöhten Anfälligkeit für Scheideninfektionen.

Symptome

Es kommt zu meist übel riechendem Fluor (Scheidenausfluss, ► Tab. 9.1), dessen Aussehen je nach Erreger unterschiedlich sein kann. Der Scheideneingang und die Scheide sind stark gerötet und geschwollen. Zusätzlich können Beschwerden beim Wasserlassen auftreten. Typisch für eine Trichomonaden-Kolpitis ist der gelb-grünlich, schaumige Fluor. Starker Juckreiz tritt meist nur bei der Soor-Kolpitis durch Candida albicans auf.

Diagnostik

Der auslösende Erreger wird im Nativpräparat nachgewiesen. Eventuell muss eine Kultur angelegt werden. Bei älteren Patientinnen müssen ein Karzinom der Vulva und Vagina ausgeschlossen werden.

Therapie

Die Infektion wird mit Antibiotika oder Antimykotika therapiert (z. B. Clotrimazol als Canesten®, Metronidazol als Clont®). Häufig reicht eine Lokalbehandlung mit Cremes oder Scheidenovula aus. Bei Juckreiz können äußerliche Spülungen, z. B. mit Kamillosan®, durchgeführt werden. Nach der Therapie sollte die normale Scheidenflora mit Vaginalzäpfchen, die Milchsäurebakterien enthalten (z. B. Gynoflor®), wieder aufgebaut werden. Zusätzlich sollte die Ursache eines gestörten Scheidenmilieus beseitigt werden. Um Neuinfektionen vorzubeugen, wird der Geschlechtspartner mitbehandelt.

Tab. 9.1 Differenzialdiagnose Fluor

Befund	Häufige Ursachen
Klar, ohne Geruch	Östrogenstimulation (z. B. Zyklusmitte), Ektopie, Zervixpolypen, psychischer Stress
Weiß-gelblich, cremig	Candida-Infektion
Gelb-grünlich, schaumig	Trichomoniasis
Grau, wässrig	Kolpitis durch Kokken oder Haemophilus vaginalis (syn. Gardnerella vaginalis)
Braun, blutig, wässrig	Malignom
Gelblich, serös	Parasiten, Urogenitaltuberkulose
Bräunlich, übel riechend	Fremdkörper, z. B. vergessener Tampon
Eitrig	Gonorrhö

Regelmäßige Intimpflege ohne Verwendung von Seife, kochfeste Baumwollwäsche und das Meiden von Vorlagen mit Plastikfolie tragen ebenfalls dazu bei, erneute Infektionen zu verhindern.
Die Therapie der Kolpitis senilis besteht in der zusätzlichen Gabe von Östrogensalben oder -vaginalzäpfchen.

9.3.4 Vulvakarzinom

Definition

Vulvakarzinom

Seltener maligner Tumor im Bereich der Vulva; Altersgipfel: 65. Lebensjahr; meist Plattenepithelkarzinome (90 %), selten maligne Melanome (5 %)

Ursachen

Die Entstehung des Vulvakarzinoms ist unklar. Es wird durch eine Infektion mit dem humanen Papillomavirus (HPV, menschliches Warzenvirus) begünstigt.
An der Vulva können Zelldysplasien beobachtet werden, die in **VIN-Stadien** eingeteilt werden (VIN = **v**ulväre **i**ntraepitheliale **N**eoplasien):

- VIN I: leichte Dysplasie (atypische Zellen im unteren Drittel des Epithels)
- VIN II: mäßige Dysplasie (atypische Zellen im basalen und mittleren Drittel des Epithels)
- VIN III: schwere Dysplasie, Präkanzerose (zur Bösartigkeit neigende Gewebsveränderung) mit atypischen Zellen im gesamten Epithel
- Carcinoma in situ: tumordurchsetzte Epithelschicht, intakte Basalmembran (Trennschicht zwischen oberster Hautschicht und Bindegewebe)

Als weiterer Risikofaktor für ein Vulvakarzinom gilt **Lichen sclerosus et atrophicus,** bei der die Haut der Vulva stark verdünnt und unelastisch ist. Sie tritt häufig zusammen mit einer VIN oder einem Vulvakarzinom auf. Es kommt zu Hautschrumpfungen, die den Scheideneingang verengen können und häufig begleitet sind von Hautrissen und Juckreiz. Vor allem ältere Frauen sind betroffen.
Die Therapie besteht in der Anwendung von fett- und kortikosteroidhaltigen Salben; Östrogene werden systemisch und lokal angewendet.
Zudem wurden Therapieerfolge mit immunsuppressiv wirkenden Calcineurin-Inhibitoren (z. B. Tacrolimus) erzielt.

Symptome

- Hautveränderungen im Vulvabereich, z. B. Rötung, Warzenbildung, Hautverdickung, Farbveränderungen.
- Chronischer Juckreiz.
- Bei fortgeschrittenen Fällen kommt es zu blumenkohlartigen Knoten, blutig-eitrigem Ausfluss und bei Harnröhrenbeteiligung zu schmerzhaftem Wasserlassen. Der Tumor kann Geschwüre (Ulcera) bilden sowie absterben und zerfallen (nekrotisieren).
- Eventuell vergrößerte Leistenlymphknoten, da das Karzinom bevorzugt lymphogen metastasiert.

Diagnostik

Es wird eine genaue Inspektion der Vulva mithilfe einer Vulvo- und Kolposkopie durchgeführt. Dabei werden Abstriche für die zelluläre (zytologische) Analyse und Gewebeproben für die feingewebliche (histologische) Untersuchung entnommen. Es folgen Zystoskopie, Rektoskopie, i. v.-Urogramm und CT zur Metastasensuche.

Therapie

- Die Standardtherapie ist die Operation. Bei sehr kleinen Tumoren reicht eventuell die Tumorentfernung mit einem Sicherheitsabstand. Bei größeren Tumoren ist eine radikale Vulvektomie indiziert. Dabei werden das gesamte äußere Genitale und die Leistenlymphknoten entfernt. Harnröhren- und Darmöffnung müssen bei Befall ebenfalls entfernt werden. Eine kontinenzerhaltende Operation ist häufig nicht möglich.
- Sind die Lymphknoten von Metastasen befallen, wird postoperativ die Leistengegend bestrahlt.
- In manchen Fällen wird versucht, den Tumor durch eine neoadjuvante Radiochemotherapie zu verkleinern und anschließend durch eine weniger radikale Operation zu entfernen, bei der die Kontinenz möglicherweise erhalten werden kann.
- Bestrahlung und Chemotherapie werden bei inoperablen Patientinnen oder im fortgeschrittenen Stadium bei Fernmetastasen angewandt (palliativ).

9.3.5 Vaginalkarzinom

Definition

Vaginalkarzinom

Seltener maligner Tumor im Bereich der Vagina, bevorzugt im 60.–70. Lebensjahr; meist Plattenepithelkarzinom; frühzeitig in Lymphknoten, Darm und Blase metastasierend; Ursachen unklar; wird mit Infektion mit humanen Papillomaviren in Verbindung gebracht.

Symptome

- Fleischwasserfarbener Ausfluss
- Blutungen, z. B. nach Geschlechtsverkehr
- Schmerzhaftes Wasserlassen
- Blut im Urin bei Blasenbefall, Blut im Stuhl bei Darmbefall

Diagnostik

Es erfolgt eine genaue Inspektion der Vagina. Dabei werden Abstriche für die zytologische Untersuchung und Gewebeproben für die histologische Untersuchung entnommen.

Um ein Vaginalkarzinom von der Infiltration der Vagina durch angrenzende Tumoren (z. B. der Zervix, des Endometriums, Rektums oder der Harnblase) zu unterscheiden, werden eine Sonografie der Scheide sowie eine Endoskopie des Darms und der Harnwege vorgenommen.

Therapie

In frühen Stadien können Vaginalkarzinome unter Entfernung des betroffenen Scheidenanteils operiert werden. Fortgeschrittene Tumoren werden bestrahlt. Die Vagina eignet sich für eine Kontaktbestrahlung (vaginale Brachytherapie). Dazu wird ein Metallzylinder, der mit radioaktiven Substanzen gefüllt ist, in die Scheide eingelegt. Zusätzlich erfolgt eine perkutane Bestrahlung der Lymphknoten.

9.4 Erkrankungen des Uterus

9.4.1 Zervizitis

Definition

Zervizitis *(Gebärmutterentzündung)*

Entzündung der Zervix, meist durch Chlamydien verursacht, aber auch durch Gonokokken, Mykoplasmen, E. coli und Herpes-simplex-Viren

Symptome

Es treten Zwischenblutungen, Brennen beim Wasserlassen (häufig ist die Harnröhre mitbefallen) und mitunter eitriger Ausfluss, begleitet von Unterbauchschmerzen, auf. Sehr häufig verläuft eine Chlamydieninfektion jedoch asymptomatisch.

Chlamydieninfektionen in der Schwangerschaft können während der Geburt auf das Kind übertragen werden und zu einer Konjunktivitis und Pneumonie führen. Eine unbehandelte Chlamydieninfektion kann für eine Unfruchtbarkeit verantwortlich sein.

Diagnose

Wichtig für die Diagnosestellung ist ein Abstrich der Zervix für die Mikrobiologie, die Blutentnahme für die serologische Untersuchung auf Chlamydien und die gynäkologische Untersuchung, bei der typischerweise eine gerötete Portio auffällt. Bei jungen Frauen kann jährlich ein Chlamydientest durchgeführt werden. Differenzialdiagnostisch muss vor allem an eine Gonokokkeninfektion gedacht werden.

Therapie

Es werden Antibiotika (Tetrazyklin oder Erythromycin) oder Virostatika gegeben, wobei der Partner unbedingt mitbehandelt werden muss.

9.4.2 Endometritis

Definition

Endometritis

Entzündung der Gebärmutterschleimhaut, schnell auf die Muskulatur der Gebärmutter übergreifend **(Endomyometritis)**

Ursachen

Eine Endometritis tritt vor allem während des Wochenbetts auf, da in diesem Zeitraum die zyklusabhängige regelmäßige Abstoßung der Gebärmutterschleimhaut nur verzögert in Gang kommt und Keime somit gute Lebensbedingungen vorfinden. Die Keimbesiedelung erfolgt aufsteigend aus der Scheide oder selten hämatogen (über das Blut).

Außerhalb des Wochenbetts kommt es nur selten zu einer Endometritis, meist im Rahmen diagnostischer oder therapeutischer Maßnahmen, die zu einem Keimaufstieg aus Vagina oder Zervix führen können, z. B. Abrasio (Ausschabung) oder Einlage eines Intrauterinpessars (Spirale).

Symptome und Diagnostik

Es kommt zu Blutungsstörungen. Die Gebärmutter ist druckschmerzhaft.

Therapie

Es werden Antibiotika i. v. und bei Bedarf Spasmolytika (z. B. Buscopan®) gegeben. Um ein Endometriumkarzinom sicher auszuschließen, wird nach Rückgang der Symptome eine Abrasio unter Antibiotikaprophylaxe durchgeführt.

9.4.3 Polypen des Uterus

Definition

Polypen des Uterus

Gutartige, häufig gestielte Geschwulste der Schleimhaut; bis zu mehrere Zentimeter lang, meist bei Mehrgebärenden; häufiger an der Zervix als in der Gebärmutterhöhle

Symptome

Zervixpolypen ragen fast immer aus dem äußeren Muttermund hervor. Meist bestehen keine Beschwerden. Selten treten Blutungen nach dem Geschlechtsverkehr (Kontaktblutung), Zwischenblutungen oder schleimiger Ausfluss (zervikaler Fluor) auf. Korpuspolypen rufen Schmierblutungen außerhalb der Menstruation hervor.

Diagnostik

Zervixpolypen können bei der Spekulumeinstellung als dunkelrote, weiche, leicht verletzliche Wucherungen gesehen werden. Sie müssen von einem aus dem Gebärmutterhals herauswachsenden bösartigen Tumor, dem Zervixkarzinom, abgegrenzt werden. Diese Abgrenzung ist möglich durch einen zytologischen Abstrich zur Beurteilung der Zellen sowie eine operative Entfernung und feingewebliche Untersuchung des Polypen.

Therapie

Die Polypen müssen entfernt werden, da sie – wenn auch selten – bösartig entarten können. Der Polyp wird an seiner Basis abgetrennt, wobei gestielte Polypen abgedreht, breitbasig aufsitzende Polypen meist elektrisch entfernt werden. Es folgt eine fraktionierte Abrasio (Ausschabung von Corpus und Zervix uteri).

9.4.4 Endometriose

Definition

Endometriose

Normale Gebärmutterschleimhaut (Endometrium) außerhalb der Gebärmutterhöhle (▸ Abb. 9.4); unterliegt den hormonellen Veränderungen des Menstruationszyklus

Ursachen und Einteilung

Die genaue Ursache ist nicht bekannt. Es gibt mehrere Theorien zur Entstehung der Endometriose:

- Verschleppung von Gebärmutterschleimhaut während der Menstruation sowohl zurück in

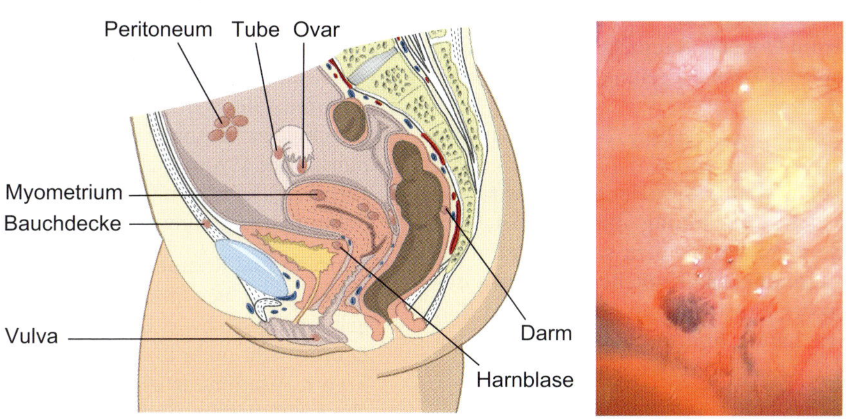

Abb. 9.4 Links mögliche Lokalisationen von Endometrioseherden, rechts Laparoskopiebefund bei peritonealer Endometriose an der Beckenwand [L138, M453]

den Bauchraum als auch in Richtung Scheidenausgang.
- Bei der Entwicklung der Geschlechtsorgane nisten sich Inseln von Gebärmutterschleimhaut am falschen Ort ein.
- Streuung von Gebärmutterschleimhautzellen durch operative Eingriffe, z. B. Eröffnung der Gebärmutter beim Kaiserschnitt.

Symptome

- Schmerzen: Die verlagerte Gebärmutterschleimhaut unterliegt dem normalen Menstruationszyklus. Es kommt somit zu zyklusabhängigen Schmerzen, die besonders 1–2 Tage vor der Menstruation auftreten. Je nach Lokalisation der Endometrioseherde kommt es zu Rückenschmerzen, Schmerzen beim Geschlechtsverkehr (Dyspareunie), beim Wasserlassen oder Stuhlgang, zu schmerzhaften Regelblutungen (Dysmenorrhö) oder unspezifischen Unterbauchschmerzen.
- Verlängerte Regelblutung (Menorrhagie) bei Endometrioseherden in der Muskelschicht der Gebärmutter.
- Blutiger Urin, blutiger Stuhl: Findet ein Endometrioseherd Anschluss an ein Hohlorgan (z. B. Blase, Darm, Lunge), kommt es bei Herden in der Blase zu blutigem Urin, bei Herden im Darm zu blutigem Stuhl.
- Sterilität: Verschließt ein Endometrioseherd den Eileiter oder nimmt er große Teile der Eierstöcke für sich ein, kommt es zur Unfruchtbarkeit.

Diagnostik

- Bei der gynäkologischen Tastuntersuchung können Endometrioseherde, z. B. an den Eierstöcken oder im Douglas-Raum, getastet werden.
- Zystoskopie (Blasenspiegelung) bei Endometriose der Blase.
- Koloskopie (Darmspiegelung) bei Endometriose des Darms.
- Laparoskopie (Bauchspiegelung): Sie wird direkt vor der Regelblutung durchgeführt, weil die Herde dann am größten sind. Sie sind als bläulich schimmernde Knötchen sichtbar. Große Zysten der Eierstöcke mit eingedicktem Blut erscheinen häufig braun-schwarz und werden Teer- oder Schokoladenzysten genannt.

Therapie

Bei leichten Beschwerden kann durch die Gabe von Gestagenen der Wachstumsreiz auf das Endometrium und somit die zyklische Anschwellung der versprengten Gebärmutterschleimhaut vermindert werden. Dadurch lassen die Schmerzen nach und manchmal kommt es zum Absterben der Zellen. Bei Patientinnen mit Kinderwunsch oder starken Beschwerden werden die Endometrioseherde operativ entfernt, eventuell schon bei der Laparoskopie. Kleine Herde werden entweder mit dem Laser oder elektrisch zerstört (koaguliert). Größere Herde oder Zysten werden ausgeschält. Wichtig ist, dass kein Gewebe aus den Zysten im Bauchraum verstreut wird, da dadurch neue Herde gesetzt werden könnten. Postoperativ können Gestagene, Gonadotropinhemmer oder GnRH-Analoga gegeben werden, um die Hormonproduktion in den Ovarien zu unterdrücken. Mit der Menopause verschwinden die Beschwerden meist, da der hormonelle Wachstumsreiz wegfällt. Auch eine Schwangerschaft beseitigt häufig eine Endometriose.

9.4.5 Uterusmyome

Definition

Uterusmyom

Gutartiger, hormonabhängiger Tumor der glatten Muskulatur des Uterus; meist rund, durch Druck der Umgebung auch andere Formen; mehrere Myome gleichzeitig: **Uterus myomatosus**

Ursachen und Einteilung

Die Entstehung von Myomen wird begünstigt durch ein hormonelles Ungleichgewicht (Überschuss an Östrogenen, die das Wachstum der Myome fördern) oder sie sind genetisch bedingt. 20–30 % aller über 30-jährigen Frauen haben Uterusmyome. Sie werden nach ihrer Lokalisation unterschieden (► Abb. 9.5):
- Subseröses Myom
- Intramurales Myom (häufigste Form)
- Submuköses Myom

Symptome und Komplikationen

- Verlängerte, verstärkte und schmerzhafte Regelblutungen sowie Schmierblutungen, da der Uterus nicht mehr in der Lage ist, sich über dem Myom zusammenzuziehen und für eine ausreichende Blutstillung zu sorgen.
- Druckgefühl im Unterbauch mit eventuellen Lageveränderungen der Organe.

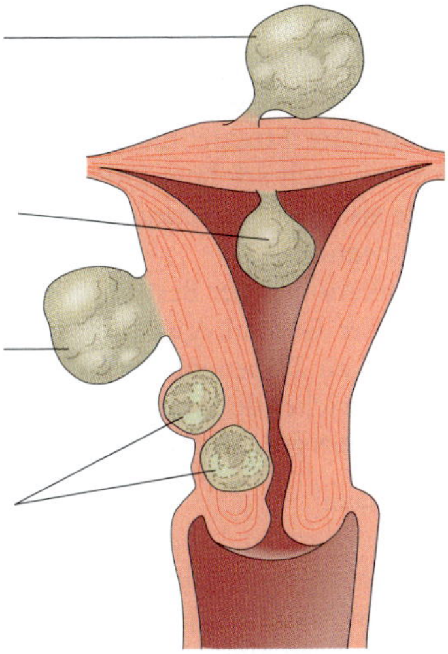

Abb. 9.5 Uterus myomatosus mit Lage der verschiedenen Myome [L190]

- Harndrang bei Druck auf die Blase; Harnstau bei einem sehr großen Myom, das auf den Harnleiter drückt.
- Anämie aufgrund der starken Blutungen.
- Stieldrehung: Ein gestieltes Myom dreht sich um die Stielachse. Dadurch werden die Gefäße abgeschnürt, das Myom wird mangelversorgt. Es können Symptome eines akuten Abdomens mit bretthartem Bauch und akuten Schmerzen auftreten.
- Sehr selten ist eine maligne Entartung zum Leiomyosarkom.
- In der Schwangerschaft besteht die erhöhte Gefahr der Fehl- oder Frühgeburt, kindlicher Fehlbildungen durch Platzmangel und der vorzeitigen Ablösung der Plazenta.
- Bei der Geburt können Myome ein Geburtshindernis darstellen oder eine Uterusatonie verursachen.

Diagnostik

Große Myome sind bei der gynäkologischen Untersuchung tastbar. Mittels (transvaginaler) Sonografie können Größe, Lage und Wachstum bestimmt werden.

Therapie

Eine Operation ist indiziert bei großen Myomen oder Myomwachstum, starken Beschwerden, unklarer Sterilität, Anämie, gehäuften Fehlgeburten oder einer Stieldrehung des Myoms. Bei Frauen mit Kinderwunsch wird lediglich das Myom entfernt, bei älteren Frauen oder unstillbaren Blutungen wird der gesamte Uterus entfernt (Hysterektomie). Sehr große Myome können vor der Operation durch eine Hormontherapie mit GnRH-Analoga verkleinert werden.

9.4.6 Zervixkarzinom

Definition

Zervixkarzinom *(Gebärmutterhalskrebs)*

Zweithäufigster bösartiger gynäkologischer Tumor; Altersgipfel: 45. bis 55. Lebensjahr; meist im Übergangsbereich zwischen Plattenepithel der Portio und Zylinderepithel der Zervix; zu 90 % Plattenepithelkarzinome, zu 5 % Adenokarzinome, zu 5 % Misch- oder andere Tumoren [4]

Wie bei der Vulva können auch an der Zervix Präkanzerosen auftreten. Die Veränderungen des Plattenepithels werden als CIN (cervikale intraepitheliale Neoplasien) zusammengefasst und vom Schweregrad in eines von drei Stadien eingeteilt. Meist wird eine CIN über die beim PAP-Abstrich gewonnene Zellprobe festgestellt.

Ursachen

Ein Zervixkarzinom entsteht nach heutigem Wissen nur bei Vorliegen einer Infektion mit dem humanen Papillomavirus (HPV), das beim Geschlechtsverkehr übertragen wird. Als weitere begünstigende Faktoren gelten:

- Frühzeitiger Geschlechtsverkehr und häufiger Partnerwechsel
- Mangelnde Genitalhygiene (beider Partner)
- Rauchen

Symptome

Das Zervixkarzinom bereitet erst sehr spät Symptome wie Zwischenblutungen oder Kontaktblutungen beim Geschlechtsverkehr. Es kann zu vaginalem Ausfluss kommen. Bei massiver Tumorausbreitung kommt es zu Störungen der Blasen- und Darmfunktion sowie Einengungen von Gefäßen und Nerven.

Diagnostik

- Gynäkologische Tastuntersuchung und Spekulumeinstellung.
- Entnahme eines zytologischen PAP-Abstrichs von Portio und Zervikalkanal. Es lassen sich Vorstufen eines Zervixkarzinoms erkennen.

- Gewebeentnahme (Biopsie).
- Kolposkopie (mikroskopische Betrachtung des Epithels während einer Spekulumuntersuchung der Vagina).
- Zystoskopie (Blasenspiegelung) und Rektoskopie (Spiegelung des Rektums) zur Beurteilung der Tumorausdehnung.
- Bestimmung der Tumormarker SCC und CEA im Blut.
- Zur Metastasensuche: Sonografie der Leber und des Unterbauchs, Röntgen-Thorax, eventuell Skelettszintigrafie, CT oder MRT.

Therapie

Die Therapie des Zervixkarzinoms hängt von seiner Ausbreitung ab.

Operation

Bei kleinen, nicht ausgedehnten Befunden ist eine Operation Therapie der Wahl:

Konisation: Bei Tumoren, die die Basalmembran noch nicht durchbrochen haben (Carcinoma in situ), wird ein kegelförmiges Gewebestück der Zervix entfernt.

Hysterektomie: Konnte der Tumor durch die Konisation nicht sicher entfernt werden oder ist die Familienplanung abgeschlossen, wird die Gebärmutter entfernt. Bei ausgedehnten Befunden werden die Gebärmutter, die Parametrien (Beckenbindegewebe), das obere Scheidendrittel und die Beckenlymphknoten entfernt (radikale Hysterektomie nach Wertheim-Meigs). Unter Umständen müssen auch Darm- oder Blasenanteile entfernt werden. Eine operationsbedingte Komplikation dieses Verfahrens ist der Lymphstau in den Beinen aufgrund der entfernten Lymphbahnen.

Bestrahlung

- Primäre Strahlentherapie: Bei sehr ausgedehnten Tumoren oder Patientinnen, die nicht operiert werden können, wird eine Strahlentherapie durchgeführt. Es gibt zwei Methoden, die kombiniert eingesetzt werden:
  - Lokale Strahlentherapie (Kontaktbestrahlung) durch Einführen von Strahlenkörpern in die Scheide für einige Minuten bis Stunden, z. B. Afterloading (Nachladeverfahren): Eine leere Hülse wird in die Scheide eingelegt und über eine Fernsteuerung mit radioaktivem Material befüllt, wenn das Personal den Raum verlassen hat.
  - Perkutane (durch die Haut) Strahlentherapie: äußere Bestrahlung von bestimmten Arealen je nach Tumorausbreitung.
- Sekundäre Strahlentherapie befallener Lymphknoten nach erfolgter Operation. Sowohl die lokale als auch die perkutane Bestrahlung werden angewandt.

Komplikationen der Bestrahlung sind Hautreizungen in der Genitalregion, die sich oft entzünden, Neigung zu Blasenentzündungen und Durchfall. Auf ausreichende Flüssigkeits- und Elektrolytzufuhr muss geachtet werden.

Prophylaxe

Frauen ab dem 20. Lebensjahr können jährlich eine Krebsvorsorgeuntersuchung mit zytologischem PAP-Abstrich in Anspruch nehmen. Bei Frauen ab 35 Jahren wird alle 3 Jahre ein HPV-Test in Kombination mit einem PAP-Abstrich vorgenommen. Mädchen zwischen dem 12. und 17. Lebensjahr (vor Aufnahme von Geschlechtsverkehr) wird eine Impfung gegen HPV zur Prophylaxe des Zervixkarzinoms empfohlen (► Kap. 9.9.4).

9.4.7 Endometriumkarzinom

Definition

Endometriumkarzinom *(Korpuskarzinom)*

Tumor des Endometriums, meist Adenokarzinom; 25–30 % aller Genitaltumoren; Altersgipfel: 70. bis 80. Lebensjahr; Unterscheidung zwischen östrogenabhängigem Typ-I-Endometriumkarzinom und nicht östrogenbedingtem Typ-II-Endometriumkarzinom (sehr schlechte Prognose)

Ursachen

Folgende Faktoren begünstigen das Auftreten eines Typ-I-Endometriumkarzinoms:

- Erhöhter Östrogenspiegel, z. B. bei östrogenbetonter Hormontherapie in der Menopause oder bei sehr später Menopause
- Diabetes mellitus
- Hypertonie
- Adipositas

Symptome

Leitsymptom sind Blutungsstörungen: Bei Frauen nach der Menopause als postmenopausale Blutungen, ansonsten als Zwischenblutungen (Metorrhagien) sowie Schmierblutungen (Spotting) vor und nach der Menstruation. Weiter können fleischwas-

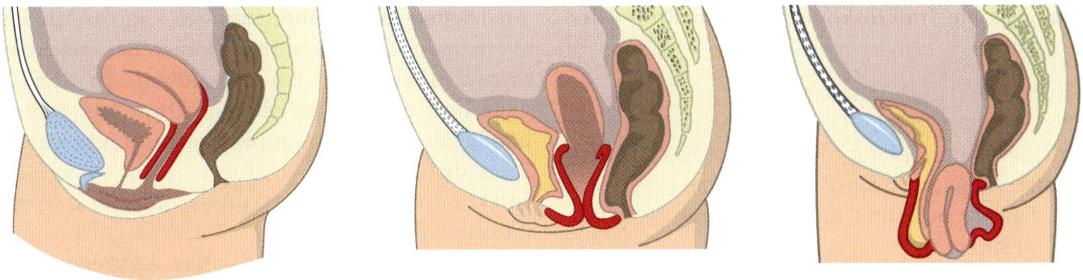

Abb. 9.6 Links: physiologische Lage der weiblichen Beckenorgane; Mitte: beginnende Gebärmuttersenkung (Descensus uteri); rechts: Gebärmuttervorfall (Totalprolaps) mit Hervorstülpen der Vagina [L157, L138]

serfarbener Ausfluss (übel riechend bei Tumorzerfall) sowie Allgemeinsymptome bei Tumorausdehnung auftreten. Beim Endometriumkarzinom treten die oben beschriebenen Blutungen oft schon im frühen Stadium auf. Daher kann durch eine sorgfältige Abklärung der Tumor früh erkannt und therapiert werden. Insbesondere postmenopausale Blutungen gelten immer als verdächtig und müssen abgeklärt werden.

Diagnostik

Die gynäkologische Tast- und Spekulumuntersuchung (Kolposkopie) ist oft unauffällig. Im Ultraschall fällt das Endometrium als zu hoch und bläschenartig auf.

Die diagnostische fraktionierte Ausschabung (fraktionierte Abrasio) ist die einzige Untersuchung zur sicheren Diagnosestellung. Dabei wird die Schleimhaut aus dem Gebärmutterhals und aus der Gebärmutterhöhle in zwei Portionen entfernt und getrennt zur feingeweblichen Untersuchung gegeben. Bei verdächtigem Befund folgen weitere Untersuchungen zur Beurteilung der Tumorausdehnung (z. B. Sonografie der Leber und Niere, Röntgen, CT). Zudem werden die Tumormarker CEA und CA-125 bestimmt.

Therapie

- Operation: Je nach Tumorausdehnung werden Gebärmutter, Eierstöcke, Eileiter, obere Scheidenanteile und Beckenlymphknoten entfernt. Gleichzeitig wird die Flüssigkeit im Bauch zytologisch untersucht.
- Strahlentherapie: Zur Vermeidung eines Rezidivs wird postoperativ häufig im Afterloadingverfahren bestrahlt. Bei Lymphknotenmetastasen erfolgt zusätzlich eine perkutane Bestrahlung. Kommt es bei inoperablen Patientinnen zu massiven Blutungen, wird eine Hochvoltbestrahlung zur Blutstillung durchgeführt.
- Hormontherapie: Diese wird bei Adenokarzinomen mit positivem Rezeptorstatus (östrogenabhängiges Typ-I-Endometriumkarzinom) und Fernmetastasen durchgeführt.

9.4.8 Descensus uteri und Prolaps uteri

Definition

Descensus uteri ***(Gebärmuttersenkung)***

Uterus tritt in die Scheide ein, unter Umständen im Scheideneingang sichtbar (► Abb. 9.6)

Prolaps uteri (Gebärmuttervorfall): schwerste Form des Descensus uteri; Teil des Uterus (Partialprolaps) oder gesamter Uterus (Totalprolaps) außerhalb der Vulva; mit „Umstülpung" der Vagina einhergehend

Da Uterus und Vagina mit der Blase und dem Rektum bindegewebig verwachsen sind, können diese mit nach kaudal gezogen werden. Der Descensus der vorderen Vaginalwand führt häufig zur **Zystozele** (Blasenvorfall), der der hinteren Vaginalwand zur **Rektozele** (Vorfall des Enddarms).

Ursachen

Verursacht wird das Tiefertreten der Gebärmutter durch eine bindegewebige Schwäche des Halteapparats der Gebärmutter. Diese Schwäche kann hervorgerufen werden durch:

- Mehrere Geburten, Verletzungen des Beckenbodens, Einrisse des Geburtskanals bei der Geburt
- Überdehnung des Beckenbodens durch Übergewicht oder durch körperliche Anstrengung, z. B. Tragen von schweren Lasten

- Alters- oder anlagebedingte Bindegewebsschwäche

Symptome

- Druckgefühl nach unten
- Rückenschmerzen im Lendenwirbelbereich
- Bei Lageveränderung der Blase: Harninkontinenz, Neigung zu Harnwegsinfekten
- Bei Lageveränderung des Enddarms: Neigung zur Obstipation
- Oftmals Ausfluss als Folge genitaler Entzündungen

Therapie

- Beckenbodengymnastik: Bei ganz leichten Fällen kann eine spezielle Gymnastik den Halteapparat ausreichend stärken.
- Pessar: Einlegen eines an die Scheidengröße angepassten Scheidenrings aus Hartgummi oder Silikon, der die Gebärmutter oben halten soll. Diese Methode sollte nur bei nicht operablen Patientinnen angewandt werden.
- Operation, um eine normale anatomische Lage wiederherzustellen:
  - Vaginale Hysterektomie.
  - Vordere Scheidenplastik bei einer Zystozele: Die vordere Scheidenwand wird angehoben.
  - Hintere Scheidenplastik bei einer Rektozele: Die hintere Scheidenwand wird angehoben.

9.5 Erkrankungen der Tuben und Ovarien

9.5.1 Adnexitis

Definition

Adnexitis

Entzündung von Tuben, Ovarien und umliegendem Gewebe; bei etwa 10–15 % aller Frauen im gebärfähigen Alter einmal auftretend; Altersgipfel: 20 bis 25 Jahre; vor allem bei sexuell aktiven Frauen

Ursachen und Einteilung

Nach den entzündeten Organen unterscheidet man:

- **Salpingitis:** Entzündung der Eileiter
- **Oophoritis:** Entzündung der Eierstöcke
- **Adnexitis:** kombinierte Entzündung der Eileiter und Eierstöcke

Meistens handelt es sich bei der Adnexitis um eine aufsteigende Entzündung aus der Vagina. Auch ist ein Keimübertritt bei Infektionen der Nachbarorgane möglich, z. B. bei Appendizitis. In 40 % der Fälle liegt eine Chlamydieninfektion vor, weitere häufige Erreger sind Gonokokken und Anaerobier. Über den Blutweg (hämatogen) kann es zu einer Infektion mit Mykobakterium tuberculosis (Genitaltuberkulose) kommen.

Begünstigende Faktoren für das Auftreten einer Adnexitis sind Wochenbett, Menstruation, Intrauterinpessare und operative Eingriffe am Genitale.

Symptome

- Meist seitenbetonter starker Schmerz im Unterbauch
- Fieber
- Übel riechender Fluor
- Übelkeit und Erbrechen bei gleichzeitig bestehender Bauchfellentzündung (Peritonitis)

Diagnostik

- Gynäkologische Untersuchung: Eileiter bzw. Eierstöcke sind tastbar verdickt. Das Bewegen des Gebärmutterhalses verursacht Schmerzen (Portioverschiebeschmerz).
- Mikrobiologische Abstriche und Chlamydienabstrich.
- Labor: Leukozytose, CRP ↑.
- Bestimmung des β-HCG im Blut, um eine Eileiterschwangerschaft auszuschließen.
- Urinuntersuchung um Harnwegsinfektion und Harnsteine (Hämaturie) auszuschließen.
- Transvaginale Sonografie.

Die wichtigsten Differenzialdiagnosen sind eine Appendizitis bei Schmerzen auf der rechten Seite sowie eine Eileiterschwangerschaft. Bei beiden darf eine operative Therapie nicht unnötig verzögert werden.

Therapie

Um eine Verklebung der Eileiter zu verhindern, muss frühzeitig eine antibiotische Therapie begonnen werden, beispielsweise mit Tetrazyklinen und Cephalosporinen. Nach Vorliegen des Antibiogramms wird die Therapie unter Umständen umgestellt. Zusätzlich werden antientzündliche und schmerzlindernde Medikamente gegeben, beispielsweise Diclofenac. Mögliche Auslöser wie ein Intrauterinpessar sollten entfernt werden. Die Patientin sollte Bettruhe einhalten.

Komplikationen

- Verklebungen und Verwachsungen der Eileiter mit der Folge der Sterilität (bis zu 30 %) und erhöhtem Risiko für Eileiterschwangerschaften
- Bauchfellentzündung im kleinen Becken (Pelveoperitonitis)
- Abszessbildung in den Tuben und Ovarien (Tuboovarialabszess)
- Flüssigkeitsansammlung im Eileiter (Hydrosalpinx)
- Eiteransammlung im Eileiter (Pyosalpinx)

Wird die Erkrankung nicht konsequent behandelt, kann sie in eine chronische Form mit ständig wiederkehrenden Unterbauchschmerzen übergehen.

9.5.2 Ovarialzysten

Definition

Ovarialzyste

Gutartiger flüssigkeitsgefüllter Tumor eines Eierstocks; von der Umgebung abgrenzbar

Ursachen und Einteilung

Ovarialzysten werden nach ihrer Entstehung eingeteilt:

- Retentionszysten (Follikelzysten): Im Ovar reift ein Eifollikel heran. Aufgrund eines hormonellen Ungleichgewichts kommt es jedoch nicht zum Eisprung, sodass der Follikel über Monate im Ovar verbleiben kann. Häufig bildet er sich spontan zurück.
- Corpus-luteum-Zysten: bilden sich aus einem Corpus luteum (Gelbkörper), besonders häufig am Beginn einer Schwangerschaft.
- Thekaluteinzysten: Sie können bei Überstimulation des Ovargewebes durch Hormone entstehen, z. B. bei Hormongabe oder Zwillingsschwangerschaft, als Umwandlung eines nicht rupturierten Follikels.
- **Polyzystisches Ovarialsyndrom (PCO):** Vorhandensein mehrerer Zysten an beiden Ovarien. Es besteht eine Hyperandrogenämie (Erhöhung der männlichen Geschlechtshormone) mit Virilisierung und fehlenden Eisprüngen/Zyklusstörungen. Das PCO ist häufig mit Adipositas und Insulinresistenz vergesellschaftet.

Symptome

Meist sind Ovarialzysten symptomlos, sie können allerdings zu Zyklusstörungen und leichten Unterbauchbeschwerden führen. Wenn eine Zyste rupturiert, kann es zu Blutungen in den Bauchraum mit plötzlichen abdominalen Schmerzen kommen. Eine gefürchtete Komplikation ist die Stieldrehung der gesamten Adnexe. Dabei wird die Blutzufuhr abgeschnitten und es treten akute heftige Unterbauchschmerzen auf. Eine sofortige Operation ist notwendig.

Patientinnen mit polyzystischem Ovarialsyndrom sind meist zwischen 20 und 30 Jahre alt, sind adipös, haben einen männlichen Behaarungstyp (Hirsutismus), leiden unter Virilisierung (unter anderem tiefe Stimme, Hypotrophie der Brüste), einer Amenorrhö (fehlende Monatsblutung) und sind unfruchtbar.

Diagnostik

Bei der gynäkologischen Untersuchung ist ein prallelastischer Tumor im Unterbauch zu tasten. In der vaginalen Sonografie kann die Zyste erkannt werden (▸ Abb. 9.7). Beim polyzystischen Ovarialsyndrom ist der Androgenspiegel im Blut erhöht.

Therapie

Eine Zyste wird regelmäßig sonografisch kontrolliert, um eine Größenzunahme zu erkennen. Nach einer Hormontherapie mit Gestagenen in der 2. Zyklushälfte über 2–3 Zyklen verschwinden ca. 80 % der Zysten. Bildet sich die Zyste nicht zurück, nimmt sie an Größe zu, bestehen starke Beschwerden oder Tumorverdacht muss sie laparoskopisch entfernt werden.

Patientinnen mit polyzystischem Ovarialsyndrom sollten ihr Gewicht reduzieren. Daneben erhalten sie Kortikosteroide, um die Androgenproduktion zu unterdrücken. Besteht Kinderwunsch, kann die Ovarialfunktion medikamentös angeregt werden.

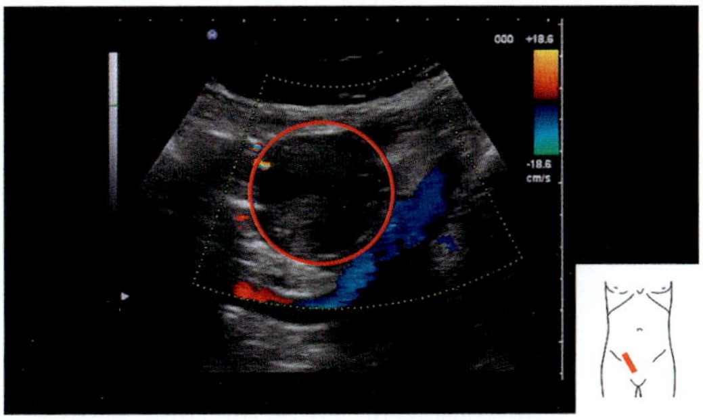

Abb. 9.7 Ovarialzyste in der Sonografie [T824]

9.5.3 Gutartige Ovarialtumoren

Definition

Gutartige Ovarialtumoren

Gewebeneubildung im Bereich der Eierstöcke; 90 % primär gutartig; relativ hohes Entartungsrisiko

Einteilung

Es gibt eine Vielzahl an Ovarialtumoren, die aus unterschiedlichen Geweben des Ovars hervorgehen:

- Epitheliale Tumoren, z. B. seröses Zystadenom, muzinöse Tumoren, endometroide Tumoren, klarzellige Tumoren.
- Stromatumoren des Keimstrangs wachsen aus den hormonproduzierenden Zellen des Ovars. Sie produzieren:
  - Granulosazelltumoren: Östrogene
  - Androblastome: Androgene
  - Gynandroblastome: Östrogene und Androgene
- Keimzelltumoren.
- Mesenchymale Tumoren (Bindegewebstumoren), z. B. Fibrome, gehen vom Bindegewebe aus und produzieren keine Hormone, Hämangiome, Sarkome.

Symptome und Komplikationen

Der Tumor breitet sich erst im kleinen Becken und dann in Richtung Oberbauch aus. Beschwerden treten oft erst auf, wenn er sehr groß ist. Es kommt zu einer Zunahme des Bauchumfangs, Störung der Blasen- und Darmentleerung und bei hormonproduzierenden Tumoren zu Hormonwirkungen, z. B. Vermännlichung (Virilisierung) mit Bartwuchs und tiefer Stimme bei vermehrter Androgenproduktion. Als mögliche Komplikation kommt die Stieldrehung vor.

Diagnostik

Zur Diagnosestellung werden eine gynäkologische Tastuntersuchung, eine vaginale Sonografie und eine Hormonbestimmung durchgeführt. Um einen bösartigen Tumor sicher auszuschließen, wird eine Laparoskopie mit Gewebeentnahme vorgenommen.

Therapie

Da die Entartungsgefahr eines gutartigen Ovarialtumors groß ist, wird er operativ entfernt. Nur durch eine histologische Untersuchung kann ein Karzinom sicher ausgeschlossen werden.

9.5.4 Bösartige Ovarialtumoren

Definition

Bösartige Ovarialtumoren

Häufigster bösartiger Ovarialtumor: **Ovarialkarzinom,** vom Oberflächenepithel des Ovars ausgehend; Altersgipfel: 60. bis 70. Lebensjahr

Keimzelltumoren entwickeln sich aus:

- Unreifen Keimzellen, z. B. Dysgerminom
- Embryonalen Zellen, z. B. Teratom, Dermoid
- Extraembryonalen Zellen, z. B. Chorionkarzinom

Bei 15 % der Ovarialtumoren handelt es sich um Metastasen anderer Karzinome. Eine Sonderform ist der Krukenberg-Tumor als Abtropfmetastase eines Magenkarzinoms.

Einige der anfänglich gutartigen Ovarialtumoren können zu bösartigen Tumoren entarten, z. B. Keimstrangtumoren, seröses Zystadenokarzinom (aus einem Zystadenom).

Ursachen

Die genauen Ursachen des Ovarialkarzinoms sind nicht bekannt. Zu den Risikofaktoren zählen familiäre Disposition und Kinderlosigkeit. Eine familiäre Häufung von Mamma- und Ovarialkarzinomen ist zu beobachten. Das Karzinomrisiko ist vermindert, wenn im Laufe des Lebens wenige Ovulationen stattgefunden haben. Also bei mehreren Schwangerschaften, Stillzeiten, Einnahme von Ovulationshemmern, später Menarche und früher Menopause.

Symptome

Es gibt keine Frühsymptome, da der Tumor im Bauch viel Platz zur Ausdehnung hat. Bei zunehmendem Wachstum kommt es zu Problemen beim Wasserlassen und beim Stuhlgang, zu Druckschmerzen im Bauch, einer Zunahme des Bauchumfangs, einem Fremdkörper- und Völlegefühl und zu Allgemeinsymptomen wie Leistungsminderung und Gewichtsverlust. Bei hormonaktiven Tumoren kann der erhöhte Hormonspiegel zur Vermännlichung (Virilisierung) führen.

Diagnostik

- Gynäkologische Spiegel- und Tastuntersuchung
- Sonografie (vaginal und abdominal)
- Metastasensuche und Staging mit CT, MRT, Röntgen-Thorax, Sonografie des Abdomens, Mammografie, Blasen- und Darmspiegelung,

Darstellung der ableitenden Harnwege (i. v.-Urogramm)
- Tumormarker CA 125, CEA, CA 72–4 zur Verlaufskontrolle

Therapie

- Operation: Während einer Laparotomie wird das auffällige Ovar entfernt und im Schnellverfahren feingeweblich untersucht (Schnellschnitt). Ist der Tumor gutartig, so genügt es, nur den auffälligen Befund zu entfernen. Bei Bösartigkeit werden zusätzlich die Gebärmutter mit beiden Eileitern und Eierstöcken, das große Netz, die Beckenlymphknoten und die Lymphknoten neben der Aorta entfernt sowie unter Umständen der Appendix. Bei Blasenbefall werden Blasenteile entfernt, bei Darmbefall die betroffenen Darmanteile und gegebenenfalls ein Anus praeternaturalis angelegt.
- Postoperative Polychemotherapie.
- Beim fortgeschrittenen Ovarialtumor erfolgt eine Erhaltungstherapie, z. B. mit dem monoklonalen Antikörper Bevacizumab.
- Bei ⅔ der Patientinnen kommt es zu Rezidiven, typischerweise als Lymphknotenmetastasen oder generalisierte Peritonealkarzinose. Es erfolgt eine weitere Chemotherapie. Eine erneute Operation wird nur in seltenen Fällen durchgeführt.

9.6 Erkrankungen der Mamma

9.6.1 Mastitis

Definition

Mastitis
Entzündung des Brustdrüsenkörpers

Ursachen und Einteilung

Es werden unterschieden:
- **Mastitis puerperalis** ist eine Brustentzündung während des Wochenbetts (Puerperium). Über Einrisse der Mamille gelangen meist Staphylokokken in das Drüsengewebe und verursachen dort eine Entzündung.
- **Mastitis non puerperalis** ist eine Entzündung der Brust außerhalb der Stillzeit und wird durch einen erhöhten Prolaktinspiegel begünstigt. Häufig sind Mischinfektionen.

Von der Mastitis ist die **Thelitis** zu unterscheiden. Hierbei handelt es sich um eine Entzündung lediglich der Mamille. Beim Stillen können an der Mamille kleine Risse entstehen, die sich dann bei unzureichender Hygiene entzünden.

Symptome

Die Brust ist gerötet, überwärmt, geschwollen und schmerzhaft, ebenso sind die Lymphknoten in der Achselhöhle vergrößert. Fieber bis 40 °C und Schüttelfrost treten auf. Eventuell ist ein Abszess tastbar. Bei einer Mastitis non puerperalis beginnen die Beschwerden langsamer und sind nicht so heftig wie bei der Mastitis puerperalis.
Bei einer Thelitis ist die Mamille stark gerötet und das Stillen sehr schmerzhaft.

Diagnostik

Die klinischen Zeichen sind typisch. Zusätzlich finden sich erhöhte Laborparameter: Leukozyten, BSG, CRP. Mittels Sonografie kann ein Abszess dargestellt werden.

Therapie

Bei der Mastitis puerperalis wird die Brust gekühlt, z. B. mit kalten Kompressen, Eisbeutel, Coolpacks. Da die Infektionsgefahr für das Kind sehr gering ist, kann weiter gestillt werden. Ein Abstillen sollte erst bei einer massiven Entzündung erfolgen. Die Milchproduktion kann dabei mit Prolaktinhemmern, z. B. Bromocriptin (Pravidel®), reduziert werden. In Einzelfällen kann die Mastitis mit Antibiotika behandelt werden. Bei Abszessbildung erfolgt eine operative Abszessspaltung und Drainage, um die Flüssigkeit abzuleiten.
Eine Mastitis non puerperalis wird entsprechend dem Erreger antibiotisch behandelt. Es müssen unbedingt ein inflammatorisches Mammakarzinom und ein Morbus Paget ausgeschlossen werden. Ein erhöhter Prolaktinspiegel sollte nach Möglichkeit therapiert werden.

Prophylaxe

- Händedesinfektion vor jedem Stillen
- Korrekte Stilltechnik zur Vermeidung von Verletzungen, gegebenenfalls Stillhütchen
- Brust immer gut leertrinken lassen (Milchstau vermeiden), gegebenenfalls Milch zusätzlich abpumpen
- Mamillen an der Luft trocknen lassen

9.6.2 Mastopathie

Definition

Mastopathie

Hormonabhängige Veränderungen von Milchgängen, Vermehrung des Bindegewebes und Zystenbildung; meist beide Brüste betroffen; gegebenenfalls Entartung zum Mammakarzinom

Ursachen und Einteilung

Eine Mastopathie entwickelt sich als Folge eines Progesteronmangels und relativen Östrogenüberschusses. Außerdem wirken eine Hyperandrogenämie, ein Mangel an Schilddrüsenhormonen sowie ein Überschuss an Prolaktin begünstigend. Eine Mastopathie kommt bei etwa 50 % aller Frauen vor. Es werden nach dem histologischen Befund 3 Grade unterschieden:

- I: keine Epithelproliferationen, erweiterte Milchgänge, Karzinomrisiko nicht erhöht
- II: reguläre Epithelproliferationen, Karzinomrisiko leicht erhöht
- III: atypische Epithelproliferationen, Karzinomrisiko 2,5- bis 4-fach erhöht (Präkanzerose)

Symptome

Die Brust ist geschwollen und eventuell schmerzhaft (Mastodynie). Der Drüsenkörper tastet sich höckerig und knotig.

Diagnostik

- Palpation beider Brüste.
- Sonografie und Farbdopplersonografie der Brust.
- Mammografie: Ein spezielles Röntgenverfahren, bei dem beide Brüste jeweils in zwei Ebenen geröntgt werden. Die Früherkennung bösartiger Veränderungen wird dadurch erleichtert. Am besten kann das Brustdrüsengewebe kurz nach der Menstruation beurteilt werden.
- Bei allen verdächtigen Befunden Gewebeentnahme aus der Brust zur genauen Abklärung.

Therapie

Bei einer Mastopathie Grad I und II werden alle 1,5 Jahre eine Mammografie und Sonografie durchgeführt. Bei Beschwerden kann die Brust mit gestagenhaltigen Gelen eingecremt werden. Bei einer Mastopathie Grad III, die als Präkanzerose gilt, sollte der Drüsenkörper entfernt werden (subkutane Mastektomie), da die Früherkennung eines Mammakarzinoms erschwert ist. Entscheidet sich die Patientin gegen diesen Eingriff, sind engmaschige Kontrollen erforderlich: halbjährlich Sonografie, jährlich Mammografie.

9.6.3 Gutartige Mammatumoren

Folgende gutartige Mammatumoren werden unterschieden:

- **Fibroadenom:** häufigster gutartiger Tumor der Brust; das Fibroadenom entsteht aus dem Bindegewebe (fibröser Anteil) und Drüsengewebe (adenomatöser Anteil) der Brust. Es ist von einer Kapsel umgeben, fühlt sich hart an und ist verschiebbar. Die Größe eines Fibroadenoms sollte regelmäßig überwacht werden.
- **Mammazyste:** Entsteht durch Ansammlung von Sekret in einem mit Epithel ausgekleideten Hohlraum. Da die meisten Zysten gutartig sind, genügt die Punktion der Zyste zur zytologischen Untersuchung. Bei Verdacht auf Bösartigkeit muss die Zyste operativ entfernt werden.
- **Lipom:** weicher, nicht druckschmerzhafter, beweglicher, gutartiger Tumor des Brustfettgewebes.
- **Milchgangspapillom:** Wucherungen der Epithelzellen, die die Milchgänge auskleiden. Sie können einzeln oder gehäuft (Papillomatose) vorkommen. Auffällig werden sie, wenn sie Sekret aus der Mamille abgeben. Dieses Sekret muss zytologisch untersucht werden. Bei der Galaktografie (Kontrastmitteldarstellung der Milchgänge) fallen Aussparungen im Milchgangslumen oder Milchgangsabbrüche auf.

Diagnostik und Therapie

Da die sichere Abgrenzung eines gutartigen Mammatumors von einem bösartigen Mammakarzinom mittels Tastuntersuchung, Sonografie, Mammografie, CT, MRT und Galaktografie häufig nicht möglich ist, müssen alle Mammatumoren operativ entfernt und feingeweblich untersucht werden.

9.6.4 Mammakarzinom

Definition

Mammakarzinom *(Brustkrebs)*

Häufigster bösartiger Tumor der Frau

In Deutschland erkranken jährlich etwa 69.000 Frauen neu an einem Mammakarzinom. Bei Frau-

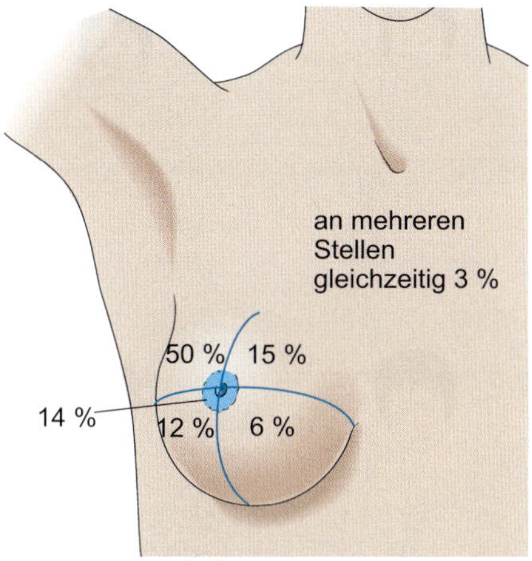

Abb. 9.8 Verteilung des Mammakarzinoms auf die Quadranten und die Areola [L190]

en zwischen dem 40. und 50. Lebensjahr ist es die häufigste Todesursache (► Abb. 9.8).

Ursachen

Die genauen Ursachen des Mammakarzinoms sind nicht bekannt, jedoch gibt es Risikofaktoren, die das Auftreten eines Mammakarzinoms begünstigen. Deutlich erhöht ist das Risiko bei Frauen mit Verwandten 1. Grades (Schwester, Mutter), die an einem Mammakarzinom erkrankt sind, sowie bei Frauen mit Mastopathie Grad III oder mit Ovarialkarzinom, Endometriumkarzinom oder einem kolorektalen Karzinom.

Negativen Einfluss haben auch, wohl aufgrund der veränderten Hormonlage, Kinderlosigkeit, Verzicht auf Stillen, Menopause nach dem 55. Lebensjahr und Menarche vor dem 12. Lebensjahr. Übergewichtige Frauen und Frauen mit Diabetes mellitus haben ebenfalls ein erhöhtes Risiko.

Ein weiterer Risikofaktor ist eine Mutation des BRCA1- oder BRCA2-Gens (BRCA = breast cancer = Brustkrebs). Veränderungen dieser Gene führen neben einem erhöhten Erkrankungsrisiko für Brustkrebs auch zu einem erhöhten Risiko, an Ovarialkrebs zu erkranken.

Einteilung

Folgende Formen des Mammakarzinoms werden unterschieden:

- Duktales Karzinom (80 %), ausgehend von den Milchgängen (Ductus = Gang)
- Lobuläres Karzinom (10 %), ausgehend von den Drüsenläppchen (Lobulus = Läppchen) [3]
- Sonderformen:
  - Morbus Paget: Entzündung der Brustwarze, durch ein in den Milchgängen wachsendes Karzinom bedingt
  - Inflammatorisches Karzinom: Entzündung der Brust durch Ausdehnung eines Karzinoms in den Lymphspalten der Haut

Symptome

Ein Mammakarzinom kann zu unterschiedlichen Erscheinungen an der Brust führen:

- Derber, nicht druckschmerzhafter und nicht verschieblicher Knoten, am häufigsten im oberen, äußeren Quadranten der Brust gelegen
- Hauteinziehungen, Unverschieblichkeit der Haut über dem Knoten
- Neu aufgetretene Asymmetrie der Brüste (eine geringe Differenz ist bei fast jeder Frau vorhanden)
- Orangenhautphänomen (Peau d'Orange): grobporig wirkende Haut durch Lymphödem
- Sekretion aus der Mamille, Retraktion der Mamille
- Rötung der Haut bei Ausbreitung des Karzinoms in die Lymphspalten der Haut und geschwollene Lymphknoten in der Achselhöhle (lymphogene Metastasierung)
- Bei hämatogener Metastasierung Beschwerden von Seiten anderer Organe (Knochen, Lunge, Leber, Gehirn und Ovarien)

Diagnostik

- Inspektion und Palpation der Brust mit Abtasten der Lymphknoten.
- Mamma-Sonografie: Es können solide von zystischen Veränderungen unterschieden werden. Da es zu keiner Strahlenbelastung kommt, kann die Sonografie beliebig oft wiederholt werden.
- Mammografie (► Abb. 9.9).
- Mamma-MRT.
- Eventuell Galaktografie.
- Eventuell Farbdopplersonografie: Die Gefäßversorgung eines Herdbefunds kann dargestellt werden. Hierdurch erhält man Zusatzinformationen, die gegebenenfalls auf die Bösartigkeit eines Knotens hinweisen.
- Tumormarker (CEA, CA 15–3) präoperativ und postoperativ zur Verlaufskontrolle.
- Feinnadelbiopsie: Mit einer feinen Nadel wird Gewebe gewonnen, das dann feingeweblich un-

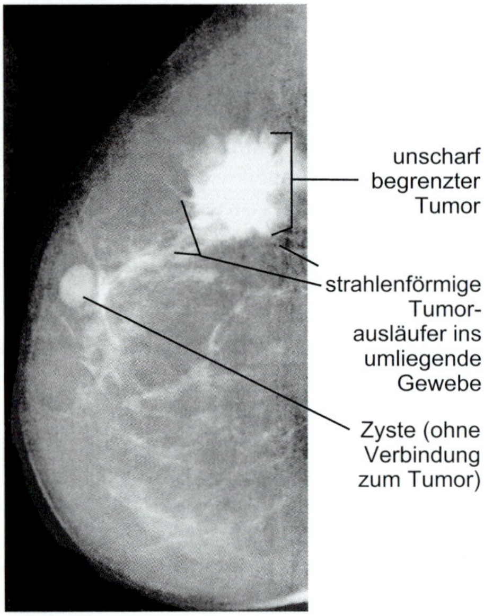

Abb. 9.9 Mammografischer Befund eines unscharf begrenzten, invasiv wachsenden Mammakarzinoms; Nebenbefund: gutartige Zyste [A400]

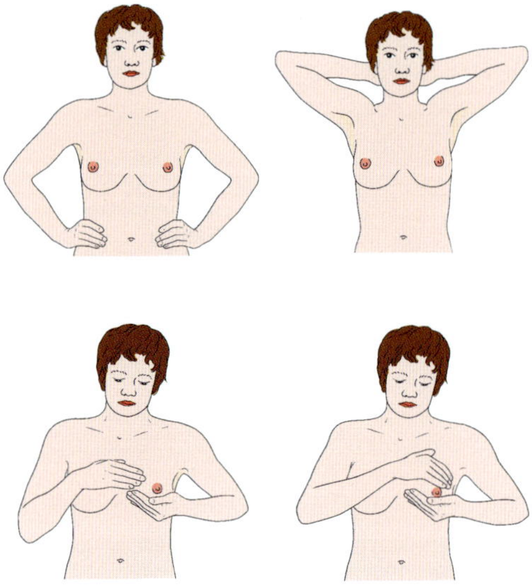

Abb. 9.10 Selbstuntersuchung der Brust im Stehen [L190]

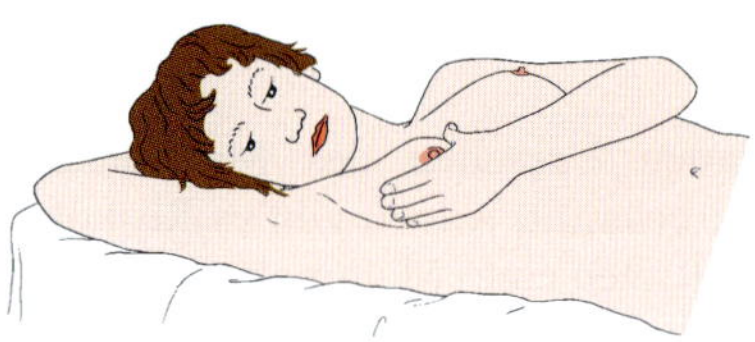

Abb. 9.11 Selbstuntersuchung der Brust Untersuchung im Liegen [L190]

tersucht wird. Diese Methode wird angewandt, um eine histologische Sicherung des Tumors vor einer präoperativen Chemotherapie zu erhalten. Sinnvoll ist diese Methode auch bei Patientinnen mit erhöhtem Operationsrisiko, da die Zeit der Schnellschnittuntersuchung gespart wird (Verkürzung der Narkosedauer).

- Metastasensuche durch Skelettszintigrafie, Röntgen-Thorax, eventuell MRT des Schädels, Sonografie der inneren Organe (besonders der Leber) und der Genitalorgane.

Selbstuntersuchung der Brust

Entscheidend für die Früherkennung eines Mammakarzinoms ist die regelmäßige Selbstuntersuchung der Brust (► Abb. 9.10, ► Abb. 9.11). Diese sollte einmal im Monat nach der Menstruation erfolgen, da dann die Brust am weichsten ist: Die Frau betrachtet von vorne und von beiden Seiten vor einem Spiegel Form, Größe, Oberflächenkontur (Einziehungen? Dellen?) und Verfärbungen beider Brüste. Bei den Mamillen achtet sie auf Einziehungen, Sekretbildung auf Druck, Ekzeme und Anomalien.
Durch Heben und Senken der Arme wird zusätzlich die Beweglichkeit der Brüste geprüft. Anschließend wird jede Brust einzeln und dann beide im Vergleich im Stehen bzw. im Liegen untersucht. Mit der flachen Hand tastet man im Uhrzeigersinn von außen nach innen jeden einzelnen Quadranten sowie die Achselhöhlen ab. Besonders zu beachten sind Verhärtungen, die auf Größe, Konsistenz, Form und Verschiebbarkeit gegen das umgebende Gewebe sowie gegen die Haut untersucht werden.

Therapie

Meist erfolgt eine Kombination aus Operation, Strahlen-, Chemo- und Hormontherapie. Die Auswahl der Therapie erfolgt nach der TNM-Klassifikation (Staging), abhängig von der Größe des Tumors (T), befallenen Lymphknoten (Nodi, N) und eventuellen Metastasen (M). Daneben wird ein Grading durchgeführt und der Hormonrezeptorstatus des Tumors bestimmt.

Fallbeispiel

Ein Knoten

Frau Thal, 57 Jahre alt, bemerkt beim Abtasten ihrer rechten Brust einen schmerzlosen, schlecht verschiebbaren Knoten. Ihr Verdacht eines bösartigen Tumors wird bei der nachfolgenden Diagnostik bestätigt. Wenig später wird bei Frau Thal eine Mastektomie durchgeführt. Die Auszubildende Tine Dietel ist mit ihrer Praxisanleiterin für die postoperative Versorgung von Frau Thal zuständig. Welche pflegerischen Schwerpunkte sind in der postoperativen Versorgung zu berücksichtigen?

Operation

Bei kleinen Befunden (≤ 2 cm) wird nur der Tumor mit dem umgebenden Gewebe (Tumorektomie) entfernt, sofort zur Pathologie gebracht und dort feingeweblich untersucht (Schnellschnitt). Liegt bereits ein histologischer Befund aufgrund einer Stanzbiopsie vor, ist dieses Vorgehen nicht notwendig. Vom histologischen Befund hängt die weitere Operation ab: Ist der Tumor gutartig, wird die Wunde verschlossen. Ist der Tumor bösartig, werden zusätzlich die Lymphknoten der Achselhöhle entfernt und ebenfalls zur feingeweblichen Untersuchung gebracht. Durch eine Quadrantenresektion oder Segmentresektion wird versucht, die Brust zu erhalten (brusterhaltende OP). Bei größeren (≥ 2 cm) oder mehreren Befunden in der Brust wird die gesamte Brust einschließlich Mamille und axillärer Lymphknoten entfernt (eingeschränkt radikale Mastektomie und axilläre Lymphknotendissektion). Bei Muskelbeteiligung wird zusätzlich der Brustmuskel entfernt (radikale Mastektomie).
Wünscht die Patientin einen Brustaufbau, so kann dieser in einer späteren Operation mit Gewebe vom Bauch- oder Rückenmuskel oder mit einer Silikonprothese erfolgen. Alternativ können individuell angefertigte Brusthalterprothesen (Epithese) verwendet werden.

Erläuterung zum Fallbeispiel

Ein Knoten

Frau Dietel und ihre Praxisanleiterin berücksichtigen die psychisch besonders belastende Situation von Frau Thal infolge der Körperbildveränderung. So können sie zur speziellen psychoonkologischen Betreuung eine Breast Care Nurse hinzuziehen. Dabei können die Möglichkeiten eines optischen Ausgleichs, z. B. mit einer Prothese, besprochen werden. Weitere postoperative Interventionen sind:

- Pneumonieprophylaxe aufgrund der schmerzbedingten Schonatmung
- Unterstützung bei Alltagsaktivitäten infolge der Operationswunde
- Lymphödemprophylaxe aufgrund der Gefahr eines Ödems durch die Entfernung von Lymphknoten, z. B.
  - Betroffenen Arm in leicht erhöhter, abduzierter Position lagern
  - Keine Blutdruckmessung am betroffenen Arm
  - Keine schweren Gegenstände heben

Strahlentherapie

Eine Strahlentherapie ist indiziert bei:

- Nicht operablen Karzinomen
- Brusterhaltender Operation
- Zur Schmerzlinderung bei Metastasen (palliativ)

Chemotherapie

Eine Chemotherapie mit Zytostatika, z. B. Cyclophosphamid, 5-Fluorouracil, Epirubicin, Adriamycin, Paclitaxel, kann notwendig sein:

- Vor einer Operation mit dem Ziel, den Tumor zu verkleinern (neoadjuvant)
- Nach einer Operation mit dem Ziel, eventuell verstreute Tumorzellen abzutöten (adjuvant)
- Bei Metastasen, um die Beschwerden zu lindern (palliativ)

Da durch eine Chemotherapie nicht nur Tumorzellen, sondern auch gesunde Zellen im Körper zerstört werden, ergeben sich Nebenwirkungen wie Haarausfall, Übelkeit, Erbrechen, Abfall der Blutzellen und allgemeine Schwäche.
Im Rahmen einer zielgerichteten Therapie werden monoklonale Antikörper eingesetzt, z. B. Trastuzumab, Bevacizumab.

Hormontherapie

Der entnommene Tumor wird nicht nur histologisch, sondern auch auf vorhandene Hormonrezeptoren hin untersucht. Manche Tumoren besitzen Hormonrezeptoren (hormonrezeptorpositiv), die auf Östrogen oder Progesteron reagieren. Um ein weiteres Tumorwachstum zu verhindern, wird versucht, die Hormonwirkung zu verringern durch:

- Medikamente, die die Östrogenrezeptoren blocken (Antiöstrogen, z. B. Tamoxifen®), oder welche, die die Umwandlung von Androgenen

in Östrogene in der Nebenniere hemmen (Aromatasehemmer, z. B. Arimidex®).
- Medikamente, die die Hormonproduktion in den Ovarien unterbinden (GnRH-Analogon Goserelin) oder in Ausnahmefällen die operative Entfernung der Ovarien.

Nachsorge

Der Verlust einer Brust bedeutet einen großen Einschnitt im Leben einer Frau. Deshalb ist es wichtig, die Patientin noch während des Klinikaufenthalts über Folgendes zu informieren:
- Optimale kosmetische Versorgung der Brust mit speziellen Büstenhaltern und Prothesen
- Selbsthilfegruppen sowie spezielle Sportgruppen
- Perücke bei Chemotherapie
- Anspruch auf Rehabilitationsmaßnahmen, Schwerbehindertenausweis und sonstige Vergünstigungen
- Psychoonkologische Betreuung

Die medizinische Nachsorge beim Mammakarzinom findet in den ersten 3 Jahren alle 3 Monate, im 2. bis 5. Jahr alle 6 Monate und ab dem 5. Jahr alle 12 Monate statt. Sie umfasst eine genaue Anamnese, sorgfältige Untersuchung beider Brüste, gynäkologische Untersuchung mit zytologischen Abstrichen von Zervix und Portio sowie die Untersuchung anderer Organe, um Metastasen auszuschließen: Auskultation der Lunge, Palpation der Leber, Schmerzempfindlichkeit der Wirbelsäule. Zusätzlich wird jährlich eine Mammografie der Gegenseite durchgeführt, um dort ein Karzinom rechtzeitig zu erkennen.

Prophylaxe

Ab dem 30. Lebensjahr sollte jede Frau im Rahmen der Krebsvorsorgeuntersuchung ihre Brust jährlich durch einen Arzt abtasten lassen. Vom 50. bis 69. Lebensjahr sollte alle 2 Jahre eine Mammografie durchgeführt werden, bei Risikopatientinnen auch häufiger.

Komplikationen

Der Lymphabfluss des Arms wird sowohl durch die Operation mit axillärer Lymphknotenentfernung als auch durch die Bestrahlung geschädigt. Bei ca. 20 % der Frauen kommt es daher zum Lymphödem mit Verdickung der Haut und des Unterhautgewebes durch einen Lymphstau. Der Arm schwillt schmerzhaft an, die Haut ist stark gespannt.

Vorbeugende Maßnahmen sind:
- Anfangs keine Überanstrengung des Arms
- Arm häufig hochlagern
- Hitze und enge Kleidung meiden, Kleidung aus natürlichen Materialien wählen, um unnötiges Schwitzen zu vermeiden
- Frühzeitige, gezielte Bewegungstherapie von Arm und Schulter, schwimmen

Auch nach 20 Jahren kann es noch zu einem Rezidiv des Mammakarzinoms kommen.

9.7 Erkrankungen der Prostata

9.7.1 Prostatitis

Definition

Prostatitis

Entzündung der Vorsteherdrüse

Ursachen

Durch die Nachbarschaft zur Harnröhre und die gute Durchblutung der Prostata gelangen Keime meist aufsteigend oder hämatogen in die Drüse und führen zu Infektionen. Klingt die akute Entzündung nicht vollständig ab, geht sie in eine chronische Entzündung über.

Symptome

Erste Symptome der akuten Prostatitis sind Algurie (Schmerzen beim Wasserlassen), Nykturie, Pollakisurie und ein abgeschwächter Harnstrahl. Später treten Druck- und Spannungsschmerzen im After, Schmerzen beim Stuhlgang und der Ejakulation, Fieber und Schüttelfrost auf.

Bei der chronischen Entzündung sind die Schmerzen im After nicht so stark wie bei der akuten Entzündung. Sie können jedoch ins Kreuzbein, in die Leisten und die Hoden ausstrahlen. Die Blasenentleerung ist schmerzhaft, der Harndrang vermehrt.

Diagnostik

Bei der digital-rektalen Untersuchung ist die Prostata druckschmerzhaft und vergrößert. Im Urin sind Leukozyten und Bakterien zu finden. Mittels eines Harnröhrenabstrichs oder einer Ejakulatanalyse kann der Erreger bestimmt werden. Die akute eitrige Prostatitis kann einschmelzen und in einen Prostataabszess übergehen.

Therapie

Die Prostatitis wird mit hochdosierten Antibiotika (möglichst gezielt nach Antibiogramm) behandelt.

Zusätzlich werden krampflösende und schmerzstillende Medikamente gegeben.

9.7.2 Benigne Prostatahyperplasie

Definition

Benigne Prostatahyperplasie *(BPH, benignes Prostatasyndrom, Prostataadenom)*

Gutartige Geschwulst der Prostata durch Hyperplasie; bevorzugt bei Männern > 60 Jahren

Merke

Hypertrophie versus Hyperplasie

Während sich bei einer **Hypertrophie** das Gewebe bei gleicher Zellzahl durch Zunahme der Zellgröße vergrößert, vergrößert sich das Gewebe bei einer **Hyperplasie** durch Zunahme der Zellzahl.

Ursachen

Die harnröhrennahen Drüsen der Prostata vermehren sich unter Hormoneinfluss (Östrogene ↑, Testosteron ↓) und wachsen um die Harnröhre herum. Sie verdrängen das eigentliche Prostatagewebe, das sich langsam abflacht und später als schmaler Rand wie eine Kapsel um das Adenom herum liegt. Das Adenom kann seitlich der Harnröhre, in Richtung Blase oder Rektum wachsen.

Symptome und Einteilung

Entsprechend der Symptome werden 3 Stadien eingeteilt:

- **Stadium 1:** häufiges Wasserlassen (Pollakisurie) und verstärkter Harndrang, auch nachts (Nykturie). Der Patient kann jeweils nur geringe Mengen Urin lassen. Der Miktionsbeginn ist verzögert und der Strahl schwach (► Abb. 9.12). Da die Blasenmuskulatur gegen einen erhöhten Widerstand arbeiten muss, vergrößern sich die Muskelzellen. Es bildet sich eine Balkenblase.
- **Stadium 2:** Die Blase entleert sich nicht mehr vollständig (beginnende Dekompensation). Es bleibt Restharn (> 50 ml) in der Blase zurück. Die Patienten verspüren immer häufiger Harndrang und entleeren immer geringere Mengen Urin.
- **Stadium 3:** Die Restharnmenge nimmt zu, bis eine Überlaufblase vorliegt: Der Druck der Blase ist so groß, dass ständig Harn in die Harnröhre übertritt. Gleichzeitig staut sich der Harn bis in die Nieren zurück, wodurch sich das Nierenbecken und Kelchsystem der Nieren erweitern

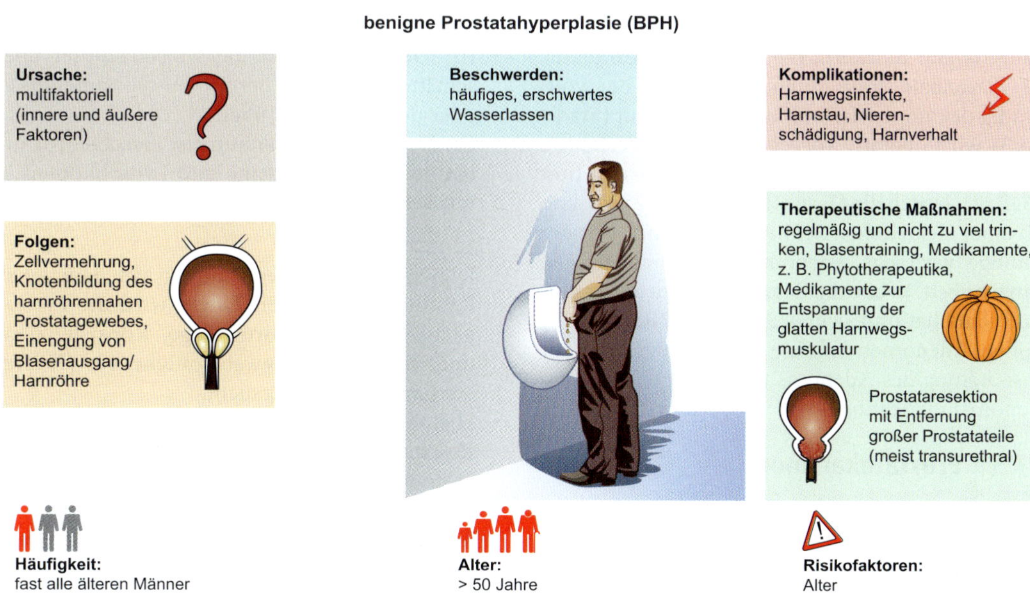

Abb. 9.12 Übersicht über die benigne Prostatahyperplasie [L155]

(Hydronephrose). Der permanente Rückstau schädigt das Nierengewebe, dessen Funktion langsam abnimmt. Es kommt zur chronischen Niereninsuffizienz.

Diagnostik

Anhand der typischen Beschwerden kann das erste Stadium der Prostatahyperplasie festgelegt werden. Bei der digital-rektalen Untersuchung wird die Vergrößerung des Organs getastet. Sie fühlt sich prallelastisch bis derb an. Im Gegensatz dazu ist beim Prostatakarzinom eine deutlich harte und höckerige Prostata zu tasten. Unmittelbar nach dem Wasserlassen wird die Blase sonografiert und die Restharnmenge bestimmt. Außerdem wird mittels Uroflowmetrie die Stärke des Harnstrahls gemessen. Die **PSA**-Bestimmung (**p**rostata**s**pezifisches **A**ntigen) reicht zur Abgrenzung des Prostatakarzinoms nicht aus, da der PSA-Spiegel auch bei der benignen Prostatahyperplasie sowie nach einer digital-rektalen Untersuchung erhöht sein kann. Ein sicherer Karzinomausschluss ist nur über eine Biopsie möglich.

Therapie

Die Therapie richtet sich nach dem Stadium des Adenoms. Kleine Adenome, die noch nicht zur Restharnbildung geführt haben (Stadium 1), können mit pflanzlichen Präparaten (Kürbis, Sägepalmextrakte) behandelt werden, die die Miktion erleichtern. Fortgeschrittene Adenome mit beginnender Restharnbildung (Stadium 2) werden mit α-adrenergen Blockern, die die glatte Muskulatur am Blasenhals entspannen, behandelt. Bei vollständig dekompensierter Blasenmuskulatur (Stadium 3) wird operativ vorgegangen. Das Verfahren der Wahl ist die **transurethrale Prostataresektion** (TUR-P). Durch die Harnröhre wird ein Zystoskop mit einer elektrischen Schlinge eingeführt. Mit der Schlinge wird das Adenom langsam abgetragen („abgehobelt"), bis die Harnröhre wieder genügend Platz hat und sich weiten kann. Nur bei sehr großen Adenomen ist eine offene Operation zur Ausschälung des Adenoms erforderlich (Prostataadenom-Enukleation).

9.7.3 Prostatakarzinom

Definition

Prostatakarzinom

Häufigster bösartiger Tumor des Manns; in > 75 % bei Männern über 65 Jahren

Eine Früherkennung des Prostatakarzinoms erfolgt durch regelmäßige rektale Vorsorgeuntersuchungen. Da der Tumor nur in den Stadien 0–2 geheilt werden kann, ist das Screening (digital-rektale Untersuchung, PSA-Bestimmung ab 45 Jahren) umso wichtiger.

Ursachen

Wahrscheinlich spielen hormonelle Einflüsse bei der Entstehung eines Prostatakarzinoms eine Rolle. Daneben kommt es mit zunehmendem Alter und bei familiärer Disposition häufiger vor.

Einteilung und Symptome

Die meisten Karzinome entstehen im hinteren Bereich der Prostata. Daher treten Beschwerden erst spät auf, wenn die Harnröhre eingeengt wird. Dann kommt es zu häufigem Harndrang mit schwachem Harnstrahl und eventuell zu Blutungen. Die Tumorzellen können früh in die untere Wirbelsäule und das Becken metastasieren. Dann treten Kreuz- bzw. Hüftschmerzen auf, die vom Patienten oft als „Ischias" oder „Rheuma" beschrieben werden. Im späteren Verlauf kommen die typischen Symptome der Blasenentleerungsstörung hinzu.

Klinisch werden 5 Stadien unterschieden:

- 0 (Zufallsbefund): Der Tumor ist nur mikroskopisch (feingeweblich) zu sehen.
- I: Erste klinische Symptome können auftreten, der Tumor ist makroskopisch zu sehen.
- II: Der größte Durchmesser des Tumors beträgt nicht mehr als 1,5 cm.
- III: Der Tumor hat die Prostatakapsel überschritten und greift bereits auf die Samenblasen oder den Blasenhals über.
- IV: Der Tumor ist nicht mehr verschiebbar und hat benachbarte Organe und Lymphknoten infiltriert. Metastasen können vorhanden sein.

Diagnostik

- Digital-rektale Untersuchung: Mit dem in das Rektum eingeführten Finger wird die Prostata getastet und auf Form, Lage, Konsistenz und unterschiedliche Gewebefestigkeiten (Knoten, Verhärtungen) untersucht.
- Histologie: Mit einer feinen Nadel wird vom Rektum aus mehrfach Prostatagewebe entnommen und feingeweblich untersucht (transrektale Stanzbiopsie).
- Transrektale Sonografie: Das Prostatakarzinom hat ein verändertes Echomuster und kann die Organkapsel überschritten haben. Die Tumorgröße und seine Tiefenausdehnung können gemessen werden.

- Bestimmung der Restharnmenge.
- Labor: Das prostataspezifische Antigen (PSA) ist meist erhöht. Bei Knochenmetastasen ist auch die alkalische Phosphatase erhöht.
- CT zum Ausschluss von Lymphknotenmetastasen im Becken.
- Skelettszintigrafie zum Ausschluss von Knochenmetastasen.
- MRT zum Staging.

Therapie

Die Behandlung richtet sich nach der Ausbreitung des Tumors, nach dem Ergebnis der histologischen Untersuchung sowie nach Alter und Gesundheitszustand des Patienten. Es stehen verschiedene Möglichkeiten zur Verfügung:

- Radikale Prostatektomie: Solange der Tumor auf die Prostata begrenzt ist und noch keine Metastasen nachweisbar sind, stellt die radikale Entfernung (Prostata mit Kapsel, Samenblasen und regionalen Lymphknoten) ein kuratives Verfahren dar. Der Eingriff führt stets zur Zeugungsunfähigkeit und häufig zur Erektionsschwäche mit Impotenz. In wenigen Fällen kann es auch zur Inkontinenz kommen.
- Strahlentherapie: Bei sehr kleinen Tumoren stellt die Strahlentherapie eine Alternative zur Operation dar. Ebenfalls wird eine Strahlentherapie durchgeführt, wenn der Tumor nicht vollständig entfernt werden konnte oder andere Gründe gegen eine Operation sprechen. Prostatakarzinome sind unterschiedlich strahlensensibel. Undifferenzierte Karzinome sprechen gut auf die Strahlentherapie an. Blase und Hoden liegen nicht im Bestrahlungsfeld. Eine Inkontinenz nach der Bestrahlung tritt in der Regel nicht auf. Die Impotenzrate ist niedriger als nach der radikalen Resektion. Komplikationen der Bestrahlung sind entzündliche Veränderungen des Enddarms.
- Hormontherapie (antiandrogene Therapie): Darunter werden verschiedene Therapieprinzipien zusammengefasst, die alle zur Reduktion der Androgene (männliche Geschlechtshormone) führen. Sie wird durchgeführt, wenn der Tumor nicht vollständig entfernt werden konnte oder wenn ein Rezidiv auftritt:
  - LH-RH-Analoga sind heute die anerkannteste Methode zur Androgensenkung. Sie hemmen die Freisetzung der Geschlechtshormone aus dem Hypophysenvorderlappen (Gonadotropine). Dadurch sinkt die Testosteronproduktion in den Hoden. Die Substanz wird in monatlichen bis dreimonatlichen Abständen subkutan gespritzt. Nebenwirkungen sind Hitzewallungen, Verlust der Libido und Osteoporose.
  - Bilaterale Orchiektomie: Vorgehen im Spätstadium eines Prostatakarzinoms. Beide Hoden werden entfernt. Dadurch sinken die Androgenspiegel und das Wachstum des Prostatakarzinoms wird gehemmt.
  - Antiandrogene Medikamente, die die Wirkung der körpereigenen Androgene einschränken bzw. aufheben. Die bedeutsamsten Nebenwirkungen sind Gynäkomastie und Sterilität.
- Active surveillance (kontrolliertes Zuwarten): Aktive, engmaschige Überwachung des Patienten. Da das Prostatakarzinom oft sehr langsam wächst, muss nicht in jedem Fall sofort therapeutisch eingegriffen werden. Voraussetzung für ein abwartendes Beobachten des Patienten ist jedoch eine gute Compliance sowie eine mögliche kurative Therapie, die bei einer Verschlechterung begonnen werden kann.

Prophylaxe

Männer ab 45 Jahren können einmal jährlich die kostenlose Krebsfrüherkennung in Anspruch nehmen. Dabei wird vom Arzt über den Enddarm die Prostata abgetastet.

Kritischer Blick

Pro und Kontra: Soll der PSA-Wert ermittelt werden?

Der Aussagewert des prostataspezifischen Antigens PSA in der Früherkennung des Prostatakarzinoms ist umstritten.

Pro

Der PSA-Wert ist bei Vorliegen eines Prostatakarzinoms häufig erhöht, weshalb ein PSA-Screening zur Früherkennung sinnvoll ist. So kann ein Prostatakarzinom frühzeitig behandelt, das Überleben verlängert und die Sterblichkeit gesenkt werden.

Kontra

Ein Anstieg des PSA kann auf zahlreiche verschiedene Erkrankungen oder Veränderungen der Prostata hinweisen. Der Wert ist also nicht spezifisch bei einer Tumorerkrankung erhöht. Bei Patienten kann dies zu großer Verunsicherung und emotionalem Stress führen. Es werden unnötige Biopsien und mitunter auch Tumortherapien durchgeführt. Ein normaler PSA-Wert ist auf der anderen Seite keine Garantie, dass kein Prostatakarzinom vorliegt.

9.8 Erkrankungen von Hoden und Penis

9.8.1 Hodentorsion

> **Definition**
>
> **Hodentorsion**
>
> Ein- oder beidseitige Stieldrehung (Torsion) des Hodens um die eigene Längsachse, begünstigt durch abnorme Beweglichkeit des Hodens im Hodensack; Strangulation von Samenstrang und begleitenden Gefäßen mit nachfolgender Nekrose; nahezu immer vor Ende des 2. Lebensjahrzehnts

Ursachen

Eine Hodentorsion tritt auf, wenn der Hoden nicht ausreichend im umliegenden Gewebe fixiert ist. Es besteht eine familiäre Häufung.

Symptome

Hauptsymptom ist der akute, heftig ziehende Schmerz im Hoden, der in die Leiste ausstrahlt. Es kommt zu Übelkeit und Erbrechen (gereiztes Peritoneum), der betroffene Hoden steht höher als der nicht betroffene (Brunzel-Zeichen). Das Skrotum ist angeschwollen (keine Hautfalten mehr) und äußerst druckschmerzhaft. Diagnostisch wegweisend ist der plötzlich einsetzende Schmerz, oft auch aus dem Schlaf heraus; Patienten können genau angeben, wann der Schmerz einsetzte.

Diagnostik

Mit der Doppler-Sonografie kann die arterielle und venöse Durchblutung des Hodens gemessen werden. Die wichtigste Differenzialdiagnose ist eine akute Nebenhodenentzündung (Epididymitis). Zur Differenzialdiagnose des akuten Skrotums dient das Prehn-Zeichen:

- Bei Hochlagerung des Hodens nimmt der Schmerz ab → Prehn-Zeichen positiv → Epididymitis.
- Bei Hochlagerung des Hodens nimmt der Schmerz zu → Prehn-Zeichen negativ → Hodentorsion.

Therapie

Eine Hodentorsion ist ein Notfall. Der gedrehte Hoden muss innerhalb der ersten 4–6 Stunden nach Auftreten der Torsion operativ zurückgedreht werden, da er sonst abstirbt. Um einem Rezidiv vorzubeugen, sollte die beidseitige Orchidopexie (Fixation der Hoden am tiefsten Punkt des Skrotums) erfolgen.

9.8.2 Varikozele

> **Definition**
>
> **Varikozele**
>
> Krampfaderähnlich erweiterte Venen (Plexus pampiniformis) im Skrotum

Ursachen

Zu einer Varikozele kommt es, wenn die Venenklappen der V. testicularis nicht vollständig schließen. Meistens tritt sie linksseitig auf, wo die V. testicularis nahezu rechtwinklig in die V. renalis mündet, was für erschwerte Strömungsbedingungen sorgt. So kann es zu venösen Stauungen kommen und das Blut versackt im Hoden. Rechtsseitig mündet die V. testicularis im spitzen Winkel direkt in die V. cava inferior, was einen besseren venösen Abfluss ermöglicht.

Symptome

Eine Varikozele kann zu verminderter Spermienzahl im Ejakulat (Oligozoospermie) und dadurch zur Unfruchtbarkeit führen.

Diagnostik

Bei der körperlichen Untersuchung sind die erweiterten Venen zu sehen und der verdickte Samenstrang zu tasten. Mittels Doppler-Sonografie lässt sich der venöse Rückfluss darstellen.

Therapie

Um die Unfruchtbarkeit zu therapieren, wird die V. testicularis entweder über einen in die Vene vorgeschobenen Katheter sklerosiert oder in einem laparoskopischen bzw. offenen Eingriff unterbunden. Dadurch bildet sich die Varikozele zurück.

9.8.3 Hodentumoren

Hodentumoren sind fast ausschließlich bösartige Geschwulste. Sie metastasieren frühzeitig entlang der Lymphbahnen des Samenstrangs in die paraaortalen Lymphknoten.

Ursachen und Einteilung

Die Ursache von Hodentumoren ist nicht bekannt. Ein erhöhtes Risiko haben Männer, bei denen der Hoden in der Embryonalzeit nicht regelrecht in das Skrotum gewandert ist. Auch wenn innerhalb

des ersten Lebensjahrs eine erfolgreiche Behandlung der Hodenretention stattgefunden hat, bleibt das Risiko erhöht. Am häufigsten sind Männer im Alter zwischen 20 und 40 Jahren betroffen.
Die Hodentumoren werden nach ihrem Ausgangsgewebe eingeteilt in:

- Tumoren, die vom Keimzellgewebe ausgehen: Seminom, Nichtseminom (embryonales Karzinom, Teratokarzinom, Dottersackkarzinom und das maligne Chorionkarzinom)
- Tumoren, die vom Stützgewebe des Hodens ausgehen: Leydig-Zelltumor, Sertoli-Zelltumor und Gonadoblastome

Am häufigsten sind Seminome und embryonale Karzinome.

Symptome

Der Hoden schwillt allmählich an, ohne Schmerzen zu verursachen und wird als schwer empfunden. Zieht er durch eine tatsächliche Gewichtszunahme am Samenstrang, kann dies auch schmerzhaft sein. Als Begleiterscheinung kann eine Hydrozele auftreten. Manchmal werden Hodentumoren erst nach dem Auftreten von Metastasen (z. B. in der Lunge) entdeckt.

Merke

Hydrozele

Bei der Hydrozele (Wasserbruch) sammelt sich seröse Flüssigkeit im Hodensack. Es zeigt sich eine einseitige nicht schmerzhafte Hodenschwellung. Diagnostiziert wird sie mittels Sonografie und dann in der Regel operativ entfernt.

Diagnose

Folgende Untersuchungen führen zur Diagnose:

- Inspektion: einseitige Schwellung des Hodens und glatte Hautoberfläche.
- Palpation: Der Hoden wird mit zwei Händen abgetastet. Der Tumor fühlt sich derb und knotig an. Die Palpation ist schmerzlos.
- Diaphanoskopie (Durchleuchtung des Hodensacks mit einer Lampe): Das Skrotum ist lichtundurchlässig, wenn es sich um einen Tumor handelt.
- Sonografie: Der Tumor wird in seiner ganzen Größe dargestellt und vermessen.
- CT, Sonografie und Röntgen-Thorax zum Ausschluss von Metastasen in Lunge oder Abdomen.
- Tumormarker: β-HCG lässt sich in ca. 15 % der Fälle beim Seminom nachweisen. α-Fetoprotein (AFP) ist in bis zu 75 % der Fälle beim nicht seminösen Tumor erhöht.

Therapie

Der betroffene Hoden wird zusammen mit weiteren malignen Gewebestrukturen entfernt (Orchiektomie, auch Semikastration) und feingeweblich untersucht. Die weitere Behandlung richtet sich nach dem histologischen Befund:

- Strahlentherapie und/oder Chemotherapie beim Seminom
- Lymphadenektomie (chirurgische Entfernung der Lymphknoten) und/oder Chemotherapie beim Nichtseminom

9.8.4 Phimose

Definition

Phimose *(Vorhautenge)*

Vorhaut (Präputium) kann nicht über die Eichel (Glans) zurückgeschoben werden.

Ursachen

Eine Phimose (▸ Abb. 9.13) kann angeboren oder durch Entzündungen bedingt sein.

Symptome und Komplikationen

Die Vorhaut lässt sich nicht über die Glans streifen. Eine instrumentelle Diagnostik ist nicht notwendig.
Unbehandelt kann die Enge zu folgenden Erkrankungen führen:

- **Balanitis:** Entzündung der Eichel und Vorhaut.
- **Präputialsteine:** Das Drüsensekret bildet durch die Harnsalze weiche Steine, die sich zwischen Eichel und Vorhaut legen.

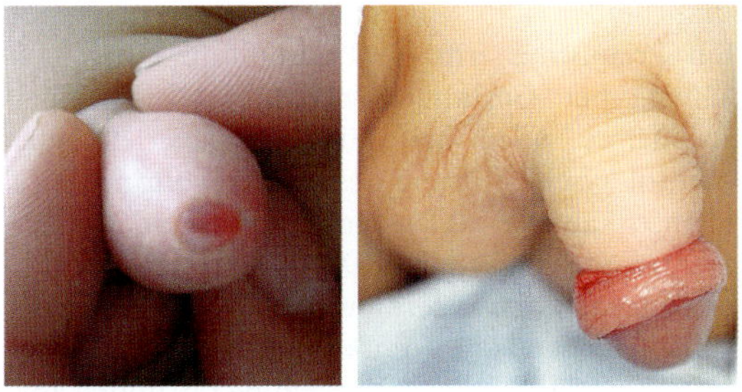

Abb. 9.13 Links Phimose, rechts Paraphimose bei einem kleinen Jungen [R232, F432]

- **Paraphimose:** Die zu enge Vorhaut lässt sich zwar zurückstreifen, bleibt dann aber aufgerollt hinter der Eichel hängen und ähnelt einem Kragen um den Penis herum (daher auch die Bezeichnung „spanischer Kragen"). Dadurch ist der venöse Abfluss der Vorhaut unterbunden, während die arterielle Durchblutung noch vorhanden ist. Die Eichel und das innere Vorhautblatt schwellen an (Ödem) und schmerzen (► Abb. 9.13).

Therapie

Eine Phimose wird durch vorsichtiges Zurückschieben der Vorhaut gedehnt. So können Verklebungen unter Umständen gelöst werden. Zusätzlich kann regelmäßig eine kortikosteroidhaltige Salbe aufgebracht werden. Alternativ kann eine operative Präputiumplastik durchgeführt werden, bei der die Vorhaut erhalten bleibt.

Tritt eine Paraphimose auf, wird versucht, die Vorhaut zu reponieren. Dafür wird die Glans mit den Fingern komprimiert und das Blut ausgestrichen, bis sich die Schwellung langsam zurückgebildet hat und die Glans unter die Vorhaut gleitet. Ist dies nicht möglich, muss der äußere Schnürring durchtrennt werden. Nachdem sich die Schwellung zurückgebildet hat, werden die Vorhautblätter entfernt (Zirkumzision).

9.8.5 Priapismus

> **Definition**
>
> **Priapismus**
>
> Akute, stark schmerzhafte Dauererektion des Penis infolge lokaler Durchblutungsstörungen; Blutkanälchen der Penisschwellkörper füllen sich ohne sexuelle Erregung.

Ursachen

Ein Priapismus tritt im Endstadium einer Leukämie, bei Gerinnungsstörungen, bei Sichelzellanämie oder bei Rückenmarkverletzungen (neurologische Störung des Penisgefäßtonus) auf. Ebenso kann er als Nebenwirkung von Medikamenten auftreten, z. B. PDE-5-Hemmer, Psychopharmaka, Kortikosteroide oder bei Drogenkonsum. Unbehandelt thrombosieren die blutgefüllten Gefäße der Schwellkörper nach 6–7 Stunden und die Gerinnsel werden in eine bindegewebige Narbe umgebaut (Fibrose). Die Vernarbung führt zur Impotenz, da keine Erektion mehr möglich ist.

Symptome und Diagnostik

Symptom ist der dauererigierte Penis. Die Diagnose erfordert immer eine Abklärung der Grunderkrankung.

Therapie

Der Priapismus ist ein Notfall. Mit der Behandlung muss schnell begonnen werden, da es sonst zu bleibenden Schäden kommt:

- Punktion der Schwellkörper und Aspiration von Blut.
- Injektion vasoaktiver Medikamente in die Schwellkörper.
- Stanzanastomose: Durch Entfernen eines oder mehrerer Gewebszylinder wird eine Verbindung zwischen der Glans und den Schwellkörpern hergestellt.

Thrombosierte Schwellkörper müssen chirurgisch ausgeräumt werden. Danach besteht das Risiko einer Impotenz.

9.8.6 Peniskarzinom

> **Definition**
>
> **Peniskarzinom**
>
> Seltener bösartiger Tumor des Penis; besonders bei Männern > 60 Jahren

Ursachen

Risikofaktoren für ein Peniskarzinom sind Nikotinkonsum und Infektionen mit dem humanen Papillomavirus (HPV).

Die potenziellen Vorstadien (Präkanzerosen) eines Peniskarzinoms sind auf die Oberhaut begrenzt: Morbus Bowen, Leukoplakien.

Symptome und Diagnostik

Das Peniskarzinom wächst bevorzugt in der Kranzfurche der Glans (Sulcus coronarius) unter der Vorhaut und kann dort getastet werden. Die Eichel und die Vorhaut sind entzündet, verhärtet und angeschwollen. Sie bluten bei Berührung. Aus dem Vorhautsack sondert sich eitrig-wässriges Sekret ab. Die Geschwulst wächst in den Penisschaft und metastasiert in die Lymphknoten der Leiste, die vergrößert sind. Zur Sicherung der Diagnose wird eine Gewebeprobe entnommen.

Therapie

Bei kleinen oberflächlichen Tumoren kann eine Laserevaporisation oder lokale Bestrahlung zur Heilung führen. Bei größeren Tumoren wird der Penis so weit reseziert, dass genügend Sicherheitsabstand zum Karzinom eingehalten wird. In der Regel müssen ⅔ des Penisschafts entfernt werden. Bei ausgedehnten Tumoren wird der gesamte Penis amputiert. Die Lymphknoten der Leiste werden wegen der hohen Komplikationsrate mittlerweile nur noch selten komplett entfernt. Nach der Operation werden Penisstumpf und Leisten bestrahlt.

9.9 Sexuell übertragbare Krankheiten

Definition

Sexuell übertragbare Krankheiten *(Geschlechtskrankheiten, sexually transmitted infection, STI)*

Infektionserkrankungen, die fast ausschließlich durch Geschlechtsverkehr übertragen werden; Erreger ohne direkten Schleimhaut- oder Blutkontakt nicht überlebensfähig; auch Übertragung durch Kanülenstichverletzungen oder Bluttransfusion möglich

Einteilung

Zu den STI gehören Syphilis (Lues), Gonorrhö (Tripper), Ulcus molle und Lymphogranuloma inguinale. Weiterhin gehören zu den STI die sehr häufige Chlamydien-Urethritis (Harnröhrenentzündung) sowie Erkrankungen durch Parasiten, Hefepilze, Herpes-Viren, humanes Papillomavirus (HPV), HIV sowie Hepatitis-B- und -C-Viren.

9.9.1 Syphilis

Definition

Syphilis *(Lues)*

Durch das Bakterium Treponema pallidum (Gruppe der Spirochäten) ausgelöste, sexuell oder intrauterin von der Mutter auf das Kind übertragene Erkrankung; Inkubationszeit: 2–4 Wochen

Symptome und Einteilung

Primärstadium

2–3 Wochen nach der Infektion zeigt sich an der Eintrittspforte des Erregers ein schmerzloses Ulkus von harter Konsistenz, der sogenannte Primäraffekt (harter Schanker, Ulcus durum). Einige Tage später tritt eine ebenfalls schmerzlose, harte Schwellung der regionalen Lymphknoten auf. Der Primäraffekt und die Lymphknotenschwellungen werden als Primärkomplex bezeichnet. Dieser ist hochinfektiös. Er verschwindet meist spontan nach etwa 6 Wochen.

Sekundärstadium

6–10 Wochen nach der Infektion treten als Reaktion auf die Ausbreitung der Erreger im Körper ein allgemeines Krankheitsgefühl, Gelenkschmerzen und erhöhte Körpertemperatur auf. Wenig später kommt es zur Ausbildung von meist makulopapulösen, druckschmerzhaften, nicht juckenden Exanthemen, sogenannten Syphiliden, und generalisierten, derben Lymphknotenschwellungen. Weiterhin können sich breit aufsitzende, nässende Papeln vor allem an Damm und Vulva (Condylomata lata), eine Mandelentzündung mit milchigen Belägen (Angina specifica) und weiße, durchscheinende Schleimhautknötchen (Plaques muqueuses) zeigen. Das Sekundärstadium dauert unbehandelt etwa 2 Jahre mit stark wechselnder und zeitweilig auch fehlender Symptomatik. Die Haut- und Schleimhautveränderungen sind bei Kontakt hochgradig infektiös.

Spätsyphilis

Nach jahre- bis jahrzehntelangem, beschwerdefreiem Latenzstadium können erneut Entzündungsreaktionen auftreten: Vereinzelte papulöse Syphilide sowie große, schmerzhafte Knoten, sogenannte Gummen in sämtlichen Körpergeweben. Zerfallen die Gummen, wird Organgewebe zerstört. Typisch sind Aortenaneurysma und Aortenklappeninsuffizienz, Hepatitis und Orchitis (Hodenentzündung). Im Bereich des Nervensystems bildet sich bei etwa 8 % der Patienten eine **Neurosyphilis** mit unterschiedlichen Krankheitsbildern:

- Progressive Paralyse mit psychischen und intellektuellen Veränderungen bis zur Demenz
- Tabes dorsalis: Rückbildung der Hinterwurzeln und Hinterstränge des Rückenmarks mit Verlust von Sensibilität und Schmerzempfinden, Ataxie, Pupillenengstellung
- Meningovaskuläre Neurosyphilis mit Hirninfarkten

Angeborene Syphilis

Bei einer erkrankten Mutter können die Erreger ab dem 4. Schwangerschaftsmonat über die Plazenta auf das Kind übertragen werden, wodurch es zur Fehl- oder Totgeburt kommen kann. Anderenfalls tritt die Erkrankung beim Säugling oder spätestens im Kindesalter in Erscheinung. Durch routinemäßige Antikörpersuche in der Frühschwangerschaft wird die angeborene Syphilis (Syphilis connata) heute vermieden.

Diagnostik

- Direkter, mikroskopischer Erregernachweis mit Dunkelfeld- oder Fluoreszenzmikroskopie: Nur in den Frühstadien der Erkrankung möglich. Untersucht wird die aus dem Primäraffekt gewonnene Flüssigkeit (Reizsekret).
- Antikörpernachweis: Treponemen-Antikörper werden vom Immunsystem in den ersten Wochen nach der Infektion gebildet und können frühestens nach 3 Wochen nachgewiesen werden. Als Suchtest wird der Treponema-pallidum-Hämagglutinationstest (TPHA) und der Treponema-pallidum-Partikel-Agglutinationstest (TPPA-Test) eingesetzt. Ist einer dieser Tests positiv, kommt als Bestätigungstest der Fluoreszenz-Treponema-Antikörper-Absorptionstest (FTA-Abs) zum Einsatz.
- Ist der Zeitpunkt der Infektion unbekannt, muss eine Liquordiagnostik zum Ausschluss einer Neurosyphilis durchgeführt werden.

Therapie

In allen Stadien systemische Antibiotikatherapie mit Penicillin G. Vor der ersten Antibiotikagabe wird hochdosiert ein Kortikosteroid verabreicht. Spätstadien erfordern eine längere Anwendungsdauer als die Frühstadien. Gegebenenfalls wird der Partner mitbehandelt.

9.9.2 Gonorrhö

Definition

Gonorrhö *(Tripper)*

Durch Neisseria gonorrhoeae (Gonokokken) ausgelöste, sexuell übertragene Infektionserkrankung; sehr selten durch Schmierinfektion übertragen; Inkubationszeit: 2–9 Tage

Symptome

Die Symptome sind bei Männern und Frauen unterschiedlich:

- Mann: Wenige Tage nach der Infektion kommt es zu Schmerzen und Brennen beim Wasserlassen sowie grüngelblich-eitrigem Ausfluss. Unbehandelt kann die Infektion unter starken Schmerzen auf Nebenhoden und Prostata übergreifen. Dadurch können sich die Samenwege verschließen.
- Frau: Die Frühphase der Erkrankung bleibt oft unerkannt. Es besteht jedoch dennoch Ansteckungsgefahr. Es tritt ein Harnwegsinfekt mit Schmerzen beim Wasserlassen und häufigem Harndrang auf. Bei Befall der Zervix und der Bartholin-Drüsen ist der Scheideneingang gerötet und schmerzhaft. Es kommt zu eitrigem Ausfluss. Durch ein Aufsteigen der Infektion kann eine Gebärmutter-, Eierstock- und Bauchfellentzündung mit starken Unterbauchschmerzen, Fieber, Erbrechen und Übelkeit entstehen. Folge kann eine Tubensterilität sein.

Diagnostik

Direkter Erregernachweis durch Färbung und anschließende Mikroskopie eines Abstrichs von Genitalsekreten. Kulturelles Anzüchten sichert die Diagnose. Es sollte auch eine Diagnostik auf Chlamydien, Syphilis und HIV erfolgen.

Therapie

- Systemische Gabe von Antibiotika (z. B. Ceftriaxon, Azithromycin), nach einer Woche kulturelle Therapiekontrolle
- Sexuelle Enthaltsamkeit, Gebrauch von Kondomen
- Mitbehandlung des Sexualpartners

Komplikationen

- Unfruchtbarkeit durch Verkleben der Samenwege bzw. Eileiter
- Gonokokkensepsis (Verbreitung der Erreger auf dem Blutweg) mit Fieberschüben, Gelenkschmerzen und Pusteln an Händen und Füßen
- Bei Übertragung der Erreger unter der Geburt kommt es zu einer eitrigen Bindehautentzündung (Gonoblenorrhö) des Neugeborenen, der durch die Credé-Prophylaxe (sibernitrathaltige Augentropfen) vorgebeugt wird.

9.9.3 Ulcus molle

Definition

Ulcus molle *(weicher Schanker)*

Durch Haemophilus ducreyi ausgelöste Geschlechtskrankheit; in Deutschland sehr selten, meist aus fernöstlichen Ländern durch Sextourismus eingeschleppt; Inkubationszeit: 2–5 Tage

Symptome

Im Genitalbereich bilden sich druckempfindliche Geschwüre mit weichem Rand. Die regionalen Lymphknoten sind schmerzhaft geschwollen. Sie können zu Lymphknotenpaketen (Bubonen) verbacken und einschmelzen. Abzugrenzen ist die Infektion von der Syphilis, bei der die Geschwüre einen harten Rand haben (harter Schanker).

Diagnose

Der Erreger wird im Abstrich und in der Kultur aus dem Sekret der Geschwüre nachgewiesen.

Therapie

Therapiert wird die Erkrankung mit Ceftriaxon i.m. oder Azithromycin oral. Der Partner sollte mitbehandelt werden.

9.9.4 Condylomata acuminata

Definition

Condylomata acuminata *(Feigwarzen, spitze Kondylome)*

Durch humane Papillomaviren (HPV) Typ 6 und Typ 11 hervorgerufene Genitalinfektion; bei Frauen bevorzugt Vulva, Vagina und Portio uteri befallen, Kondylome bei Männern meist an der Eichel; primär gutartig

Ursachen

Die Übertragung der humanen Papillomaviren erfolgt meist durch sexuellen Kontakt. Kleinste Hautverletzungen erleichtern es den Viren, in die Haut einzudringen. Condylomata acuminata (► Abb. 9.14) treten häufig gleichzeitig mit anderen Infektionen auf. Weitere Risikofaktoren sind Immunsuppression und Drogenabusus.

Merke

Es werden mehr als 170 verschiedene humane Papillomaviren unterschieden. Zu den HPV-assoziierten Erkrankungen gehören unter anderem Verrucae vulgares, Verrucae plantares, Zervixkarzinom, Peniskarzinom.

Symptome

Typisch sind stecknadelkopfgroße, weißliche bis fleischwasserfarbene Warzen. Sie können jedoch auch größer sein und blumenkohlartig wachsen. Manchmal gibt es auch flache Condylomata acuminata mit rasenförmiger Ausbreitung. Eine

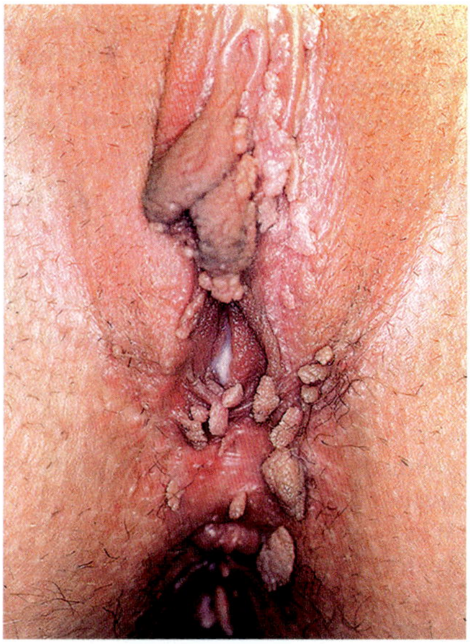

Abb. 9.14 Condylomata acuminata der Vulva [T192]

Sonderform ist das zerstörend wachsende Riesenkondylom (Condylomata gigantea, Buschke-Löwenstein-Tumor), das relativ selten ist.

Diagnostik

Condylomata acuminata erkennt man an ihrem typischen Aussehen. Durch eine Biopsie können die DNA der Viren nachgewiesen und die Papillomaviren differenziert werden, was insbesondere für die Früherkennung eines Zervixkarzinoms wichtig ist.

Bei großen, blumenkohlartig wachsenden Condylomata acuminata muss durch eine histologische Untersuchung ein Vulvakarzinom ausgeschlossen werden.

Breite, flache, nässende Kondylome (Condylomata lata) sind ein Symptom der Syphilis.

Therapie

Condylomata acuminata sollten grundsätzlich entfernt werden. Bei kleinen Befunden ist eine Kryotherapie oder eine Behandlung mit Trichloressigsäure, 5-Fluorouracil und anderen möglich. Im Bereich des äußeren Genitals (aber nicht bei vaginalem oder zervikalem Befall) ist die topische Anwendung von Imiquimod eine Alternative. Größere Feigwarzen werden nach der histologischen Untersuchung operativ entfernt. Die geringste Rückfallrate (Rezidivrate) besteht bei Verwendung eines Lasers.

In der Schwangerschaft müssen Feigwarzen unbedingt entfernt werden, da sich das Kind unter der Geburt anstecken kann. Beim Kind können dann Warzen an den Stimmlippen auftreten (Larynxpapillome).

Prophylaxe

Mädchen und Jungen sollten im Alter von 9 bis 14 Jahren vor Aufnahme erster Sexualkontakte gegen HPV geimpft werden. Die Impfung besteht aus zwei Dosen, die im Abstand von mindestens 5 Monaten verabreicht werden sollten.

Wiederholungsfragen

1. Nennen Sie Entzündungen des äußeren Genitals der Frau.
2. Was ist eine Endometriose?
3. Welche Beschwerden können bei einer Frau mit Uterusmyomen auftreten?
4. Was ist ein PAP-Abstrich?
5. Was sind die Ursachen eines Descensus uteri?
6. Welche Komplikationen können bei einer Adnexitis auftreten?
7. Was ist der häufigste bösartige Tumor der Frau und welche Risikofaktoren begünstigen sein Auftreten?
8. Welche Untersuchungen beinhaltet die Krebsvorsorgeuntersuchung bei Frau und Mann?
9. Welche Beschwerden werden durch ein Prostataadenom hervorgerufen?
10. Wie sieht die Therapie eines Prostatakarzinoms aus?
11. Wie wird eine Phimose therapiert?
12. Was ist eine Hodentorsion?
13. Nennen Sie sexuell übertragbare Erkrankungen.

Erkrankungen des Nervensystems

10

Überblick

In diesem Kapitel werden die wichtigsten Erkrankungen des Nervensystems beschrieben. Zu Beginn werden die Anatomie und Physiologie des zentralen (► Kap. 10.1.1) und peripheren Nervensystems (► Kap. 10.1.2) aufgefrischt. Anschließend finden sich Antworten unter anderem auf folgende Fragen:

- Was ist der Unterschied zwischen einer peripheren und einer zentralen Lähmung? (► Kap. 10.2)
- Welche Symptome gehen mit einer Hirndruckerhöhung einher? (► Kap. 10.3)
- Wie lassen sich Anfallsleiden voneinander unterscheiden? (► Kap. 10.4)
- Welche Symptome sind typisch für das Parkinsonsyndrom und wie gestaltet sich die Therapie? (► Kap. 10.5.1)
- Welche Formen von Kopfschmerzen gibt es und welche therapeutischen Maßnahmen können ergriffen werden? (► Kap. 10.6)

Danach werden die pflegerelevantesten entzündlichen Erkrankungen des Nervensystems vorgestellt und z. B. der Unterschied zwischen einer Meningitis (► Kap. 10.8.1) und einer Enzephalitis (► Kap. 10.8.3) erläutert.

Anschließend gibt es Informationen über den Verlauf, die Symptome und die Therapie bei Multipler Sklerose (► Kap. 10.9). Neben Ausführungen zum Hydrozephalus (► Kap. 10.10) werden degenerative Erkrankungen wie die amyotrophe Lateralsklerose (► Kap. 10.11.2) angesprochen.

Im Anschluss werden die wichtigsten Verletzungen des ZNS vorgestellt (► Kap. 10.12), unter anderem

- das Schädel-Hirn-Trauma (► Kap. 10.12.2) sowie
- der Bandscheibenvorfall (► Kap. 10.12.5).

Abschließend werden die wichtigsten Erkrankungen des peripheren Nervensystems (► Kap. 10.13) und Muskelerkrankungen (► Kap. 10.14) vorgestellt, unter anderem

- die Schädigung einzelner Nerven (► Kap. 10.13.1),
- die Polyneuropathie (► Kap. 10.13.2) sowie
- die Muskeldystrophie (► Kap. 10.14.1).

10.1 Anatomie und Physiologie des Nervensystems

Das Nervensystem wird in das **zentrale** und das **periphere Nervensystem** unterteilt.

10.1.1 Anatomie und Physiologie des zentralen Nervensystems

Das zentrale Nervensystem (ZNS) lässt sich mit einer übergeordneten Kontrollinstanz vergleichen, die Organfunktionen koordiniert, Informationen aus der Umwelt aufnimmt, verarbeitet und daraufhin sinnvolle Reaktionen einleitet. Ohne das hochentwickelte ZNS des Menschen sind wesentliche Funktionen wie Sprache, Denken, Gefühlsempfindungen, das Ich-Bewusstsein und ethische Wertvorstellungen nicht möglich.

Das zentrale Nervensystem besteht aus dem **Gehirn** (► Abb. 10.1) und dem **Rückenmark.**

Weiße und graue Substanz

Makroskopisch unterscheidet man im Nervensystem weiß erscheinende von grau erscheinenden Abschnitten. Diese Abschnitte werden als weiße bzw. graue Substanz bezeichnet. Die **graue Substanz** besteht aus Nervenzellkörpern und Dendriten (Zellfortsätzen, die Signale von benachbarten Zellen auf die Zellkörper übertragen). Diese bilden verschiedene Kerne und Rindenfelder, die jeweils gemeinsam die gleiche Funktion ausüben. Die **weiße Substanz** besteht aus in Bündeln verlaufenden markhaltigen Nervenfasern, den Axonen, die im Gehirn als Bahnen zusammengefasst werden. Sie verbinden die verschiedenen Hirnabschnitte, die aus Kernen und Rindenfeldern bestehen, miteinander.

Endhirn

Das Endhirn (Telencephalon) stellt den größten Abschnitt des menschlichen Gehirns dar. Es besteht aus den **Endhirnkernen,** der **Großhirnrinde** (Cortex cerebri) und der unterhalb der Rinde gelegenen weißen Substanz, die einige große **Faserbahnen** enthält.

Das Endhirn wird durch eine große Längsfurche (Fissura longitudinalis) in die **rechte** und **linke Hemisphäre** (Gehirnhälfte) unterteilt. Die beiden Hemisphären sind lediglich in der Tiefe durch ein

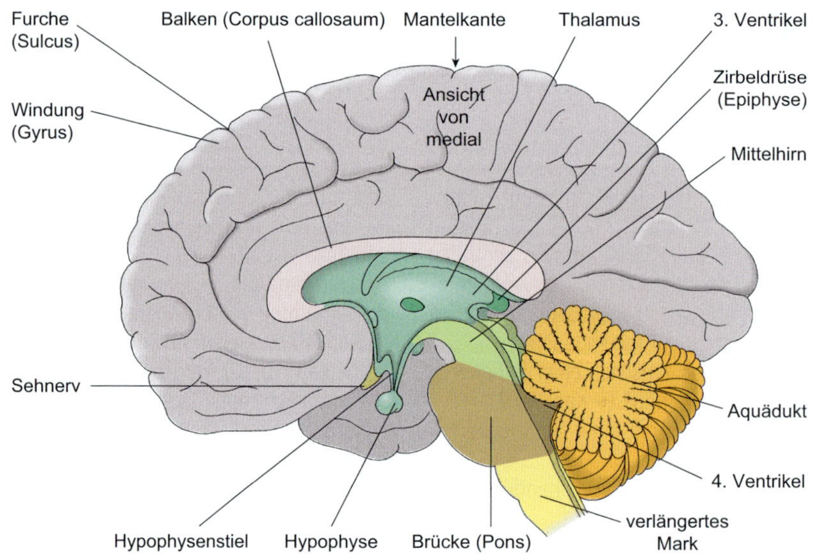

Abb. 10.1 Das Gehirn im Längsschnitt [L190]

querverlaufendes Fasersystem, den **Balken,** miteinander verbunden. Durch weitere Furchen werden die beiden Hemisphären anatomisch in je fünf Lappen untergliedert:

- Stirnlappen (Lobus frontalis)
- Scheitellappen (Lobus parietalis)
- Hinterhauptlappen (Lobus occipitalis)
- Schläfenlappen (Lobus temporalis)
- Insellappen (Lobus insularis)

Nach ihrer Funktion kann die Großhirnrinde in verschiedene Rindenfelder eingeteilt werden, die motorische oder sensorische Aufgaben erfüllen:

- Das **primär sensorische Rindenfeld** verarbeitet Informationen der Berührungsempfindung und des Schmerzes. Diese Informationen werden als eine Folge von Aktionspotenzialen über verschiedene aufsteigende Nervenbahnen von den Rezeptoren in Haut, Muskeln, Gelenken oder inneren Organen zum primären sensorischen Rindenfeld geleitet und dort in eine bewusste Empfindung umgesetzt. Das primär sensorische Rindenfeld steht in Verbindung mit dem sekundären sensorischen Rindenfeld.
- **Sekundäres sensorisches Rindenfeld:** Hier sind Erfahrungen über frühere Berührungsempfindungen gespeichert. Diese können mit den im primären sensorischen Rindenfeld neu eintreffenden Sinneseindrücken verglichen und gedeutet werden.
- Das **primär motorische Rindenfeld** steuert die bewussten Bewegungen. Dabei ist jede Körperregion auf einem Abschnitt der Großhirnrinde repräsentiert. Von hier verläuft die Pyramidenbahn bis in das Rückenmark.
- Das **sekundäre motorische Rindenfeld** leitet Informationen über früher erlernte Bewegungsabläufe zum primären motorischen Rindenfeld (Planung einer Bewegung).
- Rindenfelder der Sinnesorgane: **Sehzentrum, Lesezentrum, Sprachzentrum, Hörzentrum** (primär motorische Rindenfelder).

Faserbahnen der weißen Substanz

Unter der Großhirnrinde liegt als weiße Substanz eine Schicht aus vielen Faserbahnen, die die Rindenfelder sowohl untereinander als auch mit anderen Zentren des Nervensystems verbindet. Eine dieser Bahnen ist die Pyramidenbahn.

Pyramidenbahn

Die Pyramidenbahn (► Abb. 10.2) leitet die Signale für die bewussten willkürlichen Bewegungen vom primären motorischen Rindenfeld zur Skelettmuskulatur. Die Zellkörper der Pyramidenbahn liegen im primären motorischen Rindenfeld. Sie bilden mit ihren Nervenfasern das 1. Motoneuron. Vom

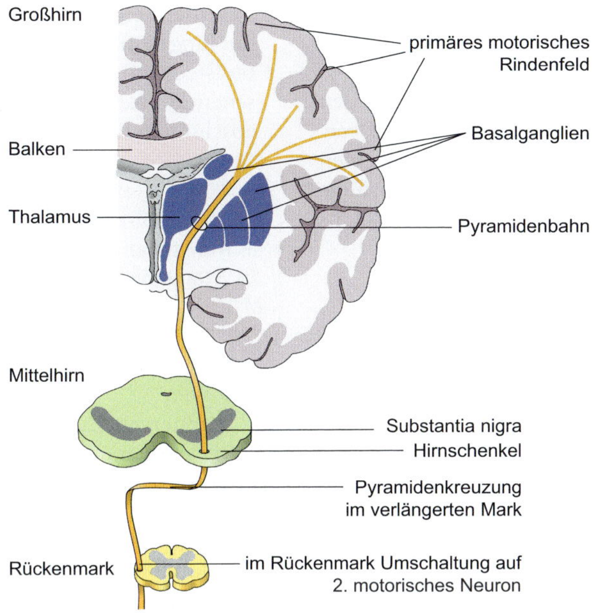

Abb. 10.2 Gehirn- und Rückenmarksquerschnitt mit Verlauf der Pyramidenbahn [L190]

primären motorischen Rindenfeld ziehen die Axone der Nervenzellen durch die Capsula interna, das Mittelhirn, die Brücke und das verlängerte Mark. Am Übergang zum Rückenmark kreuzt der Großteil der Axone auf die Gegenseite. Im Rückenmark stehen die Axone über Synapsen mit Nervenzellkörpern in Verbindung, die mit ihren Axonen an der Skelettmuskulatur enden. Diese bilden das 2. Motoneuron.

Basalganglien

Die Basalganglien (Stammganglien, extrapyramidales System) liegen in der Tiefe des Gehirns. Zu ihnen gehören:

- Kerne des Endhirns: **Putamen** und **Nucleus caudatus**
- Kerne des Zwischenhirns: **Globus pallidus** und **Nucleus subthalamicus**
- Kerne des Mittelhirns: **Substantia nigra** und **Nucleus ruber**

Die Aufgabe der Basalganglien besteht in der Koordination von Bewegungsabläufen und deren Schnelligkeit. Die Basalganglien sorgen für die Feinabstimmung der willkürlichen Bewegungen und regulieren den Muskeltonus bei unwillkürlichen Bewegungen, indem sie die Reize von Großhirn, Kleinhirn und Hirnstamm miteinander verknüpfen.

Zwischenhirn

Das Zwischenhirn (Diencephalon) liegt zwischen Endhirn und Mittelhirn. Wichtige Strukturen sind **Thalamus** sowie **Hypothalamus** mit **Hypophyse.**

Thalamus

Für die Weiterleitung und Verarbeitung sensorischer Informationen aus der Umwelt oder der Innenwelt des Körpers nimmt der Thalamus eine Schlüsselfunktion ein. Alle Signale müssen den Thalamus passieren, bevor sie die Großhirnrinde erreichen und dort zu einer bewussten Empfindung verarbeitet werden. Damit die Großhirnrinde nicht mit Informationen überflutet wird, wirkt der Thalamus wie ein Filter, den nur für den Gesamtorganismus bedeutsame Informationen passieren können. Aus diesem Grund wird der Thalamus auch „Tor zum Bewusstsein" genannt.

Hypothalamus und Hypophyse

Der **Hypothalamus** liegt an der Basis des Zwischenhirns. Er ist ein übergeordnetes Regulationszentrum, das auf folgende Systeme Einfluss nimmt:

- Hormonhaushalt
- Konstanthaltung der Körpertemperatur
- Wasserhaushalt
- Kreislauffunktion

- Nahrungsaufnahme (Durst, Hunger, Sattheit)
- Entstehung von Gefühlen, z. B. Aggressionen, Angst, Lust

Die **Hypophyse** (Hirnanhangsdrüse) ist über den Hypophysenstiel eng mit dem Hypothalamus verbunden. Sie wird in einen Vorderlappen und einen Hinterlappen unterteilt. Beide üben eine wichtige Funktion für die Regulation des Hormonhaushalts aus (► Kap. 7.1.1).

Mittelhirn

Das Mittelhirn (Mesencephalon) ist ein ca. 1,5 cm langer Abschnitt zwischen Zwischenhirn und Rautenhirn. Wichtige Strukturen des Mittelhirns sind:

- **Vierhügelplatte,** die eine wichtige Schaltstelle des optischen und des akustischen Systems darstellt.
- **Hirnschenkel** (Pedunculi cerebri), durch die wichtige afferente (aufsteigende) und efferente (absteigende) Faserbahnen zwischen den einzelnen Hirnabschnitten verlaufen, z. B. Pyramidenbahn.
- Teile der **Basalganglien,** der Nucleus ruber und die Substantia nigra, die für die Aufrechterhaltung der Muskelspannung, für die Körperhaltung und für die Bewegungsausführung eine wichtige Rolle spielen.
- **Aquädukt** als liquorführende Verbindung zwischen 3. und 4. Hirnventrikel.

Weiterhin ist das Mittelhirn Austrittsstelle des III. und IV. Hirnnervs.

Rautenhirn

Das Rautenhirn (Rhombencephalon) besteht aus der **Brücke** (Pons) und dem **verlängerten Mark** (Medulla oblongata). Nach kranial grenzt das Rautenhirn an das Mittelhirn, kaudal zieht es durch das Foramen magnum und geht ohne scharfe Begrenzung in das Rückenmark über. Wichtige Strukturen des Rautenhirns sind:

- **Formatio reticularis:** Sie reicht nach kranial bis zum Thalamus, nach kaudal bis zum Rückenmark und besteht aus einem netzartig aufgebauten, unscharf begrenzten Neuronensystem. Eine bedeutende Rolle spielt sie für den Zustand der Bewusstseinslage und für den Schlaf-wach-Rhythmus. Weiterhin koordiniert sie lebenswichtige Vorgänge wie Atmung, Kreislauf und Schlucken. Sie beeinflusst Muskeltonus und Bewegungen der gesamten Körpermuskulatur.
- **Hirnnervenkerne V–VII** und deren Verbindungen.
- **Faserbahnen,** die als Nervenfaserbündel Verbindungen innerhalb des Rautenhirns afferent (aufsteigend) und efferent (absteigend) zwischen Rückenmark und verschiedenen Hirnabschnitten herstellen.

Merke

Mittelhirn, Brücke und verlängertes Mark werden auch als **Hirnstamm** zusammengefasst.
Als **Stammhirn** wird die Einheit aus Zwischenhirn, Mittelhirn, Brücke und verlängertem Mark bezeichnet.

Hirnnerven

Die Hirnnerven (Nn. craniales) verlassen kranial des Rückenmarks das ZNS. Es gibt zwölf Hirnnervenpaare, die nach der Reihenfolge ihres Austritts aus dem ZNS von kranial nach kaudal mit römischen Ziffern (I–XII) benannt werden. Sie treten durch kleine Öffnungen an der Schädelbasis aus dem knöchernen Schädel aus und gelangen so zu ihren Zielorganen. ► Abb. 10.3 zeigt Austrittsstellen und Funktionen der einzelnen Hirnnerven.

Kleinhirn

Das Kleinhirn (Cerebellum) liegt in der hinteren Schädelgrube kaudal des Hinterhauptlappens des Endhirns. Ähnlich wie das Endhirn besteht das Kleinhirn aus der Rinde (Cortex cerebelli) und den darunter liegenden Kleinhirnkernen sowie afferenten und efferenten Faserbahnen. Über diese ist es mit dem Rückenmark, dem Gleichgewichtsorgan, dem Hirnstamm, dem Thalamus und der Großhirnrinde verbunden.
Das Kleinhirn ist bei der Ausführung sämtlicher motorischer Handlungen, angefangen vom Laufen bis hin zum Sprechen, von entscheidender Bedeutung. Es stimmt die einzelnen Bewegungsanteile aufeinander ab und optimiert damit Haltung und Bewegung.

Rückenmark

Das Rückenmark (Medulla spinalis) schließt sich an das verlängerte Mark an und reicht als zentimeterdicker Strang geschützt durch die Wirbelsäule vom Atlas bis in die Höhe des 1./2. Lendenwirbelkörpers. In regelmäßigen Abständen gehen beidseits aus dem Rückenmark je eine ventrale (Vorderwurzel, motorische Fasern) und eine dorsale (Hinterwurzel, sensible Fasern) Wurzel hervor, die sich nach wenigen Millimetern zu einem **Spinalnerven** (Rückenmarknerven) vereinigen.

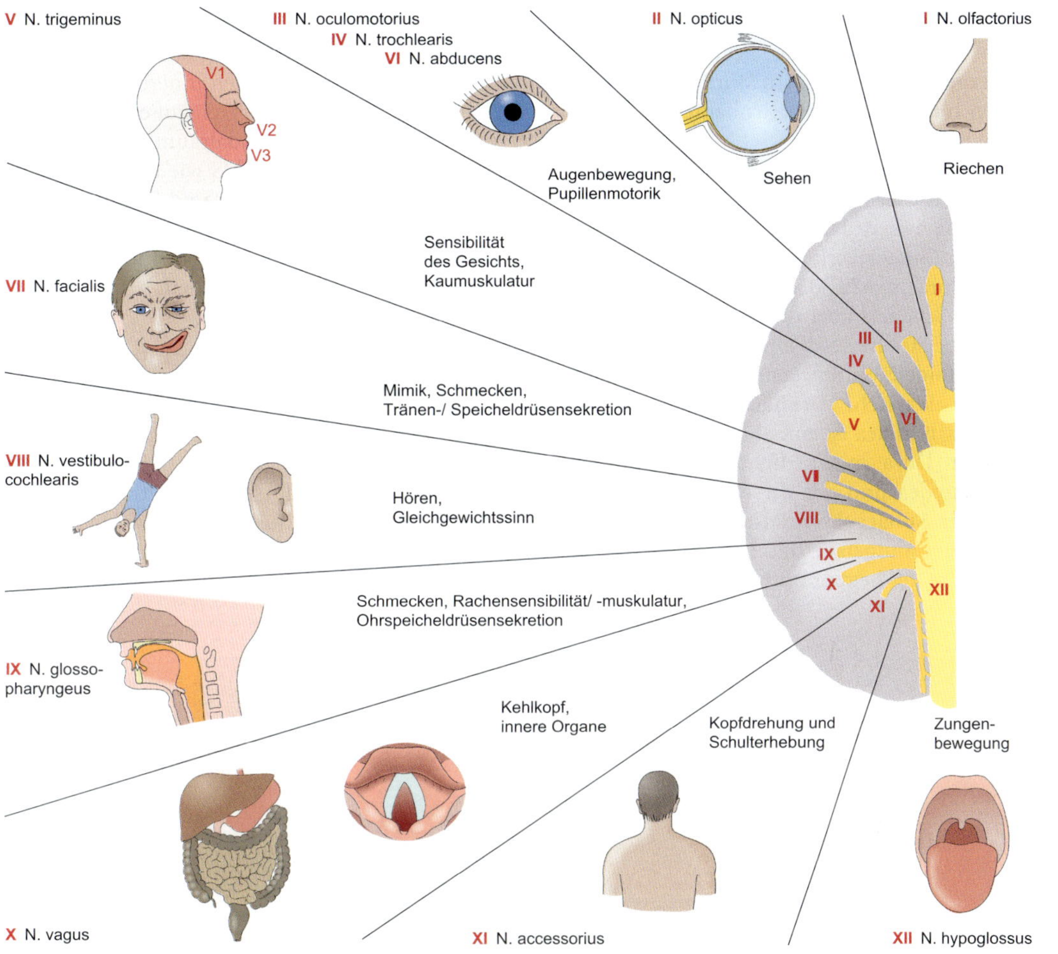

Abb. 10.3 Die zwölf Hirnnerven mit ihren Funktionen und Austrittsstellen aus dem Gehirn [L190]

Insgesamt verlassen so 31 Spinalnervenpaare das Rückenmark und durch die Zwischenwirbellöcher den Wirbelkanal. Sie gliedern das Rückenmark in 31 Segmente, die kontinuierlich ineinander übergehen. Folgende Segmente werden weitgehend analog zum Wirbelsäulenaufbau unterschieden:

- 8 Halssegmente (C_1–C_8)
- 12 Brustsegmente (Th_1–Th_{12})
- 5 Lendensegmente (L_1–L_5)
- 5 Kreuzbeinsegmente (S_1–S_5)
- 1–3 Steißbeinsegmente

Innerer Aufbau des Rückenmarks

Das Rückenmark besteht wie das Gehirn aus **grauer Substanz,** die Nervenzellkörper enthält. Sie liegt zentral und bildet auf Rückenmarksquerschnitten eine Schmetterlingsfigur. Im Einzelnen sind zu unterscheiden:

- Vorderhorn, in dem die motorischen Nervenzellkörper liegen, die mit ihren Axonen zur Skelettmuskulatur ziehen (somato-efferent)
- Hinterhorn, in dem die Nervenzellkörper liegen, die sensible Informationen aus der Peripherie erhalten (somato-afferent)
- Seitenhorn, in dem die Nervenzellkörper des vegetativen Nervensystems liegen.

Die **weiße Substanz** umgibt die graue Substanz und besteht aus Nervenfasern, die als Stränge (Funiculus) und Bahnen (Tractus) auf- und absteigen.

Hirnhäute

Gehirn und Rückenmark liegen geschützt im knöchernen Schädel bzw. im Wirbelkanal. Sie sind von den bindegewebigen Hirnhäuten (Meningen) umgeben. Diese heißen:

- **Dura mater** (harte Hirnhaut): Sie kleidet die Innenfläche des Schädels aus und stellt gleichzeitig die äußere Hülle des ZNS dar. Innerhalb der Dura mater verlaufen venöse Blutleiter, die Sinus durae matris, die das venöse Blut des gesamten Schädels über die V. jugularis interna in die obere Hohlvene ableiten.
- **Arachnoidea** (Spinnwebenhaut) und **Pia mater** werden als weiche Hirnhäute zusammengefasst: Die Arachnoidea ist eine dünne gefäßlose Haut, die der Dura mater dicht anliegt. Zwischen Arachnoidea und der ihr folgenden Pia mater liegt der **Subarachnoidalraum.** Er enthält die arteriellen Blutgefäße und ist mit Liquor gefüllt. Die Pia mater liegt unmittelbar dem Gehirn an.

Liquorräume

Liquor ist eine klare Flüssigkeit, die sich in den untereinander verbundenen inneren und äußeren Liquorräumen befindet. Der äußere Liquorraum wird vom Subarachnoidalraum gebildet. Hier schützt der Liquor das ZNS wie eine Art Wasserkissen vor Erschütterungen und Schlägen. Die inneren Liquorräume bestehen im Gehirn aus einem Hohlraumsystem, den **Ventrikeln,** und im Rückenmark aus dem **Zentralkanal.**

10.1.2 Anatomie und Physiologie des peripheren Nervensystems

Nach ihrem Austritt aus den Zwischenwirbellöchern teilen sich die Spinalnerven in mehrere Äste (► Abb. 10.4): Die dorsalen Äste ziehen zum Rücken und versorgen dort sensibel die Haut des Rückens und motorisch die Rückenmuskulatur. Von den ventralen Ästen ziehen lediglich die des 2.–11.

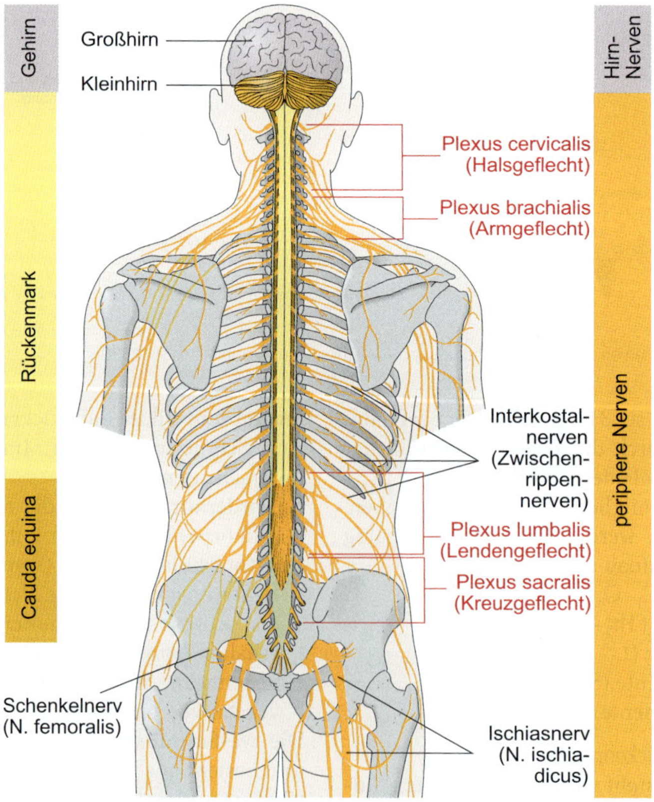

Abb. 10.4 Peripheres Nervensystem [L190]

Brustsegments zur Brustwand und versorgen dort als Zwischenrippennerven (Nn. intercostales) sensibel die Haut und motorisch die Muskeln des Brustkorbs und Bauchs. Die übrigen ventralen Äste bilden nach ihrem Austritt aus dem Wirbelkanal verschiedene Nervengeflechte (Plexus).

Plexus cervicalis

Der Plexus cervicalis (Halsgeflecht) aus den Segmenten C_1–C_4 versorgt motorisch Teile der Schulter- und der Halsmuskulatur, mit dem N. phrenicus das Zwerchfell und sensibel die Haut der Hals- und Schulterregion.

Plexus brachialis

Der Plexus brachialis (Armgeflecht) aus den Segmenten C_5–Th_1 versorgt motorisch die Muskeln der Schulter sowie der oberen Extremitäten und sensibel die Haut der Arme und Hände. Die drei großen Armnerven aus diesem Geflecht sind der N. radialis, der N. ulnaris und der N. medianus.

Plexus lumbalis

Der Plexus lumbalis (Lendengeflecht) aus den Segmenten Th_{12}–L_4 versorgt motorisch die Streckmuskulatur des Kniegelenks und Teile der Beugemuskulatur des Hüftgelenks sowie sensibel die Haut der Oberschenkelvorderseite und der äußeren Geschlechtsorgane. Der wichtigste Nerv dieses Geflechts ist der N. femoralis.

Plexus sacralis

Der Plexus sacralis (Schamgeflecht) aus den Segmenten L_4–S_3 versorgt motorisch die Beugemuskulatur des Kniegelenks, die Muskulatur des Sprunggelenks und des Fußes sowie sensibel die Haut der Rückseite des Beins, des Fußes, der Dammregion und des Gesäßes. Der wichtigste Nerv dieses Geflechts und gleichzeitig der längste und dickste des Körpers ist der N. ischiadicus. Er teilt sich proximal der Kniekehle in den N. tibialis und den N. peroneus.

10.2 Lähmungen

Die Willkürmotorik wird vom primären motorischen Rindenfeld des Großhirns gesteuert. Dort liegt das 1. Motoneuron. Je nach Komplexität der Bewegung sind unterschiedlich viele Neurone aktiv beteiligt. Der **Homunkulus** (▸ Abb. 10.5) stellt diese unterschiedliche Gewichtung des motorischen Rindenfelds des menschlichen Körpers dar.

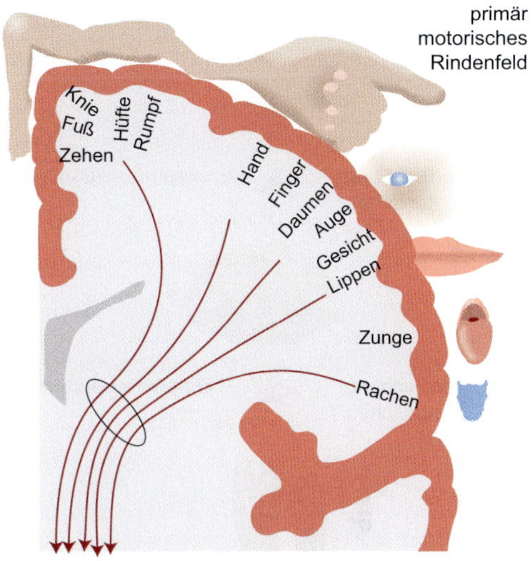

Abb. 10.5 Homunkulus im Bereich des primären motorischen Rindenfelds. Körperbereiche, deren Bewegung große Präzision verlangen, sind stärker repräsentiert. [L190]

Von der Hirnrinde ziehen die Axone, gebündelt in der Pyramidenbahn, zum Rückenmark. Im Vorderhorn des Rückenmarks enden die Nervenbahnen des 1. Motoneurons und werden auf das 2. Motoneuron umgeschaltet. Dessen Axone verlassen das Rückenmark segmental mit dem Spinalnerven und erreichen schließlich die Muskelfasern.

Zentrale Lähmung

Zentrale Lähmungen (▸ Abb. 10.6) sind Folge einer Schädigung des 1. Motoneurons z. B. durch Tumoren, Schlaganfall oder aufgrund einer direkten Verletzung des Rückenmarks. Die mögliche Schädigung kann im gesamten Verlauf des 1. Motoneurons zwischen der motorischen Rinde und dem Vorderhorn des Rückenmarks liegen.
Zu den zentralen Störungen der Motorik gehören neben den zentralen Lähmungen auch Ataxien (z. B. Friedreich-Ataxie) und extrapyramidale Erkrankungen, z. B. Parkinsonsyndrom.

Symptome

Leitsymptom ist die **spastische Lähmung.** Dabei ist der Muskeltonus erhöht. Bei passiven Bewegungen findet sich ein federnder Widerstand, der plötzlich nachlässt (Taschenmesserphänomen). Die spastische Tonuserhöhung tritt häufig nicht direkt nach der Schädigung auf, sondern entwickelt sich innerhalb von Tagen bis Wochen.
Weitere Symptome sind:

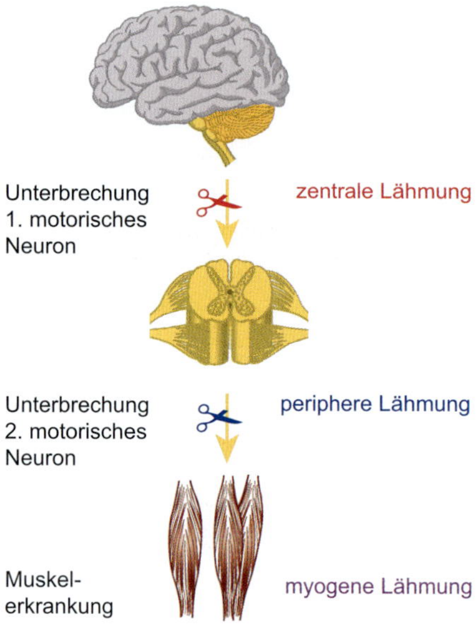

Abb. 10.6 Zentrale, periphere und myogene Lähmungen [L190]

- Verlust der Feinmotorik: Beim Versuch, eine einfache Bewegung auszuführen, wird die Muskulatur der gesamten Extremität aktiviert (Masseninnervation).
- Gesteigerte Muskeleigenreflexe.
- Pathologische Reflexe, z. B. Babinski-Reflex.

Typisch ist, dass keine Muskelatrophie auftritt, da das 2. Motoneuron intakt bleibt. Wenn die Schädigung oberhalb der Kreuzung der Pyramidenbahn liegt, treten die Symptome auf der Gegenseite auf.

Fallbeispiel

Die Muskelspannung verändert sich

Herr Müller, 76 Jahre alt, lebt im Pflegeheim Tannheim und hatte vor einem Jahr einen Schlaganfall. Seitdem leidet er unter anderem an einer spastischen Lähmung des rechten Arms. Der Auszubildende Jens Kort ist schon länger für die Betreuung und Pflege von Herrn Müller zuständig und hat bemerkt, dass sich die Spastik situationsabhängig verändert.

Die Pflegefachperson Tina Schwarz erklärt ihm: Die Spannung im Muskel und die Spastik sind bei spastischen Lähmungen nicht statisch, sondern veränderbar. Emotionen wie Angst oder Wut, Kälte, Lärm, Stress oder Unsicherheit können zu einer Erhöhung des Muskeltonus führen. Im Umkehrschluss bedeutet dies auch, dass sich durch die Anwendung tonusreduzierender Konzepte die Spannung reduzieren lässt, dazu zählen z. B. das Bobath-Konzept oder die Basale Stimulation®.

Periphere Lähmung

Ursache peripherer Lähmungen (▶ Abb. 10.6) ist eine Schädigung des 2. Motoneurons. Dieses hat seinen Zellkern im Vorderhorn des Rückenmarks und innerviert als peripherer Nerv die zugehörigen Muskeln.

Symptome

Leitsymptom der peripheren Lähmung ist die schlaffe Lähmung. Die Muskeln sind hypoton, die Eigenreflexe erloschen. Da die Muskulatur keine Nervenimpulse erhält, atrophiert sie.

10.3 Hirndruckerhöhung

Definition

Hirndruck

Intrakranieller Druck; Druck innerhalb des knöchernen Schädels; jegliche Raumforderung erhöht den Hirndruck.

Ursachen

- Tumor, Metastasen
- Blutung
- Zunahme der Liquormenge (Hydrozephalus)
- Hirnödem:
  - In der Umgebung von Raumforderungen, z. B. Tumor, Abszess, Metastasen
  - Entzündlich bei Meningitis, Enzephalitis
  - Ischämisch nach Schlaganfall, Sinusvenenthrombose, Blutdruckabfall
  - Trauma
  - Urämie

Symptome und Einteilung

Zeichen des Hirndrucks sind:

- Übelkeit, Erbrechen.
- Kopfschmerzen.
- Nackensteife (Meningismus).
- Lichtstarre, weite Pupille.
- Stauungspapille: Der erhöhte Hirndruck markiert ein Ödem um die Sehnervenpapille, das bei der Spiegelung des Augenhintergrunds sichtbar ist.
- Druckpuls: harter, verlangsamter, gut tastbarer Puls als Reaktion, die Hirndurchblutung aufrechtzuerhalten (Cushing-Reflex).
- Augenmuskelstörungen.
- Antriebsminderung, Apathie.
- Zunehmende Bewusstseinsstörungen bis zum Koma.

Merke

Eine Hirndruckerhöhung stellt einen Notfall dar, der innerhalb von Stunden bis Tagen zum Tod führen kann.

Diagnostik

- Spiegelung des Augenhintergrunds.
- In CT und MRT werden Hirnödem und Raumforderungen sichtbar, die Verdrängung der umliegenden Hirnstrukturen kann beurteilt werden.
- Eventuell Hirndruckmessung.
- Bei Verdacht auf Hirndruckerhöhung darf keine Lumbalpunktion durchgeführt werden.

Therapie

- Ständige Kontrolle von Bewusstseinslage, Blutdruck, Pupillenreaktion, Augenbewegungen und Augenhintergrund.
- Therapie der Grunderkrankung, z. B. Operation eines Hirntumors.
- Medikamentöse Regulierung des Blutdrucks und der Körpertemperatur.
- Bei Schmerzen Paracetamol oder Pethidin.
- Hochlagerung des Oberkörpers auf 30° verbessert den venösen Abfluss.
- Osmotherapie: Die Substanzen Mannitol und Glyzerol erhöhen die Osmolalität des Bluts (▸ Kap. 8.4.1) und entziehen durch die Konzentrationsdifferenz Wasser aus dem Hirngewebe.
- Forcierte Diurese senkt das Blutvolumen und damit die Liquorproduktion.
- Bei starker Raumforderung kann eine rasche Druckentlastung z. B. durch eine Ventrikeldrainage oder eine Trepanation (operative Entfernung von Teilen des Schädelknochens) erreicht werden.
- Hyperventilation, die zur Engstellung der intrakraniellen Blutgefäße führt.

Die weitergehende Therapie richtet sich nach der Ursache des Hirndrucks.

Komplikationen

Die Gefahr einer Hirndruckerhöhung besteht in einer oberen und unteren Einklemmung. Dabei kommt es zu einer Verschiebung des Hirngewebes mit Einklemmung im Tentoriumschlitz bzw. im Foramen occipitale magnum. Beide Formen führen ohne Therapie zum Hirntod. Klinische Manifestationen sind spastische Streckung der Extremitäten (Strecksynergismen), pathologische Reflexe, Koma, Atemstörungen bis zur Apnoe (Atemstillstand).

10.4 Anfallsleiden

Definition

Anfallsleiden (Krampfleiden)

Verschiedene Erscheinungsformen epileptischer Anfälle (Epilepsie = Fallsucht); Ursache: Übererregbarkeit der Nervenzellen der Hirnrinde; etwa 10 % der Bevölkerung zeigen erhöhte Anfallsbereitschaft, die Hälfte von ihnen hat einmalig einen einzelnen, isoliert auftretenden epileptischen Anfall; wiederholte Anfälle bei etwa 0,5 % der Bevölkerung; Erkrankung meist vor dem 25. Lebensjahr beginnend

Ursachen und Einteilung

Ursache von Anfallsleiden ist eine erhöhte Erregbarkeit der Gehirnzellen. Die Nervenzellen entladen sich anfallsartig und gleichzeitig, ohne übergeordnete Abstimmung. Dadurch kommt es zum klinischen Bild des Krampfanfalls, der unterschiedliche Erscheinungsformen annehmen kann. Folgende Einflüsse setzen die Krampfschwelle der Zellen herab, sodass sich die Zellen leichter und abnorm synchron entladen:

- Stoffwechselstörungen, Hypoglykämie, Elektrolytstörungen
- Medikamente, z. B. Antipsychotika, Antidepressiva
- Infektionen
- Intoxikationen: Alkoholabhängigkeit, Drogen (z. B. Ecstasy)
- Alkoholentzug
- Intrakranielle Blutung, ischämischer Schlaganfall
- Hyperventilation
- Licht- und andere Sinnesreize
- Schlafentzug
- Schwangerschaft (Eklampsie)
- Tumoren

Epilepsien werden abhängig von ihren Ursachen in zwei Gruppen eingeteilt:

Bei einer **genuinen** (angeborenen) oder **idiopathischen** Epilepsie (ca. 50 % aller Epilepsien) lässt sich keine Ursache für das Anfallsleiden bestimmen. Häufig liegt eine genetische Veranlagung vor, die eine Störung im Bereich von Ionenkanälen oder Rezeptoren bedingt. Das Risiko für Kinder mit einem erkrankten Elternteil kann bis zu 15 % betragen.

Als **symptomatisch** werden die Epilepsien bezeichnet, denen eine Hirnschädigung zugrunde

liegt, z. B. ein Tumor, eine Blutung, Entzündung, Trauma oder Alkoholintoxikation bzw. -entzug. Vor allem Anfallsleiden, die nach dem 20. bzw. 25. Lebensjahr auftreten, sind hochverdächtig auf eine symptomatische Epilepsie.
Anfallsleiden treten in verschiedenen Formen und mit unterschiedlichen Verläufen auf. So können entweder das gesamte Gehirn oder nur Teilbereiche von der unkontrollierten Entladung betroffen sein. Deshalb werden Anfälle in zwei Gruppen eingeteilt: **generalisierte** und **fokale Anfälle.** Wenn die Entladungen nicht auf einzelne Zellen begrenzt bleiben und sich ungehemmt über das gesamte Hirngewebe oder einzelne Hirnareale ausbreiten, kann ein fokaler Anfall in einen generalisierten Anfall übergehen.

Symptome

Typische Symptome oder Erscheinungen bei epileptischen Anfällen sind:

- Aura: beispielsweise epigastrische Aura als aus der Magengegend aufsteigendes Wärmegefühl, halluzinatorische Wahrnehmungen, psychische Erlebnisse, Stimmungsveränderungen.
- Absence: plötzliche Abwesenheit über 10–30 Sek. Der Patient hält in seiner Tätigkeit inne, hat einen starren Blick, blasse Hautfarbe und zeigt keine Reaktion auf Ansprache. In der Regel stürzt er jedoch nicht.
- Bewusstseinsstörungen.
- Unwillkürlicher Stuhl-, Urinabgang.
- Myoklonische und tonische Anfälle mit Sturz des Patienten:
  - (Myo-)klonisch = kurze, ruckartige Bewegungen
  - Tonisch = kontinuierliche Muskelanspannung
  - Atonisch = plötzliches Erschlaffen der Muskulatur, unter Umständen mit einem Sturz verbunden
- Postiktal, das heißt nach dem Anfall: unter Umständen Schlaf, Verwirrtheit, Kopfschmerzen, Muskelschmerzen.

Diagnostik

- Anamnese zum Anfallshergang, -frequenz, -zeitpunkt und etwaiger Aura sowie Auslöser, Fremdanamnese hilfreich.
- Verletzungen durch einen möglichen Sturz, Zungenbiss.
- EEG (Elektroenzephalogramm): Häufig sind während und kurz nach einem Anfall im EEG typische Wellenformen nachzuweisen. Allerdings kommen bei Menschen mit Epilepsie auch normale Hirnströme vor. In diesem Fall wird durch Provokationsmethoden wie Hyperventilation, Stimulation durch Lichtreize und Schlafentzug versucht, die Epilepsie-Wellen auszulösen. Ein normales EEG schließt eine Epilepsie nicht aus.
- In CT und MRT des Gehirns lassen sich bei der symptomatischen Epilepsie Hirnschädigungen nachweisen.
- Nach einem Anfall Erhöhung des Enzyms Kreatinkinase (CK). Die CK ist ein Enzym im Muskelstoffwechsel, welches bei vermehrter Muskelaktivität, wie sie bei einem Anfall auftritt, freigesetzt wird.
- Liquoruntersuchung bei Verdacht auf eine Enzephalitis als Ursache.

Differenzialdiagnose

Synkope: anfallsartige, kurze Bewusstlosigkeit aufgrund einer vorübergehenden Mangeldurchblutung des Gehirns. Es kann eine kurzzeitige Amnesie (Erinnerungslücke) bestehen. Eine Synkope dauert in der Regel kürzer als ein generalisierter epileptischer Anfall. Den Patienten wird schwarz vor Augen. Sie sinken danach mit schlaffem Muskeltonus zu Boden und sind nach dem Aufwachen schnell wieder orientiert.
Psychogener Anfall: Diese Anfallsform wird als dissoziative Störung (► Kap. 11.4.4) gedeutet. Im Unterschied zu einem epileptischen Anfall gleiten die Patienten zu Boden, ohne sich zu verletzen, die Muskelzuckungen sind nicht tonisch-klonisch und die Augen werden zugekniffen. Es kann ein Opisthotonus mit Zurückwerfen des Kopfs und Überstrecken des Rumpfs auftreten. Häufig lassen sich diese Anfälle durch Schmerzreize unterbrechen.
Narkolepsie ist eine seltene Krankheit mit einem anfallsweise einsetzenden, unwiderstehbaren Schlafbedürfnis (Hypersomnie). Die Krankheit wird vererbt oder durch Hirnerkrankungen (Trauma, Tumor, Entzündung) verursacht. Hauptsymptom sind Schlafanfälle, die wenige Sekunden bis Minuten andauern und in allen Lebenslagen auftreten.
Fieberkrämpfe: Bei Gelegenheitskrämpfen, die ausschließlich mit Fieber und Infektionen einhergehen, ist vor allem bei Kleinkindern (3. Lebensmonat bis 5. Lebensjahr) an einen Fieberkrampf zu denken. Dies ist wichtig zu wissen, da die Prognose sehr gut und eine Therapie mit Antiepileptika nicht indiziert ist.

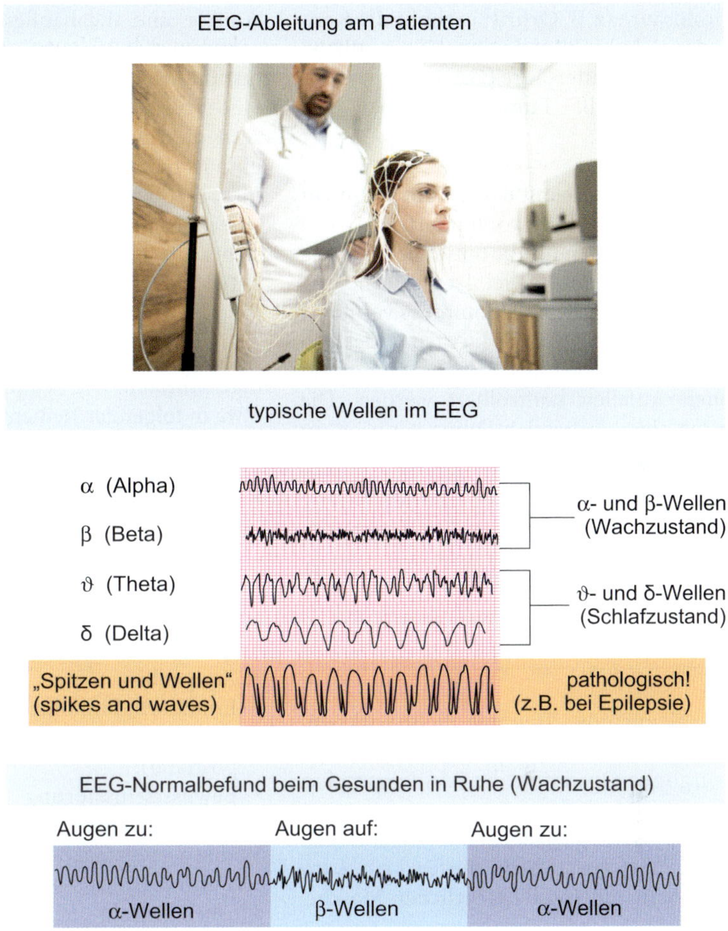

Abb. 10.7 EEG. Über Kopfhautelektroden lassen sich elektrische Spannungen der Hirnrinde aufzeichnen. Die Elektroden werden an 19 definierten Positionen platziert, eine sogenannte EEG-Haube erleichtert das Anbringen. [L190, J787]

Therapie

Sofern möglich, sollte die Ursache einer Epilepsie beseitigt werden. Dies gilt für die symptomatischen Krampfanfälle aufgrund einer Hirnerkrankung wie Tumor, Metastasen, Enzephalitis, Blutung. Weiterhin sind typische Auslöser zu meiden wie Schlafentzug, Drogen-, Alkoholkonsum, Flickerlicht.

Verschiedene antiepileptische Medikamente (Antiepileptika, Antikonvulsiva) stehen für die Prophylaxe und Therapie bei manifestem Anfallsleiden (mindestens 2 Anfälle in 6 Monaten) zur Verfügung. Grundsätzlich gilt, dass das Eindosieren und Ausschleichen derartiger Medikamente langsam und unter Anfallskontrolle zu erfolgen hat. Am häufigsten werden folgende Wirkstoffe verwendet:

- Benzodiazepine (z. B. Clonazepam als Rivotril®, Lorazepam als Tavor®) hemmen die Erregung der Nervenzellen. Sie werden daher in erster Linie eingesetzt, um einen Anfall zu unterbrechen. Bei einer Langzeitbehandlung kann eine Gewöhnung mit Abhängigkeit eintreten.
- Neuere Antikonvulsiva wie Vigabatrin (z. B. Sabril®), Lamotrigin (z. B. Lamictal®), Gabapentin (z. B. Neurontin®), Topiramat (z. B. Topamax®), Levetiracetam (z. B. Keppra®) sind gut verträglich und relativ nebenwirkungsarm. Lamotrigin und Levetiracetam sind die erste Wahl bei fokalen Krampfanfällen oder bei deren Ausweitung zu sekundär generalisierten Krampfanfällen.
- Zu den klassischen Antikonvulsiva zählen:
  - Phenytoin (z. B. Zentropil®, Phenhydan®) stabilisiert die Zellmembranen.
  - Carbamazepin (z. B. Timonil®, Tegretal®) stabilisiert die Zellmembranen.

- Valproinsäure (z. B. Orfiril®) erhöht die Konzentration des inhibitorischen Transmitters Gammaaminobuttersäure (GABA).
- Barbiturate (z. B. Luminal®) heben die Krampfschwelle.
- Succinimide.

Reicht die Monotherapie mit einem Präparat nicht aus, werden zwei Wirkstoffe kombiniert.
Antiepileptika benötigen für die optimale Wirkung einen bestimmten Serumspiegel. Ist er zu niedrig, wirken sie nicht, ist er zu hoch, kommt es vermehrt zu unerwünschten Nebenwirkungen. Deshalb müssen die Serumspiegel bei Neueinstellung und wiederholten Anfällen kontrolliert werden. Die Eindosierung eines Antiepileptikums kann bis zu 2 Monate dauern, weshalb die Wirksamkeit nicht früher beurteilt werden sollte.

Merke

Die Medikation darf bei Patienten mit epileptischen Anfällen nicht abrupt geändert werden, sondern muss immer schrittweise vorgenommen werden.

Ist eine medikamentöse Therapie nicht wirksam, kann bei bestimmten Epilepsieformen über eine neurochirurgische Operation die Ausgangsregion der Anfälle entfernt werden.
Menschen mit einer Epilepsie, deren letzter Anfall weniger als 2 Jahre zurückliegt, dürfen kein Auto steuern und keine potenziell gefährlichen Maschinen bedienen.

10.4.1 Generalisierte Krampfanfälle

Definition

Generalisierter Krampfanfall

Gesamtes Gehirn von pathologischen Entladungen erfasst; Unterscheidung nach klinischem Erscheinungsbild:
- Tonisch-klonische Anfälle (Grand-Mal-Anfälle)
- Andere generalisierte Anfälle (früher: Petit-Mal-Anfälle): Absencen und sämtliche weitere Formen klonischer, tonischer, myoklonischer und atonischer Anfälle

Grand-Mal-Anfälle

Eine Epilepsie mit Grand-Mal-Anfällen (= generalisierte, tonisch-klonische Anfälle) beginnt häufig zwischen dem 5. und 25. Lebensjahr. Grand-Mal-Anfälle sind die häufigste Anfallsform und entsprechen dem typischen Bild mit Bewusstseinsverlust und rhythmischen Zuckungen. Sind sie durch eine frühkindliche Hirnschädigung verursacht, setzt die Erkrankung früher ein. Ein späterer Beginn ist häufig Zeichen einer Hirnerkrankung (Tumor, Narbengewebe nach einem Schlaganfall oder einer Hirnoperation). Grand-Mal-Anfälle können sich auch aus anderen epileptischen Anfallsarten entwickeln und sind dann prognostisch ungünstig.

Symptome

Ein generalisierter Anfall dauert in der Regel wenige Minuten. Die Symptome (► Abb. 10.8) treten etwa in folgender Reihenfolge auf:
- Initialschrei.
- Patient stürzt zu Boden.
- Tonische Krämpfe: Beine überstreckt, Arme gebeugt oder gestreckt.
- Klonische, unwillkürliche, rhythmische Zuckungen.

Weitere Symptome sind:
- Weite, lichtstarre Pupillen, verdrehte Augen
- Zungenbiss
- Einnässen, Einkoten
- Terminalschlaf (im Anschluss an einen Anfall = postiktal)
- Bewusstseinsstörung während und im Anschluss an einen Anfall

Während bzw. nach dem Anfall kann es zu Frakturen und zum Muskelkater durch plötzliche starke Muskelkontraktionen kommen.

Therapie

Verschiedene Antiepileptika werden einzeln oder in Kombination angewendet. Medikament der ersten Wahl ist Valproinsäure, alternativ Lamotrigin.

Komplikationen

Folgen generalisierte epileptische Anfälle in Serien aufeinander, ohne dass der Patient das Bewusstsein wiedererlangt, oder besteht Krampfaktivität länger als 5 Minuten, spricht man von einem **Status epilepticus.** Dieser ist lebensbedrohlich. Es kann sich ein Hirnödem entwickeln, das schließlich zu einem zentralen Herz-Kreislauf-Versagen führt. Es sollte sofort mit einer medikamentösen Therapie begonnen werden, da nicht mit einem spontanen Ende des Krampfanfalls zu rechnen ist. Eingesetzt werden Benzodiazepine (z. B. Lorazepam, Clonazepam als Rivotril®) in ausreichender Dosierung sublingual oder i. v., Phenytoin (unter EKG-Kontrolle),

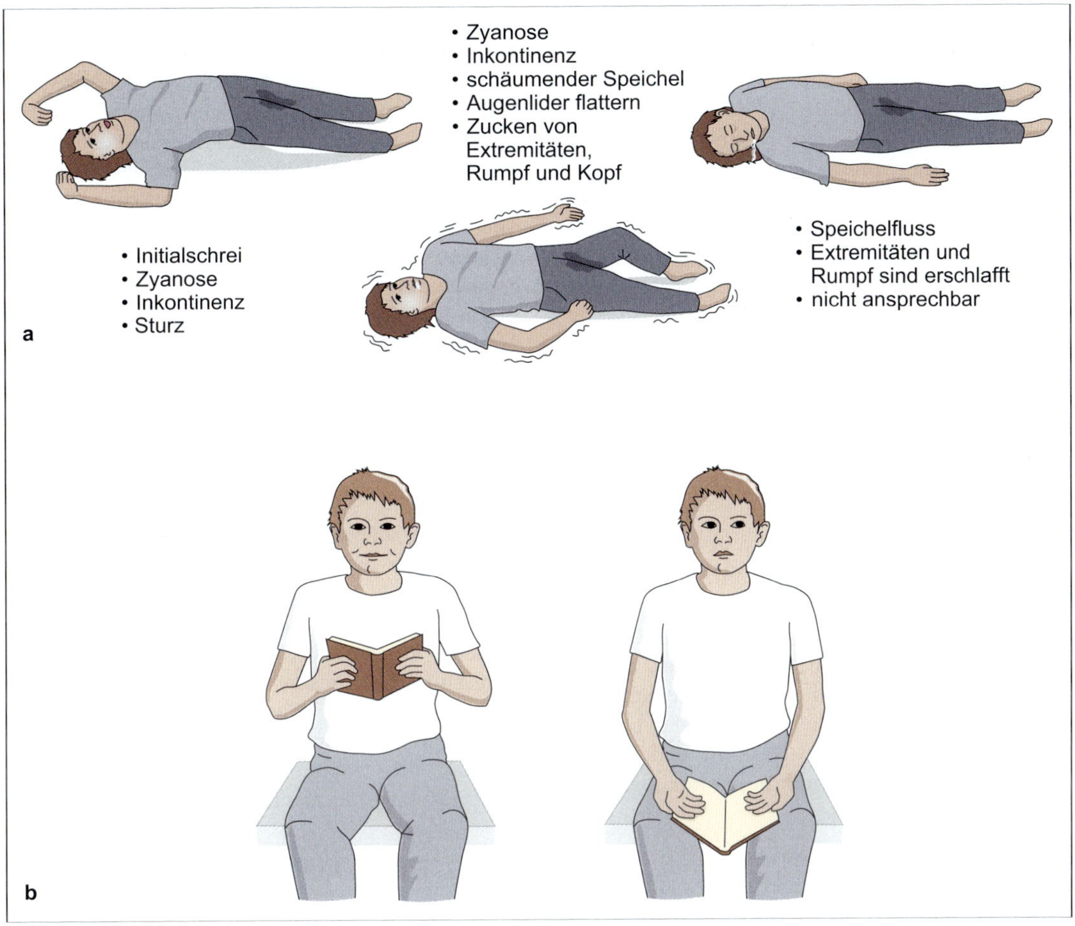

Abb. 10.8 Epilepsie

a) Grand-Mal-Anfall; links: tonische Phase, Mitte: klonische Phase, rechts: postiktale Phase

b) Jugendlicher; links: unauffällig, rechts: während einer Absence [L157]

Phenobarbital (z. B. Luminal®) und Valproinsäure (Ergenyl®). Die Vitalparameter sollten überwacht werden, eventuell sind Sauerstoffgabe, Atemwegssicherung und Verlegung auf die Intensivstation zur Beatmung erforderlich.

Fallbeispiel

Herr Beck hatte einen Anfall

Herr Beck, 24 Jahre, wohnt in einer Wohngruppe für geistig und körperlich eingeschränkte Menschen. Er ist stark intelligenzgemindert und leidet bereits seit seiner Kindheit an einer Epilepsie. Er befindet sich derzeit zur medikamentösen Einstellung in einer Spezialklinik. Dort ist er vor wenigen Minuten infolge eines epileptischen Anfalls gestürzt. Folgende Interventionen sollten nach einem epileptischen Anfall ergriffen werden:

- Stabile Seitenlage
- Untersuchung des Munds auf einen Zungenbiss
- Schutzhelm auf Funktionalität prüfen
- Intimpflege und Kleiderwechsel bei ungewolltem Harn- oder Stuhlabgang
- Regelmäßige Vitalzeichenkontrolle
- Ruhe ermöglichen
- Arzt informieren und gegebenenfalls bei weiteren diagnostischen Verfahren unterstützen

Andere generalisierte Anfälle (Petit-Mal-Anfälle)

Blitz-Nick-Salaam-Anfälle (Syndrom der infantilen Spasmen)

Blitz-Nick-Salaam-Anfälle (BNS-Anfälle, auch West-Syndrom) beginnen erstmals im ersten Lebensjahr. Man unterscheidet das idiopathische (20 %) vom symptomatischem (70 %, schlechtere Prognose) West-Syndrom. Ursache sind vor allem Hirnschädigungen und Stoffwechselerkrankungen sowie perinatale Komplikationen und Frühgeburtlichkeit.

Die einzelnen Krämpfe dauern nur wenige Sekunden. In einer Serie können aber bis zu 50 Anfälle aufeinanderfolgen. Typisch sind die ruckartige (Blitz) Vorwärtsbewegung des Kopfs (Nick), das Einschlagen der Arme (wie beim Salaam-Gruß), das Anheben von Beinen und Rumpf sowie eine Bewusstseinstrübung.

Therapeutisch werden Pyridoxin (Vit. B_6), ACTH oder Kortikosteroide, Valproinsäure oder Vigabatrin gegeben.

Ohne Behandlung oder bei zu spät einsetzender Therapie kommt es zu Hirnschädigungen, die sich in einer körperlichen und geistigen Entwicklungsverzögerung zeigen. Letale Verläufe treten bei etwa 20 % der Kinder auf. BNS-Krämpfe enden meist mit dem 5. Lebensjahr und können in andere Epilepsieformen übergehen.

Myoklonisch-atonische Anfälle

Myoklonisch-atonische Anfälle (myoklonisch = blitzartige, unregelmäßige Muskelzuckung; atonisch = Verlust des Muskeltonus) beginnen im Vorschulalter. Sie äußern sich durch plötzliche Stürze aufgrund eines Verlusts des Muskeltonus. Das Kind fällt wie vom Blitz getroffen zu Boden. Die Arme werden hochgerissen und sind gebeugt (Beugemyoklonien), zusätzlich treten Bewegungen von Muskeln des Gesichts und Munds auf (orale Automatismen).

Therapeutisch werden Valproinsäure, Benzodiazepine und zusätzlich unter Umständen Kortikosteroide gegeben. Als Reservemittel dient Felbamat.

Absencen-Epilepsie

Die Absencen-Epilepsie beginnt zwischen dem 4. und 14. Lebensjahr und ist genetisch bedingt. Man unterscheidet eine Absencen-Epilepsie des Kindesalters, die durch sehr häufig hintereinander auftretende Anfälle gekennzeichnet ist (teilweise mehr als 100 Anfälle pro Tag) von einer juvenilen Form. Bei der juvenilen Form treten weniger Anfälle auf und sie ist seltener mit Myoklonien verbunden. Jeder einzelne Anfall dauert nur wenige Sekunden und ist durch kurze Bewusstseinspausen gekennzeichnet. Der Betroffene verharrt in seiner Handlung, bekommt einen starren Blick. Häufig sind Absencen mit rhythmischen Bewegungen von Augenlid, Kopf oder Armen verbunden.

Therapeutisch werden die Antiepileptika Valproinsäure, alternativ Ethosuximid oder Lamotrigin angewendet.

Besonders die infantile Absencen-Epilepsie zeigt unter Therapie eine gute Prognose. Die große Mehrheit der Patienten wird anfallsfrei. Die juvenile Absencen-Epilepsie kann in eine Grand-Mal-Epilepsie oder in die juvenile myoklonische Epilepsie (Janz-Syndrom) übergehen, weist jedoch in den anderen Fällen auch eine gute Prognose auf.

Juvenile myoklonische Epilepsie (Janz-Syndrom)

Die juvenile myoklonische Epilepsie (Synonym: Impulsiv Petit Mal, Janz-Syndrom) tritt erstmals in der Pubertät auf und ist genetisch bedingt. Zu Anfällen kommt es kurz nach dem Aufwachen. Typisch ist das Zucken von Armen und Schultern (Tasse wird weggeschleudert), der Patient stürzt jedoch nicht. Es tritt eine leichte Bewusstseinstrübung ein. Therapeutisch wird Valproinsäure, Levetiracetam oder Lamotrigin gegeben.

10.4.2 Fokale Anfälle

Bei fokalen (partiellen) Anfällen (Herdanfällen) sind nur einzelne Hirnareale von der epileptischen Erregung betroffen. Daher beschränken sich die Symptome auf entsprechende Körperregionen. Das Bewusstsein bleibt bei den meisten Formen erhalten. Diese Anfälle können in jedem Lebensalter einsetzen und werden meistens durch hirnorganische Veränderungen (z. B. Tumor) verursacht. Fokale Anfälle können (sekundär) generalisieren. Es werden die einfachen fokalen Anfälle von den komplexen fokalen Anfällen unterschieden.

Einfache fokale Anfälle

Bei einfachen fokalen Anfällen kommt es zu isolierten Wahrnehmungsstörungen, Empfindungs- oder motorischen Störungen – abhängig von der betroffenen Hirnregion. Die Wahrnehmungsstörungen können alle Sinnesgebiete betreffen und werden als Aura bezeichnet. Sie imponieren z. B. als kurze optische oder szenische Halluzinationen. Das Bewusstsein ist bei einfachen fokalen Anfällen nicht gestört. Zu der Gruppe der einfachen Anfälle zählen die Jackson-Anfälle und der Adversivanfall. Therapeutisch wird Lamotrigin, Levetiracetam oder Zonisamid gegeben.

Jackson-Anfall

Bei den Jackson-Anfällen wird zwischen **motorischen** Jackson-Anfällen, bei denen Muskelzuckungen auftreten, und **sensiblen** Jackson-Anfällen, die sich durch Missempfindungen auszeichnen, unterschieden. Sie gehen vom motorischen oder somatosensorischen Kortex aus. Die Symptome breiten sich über eine Körperhälfte von distal nach proximal aus. Selten gehen sie auch auf die andere Körperhälfte über. Typischerweise treten sie bei Hirntumoren auf. Im Anschluss an einen Anfall kann eine flüchtige Parese (Todd-Lähmung) auftreten.

Adversivanfall

Adversivanfälle zeichnen sich durch typische Wendebewegungen aus. Der Patient blickt zur Seite, dreht den Kopf zum angehobenen Arm und verharrt in dieser „Fechter-Stellung".

Komplexe fokale Anfälle

Bei komplexen fokalen Anfällen zeigen die Patienten zusätzlich zu den motorischen, sensiblen und sensorischen Symptomen eine Bewusstseinsstörung.
Eine Variante aus dieser Gruppe sind **psychomotorische Anfälle,** die aufgrund einer Beeinträchtigung des Temporallappens auftreten. Sie werden daher auch Temporallappenepilepsie genannt. Zugrunde liegt eine Schädigung des im Temporallappen gelegenen Hippocampus (kann sich z. B. durch Alkoholabusus entwickeln). Psychomotorische Anfälle sind die häufigste komplex-fokale Epilepsie.
Ein komplexer fokaler Anfall verläuft in folgenden Stadien:

1. Stadium

Aura mit körperlichen und psychischen Symptomen:

- Veränderung der Sinneswahrnehmung.
- Stimmungsänderung, die Patienten sind ängstlich.
- Halluzinationen, Déjà-vu-Gefühl (vermeintliches Wiedererkennen von Orten, Situationen oder Personen).

2. Stadium

- Bewusstseinstrübung, die bis zu 2 Minuten andauern kann.
- Orale Automatismen wie Kauen, Schmatzen, Schlucken und andere.
- Vegetative Symptome: Pupillenerweiterung, Speichelfluss, Harndrang.
- Patienten fallen nicht zu Boden, sondern laufen umher.

3. Stadium

Ende des Anfalls mit Reorientierung und Amnesie für die Zeit des Anfalls.

Therapie

Therapeutisch werden Lamotrigin oder Levetiracetam gegeben.

Fokale Anfälle mit sekundärer Generalisation

Jeder fokale Anfall kann durch das Ausbreiten der abnormen Nervenerregungen sekundär generalisieren. Wenn diese Ausbreitung sehr schnell erfolgt, ist ein sekundär generalisierter Anfall nur schwer von einem (primären) Grand-Mal-Anfall zu unterscheiden. Hinweise gibt die Anamnese des Patienten, wenn beispielsweise von einer Aura berichtet wird oder der Anfall mit Zuckungen in einer umschriebenen Körperregion begonnen hat.

10.5 Extrapyramidale Erkrankungen

Zum extrapyramidalen System zählen die Basalganglien mit Nucleus caudatus, Globus pallidus, Putamen, Nucleus subthalamicus, Nucleus ruber und Substantia nigra. Wenn diese Hirnregionen erkranken, kommt es zu Bewegungsstörungen, die als extrapyramidale Erkrankungen bezeichnet werden. Sie zeigen sich in einem akinetisch-rigiden Syndrom (Parkinsonsyndrom) oder als Erkrankung mit unwillkürlichen Bewegungen (Chorea Huntington, Athetose, Dystonien).

10.5.1 Parkinsonsyndrom

Definition

Parkinsonsyndrom (Schüttellähmung)

Nicht heilbare, langsam progrediente, neurodegenerative Erkrankung des extrapyramidalen Systems; gekennzeichnet durch Akinese, Rigor, Tremor, posturale Instabilität; weniger als 0,5 % der Bevölkerung betroffen, überwiegend Menschen > 50 Jahren

Ursachen

Beim Parkinsonsyndrom ist im extrapyramidalmotorischen System das Gleichgewicht zwischen verschiedenen Neurotransmittern gestört. Durch die Degeneration der Substantia nigra stellt sich

ein Dopaminmangel im Gehirn ein. Daneben sind weitere Neurotransmittersysteme betroffen.
Parkinsonsyndrome werden in vier Gruppen unterteilt:

- Idiopathisches Parkinsonsyndrom (IPS, Morbus Parkinson), ca. 75 % der Patienten
- Genetische Form des Parkinsonsyndroms
- Im Rahmen anderer neurodegenerativer Erkrankungen
- Symptomatische (sekundäre) Parkinsonsyndrome
  - Nebenwirkungen von Medikamenten, z. B. Antipsychotika, Lithium, Valproinsäure
  - Virale Infektionen des Gehirns, z. B. AIDS
  - Vergiftungen unter anderem mit Kohlenmonoxid, Mangan
  - Störungen des Kupfer- oder Kalzium-Phosphor-Stoffwechsels
  - Schädel-Hirn-Trauma, z. B. nach Unfällen oder bei Boxern
  - Hirntumoren

Symptome

Folgende Kardinalsymptome werden beim Vollbild des Parkinsonsyndroms beschrieben: Tremor, Rigor, Brady- bzw. Akinese und Störung posturaler Reflexe (► Abb. 10.9).

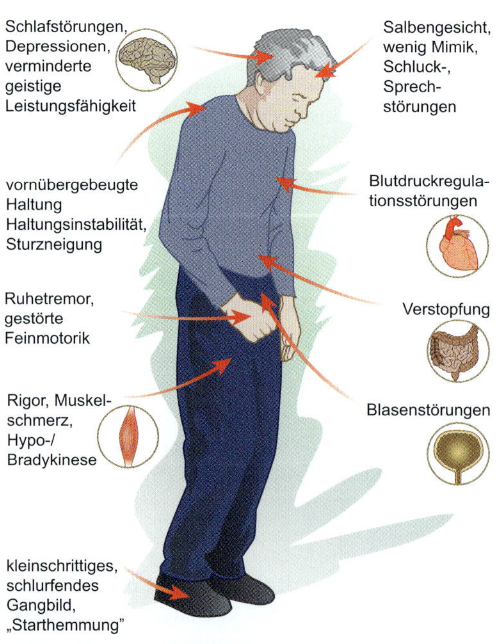

Abb. 10.9 Symptome beim Patienten mit Parkinsonsyndrom [L255]

Tremor

Unkontrollierte rhythmische Muskelaktivität mit grobem Ausschlag. Ein Zittern der Finger, sogenannte Pillendrehbewegung, das auch auf Kopf und Beine übergehen kann. Der Tremor nimmt bei Aufregung zu, bei gezielten Bewegungen ab. Beim Parkinsonsyndrom liegt ein Ruhetremor vor. Davon zu unterscheiden ist der Intentionstremor, der bei Willkürbewegungen auftritt und bei Kleinhirnschädigungen beobachtet wird.

Rigor

Erhöhter Muskeltonus, der bei passiven Bewegungen gleichmäßig spürbar ist. Wenn sich ein Tremor dem Rigor überlagert, kommt es zum Zahnradphänomen: Die Extremitäten reagieren bei passiver Bewegung mit ruckartigen Sperrungen.

Akinese

Fehlende oder verlangsamte Motorik **(Akinese, Hypokinese)** oder eine Bewegungsverlangsamung **(Bradykinese).** Der Patient geht mit kleinen, unsicheren (Trippel-)Schritten, das physiologische Mitschwingen der Arme fehlt. Das Starten und Beenden einer Bewegung fällt schwer, dabei neigt der Patient dazu, schnell nach vorn, hinten und zur Seite vorzuschießen (Pro-, Retro- und Lateropulsion). Es besteht eine **posturale Instabilität** (Haltungsinstabilität mit fehlenden Haltungsreflexen). Mimik und Gestik sind verarmt, die Patienten wirken emotionslos. Die Feinmotorik ist gestört, kleine Bewegungen lassen sich nicht mehr ausführen, was sich z. B. in einer mühsamen, nach rechts kleiner werdenden Handschrift (Mikrografie) des Patienten zeigt. Die Sprache ist leise und monoton, die Artikulation beeinträchtigt.
Das typische Erscheinungsbild eines Parkinsonkranken ist eine gebeugte Körperhaltung mit leicht angewinkelten Armen, die grobschlägig zittern.
Ein weiteres Symptom ist die Bradyphrenie (Verlangsamung geistiger Funktionen) mit herabgesetzter Konzentration und Auffassungsgabe. Etwa 40 % der Parkinsonpatienten entwickeln eine Demenz, die einer Lewy-Körperchen-Demenz ähnelt. Daneben kommt es zu Stimmungsschwankungen und Depressivität. Zudem treten vegetative Symptome auf wie Speichelfluss, Schwitzen, vermehrte Talgsekretion (Salbengesicht), Störungen der Blutdruck- und Temperaturregulation, Fatigue, Schmerzen und Obstipation.

Diagnostik

- Typisches Beschwerdebild, das Parkinsonsyndrom ist klinisch zu diagnostizieren.
- CT und MRT zeigen nicht immer Läsionen im Bereich der Stammganglien, können aber zum Ausschluss anderer Erkrankungen dienen.
- EEG: Verlangsamung.
- L-Dopa-Test: Besserung der Beschwerden bei Gabe von L-Dopa.

Therapie

Medikamente können das Ungleichgewicht von Dopamin und Acetylcholin wieder ausgleichen, indem sie die Dopaminkonzentration im Gehirn erhöhen oder die Wirkung von Acetylcholin einschränken. Folgende Therapeutika sind im Einsatz:

- L-Dopa (z. B. Nacom®, Madopar®) ist eine Vorstufe von Dopamin. Im Gegensatz zum Dopamin durchdringt es die Blut-Hirn-Schranke und wird dort zum wirksamen Transmitter umgeformt. Zusammen mit L-Dopa wird ein Dekarboxylasehemmer gegeben, um periphere Nebenwirkungen zu verhindern. Nebenwirkungen: Übelkeit, Erbrechen, Herz-Kreislauf-Störungen und Dyskinesien (Störungen im Bewegungsablauf), psychische Störungen wie Schlaflosigkeit, Verwirrtheit, Halluzinationen.
- Dopaminagonisten (Pramipexol, Ropinirol) besetzen die Dopaminrezeptoren direkt. Da L-Dopa-Präparate nach einigen Jahren ihre Wirkung verlieren und gegebenenfalls starke Nebenwirkungen entwickeln (vor allem Dyskinesien), werden Dopaminagonisten häufig zu Beginn der Erkrankung eingesetzt. So kann die L-Dopa-Dosis möglichst gering gehalten werden. Nebenwirkungen: wie L-Dopa.
- COMT-Hemmer (Entacapon, Tolcapon) verhindern den Abbau von Dopamin. Durch ihren Einsatz kann die Dosis von L-Dopa reduziert und somit das Risiko von Nebenwirkungen (insbesondere Dyskinesien) gesenkt werden. Nebenwirkungen: wie L-Dopa.
- MAO-B-Hemmer (Selegilin, Rasagilin) vermindern den Abbau von Dopamin und wirken möglicherweise gegen das Fortschreiten der Erkrankung durch neuroprotektive Effekte. Nebenwirkungen: Blutdruckanstieg, Verwirrtheit, psychotische Reaktion.
- NMDA-Antagonisten (Amantadin, Budipin) vermindern vor allem die Glutamataktivität. Sie werden in einer akuten Parkinsonkrise i. v. gegeben. Nebenwirkungen: Magen-Darm-Beschwerden, innere Unruhe, Verwirrtheit, psychotische Reaktion.
- Anticholinergika (z. B. Akineton®, Tremarit®) hemmen vor allem den Tremor. Nebenwirkungen: Mundtrockenheit, Störung der Magen-Darm-Motorik und der Blasenentleerung, Tachykardie, Verwirrtheit und Erregung.

Zur Behandlung von Psychosesymptomen (meistens als Nebenwirkung der Parkinsonmedikamente) werden atypische Antipsychotika (vor allem Leponex® oder Seroquel®) eingesetzt. Um der depressiven Verstimmung entgegenzuwirken, werden Antidepressiva gegeben.

Ergotherapie und Logopädie können die Einschränkungen der Patienten günstig beeinflussen. Bei schweren Verläufen mit starkem Tremor oder Rigor können gegebenenfalls Operationen durchgeführt werden, z. B. Implantation eines „Hirnschrittmachers".

Fallbeispiel

Interaktion und Kommunikation

Henry Lander, 57 Jahre alt, leidet seit vielen Jahren an Parkinson. Er wird regelmäßig von einer ambulanten Pflegeeinrichtung besucht. Die Studentin Hanna Heim hat von der Hochschule die Aufgabe erhalten, die Bedürfnisse von Herrn Lander bezüglich der Interaktion und Kommunikation zu erheben. Herr Lander wünscht sich einen Umgang, bei dem er nicht bevormundet und seine Langsamkeit akzeptiert wird. Er freut sich über Unterstützungsangebote, möchte aber auch ernst genommen werden, wenn er der Auffassung ist, keine Hilfe zu benötigen. Ein regelmäßiger Tagesablauf, die Motivation zum Sprechen und Schreiben helfen ihm im Alltag.

10.5.2 Chorea Huntington

Definition

Chorea Huntington *(Chorea major)*

Autosomal-dominant vererbte Erkrankung mit typischen hyperkinetischen Bewegungsstörungen; Prävalenz 5–10 von 100.000 Menschen

Von der Chorea major sind **Chorea minor** (nach Streptokokkeninfekt) und **Chorea gravidarum** (Schwangerschafts-Chorea) zu unterscheiden, die jeweils mit einer guten Prognose einhergehen und in der Regel ohne bleibende Schäden ausheilen.

Ursachen

Bei der Chorea Huntington wird eine Hirnatrophie und eine Degeneration bestimmter Neurone des Corpus striatum beobachtet.

Symptome

Erste Symptome der Erkrankung zeigen sich meist nach dem 35. Lebensjahr. Leitsymptom der Chorea Huntington sind Bewegungsstörungen:

- Hyperkinese: blitzartig einschießende, unkontrollierte Bewegungen des Gesichts (Grimassieren) und der Extremitäten
- Ruckhaftes Zurückwerfen des Oberkörpers
- Vermehrtes Schwitzen
- Harninkontinenz
- Verwaschene Sprache, ständige Kau- und Schluckbewegungen erschweren koordinierte Nahrungsaufnahme bzw. machen sie unmöglich
- Dystonien und eine gestörte Feinmotorik im Spätstadium der Erkrankung

Hinzu kommen psychische Symptome:

- Persönlichkeitsveränderung häufig erstes Symptom: Patienten sind psychisch instabil.
- Affektive Störungen mit Depression und Manie.
- Kognitiver Leistungsabbau, Demenz im Spätstadium der Erkrankung.

Diagnostik

- Nachweis der Veränderung auf Chromosom 4 mittels Chromosomenanalyse
- MRT: Atrophie von Gehirn und Corpus striatum

Therapie

Eine ursächliche Therapie ist nicht bekannt. Die Erkrankung führt meist innerhalb von 10–20 Jahren zum Tod. Psychische Symptome werden mit Antipsychotika behandelt. Tiaprid und Tetrabenazin dämpfen die Hyperkinese.

Bei Kinderwunsch von Angehörigen betroffener Familien ist eine genetische Beratung zu empfehlen, um zu prüfen, ob sie Träger des veränderten Gens sind und dieses vererben könnten.

10.5.3 Dystonie

Definition

Dystonie

Anhaltende Muskelkontraktionen mit langsamen, unwillkürlichen Bewegungen und abnormer Körperhaltung

Ursachen und Symptome

Die Ursachen einer Dystonie sind sehr verschieden: Medikamente (z. B. Antipsychotika), Hirnläsionen, Enzephalitis, genetische Defekte.

Abhängig von den betroffenen Muskeln kommt es zu unterschiedlichen Symptomen und Erscheinungsbildern. Aufmerksamkeit und innere Erregung verstärken die Symptome.

- **Torticollis spasmodicus:** lokale Form der Dystonie, Kopf langsam zu einer Seite gedreht und zur Gegenseite angehoben (unter anderem Kontraktion des M. sternocleidomastoideus). In dieser Stellung verharren die Patienten einige Sekunden.
- **Blepharospasmus:** unwillkürliches, anhaltendes, krampfartiges Schließen der Augen.
- **Dysphonie:** Sprechstörung durch Anspannung der Kehlkopfmuskulatur.
- **Torsionsdystonie:** generalisierte Form der Dystonie mit Drehbewegung des gesamten Rumpfs, autosomal-dominanter Erbgang.

Therapie

Anticholinergika, z. B. Trihexiphenidyl, L-Dopa oder Dopaminagonisten, hemmen die Bewegungen. Botulinustoxin kann direkt in die betroffenen Muskeln injiziert werden. Es blockiert die Acetylcholinfreisetzung in den Motoneuronen und führt zu einer schlaffen Parese.

10.6 Kopfschmerzen

Zu den wichtigsten Kopfschmerzerkrankungen zählen Migräne, Clusterkopfschmerz, Spannungskopfschmerz und die Trigeminusneuralgie. Außerdem werden Kopfschmerzen als Nebenwirkung (bei Missbrauch) von Analgetika beobachtet.

Differenzialdiagnostisch müssen bei starken Kopfschmerzen andere neurologische Erkrankungen wie Enzephalitis, Hirnblutung oder Hirntumoren ausgeschlossen werden.

10.6.1 Migräne

Definition

Migräne

Wiederkehrender, typischerweise einseitiger Kopfschmerz mit heftiger Übelkeit und Erbrechen, begleitet von anderen neurologischen Störungen; Prävalenz 5–10 % der Bevölkerung; Frauen doppelt so häufig betroffen wie Männer

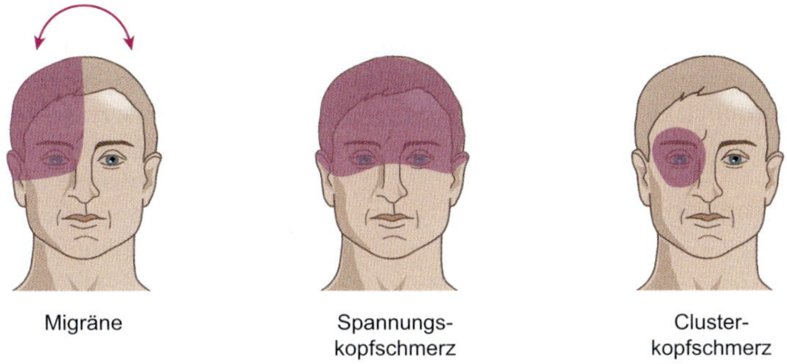

Abb. 10.10 Lokalisation und Differenzialdiagnosen bei Kopfschmerzen [L157]

Ursachen

Die genaue Ursache der Migräne ist nicht geklärt. Es wird vermutet, dass Neuropeptide (z. B. CGRP) eine schmerzhafte Entzündung in den Gehirngefäßen und der Dura mater hervorrufen. Es kommt zu einer Vasodilatation der intrakraniellen Gefäße. Die Auslösemechanismen der einzelnen Anfälle sind häufig unklar. Potenzielle Auslöser einer Migräne sind Rotwein, Wetterwechsel, Schlafentzug, Stress und hormonelle Faktoren.

Symptome

Leitsymptom der Migräne ist ein meist halbseitiger, pochender oder pulsierender Kopfschmerz (▸ Abb. 10.10), der über mehrere Stunden bis Tage anhalten kann. Die Schmerzen treten anfallsartig, häufig nachts oder morgens, auf. Sie entwickeln sich innerhalb von einer halben Stunde oder länger und bilden sich in ähnlichem Tempo wieder zurück. Ein Anfall kann von folgenden Symptomen begleitet sein:

- Übelkeit und Erbrechen
- Schweißausbruch
- Affektlabilität, psychische Reizbarkeit
- Überempfindlichkeit auf Geräusche und Licht
- Störung von Gedächtnis und Konzentration

Bei der Migräne mit Aura gehen der Schmerzphase neurologische Herdsymptome voraus: Missempfindungen, Lähmungen, Wortfindungsstörungen, Gesichtsfeldausfälle oder Augenflimmern. Diese bilden sich innerhalb einer Stunde komplett zurück.

Diagnostik

Meist reicht das typische Beschwerdebild für die Diagnosestellung einer Migräne aus. Ein Kopfschmerzkalender kann bei häufigen Anfällen die Diagnose vereinfachen. Zusätzlich finden sich bei 20 % der Betroffenen EEG-Veränderungen, die aber unspezifisch sind. Vor allem bei einem **Status migraenosus** (länger als 72 Stunden dauernde Kopfschmerzen) und einer **komplizierten Migräne** (Migraine accompagnée, mit neurologischen Ausfällen) sollte mindestens einmalig eine MRT- oder CT-Untersuchung des Schädels durchgeführt werden, um einen strukturellen Schaden am Gehirn auszuschließen.

Therapie

Migräneattacken lassen sich teilweise verhindern, indem Auslösefaktoren gemieden werden, regelmäßig gegessen und geschlafen sowie Stress reduziert wird. Bei leichten bis mittelschweren Migränekopfschmerzen werden Analgetika, z. B. NSAR, in Kombination mit Antiemetika wie Metoclopramid oder Domperidon gegeben. Bei stärkeren und therapieresistenten Kopfschmerzen stehen Triptane (z. B. Sumatriptan, Zolmitriptan) als Tabletten, Nasenspray oder s. c.-Injektion zur Verfügung. Triptane sind Serotoninagonisten, die zu einer Vasokonstriktion zerebraler Blutgefäße führen. Ihre Wirkung beginnt 30–60 Minuten nach Einnahme und ist am effektivsten bei sehr früher Einnahme. Bei Unwirksamkeit einer Einzelgabe kann eine weitere Dosis verabreicht werden. Ergotaminpräparate wirken über eine Vasokonstriktion. Sie werden nur noch selten eingesetzt.

Weitere Therapiemethoden sind Akupunktur, Entspannungstechniken wie autogenes Training oder progressive Muskelentspannung sowie Psychotherapie, um den Leidensdruck zu mindern.

Anfallsprophylaxe

Treten Migränekopfschmerzen häufiger als dreimal im Monat auf, können prophylaktisch Medikamente eingenommen werden. Mittel der Wahl sind die Betablocker Propranolol und Metoprolol.

Sie vermindern die Häufigkeit und Intensität der Anfälle. Auch der Kalziumantagonist Flunarizin, trizyklische Antidepressiva und einige Antiepileptika sind wirksam. Eine weitere Möglichkeit der Anfallsprophylaxe besteht in der parenteralen Gabe eines CGRP-Inhibitors.

10.6.2 Spannungskopfschmerz

> **Definition**
>
> **Spannungskopfschmerz**
>
> Häufigste Kopfschmerzform; episodisch (gelegentlich, für mehrere Stunden) oder chronisch (in den letzten 3 Monaten mindestens 15 Mal pro Monat für mehr als 4 Stunden) auftretend; fließender Übergang zur Migräne; Frauen häufiger betroffen als Männer

Migräne und Spannungskopfschmerz können auch gleichzeitig vorliegen: In der Zeit zwischen Migräneanfällen leiden die betroffenen Patienten unter Spannungskopfschmerz.

Ursachen

Die Entstehung des Spannungskopfschmerzes ist nicht geklärt. Bei vielen Patienten spielt die Verspannung der Kopf- und Nackenmuskulatur eine Rolle. Der Spannungskopfschmerz kann durch psychische Belastungen bzw. Überforderung ausgelöst werden.

Symptome

Es tritt ein dumpf-drückender, meistens beidseitiger Kopfschmerz auf, der häufig in Stirn und Nacken lokalisiert ist (▸ Abb. 10.10). Die Muskeln von Kopf und Nacken sind druckempfindlich. Im Gegensatz zur Migräne treten Spannungskopfschmerzen nicht anfallsartig auf, weitere neurologische Symptome sowie Übelkeit und Erbrechen fehlen.

Therapie

Wenn keine Ursache gefunden werden kann, können Psychotherapie und Entspannungstechniken bei psychischer Überforderung Entlastung bringen. Die Patienten sollten ein Schmerztagebuch führen, auf einen regelmäßigen Lebensrhythmus achten und Sport treiben.

Medikamentöse Therapie

- Analgetika: Acetylsalicylsäure und Paracetamol beim episodischen Spannungskopfschmerz. Sie sollten nicht regelmäßig eingenommen werden. Mischpräparate sollten vermieden werden, denn diese haben häufiger einen medikamenteninduzierten Kopfschmerz zur Folge, das heißt, die Schmerzmedikamente selbst lösen die Kopfschmerzen aus.
- Antidepressiva: Amitriptylin (z. B. Saroten®), Mirtazapin (Remergil®) beim chronischen Spannungskopfschmerz.

10.6.3 Clusterkopfschmerz

> **Definition**
>
> **Clusterkopfschmerz** *(Bing-Horton-Kopfschmerz)*
>
> Anfallsartige, einseitig auftretende Kopfschmerzattacken; überwiegend Männer im dritten Lebensjahrzehnt betroffen

Ursachen

Die Ursachen des Clusterkopfschmerzes sind unklar. Ausgelöst werden die Schmerzattacken unter Umständen durch Alkohol, Nikotin und Nitratpräparate. Clusterkopfschmerzen können auch symptomatisch sein, bedingt durch raumfordernde Tumoren sowie Gefäßfehlbildungen im Gehirn.

Symptome

Leitsymptom ist ein halbseitiger, bohrender, unerträglicher Kopfschmerz, der hinter dem Auge oder in der Schläfenregion lokalisiert ist (▸ Abb. 10.10). Die Schmerzen setzen attackenartig schnell und ohne Vorzeichen ein und dauern 15–180 Minuten. Häufig treten sie nachts oder in den frühen Morgenstunden auf. Weitere Symptome sind:

- Rötung des Auges und eventuell des Gesichts
- Tränenfluss und Schwellung der Nasenschleimhaut
- Horner-Syndrom: Miosis (Engstellung der Pupille), Ptose (herabhängendes Lid) und Enophthalmus (Augapfel sinkt in die Orbita zurück)

Diagnostik

Die Diagnose wird anhand der klinischen Symptomatik gestellt.

Therapie

- Inhalation von reinem Sauerstoff (8–15 l O_2/min) über eine Hochkonzentrationsmaske.
- Serotoninagonisten (z. B. Sumatriptan, Zolmitriptan) lindern die akute Schmerzattacke.

- Der Kalziumantagonist Verapamil (z. B. Isoptin®), Kortikosteroide oder Lithium (z. B. Quilonum®) dienen der Schmerzprophylaxe.

10.6.4 Trigeminusneuralgie

Definition

Trigeminusneuralgie

Charakteristischer Gesichtsschmerz durch Reizung des N. trigeminus; gehäuft in der 2. Lebenshälfte; Frauen doppelt so häufig betroffen wie Männer

Ursachen

Die klassische Trigeminusneuralgie entsteht durch eine Reizung des N. trigeminus, der mit drei Ästen die Gesichtshaut sensibel innerviert. In über 70 % der Fälle liegt ein Gefäß-Nerven-Kontakt zwischen der A. cerebelli superior und dem N. trigeminus vor, der für die Schmerzen verantwortlich gemacht wird. Ursachen einer symptomatischen Trigeminusneuralgie sind Tumoren wie Meningeom oder Neurinom, eine Multiple Sklerose sowie Hirnstammischämien.

Symptome

Leitsymptom ist ein brennender halbseitiger Gesichtsschmerz, der blitzartig einsetzt und wenige Sekunden anhält. Diese Attacken wiederholen sich mehrfach am Tag. Der Schmerz betrifft hauptsächlich den 2. und 3. Ast des N. trigeminus. Begleitend kann es zu vegetativen Reizerscheinungen mit Rötung des Hautbezirks und Sekretion von Tränen-, Nasen- und Speicheldrüsen kommen. Die Schmerzen können ausgelöst werden durch äußere Reize wie Berührung, Kälte, Bewegung der Gesichtsmuskulatur.

Diagnostik

Die Trigeminusneuralgie wird anhand der klinischen Symptomatik diagnostiziert. Initial sollte eine CT- oder MRT-Untersuchung erfolgen, um eine symptomatische Trigeminusneuralgie auszuschließen.

Therapie

Es wird eine medikamentöse Therapie mit Carbamazepin oder Oxcarbazepin, alternativ auch mit Lamotrigin, Gabapentin oder Pregabalin durchgeführt. Bei Gefäßveränderungen ist eine Operation nach Janetta (mikrochirurgische Dekompression) zu überlegen.

10.7 Tumoren des ZNS

Definition

ZNS-Tumoren

Tumoren des zentralen Nervensystems, ausgehend unter anderem von Gliazellen, Meningen, Nervenscheiden, embryologisch versprengten Zellen oder von der Hypophyse

Weit häufiger als primäre Tumoren des ZNS sind **Hirnmetastasen**. Bei Männern ist der Primärtumor am häufigsten ein Bronchialkarzinom, bei Frauen ein Mammakarzinom. Weitere mögliche Primärtumoren sind Nierenzellkarzinom, malignes Melanom und maligne Lymphome.

Einteilung

Zu den von den Gliazellen ausgehenden neuroepithelialen Tumoren zählen unter anderem:

- **Astrozytom:** meist im Großhirn lokalisiert, maligne Entartung möglich
- **Oligodendrogliom:** meist in der Hirnrinde lokalisiert, langsam und verkalkend wachsend
- **Ependymom:** im Bereich der Ventrikel lokalisiert, wächst langsam
- **Glioblastom:** häufigster Tumor des ZNS, maligne
- **Medulloblastom:** häufigster maligner Hirntumor bei Kindern und Jugendlichen, meist im Kleinhirn lokalisiert

Daneben treten **Meningeome** auf, die langsam und verdrängend wachsen, Hypophysentumoren mit Einfluss auf die Hormonbildung (▸ Kap. 7.3.1) und **Neurinome,** die von den Nervenscheiden ausgehen, z. B. Akustikusneurinom.

Symptome

Die Symptome eines Gehirntumors sind vielfältig und hängen von seiner Lokalisation und Wachstumsgeschwindigkeit ab. Benigne Tumoren wachsen in der Regel langsam und können über Jahre symptomlos bleiben, während maligne Tumoren meist rasch zu Symptomen führen. Über eine Hirndrucksteigerung können jedoch auch benigne Tumoren einen schweren Verlauf nehmen.

- Psychische Befunde: Antriebsminderung, Interessenlosigkeit, Bewusstseinsstörung, Wesensänderungen
- Epileptische Anfälle

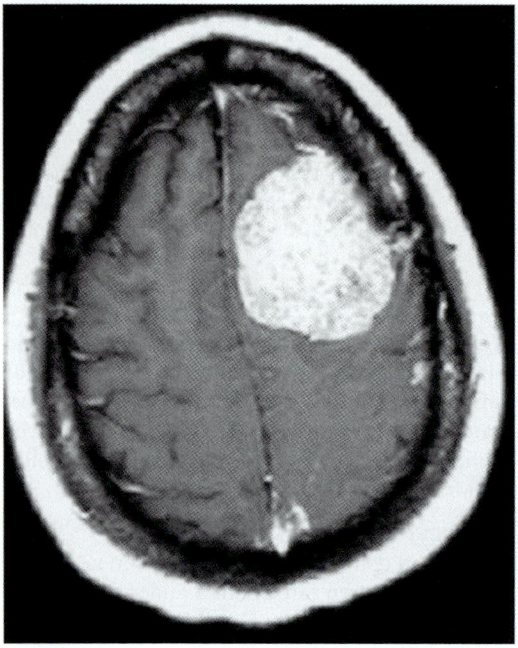

Abb. 10.11 Hirntumor im MRT [A400]

- Neurologische Ausfälle abhängig von Lokalisation des Tumors, z. B. Parese, Ataxie, Sensibilitätsstörungen
- Hirndruckzeichen: Kopfschmerzen, Übelkeit, morgendliches Erbrechen

Diagnostik

- CT und MRT zeigen Lage und Größe des Tumors an. Hieraus kann häufig bereits auf die Tumorart geschlossen werden (▸ Abb. 10.11).
- Lumbalpunktion mit Liquordiagnostik zeigt häufig eine Eiweißerhöhung, eventuell können Tumorzellen nachgewiesen werden.
- Die histologische Untersuchung einer Gewebebiopsie klärt den Zelltyp (gut- oder bösartig). Sie kann bei gut zugänglichen Tumoren durchgeführt werden.
- Vor einer Operation wird eventuell eine Angiografie durchgeführt, um die tumorversorgenden Blutgefäße darzustellen.
- Tumorsuche bei Verdacht auf Hirnmetastasen.

Therapie

Eine mikrochirurgische Entfernung hängt von der Größe und Lage des Tumors ab. Voraussetzung für eine Operation ist ein relativ geringes Risiko für bleibende neurologische Ausfälle. Je nach Tumor sind auch Bestrahlung und Chemotherapie möglich, die sich an die Operation anschließen.

10.8 Entzündliche Erkrankungen

Verschiedene Erreger, meistens Bakterien oder Viren, infizieren nach Überwindung der Blut-Hirn-Schranke Hirnhäute, Gehirn und/oder Rückenmark. Je nach betroffenem Gebiet kommt es zu einer Meningitis (Hirnhautentzündung), Enzephalitis (Gehirnentzündung) oder Myelitis (Rückenmarksentzündung). Durch die anatomische Nähe treten häufig auch kombinierte Entzündungen, z. B. Meningoenzephalitis, auf.
Die Erreger gelangen zum Entzündungsort:

- Fortgeleitet von Entzündungen im benachbarten Gewebe (z. B. im Mittelohr, Processus mastoideus, Nasennebenhöhlen)
- Hämatogen: über den Blutweg, ausgehend von Infektionen anderer Organe
- Traumatisch bei offenem Schädel-Hirn-Trauma

10.8.1 Meningitis

Definition

Meningitis

Entzündung der Meningen, meist durch Bakterien, seltener durch Viren; bei Übergreifen auf das Gehirn: **Meningoenzephalitis**

Ursachen und Einteilung

Eine Meningitis lässt sich den Erregern entsprechend einteilen. Die **bakterielle Meningitis** wird durch Bakterien verursacht. Es wird die eitrige von der nicht eitrigen Meningitis unterschieden. Häufigste Erreger bei Jugendlichen und Erwachsenen sind Pneumo- und Meningokokken. Daneben können auch andere Bakterien zu einer Meningitis führen, z. B. Listerien, Streptokokken, Staphylokokken, Pseudomonas. Die nicht eitrige Meningitis ist meist eine Begleiterscheinung, beispielsweise bei Borreliose, Tuberkulose, Syphilis.
Eine **virale Meningitis** (lymphozytäre Meningitis) wird durch Viren ausgelöst. Die Bezeichnung erklärt sich aus der erhöhten Anzahl von Lymphozyten im Liquor. Häufige Erreger sind Enteroviren (Coxsackie-, Polio-, ECHO-Viren). Daneben tritt eine lymphozytäre Meningitis als Komplikation einer Virusinfektion wie Mumps, Windpocken oder

Masern auf. Es gibt aber auch Viren, die direkt die Hirnhäute befallen, wie es bei der Frühsommer-Meningoenzephalitis (FSME) oder dem HI-Virus der Fall ist.

Symptome

Leitsymptom sind Kopfschmerzen, Fieber und Meningismus (Nackensteifigkeit). Bei Meningismus gibt der Patient starke Schmerzen beim Beugen des Kopfs auf die Brust an. Weitere Zeichen, mit denen ein Nervendehnungsschmerz geprüft werden kann, sind das Lasègue-, Kernig- und Brudzinski-Zeichen (► Abb. 10.12). Sie werden folgendermaßen getestet:

- Lasègue-Zeichen: Beim Anheben des gestreckten Beins erfährt der Patient einen Schmerz, der in das Bein ausstrahlt.
- Kernig-Zeichen: Bei passiver Beugung im Hüftgelenk muss der Patient schmerzbedingt im Kniegelenk beugen. Das Strecken im Kniegelenk ist schmerzhaft.
- Brudzinski-Zeichen: Die aktive Beugung des Kopfs auf die Brust ist verbunden mit reflektorischem Anziehen der Beine.

Die Patienten reagieren empfindlich auf Licht, Lärm und Berührung. Sie liegen auf dem Rücken in typischer Schonhaltung (Hohlkreuz, gestreckte Extremitäten, Opisthotonus), die Ausdruck der Hirnhautreizung ist.

Wenn epileptische Anfälle, umschriebene neurologische Ausfälle (beispielsweise Störung einzelner Hirnnerven), Bewusstseinsstörungen und Verwirrtheit beobachtet werden, ist dies ein Hinweis für die Beteiligung des Gehirns, also einer Meningoenzephalitis.

Große Vorsicht ist bei Kindern geboten, da die typischen Symptome Fieber, Kopfschmerzen und Meningismus nur schwach ausgeprägt sein können.

Diagnostik

- Wichtig ist die Anamnese: bestehende Virusinfektionen, Zeckenbiss, Schädel-Hirn-Trauma, Infektionen oder Operationen im Hals-Nasen-Ohren-Bereich.
- Die Austrittspunkte des N. trigeminus sind schmerzhaft. Neben dem Meningismus finden sich auch andere typische Symptome: Lasègue-, Brudzinski- und Kernig-Zeichen.
- Blut: CRP ↑, BSG ↑, Leukozytose.
- Abnahme von Blutkulturen.
- Lumbalpunktion: Die Untersuchung des Liquors zeigt eine Zellvermehrung. Bei der eitrigen Meningitis finden sich vermehrt neutrophile

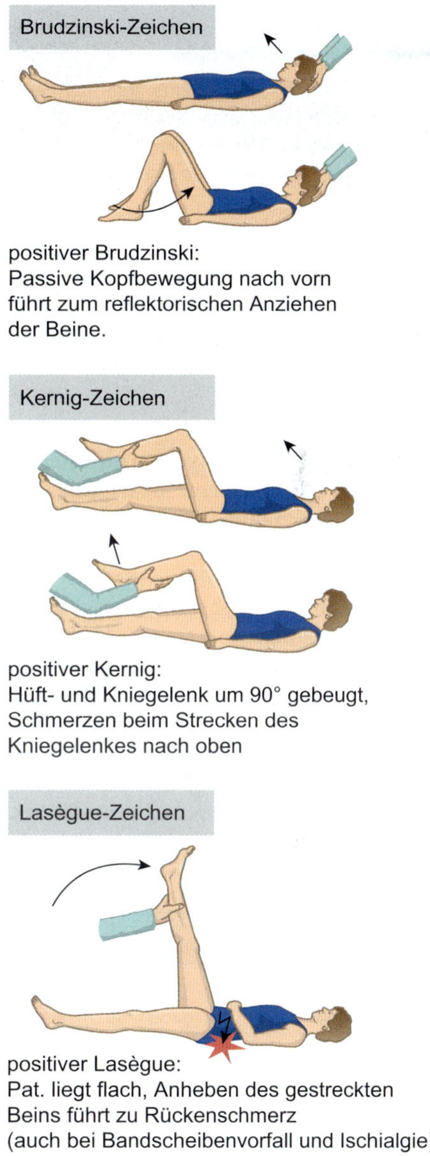

Abb. 10.12 Klinische Meningitiszeichen [L138]

Granulozyten, bei der lymphozytären Meningitis vermehrt Lymphozyten. Es wird eine Liquorkultur angelegt.
- Durch Röntgenaufnahmen und CT werden Frakturen der Schädelbasis sowie Entzündungen von Nasennebenhöhlen, Processus mastoideus oder Mittelohr nachgewiesen.
- Nachweis eines Hirnödems im MRT.

Fallbeispiel

Nachsorge einer Lumbalpunktion

Bei Herrn Ziegler, 34 Jahre, wurde aufgrund des Verdachts einer Meningitis eine Lumbalpunktion durchgeführt. Der Auszubildende Lars Pinker ist für die Nachsorge zuständig. Folgende Aspekte sollte er berücksichtigen:

- Vitalzeichen kontrollieren
- Pflaster auf Nachblutung oder Nachlaufen von Liquor beobachten
- Gefühlsstörungen, Lähmungserscheinungen in den Beinen, Kopfschmerzen beobachten und erfragen

Therapie

- Antibiotika (z.B. Ceftriaxon, Ampicillin) müssen bei Verdacht auf eine bakterielle Ursache unmittelbar nach Abnahme von Blut- und Liquorkultur (Lumbalpunktion) gegeben werden. Nach Eintreffen des Antibiogramms wird das Antibiotikum unter Umständen gewechselt.
- Sofortige Dexamethason-Gabe (► Abb. 10.13).
- Virostatika verhindern die Vermehrung von Viren (z.B. Aciclovir als Zovirax® bei Herpes).
- Symptomatische Therapie mit Bettruhe, gegebenenfalls Fiebersenkung und Abschirmung von Reizen.
- Bei Infektion mit Meningokokken oder Haemophilus influenzae Typ b (HIB) gegebenenfalls Therapie von Kontaktpersonen mit Rifampicin oder Ceftriaxon. Meldung an das Gesundheitsamt.
- Kinder sollten gegen Haemophilus influenzae Typ b, Pneumokokken und Meningokokken geimpft werden. Dies ist Bestandteil der Mehrfachimpfungen, die im Rahmen der Vorsorgeuntersuchungen durchgeführt werden.

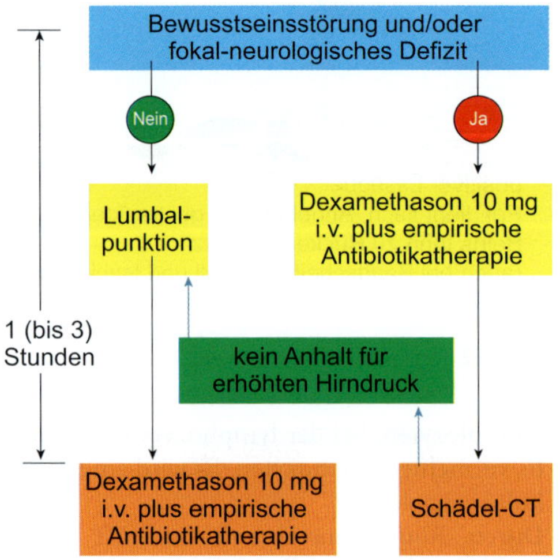

Abb. 10.13 Vorgehen bei Verdacht auf bakterielle Meningitis [L190]

Komplikationen

Bei bakterieller Meningitis:

- Hirnabszess
- Hirnnervenschädigung
- Epileptische Anfälle
- Hydrozephalus
- **Waterhouse-Friderichsen-Syndrom:** Bei Kleinkindern mit einer Meningokokkenmeningitis kommt es zu multiplen Gerinnungsstörungen im gesamten Körper (DIC: disseminierte intravasale Koagulopathie) sowie zu Einblutungen und Nekrosen in Haut, Schleimhaut und Nebennierenrinde. In der Folge kommt es zum septischen Schock mit Funktionsausfall der Nebennierenrinde und häufig zum Tod.

10.8.2 Hirnabszess

Definition

Hirnabszess

Abgekapselte, eitrige (bakterielle) Entzündung des Hirngewebes; Letalität: 10–20 %; 25 % der Überlebenden leiden später an einer Epilepsie oder anderen neurologischen Ausfallerscheinungen.

Ursachen

Ein Hirnabszess kann fortgeleitet aufgrund von Infektionen im Hals-Nasen-Ohren-Bereich, hämatogen meistens infolge einer eitrigen Pneumonie oder einer Endokarditis auftreten. Traumatisch durch eine offene Hirnverletzung kann es zum Frühabszess oder auch noch nach vielen Jahren zum Spätabszess kommen.

Symptome

Die Symptome sind vielfältig. Nur bei akuten Erkrankungen werden Kopfschmerzen, Fieber, Meningismus und Bewusstseinstrübung beobachtet. Bei chronischen Abszessen treten zunächst neurologische Herdsymptome (z.B. Hemiparese oder Sensibilitätsstörungen) und epileptische Anfälle aufgrund umschriebener Funktionsausfälle in der

Region des Abszesses auf. Daneben können sich Zeichen einer Hirndruckerhöhung (► Kap. 10.3) zeigen.

Diagnostik

- Im CT oder MRT mit Kontrastmittelgabe lassen sich Abszesse darstellen.
- Im EEG fallen ein Herdbefund sowie Anfallspotenziale auf.
- Im Blut sind nur bei einem Teil der Erkrankten Entzündungszeichen (BSG ↑, CRP ↑, Leukozytose) nachzuweisen.
- Ein direkter Erregernachweis ist nur bei Punktion des Abszesses möglich.
- Der Liquorbefund zeigt häufig eine leicht erhöhte Zellzahl und Eiweißvermehrung.

Therapie

Ein frischer, noch nicht vollständig abgekapselter Abszess wird mit Antibiotika behandelt. Abgekapselte Abszesse werden operativ entfernt. Es folgt die langfristige Gabe von Antibiotika, die ein breites Spektrum abdecken (Cephalosporin plus Metronidazol plus Vancomycin) und Dexamethason bei Zeichen einer Hirndrucksteigerung. Bleiben epileptische Anfälle bestehen, wird symptomatisch mit Antiepileptika therapiert.

10.8.3 Enzephalitis

Definition

Enzephalitis

Entzündung des Hirngewebes, meistens durch Viren

Ursachen

Der häufigste Erreger einer Enzephalitis in Europa ist das Herpes-simplex-Virus. Außerdem werden Enzephalitiden ausgelöst durch Varicella-zoster-, Zytomegalie-, Epstein-Barr-, Tollwut-, Mumps-, Masern-, FSME- und HI-Viren. Auch Bakterien (Borreliose, Syphilis), Pilze (Kryptokokkose) oder Protozoen (Toxoplasmose) können Ursache einer Enzephalitis sein.

Symptome

Häufig findet sich gleichzeitig eine Entzündung der Hirnhäute (Meningoenzephalitis) mit entsprechenden Symptomen. Daneben treten folgende Symptome auf:

- Bewusstseinsstörungen
- Persönlichkeitsveränderungen
- Epileptische Anfälle
- Aphasie, Ataxie
- Hemiparese
- Hirnnervenausfälle
- Gesichtsfelddefekt, Stauungspapille
- Organische Psychosen mit Desorientiertheit, Antriebsstörungen und selten auch Halluzinationen

Diagnostik

- Im Liquor zeigen sich vermehrt Lymphozyten; gegebenenfalls Nachweis von Antikörpern gegen Viren oder direkter Nachweis von Erregerbestandteilen (z. B. Virus-DNA).
- Im EEG wird eine Allgemeinveränderung und/oder ein Herdbefund beobachtet.
- Bestimmte Enzephalitiden lassen sich mithilfe der MRT diagnostizieren, z. B. Herpes-simplex-Enzephalitis.

Therapie

Die Behandlung erfolgt symptomatisch unter intensivmedizinischer Betreuung. Eine Herpes-Enzephalitis wird bereits bei Verdacht umgehend mit Aciclovir i. v. therapiert, da die Letalität ohne Behandlung bis zu 70 % betragen kann.

10.8.4 Poliomyelitis

Die Poliomyelitis (Kinderlähmung) entsteht durch eine Infektion mit dem Poliovirus, das von Mensch zu Mensch durch Schmierinfektion übertragen wird. Das Virus vermehrt sich zunächst in der Schleimhaut des Darms und gelangt mit dem Blut in das Nervensystem. Es zerstört Ganglienzellen im Vorderhorn des Rückenmarks, in der Hirnrinde und in anderen Regionen des ZNS. In Ländern, in denen die Schutzimpfung durchgeführt wird, tritt die Poliomyelitis nur in Ausnahmefällen auf. Die Inkubationszeit beträgt 3–20 Tage.

Symptome

Zunächst tritt ein allgemeines Krankheitsgefühl mit grippeähnlichen Symptomen und Durchfall auf. Nachfolgend kann sich eine lymphozytäre Meningitis entwickeln. Bei einigen Erkrankten kommt es zum paralytischen Verlauf mit asymmetrischen, schlaffen Lähmungen, eventuell mit Beteiligung der Atemmuskulatur.

Therapie und Prophylaxe

Eine kausale medikamentöse Therapie der akuten Erkrankung gibt es nicht. Aufgrund der Anste-

ckungsgefahr werden die Erkrankten isoliert. Bei einer Atemlähmung müssen die Patienten intensivmedizinisch betreut und beatmet werden.
Zur Prophylaxe wird bereits bei Säuglingen eine Schutzimpfung mit abgetöteten Erregern i.m. durchgeführt. Seit deren Einführung kommt die Poliomyelitis nur noch selten vor. Allerdings tritt sie in Ländern ohne gesetzliche Schutzimpfung häufiger auf, weshalb gerade bei Auslandsreisen auf einen ausreichenden Impfschutz geachtet werden muss.

Merke

Myelitis

Als Myelitis wird die Entzündung des Rückenmarks bezeichnet. Sie tritt bei verschiedenen Infektionen mit Viren (z. B. FSME, Zytomegalie, HIV) und Bakterien (z. B. Treponema pallidum, Borrelien, Tuberkelbakterien) auf. Auch Traumata und ärztliche Eingriffe (Operation, Liquorpunktion) können ursächlich sein. Die Symptome reichen von Rückenschmerzen und Sensibilitätsstörungen bis zum Querschnittssyndrom.

10.8.5 Creutzfeldt-Jakob-Krankheit

Definition

Creutzfeldt-Jakob-Krankheit *(CJK)*

Degenerative Erkrankung des Gehirns durch infektiöse Prionen (Glykoproteine); „schwammartige" Zersetzung des Hirngewebes (spongiforme Enzephalopathie), Tod innerhalb kurzer Zeit; Prävalenz 1 : 1.000.000

Weitere Erkrankungen mit vergleichbaren Erregern, die durch Prionen übertragen werden und zu einer ähnlichen morphologischen Schädigung führen, sind:

- **Kuru:** Erkrankung bei einem Stamm der Ureinwohner in Neuguinea mit kannibalischen Riten, zerebelläre Symptome
- **Gerstmann-Sträussler-Scheinker-Krankheit:** autosomal-dominant erbliche Erkrankung mit überwiegend zerebellären Symptomen
- **Bovine spongiforme Enzephalopathie** (BSE, Rinderwahnsinn): bei Rindern auftretende Enzephalopathie

Ursachen

Prionen sind Eiweißmoleküle, die physiologisch auf der Oberfläche von Nervenzellen vorkommen. Bei der CJK kommt es zur Veränderung der Eiweißstruktur des Prions und damit seiner Raumstruktur. Aus diesem Grund gehen Zellen mit einem derartigen pathologischen Prion-Molekül unter. Die veränderte Konfiguration des Eiweißes löst eine Kettenreaktion aus, sodass sich rasch fehlgefaltete Eiweiße ansammeln und daraufhin Nervenzellen absterben.
Drei verschiedene Ursachen und Verläufe werden bei der CJD beobachtet:

- Sporadisches Auftreten (durch spontane Mutation)
- Familiäre Form (genetisch verursacht)
- Durch Infektion verursachte Erkrankung

Die Infektion erfolgt durch direkten Kontakt von Hirngewebe mit infiziertem Gewebe, z. B. bei Transplantation von Dura und Kornea, Gabe von menschlichem Wachstumshormon oder bei Einsatz unzureichend aufbereiteter neurochirurgischer Instrumente. Eine Variante der Creutzfeldt-Jakob-Krankheit (vCJK) wird verursacht durch den Erreger der BSE.

Symptome

Leitsymptome der CJK sind Demenz, zerebelläre Symptome und Myoklonien. Am Anfang der Erkrankung treten Schlafstörungen, Ermüdbarkeit und Verhaltensauffälligkeiten auf. Im späteren Stadium treten Ataxie, Spastik, Rigor, gesteigerte Eigenreflexe und pathologische Reflexe hinzu. Die vCJK beginnt häufig mit psychischen Auffälligkeiten (z. B. Verhaltensstörungen, Labilität, Depressivität) und Dysästhesien. Später treten die anderen typischen Symptome der CJK auf.

Diagnostik

Die Verdachtsdiagnose der CJK wird (neben der klinischen Symptomatik) häufig aufgrund typischer EEG-Veränderungen (triphasische Komplexe) gestellt. Im Unterschied dazu gibt das EEG der vCJK keine diagnostischen Hinweise. Im MRT zeigen sich Auffälligkeiten bei der CJK in den Basalganglien und bei der vCJK im Thalamus. Im Liquor sind einzelne nervenspezifische Proteine durch den Zelluntergang erhöht. Die Diagnose lässt sich eindeutig erst nach dem Tod durch eine Obduktion stellen.

Therapie

Eine ursächliche Therapie der Erkrankung existiert nicht. 90 % der Patienten versterben innerhalb eines Jahrs.

10.9 Multiple Sklerose

Definition

Multiple Sklerose *(MS, Enzephalomyelitis disseminata)*

Chronisch entzündliche Erkrankung des Nervensystems mit Entmarkung der Nervenfasern; erste Symptome meist zwischen 20. und 40. Lebensjahr; Prävalenz in Mitteleuropa 3–7 von 10.000 Personen; Erkrankte in Deutschland ca. 100.000–120.000 Personen

Ursachen und Verlauf

Die Ursache der MS ist noch nicht geklärt. Vermutlich handelt es sich um eine Erkrankung, an deren Auftreten unterschiedliche Faktoren beteiligt sind: Vererbung, Autoimmunstörung, Umweltfaktoren.

MS betrifft vor allem die weiße Substanz des gesamten ZNS. Herdförmig lösen sich die Markscheiden der Nervenzellen auf, weshalb eine Weiterleitung nervaler Erregungen an diesen Stellen nicht mehr möglich ist. An den multiplen Entmarkungsherden wird das Nervengewebe durch Narbengewebe ersetzt und es kommt zu einer Sklerose.

Die Erkrankung verläuft überwiegend in Schüben, die meistens nicht länger als 2 Monate andauern **(primär schubförmiger Verlauf).** Ein Schub wird nicht selten durch körperlichen oder seelischen Stress ausgelöst. Nach einem Schub können sich die neurologischen Ausfälle fast vollständig zurückbilden und es ist zwischen den Schüben kaum eine Zunahme der Behinderung festzustellen **(schubförmig remittierender Verlauf).** Die Patienten leben und arbeiten mit wenigen Beeinträchtigungen.

Von diesem schubförmigen Verlauf sind zunächst 80 % der Patienten betroffen. Bei etwa der Hälfte der Patienten geht der schubweise Verlauf jedoch in eine **sekundär progrediente MS** (SPMS) über. Die Symptome nehmen dann schleichend zu, ohne dass ein Krankheitsschub auftritt. Nur sehr wenige Patienten zeigen bereits von Beginn der Erkrankung an keine eindeutigen Krankheitsschübe **(primär chronisch progredienter Verlauf).**

Nach 15 Jahren benötigt die Hälfte der Patienten eine Gehhilfe, nach 25 Jahren ist ⅓ der Betroffenen nicht mehr in der Lage, selbstständig zu gehen und ⅔ sind nicht mehr arbeitsfähig.

Symptome

Die Symptome der MS sind sehr vielgestaltig:

- Motorische Störungen: distal betonte, spastische Paresen; gesteigerte Muskeleigenreflexe; positiver Babinski-Reflex, Störung der Feinmotorik der Hände
- Sensibilitätsstörung an Händen und Füßen mit Schmerzen, Missempfindungen, Taubheitsgefühl, Lhermitte-Zeichen positiv (kribbelnde Missempfindung über der Wirbelsäule bei starker Kopfneigung nach vorne)
- Kleinhirnstörung: Intentionstremor, skandierende (abgehackte) Sprache, Ataxie, Nystagmus

Diese Störungen führen gemeinsam zu einem unsicheren, breitbeinigen, steifen Gangbild (▸ Abb. 10.14).

Weitere Folgen der Entmarkung sind:

- Augensymptome: Optikusneuritis (Sehnervenentzündung, bei 30 % der Patienten Erstsymptom) mit Schleiersehen, Visusminderung; Doppelbilder durch Augenmuskellähmungen sowie Sehstörungen, die das zentrale Sehen betreffen.
- Inkontinenz, imperativer Harndrang, Sexualstörungen.
- Psychische Veränderungen wie ängstliche Grundhaltung, verstärkte psychophysische Ermüdbarkeit, Euphorie. Bei ¼ der Patienten tritt

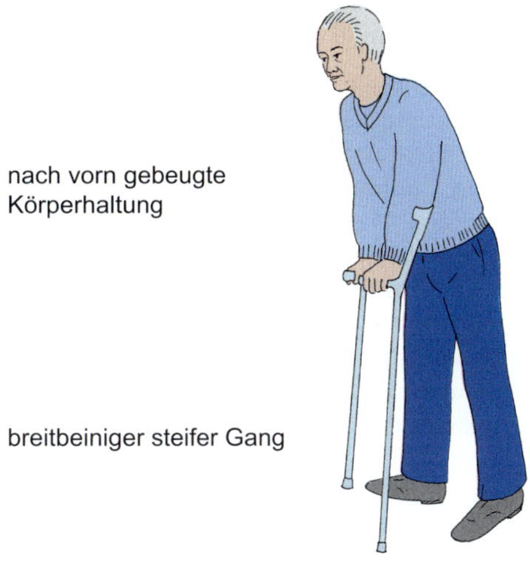

Abb. 10.14 Typische Gangstörung eines Patienten mit Multipler Sklerose. Die spastische Lähmung der Beine und die Koordinationsstörung führen zu einem charakteristisch steifen Gangbild mit breiter Beinstellung. [L190]

im Verlauf der Erkrankung eine Demenz auf. Viele Patienten werden reaktiv depressiv.

Diagnostik

Eine frühe Diagnose der MS ist anzustreben, denn der frühzeitige Beginn einer Interferon-Therapie (siehe unten) kann sich positiv auf den Verlauf der Erkrankung auswirken. Neben technischen Untersuchungen (EEG, evozierte Potenziale) und Labortests (Liquorpunktion) ist die klinische Untersuchung sowie die Krankheitsgeschichte des Patienten für die Diagnosestellung sehr wichtig. Die Diagnose sollte von einem Neurologen gestellt werden. Mithilfe des MRT kann die Krankheitsaktivität im Verlauf beurteilt werden.

Therapie

Im Schub werden hochdosiert Kortikosteroide 3–5 Tage i.v. verabreicht, die die akute Entzündungsreaktion hemmen oder es erfolgt alternativ eine Plasmapherese oder Immunadsorption.
Eine frühe Diagnosestellung und ein früher Therapiebeginn beeinflussen die Prognose positiv. Daher erfolgt bereits früh eine Therapie mit Glatirameracetat (GLAT), Interferon-β, Teriflunomid oder Fumarsäuredimethylester. So können die Zeitabstände zwischen den Schüben vergrößert und das Fortschreiten der Erkrankung verzögert werden. Wenn Interferon-β oder Glatirameracetat nicht eingesetzt werden können, kommen alternativ Azathioprin oder Methotrexat zum Einsatz. Weitere Medikamente sind Fingolimod und Natalizumab.

Therapie der Krankheitsfolgen

Baclofen wirkt muskelrelaxierend und mildert die Spastik. Bei Blasenstörungen können je nach Art der Störung Cholinergika oder Anticholinergika gegeben werden. Harnwegsinfekte müssen konsequent therapiert werden. Bei einer schmerzhaften sensorischen Neuropathie hilft Gabapentin. Durch Physio- und Ergotherapie lernen die Erkrankten, Bewegungsstörungen zu kompensieren. Vielen Patienten hilft der Kontakt zu einer Selbsthilfegruppe oder eine psychotherapeutische Behandlung.

10.10 Hydrozephalus

Definition

Hydrozephalus

Vergrößerte Liquorräume, mit Verdrängung und Schädigung von Hirngewebe einhergehend

Ursachen und Einteilung

Ein Ungleichgewicht zwischen Sekretion (täglich 500 ml) und Resorption (3–4-mal wird der Liquor pro Tag ausgetauscht) des Liquors ist Ursache eines Hydrozephalus. Der Liquor wird im Plexus choroideus der Hirnventrikel gebildet. Während ein Teil der Flüssigkeit im Gehirn verbleibt, dieses umspült und teilweise resorbiert wird, fließt der andere Teil durch den 3. und 4. Ventrikel in die äußeren Liquorräume, die Cisternae, und umgibt Gehirn und Rückenmark. Resorbiert wird der Liquor an den Pacchioni-Granulationen des Subarachnoidalraums in die Hirnvenen. Folgende Formen des Hydrozephalus werden unterschieden:

- Hydrocephalus occlusus (Verschlusshydrozephalus): Blockade des Liquorabflusses durch Tumoren, Verwachsungen, Blutungen
- Hydrocephalus malresorptivus: Liquorresorptionsstörung, z. B. nach einer Meningitis
- Hydrocephalus hypersecretorius: vermehrte Liquorproduktion, z. B. bei Plexuspapillom
- Hydrocephalus e vacuo: bei allgemeiner Hirnsubstanzminderung ohne Hirndruckerhöhung

Symptome

Die Symptome hängen vom Lebensalter ab. Bei Säuglingen sind die Schädelnähte noch nicht geschlossen, sodass sich durch den Druck des gestauten Liquors die Fontanellen erweitern und der Kopf sich vergrößert. Nach dem Schluss der Schädelnähte (ca. 3. Lebensjahr) können folgende Symptome auftreten:

- Verlangsamung
- Störung von Gedächtnis und Konzentration bis hin zur Demenz
- Gangunsicherheit
- Kopfschmerzen, Übelkeit
- Nackensteife bei zunehmendem Druckanstieg
- Harninkontinenz

Diagnostik

Ein Hydrozephalus kann mittels Sonografie oder MRT diagnostiziert werden.

Therapie

Medikamentös wird durch Diurese (erhöhte Urinausscheidung) eine Abnahme der Liquormenge erreicht. Operativ wird über ein Bohrloch im Schädelknochen ein Ventrikelkatheter in die erweiterten Seitenventrikel vorgeschoben und eine künstliche Verbindung zwischen Liquorraum und Herzvorhof (ventrikuloatrialer Shunt) oder Bauchhöhle (ventrikuloperitonealer Shunt) gelegt. Durch

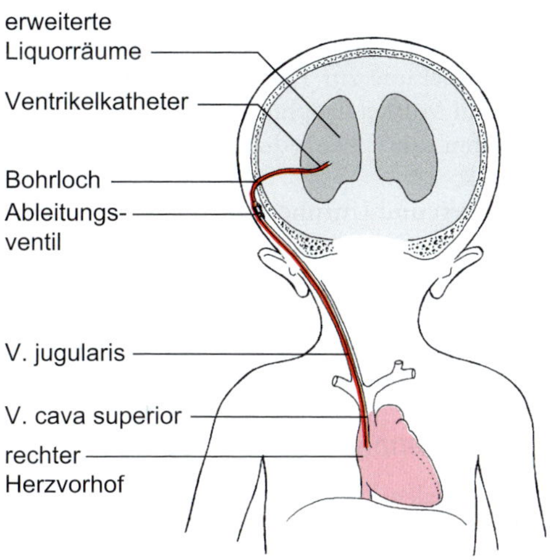

Abb. 10.15 Liquorableitung in den rechten Vorhof [L190]

diesen Shunt fließt der überschüssige Liquor über die V. jugularis in den rechten Vorhof oder in die Bauchhöhle ab (► Abb. 10.15). Wenn die Shunt-Operation rechtzeitig erfolgt, bleiben keine oder nur geringe Schäden zurück.

10.11 Degenerative Erkrankungen

Bei degenerativen Erkrankungen gehen über einen längeren Zeitraum Nervenzellen zugrunde. Es kommt zu neurologischen Ausfällen und psychischen Störungen.

10.11.1 Friedreich-Ataxie

Definition

Friedreich-Ataxie

Autosomal-rezessiv vererbte Degeneration von Nervenfasern in den spinozerebellären Bahnen der Seitenstränge und den Hintersträngen des Rückenmarks, im Kleinhirn und in der Pyramidenbahn

Symptome

Die Friedreich-Ataxie beginnt vor der Pubertät und verläuft langsam fortschreitend über 30–40 Jahre. Die Lokalisation der Nervenschädigungen bestimmt die Symptome:

- Fortschreitende zerebelläre Ataxie: Bewegungsstörung, die der Bewegungsstörung bei Alkoholintoxikation ähnelt.
- Sensibilitätsstörungen (Vibrationsempfinden ↓).
- Pyramidenbahnschädigung: pathologische Reflexe und spastische Tonuserhöhung; im Krankheitsverlauf Skelettdeformität durch den erhöhten Muskeltonus, z. B. Hohlfuß (Friedreich-Fuß), Skoliose; zudem abgeschwächte Reflexe und Muskelatrophie.
- Zusätzliche Erkrankungen wie Diabetes mellitus, dilatative Kardiomyopathie, Reizleitungsstörungen am Herzen bedingen letztlich schlechte Prognose.

Diagnose

- Neurologische Untersuchung: Intentionstremor, Nystagmus.
- Romberg-Stehversuch: Auch mit offenen Augen ist das Stehen mit nach vorne ausgestreckten Armen und nach oben geöffneten Händen nicht möglich.
- Im MRT zeigt sich ein atrophisches Halsmark.
- Messung von Nervenleitgeschwindigkeit und evozierten Potenzialen, Elektronystagmografie.
- Genetische Untersuchung mit Nachweis der Mutation.
- EKG zum Nachweis von Reizleitungsstörungen.

Therapie

Eine kausale Therapie der Friedreich-Ataxie ist nicht möglich. Es wird symptomatisch mit Physiotherapie behandelt, orthopädische Hilfsmittel kommen zum Einsatz. Nach etwa 15 Jahren besteht Rollstuhlbedarf. Internistische Erkrankungen wie Diabetes mellitus oder Kardiomyopathie werden entsprechend medikamentös therapiert.

10.11.2 Amyotrophe Lateralsklerose

Definition

Amyotrophe Lateralsklerose *(ALS)*

Erkrankung des motorischen Systems; Prävalenz 5 von 100.000 Menschen

Ursachen

Bei der ALS kommt es zu einer Degeneration des 1. Motoneurons (Motokortex und Pyramidenbahn) mit spastischen Lähmungen sowie zu einer Degeneration des 2. Motoneurons (Vorderhornzellen im Rückenmark) mit schlaffen Lähmungen (► Abb. 10.16). Die Ursache ist nicht geklärt. Bei 5 % der Betroffenen liegt eine Vererbung vor.

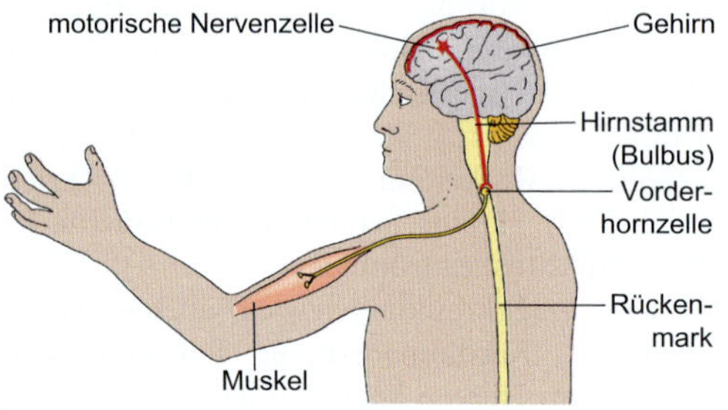

Abb. 10.16 Bei der ALS handelt sich um eine Schädigung der motorischen Nervenzellen in Gehirn und Rückenmark. Diese Nervenzellen nennt man 1. Motoneuron (rot gekennzeichnet). Der Nervenfortsatz des 1. Motoneurons hat Kontakt mit motorischen Nervenzellen im Rückenmark, die als 2. Motoneuron bezeichnet werden (gelb gekennzeichnet). Diese Nervenzellen stellen durch lange Nervenfortsätze die Verbindung zur Muskulatur her. [L190]

Symptome

Die ersten Symptome der ALS zeigen sich meist im Alter von 60–80 Jahren. Leitsymptom der ALS ist die Kombination von schlaffen (Vorderhorn erkrankt) und spastischen Lähmungen (Pyramidenbahn betroffen).

- Erstes Symptom ist häufig eine Atrophie der kleinen Handmuskeln.
- Faszikulationen (unwillkürliches Muskelzucken) der Zunge und anderer Muskelgruppen.
- Sprech- und Schluckstörungen mit Speichelfluss, wenn Hirnnervenkerne betroffen sind.
- Schmerzhafte Muskelkrämpfe.
- Störungen von Sensibilität, Okulomotorik, Blasenentleerung oder Bewusstsein werden nicht beobachtet.

Da sich die Muskelschwäche im Verlauf der Krankheit (3–5 Jahre) weiter ausbreitet, versterben die Patienten häufig an Ateminsuffizienz.

Diagnostik

- Gesteigerte Muskeleigenreflexe, positive Pyramidenbahnzeichen.
- Das Elektromyogramm (EMG) zeigt veränderte Potenziale und Faszikulationen.
- Muskelbiopsie: Atrophierte und (zum Ausgleich) hypertrophierte Muskelzellen liegen nebeneinander.
- Im CT oder MRT kann eine Atrophie von Gehirn und Rückenmark nachgewiesen werden.
- Nachweis von Neurofilament light (NFL) im Liquor und/oder Blut.

Therapie

Eine kausale Therapie ist nicht bekannt.

- Physiotherapie zur Prophylaxe von Kontrakturen und Muskelatrophie.
- Baclofen und Benzodiazepine verbessern die Spastik.
- Bei Angst und Unruhe: Benzodiazepine, Opiate.
- Der Glutamatantagonist Riluzol (Rilutek®) soll den Krankheitsverlauf günstig beeinflussen und die Überlebenszeit verlängern.
- Im Verlauf je nach Patientenwunsch PEG, Tracheostoma und Heimbeatmung.

10.11.3 Spinale Muskelatrophie

Bei der spinalen Muskelatrophie (SMA) degeneriert das 2. Motoneuron im Vorderhorn des Rückenmarks. Je nach Krankheitsbeginn werden unterschieden:

- Infantile/kindliche Form: SMA Typ I, Morbus Werdnig-Hoffmann
- Chronisch infantile SMA Form: SMA Typ II
- Juvenile/jugendliche Form: SMA Typ III, Morbus Kugelberg-Welander
- Adulte/erwachsene Form: SMA Typ IV

Verschiedene Gendefekte verursachen die SMA. Die infantile und juvenile Form sind autosomal-rezessiv erblich. Bei der adulten Form ist die Ursache unbekannt.

Symptome

Es treten schlaffe atrophische Paresen mit Muskelfaszikulationen auf. Die proximale Muskulatur (Schulter-, Hüft-, Rückenmuskulatur) ist am stärksten betroffen. Die Sensibilität ist nicht beeinträchtigt. Meist schreitet die Erkrankung langsam fort.

Diagnostik

- Neurologische Untersuchung: Ausfall der Reflexe, Faszikulationen
- Aktionspotenziale im EMG vermindert; Ausschluss einer Muskelerkrankung
- Molekulargenetische Analyse zur Diagnosesicherung

Merke

Das Neugeborenen-Screening umfasst seit 2021 eine Testung auf SMA.

Therapie

Eine frühe Behandlung der SMA verbessert die Prognose. Eingesetzt werden verschiedene neue

Therapien, nach Möglichkeit im Rahmen von Studien: Antisense-Oligonukleotide, SMN1-Genersatztherapie, Splicing Enhancer (SMA-small molecule). Physiotherapie, Ergotherapie und Logopädie sollten durchgeführt werden, um die vorhandenen Fähigkeiten möglichst lange zu erhalten.

10.12 Verletzungen des ZNS

Wenn stumpfe Gewalt auf den Schädel einwirkt, kommt es – abhängig von der Stärke des Schlags oder Stoßes – zu unterschiedlich ausgeprägten Verletzungen oder Störungen des knöchernen Schädels und/oder des Gehirns.
Sind Schädel und Gehirn gleichzeitig verletzt, spricht man von einem **Schädel-Hirn-Trauma** (SHT). Eine **Schädelverletzung** betrifft den knöchernen Schädel. Bei einem **Hirntrauma** wird die Hirnsubstanz vorübergehend oder dauernd in Mitleidenschaft gezogen. Zudem können **intrakranielle Hämatome** (▸ Kap. 10.12.3) auftreten.

10.12.1 Schädelverletzungen

Es werden Schädelprellung und Schädelfraktur unterschieden.

Symptome

Die **Schädelprellung** ist eine Kopfverletzung ohne neurologische Ausfälle und ohne Bewusstseinsstörungen.
Bei einer **Schädelfraktur** kann die Kalotte oder die Schädelbasis betroffen sein. Es kommt zu Schmerzen sowie neurologischen Ausfällen und epileptischen Anfällen durch lokale Reizungen, wenn Knochenfragmente auf die Hirnrinde drücken.
Bei einer Schädelbasisfraktur zeigen sich folgende Symptome:

- Brillen- oder Monokelhämatom, Hämatom hinter dem Ohr
- Blutung oder Liquorfluss aus Nase und/oder Gehörgang
- Hirnnervenausfälle, z. B. Riechstörung, Augenmuskellähmung

Als Komplikationen können Hämatome und Entzündungen auftreten.

Diagnostik

Die Anamnese und typischen Symptome sind meist richtungsweisend. Röntgenaufnahmen zeigen in der Regel nur eine Kalottenfraktur; eine Schädelbasisfraktur wird im CT gesichert. Die Schädelprellung wird aufgrund der Beschwerden diagnostiziert.

Therapie

Die Therapie der Schädelprellung beschränkt sich auf die Gabe von Analgetika und Bettruhe des Patienten. Bei Frakturen und Blutungen ist eventuell eine Operation notwendig.

10.12.2 Schädel-Hirn-Trauma

Definition

Schädel-Hirn-Trauma *(SHT)*

Verletzung des Schädels und Gehirns durch äußere Gewalteinwirkung

Fallbeispiel

Sturz vom Pferd

Emma Zucks, 14 Jahre, ist beim Ausritt von ihrem Pferd gestürzt, als sich dieses erschreckte. Dabei ist sie auf den Kopf gefallen und ihr Helm ist gerissen. An den Unfallhergang kann sie sich nicht erinnern. Nach dem Sturz musste sie schwallartig erbrechen. Ihre Freundin Britta hat über ihr Handy umgehend die Notfallnummer gewählt. Der Rettungsdienst hat Emma daraufhin in das nächstgelegene Klinikum gebracht.

Einteilung

Das Schädel-Hirn-Trauma wird anhand der Glasgow-Coma-Scale (GCS) (▸ Tab. 10.1) in verschiedene Schweregrade eingeteilt. Die vorliegende Bewusstseinsstörung des Patienten wird anhand der Kategorien Öffnen der Augen, sprachliche Äußerung und motorische Reaktionen beurteilt, um dann schnellstmöglich weitere Maßnahmen einzuleiten.
Pro Kategorie erhält der Patient mindestens einen Punkt und maximal 4, 5 oder 6 Punkte. Die Punkte werden zusammengerechnet, sodass eine Gesamtpunktzahl von 3–15 Punkten möglich ist. Danach lassen sich drei Schweregrade des SHT unterscheiden:

- Leichtes SHT (Gehirnerschütterung, Commotio cerebri): 13–15 Punkte, der Patient zeigt kaum Beeinträchtigungen und ist in stabilem Zustand.
- Mittelschweres SHT (Gehirnprellung, Contusio cerebri): 9–12 Punkte, der Patient muss überwacht und schnellstmöglich der Behandlung zugeführt werden.
- Schweres SHT (Gehirnquetschung, Compressio cerebri): 3–8 Punkte, der Patient muss intubiert

Tab. 10.1 Glasgow-Coma-Scale

Punkte	Öffnen der Augen	Verbale Reaktion	Motorische Reaktion
6			Bei Aufforderung
5		Konversationsfähig, orientiert	Gezielte Bewegung bei Schmerzreiz
4	Spontan	Konversationsfähig, desorientiert	Ungezielte Bewegung auf Schmerzreiz
3	Bei Ansprache	Einzelworte („Wortsalat")	Beugesynergien
2	Bei Schmerzreiz	Sinnlose Laute	Strecksynergien
1	Kein Öffnen der Augen	Keine verbale Reaktion	Keine motorische Reaktion

und beatmet werden, denn er ist in einem lebensbedrohlichen Zustand und eine ausreichende Spontanatmung ist nicht gewährleistet.

Der Zustand des Patienten muss immer unter Berücksichtigung weiterer Vitalparameter (Herzfrequenz, Blutdruck, Atmung) beurteilt werden.

Symptome

Die Symptome eines Schädel-Hirn-Traumas sind, je nach Schweregrad, unterschiedlich. In Folge der Zellschädigung entwickelt sich ein Hirnödem mit **Hirndruckzeichen:**

- Kopfschmerz
- Übelkeit, Erbrechen
- Retrograde Amnesie als Erinnerungsstörung für die Zeit vor dem Unfall
- Anterograde Amnesie als Erinnerungsstörung für die Zeit nach dem Unfall
- Bewusstseinsstörung im Sinne einer Vigilanzminderung (verminderte Wachheit):
  - **Somnolenz:** schläfriger Patient, auf Ansprache unmittelbar erweckbar, öffnet die Augen, ist zur Kommunikation fähig, bleibt nach erwecken wach
  - **Sopor:** schwer erweckbarer Patient, erwacht auf laute Ansprache oder Berührung; droht sogleich in den Schlaf zurückzufallen, reagiert auf Schmerzreize mit Abwehrbewegung
  - **Koma:** nicht erweckbarer Patient, reagiert nicht auf Schmerzreize

Je nachdem, welcher Teil des Hirns geschädigt wurde, können weitere Symptome auftreten: gesteigerte Muskeleigenreflexe, pathologische Reflexe (Babinski-Reflex), fehlender Pupillenreflex und weitere neurologische Ausfälle.

Diagnostik

- Einschätzung des klinischen Zustands mithilfe der Glasgow-Coma-Scale
- Schädel-CT zur raschen Abklärung der Schädel-Hirn-Verletzung

Therapie

- Leichtes SHT: Beobachtung für 24 Stunden und symptomatische Therapie falls notwendig (bei Kopfschmerz, Übelkeit); Bettruhe (im abgedunkelten Raum) und Schonung
- Mittelschweres und schweres SHT: in der Akuttherapie intensivmedizinische Überwachung mit Stabilisierung und Sicherung von Kreislauf und Atmung, Kontrolle des Hirndrucks, Hirndrucksenkung durch Hochlagerung des Oberkörpers, Osmotherapie und eventuell chirurgisch durch Öffnen des knöchernen Schädels zur Entlastung (Kraniektomie)

10.12.3 Intrakranielle Hämatome

Durch ein Trauma können Blutgefäße im Gehirn reißen. Es kommt zu einer Blutung in die Zwischenräume der Hirnhäute oder in das Gehirn (von außen nach innen): epidural, subdural, subarachnoidal und intrazerebral (▸ Abb. 10.17). Die Subarachnoidalblutung wird häufiger durch eine Aneurysmaruptur als durch ein Trauma verursacht. Mittel der Wahl, um die Diagnose Hirnblutung zu sichern, ist das CT.

Merke

Die Hirnblutung ist durch akut einsetzende Bewusstseinstrübung und Hirndruckzeichen wie Übelkeit, veränderte Pupillenreaktion und Druckpuls zu erkennen. Da die Blutung zeitversetzt auftreten kann, muss jeder Patient nach einem Schädel-Hirn-Trauma mit Bewusstlosigkeit mindestens 24 Stunden engmaschig überwacht werden.

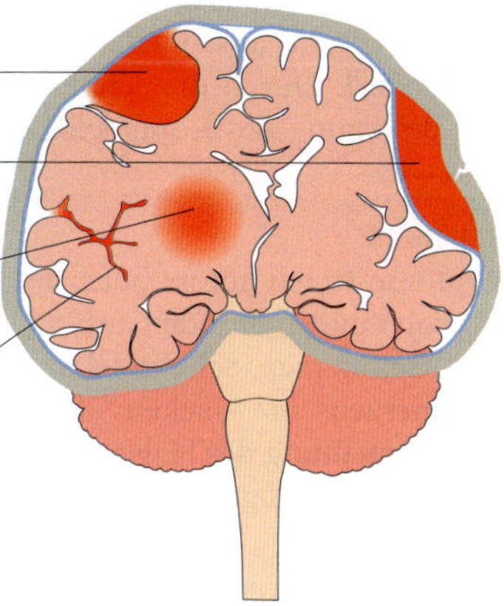

Abb. 10.17 Intrakranielle Hämatome [L308]

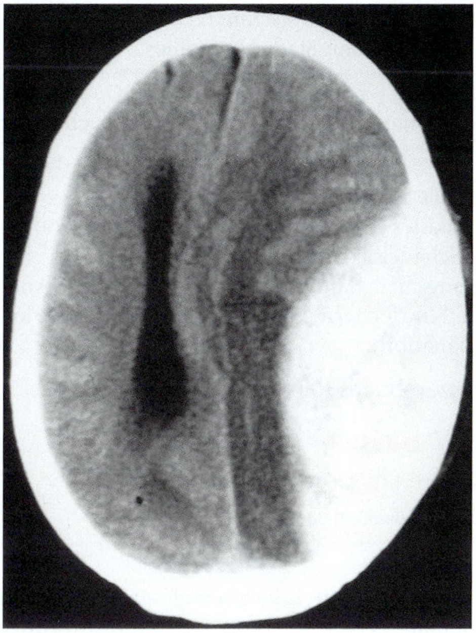

Abb. 10.18 Großes epidurales Hämatom im CT [T796]

Epidurales Hämatom

Definition

Epidurales Hämatom

Blutung zwischen Schädelkalotte und Dura mater, meist aus der A. meningea media durch deren exponierte Lage in der Schläfenregion

Symptome

- Bewusstseinsverlust, auf den oft ein typisches „freies" Intervall folgt, in dem der Patient wach ist, bevor es zum erneuten Bewusstseinsverlust kommt.
- Hemiparese der gegenüberliegenden Körperhälfte.
- Mydriasis (weite Pupille) auf der Seite des Hämatoms.
- Im weiteren Verlauf kann es durch den steigenden Hirndruck zum Einklemmungssyndrom kommen (Verschiebung der Hirnmasse mit Einklemmung am Foramen occipitale oder am Tentoriumsschlitz).

Diagnose

Das Hämatom zeigt sich im CT als scharf begrenzter bikonvexer Bereich (▸ Abb. 10.18).

Therapie

Der Schädel muss so schnell wie möglich eröffnet werden, um das Hämatom abzulassen und so den Druck auf das Gehirn zu vermindern.

Subdurales Hämatom

Definition

Subdurales Hämatom *(SDH)*

Blutung zwischen Dura mater und Arachnoidea nach Schädigung der Brückenvenen oder eines venösen Sinus; mitunter bereits durch leichtes Trauma, vor allem bei Gerinnungsstörungen oder Antikoagulanzientherapie

Symptome und Einteilung

Ein **akutes subdurales Hämatom** tritt innerhalb von 72 Stunden auf und ist in der Regel Folge eines Schädel-Hirn-Traumas:

- Bewusstseinstrübung direkt im Anschluss an das Trauma
- Einseitige Mydriasis
- Hemiparese
- Einklemmungssymptome

Ein **chronisches subdurales Hämatom** tritt vor allem bei älteren Personen meist nach Bagatelltraumen oder bei Therapie mit Antikoagulanzien auf. Klinische Symptome zeigen sich mehr als 14 Tagen nach dem Trauma:

- Langsam zunehmende Störung von Bewusstsein und Antrieb als Leitsymptom, psychotisch oder dement wirkende Patienten

- Zunehmende Kopfschmerzen
- Hirndruck mit Stauungspapille

Diagnostik

Das Hämatom ist im CT gut als mondsichelförmige Raumforderung zu erkennen.

Therapie

Ein akutes Hämatom wird operativ mit Eröffnung des Schädels (Kraniotomie) ausgeräumt. Bei einem chronischen Hämatom reicht bisweilen die Anlage von Bohrlöchern mit einer Drainage (Bohrlochtrepanation).

Intrazerebrales Hämatom

Definition

Intrazerebrales Hämatom

Blutung direkt in das Hirngewebe

Ursachen für ein intrazerebrales Hämatom sind Traumata, Hypertonus oder Gerinnungsstörungen.

Symptome und Diagnostik

- Eventuell initiale Bewusstlosigkeit mit Krampfanfall
- Hemiparese, die bei Verletzung eines kleinen Blutgefäßes erst nach einem beschwerdefreien Intervall
- Kopfschmerzen
- Bewusstseinstrübung

Das CT zeigt Blutungsherde.

Therapie

Große Hämatome, die zu einer Verlagerung der Hirnmasse führen, müssen operativ ausgeräumt werden. Bei kleineren Blutungen werden die Patienten auf der Intensivstation überwacht. Der Hirndruck muss medikamentös gesenkt werden. Die Patienten sollten mit erhöhtem Oberkörper gelagert werden.

10.12.4 Schleudertrauma

Definition

Schleudertrauma

Verstauchung (Distorsion) der Wirbelsäule mit Belastung des Rückenmarks, der Nervenwurzeln, der Bandscheiben und der Wirbelgelenke; Folge eines typischen Bewegungsmusters der Halswirbelsäule, sehr häufig bei Auffahrunfall

Beim Schleudertrauma wird der Kopf plötzlich nach hinten und anschließend wieder nach vorne geschleudert. Durch die schnelle und unkontrollierte Bewegung des Kopfs wird das Trauma ausgelöst.

Symptome

Symptome treten sofort oder mit einer Verzögerung von einigen Stunden auf:

- Kopfschmerzen, Schwindel und Übelkeit
- Schmerzen in Nacken, Schulter, Arm mit Zwangshaltung des Halses
- Missempfindungen an Händen und Armen

Diagnostik

- Neurologische Untersuchung
- Röntgen-Aufnahme der HWS zum Ausschluss von Wirbelkörperfrakturen
- CT bei neurologischen Ausfallerscheinungen, um mögliche Bandscheibenschäden zu entdecken, das Rückenmark und die knöchernen Strukturen zu beurteilen

Therapie

- Möglichst frühzeitige Aktivierung, z. B. durch Physiotherapie
- Massage und Wärmeanwendungen, um die Muskulatur zu lockern
- Analgetika, um die Schmerzen zu verringern

10.12.5 Lumbaler Bandscheibenvorfall

Langsam zunehmend oder akut bei ungünstigen Bewegungen der Wirbelsäule, meistens beim Heben oder Tragen, kommt es zu einer Vorwölbung des Bandscheibenkerns, einer **Protrusion,** oder zu einem Vorfall des gesamten Bandscheibenkerns, dem **Prolaps.** Mitunter löst sich auch nur ein Teil der Bandscheibe und bildet einen sogenannten **Sequester.**

Symptome

Die Bandscheibe drückt in der Regel seitlich auf die Nervenwurzel, die zwischen zwei Wirbeln aus dem Wirbelkanal austritt. Es kommt zu einer Reizung der Nervenwurzel mit Schmerzen und neurologischen Störungen im Versorgungsgebiet des betroffenen Nervs.

Meistens ist die Bandscheibe zwischen L4/L5 **(L5-Syndrom)** oder L5/S1 **(S1-Syndrom)** betroffen. Etwas seltener kommt es auch im Bereich der Halswirbelsäule zu einem Bandscheibenvorfall (▶ Abb. 10.19). Fast nie ist die Brustwirbelsäule betroffen.

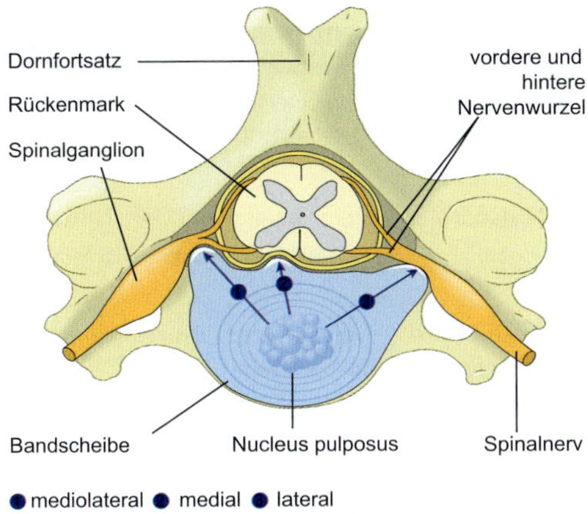

Abb. 10.19 Bandscheibenvorfall. Abhängig von der Richtung (medial, mediolateral, lateral) des Bandscheibenvorfalls werden unterschiedliche Strukturen gequetscht und in ihrer Funktion beeinträchtigt. [L190]

Lateraler Bandscheibenvorfall der LWS

- Akute Rückenschmerzen (Hexenschuss, Lumbago), die in das Versorgungsgebiet der betroffenen Nervenwurzel ausstrahlen.
- Sensibilitätsstörungen mit Taubheitsgefühl im betroffenen Segment.
- Schonhaltung: Die Rückenmuskulatur ist verspannt, die Lendenlordose ist aufgehoben. Durch diese Fehlhaltung verstärkt sich der Druck auf die Nervenwurzel und damit der Schmerz (Teufelskreis) (► Abb. 10.20).
- Lasègue-Zeichen: Das Anheben eines gestreckten Beins (die Beugung im Hüftgelenk) verursacht starke Rückenschmerzen (► Abb. 10.12).
- Eventuell treten Lähmungen einzelner Muskeln mit einem Ausfall oder einer Abschwächung der entsprechenden Muskeleigenreflexe auf.

Medialer Bandscheibenvorfall der LWS

Vorfall in den Wirbelkanal

- Schmerzen (verstärkt durch Husten und Pressen)
- Aufsteigende, beidseitige, schlaffe Lähmung
- Blasenentleerungsstörung
- Sensibilitätsstörung

Diagnostik

- Bei der neurologischen Untersuchung werden Ausfälle von Sensibilität, Motorik und Reflexen der einzelnen Segmente untersucht, um den Bandscheibenvorfall zu lokalisieren (► Tab. 10.2).
- Das MRT zeigt am deutlichsten die Bandscheiben und ihre Vorwölbung in den Spinalkanal. Wenn kein MRT zur Verfügung steht, ist das CT die alternative Bildgebung.

Therapie

Sowohl die Protrusion als auch der Prolaps der Bandscheibe werden nach Möglichkeit konservativ behandelt:

- Schmerzen reduzieren und Muskulatur entspannen:
  - Lokale Wärmeanwendung durch Rotlicht oder Fango
  - Orale Analgetika (z. B. Diclofenac), bei stärkeren Schmerzen Opioide
- Eventuell Liegen auf einer harten Unterlage, Stufenbettlagerung. Dies vermindert den Druck der Wirbelsäule auf den Bandscheibenkern, entlastet so die Nervenwurzel und reduziert die Schmerzen.
- Keine Bettruhe, sondern frühzeitige, individuell angepasste Physiotherapie, um die Rückenmuskulatur zu stärken; Rückenschule.
- Bei neu aufgetretenen Lähmungen ist eine neurochirurgische Operation notwendig, bei der Teile der Bandscheibe entfernt werden.

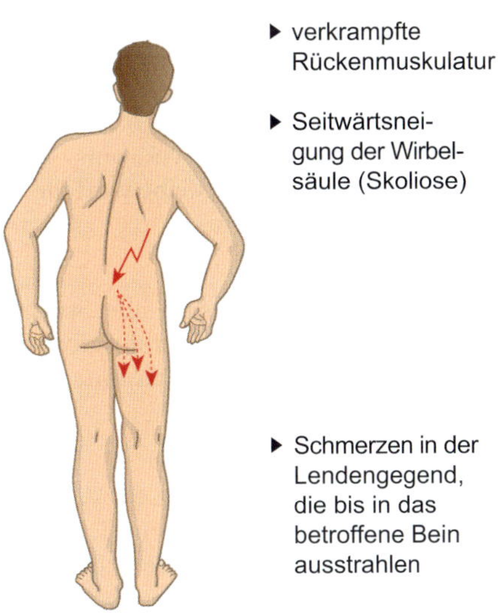

Abb. 10.20 Typische Fehlhaltung beim lumbalen Bandscheibenvorfall [L138]

Tab. 10.2 Merkmale der verschiedenen lumbalen Wurzelsyndrome

Nervenwurzel	Kennmuskel	Funktionsstörung	Reflexstörung	Sensibilitätsstörung
L4	M. quadriceps femoris	Kniestreckung	Quadrizepsreflex/ Patellasehnenreflex (PSR)	Von Oberschenkelvorderseite über Patella zur Unterschenkelinnenseite
L5	M. tibialis anterior	Fußhebung	Tibialis-posterior-Reflex	Vom Gesäß über Oberschenkelrückseite, Außenseite des Knies bis Großzehe
S1	M. triceps surae	Fußsenkung	Trizeps-surae-Reflex/ Achillessehnenreflex (ASR)	Von der Oberschenkelaußenseite bis Kleinzehe

Vorsicht

Neurochirurgischer Notfall

Eine neu aufgetretene Blasenstörung ist ein neurochirurgischer Notfall (Läsion des Conus medullaris oder der Cauda equina durch Bandscheibenvorfall). Genauso ist eine plötzliche Besserung der Beschwerden verdächtig, da dann der „Wurzeltod" wahrscheinlich ist.

10.12.6 Rückenmarkssyndrom

Definition

Rückenmarkssyndrom

Mechanische Schädigung des Rückenmarks; Symptome in Abhängig von der Höhe der Schädigung sowie vom Ausmaß der betroffenen auf- und absteigenden Bahnen

Ursache eines Rückenmarkssyndroms können Traumen, Tumoren, Bandscheibenvorfälle oder Durchblutungsstörungen sein.

Querschnittssyndrom

Beim Querschnittssyndrom sind alle Strukturen des Rückenmarks geschädigt. Neurologische Funktionen der Motorik und Sensibilität unterhalb der Läsion sind gestört.

Ursachen

Ursache der Schädigung sind z. B. Wirbelfrakturen, Bandscheibenvorfall oder ein Tumor bzw. Knochenmetastasen – weiterhin Infektionen oder Blutungen. Häufige Tumoren im Rückenmarkskanal sind Neurinome, Meningeome und Gliome.

Symptome

Setzt die Lähmung plötzlich ein, z. B. nach einer Wirbelfraktur oder einer Blutung, kommt es zu einem spinalen Schock mit schlaffer Lähmung, erloschenen Muskeleigenreflexen, Sensibilitätsausfall, Ausfall vegetativer Funktionen (Überlaufblase, paralytischer Ileus, vasomotorische Störungen, respiratorische Störungen, Wärmeregulationsstörungen). Im Verlauf der Erkrankung wird die Lähmung spastisch mit gesteigerten Muskeleigenreflexen und positiven Pyramidenbahnzeichen. Es kommt zur reflektorischen Blasen- und Darmentleerung sowie zu spinalen Automatismen, die Kontrakturen fördern.

Entwickelt sich das Querschnittssyndrom langsam, z. B. durch Wachstum eines Tumors, so tritt direkt eine langsam zunehmende spastische Lähmung auf. Es wird ein **komplettes** vom **inkompletten Querschnittssyndrom** unterschieden: Beim kompletten Querschnittssyndrom ist das gesamte Rückenmark betroffen (komprimiert oder durchtrennt). Es kommt zum Ausfall der gesamten Motorik und Sensibilität unterhalb der Läsion. Beim inkompletten Querschnittssyndrom sind nur eine Seite des Rückenmarkquerschnitts oder einzelne Bahnsysteme geschädigt. Dementsprechend sind einige Funktionen des Rückenmarks erhalten. Es kommt z. B. zu halbseitigen Lähmungen bzw. Sensibilitätsstörungen.

Diagnostik

Zur Diagnostik gehören Anamnese, neurologische Untersuchung und Labor. Im CT oder MRT werden Ursache und Ausmaß der Schädigung dargestellt.

Therapie

Vorsicht

Neue und fortschreitende Symptome

Neu eingetretene oder rasch fortschreitende Symptome eines Querschnittssyndroms sind eine Notfallsituation.

- Rasche Operation zur Freilegung der komprimierten Strukturen bei instabilen Frakturen, Hämatomen und Tumoren
- Komplikationen verhüten durch:
  - Dekubitus-, Pneumonie- und Kontrakturenprophylaxe
  - Regelmäßige Blasenentleerung durch Einmalkatheterisierung oder reflektorisches Klopftraining
  - Abführmaßnahmen
- Optimale Versorgung und Förderung durch frühzeitige Überweisung in eine Rehabilitationseinrichtung

Brown-Séquard-Syndrom

Beim Brown-Séquard-Syndrom kommt es aufgrund einer halbseitigen Rückenmarkschädigung gleichseitig auf Höhe der Läsion zur schlaffen Parese mit radikulären Schmerzen. Unterhalb der Läsion finden sich eine spastische Parese und eine Störung der Tiefensensibilität. Auf der Gegenseite zeigen sich Sensibilitätsstörungen mit gestörtem Schmerz- und Temperaturempfinden bei erhaltener Berührungsempfindlichkeit.

Kaudasyndrom

Bei Schädigung unterhalb des 1./2. Lendenwirbels, z. B. aufgrund eines medialen Bandscheibenvorfalls ist nicht das Rückenmark selbst betroffen, sondern es sind die Nerven der Cauda equina, die bereits das Rückenmark verlassen haben, beeinträchtigt. Es kommt zum Kaudasyndrom mit:

- Schlaffer Lähmung beider Beine
- Sensibilitätsstörung an den Oberschenkelinnenseiten („Reithosenanästhesie")
- Urin- und Stuhlinkontinenz
- Impotenz

10.13 Erkrankungen des peripheren Nervensystems

10.13.1 Schädigung einzelner Nerven

Die häufigste Ursache einer Schädigung einzelner peripherer Nerven ist ein Trauma, wobei Druck, Quetschung und Zerrung vor allem die Nervenhülle schädigen. Auch Engpasssyndrome (z. B. Karpaltunnelsyndrom) und Läsionen durch medizinische Eingriffe wie unsachgemäße Injektionen, enge Gipsverbände oder falsche Lagerungen können zu Nervenschädigungen führen. Aufgrund von Schnittverletzungen oder Frakturen kann der komplette Nerv durchtrennt sein.

Symptome und Diagnostik

Es kommt zu Funktionsausfällen distal (körperfern) der Läsion: Schlaffe Lähmungen einzelner Muskelgruppen mit Atrophie der Muskulatur und Sensibilitätsstörungen in umschriebenen Hautarealen. Deshalb ist das klinische Bild gleichzeitig ein Pfeiler der Diagnostik.

Die Nervenleitgeschwindigkeit ist verlangsamt oder unterbrochen. Im Elektromyogramm (EMG) werden Ausfälle einzelner Muskeln festgestellt.

Therapie

Operation: Bei glatten Nervendurchtrennungen kann die Funktionsfähigkeit des Nervs operativ durch Nervennaht wiederhergestellt werden. Ist eine Operation nicht möglich – etwa, weil eine direkte Verbindung der Nervenenden nicht mehr möglich ist – regeneriert sich der Nerv. Das proximale Ende wächst dann mit einer Geschwindigkeit von 1 mm/Tag nach distal. Der Nerv findet allerdings nur dann sein Ziel, wenn die Myelinscheide erhalten ist. Eine weitere Möglichkeit ist eine autogene Nerventransplantation (Spender = Empfänger).

Bei Druckschäden wird über **Elektroreize** versucht, den Nerv zu stimulieren, die Wirkung ist jedoch umstritten. Durch den Ausfall von einzelnen oder mehreren Muskeln müssen die Gelenke mittels **Physiotherapie** passiv bewegt werden, um einer Versteifung vorzubeugen. Häufig sind Nervenverletzungen mit starken, brennenden Schmerzen verbunden. Zur **Schmerztherapie** werden trizyklische Antidepressiva, Antiepileptika und/oder Opiate gegeben.

N. facialis

Die Schädigung des VII. Hirnnervs (N. facialis) ruft eine Fazialisparese hervor.

Ursachen

- Meistens idiopathisch, vermutlich durch Entzündung
- Meningitis
- Borreliose
- Zoster oticus
- Fraktur, Entzündungen und Tumoren im Bereich der Schädelbasis
- Tumor im Kleinhirnbrückenwinkel, z. B. Akustikusneurinom
- Mastoiditis, Otitis media, Cholesteatom

Symptome

Leitsymptom der Fazialisparese ist die einseitige schlaffe Lähmung der Gesichtsmuskulatur (► Abb. 10.21). Da der N. facialis ein gemischter

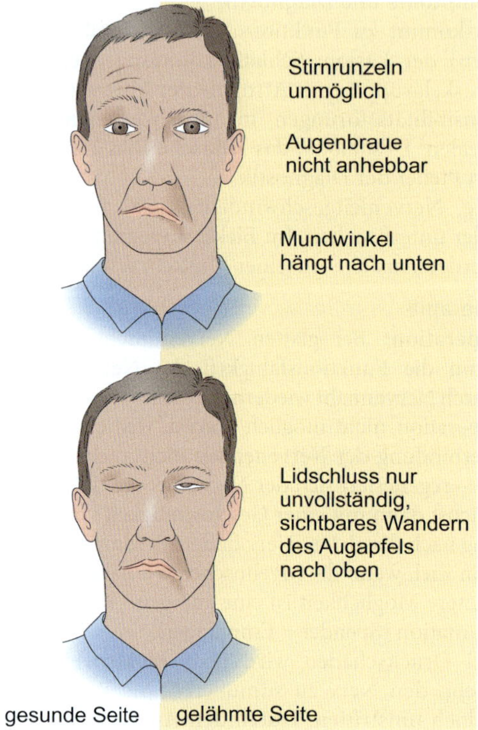

Abb. 10.21 Periphere Fazialisparese [L190]

Nerv ist, treten neben den motorischen Symptomen auch sensible und vegetative Ausfälle wie Störungen des Geschmacksinns, der Tränen- und Speichelsekretion sowie eine Hyperakusis (gesteigertes Hörempfinden) auf.

Merke

Es wird die zentrale von der peripheren Fazialisparese unterschieden. Bei der zentralen Form können die Stirn gerunzelt und das Auge der betroffenen Seite geschlossen werden. Bei der peripheren Form fällt die gesamte mimische Muskulatur der betroffenen Seite aus.

Drei Viertel der idiopathischen Fazialisparesen heilen folgenlos aus. Bei einem Viertel der Betroffenen bleibt ein Defekt zurück. Es kommt zu pathologischen Mitbewegungen (beim Augenschluss ziehen sich Wangenmuskeln zusammen), „Krokodilstränen" (Fehlinnervation der Tränendrüse beim Essen), Geschmacksschwitzen und Kontrakturen.

Diagnostik

- Anamnese und neurologische Untersuchung (Motorik, Sensorik, Tränensekretion)
- Elektrophysiologische Untersuchungen: EMG, Fazialisneurografie
- Unter Umständen MRT des Gehirns zum Ausschluss eines Tumors im Kleinhirnbrückenwinkel
- Borrelienserologie, Lumbalpunktion zum Ausschluss einer entzündlichen Ursache
- HNO-Konsil

Therapie

- Uhrglasverband des Auges, um es vor Austrocknung und Infektion zu schützen
- Augensalbe, um einer Keratitis vorzubeugen
- Mundmotorische Übungen vor dem Spiegel
- Kortikosteroide bei der idiopathischen Fazialisparese zur Entzündungshemmung
- Bei einer Borrelien-Infektion Cephalosporine wie Ceftriaxon oder Doxycyclin, bei Zoster oticus Aciclovir.

N. radialis

Der N. radialis (► Abb. 10.22) zieht durch die Achselhöhle, verläuft weiter an der Rückseite des Oberarms und wechselt zur radialen Beugeseite des Unterarms. In seinem Verlauf kann er an verschiedenen Stellen geschädigt werden.

Obere Radialisparese

Die obere Radialisparese tritt auf bei Verletzungen oder Druck in der Achselhöhle, z. B. durch Fehllagerung während einer Operation oder Benutzung von Achselstützen. Es kommt zum Ausfall der Streckmuskulatur am Arm, zur Fallhand und Sensibilitätsstörungen an der Dorsalseite des Oberarms.

Mittlere Radialisparese

Der Nerv ist im Oberarmbereich geschädigt, z. B. durch eine Humerusfraktur, Druck des Nervs gegen den Humerus im Schlaf (Parkbanklähmung) oder in Narkose. Typisches Symptom ist die Fallhand (schlaff herabhängende Hand), die Streckung des Arms im Ellenbogengelenk ist erhalten. Sensibilitätsstörungen bestehen an der Dorsalseite des Oberarms.

Untere Radialisparese

Bei der unteren Radialisparese ist der Nerv im Bereich des Handgelenks geschädigt, z. B. durch eine distale Radiusfraktur. Die Daumenabduktion sowie die Streckung in den Fingergrundgelenken sind nicht möglich.

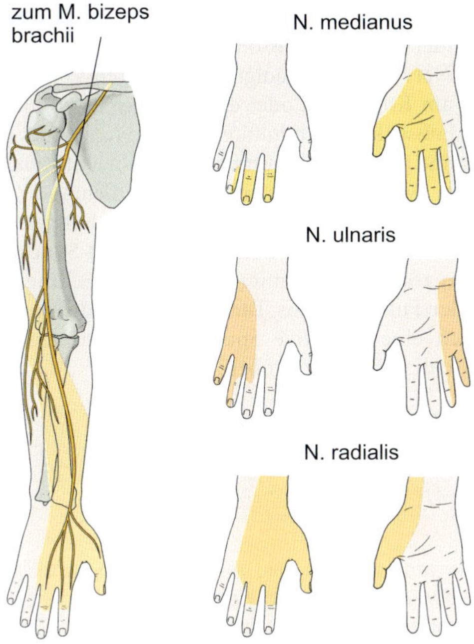

Abb. 10.22 Versorgungsareale der drei Handnerven N. radialis, N. ulnaris, N. medianus [L190]

N. medianus

Der N. medianus (▸ Abb. 10.22) zieht vom Oberarm durch die Ellenbeuge und schließlich im Karpaltunnel zur Handinnenseite.

Karpaltunnelsyndrom

Im ohnehin engen Karpaltunnel führt eine Entzündung des Handgelenks oder der Sehnen der Fingerbeuger zu einem Ödem, das den N. medianus quetscht. Weitere Ursachen sind metabolisch (z. B. Diabetes mellitus), toxisch (z. B. Alkohol) oder vaskulär (z. B. Thrombose, Hämatom) bedingt. Ebenso können Schwangerschaft, Verletzungen der Handwurzelknochen und rheumatische Gelenkveränderungen ein Karpaltunnelsyndrom verursachen.
Symptome sind:

- Ausfall der Mm. abductor pollicis brevis und opponens pollicis des Daumens: Es kommt zur Affenhand, da der Daumenballen atrophiert. Eine Flasche kann nicht mehr umgriffen werden.
- Nächtliche Parästhesien und Schmerzen im Handbereich, oft auch im gesamten Arm.
- Schmerzhafter Druckpunkt über der Innenseite des Handgelenks.

Die Therapie besteht in:

- Palmare Lagerungsschiene über Nacht
- Injektion von Kortikosteroiden
- Antiphlogistika, Schmerzmittel oral
- Operative Spaltung des Retinaculum flexorum, um den Druck auf den N. medianus zu vermindern

Komplette Medianusläsion

Eine proximale Läsion des N. medianus, z. B. durch eine Humerusfraktur oder eine misslungene intravenöse Injektion in der Ellenbeuge, führt zur Schwurhand (entsteht beim Versuch, die Finger in den Zwischen- und Endgelenken zu beugen). Die sensible Innervation ist am radialen Abschnitt der Handinnenfläche und an den ersten 3 ½ Fingern (Daumen, Zeige-, Mittel- und halber Ringfinger) gestört. Es treten Missempfindungen in diesem Bereich auf.

N. ulnaris

Der N. ulnaris (▸ Abb. 10.22) verläuft über den Oberarm, im Sulcus nervi ulnaris des Epicondylus medialis des Ellenbogens (sogenannter „Musikantenknochen") und zieht schließlich an der ulnaren Seite über das Handgelenk zur Handinnenfläche.

Komplette Ulnarisläsion

Ist der N. ulnaris oberhalb des Ellenbogengelenks betroffen, kommt es zur Krallenhand: Im Grundgelenk können die Finger nicht gebeugt werden, sind somit überstreckt, während im Mittel- und Endgelenk die Streckung ausfällt. Dies führt zu einer Beugung in diesen Gelenken. Weiterhin ist die Innervation des M. adductor pollicis des Daumens gestört: Ein Blatt Papier kann nur mit Mühe festgehalten werden (Froment-Zeichen).

Sulcus-ulnaris-Syndrom

Zu Schädigungen des N. ulnaris kommt es vor allem im Bereich des medialen Ellenbogengelenks, wo der Nerv dicht unter der Haut verläuft. Ursachen sind Arthrose, Verletzungen und Druck durch falsche Lagerung oder zu enge Verbände. Folge ist eine Lähmung der Fingerspreizung und Sensibilitätsstörungen an der ulnaren Handkante.

Loge-de-Guyon-Syndrom

Eine Überstreckung der Hand, z. B. beim Radfahren, kann durch eine Überdehnung des Nervs zu einer distalen Ulnarisparese führen. Alle vom N. ulnaris innervierten Handmuskeln sind betroffen.

N. femoralis

Der N. femoralis zieht unter dem Leistenband zur Vorderseite des Oberschenkels und innerviert die Haut und Muskeln der Oberschenkelvorderseite (M. quadriceps femoris, M. iliopsoas).
Gefährdet ist der N. femoralis durch Tumoren im kleinen Becken, ein Psoashämatom bei Antikoagulanzientherapie sowie bei Schnittverletzungen im Rahmen einer Hüftgelenks-, Hernien- oder Appendix-Operation.
Es kommt zum Ausfall der Beuger des Hüftgelenks (M. iliopsoas) und des Streckers des Kniegelenks (M. quadriceps femoris). Sensibilitätsausfälle finden sich an der Vorderseite des Oberschenkels und der Innenseite des Unterschenkels.

N. ischiadicus

Der N. ischiadicus zieht, aus dem Plexus sacralis kommend, durch die Gesäßmuskulatur und versorgt die Beuger des Oberschenkels. Er teilt sich in den N. tibialis und den N. peroneus.
Aufgrund seines Verlaufs kann dieser längste und dickste Nerv des menschlichen Körpers durch Fraktur, Luxation im Hüftgelenk oder eine unsachgemäße Injektion in den M. gluteus geschädigt werden.

Peroneusparese

Der N. peroneus zieht am Wadenbeinköpfchen (Caput fibulae) vorbei zum Unterschenkel und innerviert die vorderen Muskeln des Unterschenkels. Der Nerv ist durch seinen oberflächlichen Verlauf am Caput fibulae durch Druck gefährdet, z. B. durch einen Gipsverband oder falsche Lagerung bei Operationen. Zur Reizung des Nervs kommt es z. B. bei starker muskulärer Anstrengung und beim Sitzen mit übereinandergeschlagenen Beinen.
Bei einem Ausfall des Nervs atrophiert der M. peroneus und der Fuß kann beim Gehen nicht angehoben werden, es kommt zum Steppergang durch die Fußheberschwäche. Ein Sensibilitätsausfall findet sich an der Unterschenkelaußenseite, am Fußrücken und zwischen der 1. und 2. Zehe.
Die Patienten erhalten eine Peroneusschiene, um das Hängenbleiben der Fußspitze und damit Stürze zu vermeiden.

N. tibialis

Der N. tibialis verläuft durch Kniekehle und Wadenmuskulatur. Dort kann er bei Knieverletzungen und Tibiafrakturen geschädigt werden. Er zieht weiter durch den Tarsaltunnel, der vom Innenknöchel und dem Retinaculum musculi flexorum gebildet wird, zur Fußsohle.
Der Nerv kann geschädigt werden durch Verletzungen am Kniegelenk oder eine Kniegelenksprothese. Die Fußsenkung, Adduktion und Supination des Fußes sind gestört. Es kommt zu Sensibilitätsstörungen an der Wade, Fußsohle und am Fußaußenrand.
Bei Frakturen und Verstauchungen des Fußgelenks führen Schwellungen zum **Tarsaltunnel-Syndrom** (Engpasssyndrom) mit brennenden Schmerzen an der Fußsohle. Das Tarsaltunnel-Syndrom wird durch eine operative Spaltung des Retinaculum musculi flexorum behoben.

10.13.2 Polyneuropathie

Definition

Polyneuropathie *(PNP)*

Gleichzeitige Erkrankung von motorischen, sensiblen und vegetativen Nervenfasern; degenerativ oder entzündlich; Schädigungen betreffen Nervenfaser, Axon oder Markscheiden

Ursachen

- Stoffwechselerkrankungen: Diabetes mellitus, Nierenversagen, Hypothyreose
- Alkoholabusus, bestimmte Medikamente, Bleivergiftung
- Begleitreaktion bei Tumoren (Plasmozytom, Bronchialkarzinom) und Entzündungen (Guillain-Barré-Syndrom ► Kap. 10.13.3, Vaskulitis)
- Vitamin-B_{12}- und Folsäuremangel
- Systemerkrankungen: Kollagenosen, Sarkoidose, rheumatoide Arthritis

Symptome

Die Polyneuropathie ist gekennzeichnet durch Sensibilitätsausfälle (zuerst vermindertes Vibrationsempfinden), Missempfindungen, Schmerzen, vegetative Störungen und schlaffe, atrophische Lähmungen. Zu den vegetativen Ausfällen gehören Störungen der Durchblutung sowie der Blasen- und Darmentleerung.
Typischerweise treten die sensiblen Ausfälle handschuh- und strumpfförmig an den Extremitäten auf, das heißt sie beginnen symmetrisch am distalen Ende der Extremitäten und breiten sich nach proximal aus (► Abb. 10.23). Lähmungen werden in manchen Fällen bereits zu Beginn der Erkrankung proximal (an Schulter und Becken) gefunden.

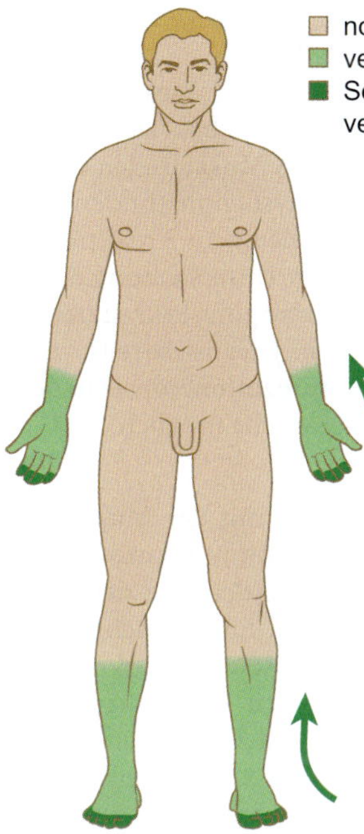

Abb. 10.23 Typischerweise betroffene Gebiete bei einer Polyneuropathie [L255]

Die diabetische Polyneuropathie befällt die Beine stärker als die Arme, da zuerst die kleinsten Gefäße geschädigt werden.

Diagnostik

- Die sensible und motorische Nervenleitgeschwindigkeit ist verzögert.
- Im EMG ist die Muskelaktivität eventuell verändert.
- Im Labor wird über die Bestimmung der Blutwerte nach einer Ursache der Polyneuropathie gesucht.
- Eventuell wird eine Nervenbiopsie (N. suralis) vorgenommen.

Therapie

Die zugrunde liegende Erkrankung wird behandelt, z. B. Einstellung des Blutzuckers beim Diabetes mellitus, Gabe von Vitamin-B-Komplex, Alkoholabstinenz. Symptomatisch können bei neuropathischen Schmerzen Carbamazepin, Gabapentin oder trizyklische Antidepressiva gegeben werden.

10.13.3 Guillain-Barré-Syndrom

> **Definition**
>
> **Guillain-Barré-Syndrom**
>
> Spezielle Form der Polyneuritis, in Kombination mit einer Polyradikulitis (Entzündung der Nervenwurzel); gehäuft nach einem Atemwegs- oder gastrointestinalen Infekt

Die Ursache des Guillain-Barré-Syndroms ist nicht komplett geklärt. Diskutiert wird, aufgrund des meist vorangegangenen Infekts, eine viral-induzierte Autoimmunreaktion gegen periphere Nervenbestandteile – insbesondere gegen die Markscheiden.

Symptome

- Beginn mit Gefühlsstörungen und Rückenschmerzen.
- Symmetrische Lähmungen an Extremitäten, Becken, Rumpf und Atemmuskulatur, die von distal nach proximal aufsteigen.
- Hirnnervenlähmungen, unter anderem Fazialisparese, Einschränkung des Gesichtsfelds.
- Sensible Ausfälle sind möglich, aber nicht typisch.
- Störung des autonomen Nervensystems: Regulationsstörungen von Atmung, Blutdruck, Herzfrequenz, Temperatur usw.

Die Symptome bilden sich bei etwa 70 % der Betroffenen innerhalb einiger Monate zurück.

Diagnostik

- Richtungsweisend ist das klinische Bild.
- Im Liquor findet sich eine Eiweißvermehrung bei normaler Zellzahl.
- Die Nervenleitgeschwindigkeit ist verlangsamt.
- Im EKG finden sich Herzrhythmusstörungen.
- Die Nervenbiopsie zeigt eine Entzündung mit Rückbildung der Markscheiden.

Therapie

- Überwachung auf der Intensivstation.
- Gabe von Immunglobulinen.
- Mittels Plasmapherese werden Antikörper aus dem Blut gefiltert.
- Bei bettlägerigen Patienten Pneumonie-, Thrombose- und Dekubitusprophylaxe.
- Im Fall der Atemlähmung maschinelle Beatmung, bei Herzrhythmusstörungen eventuell passagerer Herzschrittmacher.

10.14 Muskelerkrankungen

10.14.1 Muskeldystrophie

Muskeldystrophien sind Erkrankungen der Muskulatur, die durch die Degeneration der Muskulatur gekennzeichnet sind. Hierzu zählen verschiedene, meist x-chromosomal vererbte Erkrankungen, die sich in Symptomen und Verlauf unterscheiden und meist bereits im Kindesalter auftreten.

Ursachen

Meist liegen Defekte im Dystrophin-Gen vor. Vermutlich führt eine Störung des Muskelstoffwechsels zur Dystrophie. Die betroffenen Muskelzellen atrophieren, das heißt sie werden kleiner und schwächer. Sie werden durch Fett- und Bindegewebe ersetzt (sogenannte Pseudohypertrophie).

Symptome und Einteilung

Muskeldystrophie vom Typ Duchenne

Sie wird x-chromosomal rezessiv vererbt und manifestiert sich bei den betroffenen Jungen zwischen dem 1. und 6. Lebensjahr. Es liegt eine Störung des Muskelzellmembranproteins Dystrophin vor. Die Muskeldystrophie beginnt mit Atrophien am Beckengürtel, die sich ausbreiten und sich zeigen durch Mühe beim Treppensteigen, Hohlkreuz, Watschelgang (Schwäche der Hüftabduktoren). Oft kommt es zur Organbeteiligung mit Herz- und Ateminsuffizienz. Da sich die Lähmung ausbreitet, versterben die Patienten meistens vor dem 25. Lebensjahr an Atemschwäche, Infekten der Atmungsorgane oder an Herzversagen. Bei jedem dritten Patienten kommt es zu kognitiven Defiziten.

Muskeldystrophie vom Typ Becker-Kiener

Das klinische Erscheinungsbild ist ähnlich dem der Muskeldystrophie vom Typ Duchenne. Die Erkrankung manifestiert sich jedoch erst zwischen dem 5. und 15. Lebensjahr, der Verlauf ist weitaus langsamer, es kommt relativ spät zur Gehunfähigkeit (30.–50. Lebensjahr). Die Vererbung ist x-chromosomal-rezessiv.

Faszio-skapulo-humerale Muskeldystrophie

Diese Form der Muskeldystrophie wird autosomal-dominant vererbt. Sie ist gekennzeichnet durch eine Atrophie der Muskeln des Gesichts und des Schultergürtels mit schlaffen Gesichtszügen, hängenden Schultern, vorstehenden Schulterblättern (Scapula alata). Viele Patienten sind reaktiv-depressiv verstimmt. Der Verlauf ist gutartig, die Lebenserwartung ist meist nicht eingeschränkt.

Diagnostik

- Pathologisches EMG.
- Ein Muskelbiopsat wird elektronenmikroskopisch untersucht; zusätzlich lassen sich veränderte Enzyme in den Muskelzellen nachweisen.
- Bei einer Laboruntersuchung finden sich erhöhte Werte des Muskelenzyms Kreatinkinase (CK).
- Bei der genetischen Untersuchung lässt sich bei einigen Muskeldystrophie-Erkrankten ein Gendefekt nachweisen. Dies ist bereits vor der Geburt mittels Chorionzottenbiopsie in der 10.–12. Schwangerschaftswoche möglich.

Therapie

Ein Teil der Patienten mit der Muskeldystrophie vom Typ Duchenne kann mit Antisense-Oligonukleotiden therapiert werden, die den Verlauf der Erkrankung abmildern. Eine ursächliche Therapie der Muskeldystrophie ist ansonsten nicht bekannt. Die Patienten benötigen Physiotherapie, um die vorhandene Muskelkraft zu erhalten und Kontrakturen zu vermeiden. Es wird eiweißreiche Ernährung empfohlen, um einem Muskelabbau durch möglichen Eiweißmangel entgegenzuwirken. Im Endstadium der Muskelschwäche sind unterstützende Hilfsmittel (Rollstuhl, Heimbeatmungsgerät) in Erwägung zu ziehen.

10.14.2 Myotonie

Definition

Myotonie

Seltene erbliche Erkrankungen, gekennzeichnet durch verlängerte Kontraktion der Willkürmuskulatur

Ursachen

Ursache ist eine erhöhte Aktivität der Muskelfasern, die nach dem Ende einer Erregung nur verzögert erschlaffen.

Symptome

Leitsymptom ist eine verlängerte Muskelkontraktion vor allem an den Extremitäten. So können ein Händedruck oder die geschlossenen Augen nicht rasch wieder geöffnet werden. Die Extremitätenmuskulatur ist oft am stärksten betroffen. Bei Kälte verstärken sich die Symptome. Bei den meisten Formen der Myotonie führt wiederholte Muskeltätigkeit zu einer kurzfristigen Besserung der Beschwerden (Warm-up-Phänomen).
Es werden unterschieden:

- Myotone Dystrophien, z. B. Myotonia dystrophica Curschmann-Steinert, proximale myotone Myopathie (PROMM)
- Nicht dystrophe Myotonien, z. B. Myotonia congenita Thomsen, Myotonia congenita Becker

Diagnostik

Die Diagnostik besteht aus einer neurologischen Untersuchung sowie einem EMG, in dem Nachentladungen des Muskels zu sehen sind. Eine genetische Untersuchung kann die Verdachtsdiagnose bestätigen.

Therapie

Die Therapie ist symptomatisch. Membranstabilisierende Medikamente (z. B. Tocainid, Carbamazepin) können die Zahl der Kontraktionen vermindern. Auch das Warm-up-Phänomen kann gezielt genutzt werden.

10.14.3 Myasthenia gravis

Definition

Myasthenia gravis

Autoimmunkrankheit der neuromuskulären Endplatte; Frauen doppelt so häufig betroffen wie Männer

Ursachen

Die Erkrankten bilden Antikörper gegen die in der postsynaptischen Membran gelegenen Rezeptoren des Transmitters Acetylcholin, welcher an der neuromuskulären Erregungsübertragung beteiligt ist. Der Transmitter selbst wird in genügender Konzentration in den synaptischen Spalt ausgeschüttet. Da jedoch Antikörper an die dazugehörigen Rezeptoren binden und nachfolgend die postsynaptische Membran zerstört wird, kommt es zu einer abgeschwächten Muskelaktion.

In über 60 % der Fälle sind Veränderungen des Thymus im Sinne einer Thymushyperplasie nachweisbar. Es wird angenommen, dass der Autoimmunprozess im Thymus bzw. im lymphofollikulären Gewebe seinen Ausgang nimmt.

Symptome

Leitsymptom der Myasthenia gravis ist das Nachlassen der Muskelkraft bei wiederholten Bewegungen im Laufe des Tags. Die Krankheit macht sich zunächst an den Muskeln des Kopfs bemerkbar:

- Hängende Augenlider (Ptose) (▸ Abb. 10.24)
- Schlaffe Gesichtszüge

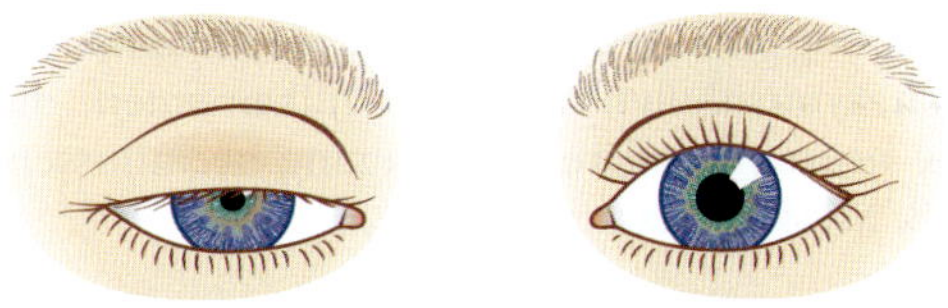

Abb. 10.24 Ptose bei Myasthenia gravis [A300]

- Schluckstörungen
- Doppelbilder durch Schwäche der Augenmuskeln

Anschließend breitet sich die Muskelschwäche über Rumpf und Extremitäten aus. Die Muskeln sind dabei asymmetrisch betroffen. Zwischenzeitlich wird immer eine spontane Besserung beobachtet. Im Endstadium kommt es zur Ateminsuffizienz, da die gesamte Muskulatur betroffen ist.

Diagnostik

- Grundsätzlich ist eine neu aufgetretene Lähmung der Augenlid- und äußeren Augenmuskulatur hinsichtlich einer Myasthenia gravis abzuklären.
- Neurologische Untersuchung (belastungsabhängige Muskelschwäche).
- Im EMG zeigt sich bei wiederholter Stimulation eine Abnahme der Aktionspotenziale der betroffenen Muskeln.
- Nachweis der Autoantikörper im Serum.
- CT des Thymus/Thorax.
- Pharmakologische Testung: Nach i. v.-Gabe des kurz wirksamen Cholinesterasehemmers Edrophoniumchlorid (Tensilon®) zeigt sich eine Besserung der klinischen Symptomatik. Diese Substanz hemmt die Cholinesterase, die Acetylcholin physiologisch abbaut. Wird dieser Abbau verhindert, steht Acetylcholin in höherer Konzentration im synaptischen Spalt zur Verfügung und kann mehr Rezeptoren für die Auslösung der Muskelaktion besetzen.

Therapie

- Operative Entfernung des Thymus (in 70 % der Fälle Besserung der Symptomatik).
- Die Basistherapie besteht in der Gabe von Cholinesterasehemmern (Pyridostigmin als Mestinon®).
- Kortikosteroide und andere immunsuppressive Medikamente wie Azathioprin und Ciclosporin A zur Hemmung der Immunreaktion.
- Plasmapherese: apparatives Entfernen von Antikörpern aus dem Blut.

- Meidung von anticholinergen Medikamenten (Parasympatholytika) und Medikamenten, die die neuromuskuläre Übertragung beeinflussen, z. B. Muskelrelaxanzien.

Komplikationen

Vorsicht

Myastene Krise

Akute Verschlechterung der Myasthenia gravis mit schwerer Muskelschwäche, Ateminsuffizienz und häufiger Aspirationspneumonie in Folge von Schluckstörungen durch die geschwächte Schlundmuskulatur. Ausgelöst werden kann die myasthene Krise durch Fieber und Infekte, Narkose und OP sowie Medikamente.

Wiederholungsfragen

1. Was können Ursachen einer Hirndruckerhöhung sein?
2. Beschreiben Sie einen Grand-Mal-Anfall.
3. Was sind die typischen Symptome eines Parkinsonsyndroms?
4. Welche Formen des Kopfschmerzes kennen Sie?
5. Welche Komplikationen können bei einer Meningitis auftreten?
6. Was ist eine Multiple Sklerose?
7. Was können die Ursachen eines Hydrozephalus sein?
8. Wozu dient die Glasgow-Coma-Scale?
9. Was ist der Unterschied zwischen einem epiduralen und einem subduralen Hämatom?
10. Was sind die Symptome eines Bandscheibenvorfalls?
11. Was ist eine Fazialisparese?
12. Wodurch kann eine Polyneuropathie bedingt sein?
13. Was sind die Symptome einer Myasthenia gravis?

Dr. Rainer Kirchhefer

11 Psychische Erkrankungen

Überblick

Dieses Kapitel bringt die wichtigsten psychischen Erkrankungen auf den Punkt. Zu Beginn stellt es die bedeutendsten organisch bedingten psychischen Störungen vor (▸ Kap. 11.1). Dabei werden unter anderem folgende Fragen beantwortet:

- Was unterscheidet die verschiedenen Demenzformen in Entstehung, Symptomen und Therapie? (▸ Kap. 11.1.1)
- Welche Ursachen können einem Delir zugrunde liegen? (▸ Kap. 11.1.2)

Anschließend werden die Schizophrenien und Wahnstörungen näher betrachtet (▸ Kap. 11.2):

- Was unterscheidet die paranoide von der hebephrenen und katatonen Schizophrenie? (▸ Kap. 11.2.1)
- Was verbirgt sich hinter einer schizotypen, schizoaffektiven und wahnhaften Störung? (▸ Kap. 11.2.2, ▸ Kap. 11.2.3, ▸ Kap. 11.2.4)

Danach werden in ▸ Kap. 11.3 mit den affektiven Störungen Erkrankungen betrachtet, die Stimmung und Antrieb in unterschiedliche Richtungen maßgeblich beeinflussen. Es folgt eine Darstellung von Angststörungen, somatoformen und dissoziativen Störungen (▸ Kap. 11.4). Dabei werden unter anderem folgende Fragen beantwortet:

- Was unterscheidet Panikattacken von Phobien und generalisierten Angststörungen? (▸ Kap. 11.4.1)
- Welche Symptome treten häufig bei somatoformen Störungen auf? (▸ Kap. 11.4.3)

Im Anschluss werden mit der Anorexia nervosa und der Bulimia nervosa zwei Essstörungen (▸ Kap. 11.5) und die verschiedensten Persönlichkeitsstörungen (▸ Kap. 11.6) vorgestellt.

Zum Schluss werden in ▸ Kap. 11.7 Ursachen, Diagnostik und Therapie von Suchterkrankungen näher beleuchtet.

11.1 Organisch bedingte psychische Störungen

Organisch bedingte psychische Störungen (OPS) werden auch **organische Psychosen** oder **exogene Psychosen** genannt.

Ursachen und Einteilung

Die Ursachen organisch bedingter psychischer Störungen sind nachweisbare Veränderungen des Gehirns oder seiner Funktionen, z. B. durch:

- **Neurologische Erkrankungen** wie Hirntumoren (▸ Kap. 10.7), Meningoenzephalitis (▸ Kap. 10.8.1), Infektionskrankheiten
- **Internistische Erkrankungen** wie Hyper- und Hypothyreose (▸ Kap. 7.4.2, ▸ Kap. 7.4.3), Morbus Addison (▸ Kap. 7.6.3), Hypophyseninsuffizienz, Vitamin-B_{12}-Mangel, Hypoglykämie (▸ Kap. 7.7), Leberversagen
- **Intoxikationen:** Wirkung oder Entzug von Drogen und Alkohol (▸ Kap. 11.7), Medikamentenüberdosierung und -nebenwirkung

Traditionell werden akute von chronisch verlaufenden organisch bedingten psychischen Störungen unterschieden. Zu den **akuten** organisch bedingten psychischen Störungen zählen unter anderem:

- Rausch
- Intoxikation
- Delir, z. B. im Alkoholentzug

Akute organisch bedingte psychische Störungen können folgenlos ausheilen oder aber in eine chronische organisch bedingte psychische Störung übergehen. Dies ist z. B. der Fall, wenn nach einem Alkoholentzugsdelir ein Korsakow-Syndrom entsteht.

Chronische organisch bedingte psychische Störungen sind:

- Demenz
- Organisches Psychosyndrom nach Schädel-Hirn-Trauma oder Enzephalitis

Viele dieser chronischen Störungen zeigen keine Besserungstendenz.

11.1.1 Demenzen

Definition

Demenz

Überwiegend im Alter auftretende Persönlichkeitsveränderung, mit fortschreitendem Verlust intellektueller, kognitiver und geistiger Fähigkeiten einhergehend; Erkrankungsrisiko mit dem Lebensalter stark zunehmend

Fallbeispiel

„Wo sind meine Schlüssel?"

Frau Menger, 67 Jahre, wird von einem ambulanten Pflegedienst beim Richten und Verabreichen von Medikamenten sowie bei der Körperpflege unterstützt. Vor 3 Jahren hatte sie einen Schlaganfall und ist seitdem geringfügig mobilitätseingeschränkt.

Pflegefachmann Christoph Halter ist bei den letzten Besuchen eine zunehmende Vergesslichkeit bei Frau Menger aufgefallen. Immer wieder sucht sie Gegenstände oder verwechselt ihn mit anderen Personen. Heute steht sie orientierungslos im Flur und kramt in ihrer Handtasche: „Wo sind meine Schlüssel? Ich brauche doch meine Schlüssel …"

Ursachen

Eine Demenz kann durch verschiedene Krankheitsprozesse entstehen. Die häufigsten Demenzformen sind der Morbus Alzheimer und die Lewy-Body-Demenz. Andere wichtige Formen sind die frontotemporale Demenz und die vaskuläre Demenz. Demenzen treten auch im Verlauf neurologischer und internistischer Erkrankungen sowie als Komplikation einer Alkoholabhängigkeit auf.

Symptome

Eine Demenz beginnt meistens mit leichten Konzentrations- und Merkfähigkeitsstörungen, Interessenverlust und Affektstörungen. Weitere Symptome sind:

- Gedächtnisverlust
- Beeinträchtigung des Denkvermögens, formale Denkstörungen (Verlangsamung, Verarmung, Weitschweifigkeit)
- Beeinträchtigung bei Alltagsaktivitäten
- Orientierungsstörungen
- Persönlichkeitsveränderungen
- Auffassungsstörungen
- Antriebsminderung
- Neuropsychologische Symptome (Aphasie, Apraxie, Agnosie)
- Verhaltensstörungen

Um bei diesen Symptomen von einer Demenz zu sprechen, müssen sie mindestens 6 Monate bestehen.

Die Vorform einer Demenz, die **leichte kognitive Beeinträchtigung** (mild cognitive impairment, MCI), ist dadurch gekennzeichnet, dass subjektive (und durch Angehörige bestätigte) Beeinträchtigungen, z. B. der Gedächtnisleistung, vorhanden sind, ohne dass neuropsychologische Tests bereits deutliche Auffälligkeiten zeigen. Von den Menschen, bei denen eine MCI beschrieben wird, erkranken jedes Jahr ca. 20 % an einer Demenz.

Diagnostik

Das typische Erscheinungsbild einer Demenz reicht häufig bereits für die Verdachtsdiagnose aus. Unterstützt wird der Verdacht durch Kurzfragebögen wie Uhren-Test, DemTect, Mini-Mental-Status-Test (MMST), Syndrom-Kurztest. In einer Gedächtnissprechstunde (Memory Clinic) werden gegebenenfalls weitergehende neuropsychologische Tests (wie die CERAD-Testbatterie) durchgeführt und die zusätzliche somatische Diagnostik koordiniert:

- Blutuntersuchungen (z. B. Bestimmung der Schilddrüsenhormone, Vitamin B_{12}, Folsäure) und Liquoruntersuchung bestätigen organische Erkrankungen als Ursache der Demenz.
- CT und MRT zeigen häufig typische Veränderungen der Gehirnsubstanz (z. B. vaskuläre Demenz). Bei anderen neurologischen Erkrankungen werden Defekte der betroffenen Hirnareale gefunden. Bei Morbus Alzheimer zeigt sich in der Bildgebung oft eine allgemeine Hirnatrophie.
- Mit der Doppler-Sonografie der hirnversorgenden Arterien lassen sich gegebenenfalls Durchblutungsstörungen nachweisen.
- Das EEG zeigt gegebenenfalls eine Allgemeinveränderung.

Therapie

Sind internistische Erkrankungen oder seelische Störungen Ursache der Demenzsymptome, werden diese entsprechend behandelt.

Medikamentöse Therapie

Antidementiva/Nootropika: Verschiedene Substanzen beeinflussen den Verlauf einer Demenz günstig. Sie führen zu einer vorübergehenden Besserung der Hirnleistung und bremsen das Voranschreiten der Erkrankung, ohne sie aber aufzuhalten, z. B.:

- Cholinesterasehemmer: Bei einigen Demenzerkrankungen liegt ein Mangel des Transmitters Acetylcholin vor. Dieser kann durch eine Hemmung des Abbaus von Acetylcholin ausgeglichen werden. Präparate sind z. B. Donezepil (Aricept®), Galantamin (Reminyl®), Rivastigmin (Exelon®). Nebenwirkungen: Übelkeit, Erbrechen, Diarrhö, Schlafstörungen, Hypotonie und Bradykardie.

- Glutamatantagonisten: Memantine (Ebixa®, Axura®) reguliert einen Glutamatüberschuss am Glutamatrezeptor.

Andere Substanzen wie Gingko biloba, Vitamin E und Nimodipin haben keine sicher nachgewiesene Wirkung.

Sozio- und Ergotherapie

Ein entscheidender Bestandteil der Therapie dementer Menschen ist ein möglichst langer Erhalt vorhandener Fähigkeiten. Dies wird mit Gedächtnistraining und Ergotherapie erreicht. Wichtig ist auch ein strukturierter Tagesablauf.

Rehabilitation

Die Umgebung muss an die Fähigkeiten des dementen Menschen angepasst werden. Angehörige werden aufgeklärt und beraten. Ambulante Hilfen wie psychiatrische Pflegedienste unterstützen das Leben in der häuslichen Umgebung. Häufig ist in einem Spätstadium der Erkrankung ein Umzug in ein gerontopsychiatrisches Heim notwendig.

Rechtliche Situation

Im Spätstadium der Erkrankung sind die Betroffenen häufig so verwirrt, dass sie nicht mehr in der Lage sind, über ihre Lebensführung zu entscheiden. Wenn für diesen Fall Angehörige nicht mit einer weitreichenden Vorsorgevollmacht ausgestattet wurden, kann das Gericht einen Betreuer bestimmen.

Morbus Alzheimer

Der Morbus Alzheimer ist für mehr als die Hälfte aller Demenzerkrankungen verantwortlich. Abhängig davon, in welchem Alter die Erkrankung beginnt, wird die Form mit frühem Beginn (vor dem 65. Lebensjahr) von der viel häufigeren Form mit spätem Beginn unterschieden.

Ursachen

Zwei verschiedene Krankheitsprozesse werden beobachtet: Über den Synapsen bilden sich Amyloidplaques und in den Nervenfasern pathologische Neurofibrillen. In der Folge sind die Kommunikation der Zellen (in den Synapsen) und die Informationsweiterleitung (in den Nervenfasern) gestört. Die Nervenzellen sind somit nicht mehr funktionstüchtig, verkümmern und sterben schließlich ab. Da im Verlauf der Erkrankung weite Teile des Gehirns betroffen sind, kommt es zu einer diffusen Atrophie, das Gehirn „schrumpft". Zudem wird ein Mangel an Acetylcholin beobachtet. Bei einem kleinen Teil der Erkrankten wird eine Veranlagung zum Morbus Alzheimer vererbt.

Symptome

Der Morbus Alzheimer beginnt mit
- Störungen des Kurzzeitgedächtnisses,
- Orientierungsstörungen und
- Wortfindungsstörungen.

Verhalten und Affektivität bleiben noch längere Zeit unverändert. Dementen Menschen gelingt es zunächst, ihre Defizite (z. B. durch floskelhaftes Reden) zu überspielen. Ihr Verhalten wirkt insgesamt „fassadenhaft". Häufig fällt daher die Erkrankung in der gewohnten Umgebung erst relativ spät auf. Um Anforderungen, die nicht mehr erfüllbar sind, zu entgehen, engen die Erkrankten ihre Aktivitäten immer mehr ein. Ihre Gefühlswelt verarmt. Die Betroffenen erscheinen ratlos. Die Stimmung ist bei einigen Betroffenen euphorisch, bei vielen depressiv – besonders wenn sie sich am Beginn der Erkrankung ihrer Defizite bewusst werden. Im weiteren Verlauf können sich deutliche Verhaltensstörungen (teilweise mit Aggressivität) und psychotische Symptome (Wahn, Halluzinationen) entwickeln.

> **Fallbeispiel**
>
> **„Ich bin nicht krank"**
>
> Der 80-jährige Herr Förster kommt mit seiner Tochter in die Gedächtnissprechstunde. Wenige Tage zuvor war er aus dem Urlaub zurückgekehrt. Auf dem Weg in den Urlaub hatte er sich einerseits mit dem Auto verfahren, andererseits hat er sein Zimmer in der Hotelanlage anfangs nicht gefunden. Die besorgte Tochter berichtet, dass ihr Vater in den letzten Monaten mehrfach den Schlüssel verlegt hat und ihn an ungewöhnlichen Orten wieder fand. Herr Förster meint, dass dies jedem mal passieren könne und sagt: „Ich bin nicht krank!"

Diagnostik

- Demenzdiagnostik zum Ausschluss anderer Ursachen
- Im Liquor Nachweis von typischen Parametern (niedriges Beta-Amyloid, hohes Tau-Protein)
- In CT und MRT erscheint das Gehirn oft verkleinert, Ventrikel und Gehirnfurchen sind weit gestellt. In speziellen MRT-Untersuchungen lässt sich eine Hirnatrophie, insbesondere zu Beginn der Erkrankung des Hippocampus, nachweisen
- Typischer stetig progredienter Krankheitsverlauf.

Therapie
- Antidementiva können das Fortschreiten der Erkrankung verlangsamen
- Unruhe, Schlafstörungen, Halluzinationen werden entsprechend medikamentös (z. B. mit Antipsychotika) behandelt.

Erläuterung zum Fallbeispiel

„Ich bin nicht krank"

Das subjektive Nichtanerkennen von Symptomen einer Demenz ist relativ weit verbreitet. Die Gründe sind vielfältig: Der fließende Übergang von Einschränkungen im Rahmen des normalen Alterns zu Auffälligkeiten im Rahmen einer Demenz ist für Betroffene nicht einfach zu erkennen. In vielen Fällen wird aber auch die Symptomatik verdrängt, da viele ältere Menschen starke Sorgen vor einer Demenz und den damit verbundenen fortschreitenden Auswirkungen auf den Lebensalltag haben.

Lewy-Body-Demenz

Ursache sind intrazelluläre Einschlüsse (Lewy-Körper) in bestimmten Hirnarealen. Lewy-Körper finden sich vermehrt auch beim Morbus Parkinson.

Symptome

Die typischen Symptome sind:
- Fluktuierende Verwirrtheit
- Optische bzw. szenische Halluzinationen
- Extrapyramidal-motorische Bewegungsstörungen, z. B. Parkinsonsymptome, häufige Stürze

Die Gedächtnisfunktionen sind zu Beginn der Erkrankung noch gut erhalten. Der Krankheitsverlauf ist fluktuierend und häufig schneller progredient als beim Morbus Alzheimer.

Therapie

Cholinesterasehemmer können den Krankheitsverlauf bremsen. Die Halluzinationen sind mit Antipsychotika nur schwer zu beeinflussen. Zudem reagieren Patienten auf diese Substanzen sehr empfindlich mit extrapyramidal-motorischen Nebenwirkungen.

Frontotemporale Demenz

Bei der frontotemporalen Demenz (FTD) schrumpfen Anteile der Stirn- und Schläfenlappen. Die Ursache dafür ist nicht bekannt. In einigen Fällen scheinen erbliche Faktoren beteiligt zu sein. Die Erkrankung beginnt schleichend zwischen dem 50. und 60. Lebensjahr und dauert im Durchschnitt 7 Jahre.

Symptome

Die FTD wird in verschiedene Typen (unter anderem Morbus Pick) unterteilt, bei denen folgende Symptome in unterschiedlicher Ausprägung auftreten:
- Persönlichkeitsveränderungen: Enthemmung oder Apathie, gestörtes Sozialverhalten
- Emotionales Abstumpfen
- Verlust der Einsichtsfähigkeit
- Gedächtnisstörungen, anfangs weniger stark ausgeprägt
- Orientierung und Intelligenz häufig erst im späteren Krankheitsverlauf gestört
- Neurologische Ausfälle (Bewegungsstörungen, Aphasie)

Diagnostik und Therapie

Die Diagnose wird durch die psychische Symptomatik und den Nachweis der (frontalen) Hirnatrophie im CT gestellt. Die Krankheitssymptome werden entsprechend mit Psychopharmaka behandelt.

Vaskuläre Demenz

Die vaskuläre Demenz, auch Multiinfarktdemenz genannt, entsteht im Zusammenhang mit einer zerebrovaskulären Erkrankung wie Schlaganfall oder transitorisch ischämische Attacken (TIA). Meist bestehen bei den Patienten ein jahrelanger Bluthochdruck und andere Risikofaktoren der Arteriosklerose (► Kap. 2.2). Nicht selten lässt sich eine gemischte Demenz diagnostizieren, wenn Morbus Alzheimer und vaskuläre Demenz gleichzeitig vorliegen.

Symptome

Die vaskuläre Demenz ist durch einen schubweisen, wechselhaften Verlauf gekennzeichnet.

Zu den typischen Symptomen der vaskulären Demenz zählen:
- Fluktuierender Verlauf mit wechselnder Orientierung
- Schrittweise (nicht schleichende) Verschlechterung
- Verlangsamung des Denkens und Antriebsarmut
- Störung der Affektivität
- Neurologische Symptome wie Störung des Bewegungsablaufs mit unsicherem Gang und Stand

Diagnostik
- Im CT und MRT fallen vaskuläre Läsionen im Sinne von (kleinsten) Hirninfarkten auf.

- Doppler-Sonografie gibt Aufschluss über Durchblutungsstörungen.

Therapie

Medikamente wie Acetylsalicylsäure hemmen die Blutgerinnung und verbessern die Fließeigenschaften des Bluts. Vaskuläre Risikofaktoren müssen kontrolliert und wenn möglich therapiert werden.

Demenz bei internistischen und neurologischen Erkrankungen

Internistische Ursachen von Demenzen können z. B. Stoffwechselstörungen, Leber- und Nierenerkrankungen, Aids, Mangelzustände von Vitamin B_{12} und Folsäure sein. Durch die Behandlung dieser Erkrankungen können sich die Demenzsymptome bessern. Zudem kann eine Demenz auch im Verlauf von neurologischen Erkrankungen auftreten, z. B. bei Morbus Parkinson (► Kap. 10.5.1), Multiple Sklerose (► Kap. 10.9), Chorea Huntington (► Kap. 10.5.2), Syphilis (► Kap. 9.9.1), Creutzfeldt-Jakob-Erkrankung (► Kap. 10.8.5) oder Normaldruckhydrozephalus.

Demenzsymptome werden auch durch verschiedene Medikamente ausgelöst oder verstärkt, z. B. durch Benzodiazepine, Opiate und Medikamente mit starken anticholinergen Nebenwirkungen (z. B. bestimmte Antidepressiva und Antipsychotika). In diesem Fall muss die Medikation überprüft und wenn möglich umgestellt werden.

Auch bei Menschen, die an einer schweren Depression erkrankt sind, können sich Symptome einer Demenz zeigen. Man spricht dann von einer Pseudodemenz, da die kognitiven Einschränkungen lediglich Ausdruck der Depression sind. Durch die Therapie der Depression bessert sich die Hirnleistung wieder.

11.1.2 Delir

Definition

Delir

Akute psychische Störung mit organischer Ursache; ältere Bezeichnungen: hirnorganisches Psychosyndrom (HOPS), Verwirrtheitszustand, Durchgangssyndrom

Ursachen

Ein Delir tritt nicht nur im Rahmen eines Alkoholentzugs auf. Es ist gerade bei somatisch Erkrankten relativ häufig und entsteht bei 10–20 % aller Krankenhauspatienten als Komplikation. Ursachen können sein:

- Stoffwechselstörungen
- Exsikkose
- Infekte
- Operationen
- Umgebungswechsel
- Nebenwirkungen bestimmter Medikamente, z. B. Parkinson-Medikamente, Analgetika, Antibiotika, anticholinerg wirkende Substanzen

Bei einer Vorschädigung des Gehirns (z. B. durch eine Demenz) tritt ein Delir häufiger auf.

Fallbeispiel

„Wo ist hier der Ausgang?"

Herr Tränkle, 77 Jahre, wurde infolge einer Fraktur des Oberschenkels in der Chirurgie des städtischen Klinikums operiert. Pflegefachfrau Elise Wohnwart ist für die postoperative Versorgung auf der Station zuständig. Herr Tränkle wirkt desorientiert und sieht bedrohliche Gestalten. Er ruft immer wieder laut um Hilfe: „Hallo! Halloooo! Wo ist hier der Ausgang?" Er wirkt zeitweise ängstlich und aggressiv. Ein psychiatrisches Konsil empfiehlt die vorübergehende Einnahme von Antipsychotika. Die Beschwerden klingen in den Tagen danach langsam ab.

Symptome

Ein Delir ist gekennzeichnet durch (► Abb. 11.1)

- plötzlichen Beginn,
- fluktuierenden Verlauf,
- psychomotorische Störung,
- Wahrnehmungsstörung (vor allem Halluzinationen),
- Bewusstseinstrübung und
- kognitive Störungen.

Weitere Symptome sind:

- Beeinträchtigung des Kurzzeitgedächtnisses
- Orientierungsstörung
- Störung des Schlaf-wach-Rhythmus
- Affektive Störung mit Angst, Reizbarkeit, Depression oder Ratlosigkeit

Es wird unterschieden zwischen einem hyperaktiven Delir mit typischer psychomotorischer Unruhe und einem hypoaktiven Delir, bei dem Erkrankte antriebsarm und depressiv wirken.

Therapie

Es werden Medikamente zur Sedierung (Diazepam) oder Behandlung von Halluzinationen (z. B.

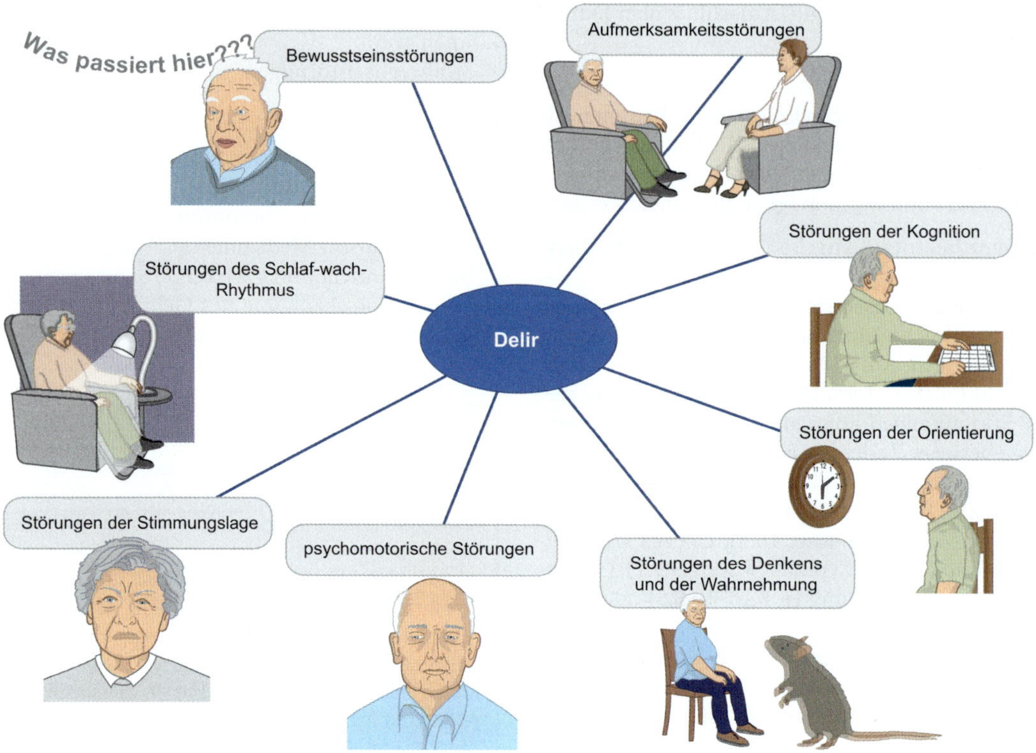

Abb. 11.1 Übersicht über mögliche Symptome des Delirs [L138]

Risperidon) gegeben. Die auslösende Krankheit muss behandelt werden. Meist heilt ein Delir folgenlos aus.

Praxistipp

Delir und Demenz unterscheiden

Eine akut aufgetretene Verwirrtheit ist häufig Zeichen eines Delirs, während eine Demenz durch einen chronischen Krankheitsprozess gekennzeichnet ist. Typischerweise fluktuieren die Symptome eines Delirs.

11.2 Schizophrenien und Wahnstörungen

Die **Schizophrenie** und die **schizoaffektive Störung** wurden klassisch auch (gemeinsam mit der endogenen Depression und der Manie) in der Gruppe der endogenen Psychosen zusammengefasst. Endogene Psychosen sind dadurch gekennzeichnet, dass ihre Ursachen weder exogen (wie bei den organisch bedingten psychischen Störungen) noch psychogen (wie bei den neurotischen Störungen und Belastungsstörungen) erklärt werden können. Da inzwischen verschiedene Erklärungsmodelle bestehen, wird der Begriff endogene Psychose nicht mehr verwendet. Die Pathogenese ist multifaktoriell.

Schizotype Störungen sind Erkrankungen, die wie eine Variante der Schizophrenie erscheinen. **Wahnhafte Störungen** bzw. **Wahnstörungen** sind aufgrund der Symptome manchmal nur schwer von einer Schizophrenie zu unterscheiden.

11.2.1 Schizophrenie

Definition

Schizophrenie

Gestörte Einheit der Persönlichkeit, inneres und äußeres Erleben nicht mehr voneinander trennbar; weltweit 0,5–1 % der Bevölkerung betroffen; Erkrankungsbeginn in der Regel zwischen Pubertät und 30. Lebensjahr; erste Symptome meist mehrere Jahre vor der ersten (stationären) Behandlung

Vereinfacht dargestellt werden in diesem Prozess eigene Gedanken zu Halluzinationen und äußere Erlebnisse wahnhaft verarbeitet. Da es unbehandelt oder bei chronischem Verlauf zu einer affektiven Verflachung und zu kognitiven Einschränkungen kommen kann, wurde die Erkrankung früher als Dementia praecox (vorzeitige Demenz) beschrieben. Diese Bezeichnung ist jedoch überholt.

Fallbeispiel

„Sie können uns hören!"

Herr Süß ist 37 Jahre alt und alleinstehend. Er wurde heute auf die akutpsychiatrische Station des Zentrums für Psychiatrie aufgenommen. Die Nachbarn hatten zuvor die Polizei verständigt, da Herr Süß begonnen hatte, nachts Löcher in seinem Garten auszugraben und die Fenster mit Holzbrettern zu vernageln. Auf die Beamten machte er einen verwirrten Eindruck und reagierte auf ihre Fragen ablehnend bis aggressiv.

Pflegefachfrau Marianne Koch ist für die Aufnahme zuständig. Im Aufnahmegespräch wirkt Herr Süß beunruhigt. Immer wieder blickt er in eine Ecke hinter Frau Koch. Als sie ihn fragt, was ihn beunruhigt, lehnt er sich zu ihr nach vorne und flüstert: „Psst! Nicht so laut! Sie können uns hören!"

Ursachen

Erbliche Veranlagung: Die Schizophrenie ist keine reine Erbkrankheit. Untersuchungen von betroffenen Familien haben jedoch ergeben, dass die Schizophrenie unter Verwandten gehäuft vorkommt. Bei eineiigen Zwillingen, die beide die gleiche Erbinformation tragen, erkranken beide Geschwister mit einer Wahrscheinlichkeit von 50 %. Bei zweieiigen Zwillingen erkranken beide nur mit einer Wahrscheinlichkeit von 10 %. Kinder schizophrener Eltern haben ebenfalls ein erhöhtes Erkrankungsrisiko. Das gilt auch für Kinder, die adoptiert wurden und bei gesunden Eltern aufwuchsen.

Biochemische Ursachen: Da Antipsychotika vor allem die Dopaminrezeptoren blockieren, wurde schon früh eine Überaktivität von Nervenzellen, die diesen Transmitter benutzen, vermutet. Inzwischen geht man davon aus, dass auch andere Transmitter (Serotonin, Glutamat) eine Rolle im Krankheitsprozess spielen.

Neuropathologische Veränderungen kommen ebenfalls als Ursache infrage, z. B. Infektionen während der Schwangerschaft, Komplikationen während der Geburt und fortschreitende Hirnveränderungen. Eine weitere mögliche Mitursache könnte in einer **Kommunikationsstörung innerhalb der Familie** liegen. So sollen „Überbehütung" und „Überemotionalität" (high-expressed emotions) die Ausbildung einer Schizophrenie fördern. Die Schizophrenie entsteht aus dem Zusammenspiel der oben genannten biologischen, psychogenen sowie verschiedener anderer Faktoren. Dem Vulnerabilitäts-Stress-Modell liegt die Annahme zugrunde, dass sich unterschiedliche bio-psychosoziale Entstehungsursachen quasi addieren und zu einer erhöhten Verletzlichkeit (Vulnerabilität) führen. Wird die Verletzlichkeitsschwelle durch auslösende Faktoren (Stressoren wie stark belastende Lebenssituation oder Drogenkonsum) überschritten, tritt die Erkrankung auf.

Symptome

Die Krankheit beginnt häufig schleichend. Zunächst fällt ein ungewöhnliches und unverständliches Verhalten auf. Der Patient ist in einer eigenen inneren Welt gefangen. Es werden verschiedene Symptome beobachtet:

- Formale Denkstörungen mit Zerfahrenheit (zusammenhangloses und unlogisches Denken), Gedankenabreißen (Gedankengang endet plötzlich und neues Thema wird begonnen) und Neologismen (Wortneubildungen).
- Inhaltliche Denkstörungen, Wahn: Bei den Erkrankten besteht eine eigene, objektiv falsche Wirklichkeit, von der sie unkorrigierbar überzeugt sind. Wahnthemen können z. B. sein:
  - Eifersuchtswahn, Größenwahn, Schuldwahn.
  - Beziehungswahn: Alles geschieht wegen des Erkrankten.
  - Beeinträchtigungswahn: Alles, was geschieht, ist gegen den Erkrankten gerichtet.
  - Verfolgungswahn: Patienten fühlen sich von Geschehnissen bedroht.
- Kognitive Störungen: Einschränkung von Auffassung, Merkfähigkeit und Gedächtnis.
- Affektstörungen mit Gefühlsverarmung, Ambivalenz (Patient empfindet gleichzeitig gegensätzliche Gefühle), inadäquate Affektivität, Kontaktarmut, Depressivität, innere Unruhe, Ängstlichkeit.
- Ich-Störungen mit Gedankenentzug (eigene Gedanken werden von anderen weggenommen), Gedankenausbreitung (andere nehmen eigene Gedanken wahr), Willensbeeinflussung, Autismus (Rückzug in eigene Gedankenwelt).

- Halluzinationen, meist akustisch: Erkrankte hören jemanden über sich sprechen (kommentierende Stimme) oder erhalten Aufforderungen und Befehle (imperative Stimme).
- Störungen des Antriebs und der Psychomotorik: Antriebsarmut oder -steigerung, motorische Unruhe, bizarre Motorik, Erregung, Haltungsstereotypien.
- Katatone Symptome: Mutismus (Patient schweigt), Stupor, Echopraxie und Echolalie (automatenhaftes Nachahmen und Nachsprechen).

Die Krankheitszeichen werden auch in Positiv- und Negativsymptome eingeteilt (bzw. Plus- und Minussymptome). Zu den Positivsymptomen zählen Wahn, Halluzinationen, bizarres Verhalten, formale Denkstörungen wie Zerfahrenheit. Negativsymptome sind Affektverflachung, Antriebsminderung, Apathie, sozialer Rückzug und formale Denkstörungen wie Sprachverarmung.
Missbrauch und Abhängigkeit von verschiedenen Substanzen bzw. Drogen bestehen häufig im Zusammenhang mit der Schizophrenie (meistens Nikotin, Cannabis, Alkohol): einerseits um im Sinne einer Selbsttherapie die Krankheitssymptome zu lindern, andererseits um mögliche Nebenwirkungen der Medikamente zu kompensieren.
Die Symptome der Schizophrenie können individuell sehr unterschiedlich und wechselhaft sein. Nicht alle typischen Symptome sind bei allen erkrankten Menschen gleichzeitig vorhanden. Aus diesem Grund wird die Erkrankung auch als **Psychose aus dem schizophrenen Formenkreis** bezeichnet. Da bei der Schizophrenie bestimmte Symptome häufig gemeinsam auftreten, lassen sich verschiedene Syndrome unterscheiden, die dann als Unterformen der Erkrankung bezeichnet werden.

Paranoide Schizophrenie

Diese Form der Schizophrenie tritt am häufigsten auf. Sie ist gekennzeichnet durch Wahnvorstellungen und Halluzinationen, meist mit einem Verfolgungswahn und akustischen Halluzinationen. Es können aber auch andere Wahninhalte und Halluzinationen auftreten. Weitere Symptome können auftreten, ohne aber im Vordergrund der Erkrankung zu stehen. Eine paranoide Schizophrenie lässt sich medikamentös gut behandeln. Ein Residuum (dauerhafte Symptome) tritt selten auf.

Hebephrene Schizophrenie

Diese Form der Schizophrenie, auch Hebephrenie genannt, beginnt häufig schleichend in der späten Jugend oder im frühen Erwachsenenalter. Erste Symptome sind sozialer Rückzug und Beziehungslosigkeit, sodass manchmal zunächst an eine Pubertäts- oder Adoleszentenkrise gedacht wird.
Im Vordergrund der Hebephrenie stehen Störungen des Affekts, des Denkens und Antriebs. Der Affekt ist häufig flach und unpassend, die erkrankten Menschen zeigen sich läppisch gestimmt. Das Denken ist ungeordnet, weitschweifig bis zerfahren. Bizarre Denkinhalte fallen auf. Der Antrieb ist vermindert. Insgesamt ist die Hebephrenie durch eine Negativsymptomatik geprägt. Wahn und Halluzinationen können auftreten, bestimmen aber nicht durchgängig das Krankheitsbild. Die Hebephrenie neigt trotz Therapie häufig zur Chronifizierung und Ausbildung eines Residuums.

Katatone Schizophrenie

Die katatone Schizophrenie ist gekennzeichnet durch akute Störungen der Psychomotorik, z. B. Stupor, Katalepsie (Verharren in einer Körperhaltung), aber auch Hyperkinesien (Bewegungsunruhe, ziellose Aktivität) bis hin zu Erregungszuständen. Die Erkrankten sind ängstlich und stehen unter dem Einfluss von Wahn und Halluzinationen, ohne aber darüber sprechen zu können. Im Verlauf können bestimmte katatone Symptome wie stereotype Bewegungen, Manierismen (sonderbares, gekünsteltes Verhalten) chronifizieren. In der Regel ist die katatone Schizophrenie gut behandelbar. Sie tritt vergleichsweise selten auf.
Eine seltene Komplikation der katatonen Schizophrenie ist die **perniziöse Katatonie.** Zu den katatonen Symptomen kommen dann hohes Fieber, Kreislaufstörung (Tachykardie) und Exsikkose hinzu. Diese Erkrankung kann lebensbedrohlich sein. Da sie durch Medikamente nicht immer ausreichend behandelbar ist, besteht die Indikation zur Elektrokrampftherapie: Durch elektrische Impulse wird unter einer Kurznarkose mit Muskelrelaxierung ein kontrollierter Krampfanfall erzeugt.

Erläuterung zum Fallbeispiel

„Sie können uns hören!"

Bei Herrn Süß sind Anzeichen einer inhaltlichen Denkstörungen mit Verfolgungswahn zu erkennen. Daneben sind Unruhe und Ängstlichkeit zu erkennen. Herr Süß scheint unter Halluzinationen zu leiden.

Diagnostik

Die Diagnose Schizophrenie wird aus dem Gesamteindruck von Einzelsymptomen gestellt. Andere

Tab. 11.1 Symptome einer Schizophrenie nach Schneider [9]

Abnorme Erlebnisweisen	Symptome 1. Ranges	Symptome 2. Ranges
Akustische Halluzinationen	Dialogische, kommentierende und imperative Stimmen, Gedankenlautwerden	Sonstige akustische Halluzinationen
Leibhalluzinationen	Leibliche Beeinflussungserlebnisse	
Halluzinationen auf anderen Sinnesgebieten		Optische, olfaktorische und gustatorische Halluzinationen
Schizophrene Ich-Störungen	Gedankeneingebung, Gedankenentzug, Gedankenausbreitung, Willensbeeinflussung	
Wahn	Wahnwahrnehmung	Wahneinfall
Affektstörung		Erlebte Gefühlsverarmung, Ratlosigkeit, depressive und frohe Verstimmung

psychische Erkrankungen, die mitunter ähnliche Symptome zeigen, müssen ausgeschlossen werden. Um die Diagnose einer Schizophrenie zu erleichtern, haben die Psychiater Eugen Bleuler und Kurt Schneider jeweils typische Symptome zusammengestellt. Bleuler [1] unterscheidet zwischen Grundsymptomen und akzessorischen Symptomen. Zu den Grundsymptomen zählt er formale Denkstörungen (vor allem Zerfahrenheit), Affektstörungen, Ambivalenz, Ich-Störungen und Autismus. Akzessorische Symptome, die die Diagnose Schizophrenie nicht allein beweisen, sind Wahn, Halluzinationen und katatone Symptome.
Schneider fasst typische Symptome (► Tab. 11.1) zusammen. Um eine Schizophrenie handelt es sich demzufolge mit großer Wahrscheinlichkeit dann, wenn Symptome 1. Ranges vorliegen. Auch wenn Symptome 1. Ranges fehlen, dafür aber viele Symptome 2. Ranges beobachtet werden, kann die Diagnose Schizophrenie gestellt werden.
In der internationalen Klassifikation psychischer Störungen (ICD-10) muss zur Diagnosestellung muss eine ausreichende Anzahl typischer Symptome mindestens einen Monat lang vorliegen.

Therapie

Medikamentöse Therapie

Bei der Schizophrenie steht die medikamentöse Therapie mit Antipsychotika im Vordergrund. Eine ältere Bezeichnung für diese Medikamentengruppe lautet Neuroleptika. Unterschieden werden:

- Hochpotente Antipsychotika (z. B. Haloperidol, Benperidol, Fluphenazin) wirken auf Wahn, Halluzinationen und Denkstörungen. Typische Nebenwirkungen sind extrapyramidal-motorische Störungen wie Frühdyskinesien (Schlund- und Blickkrämpfe) und Akathisie (Sitzunruhe), die durch Dosisreduktion, Umstellung auf atypische Antipsychotika (► Abb. 11.2) und Gabe von Biperiden (Akineton®) gebessert werden. Spätdyskinesien treten selten nach jahrelanger Einnahme von Antipsychotika auf. Sie sind durch überschießende Bewegungen der Gesichts- und Rumpfmuskulatur gekennzeichnet und einer Therapie häufig nicht zugänglich.
- Atypische Antipsychotika (Risperidon, Amisulprid, Aripiprazol, Olanzapin, Clozapin, Cariprazin) zeigen bei guter Wirkung auf die Positivsymptome weniger extrapyramidal-motorische Störungen und sollen zudem eine günstige Wirkung auf Negativsymptome haben. Insbesondere wegen der besseren Verträglichkeit werden diese Substanzen heute bevorzugt eingesetzt. Wichtigste Nebenwirkung ist in dieser Medikamentengruppe das metabolische Syndrom (► Kap. 6.5.2). Clozapin (Leponex®) wird nur bei Therapieresistenz (Versagen von mehreren Antipsychotika) eingesetzt, da es etwas häufiger als andere Antipsychotika eine Leukozytopenie und eine Myokarditis verursacht.
- Mittelpotente Antipsychotika zeichnen sich durch eine sedierende wie auch antipsychotische Wirkung aus (z. B. Zuclopenthixol).
- Niedrigpotente Antipsychotika (z. B. Promethazin, Chlorprothixen, Pipamperon) sedieren bei starker (innerer) Erregung und Unruhe. Einige der Substanzen verursachen anticholinerge Ne-

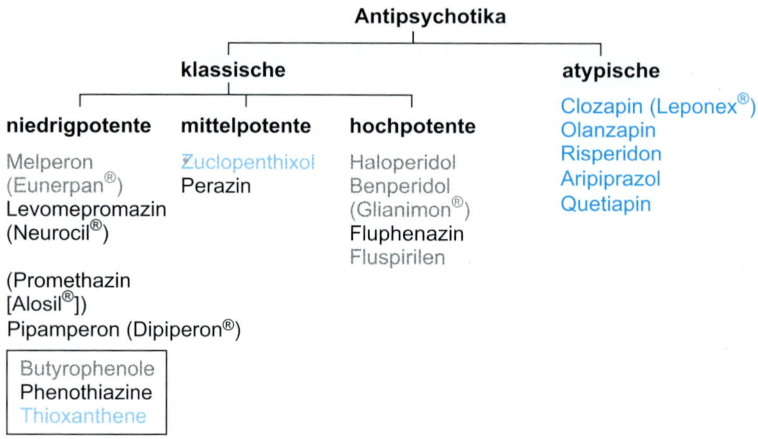

Abb. 11.2 Antipsychotika [L253]

benwirkungen und erfordern daher EKG-Kontrollen.
- Benzodiazepine (z.B. Lorazepam, Oxazepam) werden vorübergehend bei Angst/Unruhe gegeben.

Häufig werden Medikamente aus diesen Gruppen kombiniert eingesetzt.
Im Anschluss an eine akute Phase der Schizophrenie ist meist längere Zeit eine Therapie mit Antipsychotika notwendig, um ein Rezidiv der Erkrankung zu verhindern. Medikament und Dosis sollen dabei so gewählt werden, dass Erkrankte durch Nebenwirkungen möglichst wenig eingeschränkt werden. Einige Substanzen können – auch zur Unterstützung der Compliance – als Depotspritze (z.B. Flupentixol, Haloperidol, Risperidon, Olanzapin, Aripiprazol) vierzehntägig bis monatlich verabreicht werden.
Während der Therapie mit Antipsychotika sind regelmäßige EKG- und Laborkontrollen erforderlich, um mögliche Nebenwirkungen rechtzeitig zu erkennen.

Psychotherapie

- Psychotherapeutische Gespräche helfen bei der Bewältigung der Krankheit und stärken die Ich-Funktionen.
- Mithilfe der Verhaltenstherapie und Familientherapie können die krankheitsauslösenden Faktoren (beispielsweise familiäre Konflikte) entschärft werden.
- Die Integrierte Neurokognitive Therapie (INT) und andere Therapien trainieren kognitive Fähigkeiten und soziale Kompetenz.
- Das Metakognitive Training (MKT) und Techniken der kognitiven Therapie helfen Erkrankten, sich von Wahnüberzeugen und Halluzination zu distanzieren.
- In Selbsthilfegruppen tauschen sich Betroffene über Probleme aus – auch im Trialog gemeinsam mit Angehörigen und professionell Helfenden.
- Die Psychoedukation vermittelt Kenntnisse über die Erkrankung, individuelle Auslösefaktoren und die Therapie. Erkrankte lernen ihre Frühsymptome kennen. Mithilfe von Krisenplänen soll der Umgang mit einem Rezidiv optimiert werden.

Weitere Therapiemaßnahmen

Als weitere Therapiemaßnahmen werden Beschäftigungstherapie, Sport und Entspannungsübungen durchgeführt. Eine Elektrokrampftherapie wird selten und nur bei sehr schweren (lebensbedrohlichen) Verläufen einer katatonen Schizophrenie eingesetzt.

Vorbeugung und Rehabilitation

In einem „Psychose-Seminar" und in psychoedukativen Gruppen lernen die Betroffenen ihre Erkrankung kennen. Sie finden selber belastende Situationen heraus, die dem Ausbruch der Krankheit vorausgingen. Außerdem werden sie sensibilisiert für Frühsymptome. Regelmäßige Medikamenteneinnahme, Vermeidung von Belastungen und rechtzeitige psychiatrische Behandlung bei Frühsymptomen können einen Rückfall verhindern. Die weitere Betreuung erfolgt zum Teil in Tagesstätten, therapeutischen Wohngemeinschaften, betreutem Wohnen, geschützten Arbeitsplätzen oder Begegnungsstätten.

Verlauf und Prognose

- Bei einem Drittel heilt die Erkrankung folgenlos aus. Es tritt nur eine einzige Krankheitsepisode auf, die dann häufig diagnostisch noch nicht als Schizophrenie, sondern als akute psychotische Störung eingestuft wird.
- Bei einem weiteren Drittel treten Rückfälle auf – teils mit leichter Residualsymptomatik (schubweiser Verlauf).
- Bei einem Drittel kommt es zu häufigen Episoden und chronischen Beeinträchtigungen.

Symptome eines Residualzustands sind vor allem Negativsymptome wie Antriebsarmut, formale Denkstörungen, Konzentrationsstörungen, Autismus, Verlust von Selbstvertrauen. Eine günstige Prognose hingegen wird beobachtet bei akutem Krankheitsbeginn, Nachweis von Auslösefaktoren, guter sozialer Integration und abgeschlossener Berufsausbildung.

11.2.2 Schizotype Störung

Die schizotype Störung ist durch exzentrisches Verhalten und Auffälligkeiten von Affekten und Denken gekennzeichnet. Die Patienten wirken zuweilen schizophren. Die Symptome entsprechen aber nicht den Diagnosekriterien einer Schizophrenie. Die schizotype Störung wird mitunter als eine abgemilderte Form der Schizophrenie gesehen. Wegen des häufig chronischen Verlaufs und nicht sicher bestimmbaren Krankheitsbeginns wird die schizotype Störung auch den Persönlichkeitsstörungen zugeordnet.

Symptome

- Kalter, unnahbarer Affekt
- Exzentrisches Verhalten
- Sozialer Rückzug
- Ungewöhnliche Denkinhalte (aber kein manifester Wahn)
- Misstrauen
- Ungewöhnliche Wahrnehmungserlebnisse, z. B. Derealisationserleben
- Vages, umständliches oder gekünsteltes Denken und Sprechen
- Kurze psychotische Episoden

Therapie

Die medikamentöse Therapie erfolgt symptomorientiert mit Antipsychotika. Zusätzlich werden psychotherapeutische Techniken analog der Behandlung einer Schizophrenie angewandt.

11.2.3 Schizoaffektive Störung

Definition

Schizoaffektive Störung

Störung mit gleichzeitigen Symptomen der Schizophrenie sowie der Manie oder der Depression; verläuft ähnlich wie eine affektive Störung meist in Phasen

Therapie

Bei schizomanischen und schizodepressiven Phasen werden Antipsychotika gegeben. Schwere schizodepressive Phasen können zudem auch mit Antidepressiva behandelt werden. Zur Phasenprophylaxe werden Lithiumsalze, Valproinsäure und Carbamazepin eingesetzt. Zusätzlich kommen die psychotherapeutischen Verfahren der Behandlung der Schizophrenie und affektiven Störung zum Einsatz.

11.2.4 Wahnhafte Störung

Bei einer wahnhaften Störung beschreiben die Patienten einen systematisierten Wahn, der sich auf ein Thema bezieht. Passend zum Wahnthema können auch affektive Symptome wie Angst, Euphorie und Depression auftreten. Weitere Symptome, z. B. einer Schizophrenie, liegen nicht vor.

Ursachen

Einige Patienten sind bereits vor der Erkrankung misstrauisch. Kränkungen oder andere belastende psychosoziale Ereignisse können eine Wahnentwicklung einleiten. Manchmal stehen am Beginn der Wahnentwicklung auch überwertige Ideen. Im Verlauf werden dann zunehmend Alltagsereignissen eine besondere (wahnhafte) Bedeutung zugemessen. Wahnhafte Störungen treten auch auf bei:

- Einsamen Menschen als „Kontaktmangelparanoid"
- In fremden Kulturen lebenden Menschen – ausgehend von einem fehlenden (Sprach-)Verständnis
- Menschen mit organischen Störungen der Wahrnehmung (Schwerhörigkeit, Blindheit)

Symptome

Es werden Wahnideen beschrieben, die im Unterschied zur Schizophrenie nicht bizarr oder ungewöhnlich sind, sondern nachvollziehbar erscheinen können. Folgende Wahnthemen kommen vor:

- **Verfolgungswahn:** Erkrankte sind misstrauisch. Sie fühlen sich beeinträchtigt und schlecht behandelt. Die Wahrnehmungsverzerrung kann in das Gefühl münden, verfolgt zu werden.
- **Querulantenwahn:** Ein selbstbewusst wirkender, aber leicht verletzbarer Mensch verarbeitet tatsächliche oder vermeintliche Ungerechtigkeiten wahnhaft.
- **Eifersuchtswahn:** Patienten sind überzeugt davon, von ihrem Partner betrogen zu werden.
- **Liebeswahn:** Patienten meinen, eine Person, die sie in der Regel nicht näher kennen, sei in sie verliebt.
- **Hypochondrischer Wahn:** Ein Gesunder entdeckt ständig Zeichen einer möglichen Krankheit an sich.
- **Folie à deux:** Eine besondere Form ist die induzierte wahnhafte Störung, bei der eine ansonsten psychisch gesunde Person die Wahnvorstellung eines psychisch kranken (meistens schizophrenen) Menschen übernimmt.

Therapie

Die Therapie ist dadurch erschwert, dass die Betroffenen keine Einsicht in die Erkrankung haben. In einer Psychotherapie kann daher der Realitätsgehalt des Wahns nicht oder nur begrenzt infrage gestellt werden. Antipsychotika können gegebenenfalls hilfreich sein.

11.2.5 Vorübergehende akute psychotische Störung

Für eine vorübergehende akute psychotische Störung ist kennzeichnend:

- Akuter Beginn innerhalb von 14 Tagen.
- Wahnerleben, Halluzinationen, andere Symptome der Schizophrenie.
- Bei 30–50 % lässt sich in den letzten 6 Monaten eine akute Belastung feststellen (z. B. Migration).

Die Symptome ähneln einer Schizophrenie. Sie können dabei relativ stabil und gleichbleibend sein oder aber auch schnell wechseln (polymorph). Wenn die Störung länger als einen Monat andauert, wird die Diagnose einer Schizophrenie gestellt. Letztendlich ist nicht klar, ob es sich um eine eigenständige Erkrankung handelt oder um eine Form der Schizophrenie mit guter Prognose.

Therapie und Prognose

Die Behandlung ähnelt der einer Schizophrenie. Die Prognose ist umso besser, je abrupter die psychotische Symptomatik begonnen hat. Es besteht eine hohe Selbst- und Fremdgefährdung.

11.3 Affektive Störungen

Definition

Affektive Störungen

Erkrankungen von Stimmung und Antrieb, häufig phasenweise auftretend; Stimmungslage, Gefühlsausdruck und Gefühlsempfindung erheblich gestört; Stimmung auffällig stark gehoben **(Manie)** oder gedrückt **(Depression)**

Einteilung

Die Einteilung der affektiven Störungen hat sich in den letzten Jahren verändert. Traditionell wurde z. B. unterschieden nach der Ursache der Depression: endogen (ohne sichere Ursache, Behandlung vor allem mit Antidepressiva) oder psychogen (im Zusammenhang mit wesentlichen Auslösern aktuell oder in der Lebensgeschichte, Behandlung vor allem durch Psychotherapie). Die Trennung ließ sich allerdings in der Praxis häufig nicht nachvollziehen. Inzwischen wird lediglich nach Symptomen und Verlauf der affektiven Störung unterschieden:

- Manische Episode
- Bipolare Störung (Manie und Depression im Wechsel)
- Depressive Episode
- Dysthymie (depressive Persönlichkeit mit Verstimmung über viele Jahre)
- Zyklothymie (langjährige Instabilität der Stimmung mit hypomanen und leichteren depressiven Symptomen)

Bei manischen und depressiven Episoden können auch psychotische Symptome (Wahn und Halluzinationen) auftreten. Diese sind meistens synthym (passend zur Stimmungslage): Größenwahn und entsprechende Halluzinationen bei der Manie, Verarmungswahn und akustische Halluzinationen mit diffamierenden Stimmen bei der Depression.

Verlauf

Affektive Störungen verlaufen häufig in Phasen. Eine Phase dauert unbehandelt im Durchschnitt 3–12 Monate, bei 20–25 % der Patienten sogar länger als 12 Monate. In den Zeiten zwischen den Phasen sind häufig keine Krankheitssymptome vorhanden.

Ursachen

Eine alleinige Ursache für affektive Störungen konnte bisher nicht gefunden werden. Die Entstehung ist multifaktoriell bedingt:

- **Erbliche Veranlagung:** Die Vulnerabilität für affektive Erkrankungen wird vererbt. Sie treten familiär gehäuft auf.
- **Neurotransmitter:** Das Gleichgewicht verschiedener Transmitter-Systeme ist bei affektiven Erkrankungen gestört. Bei Depressionen wurde ein Mangel an Serotonin und Noradrenalin beschrieben, bei Manien ein Überschuss an Noradrenalin und Dopamin.
- **Psychologische Faktoren,** z. B. Persönlichkeitsmerkmale, Verhaltensstörung, Traumata, Missbrauch.

Auslöser für die akute Krankheitsphase können psychosoziale Belastungen, körperliche Erkrankungen, Lichtmangel, hormonelle Veränderung (z. B. im Wochenbett) sein.

11.3.1 Depressive Episode

Menschen, die an einer Depression (▸ Abb. 11.3) erkrankt sind, leiden länger andauernd an einer deutlich gedrückten Stimmung mit Verlust von Freude und Interesse.

Depressionen sind häufig: innerhalb eines Jahres erkranken etwa 13 % der Bevölkerung an einer Depression. Im Verlauf ihres Lebens sind ⅕ aller Menschen betroffen. Die erste depressive Episode tritt bei der Hälfte der Erkrankten vor dem 40. Lebensjahr auf. Nur 10 % der Patienten erkranken erstmalig nach dem 60. Lebensjahr [6].

Fallbeispiel

Kalt und leer

Herr Meier, 43 Jahre, kann gar nicht mehr genau sagen, wann es begonnen hat. Zu Beginn fühlte er sich lediglich etwas müde und niedergeschlagen. Doch mit der Zeit haben diese Empfindungen immer mehr Raum eingenommen bis sie ihn vollständig ausgehöhlt hatten. Seiner Frau sind die Veränderungen zuerst aufgefallen. Ihre Aufforderungen, sich ärztlichen Rat einzuholen, hat er aggressiv und vehement abgeblockt. Er wollte nur seine Ruhe haben. Herr Meier fühlt sich zunehmend gefühllos, kalt und leer.

Einteilung

Anhand der Anzahl typischer Symptome werden depressive Episoden unterteilt in leicht, mittelgradig und schwer. Die schwere depressive Episode

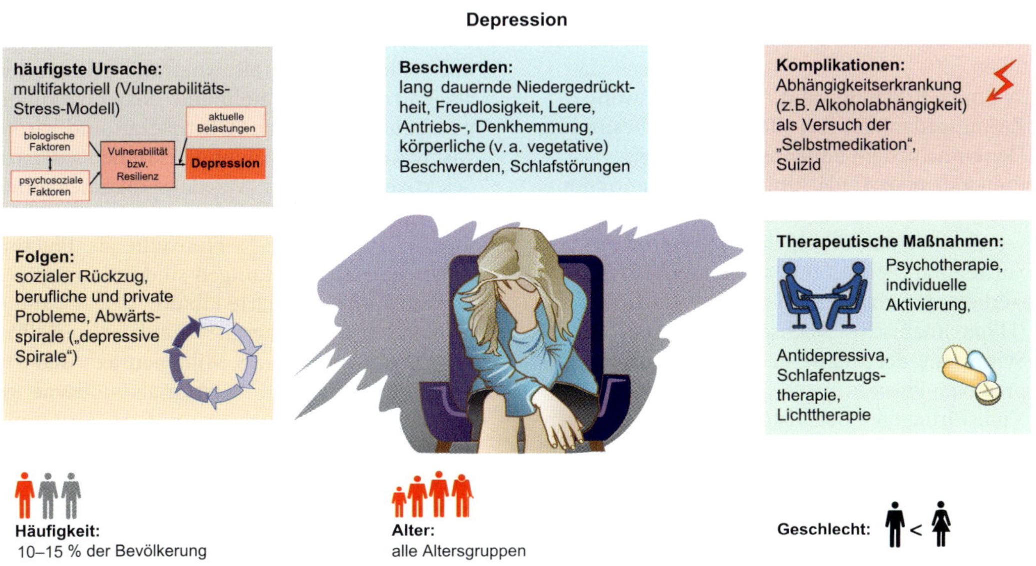

Abb. 11.3 Übersicht Depression [L255]

(auch major depression) führt häufig – auch wegen einer erhöhten Suizidalität – zu einer stationären Behandlung.

Symptome

Häufig verläuft die Erkrankung in Episoden oder Phasen, die auch ohne therapeutische Maßnahmen abklingen können (durch diese aber deutlich gelindert oder verkürzt werden). Bei einem Drittel der Patienten kommt es zu einer Chronifizierung der Depression, in der Regel mit leichteren psychischen Veränderungen wie Restdepressivität und emotionaler Labilität. Bei mehr als der Hälfte der Erkrankten kommt es zu einem Rezidiv. Dann wird von rezidivierenden depressiven Episoden gesprochen.
Wichtigstes Symptom der depressiven Episode ist die depressive Verstimmung, die auch ohne direkten Zusammenhang mit schwerwiegenden äußeren Ereignissen entstehen kann. Gerade bei leichten und mittelgradigen depressiven Episoden muss die depressive Stimmung aber nicht im Vordergrund stehen. Zusätzlich treten auf:

- Interessenverlust und Freudlosigkeit.
- Affektstörungen: innere Leere, Gefühl der Gefühllosigkeit, Gleichgültigkeit, Verzweiflung, Schuldgefühle, Selbstaggressivität, Angst, vermindertes Selbstvertrauen.
- Antriebsstörungen (Antriebshemmung oder -steigerung), Müdigkeit.
- Als formale Denkstörung tritt die Denkhemmung auf: Patienten empfinden ihren Denkablauf subjektiv eingeschränkt. Es fehlt an Einfällen.
- Wahn (z. B. Schuldwahn, Verarmungswahn).
- Zwangsgedanken, bei denen sich bestimmte Denkinhalte dem Patienten aufdrängen.
- Pseudodemenz: Gedächtnis- und Konzentrationsstörungen; mit dem Ende der depressiven Episode verschwinden die demenziellen Symptome.
- Suizidalität (Selbsttötungsgedanken): Etwa 10 % sterben am Suizid.
- (Hypo-)manische Nachschwankungen: leichte Symptome der Manie nach Abklingen der depressiven Phase.
- Vitalstörungen: Schlafstörungen, Appetitverlust, Gewichtsverlust, Obstipation, Druck- und Engegefühl in Kopf, Hals und Brust, Libidoverlust.

Bei einer schweren Depression finden sich häufig Tagesschwankungen mit Morgentief und leichter Stimmungsbesserung im Verlauf des Tages.

Diagnostik

Für die Diagnose einer Depression ist das Gesamtbild aus Symptomen und bisherigem Krankheitsverlauf entscheidend. Depressive Symptome kommen jedoch auch bei anderen psychischen Erkrankungen vor, z. B. bei:

- Anpassungsstörungen im Rahmen von belastenden Lebensereignissen oder schweren körperlichen Erkrankungen
- Schizophrenie
- Organisch bedingten psychischen Störungen
- Nebenwirkungen von Arzneimitteln

Therapie

Wegen der Selbsttötungsgefahr ist bei mittelschweren bis schweren Depressionen häufig eine stationäre Behandlung erforderlich. Wenn die Voraussetzungen nach PsychKG oder Betreuungsrecht vorliegen, auch gegen den Willen des Erkrankten.

Medikamentöse Therapie

Antidepressiva verstärken die Wirkung der Transmitter Serotonin, Noradrenalin und/oder Dopamin im Gehirn über verschiedene Mechanismen. Ihre antidepressive Wirkung setzt jedoch erst nach Tagen bis Wochen ein. Bei agitierten Depressionen (mit motorischer und affektiver Unruhe) werden sedierende Antidepressiva verabreicht. Je nach Wirkungsweise und chemischem Aufbau werden folgende Antidepressiva unterschieden:

- Trizyklische und tetrazyklische Antidepressiva, z. B. Amitriptylin als Saroten®, Doxepin als Aponal®, Clomipramin als Anafranil®, Imipramin als Tofranil®. Anticholinerge Nebenwirkungen wie Mundtrockenheit, Obstipation und kardiovaskuläre Beeinträchtigungen können auftreten.
- Selektive Serotonin-Wiederaufnahmehemmer (SSRI), z. B. Citalopram als Cipramil®, Escitalopram als Cipralex®, Fluoxetin als Fluctin®; mögliche Nebenwirkungen sind unter anderem Unruhe und verringerte Libido.
- Mirtazapin als Remergil®, Venlafaxin als Trevilor®, Milnacipran als Milnaneurax® und Duloxetin als Cymbalta® wirken als moderne, gut verträgliche Antidepressiva auf das Serotonin- und Noradrenalin-System.
- Zu einer neue Medikamentengruppe gehört der Serotonin-Aufnahmeverstärker Tianeptin als Tianeurax®.
- Bupropion als Elontril® hemmt die Wiederaufnahme von Dopamin und Noradrenalin.

- Agomelatin als Valdoxan® wirkt unter anderem auf das Melatonin-System.
- Dem Monoaminoxidasehemmer (MAO-Hemmer) Tranylcypromin als Jatrosom® wird eine gute Wirksamkeit bei therapieresistenten Depressionen zugeschrieben. Da der Wirkstoff auch den Abbau bestimmter Nahrungsbestandteile hemmt, sind Ernährungsrichtlinien zu beachten, um Blutdruckkrisen zu vermeiden.
- Bei schweren therapieresistenten Depressionen kann Esketamin (Spravato®) als Nasenspray eingesetzt werden. Ein Teil der Wirkung erklärt sich durch eine Hemmung des (hemmenden) Glutamatsystems, wodurch unter anderem eine Aussprossung von Synapsen resultiert.

Mit **Antipsychotika,** z. B. Olanzapin als Zyprexa®, Quetiapin als Seroquel®, wird die Wahnsymptomatik behandelt. Einige Antipsychotika haben auch eine unterstützende antidepressive Wirkung. **Benzodiazepine,** z. B. Flurazepam als Dalmadorm®, Diazepam als Valium®, werden mitunter zusätzlich bei starker Unruhe, Schlafstörungen und Angst vorübergehend gegeben (Achtung: Suchtpotenzial). Die **Stimmungsstabilisatoren** Lithiumsalze als Hypnorex®, Valproinsäure als Ergenyl®, Lamotrigin als Lamictal® und Carbamazepin als Timonil® oder Tegretal® ermöglichen eine Prophylaxe und können bei therapieresistenten Depressionen die Wirkung der Antidepressiva verstärken.

Psychotherapie

Bei schweren Depressionen steht zunächst eine supportive Therapie mit stützenden Gesprächen im Vordergrund. Im Verlauf lassen sich der Umgang mit der Erkrankung und Einstellungen, die zur Erkrankung geführt haben (wie gelernte Hilflosigkeit, automatische negative Gedanken), verändern. Im Rahmen von tiefenpsychologischen Verfahren werden zugrunde liegende Konflikte und biografische Ereignisse deutend aufgearbeitet.

Weitere Therapieformen

- **Schlafentzug:** Milderung der Beschwerden, nachdem der Patient am Tag und eine ganze Nacht oder die zweite Nachthälfte nicht geschlafen hat.
- **Elektrokrampftherapie:** bei sehr starken Depressionen mit Suizidgefahr und Wahn.
- **Lichttherapie:** besonders bei saisonalen Depressionen (Winterdepression) werden die Patienten täglich bis zu 2 Stunden dem starken Licht einer Speziallampe ausgesetzt.

11.3.2 Manische Episoden

Definition

Manie

Krankheitsbedingt gehobene Stimmung und gesteigerter Antrieb; bei geringerer Ausprägung: Hypomanie; meist erstmals im 3. Lebensjahrzehnt

Fallbeispiel

Im Kaufrausch

Herr Schneider, 55 Jahre alt, scheint in letzter Zeit überdurchschnittlich viel Kraft zu haben. Dass er wegen seines forschen Verhaltens gekündigt wurde, scheint ihn nicht zu stören. Er leiht sich Geld von Freunden und stürzt sich in einen sündhaft teuren Kaufrausch. Die gekauften Gegenstände benötigt er im Grunde nicht, doch er ist der festen Überzeugung mit seinem Talent könne er die Gegenstände teurer wiederverkaufen. Seine Frau und seine Kinder sind bestürzt und haben Angst, dass Herr Schneider ihre Existenz gefährdet. Sie ziehen therapeutische Unterstützung hinzu.

Symptome

Leitsymptom der Manie sind gehobene Stimmung und Aktivität sowie beschleunigtes Denken. Folgende Symptome treten auf:

- **Affektstörungen:** Hochgefühl, Selbstüberschätzung, Distanzlosigkeit, Gereiztheit, aber auch kurze depressive Einbrüche mit Suizidgefahr.
- **Antriebsstörungen**: gesteigerter Antrieb, Tatendrang, Rededrang, Erregung, Enthemmung, Umsetzung der Selbstüberschätzung in Taten (z. B. hemmungsloser Warenkauf), Logorrhö.
- **Vermindertes Schlafbedürfnis.**
- **Denkstörungen**: Die typischen Denkstörungen sind Ideenflucht (formal) und Größenwahn (inhaltlich).

Während einer manischen Episode haben die Patienten in der Regel keine Krankheitseinsicht und gelangen häufig erst dann in eine Behandlung, wenn es zu starken Konflikten mit dem sozialen Umfeld kommt.

Diagnostik

Die Diagnose Manie wird aufgrund der typischen Symptome gestellt. Allerdings können die Symptome der Manie auch in weniger starker Form im Rahmen einer Schizophrenie und bei organisch bedingten psychischen Störungen auftreten.

Therapie

Häufig ist eine Krankenhauseinweisung nötig, damit der Patient nicht sich oder andere durch unbesonnenes Verhalten schädigt. Eine Krankheitseinsicht fehlt fast immer.

Medikamentöse Therapie

- Lithiumsalze als Hypnorex® und Carbamazepin als Timonil® oder Tegretal® und Valproinsäure als Ergenyl® wirken in der akuten Phase antimanisch und werden in der Regel (bei mehrphasigen Verläufen) zur Phasenprophylaxe eingesetzt.
- Antipsychotika wie Aripiprazol, Olanzapin und Quetiapin dämpfen in der akuten Krankheitsphase die Erregung, mindern die Denkstörungen und wirken phasenprophylaktisch.

Psychotherapie

Eine Psychotherapie ist in der akuten Phase kaum möglich. Nach Abklingen der Manie können Auslösefaktoren erarbeitet werden.

11.3.3 Bipolare Störungen

Definition

Bipolare Störung

Sowohl depressive wie auch (hypo-)manische Phasen treten auf; rein manische Verläufe ohne zumindest kurzzeitige depressive Einbrüche sind selten; gemischte Phasen mit gleichzeitigen Symptomen von Depression und Manie möglich; Lebenszeitprävalenz ca. 1 % aller Menschen; Männer und Frauen gleich häufig betroffen

Symptome und Verlauf

Bei einer bipolaren Störung treten die typischen Symptome einer Depression oder einer Manie auf. Nach ihrem Verlauf werden die bipolaren Störungen unterteilt in:

- Bipolar I: Im Verlauf tritt mindestens eine manische Episode auf.
- Bipolar II: Neben depressiven Episoden werden auch hypomane Episoden durchlebt.

Manische Episoden beginnen häufig relativ abrupt und dauern zwischen 2 Wochen und 5 Monaten. Depressive Episoden dauern meist länger. Die Erkrankung kann in ein sogenanntes Rapid Cycling übergehen, bei dem innerhalb eines Jahres mindestens vier Krankheitsepisoden auftreten.

Außerhalb der Krankheitsphasen besteht meistens Symptomfreiheit. Nicht selten werden hypomane Episoden als „Nachschwankung“ nach einer depressiven Episode durchlebt. Einige erkrankte Menschen neigen zu Stimmungslabilität. Daneben besteht häufig eine Komorbidität mit Suchterkrankungen.

Therapie

Die Behandlung der bipolaren Störung entspricht der Therapie der Manie oder der Depression.

Vorsicht

Unerwünschte Wirkung

Bei der Therapie der bipolaren Depression muss beachtet werden, dass einige (vor allem ältere) Antidepressiva das Umschlagen in eine manische Symptomatik hervorrufen können. Daher werden häufig schon frühzeitig Stimmungsstabilisatoren wie Lithium, Lamotrigin oder Valproinsäure eingesetzt, die auch der Prophylaxe weiterer Episoden dienen.

11.3.4 Anhaltende affektive Störung

Einige affektive Erkrankungen verlaufen nicht in Phasen, sondern sind lang anhaltende, manchmal fluktuierende Stimmungsstörungen. Obwohl der Verlauf dem der Persönlichkeitsstörungen ähnelt, werden anhaltende affektive Störungen aufgrund ihrer Ursache und Therapie zu den affektiven Störungen gezählt. Diese Erkrankungen können auch den leichten Verläufen affektiver Störungen zugerechnet werden.

Symptome

Dysthymie: Die Dysthymie ist durch eine chronisch depressive Stimmung gekennzeichnet, die aber nicht so stark ausgeprägt ist wie bei einer depressiven Episode. Die Erkrankten haben häufig nur wenige zusammenhängende depressionsfreie Tage und sind daher in ihrer persönlichen Entwicklung (beruflich und sozial) stark eingeschränkt. Wenn zusätzlich zu einer Dysthymie auch depressive Episoden auftreten, spricht man von einer double depression.

Zyklothymie: Bei der Zyklothymie liegt eine andauernde Instabilität der Stimmung vor. Es kommt immer wieder zu leichten depressiven oder hypomanischen Zuständen. Die Erkrankten werden manchmal als launisch erlebt. Wegen der wechselnden Stimmungslagen wird die Zyklothymie häufig nicht als Krankheit erkannt.

Therapie

Die Therapie entspricht jener der manischen und depressiven Störung und besteht aus einer Kombination von Psychotherapie und Pharmakotherapie.

11.4 Angststörungen, somatoforme Störungen und dissoziative Störungen

Psychische Störungen, die häufig in Zusammenhang mit belastenden persönlichen Ereignissen stehen, können akut auftreten, wie Anpassungsstörungen, aber auch einen längeren, manchmal auch chronischen Verlauf nehmen, wie Angst- und Zwangs- sowie posttraumatische Störungen.

11.4.1 Angststörungen

Definition

Angststörung

Schwere, nicht realistische Angstgefühle mit verschiedenen Begleitsymptomen; zu den häufigsten psychischen Störungen gehörend; einhergehend mit hohem Leidensdruck und bedeutsamer psychosozialer Behinderung; Unterscheidung nach Art und Auslöser der Ängste

Einteilung

Die **Panikstörung** ist gekennzeichnet durch starke Angstattacken mit abruptem Beginn, ohne Zusammenhang mit speziellen Situationen oder Umständen. Sie dauert ca. eine halbe Stunde und ist begleitet von den unten genannten Symptomen.

Phobien sind Ängste, die in einer bestimmten Situation auftreten oder durch ein bestimmtes Objekt ausgelöst werden und so lange anhalten, wie der Patient mit den angstauslösenden Reizen konfrontiert ist. Erkrankte versuchen daher, die an sich harmlosen Situationen oder Objekte zu meiden. Es baut sich ein „Teufelskreis der Angst“ auf: angstauslösende Situation → Überinterpretation → Interpretation als Gefahr → Angsterleben → Vermeidungsverhalten → körperliche Reaktion auf Angst (Herzklopfen, Schwitzen) → Einengung der Wahrnehmung/Überinterpretation → verstärktes Angsterleben. Das Vermeidungsverhalten kann die Lebensqualität ebenso einschränken wie die phobischen Ängste selbst. Daneben unterstützt es eine Chronifizierung der Phobie. Es werden unter anderem unterschieden:

- Klaustrophobie: Angst in geschlossenen Räumen
- Tierphobie: Angst vor bestimmten Tieren, z. B. vor Spinnen, Schlangen
- Examensangst
- Flugangst
- Höhenangst
- **Agoraphobie:** Ängste außerhalb der eigenen Wohnung, in Menschenmengen, auf öffentlichen Plätzen, auf Reisen – allein oder in weiter Entfernung von Zuhause
- **Soziale Phobie:** Ängste in sozialen Situationen, z. B. in kleineren Menschengruppen, bei öffentlichen Veranstaltungen oder persönlichen Kontakten

Die **generalisierte Angststörung** wird traditionell auch als Angstneurose bezeichnet. Sie tritt häufig nach langdauernden psychosozialen Belastungen auf. Die generalisierte Angststörung ist gekennzeichnet durch ein dauerhaftes Angstgefühl ohne Objekt- oder Situationsbezug, Anspannung und Übererregbarkeit, die zu verschiedenen körperlichen Beschwerden führt. Häufig drehen sich die Befürchtungen um Verantwortlichkeiten bei der Arbeit, um Geld, Gesundheit und Sicherheit (Katastrophenerwartung). Es entwickeln sich Schlafstörungen, Nervosität, Konzentrationsstörungen, Reizbarkeit.

Fallbeispiel

Die Panik kommt in Wellen

Lisa Spät, 21 Jahre, absolviert derzeit eine Ausbildung zur Pflegefachfrau. Sie wird in den unterschiedlichsten Situationen immer wieder von Wellen der Panik gepackt. Sie hat dann das Gefühl innerlich zu beben und keine Luft zu bekommen. Sie schwitzt und zittert stark. Einer Kurskollegin fällt es auf, dass sie sich zeitweise aus dem Unterricht zurückzieht und nicht sie selbst zu sein scheint. Nach einem gemeinsamen Gespräch beschließt Frau Spät sich medizinischen Rat einzuholen.

Symptome

Neben dem Angstgefühl und einem Vermeidungsverhalten können bei allen Angsterkrankungen verschiedene Begleitsymptome auftreten wie Schwindel, Schwäche, Herzklopfen, Tremor, Atembeschwerden, Beklemmungsgefühl, Übelkeit, Schwitzen, Hitzewallungen oder Kälteschauer,

Gefühllosigkeit oder Kribbelgefühle. Bei einigen Patienten stehen die Begleitsymptome im Vordergrund, sodass die Angststörung nur schwer erkennbar ist. Nicht selten entwickeln Patienten mit einer Angststörung auch eine Suchterkrankung.

Diagnostik

Die Diagnose wird anhand des klinischen Bilds gestellt. Da Angst auch als Symptom im Rahmen von verschiedenen anderen psychischen Störungen (z. B. Schizophrenie, Depression, Abhängigkeitserkrankungen), aber auch körperlichen Erkrankungen (z. B. Erkrankung von Schilddrüse oder Herz, Migräne) auftritt, müssen diese ausgeschlossen werden, bevor eine Angststörung diagnostiziert werden kann.

Therapie

Ohne eine adäquate Therapie droht die Chronifizierung der Angststörung. Die Therapie besteht aus einer Kombination von Pharmakotherapie und Psychotherapie.

Benzodiazepine (z. B. Lorazepam als Tavor®, Oxazepam als Uskan®) wirken anxiolytisch und helfen in akuten Krankheitsphasen. Da sie ein hohes Abhängigkeitspotenzial besitzen, sollten diese Substanzen nicht dauerhaft eingesetzt werden. Antidepressiva, besonders die selektiven Serotonin-Wiederaufnahmehemmer (SSRI), haben eine gute Wirkung bei Angstsstörungen. Allerdings können sie aufgrund ihrer Nebenwirkungen in den ersten Tagen Angstsymptome verstärken. Zur Behandlung der generalisierten Angststörung wird auch das Antiepileptikum Pregabalin (Lyrica®) eingesetzt.

Bei der Psychotherapie ist die Methode der Wahl eine Verhaltenstherapie. Der Patient erlernt Entspannungstechniken. Anschließend wird er mit dem angstauslösenden Reiz in steigender Stärke (Gedanken, Bilder, Erleben der realen Situation) konfrontiert. Mithilfe der Entspannungstechniken lernt der Patienten, den Reiz zu beherrschen. Daneben steht am Beginn der Behandlung eine Psychoedukation, bei der Kenntnisse über die Erkrankung und Therapie vermittelt werden. Durch ein Angsttagebuch werden die Symptome beschrieben.

11.4.2 Zwangsstörungen

Diese Störung wurde traditionell auch als Zwangsneurose bezeichnet.

Ursachen

Zwangsstörungen treten familiär gehäuft auf. Neben einer genetischen Disposition wird auch vermutet, dass Zwangssymptome als Möglichkeit der Angstreduktion erlernt werden. Daneben konnten Veränderungen in verschiedenen Hirnregionen festgestellt werden.

Symptome

Zwangsstörungen beginnen schleichend, häufig schon im Jugend- oder frühen Erwachsenenalter. Leitsymptom sind Einfälle, die Gedanken und Handeln der Erkrankten bestimmen. Sie werden als sinnlos und störend empfunden und treten gegen den Willen des Patienten auf, z. B. als:

- Zwangsgedanken: Quälende Ideen, mit denen sich der Patient stereotyp beschäftigt.
- Zwangsimpulse, z. B. der Drang, sich oder andere zu schädigen, ohne dies in die Tat umzusetzen.
- Zwangshandlungen: Stereotype Handlungen, die als sinnlos erlebt werden, aber trotzdem nicht unterbrochen werden können, z. B. Waschzwang.

Oft ist eine Zwangsstörung von Angst begleitet, die auftritt, sobald die Zwangssymptome unterdrückt werden. Auch Depressionen treten häufig auf. Ohne Therapie verlaufen Zwangsstörungen meist chronisch.

Therapie

Die Therapie besteht aus Pharmakotherapie, z. B. mit selektiven Serotonin-Wiederaufnahmehemmern (SSRI), und Verhaltenstherapie.

11.4.3 Somatoforme Störungen

Definition

Somatoforme Störung

Erkrankung mit körperlichen Symptomen ohne organischen Grund; Frauen häufiger betroffen als Männer; früher auch als hysterische Neurose bezeichnet

Ursachen

Die Somatisierung ist die Folge psychischer Abwehr einer seelischen Belastung, eine maskierte Darstellung einer psychischen Störung. Sie wird auch als nicht spezifische Verstärkung von Stresswahrnehmung verstanden.

Symptome

Nach der vorherrschenden Symptomatik wird unterschieden in:

- Somatisierungsstörung: Patienten klagen über multiple und wechselnde körperliche Beschwer-

den, die im Laufe vieler Jahre zu zahlreichen Arztbesuchen führen.
- Hypochondrische Störung: Patienten haben die sich immer wieder aufdrängende Befürchtung, schwer körperlich krank zu sein.
- Somatoforme autonome Funktionsstörung: Patienten leiden unter umschriebenen körperlichen Beschwerden, die jeweils einem Organsystem zuzuordnen sind, z. B. Herzneurose (anfallsartige Herzbeschwerden), Reizdarmsyndrom, Hyperventilation.
- Somatoforme Schmerzstörung (psychogenes Schmerzsyndrom): Häufig ausgelöst durch konkrete Belastungen, erleben Patienten einen starken Schmerz, ohne dass hierfür eine organische Ursache gefunden werden kann. Der Schmerz kann gedeutet werden als Kommunikationsmittel, um Aufmerksamkeit zu erhalten, als gegen den eigenen Körper gerichtete Aggression, als Möglichkeit, einer Belastung zu entkommen. Er kann verschiedene Organsysteme betreffen und sich z. B. als Rücken- oder Kopfschmerz zeigen. Viele Patienten betreiben einen Schmerzmittelmissbrauch.

Neben den körperlichen Symptomen treten häufig Ängste und Depressionen auf.

Therapie

Die Therapie ist äußerst schwierig. Patienten neigen bei Hinweisen darauf, dass ihre Beschwerden keine körperliche Ursache haben, zu Frustration. Im Rahmen einer gegebenenfalls durch Medikamente unterstützten Psychotherapie wird das Verständnis für zugrunde liegende Probleme geweckt; Lösungsstrategien werden erarbeitet.

11.4.4 Dissoziative Störungen

Definition

Dissoziative Störung

Verlust der normalen Integration von Erinnerungen, Bewusstsein, Empfindungen und Körperbewegungen in das Gesamterleben; Frauen häufiger betroffen als Männer; früher als hysterische Neurose oder Konversionsneurose bezeichnet; einzelne leichte dissoziative Symptome bei ca. 4 % aller Menschen; dissoziative Störung deutlich seltener

Ursachen

Auslöser für eine dissoziative Störung ist häufig eine psychische Belastung. Dieser Belastung versucht der Patient auszuweichen, indem er bestimmte Symptome entwickelt. Das bewusste Erleben der Belastung wird dadurch „ausgeschaltet" (dissoziiert). Neben diesem primären Krankheitsgewinn erhält der Patient einen sekundären Krankheitsgewinn durch die Zuwendung, die er erfährt.

Symptome

Abhängig vom vorherrschenden Symptom gibt es verschiedene Formen der dissoziativen Störung:
- Dissoziative Amnesie: Erinnerungsverlust für traumatische Ereignisse.
- Dissoziative Fugue: Patienten bewegen sich, ohne dass es ihnen bewusst ist, zielgerichtet und für Außenstehende unauffällig von ihrem üblichen Lebensumfeld weg. Für diesen Zeitraum besteht dann meistens eine Amnesie.
- Dissoziative Bewegungsstörung mit Lähmungen, Zittern oder anderen Gangstörungen.
- Dissoziative Störung der Sinnesempfindung, z. B. mit Taubheit oder Sensibilitätsstörungen.
- Dissoziative Krampfanfälle ähneln echten epileptischen Krampfanfällen. Einige Patienten haben neben echten auch dissoziative Anfälle.
- Dissoziative Identitätsstörung mit multiplen Identitäten.
- Trance- und Besessenheitszustände.

Manchmal sind die Symptome symbolhafter Ausdruck des psychischen Befindens (sich ohnmächtig bzw. gelähmt fühlen). In diesem Fall spricht man auch von Konversionssymptomen. Häufig fällt auf, dass die Patienten wenig besorgt auf ihre Symptome reagieren. Nicht selten ähneln die Symptome denen eigener früherer neurologischer Erkrankungen oder denen naher Angehöriger. Vor der Diagnose einer dissoziativen Störung muss zunächst eine organische Erkrankung ausgeschlossen werden.

Eine sehr seltene Ausprägung der dissoziativen Störungen ist die **multiple Persönlichkeitsstörung.** Sie ist gekennzeichnet durch die Fähigkeit des Betroffenen, mehrere (Teil-)Identitäten auszubilden, zwischen denen er (zum Teil unbewusst) wechselt. In einigen Fällen wird vermutet, dass diese Störung möglicherweise auch iatrogen (das heißt im Rahmen von Psychotherapien) ausgelöst wird.

Therapie

Die Psychotherapie besteht vor allem aus Psychoedukation, Entspannungsverfahren und Konfliktbewältigung.

11.4.5 Anpassungsstörungen

Definition

Anpassungsstörung

Durch Schicksalsschläge oder Belastungen, z. B. Tod eines nahestehenden Menschen, Flucht, schwere körperliche Erkrankung, ausgelöste Störung; im Vergleich zur normalen Reaktion auf einen Schicksalsschlag stärkere Symptome, einhergehend mit großem Leiden und Behinderung des sozialen Lebens; individuelle Veranlagung krankheitsfördernd; früher auch depressive Reaktion, abnorme Erlebnisreaktion genannt

Symptome

Eine Anpassungsstörung tritt in engem zeitlichem Zusammenhang mit dem belastenden Ereignis auf und dauert nicht länger als 6 Monate. Häufigstes Symptom sind Depressionen. Es können zusätzlich Ängste und Einschränkungen bei der Bewältigung des Alltags durch Desinteresse, sozialen Rückzug oder Schlafstörungen auftreten. Bei einigen Menschen geht die Anpassungsstörung über in eine länger dauernde affektive Störung (z. B. Dysthymie).

Bei der **akuten Belastungsreaktion** auf eine außergewöhnlich schwere Belastung treten die Symptome unmittelbar auf und sind nach wenigen Tagen nur noch minimal vorhanden.

Therapie

Verschiedene psychotherapeutische Techniken werden angewandt, z. B. konfliktzentrierte Psychotherapie oder stützende Gespräche. Es kann den Symptomen entsprechend auch eine medikamentöse Therapie erforderlich sein, z. B. mit Benzodiazepinen oder Antidepressiva.

11.4.6 Posttraumatische Belastungsstörung

Definition

Posttraumatische Belastungsstörung *(PTBS)*

Störung nach einem als nicht beeinflussbar erlebten Trauma (extreme Belastung oder Bedrohung), z. B. durch Naturkatastrophe, schwerer Unfall, kriminelle Handlung, Vergewaltigung, Folter, Krieg; direkte Opfer aber auch Beobachter und Helfer können betroffen sein.

Symptome

- Wiederkehrende, sich aufdrängende Erinnerungen an das Trauma (Flashback)
- Albträume
- Vermeidung von Situationen und Gedanken, die an das Trauma erinnern
- Schlafstörungen
- Übererregbarkeit, Schreckhaftigkeit (Arousal)
- Reizbarkeit
- Konzentrationsstörungen
- Teilnahmslosigkeit, Gefühl des Betäubtseins

Therapie

Direkt nach einem Trauma kann eine geeignete Krisenintervention dazu beitragen, dass keine posttraumatische Belastungsstörung auftritt. Die Therapie besteht aus verschiedenen Psychotherapietechniken: Psychoedukation, Entspannungsverfahren, kognitive Therapie, narrative Expositionstherapie, EMDR (Eye Movement Desensitization and Reprocessing). Ziel der Therapie ist, das traumatisierende Ereignis in die eigene Biografie zu integrieren und damit emotional zu bewältigen. Gegebenenfalls werden Antidepressiva oder Benzodiazepine unterstützend eingesetzt.

11.5 Essstörungen

Die beiden häufigsten Essstörungen sind die **Anorexia nervosa** und die **Bulimia nervosa.** An beiden Essstörungen erkranken überwiegend junge Frauen. Bei einigen Patientinnen hat die Essstörung typische Symptome beider Erkrankungen. Zusätzlich wird auch eine psychogene Hyperphagie (binge eating disorder) beschrieben, bei der ein Kontrollverlust für das Essen auftritt und Übergewicht entsteht.

Kardinalsymptome der Essstörungen sind:

- Störung des Körperbilds
- Störung der emotionalen Wahrnehmung
- Ständiges Gefühl eigener Unzulänglichkeit

11.5.1 Anorexia nervosa

Definition

Anorexia nervosa *(Magersucht)*

Essstörung mit übermäßigem Wunsch, Gewicht zu verlieren; Frauen zehnmal häufiger betroffen als Männer

Ursachen

Verschiedene psychische Faktoren wie Abwehr gegen die Identität als Frau, Kampf um Autonomie und ein starkes Kontrollbedürfnis sowie Schlankheitsideale verursachen die Anorexia nervosa. Die Erkrankung beginnt häufig während oder kurz nach der Pubertät.

Fallbeispiel

Berufswunsch Model

Magda Ghabi, 14 Jahre, wurde aufgrund eines Schwächeanfalls mit Synkope in das Klinikum aufgenommen. Sie ist mit einem BMI von 17 kg/m² untergewichtig, isst die angebotenen Mahlzeiten nicht und äußert den Wunsch sich täglich zu wiegen. Mit ihrem Smartphone ist sie in sozialen Netzwerken aktiv. Gegenüber Pflegefachfrau Verena Stern äußert sie, sie wolle Model werden, dafür müsse sie aber erst schlank genug sein.

Symptome

- Untergewicht – bei Erwachsenen mit einem BMI ≤ 17,5 kg/m²; bei Kindern und Jugendlichen mindestens 15 % unter dem für Alter und Körpergröße normalen Gewicht.
- Gewichtsverlust durch extreme Diät, exzessiven Sport, selbst induziertes Erbrechen, Abusus von Laxanzien, Diuretika, Appetitzüglern.
- Stolz angesichts der Kontrolle über das Körpergewicht.
- Störung des Körperbilds: Die Patienten fühlen sich zu dick, obwohl sie untergewichtig sind.
- Angst vor Gewichtszunahme (Gewichtsphobie).
- Fehlende Krankheitseinsicht.
- Amenorrhö (fehlende Monatsblutung) aufgrund von Hormonstörungen durch die Mangelernährung.
- Depression.
- Körperliche Begleiterscheinungen (▸ Abb. 11.4) wie Herzrhythmusstörungen, Osteoporose, Zahnschäden bei Erbrechen, verzögerte Pubertätsentwicklung.

Vorsicht

Fehlende Krankheitseinsicht

Die Krankheit kann tödlich verlaufen.

Therapie

Bei starkem Gewichtsverlust und absoluter Nahrungsverweigerung ist eine Behandlung auf

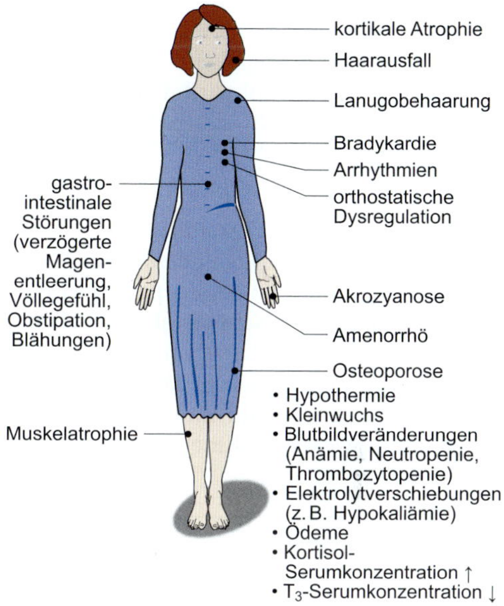

Abb. 11.4 Körperliche Folgeerscheinungen der Anorexia nervosa [L141; M516]

der Intensivstation mit parenteraler Ernährung oder Ernährung über eine nasoduodenale Sonde notwendig. Die Gewichtszunahme sollte nach Möglichkeit 0,5–1 kg pro Woche betragen. Entsprechend wird die erforderliche Kalorienmenge bestimmt.

Formen der Psychotherapie sind konfliktbearbeitende Einzel- und Familientherapie sowie Verhaltenstherapie. Klare Strukturen mit Vereinbarungen über eine langsame, kontinuierliche Gewichtszunahme müssen geschaffen werden, damit die Ambivalenz gegenüber einer Gewichtszunahme abgebaut wird.

11.5.2 Bulimia nervosa

Definition

Bulimia nervosa (Bulimie)

Mit Heißhungeranfällen und Essattacken einhergehende psychische Erkrankung mit Verschlingen großer Nahrungsmengen; nachfolgend Erbrechen, Missbrauch von Laxanzien und/oder Fasten, um nicht an Gewicht zu gewinnen; nicht mit Untergewicht einhergehend; häufiger als Anorexia nervosa

Ursachen
Die Ursachen ähneln der Anorexia nervosa. Es findet sich eine hohe Abhängigkeit von sozialen Normen. Das Selbstwertgefühl wird dadurch gestärkt, dass soziale Normen (z. B. ideales Körpergewicht) erfüllt werden.

Symptome
- Heißhungeranfälle mit Essattacken
- Dauernde Beschäftigung mit dem Essen
- Übertriebene Kontrolle des Körpergewichts
- Maßnahmen zur Gewichtsreduktion: selbst induziertes Erbrechen, zeitweiliges Hungern, Gebrauch von Appetitzüglern, Diuretika, Schilddrüsenhormonen, Abführmitteln
- Angst vor Gewichtszunahme

Merke

Häufig besteht zusätzlich eine weitere psychische Erkrankung, in der Krankheitsgeschichte findet sich gehäuft eine Anorexia nervosa.

Therapie
Die Psychotherapie zielt auf eine Normalisierung des Essverhaltens und Stabilisierung des Selbstwertgefühls. Selektive Serotonin-Wiederaufnahmehemmer (SSRI) können die Therapie unterstützen.

11.6 Persönlichkeitsstörungen

Definition

Persönlichkeitsstörung

Deutlich von der Norm abweichende innere Erfahrungs- und Verhaltensmuster (Kognition, Affektivität, zwischenmenschliche Beziehungen); bestimmte Persönlichkeitszüge so stark ausgeprägt, dass Krankheitswert besteht; mindestens 5 % der Bevölkerung betroffen; früher auch als Charakterneurose, abnorme Persönlichkeit oder Psychopathie bezeichnet

Ursachen
Folgende Faktoren tragen zur Entstehung einer Persönlichkeitsstörung bei:
- Seelische Entwicklung: Schwierige soziale Bedingungen in der Kindheit können die Entwicklung einer Persönlichkeitsstörung fördern.
- Genetik: Unter biologisch Verwandten finden sich vermehrt Persönlichkeitsstörungen.

Symptome und Einteilung
Die Betroffenen sind in ihrer Leistungsfähigkeit eingeschränkt und haben Schwierigkeiten, sich sozial zu integrieren. Sie leiden entweder unter ihrer Persönlichkeitsstörung oder aber unter der Reaktion der Umwelt auf ihr Verhalten. Bei einigen Persönlichkeitsstörungen fühlen sich die Betroffenen subjektiv wohl, während die Umwelt unter ihnen leidet.
Häufig schwächen sich die Symptome im Laufe des Lebens ab. Zur Behandlung führen meist Beschwerden, die Folge einer Persönlichkeitsstörung sind. Dies führt dann zu einer Doppeldiagnose, z. B. Depression bei paranoider Persönlichkeitsstörung. Nicht selten beobachtet man bei den Patienten auch eine Alkohol-, Medikamenten- oder Drogenabhängigkeit.

Paranoide Persönlichkeitsstörung
Patienten mit einer paranoiden Persönlichkeitsstörung empfinden Erlebnisse und Erfahrungen als feindlich und gegen die eigene Person gerichtet. Sie haben das Gefühl, von anderen ausgenutzt, erniedrigt oder bedroht zu werden. Sie sind leicht kränkbar und hegen Misstrauen gegen andere. Oft führen sie einen unverbesserlichen Kampf gegen dieses Unrecht oder für eine Idee, sind rechthaberisch, unnachgiebig und überempfindlich (querulatorisches Verhalten).

Schizoide Persönlichkeitsstörung
Die schizoide Persönlichkeitsstörung ist dadurch gekennzeichnet, dass den Patienten ein normaler Kontakt zur Umwelt kaum möglich ist. In zwischenmenschlichen Beziehungen sind sie distanziert und gehemmt. So ziehen sich Patienten mit dieser Persönlichkeitsstörung in ihre eigene Fantasiewelt zurück und isolieren sich als introvertierte, gefühlsarme Einzelgänger von ihrer Umwelt.

Dissoziale Persönlichkeitsstörung
Menschen, bei denen eine dissoziale Persönlichkeitsstörung besteht, sind gekennzeichnet durch Verantwortungslosigkeit und Missachtung von sozialen Regeln. Sie sind gegenüber ihren Mitmenschen nicht empathisch und können keine längerfristigen Beziehungen eingehen. Ein eigenes Schuldbewusstsein besteht nicht, stattdessen wird Schuld bei anderen gesucht. Die Menschen weisen eine geringe Frustrationstoleranz mit Neigung zu aggressivem Verhalten auf.

Emotional-instabile Persönlichkeitsstörung

Es handelt sich um Menschen mit einer Neigung zu impulsiven, auch gewalttätigen und/oder selbst verletzenden Handlungen und Stimmungslabilität sowie der Schwierigkeit, Handlungen kurz- und längerfristig vorauszuplanen.
Es wird unterschieden zwischen einem impulsiven Typus, bei dem Wutausbrüche im Vordergrund stehen, und einem Borderline-Typus, bei dem ein Gefühl der Leere besteht und die Neigung zu intensiven, aber schnell wieder abgebrochenen Beziehungen sowie eine Störung des Selbstbilds. Diese Faktoren führen zu häufigen emotionalen Krisen mit Suizidalität und Selbstverletzungen (auch als Abbau innerer Spannungen).

Histrionische Persönlichkeitsstörung

Geltungssucht, demonstratives, unechtes Auftreten, Oberflächlichkeit und Distanzlosigkeit sind typische Charakterzüge der histrionischen Persönlichkeit. Diese Persönlichkeiten haben ein starkes Bedürfnis nach Kontakten, sind aber unfähig zu echten Beziehungen. Weiteres Kennzeichen ist eine Erlebnissucht mit Erzählen von Fantasiegeschichten. Oft treten körperliche Symptome auf (dissoziative Störungen).

Anankastische Persönlichkeitsstörung

Diese Persönlichkeitsstörung wird auch zwanghafte Persönlichkeitsstörung genannt. Die daran erkrankten Menschen sind perfektionistisch, übervorsichtig, pedantisch, eigensinnig. Sie beschäftigen sich viel mit Regeln und Plänen.

Ängstlich-vermeidende Persönlichkeitsstörung

Wegen Minderwertigkeitsgefühlen werden soziale Beziehungen nur dann eingegangen, wenn man sich sicher ist, gemocht zu werden. Soziale und berufliche Kontakte werden vermieden. Diese Störung wird auch selbstunsichere Persönlichkeitsstörung genannt.

Asthenische Persönlichkeitsstörung

Menschen, die an einer asthenischen (oder abhängigen) Persönlichkeitsstörung erkrankt sind, können Alltagsentscheidungen nicht alleine treffen und überlassen die Verantwortung für wichtige Entscheidungen anderen Menschen. Sie ordnen sich anderen Menschen unter und haben starke Ängste, verlassen zu werden.

Narzisstische Persönlichkeitsstörung

Narzisstische Persönlichkeiten haben ein übersteigertes Selbstwertgefühl mit Größenideen. Dabei treten gleichzeitig Minderwertigkeitsgefühle mit dem Verlangen nach Aufmerksamkeit, Bestätigung und Bewunderung auf. Diese Patienten konzentrieren sich auf die eigene Person, mit der Unfähigkeit nachzuempfinden, was andere fühlen. Weiterhin sind sie sehr verletzlich durch Kritik, Niederlagen und Gleichgültigkeit.

Diagnostik

Die Diagnose wird aufgrund der typischen Symptome auch mithilfe von Persönlichkeitsfragebögen gestellt. Andere psychische Erkrankungen können parallel auftreten und schließen eine Persönlichkeitsstörung nicht zwangsläufig aus.

Therapie

- Stützende Gespräche als Krisenintervention
- Psychotherapie
- Soziotherapie
- Medikamentöse Therapie als vorübergehende Maßnahme

Die medikamentöse Therapie orientiert sich an den Symptomen. Entsprechend der vorherrschenden Symptome werden Antipsychotika, Antidepressiva oder Stimmungsstabilisatoren (z. B. Lithiumsalze, Lamotrigin, Valproinsäure) angewendet.

11.7 Suchterkrankungen

Definition

Sucht *(Abhängigkeit)*

Nicht zu unterdrückendes Verlangen nach einem Suchtmittel; Dosis wird stets weiter erhöht, um die gleiche Wirkung zu erzielen (Toleranzentwicklung); im Zusammenhang mit psychoaktiven Substanzen (z. B. Alkohol, Tabletten, Drogen) oder mit einem Verhalten, sogenannte nicht stoffgebundene Süchte (z. B. Glücksspiel, Arbeit, Internet, Essen, Sexualität, Sport) möglich

Ursachen

Zu einer Abhängigkeit führen verschiedene Faktoren. Sie beginnt häufig in Belastungssituationen. Der Gebrauch eines Suchtmittels verändert die Bewusstseinslage und verschafft eine – scheinbare – Erleichterung des seelischen Drucks. Daneben spielt bei der Entwicklung einer Abhängigkeit die Persönlichkeitsstruktur eine entscheidende Rolle: Suchtkranke Menschen besitzen meist eine geringe Frustrationstoleranz. Möglicherweise wird die Veranlagung zur Abhängigkeit auch vererbt und/oder durch Beobachtung in der Familie erlernt.

Die **Entwicklung einer Abhängigkeit** verläuft in bestimmten Stadien:

- Zu Beginn besteht ein übermäßiger Konsum von Suchtmitteln, der als Missbrauch bezeichnet wird.
- Der häufige Gebrauch des Suchtmittels führt zur seelischen und körperlichen Gewöhnung.
- Wenn eine Dosissteigerung des Suchtmittels notwendig wird, um dieselbe Wirkung zu erreichen, liegt eine Abhängigkeit vor. Es tritt ein Kontrollverlust ein, das heißt: Der Patient kann nicht mehr selbst über Dosis und Einnahme des Suchtmittels bestimmen und schädigt sich und seinen Körper. Bei Absetzen des Suchtmittels kommt es zu körperlichen Entzugserscheinungen und einem psychischen Zwang, das Suchtmittel einnehmen zu müssen.

Diagnose

Eine Abhängigkeit liegt vor, wenn mindestens drei der folgenden Kriterien erfüllt werden:

- Starker Wunsch, das Suchtmittel zu konsumieren (craving).
- Kontrollverlust: Unfähigkeit, den Suchtmittelkonsum vernünftig zu steuern.
- Körperliches Entzugssyndrom bei Beendigung oder Reduktion des Suchtmittelkonsums.
- Toleranzentwicklung: Um eine Wirkung zu erzielen, sind größere Mengen des Suchtmittels notwendig.
- Vernachlässigung anderer Interessen.
- Anhaltender Suchtmittelkonsum trotz nachweislich schädlicher Folgen.

Therapie

Im Stadium der Abhängigkeit benötigt der Patient therapeutische Hilfe. Bei der Therapie von Suchterkrankungen müssen sowohl die psychische als auch die physische Abhängigkeit berücksichtigt werden. Die Therapie erfolgt in mehreren Phasen:

- Die Kontaktaufnahme zum Suchthilfesystem ist für die meisten suchtkranken Menschen schwierig, da viele Betroffene und ihr Umfeld die Krankheit verleugnen und daher auch keine Veränderungsbereitschaft haben. Motivierende Gesprächsführung hilft, ein Problembewusstsein aufzubauen.
- Nach einer körperlichen Entgiftung kann sich der Abhängige im Rahmen einer ambulanten oder stationären Entwöhnung mit der Sucht auseinandersetzen. Während der Therapie lernt er Ursachen seiner Sucht kennen und den Suchtdruck zu bewältigen.
- Selbsthilfegruppen werden meist über viele Jahre aufgesucht. Die Gemeinschaft gibt dem Betroffenen Halt und verhindert so Rückfälle.

In den wenigsten Fällen verläuft der Ausstieg aus einer Suchterkrankung so gradlinig wie in dem oben beschriebenen Ablauf. Man weiß inzwischen, dass viele abhängige Menschen vom Dogma, schnell eine dauerhafte Abstinenz erreichen zu müssen, abgeschreckt werden und daher erst gar nicht in die Therapie kommen. Tatsächlich wird Abstinenz manchmal erst nach jahrelanger Therapie (mit zwischenzeitlichen Rückfällen und Therapieabbrüchen) erreicht. Auf dem Weg zur Abstinenz ist das Ziel der Suchttherapie vor allem die Schadensminimierung – Folgeerkrankungen sollen z. B. durch wiederholte Entgiftungen verhindert werden. Einige Menschen können ohne einen Suchtstoff nicht auskommen und werden substituiert (z. B. im Methadon-Programm). Andere brauchen eine intensive Begleitung und müssen zeitweise in psychosozialen Wohnheimen leben. Statt einer Behandlungskette wird heute eher von einem Behandlungsnetz gesprochen.

11.7.1 Alkoholabhängigkeit

Etwa 3 % aller Erwachsenen sind an einer Alkoholabhängigkeit erkrankt. Männer sind häufiger betroffen als Frauen.

Fallbeispiel

„Nur ein Bier!"

Herr Metric, 72 Jahre, wurde vor 2 Wochen in das Pflegeheim St. Vincent aufgenommen. Dem Pflegepersonal fällt auf, dass er jeden Nachmittag nach seinem Spaziergang nach Alkohol riecht. Als er gestern zurück ins Pflegeheim kam, schwankte er stark und hatte sich eingenässt. Als sich der Pflegefachmann Herr Fünfer bei ihm nach seinem Befinden erkundigt, entgegnet er laut lallend: „Ich habe nur ein Bier getrunken! Das ist ja wohl meine Sache …!"

Einteilung

Nach Jellinek werden fünf Formen des Alkoholismus unterschieden (► Tab. 11.2). Es wird differenziert in Bezug auf Trinkverhalten, Kontrollverlust und Abstinenz. Eine Abhängigkeit liegt beim Gamma-, Delta- und Epsilon-Typ vor.

Die Entwicklung einer Alkoholabhängigkeit verläuft in vier Phasen:

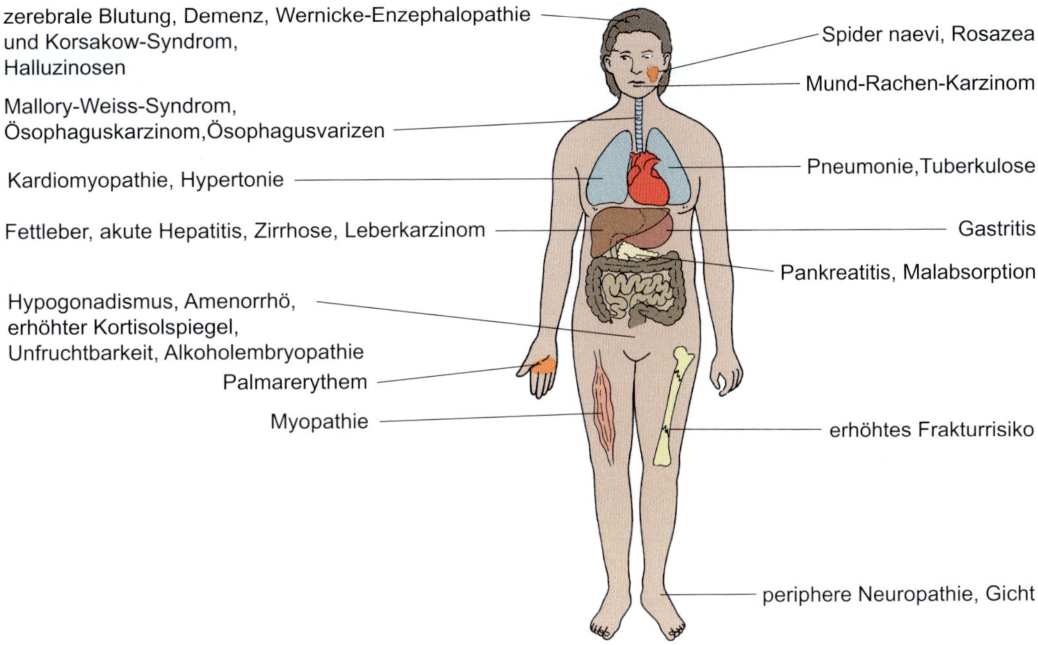

Abb. 11.5 Organische Veränderungen bei Alkoholabhängigkeit [L157]

- **Voralkoholische Phase:** Alkohol hilft scheinbar bei Problemen und in problematischen Situationen, z. B. Alkoholkonsum nach Konflikten
- **Prodromalphase:** Toleranzentwicklung, heimliches Trinken, ständiges Denken an Alkohol, Gedächtnislücken nach einem Rausch
- **Kritische Phase:** Zwangstrinken, Kontrollverlust, Herunterspielen der Bedeutung des Alkohols, morgendliches Trinken, Verlust von Interessen, Schuldgefühle
- **Chronische Phase:** tagelange Räusche, Persönlichkeitsveränderung, Toleranzverlust, Alkoholpsychosen, Angstzustände, Zittern, psychomotorische Hemmung, Krankheitseinsicht erst im weiteren Verlauf

Symptome

Bei der Alkoholabhängigkeit treten neuropsychiatrische Störungen, Störungen an anderen Organsystemen (▸ Abb. 11.5) und erhebliche psychosoziale Folgen auf.

Neuropsychiatrische Symptome

- Affektlabilität, Gereiztheit
- Depressivität und Ängste (sowohl Ursache als auch Folge der Alkoholabhängigkeit)
- Wesensänderung
- Epileptische Anfälle (im Alkoholentzug)
- Polyneuropathie
- Kleinhirnrindenatrophie mit Ataxie (Störungen bei Koordination von Bewegungen, z. B. Gangunsicherheit), Nystagmus, Dysarthrie und Intentionstremor (Zittern bei Zielbewegungen, beispielsweise beim Greifen nach einem Gegenstand)

Rausch

Beim Rausch treten psychische Symptome wie Enthemmung, Euphorie, Störung von Konzentration, Merkfähigkeit, Orientierung, Bewusstseinsverlust bis zum Koma, Amnesie („Filmriss"), Koordinations- und Artikulationsstörungen auf. Beim **pathologischen Rausch** führen geringe Alkoholmengen zu rauschähnlichen Symptomen bis hin zum Dämmerzustand.

Halluzinose

Eine Halluzinose kann unter regelmäßigem Alkoholkonsum auftreten. Symptome der Halluzinose sind – meist akustische – Halluzinationen, Depression und paranoide Störungen.

Entzugssyndrom

Nach Beendigung (oder Reduktion) des Alkoholkonsums zeigen sich typische Entzugserschei-

Tab. 11.2 Formen des Alkoholismus nach Jellinek [7]

Typ	Charakteristikum	
Alpha-Typ	Konflikt- und Erleichterungstrinker	• Psychische Abhängigkeit mit phasenweisem Alkoholkonsum ohne Kontrollverlust • Möglichkeit zur zwischenzeitlichen Abstinenz
Beta-Typ	Gelegenheitstrinker	Unregelmäßiger, übermäßiger Alkoholkonsum ohne Kontrollverlust, z. B. auf Feiern gelegentlicher Rausch
Gamma-Typ	Süchtiger Trinker	• Toleranzsteigerung • Kontrollverlust • Entzugssymptome • Abstinenz zeitweise möglich
Delta-Typ	Gewohnheitstrinker, Spiegeltrinker	• Regelmäßiger Alkoholkonsum ohne Kontrollverlust und ohne Rausch • Ein gewisser Blutalkoholspiegel muss aufrechterhalten werden • Abstinenz nicht möglich
Epsilon-Typ	Im Volksmund „Quartalssäufer" genannt	Phasenweiser exzessiver Alkoholkonsum mit Kontrollverlust und Fähigkeit zur Abstinenz

nungen: Unruhe, Schwitzen, gerötetes Gesicht, Tremor, Tachykardie und arterieller Hypertonus. Das einfache Entzugssyndrom kann übergehen in ein Delir.

Delirium tremens (Delir)

Ein Delir tritt meist etwa 2 Tage nach Absetzen des Alkohols, selten auch während des Trinkens, auf. Es kann 3–10 Tage andauern. Unbehandelt hat es eine Letalität von etwa 20 %.

Das Vollbild eines Delirs zeigt folgende Symptome:

- Bewusstseinstrübung, Verwirrtheit, Desorientiertheit, Störung von Auffassung und Konzentration, optische Halluzinationen (z. B. Sehen von Kleintieren auf der Bettdecke), Erregung
- Kreislaufinsuffizienz
- Epileptische Anfälle aufgrund nervaler Übererregbarkeit
- Koma

Wernicke-Enzephalopathie

Die Wernicke-Enzephalopathie ist eine lebensbedrohliche Gehirnschädigung nach jahrelanger Alkoholabhängigkeit. Sie ist durch neurologische und psychiatrische Symptome gekennzeichnet: Bewusstseinsstörung, Verwirrung, Augenmuskelstörungen mit Doppelsehen und Nystagmus, zerebelläre Ataxie mit Gang- und Standunsicherheit. Trotz Therapie sterben 10–20 % der Betroffenen an dieser Enzephalopathie.

Sie entwickelt sich aufgrund eines Mangels an Thiamin (Vitamin B_1). Dieser ist meist Folge einer Mangelernährung bei Alkoholabhängigen. Durch den Thiaminmangel wird der Kohlenhydratstoffwechsel der Nervenzellen gestört. Im Hirngewebe entstehen punktförmige Hämorrhagien (Einblutungen) und atrophische Veränderungen. Eine erhöhte Kohlenhydratzufuhr (z. B. durch Glukose-Infusionen) verbraucht Thiamin, sodass dadurch die Symptome dieser Enzephalopathie verstärkt werden. Eine Wernicke-Enzephalopathie tritt häufig gemeinsam mit einem Korsakow-Syndrom auf.

Korsakow-Syndrom

Das Korsakow-Syndrom wird auch amnestisches Syndrom genannt. Zur typischen Symptomtrias gehören Merkfähigkeitsstörungen, Orientierungsstörungen und Konfabulationen (Ausfüllen von Erinnerungslücken durch „erfundene" Inhalte).

Symptome an anderen Organsystemen

- Mallory-Weiss-Syndrom (Schleimhauteinrisse am gastro-ösophagealen Übergangsbereich), Refluxösophagitis
- Gastritis
- Alkoholische Fettleber, Leberzirrhose
- Pankreatitis
- Herzrhythmusstörungen, dilatative Kardiomyopathie, Hypertonie
- Abwehrschwäche mit Infektanfälligkeit
- Erhöhtes Risiko für Tumorerkrankungen in Mundhöhle, Rachen, Kehlkopf, Speiseröhre, Leber

Psychosoziale Folgen
- Partner-/Familienkonflikte
- Probleme am Arbeitsplatz
- Vermehrt Unfälle und Gewalttaten

Therapie

Die Alkoholabhängigkeit ist, wie andere Abhängigkeitserkrankungen, eine schwer zu behandelnde chronische Erkrankung. Die meisten Alkoholabhängigen nehmen sich nicht als suchtkrank wahr und suchen somit nicht gezielt nach Therapiemöglichkeiten. Da viele vor allem wegen der körperlichen Folgeerkrankungen medizinische Hilfe benötigen, ist es wichtig, dass an diesen Stellen mit motivierenden Gesprächen eine Krankheitseinsicht aufgebaut wird.

An diese **Motivationsbehandlung** schließt sich eine **Entgiftung** an, die in der Regel im Rahmen einer stationären psychiatrischen Behandlung durchgeführt wird, damit dort für den Fall, dass sich aus dem Entzugssyndrom ein Delir entwickelt, intensive medizinische Hilfe geleistet werden kann. Im Rahmen der Entgiftung ist weitere Motivationsarbeit notwendig, das Entzugssyndrom (Unruhe, Schwitzen, Hypertonus, Gefahr von epileptischen Anfällen) wird behandelt.

An den körperlichen Entzug schließt sich die **Entwöhnung** mit psychotherapeutischer Behandlung an. Die Erkrankten sollen ihre Frustrationstoleranz steigern und eine erfolgreiche Konfliktbewältigung ohne Alkohol erlernen. Die Unterstützung durch Beratungsstellen und Selbsthilfegruppen (Anonyme Alkoholiker, Guttempler, Blaues Kreuz) ist eine weitere Therapiemaßnahme **(Nachsorgephase).** Die Alkoholabhängigkeit ist durch Rückfälle gekennzeichnet, sodass es immer wieder notwendig wird, mit motivierenden Gesprächen therapeutische Unterstützung zu geben.

Verschiedene Medikamente (Acamprosat als Campral®, Naltrexon als Adepend® und Nalmefen als Selincro®) sollen den Suchtdruck (craving) lindern und so Rückfällen gemeinsam mit den genannten psychosozialen Therapieformen vorbeugen.

Zur Behandlung eines Entzugssyndroms und Delirs stehen verschiedene Medikamente zur Verfügung:
- Clomethiazol als Distraneurin® dämpft die Erregung, bessert die körperlichen Symptome und verhindert epileptische Anfälle. Aufgrund der Nebenwirkungen darf es bei bestimmten kardiopulmonalen Vorerkrankungen nicht gegeben werden.
- Benzodiazepine lindern Unruhe und beugen Entzugsanfällen vor (z. B. Diazepam).
- Antipsychotika, z. B. Haloperidol als Haldol®, dämpfen Halluzinationen und starke Unruhe.
- Carbamazepin (z. B. Tegretal®) dient als Prophylaxe epileptischer Anfälle.
- Thiamin (Vitamin B_1, z. B. als Neurotrat®) wird zur Prophylaxe und Therapie einer Wernicke-Enzephalopathie gegeben.
- Clonidin zur Blutdrucksenkung.
- Infusionstherapie.

11.7.2 Medikamenten- und Drogenabhängigkeit

Ebenso wie durch Alkohol kann sich durch den Missbrauch von bestimmten Medikamenten oder Drogen wegen ihrer psychischen Wirkungen eine Abhängigkeit entwickeln. Einige dieser Medikamente und Drogen fallen unter das Betäubungsmittelgesetz, dürfen also nicht oder nur unter strengen Reglementierungen verordnet werden.

Um die gewünschte Wirkung zu erhöhen, werden häufig verschiedene Suchtmittel parallel eingenommen, was als **Polytoxikomanie** bezeichnet wird. Im Folgenden werden Substanzen vorgestellt, die häufig konsumiert werden.

Benzodiazepine

Benzodiazepine werden wegen ihrer anxiolytischen, sedierenden, antiepileptischen und muskelrelaxierenden Eigenschaft verordnet. Diese Wirkungen lassen den Konsumenten die Realität eher durch eine „rosarote Brille" betrachten und lindern Stress- und Belastungssituationen. Probleme werden lediglich ausgeblendet und nicht mehr aktiv gelöst.

Eine Benzodiazepinabhängigkeit beginnt oft mit der Verschreibung des Medikaments als Schlafmittel. Werden Benzodiazepine länger als 4 Wochen eingenommen, steigt das Risiko einer psychischen und körperlichen Abhängigkeit. Die Entzugssymptomatik kann auch noch Wochen nach dem Absetzen beginnen. Durch ein langsames, schrittweises Ausschleichen der Benzodiazepine wird dies verhindert.

Entzugssymptome
- Schlaflosigkeit
- Angst

- Unruhe, Tremor
- Delir und epileptische Anfälle

Opiate

Opiate werden aus Opium, dem getrockneten Saft des Schlafmohns, oder chemisch hergestellt. Zu den Opiaten gehören Heroin sowie Morphin. Die synthetischen Analgetika Methadon (L-Polamidon®), Buprenorphin, Pethidin (Dolantin®), Tramadol (Tramal®) sowie das antitussiv wirkende (hustenstillende) Codein (z. B. Remedacen®) binden ebenfalls an Opiatrezeptoren und werden daher als Opiode bezeichnet. Schon nach kurzzeitiger Einnahme von Opiaten und Opioiden kann eine Abhängigkeit auftreten. Die meisten Opiate unterstehen dem Betäubungsmittelgesetz.

Wirkungen

- Schmerzlinderung
- Verlangsamung, Schläfrigkeit
- Stimmungslabilität
- Wesensänderung
- Parasympathikusstimulation: stecknadelkopfkleine Pupillen, Blutdruckabfall, Bradykardie, Müdigkeit, Obstipation und andere
- Im Entzug: Überwiegen der Sympathikuswirkung mit Bluthochdruck, Tachykardie, Durchfall, Unruhe, Gliederschmerzen und andere

Komplikationen der Heroinabhängigkeit

- Durch gemeinsames Benutzen der Injektionsnadeln kann es zu Infektionen mit Hepatitis-B-, Hepatitis-C- und HI-Viren kommen.
- Durch verunreinigten „Stoff“, eine unerwartet hohe Dosis oder Begleitkonsum treten Intoxikationen mit Bewusstlosigkeit und Atemdepression auf.
- Die Betroffenen befinden sich in einem Problemkreis von Drogenkonsum, Beschaffungskriminalität und körperlichem Verfall.

Therapie

Opiat-Entzug: Im „kalten Entzug“ werden die Entzugssymptome symptomatisch mit Medikamenten zur Sedierung (niederpotente Antipsychotika, sedierende Antidepressiva), Schmerzbehandlung (z. B. Paracetamol) und gegebenenfalls Blutdrucksenkung behandelt. Der „warme Entzug“ wird erleichtert durch die ausschleichende Gabe von Methadon. Es folgt die Entwöhnung und Sozialisierung durch psychotherapeutische Behandlung.
Substitution: Unter bestimmten Voraussetzungen können Opiat-Abhängige täglich Methadon, Buprenorphin oder retardiertes Morphin erhalten. Dadurch erfolgt zwar kein Entzug oder Entwöhnung, jedoch wird der Problemkreislauf der Beschaffungskriminalität oder Prostitution durchbrochen. Damit werden die Voraussetzungen für eine Therapie und den Einstieg in ein geregeltes Leben geschaffen.

> **Vorsicht**
>
> **Medikamente mit Suchtpotenzial**
>
> Suchterkrankte sollten (auch nach längerer Abstinenz) möglichst keine Medikamente mit Suchtpotenzial erhalten.

Cannabis

Cannabis kann als Haschisch (aus dem Harz der blühenden Hanfpflanze) oder Marihuana (getrocknete Blätter und Blüten der Hanfpflanze) konsumiert werden. Der wichtigste psychoaktive Wirkstoff der Hanfpflanze heißt Tetrahydrocannabinol (THC), ein weiterer Cannabidiol (CBD).

Wirkungen

Die Wirkungen von Cannabis sind dosisabhängig vielfältig: Beschrieben wird eine gehobene, euphorische Stimmung, in höherer Dosis auch eine Dämpfung und Sedierung mit Passivität. Oft ist die Realitätswahrnehmung verändert.

Komplikationen

Symptome einer Intoxikation sind Halluzinationen, Angst, Erregung, Tachykardie, arterielle Hypertonie, Atemdepression und Übelkeit. Eine körperliche Abhängigkeit kann vorkommen. Bei chronischem Gebrauch können Persönlichkeitsveränderungen auftreten (Antriebsminderung, amotivationales Syndrom). Als weitere psychiatrische Komplikationen werden Psychosen und Angststörungen beobachtet. Risikofaktoren hierfür sind der frühe Konsumbeginn und ein hoher Konsum.

Kokain

Kokain wird aus dem Kokastrauch gewonnen. Es wird meistens geschnupft und über die Nasenschleimhaut resorbiert. Es entsteht keine ausgeprägte körperliche Abhängigkeit, jedoch ein hohes psychisches Abhängigkeitspotenzial. Die Droge Crack ist eine Mischung aus Kokain und Natriumbikarbonat. Ihre Wirkung tritt schneller ein und ist stärker.

Wirkungen

Als Wirkungen zeigen sich Euphorie mit Selbstüberschätzung, Rededrang und vermindertes Schlafbedürfnis, dann depressive Phase.

Komplikationen

Komplikationen bestehen in Erschöpfungszuständen, weil sich die Patienten immer wach fühlen und nicht ruhen, Schwindel, Tremor, epileptischen Anfälle, Psychosen, Wesensänderung.

Amphetamin

Amphetamine (auch Speed, Crystal) zählen ebenso wie Kokain zu den Psychostimulanzien und werden noch heute zur Behandlung von Narkolepsie und ADHS eingesetzt. Methamphetamin (Crystal Meth) erreicht schneller das Gehirn und zeigt ein höheres Suchtpotenzial.

Wirkungen

Appetitminderung, Bewegungsdrang, Schlaflosigkeit, Euphorie, Logorrhö, Mydriasis, Tachykardie, Tremor, Auslösen von Psychosen

Ecstasy

Ecstasy (XTC) ist ein Abkömmling des Psychostimulanz Amphetamin und des Halluzinogens Meskalin. Es wird vor allem als „Tanzdroge" angewendet. Ähnlich wirken MDA oder Eve. Da es keinen „Standard" gibt, ist unklar, wie viel Wirkstoff in einer Tablette enthalten ist und ob andere Stoffe (z. B. LSD) beigemengt sind. XTC gilt als Betäubungsmittel.

Wirkungen

Gefühl der Entspannung und Abbau von Ängsten, verbunden mit einer euphorischen Stimmung.

Komplikationen

Lebensgefährliche Komplikationen wie Tachykardie, arterielle Hypertonie oder Nierenversagen, da das Durstgefühl nachlässt. Außerdem wurden Hyperthermie, die durch das Tanzen noch verstärkt wird, und epileptische Anfälle beschrieben. Vereinzelt provoziert Ecstasy Psychosen, Panikattacken, Depressionen sowie Schlaf- und Konzentrationsstörungen.

Legal Highs

Zu Legal Highs zählen psychoaktive Substanzen, die z. B. in legal zu erwerbenden Räuchermischungen oder Badezusätzen enthalten sind. Diese enthalten verschiedene synthetische Stoffe, die (noch) nicht unter das BtMG fallen, wie Cannabinoide oder amphetaminähnliche Substanzen. Durch die Einnahme können Psychosen oder Organschäden entstehen.

11.8 Entwicklungsstörungen

11.8.1 Aufmerksamkeitsdefizit- und Hyperaktivitätsstörung

Definition

Aufmerksamkeitsdefizit- und Hyperaktivitätsstörung *(ADHS)*

In der Kindheit beginnende Entwicklungsstörung mit der typischen **Trias aus Impulsivität, Hyperaktivität und Aufmerksamkeitsstörung.** Es erkranken etwa 5 % der Kinder und Jugendlichen. Bei den meisten Betroffenen nimmt die Symptomatik ab. Bei 30–50 % der Erkrankten finden sich Symptome auch noch im Erwachsenenalter.

Ursachen

Zahlreiche Faktoren tragen zur Entstehung einer ADHS bei. Dazu zählen genetische, Umwelt- und auch psychosoziale Faktoren. Aus diesen resultieren neuronale Veränderungen.

Diagnostik

Neben der Erhebung der Eigen- und vor allem auch Fremdanamnese bei Familienangehörigen oder anderen wichtigen Bezugspersonen werden mittels spezifischer Fragebögen (HASE, IDA-R oder DIVA) Symptome strukturiert erfasst. Somatische Erkrankungen werden ausgeschlossen. Ein Augenmerk sollte gerichtet werden auf häufige Komorbiditäten wie Suchterkrankungen, affektive Störungen und Persönlichkeitsstörungen. Um die Erkrankung erstmals im Erwachsenenalter diagnostizieren zu können, muss retrospektiv ein Symptombeginn in der Kindheit erfasst werden, z. B. durch Einträge in Zeugnissen oder Befragung der Eltern.

Symptome

Neben der oben aufgeführten Trias treten auch eine Desorganisation und eine Störung der Affektregulation auf. Die motorische Hyperaktivität kann sich auch als innere Unruhe zeigen.

Therapie

Medikamentös

Das Psychostimulanz Methylphenidat (Ritalin®, Medikinet®) bewirkt eine Erhöhung des Transmitters Dopamin in frontalen Hirnarealen. Bei gesicherter Indikation ergibt sich kein Missbrauchspotenzial. Atomoxetin (Strattera®) führt zu einer Erhöhung der Noradrenalinkonzentration. Antidepressiva mit noradrenergem bzw. noradrenergdopaminergem Wirkmechanismus können ebenso eine Besserung erzielen.

Psychotherapie

Verhaltenstherapeutische Verfahren im Einzel- oder Gruppensetting reduzieren die ADHS-Symptomatik.

11.8.2 Tiefgreifende Entwicklungsstörungen

In dieser Rubrik finden sich Störungen, die vor dem 5. Lebensjahr beginnen und durch Beeinträchtigungen in sozialen Interaktionen, Kommunikation, Interessen und Aktivitäten gekennzeichnet sind. Zu den wichtigsten Subtypen zählen der frühkindliche Autismus und das Asperger-Syndrom. Da sich herausgestellt hat, dass die Einordnung in diese Subtypen nicht ausreichend valide ist, setzt sich in neueren Diagnosesystemen der Begriff der „Autismus-Spektrum-Störung" (ASS) durch. Häufig treten parallel auch andere psychische Störungen wie ADHS sowie affektive und Angststörungen auf. Die ASS ist durch neurobiologische Veränderungen der Hirnentwicklung gekennzeichnet, die durch verschiedene Umwelt- und genetische Faktoren verursacht werden. Die Häufigkeit liegt bei 0,7 %.

Frühkindlicher Autismus

Diese Autismusform wurde zunächst als Kanner-Autismus bezeichnet und ist durch einen späten Sprachbeginn, Störung im emotionalen Kontaktverhalten mit Einschränkung im Erkennen sozialer Signale und Vermeidung von Blickkontakt bei häufig unterdurchschnittlicher Intelligenz gekennzeichnet.

Asperger-Syndrom

Typisch sind Sonderinteressen sowie stereotype Verhaltensmuster, Rituale und Aktivitäten. Eine Entwicklungsverzögerung oder Intelligenzminderung kommen in der Regel nicht vor.

Therapie

Mit verhaltenstherapeutisch basierten Therapieprogrammen können soziale Fertigkeiten trainiert werden. Symptomorientiert werden Psychopharmaka eingesetzt: aggressive Verhaltensweisen, Tics oder Stereotypien können mit Antipsychotika moduliert werden.

Wiederholungsfragen

1. Wie macht sich eine Demenz bemerkbar und wie wird sie diagnostiziert?
2. Welche Formen der Demenz werden unterschieden?
3. Was ist eine Schizophrenie?
4. Was wird therapeutisch bei einer Schizophrenie unternommen?
5. Wie werden affektive Störungen eingeteilt?
6. Was sind die Symptome einer depressiven Episode?
7. Welche Angststörungen kennen Sie?
8. Wie macht sich eine posttraumatische Belastungsstörung bemerkbar?
9. Welche allgemeinen Kriterien sollten für die Diagnose einer Suchterkrankung vorliegen?
10. Welche organischen Veränderungen können bei einer Alkoholerkrankung vorliegen?
11. Welche Therapiemöglichkeiten gibt es bei einer Opiatabhängigkeit?

12 Erkrankungen der Augen, Ohren, Nase, des Rachens und Kehlkopfs

Überblick

Dieses Kapitel beschreibt die wichtigsten Erkrankungen der Augen, Ohren, Nase, des Rachens sowie Kehlkopfs. Zu Beginn wiederholt es das Wissen zur Anatomie und Physiologie:

- Wie ist das Auge aufgebaut und wie funktioniert der Sehvorgang? (► Kap. 12.1)
- Wie sind das Hör- und Gleichgewichtsorgan aufgebaut, wie funktionieren der Hörvorgang und der Gleichgewichtssinn? (► Kap. 12.2)
- Aus welchen anatomischen Strukturen bestehen Nase, Rachen und Kehlkopf? (► Kap. 12.3)

Anschließend werden die bedeutendsten Augenerkrankungen beschrieben:

- Welche Symptome deuten auf eine Bindehautentzündung hin und wie wird diese therapiert? (► Kap. 12.4.1)
- Was ist der Unterschied zwischen einem grauen und einem grünen Star? (► Kap. 12.4.2, ► Kap. 12.4.3)

Danach finden sich die pflegerelevantesten Ohrenerkrankungen:

- Ab wann gilt eine Mittelohrentzündung als chronisch? (► Kap. 12.5.1, ► Kap. 12.5.2)
- Welche therapeutischen Maßnahmen werden bei einem Hörsturz und beim Morbus Menière ergriffen? (► Kap. 12.5.3, ► Kap. 12.5.4)
- Was ist der Unterschied zwischen Alters- und Lärmschwerhörigkeit? (► Kap. 12.5.5)

Zum Schluss werden die häufigsten Erkrankungen von Nase, Rachen und Kehlkopf vorgestellt. Dabei werden unter anderem folgende Fragen beantwortet:

- Welche Maßnahmen können bei Nasenbluten ergriffen werden? (► Kap. 12.6.1)
- Wann sollte eine Tonsillektomie bei Angina tonsillaris erwogen werden? (► Kap. 12.6.7)
- Welche Tumoren können am Larynx auftreten? (► Kap. 12.6.11)

12.1 Anatomie und Physiologie des Auges

Das Auge als Organ des Sehsinns ist nahezu kugelförmig mit einem Durchmesser von etwa 24 mm beim Erwachsenen. Es besteht aus dem Augapfel (Bulbus oculi) und bestimmten Schutzeinrichtungen: Den Augenlidern, der Bindehaut und dem Tränenapparat. Der Augapfel liegt geschützt in der knöchernen Augenhöhle (► Abb. 12.1)

Augapfel

Der Augapfel ist zwiebelschalenartig aus drei Schichten aufgebaut: Die **äußere Augenhaut** besteht aus der Lederhaut (Sklera), die dem Auge durch ihr festes Bindegewebe seine Form gibt. Vorne wird sie von der Hornhaut (Cornea) gebildet. Diese ist etwas stärker gewölbt, gefäßlos und lichtdurchlässig. Sie ist wesentlich an der Lichtbrechung beteiligt.

Die **mittlere Augenhaut** (Uvea) besteht aus der Aderhaut (Choroidea), in der zahlreiche Blutgefäße verlaufen, die die innere Augenhaut mit Sauerstoff und Nährstoffen versorgen. Vorne besteht sie aus dem Ziliarkörper und der Regenbogenhaut (Iris). Die Regenbogenhaut ist eine kreisförmige Platte, die dem Auge seine Farbe verleiht. In ihrer Mitte befindet sich ein rundes Loch, die Pupille, durch die das Licht ins Auge einfällt. Je nach den Lichtverhältnissen wird die Pupille durch den M. dilatator pupillae weit oder den M. sphincter pupillae eng gestellt.

Die **innere Augenhaut** besteht aus der Netzhaut (Retina), die die Rezeptorzellen enthält und damit der lichtempfindliche Teil des Auges ist. Die Netzhaut ist aus mehreren Nervenzellschichten aufgebaut, die mit ihren Fortsätzen den Sehnerv (N. opticus) bilden. Der Sehnerv tritt im Bereich der Papille (blinder Fleck) aus dem Auge aus.

Eine weitere wichtige Struktur des Auges ist die **Linse.** Sie liegt hinter der Pupille und ist über bindegewebige Fasern am Ziliarkörper aufgehängt. Je nach Spannungszustand dieser Fasern kann die elastische Linse eine stärker oder weniger stark gewölbte Vorderfläche aufweisen und so die durch die Pupille einfallenden Lichtstrahlen verschieden stark brechen. Sie ist damit wesentlich an der Nah- und Fernakkommodation des Auges beteiligt.

Vor der Linse befinden sich die mit Kammerwasser gefüllte **vordere** und **hintere Augenkammer.** Das

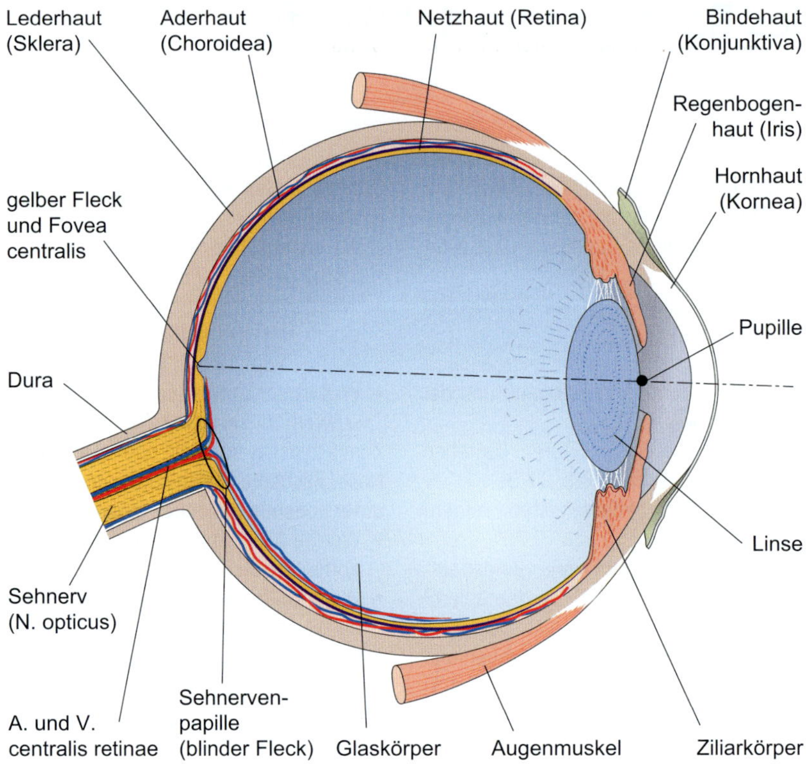

Abb. 12.1 Aufbau des Augapfels [L190]

Kammerwasser wird von den Ziliarfortsätzen des Ziliarkörpers gebildet und gelangt von der hinteren Augenkammer durch die Pupille in die vordere Augenkammer. Der Abfluss erfolgt durch das Trabekelwerk im Kammerwinkel in den Schlemm-Kanal, der in die oberflächlichen Venen der Bindehaut mündet.

In dem Raum hinter der Linse liegt der **Glaskörper,** der aus einer durchsichtigen, gallertartigen Masse besteht und für die Form des Augapfels wichtig ist.

Schutzeinrichtungen des Auges

Tränen wie auch **Augenlider** schützen das Auge und dienen der Funktionstüchtigkeit der Hornhaut. Bei Versiegen der Tränenflüssigkeit oder Ausbleiben des Lidschlags würde die Hornhaut austrocknen oder eintrüben. Als zusätzlichen Schutz enthält die Tränenflüssigkeit das bakterientötende Enzym Lysozym. Die Tränendrüse liegt über dem lateralen Augenwinkel. Die von ihr produzierte Tränenflüssigkeit gelangt mit dem Lidschlag zum medialen Augenwinkel, wo sie über den Tränennasengang in die Nasenhöhle gelangt.

Die **Bindehaut** (Konjunktiva) bedeckt die Innenseite von Ober- und Unterlid sowie die Lederhaut des Augapfels etwas über die Hornhaut hinaus. Sie enthält reichlich Antikörper und Substanzen der humoralen Abwehr.

Augenbrauen und **-wimpern** verhindern, dass Schweißtropfen von der Stirn in die Lidspalte fließen.

Äußere Augenmuskeln

Der Augapfel kann durch sechs Muskeln in der knöchernen Augenhöhle in verschiedene Richtungen bewegt werden. Sie entspringen an der knöchernen Augenwand und setzen an der Lederhaut des Auges an.

Sehvorgang

Der adäquate Reiz für die **Photorezeptoren,** als Sinneszellen der Netzhaut, ist Licht. Damit auf der Netzhaut jedoch sowohl von entfernten als auch

von nahe gelegenen Gegenständen ein scharfes Bild abgebildet wird, müssen die Lichtstrahlen in unterschiedlichem Maß gebrochen werden. Dies geschieht an der Hornhaut mit einer konstanten Brechkraft und an der Linse mit einer veränderbaren Brechkraft.
Fallen Lichtstrahlen auf die Netzhaut, wird dort ein umgekehrtes, verkleinertes Bild des betrachteten Gegenstands abgebildet. Dieses wird von den Photorezeptorzellen in eine Potenzialänderung ihrer Zellmembran umgesetzt.
Es werden zwei Arten von Photorezeptorzellen unterschieden: Zapfen und Stäbchen. **Zapfen** nehmen Farben wahr und sind für das Sehen am Tag zuständig. **Stäbchen** erkennen unterschiedliche Helligkeitsstufen und werden für das Sehen bei Dämmerung benötigt.
Die Potenzialänderung der Photorezeptorzellen wird in den nachgeschalteten Nervenzellen der Netzhaut verändert und schließlich als Folge von Aktionspotenzialen über den **Sehnerv** zum **Sehzentrum** im Hinterhauptlappen des Hirns geleitet. Hier ist nun ein bewusstes Sehen möglich.
Erst das Sehen mit zwei Augen ermöglicht eine räumliche Wahrnehmung der Umwelt. Die Verarbeitung unterschiedlicher Informationen aus beiden Augen ist hierfür eine wichtige Voraussetzung.

12.2 Anatomie und Physiologie der Ohren

Im Ohr sind zwei Sinnesorgane räumlich miteinander verbunden: das **Hör-** und das **Gleichgewichtsorgan.**

12.2.1 Hörorgan

Nach Aufbau und Funktion wird das Ohr in drei Abschnitte (▸ Abb. 12.2) gegliedert.

Äußeres Ohr

Das äußere Ohr besteht aus der **Ohrmuschel** und dem **Gehörgang.** Durch die Trichterform der Ohrmuschel werden die Schallwellen gebündelt und über den Gehörgang dem Mittelohr zugeleitet. Der Gehörgang ist etwa 3,5 cm lang und wird durch das Trommelfell vom Mittelohr getrennt.

Mittelohr

Das Mittelohr liegt in der Paukenhöhle, einer kleinen, luftgefüllten Knochenhöhle im Felsenbein. In der Paukenhöhle liegt die **Gehörknöchelchenkette,** die aus Hammer, Amboss und Steigbügel besteht.

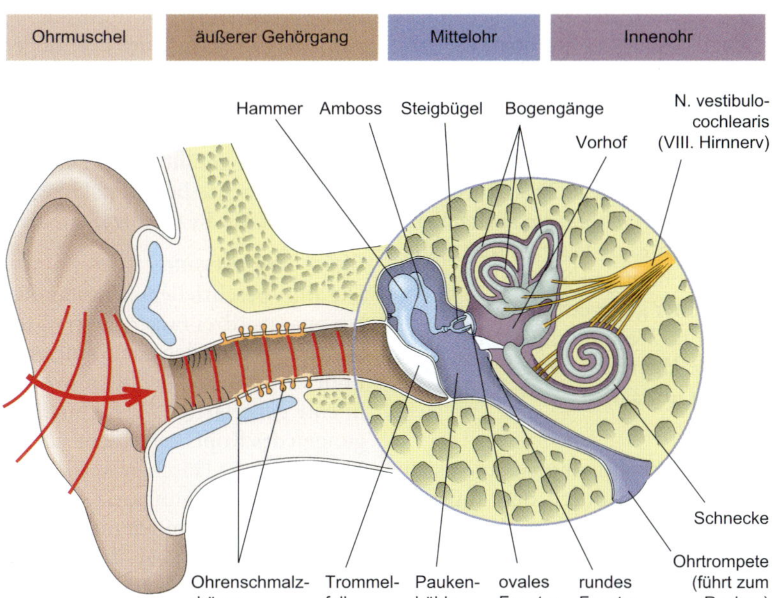

Abb. 12.2 Aufbau des Ohrs mit Hör- und Gleichgewichtsorgan [L190]

Die Gehörknöchelchenkette überträgt die durch die Schallwellen hervorgerufenen Schwingungen des Trommelfells auf das Innenohr und verstärkt sie um ein Vielfaches. Dafür ist der Hammergriff mit dem **Trommelfell** verwachsen. Schwingungen des Hammers werden auf Amboss und Steigbügel übertragen, der mit seiner Fußplatte am **ovalen Fenster** befestigt ist. Das ovale Fenster ist eine kleine, mit Haut verschlossene Verbindung zum Innenohr. Eine weitere Verbindung zum Innenohr ist das **runde Fenster.**

Über die **Ohrtrompete** (Tuba auditiva) steht das Mittelohr mit dem Nasenrachenraum in Verbindung, sodass Druckveränderungen im Mittelohr ausgeglichen werden können, wie es beim Tauchen oder im Flugzeug notwendig ist.

Innenohr

Das Innenohr besteht aus dem Gleichgewichtsorgan und der Schnecke, die gemeinsam als Labyrinth bezeichnet werden.

Die **Schnecke** (Cochlea) vermittelt die Hörempfindungen. Sie besteht aus einem knöchernen Kanal, der in Form eines Schneckenhauses aufgerollt ist. Dieser knöcherne Kanal wird durch eine Zwischenwand in zwei Etagen geteilt, die mit einer liquorähnlichen Flüssigkeit gefüllt sind, der Perilymphe. Die obere Etage, die Scala vestibuli, beginnt am ovalen Fenster und geht an der Schneckenspitze in die unten gelegene Scala tympani über, die am runden Fenster endet. Zwischen diesen beiden Gängen liegt ein membranöser Schlauch, die häutige Schnecke, die mit Endolymphe gefüllt ist. Sie enthält das eigentliche **Hörorgan** (Corti-Organ), das auf der Basilarmembran liegt. Das Hörorgan enthält die Sinneszellen des Gehörs, die Haarzellen. Sie tragen an ihrem freien Ende feine Härchen, die in die Endolymphe des häutigen Schneckengangs hineinragen und mit einer gallertartigen Membran (Membrana tectoria) in Verbindung stehen. An ihrer Basis werden die Haarzellen von Fasern des **N. vestibulocochlearis** umfasst.

Hörvorgang

Schallwellen sind Luftschwingungen, die sich wellenförmig ausbreiten und durch den äußeren Gehörgang zum Trommelfell gelangen. Das Trommelfell wird durch die Schallwellen in Schwingungen versetzt. Diese Schwingungen erreichen über die Gehörknöchelchenkette das ovale Fenster. Die Perilymphe in der Scala vestibuli wird in Schwingungen versetzt. Diese laufen als Wanderwelle bis zur Schneckenspitze und von dort die Scala tympani hinab bis zum runden Fenster. Dadurch wird auch die Basilarmembran in der Scala media zum Schwingen gebracht. Die Härchen der Haarzellen werden dabei verbogen. Dieser mechanische Biegungsreiz ruft eine Änderung des Membranpotenzials der Haarzellen hervor, die in eine Folge von Aktionspotenzialen umgesetzt wird und über den N. vestibulocochlearis zum Hörzentrum in der Großhirnrinde geschickt wird.

12.2.2 Gleichgewichtsorgan

Das Gleichgewichtsorgan (Vestibularapparat) dient zusammen mit anderen Sinnesorganen, z. B. dem Auge und den Mechanorezeptoren, der Orientierung im Raum sowie der aufrechten Kopf- und Körperhaltung in Ruhe und Bewegung. Der Vestibularapparat ist jeweils aus den drei **Bogengängen** und dem **Vorhof** (Vestibulum) aufgebaut. Vom Vorhof gehen die drei knöchernen Bogengänge ab, die nahezu im rechten Winkel zueinander in den drei Raumebenen liegen. Sie beginnen und enden im Vorhofbereich, sodass sie jeweils mit diesem einen Ring bilden. In den knöchernen Bogengängen liegen die mit Endolymphe gefüllten häutigen Bogengänge. Sie haben jeweils eine Erweiterung, die Ampulle, in der sich die Sinneszellen befinden.

Am Zusammenfluss der drei Bogengänge im Vorhof liegen zwei membranöse Strukturen. Diese sind das große Vorhofsäckchen, der **Utriculus,** und das kleine Vorhofsäckchen, der **Sacculus,** die mit Endolymphe gefüllt sind. In ihnen befindet sich ein zur Körperachse horizontal bzw. vertikal gestelltes Sinnesfeld mit Rezeptorzellen, die **Makula.**

Gleichgewichtssinn

Die fünf beschriebenen Bestandteile des Vestibularapparats (drei Bogengänge, Utriculus, Sacculus) besitzen Haarzellen als Sinneszellen. Am oberen Ende dieser Zellen befinden sich feine Härchen, die in eine gallertartige Masse hineinragen. Bei Bewegungen des Kopfs verschiebt sich diese gallertartige Masse und die Härchen werden abgebogen. Dieser mechanische Biegungsreiz wird in eine elektrische Erregung umgewandelt und als eine Folge von Aktionspotenzialen über den N. vestibulocochlearis an das Gehirn weitergeleitet.

Utriculus und Sacculus registrieren Neigungen des Kopfs im Schwerefeld der Erde (Linearbewegungen), die Bogengänge registrieren Drehungen des Kopfs. Reflektorisch werden daraufhin Korrekturbewegungen der an der Haltung und Bewegung beteiligten Muskeln sowie der Augenmuskeln durchgeführt.

12.3 Anatomie und Physiologie von Nase, Rachen und Kehlkopf

12.3.1 Nase

Die Nase besteht aus den äußeren sichtbaren Anteilen und der innen liegenden **Nasenhöhle.** In der Nasenhöhle befinden sich die jeweils paarig angelegten **Nasenmuscheln** (Conchae nasales), zwischen denen der obere, mittlere und untere Nasengang verläuft. Durch die **Nasenscheidewand** (Septum) wird die Nasenhöhle in eine rechte und linke Hälfte unterteilt. Die Nasenhöhle ist über die Ohrtrompete (Tuba auditiva) des Nasenrachens mit dem Mittelohr verbunden. Die Tränenflüssigkeit der Augen fließt über den Tränennasengang in den unteren Nasengang ab.

Aufgaben der Nase sind:

- Erwärmung der Atemluft durch das dichte Blutgefäßnetz der Nasenschleimhaut.
- Anfeuchtung der Atemluft durch Abgabe von Nasensekret, das in den Becherzellen der Nasenschleimhaut produziert wird.
- Reinigung der Atemluft von Staubteilchen und anderen Fremdkörpern durch das Flimmerepithel, das die Nasenhöhle auskleidet. Die Flimmerhärchen transportieren die Fremdkörper mit dem Sekretstrom zum Rachen.
- Beherbergung des Riechorgans.
- Resonanzraum beim Sprechen.

Nasennebenhöhlen

Es werden verschiedene, paarig angelegte Nasennebenhöhlen unterschieden:

- **Stirnhöhlen** (Sinus frontales)
- **Kieferhöhlen** (Sinus maxillares)
- 8–10 **Siebbeinzellen** (Cellulae ethmoidales)
- **Keilbeinhöhlen** (Sinus sphenoidales)

Die Nasennebenhöhlen sind, wie die Nasenhöhle, mit Flimmerepithel ausgekleidet und mit dieser über feine Öffnungen verbunden. Sie unterstützen die Nasenhöhle bei ihren Aufgaben und vermindern das Gewicht des knöchernen Schädels, da sie mit Luft gefüllt sind.

12.3.2 Rachen

Der Rachen (Pharynx, ▸ Abb. 12.3) ist ein 7–15 cm langer, bindegewebig-muskulärer Schlauch, der sich von der Schädelbasis bis zum Beginn der Speiseröhre erstreckt. Er gliedert sich in **Nasen-, Mund-** und **Kehlkopfrachen** (Naso-, Oro- und Hypopharynx).

Der Rachen verbindet sowohl die Mundhöhle mit der Speiseröhre (Weg der Nahrung) als auch die Nasenhöhle mit dem Kehlkopf bzw. der Luftröhre (Weg der Atemluft). Im Rachen kreuzen sich Luftweg (Nase → Rachen → Kehlkopf) und Speiseweg (Mund → Rachen → Speiseröhre).

Im Nasenrachen liegt die **Rachenmandel** (Tonsilla pharyngea), die der Infektabwehr im Nasenrachenraum dient. Die Rachenmandel bildet gemeinsam mit den paarig angelegten **Gaumenmandeln** (Tonsilla palatina) und der **Zungenmandel** (Tonsilla lingualis) den lymphatischen Rachenring.

12.3.3 Kehlkopf

Der Kehlkopf **(Larynx)** befindet sich am oberen Ende der Luftröhre und ist von außen als Adamsapfel zu tasten. Er setzt sich aus mehreren Knorpeln zusammen, die durch Bänder und Muskeln zusammengehalten werden.

Der Kehlkopf verschließt beim Schlucken mit seinem Kehldeckel (Epiglottis) die unteren Atemwege und verhindert so ein Verschlucken des Speisebreis. Er dient der Stimmbildung. Zur Schallerzeugung befinden sich innerhalb des Kehlkopfs die zwei **Stimmbänder** (Stimmlippen). Sie lassen einen Spalt offen, die **Stimmritze,** durch die während der Atmung die Luft ein- und ausströmen kann. Bei der Stimmbildung (Phonation) werden die Stimmbänder durch einen Luftstrom in Schwingungen versetzt, sodass ein Ton entsteht. Mithilfe der Kehlkopfmuskulatur kann der Spannungszustand der Stimmbänder und damit die Tonhöhe reguliert werden.

12.4 Erkrankungen der Augen

12.4.1 Konjunktivitis

Definition

Konjunktivitis

Entzündung der Bindehaut des Auges; eine der häufigsten Erkrankungen des Auges

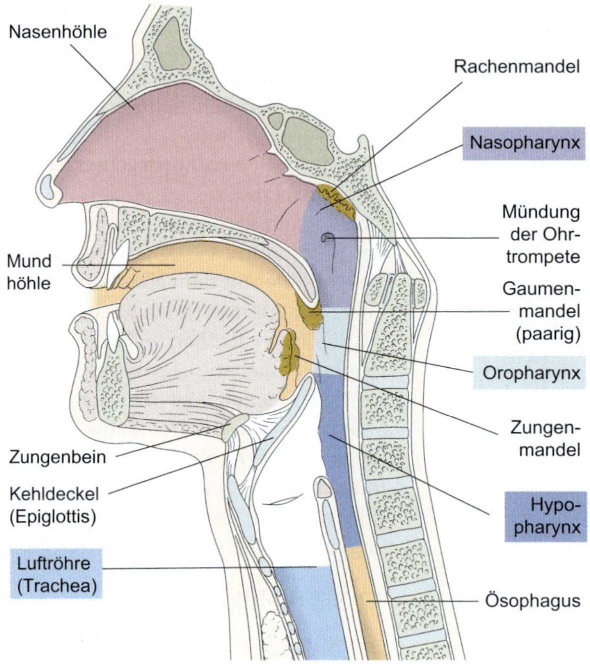

Abb. 12.3 Längsschnitt durch Nase, Rachen und Kehlkopf [L190]

Ursachen

Eine Konjunktivitis kann wie folgt hervorgerufen werden:

- Nichtinfektiös: Fremdkörper, Verätzungen, Verletzungen, Wind, Rauch, Kälte, Wärme
- Infektiös:
  - Bakteriell, z. B. durch Pneumo-, Strepto-, Staphylo- und Gonokokken, Diphtheriebakterien oder Pseudomonas aeruginosa
  - Viral; häufige, sehr ansteckende (Tröpfcheninfektion) Keratokonjunktivitis epidemica durch gleichnamiges Adenovirus; im Rahmen anderer systemischer Viruserkrankungen wie Masern, Röteln, Influenza und Herpes
- Allergisch, z. B. durch Pollen von Gras oder Bäumen, Staubmilben, tierische Hautschuppen oder Haare, Medikamente, Kosmetika
- Sekundär bei anderen Grunderkrankungen, z. B. Sarkoidose, Sjögren-Syndrom

Symptome

Das klinische Bild wird durch Art und Intensität des auslösenden Reizes bestimmt. Die häufigsten Symptome einer Konjunktivitis sind:

- Konjunktivale Injektion: „rotes Auge" durch vermehrte Füllung der Bindehautgefäße, besonders Lidwinkel und Lidbindehaut (Konjunktiva tarsi). Eine Rötung in der Umgebung der Hornhaut spricht für einen Hornhautprozess.
- Jucken (besonders bei allergischer Ursache), Brennen, Fremdkörpergefühl („Sand im Auge").
- Abwehrtrias:
  - Lichtscheu (Photophobie)
  - Vermehrte Tränenbildung
  - Blepharospasmus (krampfhafter Verschluss der Lidspalte bei starken Schmerzen)
- Chemosis: Schwellung der Bindehaut bis zum glasigen Ödem.
- Sekretion: wässrig, schleimig oder – bei bakterieller Infektion – eitrig.

Eine allergische Konjunktivitis ist meist begleitet von Schnupfen und einer Entzündung der Rachenschleimhaut, bei der chronischen Form (Konjunktivitis vernalis) kann es zu Gewebeproliferationen (Gewebewucherungen) der Bindehaut am Oberlid mit „pflastersteinartigem" Aussehen kommen.

Bei der bakteriellen Konjunktivitis finden sich häufig eine bretharte Lidschwellung, flockig-eitrige Sekretion, verklebte Lider und verkrustete Lidränder am Morgen.

Diagnostik

Die Diagnostik wird anhand einer ausführlichen Anamnese und des Lokalbefunds gestellt. Bei Verdacht auf eine bakterielle Konjunktivitis muss vor Behandlungsbeginn ein Abstrich der Bindehaut vorgenommen werden.

Therapie

Bei der viralen Konjunktivitis werden künstliche Tränen und kalte Kompressen angewendet, um die Beschwerden zu lindern. Meist klingt die Erkrankung nach etwa einer Woche ohne weitere Therapie ab.

Eine bakterielle Konjunktivitis wird unverzüglich mit einem lokalen Breitbandantibiotikum therapiert. Nach Auswertung des Antibiogramms wird die Therapie, wenn notwendig, gezielt umgestellt. Tagsüber sollte das Antibiotikum in Form von Augentropfen angewendet werden, nachts als Augensalbe.

Die Therapie der chronisch allergischen Konjunktivitis besteht in der Gabe von Augentropfen mit Antihistaminika, Mastzellstabilisatoren oder Kortikosteroiden. Die Dauerprophylaxe erfolgt z. B. mit Cromoglycinsäure. Nach einer Allergietestung kann langfristig eine Desensibilisierung gegen die auslösenden Allergene erfolgen.

12.4.2 Katarakt

Definition

Katarakt *(Grauer Star)*

Linsentrübung

Ursachen und Einteilung

- Senile Katarakte: Ursache ist unter anderem eine Verlangsamung des Stoffwechsels innerhalb der Linse. Die häufigste Form der senilen Katarakte ist der Rindenstar.
- Katarakte können im Rahmen anderer Augenerkrankungen, z. B. Uveitis anterior (Entzündung der mittleren Augenhaut) auftreten, bei Stoffwechselerkrankungen (z. B. Diabetes mellitus), genetisch bedingten Erkrankungen (z. B. Galaktosämie, M. Wilson) oder infolge intrauteriner Infektionen (z. B. Röteln).
- Katarakte durch äußere Faktoren: Medikamente (z. B. Kortikosteroide), UV-Strahlung, Siderosis (Eisenablagerung im Gewebe), Chalkosis (schwere Komplikation kupferhaltiger intraokularer Fremdkörper), nach extrakapsulärer Katarakt-Operation kann ein Nachstar (Cataracta secundaria) auftreten.
- Traumatische Katarakte: Es werden Kontusionskatarakte und Perforationskatarakte unterschieden.

Je nach Alter des Patienten werden angeborene, kindliche, juvenile, präsenile und senile Katarakte unterschieden.

Symptome

Die Katarakt entwickelt sich in der Regel langsam über Jahre (▸ Tab. 12.1). Katarakt-Patienten klagen über folgende Beschwerden:

- Unscharfes und verschleiertes Sehen, mit dem betroffenen Auge können Doppel- oder Dreifachbilder wahrgenommen werden.
- Blendungsgefühl bis Lichtscheu: Die Patienten tragen deshalb oft eine Sonnenbrille oder einen Hut zum Schutz vor Blendung, sie sehen in der Dämmerung oft besser.
- Abschwächung des Kontrastsehens.
- Beim Kernkatarakt (Trübung im Zentrum der Linse) kann die stärkere Lichtbrechung (Myopisierung) dazu führen, dass der Patient wieder ohne Lesebrille lesen kann.

Diagnostik

- Graue Trübung der Linse (▸ Abb. 12.4).
- Mit der Spaltlampe können die vorderen Augenabschnitte mikroskopisch beurteilt werden. Die Trübung auf der Linse lässt sich genau lokalisieren und klassifizieren, z. B. Kapselstar (Cataracta subcapsularis), Kernstar (Cataracta nuclearis) oder Rindenstar (Cataracta corticalis).

Tab. 12.1 Kataraktstadien

Stadium	Symptome
Beginnende Katarakt (Cataracta incipiens)	Erste Anzeichen ohne nennenswerte Trübungen
Fortgeschrittene Katarakt (Cataracta provecta)	Kombination initialer (zuerst auftretender) Trübungen und Sehstörungen
Reife Katarakt (Cataracta matura)	Alle Schichten der Linse dicht getrübt
Überreife Katarakt (Cataracta hypermatura)	Verflüssigung oder Verkalkung der Linsenbestandteile; brauner sklerotischer Kern sackt in Linsenkapsel ab

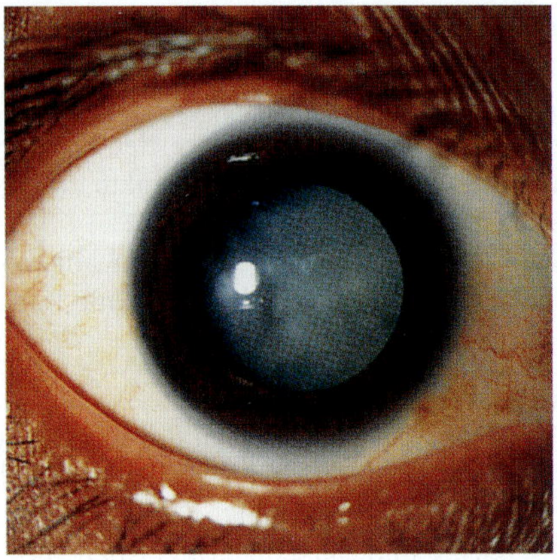

Abb. 12.4 Katarakt, hier bereits ohne Spaltlampe zu erkennen [E326]

- Direkte Ophthalmoskopie: Die Linsentrübung kann hier im rückfallenden Licht als Schatten in der rot aufleuchtenden Pupille gut beurteilt werden (sogenanntes regredientes Licht).

Therapie

Um einer Katarakt vorzubeugen werden Brillengläser mit UV-Schutz und Sonnenbrillen empfohlen. Die Therapie der Katarakt besteht in einer Operation. Angeborene Katarakte müssen in den ersten 3 Lebensmonaten operiert werden, da sonst die Gefahr der irreversiblen Schwachsichtigkeit besteht. Für die chirurgische Entfernung der getrübten Linse wird meist die Phakoemulsifikation angewendet. Die vordere Linsenkapsel wird eröffnet und das trübe Linsenmaterial mittels Ultraschall verflüssigt und abgesaugt. Anschließend wird in der Regel eine Kunststoff- oder Silikonlinse implantiert, um die fehlende Brechkraft der natürlichen Linse auszugleichen. Am gebräuchlichsten ist die Hinterkammerlinse, die hinter der Iris eingesetzt wird.
Bei Säuglingen erfolgt der Ersatz der fehlenden Brechkraft vorerst durch Sehhilfen. Eine Starbrille von +12 bis +17 Dioptrien kann bei beidseitiger Linsenlosigkeit (Aphakie) verordnet werden.
Komplikationen der Katarakt-Operationen sind die Bildung eines Nachstars (Cataracta secundaria), Verlagerung (Luxation) des Implantats, Irisvorfall (Irisprolaps), Glaskörpervorfall, Infektion und Verwachsungen (Synechien). Wenn der Patient nur noch ein Auge besitzt, muss die Katarakt-Operation wegen der möglichen Komplikationen genau abgewogen werden.

12.4.3 Glaukom

Definition

Glaukom *(grüner Star)*

Druckschädigung des Sehnervs (N. opticus) durch erhöhten Augeninnendruck (intraokularer Druck)

Merke

Normalerweise herrscht ein Gleichgewicht zwischen Produktion und Abfluss des Kammerwassers. Daraus resultiert ein relativ konstanter Augeninnendruck von 10–21 mmHg. Beim Glaukom ist dieser Druck erhöht.

Einteilung

Es werden folgende Formen des Glaukoms unterschieden:

- Chronisches Glaukom (Offenwinkelglaukom).
- Akutes Glaukom (Engwinkelglaukom und Winkelblockglaukom).
- Angeborenes Glaukom (Hydrophthalmus): Trabekelwerk und Schlemm-Kanal sind durch unreifes embryonales Gewebe verlegt. Dieses muss operativ entfernt werden, um eine Erblindung des Kindes zu verhindern.
- Sekundäres Glaukom (Glaucoma secundarium): Ursachen sind Verletzungen, Tumoren, Entzündungen, Gefäßneubildungen auf der Iris, Kortikosteroide, Linsenluxation. Die Therapie besteht meist in einer Operation.

Chronisches Glaukom (Offenwinkelglaukom)

Das chronische Glaukom (Glaucoma simplex) mit weitem oder offenem Kammerwinkel (Weitwinkelglaukom bzw. Offenwinkelglaukom) ist mit ca. 90 % die häufigste Form des grünen Stars und eine der häufigsten Ursachen für Erblindung in den westlichen Industrieländern.

Ursachen

Beim chronischen Offenwinkelglaukom ist der Abfluss des Kammerwassers im Trabekelwerk behindert und/oder Kammerwasser wird überproduziert. Der erhöhte Augeninnendruck führt zur Ischämie und somit zur Schädigung des Sehnervs. Risikofaktoren sind höheres Alter, positive Familienanamnese, Hypertonie, Diabetes mellitus und Kurzsichtigkeit. Der Krankheitsverlauf beträgt mehrere Jahre.

Symptome und Diagnostik

- Oft fehlen Symptome, erst im Verlauf der Erkrankung treten irreversible, hochgradige Gesichtsfeldausfälle oder gar Erblindung eines Auges auf (Glaucoma absolutum).
- Unspezifische Symptome wie Kopfschmerzen, verschwommenes Sehen oder Augenbrennen können auftreten.
- Durch den erhöhten Augeninnendruck kommt es zur Papillenexkavation (Aushöhlung der Papille) und zum Abknicken der Optikusfasern an den Papillenrändern.
- Tagesschwankungen des Augeninnendrucks liegen weit über der Norm.

Mit dem Gonioskop (Kontaktglas) wird der Kammerwinkel untersucht, der beim chronischen Glaukom offen ist. Dazu wird das Gonioskop direkt auf die anästhesierte Hornhaut des Patienten aufgesetzt. Der Augeninnendruck kann mit einem Applanationstonometer genau gemessen werden. Er liegt über 22 mmHg und kann im Tagesverlauf um mehr als 5 mmHg schwanken. Der Augenhintergrund wird betrachtet, um die Papille zu beurteilen. Mögliche Gesichtsfeldausfälle können mithilfe der Perimetrie beurteilt werden.

Therapie

Ziel der **medikamentösen Therapie** (► Abb. 12.5) ist die Senkung des Augeninnendrucks durch:

- Senkung der Kammerwasserproduktion:
  - Lokale Betablocker (z.B. Timolol) senken die Kammerwasserproduktion, aber auch die Tränensekretion (eventuell Problem bei Kontaktlinsenträgern).
  - Carboanhydrasehemmer wie Acetazolamid (Diamox®).
  - Sympathomimetika, α-Adrenergika.
- Förderung des Kammerwasserabflusses:
  - Prostaglandine (Erhöhung des uveoskleralen Abflusses).
  - Pilocarpin.

Praxistipp

Sympathomimetika anwenden

Da es bei der Anwendung von Sympathomimetika als Nebenwirkung zur Erweiterung der Pupille kommt, dürfen diese nur bei weitem Kammerwinkel eingesetzt werden. Aufgrund des erhöhten intraokularen Drucks reicht der arterielle Perfusionsdruck nicht mehr aus, sodass es zur Minderdurchblutung (Ischämie) des Sehnervenkopfs kommt. Deshalb darf ein erhöhter Blutdruck bei Glaukompatienten nur vorsichtig gesenkt werden.

Falls die medikamentöse Therapie den Augeninnendruck nicht dauerhaft senkt oder die Gesichtsfeldausfälle zunehmen, wird **operativ mittels Laser** der Kammerwasserabfluss verbessert (► Abb. 12.5). Alternativ kann eine Trabekulektomie durchgeführt werden: Unter der Bindehaut wird ein Abflussweg für das Kammerwasser ge-

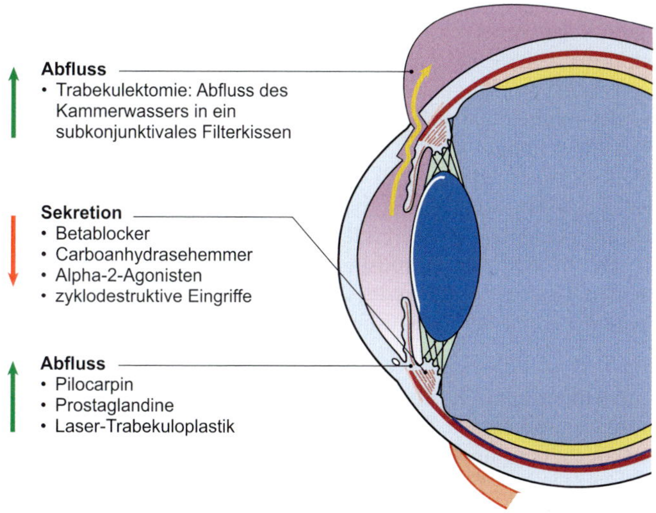

Abb. 12.5 Therapieoptionen beim Offenwinkelglaukom [L141]

schaffen, indem ein kleines Stück Sklera mit Anteilen des Trabekelwerks entfernt wird.
Zur Prophylaxe eines Glaukoms sollte ab dem 40. Lebensjahr (insbesondere bei familiärer Belastung) eine regelmäßige Kontrolle des Augeninnendrucks durch den Augenarzt erfolgen.

Akutes Glaukom

Der Abfluss des Kammerwassers in den Schlemm-Kanal durch das Trabekelwerk im Winkel zwischen Hornhaut und Iris ist beim **Engwinkelglaukom** (drohendes Glaukom, Glaucoma congestivum) teilweise, beim **Winkelblockglaukom** (Glaucoma acutum) komplett verlegt.

Vorsicht

Notfall

Das Winkelblockglaukom ist ein Notfall. Innerhalb kürzester Zeit droht eine Schädigung des Sehnervs mit Gefahr der Erblindung.

Ursachen

Ursache für ein akutes Glaukom ist eine zu flach angelegte vordere Augenkammer, starke Weitsichtigkeit (Hyperopie) oder eine zu dicke Linse. Auslösende Faktoren für ein Winkelblockglaukom sind z. B. psychischer Stress, Mydriatika (pupillenerweiternde Medikamente), Narkose, Einnahme anticholinerger Substanzen.

Symptome

Beim Engwinkelglaukom treten folgende Symptome auf:

- Augen- und Kopfschmerzen
- Wahrnehmung von Schleiern vor den Augen sowie von farbigen Ringen um Lichtquellen aufgrund des Epithelödems der Hornhaut (veränderte Lichtbrechung)

Beim Winkelblockglaukom kommt es zusätzlich akut zu einer Sehverschlechterung bis hin zum Sehverlust mit stärksten, pulsierenden Augenschmerzen, die in den Trigeminusbereich ausstrahlen können. Übelkeit und massives Erbrechen können ein akutes Abdomen vortäuschen.

Diagnostik

Der Kammerwinkel kann mithilfe eines Gonioskops eingesehen und so das Trabekelwerk beurteilt werden. Es sollten immer beide Augen untersucht werden.

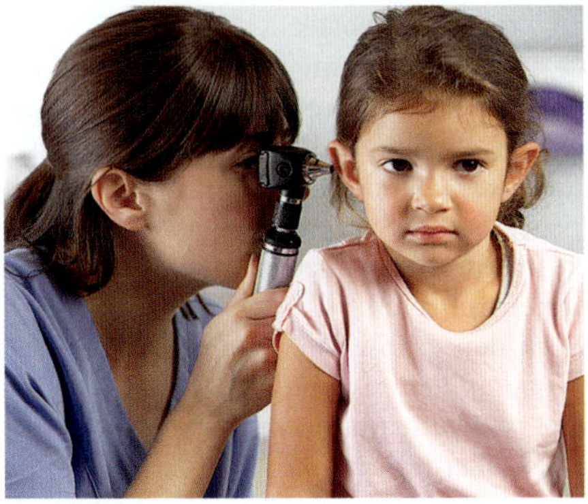

Abb. 12.6 Untersuchung mit dem Ohrenspiegel [J787]

Engwinkelglaukom

- Tonometrie: stark schwankende Werte des Augeninnendrucks (normal bis erhöht)
- Spaltlampe: flache Vorderkammer, vorgewölbte Iris
- Gerötete Augen durch Injektion
- Spiegelung des Augenhintergrunds: Papillenexkavation
- Perimetrie: Gesichtsfelddefekte

Winkelblockglaukom

- Tonometrie: extrem erhöhte Werte des Augeninnendrucks (bis über 60 mmHg)
- Steinharter Bulbus bei Palpation
- Pupille mittelweit, ohne Reaktion
- Differenzialdiagnostisch: Iritis ausschließen

Therapie

Engwinkelglaukom

Medikamentöse Therapie: Miotika (pupillenverengende Medikamente) werden als Prophylaxe gegeben, um einen akuten Anfall und eine Sehnervenschädigung durch gelegentliche Druckspitzen zu verhindern.
Operation: Zwischen Hinterkammer und Trabekelwerk wird ein kleines Stück der Irisbasis (z. B. mit dem Laser) entfernt und ein Kurzschluss für den Kammerwasserabfluss geschaffen, eine sogenannte periphere Iridotomie.
Winkelblockglaukom

Vorsicht

Augenärztlicher Notfall

Das Winkelblockglaukom ist ein Notfall!. Es ist eine sofortige Einweisung in eine Augenklinik notwendig.

Zur medikamentösen Therapie werden genutzt:
- Miotikum, z. B. Pilocarpin-Augentropfen
- Carboanhydrasehemmer, z. B. Acetazolamid (oral oder i. v.)
- Glyzerin oral oder Mannitol i. v., um eine osmotische Diurese zu erzielen
- Schmerztherapie
- Hochprozentiger Alkohol kann Augeninnendruck ebenfalls senken (z. B. Weinbrand)

Operation: Nach Senkung des Augeninnendrucks wird eine periphere Iridotomie (mittels Laser) oder Iridektomie (mikrochirurgisch) angestrebt, um rezidivierende Blockierungen des Kammerwinkels zu verhindern.

12.5 Erkrankungen der Ohren

12.5.1 Otitis media acuta

Definition

Otitis media acuta ***(akute Mittelohrentzündung)***

Akute Entzündung des Mittelohrs

Ursachen

Eine Mittelohrentzündung tritt häufig als Begleiterscheinung bei einem Atemwegsinfekt auf. Sie kann bakteriell oder viral bedingt sein und ist insbesondere bei (Klein-)Kindern ein häufiges Krankheitsbild.

Symptome

Die Patienten klagen über heftige Ohrenschmerzen und sind auf der betroffenen Seite schwerhörig (Schallleitungsstörung). Sie fühlen sich krank, haben Fieber und Kopfschmerzen. Kommt es zu einer Spontanperforation des Trommelfells, tritt Flüssigkeit aus dem Gehörgang aus (Otorrhö, Ohrlaufen) und die Schmerzen lassen schlagartig nach.

Diagnostik und Therapie

Bei der Untersuchung mit dem Ohrenspiegel (► Abb. 12.6) fällt ein gerötetes und vorgewölbtes Trommelfell auf.

Therapeutisch kann bis zu 72 Stunden abgewartet werden, ob eine spontane Besserung der Beschwerden eintritt. Geschieht dies nicht, werden oral Antibiotika (z. B. Amoxicillin als Amoxypen®) gegeben, um den Infekt zu bekämpfen. Abschwellende Nasentropfen sind hilfreich, um die Belüftung der Ohrtrompete zu verbessern.

Bei sehr starken Schmerzen und vorgewölbtem Trommelfell ist ein kleiner Trommelfellschnitt, die Parazentese, nötig, damit der Mittelohrerguss abfließen kann. Dieser Trommelfellschnitt heilt ebenso wie eine Spontanperforation des Trommelfells nach ca. einer Woche spontan ab.

12.5.2 Otitis media chronica

Definition

Otitis media chronica ***(chronische Mittelohrentzündung)***

Chronische Mittelohrentzündung mit Trommelfelldefekt und Sekretion; Dauer > 6 Wochen

Ursachen

Die chronische Mittelohrentzündung kann Folge wiederholter akuter Mittelohrentzündungen, eines Tubenverschlusses, einer Verletzung des Trommelfells oder eines Knalltraumas sein.

Symptome

Die Patienten berichten über rezidivierendes Ohrenlaufen und Schwerhörigkeit (Schallleitungsstörung). Schmerzen treten in der Regel nur bei einer aufgepfropften akuten Mittelohrentzündung auf.

Diagnostik

Um die Diagnose zu sichern, sind ein Abstrich zum Erregernachweis und ein Hörtest erforderlich. Bei der otoskopischen Untersuchung fällt die Perforation des Trommelfells auf. Im Gehörgang findet sich unter Umständen Granulationsgewebe. Treten stärkere Beschwerden wie Fieber und Schmerzen auf, sollte ein MRT oder CT angefertigt werden.

Therapie

Der Gehörgang muss mehrmals täglich gesäubert werden. Dann kann lokal mit Antibiotika oder Kortikosteroiden therapiert werden. Bei schwereren Verläufen müssen systemisch Antibiotika gegeben werden. Ist die Entzündung abgeklungen, wird der Trommelfelldefekt operativ verschlossen (Tympanoplastik).

Komplikationen

Es kann ein Cholesteatom, eine chronisch-eitrige Entzündung des Mittelohrs mit Knochendestruktion, auftreten. Ursache ist meist das Einwachsen von Plattenepithel des äußeren Gehörgangs ins Mittelohr.

12.5.3 Hörsturz

Definition

Hörsturz

Schwerer Hörverlust (Schallempfindungsstörung); meist einseitig

Ursache

Ursache sind wahrscheinlich Durchblutungsstörungen im Innenohr aufgrund von Vasospasmen. Stress scheint begünstigend zu wirken.

Symptome und Diagnostik

Bei einem Hörsturz tritt plötzlich eine meist einseitige Schwerhörigkeit bis Taubheit auf, die häufig von Ohrgeräuschen (Tinnitus) begleitet wird. Unter Umständen tritt auch Schwindel auf. Die Diagnose lässt sich meist durch ein Audiogramm sichern (Hörprüfung zum Nachweis einer Hörstörung). Am Audiometer werden Töne einer bestimmten Frequenz eingestellt, deren Lautstärke langsam zunimmt. Der Patient gibt an, wann er den Ton erstmalig hört.

Therapie

Infusionsbehandlung mit durchblutungsfördernden Mitteln, z. B. Infusionen mit Kortikosteroiden und Pentoxiphyllin oral (Trental®). Die Prognose ist umso günstiger, je früher die Therapie einsetzt.

12.5.4 Morbus Menière

Definition

Morbus Menière

Innenohrerkrankung, wahrscheinlich durch eine Zunahme der Endolymphe und nachfolgender Überdehnung der entsprechenden Kanäle und Kammern ausgelöst; Elektrolytverschiebungen zwischen Endo- und Perilymphe

Symptome und Diagnostik

Die Patienten leiden charakteristischerweise unter

- anfallsweise einsetzendem Drehschwindel,
- einseitiger Schwerhörigkeit (Schallempfindungsstörung) während des Anfalls, im Verlauf der Erkrankung tritt häufig eine persistierende Schwerhörigkeit auf,
- Ohrgeräuschen (Tinnitus),
- Übelkeit und Erbrechen sowie
- Nystagmus.

Die Diagnose ist häufig eine Ausschlussdiagnose, die anhand der klinischen Symptome gestellt wird. Es sollten ein Audiogramm und ein MRT durchgeführt werden.

Therapie

Die Patienten sind im Akutstadium durch den Drehschwindel gefährdet. Daher sollte der Patient nicht alleine aufstehen. Es werden durchblutungsfördernde Substanzen, Betahistidin gegen Schwindel und Übelkeit, Picrotoxin gegen Schwindel und gegebenenfalls Antiemetika (z. B. Vomex A®) gegeben. Bei Erbrechen muss auf ausreichende Flüssigkeitszufuhr geachtet werden.

Praxistipp

Gleichgewichtsübungen

Gleichgewichtsübungen können den Patienten mehr Sicherheit geben, damit sich keine ständige Stand- und Gangunsicherheit entwickelt.

12.5.5 Schwerhörigkeit

Definition

Schwerhörigkeit

Minderung des Hörvermögens

Ursachen

Eine Schwerhörigkeit kann angeboren sein oder durch Infekte (z. B. Masern, Mumps, Meningitis) verursacht sein. Weitere Ursachen sind Hörsturz, Morbus Menière, degenerative Veränderungen wie bei der Altersschwerhörigkeit oder starke Lärmbelastungen.

Altersschwerhörigkeit (Presbyakusis)

Die Altersschwerhörigkeit (Presbyakusis) ist die häufigste Form der beidseitigen Innenohrschwerhörigkeit. Sie beginnt meist im 50. bis 60. Lebensjahr und ist durch normale Alterungsprozesse bedingt. Typisch ist der Hörverlust im Bereich der hohen Frequenzen, sodass die Betroffenen vor allem Sprache nur schlecht verstehen. Dies macht sich besonders im Gespräch mit mehreren Personen und bei Nebengeräuschen bemerkbar. Gleichzeitig besteht eine Lärmempfindlichkeit. Therapeutisch ist in vielen Fällen eine Versorgung mit Hörgeräten sinnvoll.

Fallbeispiel

Kommunikation bei Schwerhörigkeit

Der Auszubildende Hansi Fuchs absolviert derzeit seinen Pflichteinsatz im Versorgungsbereich der langzeitstationären Pflege. Dort begegnet er Herrn Scheu, 87 Jahre. Herr Scheu ist schwerhörig. Er verfügt über ein Hörgerät, welches er allerdings ungern trägt.
Hansi Fuchs sollte bei der Interaktion mit Herrn Scheu unter anderem folgende Aspekte berücksichtigen:

- Geduldige und verständnisvolle Haltung einnehmen
- Langsam und deutlich sprechen
- Schwerhörigkeit nicht mit reduzierter kognitiver Fähigkeit oder verminderter Intelligenz verwechseln
- Beim Sprechen Gesicht zuwenden, zuvor Kontakt herstellen
- Gesprochenes Wort mit Mimik und Gestik unterstützen
- Erfragen, warum das Hörgerät ungern genutzt wird, gegebenenfalls reinigen oder warten lassen

Lärmschwerhörigkeit

Die Lärmschwerhörigkeit tritt bei langfristiger Lärmexposition, z. B. am Arbeitsplatz (Flugzeuglärm, Verbrennungsmotoren, Kettensägen), oder durch laute Musik (Disco, MP3-Player) auf. Hohe Lautstärken führen zu einem Verlust der Haarzellen im Corti-Organ. Typisch ist eine umschriebene Hörminderung im Bereich von 4.000 Hz. Häufig tritt zusätzlich ein hochfrequentes Ohrgeräusch auf. Deshalb sollten prophylaktisch bei längerfristiger Lärmeinwirkung konsequent Ohrschützer (z. B. Ohrstöpsel, Kopfhörer) getragen werden. Wenn Lärmschwerhörigkeit die Kommunikation der Patienten beeinträchtigt, ist meist ein Hörgerät hilfreich.

12.6 Erkrankungen der Nase, des Rachens und Kehlkopfs

12.6.1 Nasenbluten (Epistaxis)

Definition

Nasenbluten *(Epistaxis)*

Austritt von Blut aus einem oder beiden Nasenlöchern

Merke

Nasenbluten sieht meist dramatischer aus, als es ist, dennoch sollte es immer ernst genommen werden.

Ursachen

- Im vorderen Teil der Nasenscheidewand liegt ein Gefäßnetz (Locus Kiesselbachi), aus dem es beim Nasenbohren oder durch heftiges Schnäuzen leicht bluten kann.
- Verletzungen bei Frakturen, Fremdkörper in der Nase, gutartige oder bösartige Tumoren der Nase.
- Im Rahmen von Allgemeinerkrankungen, z. B. Hypertonie, fieberhaften Infekten oder Blutgerinnungsstörungen (auch medikamentös bedingt, z. B. Marcumar®).

Diagnostik

Bei stärkeren Blutungen ist eine vordere oder hintere Rhinoskopie (Betrachtung des vorderen Nasenabschnitts mit Nasenspekulum und Stirnreflektor, Betrachtung der hinteren Nasenabschnitte, der Ausführungsgänge der Nasennebenhöhlen und des Nasopharynx mit einem Endoskop) notwendig, um die Blutungsquelle zu lokalisieren. Ein Bluthochdruck und eine Gerinnungsstörung müssen ausgeschlossen werden. Bei erheblichen Blutverlusten sollte der Hämoglobinwert kontrolliert werden.

Therapie

Der Patient soll aufrecht sitzen und die Nasenflügel selbst zusammendrücken. Blut sollte nicht heruntergeschluckt, sondern ausgespuckt werden. Kann der Patient nicht sitzen, soll er seitlich liegen, damit das Blut aus der Nase frei abfließen kann.
Blutstillend wirkt auch eine Eiskompresse im Nacken, da der Kältereiz zu einer reflektorischen Engstellung der Blutgefäße führt. Stoppt die Blutung auf diese Weise nicht, muss der Arzt eine vordere Nasentamponade einlegen (► Abb. 12.7). Bei Blutungen aus dem hinteren Nasenabschnitt ist eine Blutstillung, z. B. mit speziellen Ballonkathetern, erforderlich.

12.6.2 Nasenfurunkel

Definition

Nasenfurunkel

Entzündung eines Haarbalgs (Follikulitis) an der Nasenspitze, auf dem Nasenrücken oder am Naseneingang

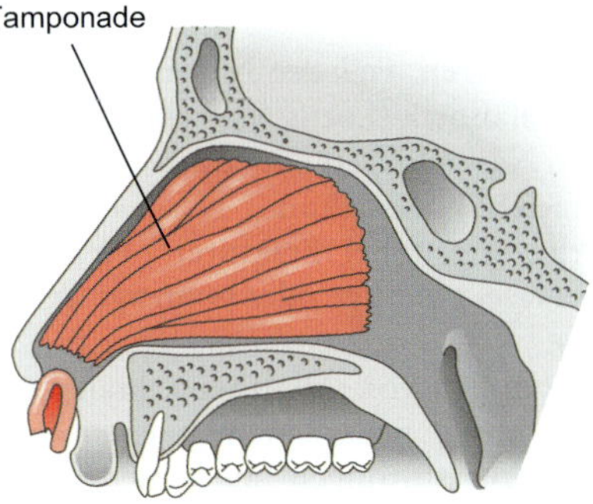

Abb. 12.7 Nasentamponade [L106]

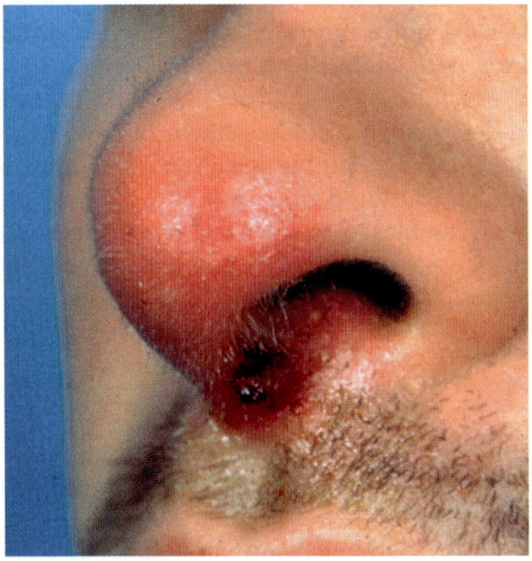

Abb. 12.8 Nasenfurunkel [M117]

Ursachen

Erreger sind meistens Staphylokokken. Nasenfurunkel treten häufiger bei abwehrgeschwächten Patienten auf, z. B. bei Menschen mit Diabetes mellitus oder kachektischen Patienten.

Symptome

Nasenspitze oder Naseneingang sind gerötet und geschwollen (▶ Abb. 12.8). Spontan oder allein bei Berührung sind die betroffenen Stellen schmerzhaft. Häufig ist auch die Oberlippe aufgetrieben. Die Gefahr bei diesem Krankheitsbild liegt in der Verschleppung der Erreger in die Blutbahn oder das ZNS, wo es zu Infektion oder Sinusvenenthrombose kommen kann.

Therapie

Die Therapie besteht aus der Gabe von Antibiotika (z. B. Penicillin als Staphylex®) und einer Eröffnung des Furunkels mittels Inzision. Um eine Verschleppung der Erreger zu vermeiden, sollte der Patient möglichst wenig den Mund bewegen, das heißt wenig reden und Breikost oder flüssige Kost zu sich nehmen.

Praxistipp

Hände weg!

Nasenfurunkel unbedingt in Ruhe lassen. Auf keinen Fall an ihnen „herumdrücken", da so die Erreger über Blut- und Lymphbahnen ins Gehirn gelangen und dort Infektionen verursachen können.

12.6.3 Rhinitis (Schnupfen)

Definition

Rhinitis *(Schnupfen)*

Entzündung der Nasenschleimhaut

Ursachen und Einteilung

Eine **akute Rhinitis** wird fast immer durch Viren wie Rhino-, Corona-, Influenza- oder Adenoviren verursacht. Die Übertragung erfolgt durch eine Tröpfcheninfektion.

Eine **chronische Rhinitis** wird hervorgerufen durch Reizstoffe wie Staub, extreme Dauertemperaturen, Polypen und Tumoren in der Nase und den Nasennebenhöhlen.

Eine **allergische Rhinitis** ist eine Allergie vom Soforttyp. Sie wird durch verschiedene Allergene verursacht: saisonal durch Pollen oder das ganze Jahr über durch Nahrungsmittel, Hausstaubmilben, Tierhaare, Bettfedern oder Berufsallergene (z. B. Mehl bei Bäckern).

Symptome

Bei der akuten Rhinitis hat der Patient eine „laufende Nase". Dabei ist das Sekret anfangs wässrig, später auch gelblich-grün oder leicht blutig. Die Nasenatmung ist behindert. Allgemeine Krankheitssymptome wie Abgeschlagenheit, Kopfschmerzen und leichtes Fieber sind häufig.

Bei der chronischen Rhinitis kann der Patient nur schlecht durch die Nase atmen und klagt über

schleimige Nasensekretion. Da dieses Sekret den Rachen herunterläuft, muss sich der Patient ständig räuspern. Kopfschmerzen treten auf, wenn die Nasennebenhöhlen beteiligt sind.
Bei der allergischen Rhinitis leiden die Patienten unter einer behinderten Nasenatmung, Niesattacken, wässriger Nasensekretion und Juckreiz in der Nase und den Augen. Häufig besteht gleichzeitig eine Konjunktivitis mit Tränenfluss, Juckreiz und Rötung der Augen. Begleitsymptome wie Kopfschmerzen, Appetitlosigkeit und Abgeschlagenheit können hinzutreten. Der Übergang in ein allergisches Asthma bei nicht ausreichender Therapie ist möglich.

Diagnostik

Die Diagnose kann anhand der Symptome gestellt werden.
Bei der allergischen Rhinitis ist eine Allergietestung notwendig. Dazu stehen folgende Methoden zur Verfügung:

- Prick-Test: Allergene Substanzen werden in die Haut eingebracht (▸ Abb. 12.9).
- Serologische Diagnostik: Bestimmung von IgE-Antikörpern im Blut.
- Nasensekretdiagnostik: Bestimmung von IgE-Antikörpern im Nasensekret.
- Intranasaler Provokationstest: Allergenhaltige Lösung wird in die Nase getropft.

Therapie

Bei der akuten Rhinitis helfen abschwellende Nasentropfen (z. B. Nasivin®) für höchstens 10 Tage, Inhalationen (z. B. mit Kamillenlösung) und Rotlicht. Es sollte viel Flüssigkeit, vor allem warme Getränke, zu sich genommen werden.
Bei der chronischen Rhinitis muss die Ursache beseitigt werden, ansonsten helfen symptomatisch z. B. Nasenspülungen mit Salzwasser.
Bei der allergischen Rhinitis muss der Patient die Allergene soweit wie möglich meiden. Therapeutisch können, je nach Art und Dauer der Beschwerden, Medikamente lokal, z. B. als Nasenspray, oder systemisch eingesetzt werden. Zu den Standard-Medikamenten zählen Mastzellstabilisatoren, Kortikosteroide, Substanzen, die die Freisetzung von Histamin hemmen und Leukotrien-Rezeptor-Antagonisten (Montelukast). Bei vielen Allergenen ist eine Hyposensibilisierung erfolgversprechend.

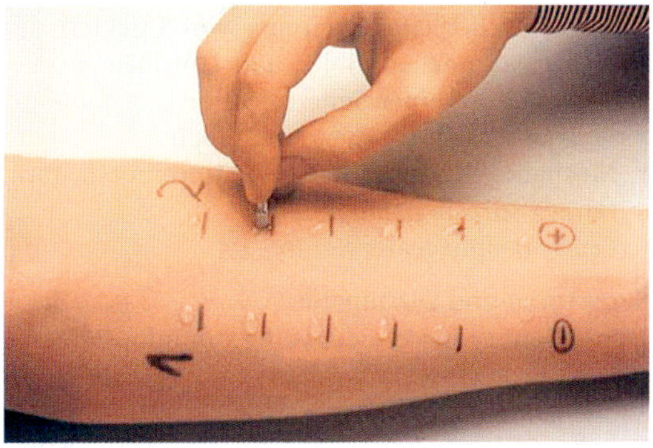

Abb. 12.9 Prick-Test. Die Allergenlösung wird auf die Haut getropft und gelangt dann durch den Lanzettenstich in die Haut. Handgelenksnah erfolgen eine Negativ- und eine Positivkontrolle (es darf sich keine bzw. muss sich eine Quaddel bilden). [U242]

12.6.4 Sinusitis

Definition

Sinusitis *(Nasennebenhöhlenentzündung)*

Entzündung der Nasennebenhöhlen; häufig parallele Rhinitis: **Rhinosinusitis**

Ursachen und Einteilung

Die **akute Sinusitis** wird meist durch eine Virusinfektion der oberen Atemwege ausgelöst. Die Ausführungsgänge der Nasennebenhöhlen sind durch eine geschwollene Nasenschleimhaut, z. B. bei einem Schnupfen, verlegt.
Bei der **chronischen Sinusitis** sind die Zugänge zu den Nasennebenhöhlen ständig blockiert, die Nasennebenhöhlen werden dadurch permanent minderbelüftet. Die chronische Sinusitis wird meist durch Bakterien verursacht. Die Symptome bestehen länger als 12 Wochen.

Symptome

Bei der akuten Sinusitis kommt es zu eitrigem Nasensekret, Druckgefühl und Schmerzen im Gesicht, verstopfter Nase und Husten. Abhängig davon, welche Nasennebenhöhlen betroffen sind, treten folgende Beschwerden auf:

- Bei einer **Kieferhöhlenentzündung** (Sinusitis maxillaris) hat der Patient starke, pochende Schmerzen im Bereich der Kieferhöhle, im angrenzenden Mittelgesicht und in der Schläfenregion. Diese Schmerzen verstärken sich typischerweise beim Bücken.

- Eine **Stirnhöhlenentzündung** (Sinusitis frontalis) führt zu Schmerzen in der Stirnregion, die in die inneren Augenwinkel ausstrahlen.
- Bei der Entzündung der **Siebbeinzellen** (Sinusitis ethmoidalis) ist der Druck im Bereich der Nasenwurzel und des inneren Augenwinkels am größten.
- Bei einer Entzündung der **Keilbeinhöhle** (Sinusitis sphenoidalis) ist das Beschwerdebild eher uncharakteristisch. Die Patienten geben Schmerzen in der Mitte des Kopfs mit Ausstrahlung in den Hinterkopf an.

Sind alle Nasennebenhöhlen betroffen, spricht man von einer **Pansinusitis.**

Bei einer chronischen Sinusitis sind die Schmerzen wesentlich geringer, häufig besteht nur ein Druckgefühl über den Nasennebenhöhlen. Daneben findet sich ein Sekretabfluss im Nasenrachen.

Diagnostik

Die Diagnostik umfasst eine endoskopische Untersuchung (Rhinoskopie), eine Sonografie sowie ein CT bzw. MRT der Nasennebenhöhlen.

Therapie

Bei der akuten Sinusitis werden abschwellende Nasentropfen, topische Kortikosteroide und schleimlösende Medikamente gegeben. Antibiotika werden nur bei starken Beschwerden mit Hinweisen auf eine bakterielle Entzündung verabreicht. Bei der chronischen Sinusitis werden ebenfalls topische Kortikosteroide angewandt. Bleibt ein Therapieerfolg aus, muss die betroffene Nasennebenhöhle gespült oder operativ saniert werden.

12.6.5 Pharyngitis

> **Definition**
>
> **Pharyngitis**
>
> Entzündung der Rachenschleimhaut; akuter und chronischer Verlauf möglich

Akute Pharyngitis

Die akute Pharyngitis kommt meist bei Infektionen der oberen Atemwege vor und kann durch Bakterien (häufig Streptokokken) oder Viren (z. B. Parainfluenzaviren) bedingt sein. Die Patienten leiden unter Halsschmerzen, hauptsächlich beim Schlucken.

Die Therapie richtet sich nach der Ursache: Sind Bakterien die Auslöser, werden Antibiotika oral gegeben; handelt es sich um Viren, erfolgt eine symptomatische Therapie, z. B. mit desinfizierenden Lösungen oder Inhalation mit Kamillen- oder Salbeitee. Schmerzen können durch Analgetika, z. B. Acetylsalicylsäure oder Paracetamol, gelindert werden.

Chronische Pharyngitis

Die chronische Pharyngitis ist Folge der langfristigen Einwirkung verschiedener Noxen wie Staub, Nikotin, Alkohol, Chemikalien oder Reizgasen. Sie kann aber auch bei chronisch behinderter Nasenatmung, z. B. durch eine Septumdeviation, auftreten. Der Patient klagt über einen ständig trockenen Hals sowie Räusperzwang und zähen Schleim. Die Beschwerden sind nach längerem Sprechen verstärkt.

Nach Abklärung der Ursache sollte versucht werden, die auslösenden Noxen zu meiden. Außerdem können die Atemwege durch Inhalation von Salbei, NaCl 0,9 % oder Emser Sole, durch Lutschen von Salbeibonbons oder Emser Pastillen® oder durch Einbringen öliger Nasentropfen angefeuchtet werden. Liegt die Ursache in einer behinderten Nasenatmung, muss eine entsprechende Operation (Septumplastik) durchgeführt werden.

12.6.6 Laryngitis

> **Definition**
>
> **Laryngitis**
>
> Entzündung des Kehlkopfs

Ursachen

- Viral als Begleiterscheinung von Infekten der Nase, Nasennebenhöhlen und Tonsillen
- Bakteriell bei einer Superinfektion
- Reizgasinhalation, Zigarettenrauch
- Mechanisch durch akute Stimmüberlastung (lautes Sprechen, Singen)
- Gastroösophagealer Reflux

Symptome und Diagnostik

Der Patient ist heiser oder völlig stimmlos (aphon). Oft hat er leichte Halsschmerzen, Hustenreiz und subfebrile Temperaturen.

Bei der Laryngoskopie (Kehlkopfspiegelung) zeigen sich gerötete, ödematös aufgetriebene Stimmlippen.

Therapie

Der Patient darf weder sprechen noch flüstern, sich räuspern oder rauchen. Die Stimme sollte geschont werden. Medikamentös werden bei Reizhusten entsprechende Hustenmittel (z.B. Codipront®) und bei produktivem Husten schleimverflüssigende Substanzen (z.B. Fluimucil®) verabreicht. Antibiotika sind nur bei bakterieller Kehlkopfentzündung angezeigt.

12.6.7 Angina tonsillaris

Definition

Angina tonsillaris *(Mandelentzündung)*

Akute Entzündung der Gaumenmandeln (Tonsillae palatinae); meist durch Viren oder β-hämolysierende Streptokokken der Gruppe A

Symptome

Die Patienten haben meist Schluckbeschwerden und starke Halsschmerzen, die in die Ohrregion ausstrahlen können. Bei extrem großen Tonsillen besteht manchmal eine „kloßige" Sprache.

Diagnostik

Bei der Inspektion fallen beidseits gerötete und geschwollene Tonsillen auf. Mitunter sind eitrige Beläge sichtbar (► Abb. 12.10). Oft sind die Kieferwinkel-Lymphknoten geschwollen und druckschmerzhaft. Mit dem Streptokokken-Schnelltest können die Erreger unter Umständen schon innerhalb weniger Minuten identifiziert werden.

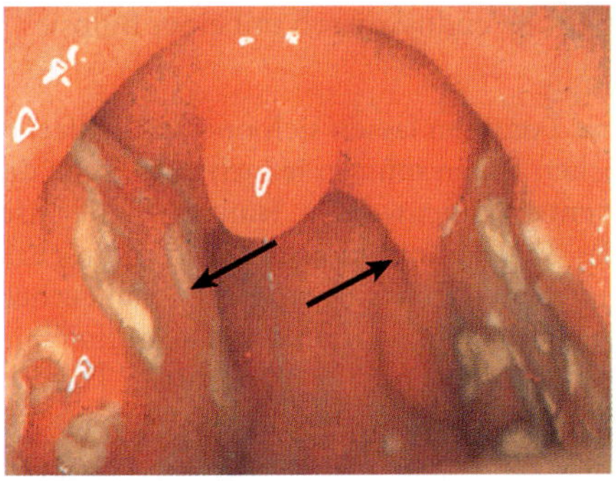

Abb. 12.10 Rachenbefund bei Angina tonsillaris: stark geschwollene Tonsillen mit gelb-weißlichen Stippchen und Pfropfen (Pfeile) [E437]

Therapie

Es werden Analgetika und desinfizierende Rachenspülungen verordnet. Die Beschwerden können zusätzlich durch Halswickel und weiche Kost gelindert werden. Bei einem Streptokokkeninfekt besteht die Therapie in der oralen Gabe von Penicillin (z.B. Megacillin®), bei einer Penicillinallergie ersatzweise Erythromycin.

In der Regel heilt die Angina tonsillaris folgenlos ab. Wegen der Gefahr von Streptokokken-Zweiterkrankungen, z.B. einer Endokarditis oder Glomerulonephritis, muss der Patient ausdrücklich darauf hingewiesen werden, dass die Antibiotika über den gesamten vom Arzt verordneten Zeitraum eingenommen werden müssen und nicht eigenmächtig abgesetzt werden dürfen, wenn die Beschwerden nachlassen. Nach ungefähr 2 Wochen sollte eine Urinuntersuchung durchgeführt werden, um eine Streptokokken-Zweiterkrankung (Glomerulonephritis) auszuschließen.

Tonsillektomie

Kommt es in kurzen zeitlichen Abständen immer wieder zu eitrigen Anginen oder besteht eine chronische Tonsillitis, ist eine Tonsillektomie (operative Entfernung der Gaumenmandeln, kurz TE) notwendig. Diese Entscheidung sollte jedoch insbesondere bei kleineren Kindern gut überlegt werden.

Kritischer Blick

Pro und Kontra: Tonsillektomie

Pro

Treten Entzündungen der Tonsillen über einen längeren Zeitraum gehäuft auf (etwa 3–6-mal im Jahr) ist es sinnvoll, die Tonsillen operativ zu entfernen. Vor einer solchen Entscheidung sollte die medikamentöse Therapie voll ausgeschöpft werden.

Kontra

Die Tonsillen sind als Teil des Immunsystems an der Immunabwehr beteiligt, weshalb eine Operation immer gut abgewogen werden sollte. Zudem kommt es nach der Operation in etwa 5 % der Fälle zu Nachblutungen, die auch lebensbedrohlich verlaufen können. Gerade kleine Kinder tolerieren nur geringe Blutverluste.

Fallbeispiel

Postoperative Versorgung

Bei Stefan Zweig, 14 Jahre, wird aufgrund wiederkehrender eitriger Anginen eine Tonsillektomie durchgeführt. Die Pflegefachfrau Lorena Styruski ist für die postoperative Nachsorge zuständig.

Aspekte der postoperativen pflegerischen Versorgung sind unter anderem:

- Bezüglich der häufigsten Komplikation, der Nachblutung, beobachten – durch regelmäßige Inspektion der Mundhöhle
- Nachblutungsrisiko reduzieren, z. B. Coldpack im Nacken; weiche, flüssige, breiige Speisen anbieten, nicht heiß duschen
- Schmerzen erfragen und medikamentös behandeln, z. B. vor Mahlzeiten
- Mundhöhle mehrmals täglich spülen, nicht gurgeln
- Zähne behutsam putzen
- Ausreichend Flüssigkeit zuführen, gegebenenfalls Infusionsgabe bei starken Schluckbeschwerden
- Mit leicht erhöhtem Oberkörper positionieren

12.6.8 Adenoide

Definition

Adenoide

Auch: adenoide Vegetationen oder Polypen; Vergrößerung der Rachenmandel (Tonsilla pharyngea); praktisch nur bei Kindern auftretend

Symptome

Die Kinder atmen durch den Mund, da die Nasenatmung erheblich behindert ist. Aufgrund der Mundatmung schnarchen sie typischerweise. Da die vergrößerte Rachenmandel die Mündung der Ohrtrompete im Nasopharynx verlegt und so die Belüftung des Mittelohrs stört, treten gehäuft Mittelohrentzündungen mit Paukenergüssen auf. Diese gehen meist mit einer Schwerhörigkeit einher, weshalb die Kinder eine verzögerte Sprachentwicklung zeigen können.

Therapie

Therapie der Wahl ist die Adenotomie (operative Entfernung der Rachenmandel). Häufig wird in gleicher Sitzung eine Parazentese (Trommelfellschnitt) durchgeführt, um begleitende Mittelohrergüsse abzulassen.

12.6.9 Tumoren des Nasopharynx

Gutartige Tumoren

Der häufigste gutartige Tumor des Nasopharynx (Nasenrachen) ist das **juvenile Nasenrachenfibrom,** von dem vor allem männliche Jugendliche betroffen sind. Dabei ist die Nasenatmung einseitig behindert und die Nase blutet häufig. Das Nasenrachenfibrom wird operativ entfernt.

Bösartige Tumoren

Bösartige Tumoren können als Frühsymptom eine einseitige Schwerhörigkeit verursachen, da sie die Mündung der Ohrtrompete verlegen und somit die Belüftung des Mittelohrs stören. Im fortgeschrittenen Stadium kann es zu behinderter Nasenatmung und Nasenbluten kommen.

Meist wird eine Strahlentherapie durchgeführt, da eine Operation wegen der Nähe zur Schädelbasis schwierig ist. Die Prognose dieser Tumoren ist in Abhängigkeit von der Histologie unterschiedlich schlecht.

12.6.10 Tumoren des Hypopharynx

Gutartige Tumoren des Hypopharynx (Kehlkopfrachen) sind Raritäten.

Dagegen treten **bösartige** Hypopharynxtumoren zunehmend häufiger auf, vor allem bei Patienten mit Alkohol- und Nikotinabusus.

Symptome und Diagnostik

Da diese Tumoren erst spät zu Symptomen, z. B. Schluckbeschwerden, führen, werden sie meist in fortgeschrittenen Stadien diagnostiziert und haben eine entsprechend schlechte Prognose. Die Diagnose erfolgt endoskopisch mit einer Biopsie.

Therapie

Kleine Tumoren lassen sich operativ entfernen. In manchen Fällen müssen jedoch auch Teile des Larynx entnommen werden. Häufig ist eine anschließende Bestrahlung notwendig. Fortgeschrittene Tumoren werden durch alleinige Strahlentherapie, eventuell in Kombination mit Chemotherapie, behandelt. Die Prognose von bösartigen Tumoren ist insgesamt schlecht.

12.6.11 Tumoren des Larynx

Gutartige Larynxtumoren

Gutartige Tumoren des Larynx (Kehlkopf) sind relativ häufig. Sie äußern sich frühzeitig durch

Heiserkeit, wenn sie primär die Stimmlippen betreffen. Atemnot tritt nur bei großen Tumoren auf. Folgende Tumoren werden unterschieden.

Stimmbandpolyp und -knötchen

Stimmbandpolypen und -knötchen sind die häufigsten Veränderungen der Stimmbänder mit der Folge einer Stimmstörung. Häufige Ursache ist eine Stimmüberlastung. Leitsymptom der Erkrankung ist Heiserkeit und eine hauchige Stimme. Wenn die Beschwerden länger als 3 Wochen anhalten, sollte eine Laryngoskopie mit Biopsie vorgenommen werden, um eine bösartige Erkrankung auszuschließen. Therapeutisch sollte die Stimme geschont werden. Knötchen bilden sich häufig durch eine Stimm- und Sprechtherapie zurück. Stimmbandpolypen müssen meist mikrochirurgisch abgetragen werden. Anschließend muss der Patient 14 Tage Stimmruhe einhalten.

Intubationsgranulome

Intubationsgranulome können einige Wochen nach einer Intubation entstehen. Da es häufig zu einer spontanen Rückbildung kommt, sollte zunächst abgewartet werden. Gegebenenfalls muss das Granulom mikrochirurgisch oder laserchirurgisch abgetragen werden.

Juvenile Larynxpapillomatose

Die juvenile Larynxpapillomatose ist eine folgenschwere Erkrankung, die mit Heiserkeit im Kindesalter einhergeht. Die Papillome rezidivieren häufig und können zudem narbige Veränderungen (nach Operationen) oder bleibende Papillome nach sich ziehen. Als Ursache vermutet man eine Virusinfektion.
Die Kinder sind heiser und haben Hustenreiz. In schweren Fällen ist die Stimmritze fast völlig verlegt, sodass Atemnot auftritt. Die Therapie besteht in der operativen Entfernung der Papillome, vorzugsweise durch CO_2-Laserung, oft in mehreren Sitzungen.

Bösartige Larynxtumoren

Bösartige Larynxtumoren (Larynxmalignome, Kehlkopfkrebs) machen ca. 40–50 % aller Karzinome im Kopf-Hals-Bereich aus und sind ein verhältnismäßig häufiges Krankheitsbild. Meist handelt es sich um Plattenepithelkarzinome. Männer sind ungefähr neunmal häufiger betroffen als Frauen. Der Altersgipfel liegt bei ca. 60 Jahren. Die wichtigsten Risikofaktoren sind hoher Zigaretten- und Alkoholkonsum. Weitere Risikofaktoren können Larynxpapillome oder eine chronische Laryngitis sein.

Symptome

Die Beschwerden der Patienten hängen von der Tumorlokalisation ab. Heiserkeit ist nur bei Stimmlippentumoren ein Frühsymptom. Entspringt der Tumor oberhalb (supraglottisch) oder unterhalb (subglottisch) der Stimmlippenebene (Glottis), kommt es erst durch das Einwachsen des Tumors in die Stimmlippen zu Heiserkeit. Auch Schluckstörungen, Husten und Schmerzen, vor allem im Larynxbereich, können auf ein Larynxmalignom hinweisen. Atemnot entsteht erst, wenn das Lumen des Larynx verlegt ist.

Diagnostik

Die Diagnose erfolgt durch eine Laryngoskopie mit Gewebebiopsien des Kehlkopfs. Blutuntersuchungen, CT oder MRT des Halses, Oberbauchsonografie, Thorax-CT und Skelettszintigrafie zeigen die Ausdehnung des Tumors und vorhandene Metastasen.

Therapie

Grundsätzlich ist die operative Entfernung des Tumors Therapie der Wahl. Bei kleinen Stimmlippentumoren ist eine Chordektomie (Stimmlippenentfernung) ausreichend. Häufig ist jedoch eine (teilweise) Entfernung des Kehlkopfs (Laryngektomie) und der regionalen Lymphknoten erforderlich. Bei nachgewiesenen Lymphknotenmetastasen wird der Patient postoperativ bestrahlt. Unter Umständen, z. B. bei Inoperabilität des Tumors, ist die Bestrahlung die primäre Behandlungsform, während die Chemotherapie bei der Behandlung von Larynxtumoren kaum eine Rolle spielt.

Wiederholungsfragen

1. Was ist eine Katarakt?
2. Welche Formen des Glaukoms werden unterschieden?
3. Welche Erkrankungen können mit einer Schwerhörigkeit einhergehen?
4. Über welche Beschwerden klagt ein Patient mit M. Menière?
5. Was können Ursachen eines heftigen Nasenblutens sein?
6. Welche Erreger sind in der Regel für einen akuten Schnupfen verantwortlich?
7. Was sind Adenoide und welche Beschwerden rufen sie hervor?

13 Erkrankungen der Haut

Überblick

In diesem Kapitel werden die wichtigsten Erkrankungen der Haut vorgestellt. Es beginnt mit Informationen zur Anatomie und Physiologie der Haut (► Kap. 13.1). Danach werden allergische Erkrankungen der Haut wie die Urtikaria vorgestellt (► Kap. 13.2). Es folgt eine Übersicht über ekzematöse Erkrankungen (► Kap. 13.3) und beantwortet z. B. folgende Fragen:

- Welche therapeutischen Maßnahmen können bei einem Kontaktekzem ergriffen werden? (► Kap. 13.3.1)
- Welche Symptome deuten auf eine Neurodermitis hin? (► Kap. 13.3.2)

Anschließend wird die Pathophysiologie blasenbildender Hauterkrankungen (► Kap. 13.4) und die Psoriasis (► Kap. 13.5) beschrieben. Es folgt eine Übersicht über die Tumoren der Haut:

- Was unterscheidet gutartige Tumoren von Präkanzerosen und malignen Entartungen? (► Kap. 13.6.1 bis ► Kap. 13.6.4)
- Was ist der Unterschied zwischen einem Basaliom und einem Spinaliom? (► Kap. 13.6.5, ► Kap. 13.6.6)

Abschließend werden die Acne vulgaris und Acne rosacea voneinander abgegrenzt. (► Kap. 13.7)

13.1 Anatomie und Physiologie der Haut

13.1.1 Anatomie

Abhängig von der Körpergröße beträgt die Hautoberfläche 1,5–1,8 m^2. Die Haut wird in Kutis und Subkutis (Unterhaut) unterteilt. Die Kutis wiederum besteht aus der Oberhaut (Epidermis) und der Lederhaut (Dermis, Corium, ► Abb. 13.1). Zwischen Oberhaut und Lederhaut liegt eine dünne Trennschicht, die Basalmembran.

Oberhaut

Die Oberhaut (Epidermis) ist ein mehrschichtiges, verhornendes Plattenepithel, das in mehrere Schichten unterteilt ist. Vom Körperinneren zur Oberfläche sind dies:

- **Regenerationsschicht** (Stratum germinativum), in der zahlreiche Mitosen (Zellteilungen) ablaufen. Die Regenerationsschicht liegt der Basalmembran auf. Sie wird nochmals unterteilt in die Basalzellschicht (Stratum basale) und die Stachelzellschicht (Stratum spinosum).
- **Verhornungsschicht** (Stratum granulosum), in der die Zellen verhornen.
- **Hornschicht** (Stratum corneum) aus Keratinozyten, die die Hornsubstanz Keratin enthalten. Von der Hornschicht werden laufend Hornschuppen abgestoßen.

Lederhaut

Die Lederhaut (Corium, Dermis) besteht aus Bindegewebe, in dem Gefäße und Nerven verlaufen. Sie wird unterteilt in:

- **Papillarschicht** (Stratum papillare), die mit zapfenartigen Ausziehungen in die Epidermis hineinragt und für deren Ernährung zuständig ist.
- **Geflechtschicht** (Stratum reticulare), die der Haut ihre hohe Reißfestigkeit verleiht.

Unterhaut

Die Unterhaut (Subkutis) besteht aus lockerem Bindegewebe und verbindet die Haut mit den unter ihr liegenden Strukturen (Knochenhaut, Muskelscheiden). Sie dient als Fettpolster und Wärmeisolator und ermöglicht die Verschiebbarkeit der Haut. In ihr liegen zahlreiche Gefäße, Nerven, Drüsen und Haarwurzeln.

Hautanhangsgebilde

Haare

Nahezu die gesamte Haut außer Handteller und Fußsohle ist von Haaren bedeckt. Sie dienen dem Wärmeschutz und der Tastempfindung. Das Haar wird in den sichtbaren, über der Epidermis gelegenen Haarschaft und die unter der Epidermis liegende Haarwurzel unterteilt.

Drüsen

Es werden verschiedene Hautdrüsen unterschieden, die spezifische Sekrete herstellen und absondern:

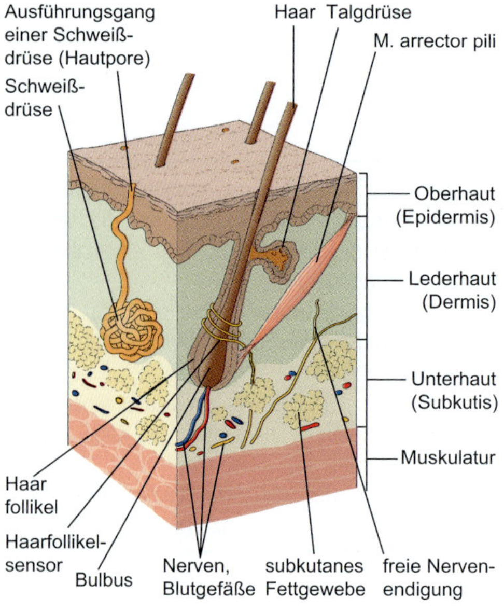

Abb. 13.1 Aufbau der Haut [L190]

Schweißdrüsen sind exokrine Drüsen, die in unterschiedlicher Dichte in allen Hautbezirken auftreten. Sie liegen zu Knäueln aufgewickelt an der Grenze zur Unterhaut und münden mit ihren Ausführungsgängen an der Hautoberfläche. Sie sondern Schweiß ab, der auf der Haut den Säureschutzmantel bildet. Der Säureschutzmantel hemmt Bakterienwachstum und dient der Wärmeregulation (Verdunstung!).
Talgdrüsen münden in die Haarwurzelscheiden, in die sie ihr Sekret, den Hauttalg, abgeben. Dieser macht die Haut geschmeidig und widerstandsfähig gegen Wasser. Außerdem glättet er die Haare und verleiht ihnen Glanz.
Duftdrüsen finden sich an wenigen Stellen des Körpers wie der Achselhöhle und dem Genitalbereich. Sie sezernieren mit Beginn der Pubertät ein fettiges alkalisches Sekret.

Nägel

Die Finger- und Zehennägel bestehen aus dachziegelartig verbackenen Hornschuppen. Sie bedecken und schützen die Endglieder von Fingern und Zehen.

13.1.2 Physiologie

Die Haut ist das Grenzorgan des Körpers zur Umwelt und hat zahlreiche Funktionen:

- Schutz des Körpers vor chemischen Substanzen und Mikroorganismen durch den Säureschutzmantel der Haut aus Schweiß- und Talgabsonderungen sowie durch die Hornbarriere und ortsständige Immunzellen.
- Schutz vor UV-Licht: Die in der Basalzellschicht gelegenen Melanozyten reagieren auf UV-Licht mit der Bildung des Pigments Melanin, das sie an die Keratinozyten abgeben. Melanin absorbiert die schädliche Strahlung.
- Schutz vor mechanischer Belastung durch die Hornschicht der Oberhaut und das Bindegewebe der Lederhaut.
- Regulation des Wasserhaushalts und der Körpertemperatur: Die Abgabe von Körperwärme wird durch Vasodilatation der Hautgefäße und Schweißproduktion gesteigert. Die Wärmeabgabe wird durch Vasokonstriktion der Hautgefäße verringert.
- Aufnahme von Sinneseindrücken wie Berührung, Temperatur, Schmerz.

Sinnesfunktion der Haut

In allen Schichten der Haut liegen Hautrezeptoren, die auf unterschiedliche Reize spezialisiert sind. Die Reize werden entweder über freie Nervenendigungen oder Nervenendkörperchen aufgenommen und über afferente Nervenfortsätze zum Gehirn geleitet.

Mechanorezeptoren

Mechanorezeptoren reagieren auf Empfindungen wie Berührung, Druck, Spannung, Vibration und Kitzel. Es werden unterschieden:

- Meißner-Tastkörperchen
- Merkel-Tastscheiben
- Vater-Pacini-Lamellenkörperchen
- Ruffini-Körperchen

Thermorezeptoren

Thermorezeptoren reagieren auf unterschiedliche thermische Reize. Sie zeigen jedoch nicht wie ein Thermometer die absoluten Temperaturen an, sondern geben die Geschwindigkeit und das Ausmaß einer Temperaturänderung wieder. Sie liegen wahrscheinlich als freie Nervenendigungen in der Haut:

- Warmrezeptoren, zwischen 30–45 °C aktiv
- Kaltrezeptoren, zwischen 35–15 °C aktiv

Schmerzrezeptoren

Die Schmerzrezeptoren informieren den Körper über schädigende Einflüsse. So üben sie eine

Schutzfunktion aus. Schmerzrezeptoren sind freie Nervenendigungen. Sie können mechanisch oder thermisch gereizt werden, aber auch durch chemische körpereigene Substanzen, die unter anderem bei Entzündungen freigesetzt werden (Prostaglandine, Histamin).
Schmerzrezeptoren befinden sich an verschiedenen Stellen des Körpers und registrieren verschiedene Schmerzformen: In der Haut vermitteln sie den somatischen Oberflächenschmerz. In Skelettmuskulatur, Bindegewebe, Knochen und Gelenken übertragen sie den somatischen Tiefenschmerz. Der viszerale oder Eingeweideschmerz tritt vor allem bei Dehnung oder krampfartigen Kontraktionen der glatten Muskulatur der Eingeweide auf, z. B. bei einer Gallenkolik.

13.2 Allergische Erkrankungen

13.2.1 Urtikaria und Angioödem

Definition

Urtikaria *(Nesselsucht)*

Hautausschlag in Form von Quaddeln; Schwellung der Kutis (► Abb. 13.2)

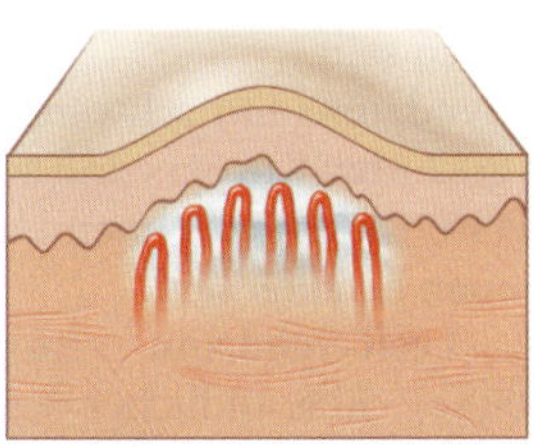

a

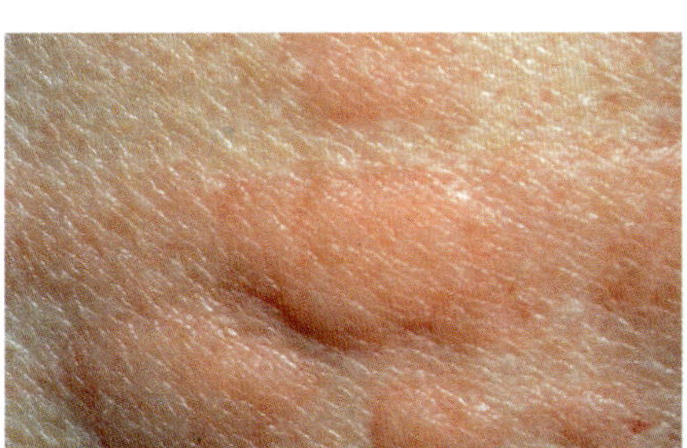

b

Abb. 13.2 Quaddel

a) Plateauartige Veränderung über das Hautniveau durch ein umschriebenes Ödem [L238]

b) Mehrere, teilweise einzeln stehende, teilweise konfluierende Quaddeln bei Urtikaria [G765]

Definition

Angioödem *(Quincke-Ödem, angioneurotisches Ödem)*

Anfallsartig auftretende Schwellung der Subkutis

Urtikaria und Angioödem können gemeinsam oder isoliert auftreten.

Ursachen

Je nach Auslösemechanismus werden unterschieden:

- Allergische Form als allergische Reaktionen vom Typ I oder III (► Kap. 1.3.3); häufige auslösende Allergene sind Insektengifte und Nahrungsmittel.
- Pharmakologische Form als pseudoallergische Reaktion; häufige Auslöser sind Röntgenkontrastmittel, ACE-Hemmer, Plasmaexpander (Dextrane), Acetylsalicylsäure (z. B. Aspirin®), Antibiotika, Zusatzstoffe, Konservierungs- und Farbstoffe in Lebensmitteln.
- Physikalische Form als Reaktion auf Druck, Reibung, Kälte, Wärme oder Licht.
- Infektallergische Form bei überschießender Immunreaktion bei Infekten, z. B. Tonsillitis, grippaler Infekt.

Symptome

Urtikaria

Innerhalb von Minuten nach Kontakt mit dem Fremdstoff oder Reiz entstehen leicht erhabene, meist rötliche Quaddeln von sehr unterschiedlicher Größe, die stark jucken. Je nach Dauer der Hauterscheinungen wird die akute Urtikaria (Dauer: Stunden bis Tage) von der chronischen Urtikaria (Dauer > 6 Wochen) unterschieden, bei der die Symptome andauern oder häufig wiederkehren. Als lebensbedrohliche Komplikation kann ein anaphylaktischer Schock (► Kap. 1.3.3) auftreten.

Angioödem

Bevorzugt schwellen Augenlider, Lippen, Zunge und Rachen an. Sind die Schleimhäute der oberen Luftwege betroffen, besteht Erstickungsgefahr. Die Patienten klagen weniger über Juckreiz als über ein schmerzhaftes Spannungsgefühl in den entsprechenden Hautpartien. Die Symptome bilden sich innerhalb von 1–3 Tagen zurück.

Diagnostik

Der Auslöser wird durch Anamnese und Allergietests gesucht, bei Verdacht auf Nahrungsmittelallergien über Suchdiät oder Expositionstest. Oft bleibt der Auslöser jedoch unklar.

Therapie

- Bekannte Allergene meiden
- Bei leichter Urtikaria äußerlich kühlende Externa (z. B. Lotio alba), antihistaminikahaltige Gele (z. B. Systral®) oder Cremes mit Kortikosteroiden
- Antihistaminika oral als Dauertherapie
- Bei schweren Formen Antihistaminika intravenös, eventuell auch Kortikosteroide systemisch
- Gegebenenfalls Intubation bei Quincke-Ödem, Reanimation bei anaphylaktischem Schock

13.2.2 Arzneimittelexanthem

Definition

Arzneimittelexanthem

Allergische Reaktion nach Einnahme bestimmter Medikamente; Schweregrad der verschiedenen Krankheitsbilder von örtlicher Hauterscheinung bis zu lebensbedrohlicher Allgemeinreaktion

Ursachen

Arzneimittelexantheme können durch alle vier Allergie-Typen (► Kap. 1.3.3) sowie als toxische oder pseudoallergische Reaktionen entstehen. Meist ist das Zusammentreffen eines fieberhaften Infekts und der Medikamenteneinnahme Voraussetzung für die Reaktion.

Häufig wird ein Arzneimittelexanthem ausgelöst durch Sulfonamide, Ampicillin, Penicillin G, Cephalosporine, NSAR, Allopurinol und Barbiturate.

Symptome

Abhängig vom Erscheinungsbild und dem Auslöser werden folgende Exantheme unterschieden:

- **Fixes Exanthem:** Es treten ein oder mehrere einzelne gerötete Herde auf, die nach anfänglicher Rötung pigmentieren. Vorwiegend an den Füßen ist Blasenbildung möglich. Bei wiederholter Einnahme des Medikaments bildet sich meist an derselben (fixen) Stelle erneut ein geröteter Herd.
- **Makulopapulöses Exanthem:** Nach Einnahme von Sulfonamiden, Ampicillin oder Penicillin findet sich am Stamm und Nacken ein masernähnliches (morbilliformes) Exanthem aus rötlichen Makulae und Papeln (► Abb. 13.3).

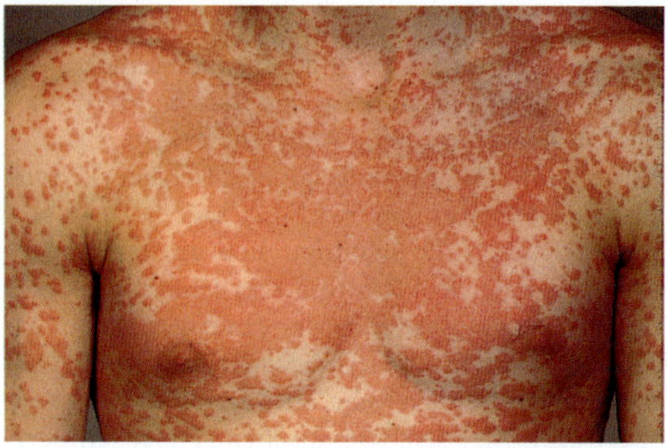

Abb. 13.3 Ausgeprägtes Arzneimittelexanthem, hier durch Antibiotika [R240]

- **Urtikarielles Exanthem:** Dies entspricht der pharmakologischen Form der Urtikaria (► Kap. 13.2.1).
- **Erythema exsudativum multiforme (EEM):** Es bilden sich schubweise typische, scheibenförmige Herde mit bläulicher Mitte und hellrotem Rand, sogenannte Kokarden. In der Mitte der Herde können sich Blasen bilden. Es kommt häufig vor, besitzt einen gutartigen Verlauf. Ursache können neben Medikamenten auch Infektionen (Herpes simplex, Streptokokken, Staphylokokken) und paraneoplastisches Wachstum bei malignen Tumoren sein.
- **Stevens-Johnson-Syndrom:** Ein schwerer Verlauf mit Befall des gesamten Körpers und zusätzlich der Schleimhäute ist kennzeichnend. Auch innere Organe können befallen sein.
- **Medikamentöses Lyell-Syndrom** (toxische epidermale Nekrolyse): 50 % tödlicher Verlauf, Extremvariante eines blasenbildenden Arzneimittelexanthems. Es kommt zu großflächigen, blasigen Abhebungen der Oberhaut, die sehr schmerzhaft sind und Verbrühungen gleichen. Die Patienten haben hohes Fieber und sind schwer krank.
- **Erythema nodosum:** Es handelt sich um eine Überempfindlichkeitsreaktion auf Medikamente, Infekte (z. B. Tuberkulose, Streptokokkeninfekte) oder chronische Entzündungen (z. B. Sarkoidose, Morbus Crohn). Dabei finden sich überwiegend an den Streckseiten der Unterschenkel schmerzhafte, gerötete Knoten.

Diagnostik

Eine präzise Anamnese ist die wichtigste Voraussetzung, um den Auslöser des Exanthems zu finden. Beim urtikariellen oder fixen Exanthem kommen Prick- und Epikutanteste (verdächtiges Allergen wird auf oder in die Haut eingebracht) zum Einsatz. Gegebenenfalls werden Expositionstests (Einnahme einer kleinen Menge des vermuteten Allergens) durchgeführt. Bei Penicillinallergie werden zusätzlich die IgE-Antikörper im Serum bestimmt.

Vorsicht

Schockgefahr

Expositionstests dürfen nicht durchgeführt werden, wenn die Gefahr eines anaphylaktischen Schocks oder eines Lyell-Syndroms besteht! In sehr seltenen Fällen kann es auch beim Prick-Test zu Dyspnoe, Schwindel, Erbrechen, Blutdruckabfall und allergischem Schock kommen.

Therapie

Das auslösende Medikament wird abgesetzt und in Zukunft gemieden.

- Fixe, makulopapulöse und urtikarielle Exantheme: Antihistaminika und Kortikosteroide, bei schweren Verläufen auch intravenös
- Erythema exsudativum multiforme: bei leichten Formen austrocknende und kortikosteroidhaltige lokale Anwendung
- Bei schweren Formen und bei Stevens-Johnson-Syndrom: orale oder intravenöse Gabe von Kortikosteroiden, Ausgleich des Flüssigkeitsverlusts und Vorbeugen von Superinfektionen
- Lyell-Syndrom: hochdosierte, intravenöse Gabe von Kortikosteroiden, intensivmedizinische Betreuung, Ausgleich des enormen Flüssigkeitsverlusts und Vorbeugen von Superinfektionen.

13.3 Ekzematöse Erkrankungen

Ekzeme oder auch Dermatitiden sind häufige Hauterkrankungen. Es handelt sich um Entzündungen, die die Epidermis und angrenzende Dermis betreffen. Sie sind nicht erregerbedingt und daher nicht ansteckend. Grundsätzlich entsprechen sich Ekzem und Dermatitis. Der Begriff Dermatitis wird jedoch eher für akute, der Begriff Ekzem eher für chronische Krankheitsverläufe benutzt.

Symptome

Das klinische Muster der Ekzemerkrankungen ist prinzipiell gleichartig: Zunächst bilden sich rote

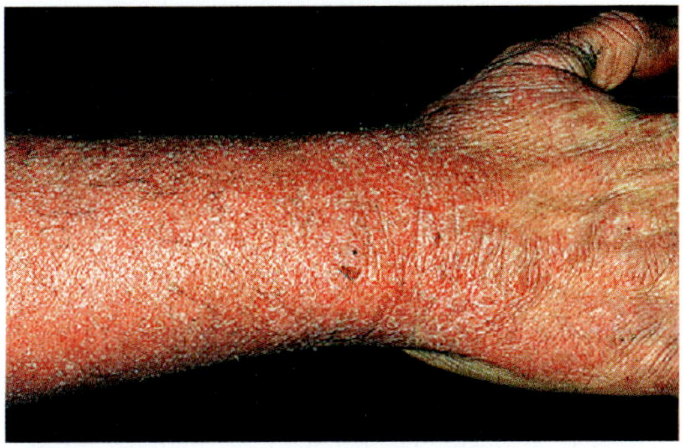

Abb. 13.4 Toxisches Kontaktekzem des Unterarms [E939]

Makulae, Papeln und Bläschen, dann folgen Erosionen, Rhagaden sowie Schuppung und eine Verdickung der Hornschicht (Hyperkeratose). Aufgrund des Juckreizes sind zusätzlich Exkoriationen (Hautabschürfungen, die das Corium erreichen) zu beobachten. Bei chronischen Verläufen vergröbert sich die Hautfelderung (Lichenifikation). Gewebedefekte und Narben entstehen nicht.

13.3.1 Kontaktekzem

Unterschieden werden das **allergische Kontaktekzem** und das häufigere **toxische Kontaktekzem.** Es gibt jeweils akute und chronische Verlaufsformen.

Ursachen

Toxisches Kontaktekzem

Hervorgerufen wird das toxische Kontaktekzem (► Abb. 13.4) durch Irritation bzw. direkt gewebeschädigende Substanzen (Toxine). Bei der phototoxischen Reaktion wird eine Substanz erst durch Lichteinwirkung toxisch. Solche Substanzen können z. B. in Gräsern (Wiesengräserdermatitis) oder in Kosmetika enthalten sein. Das Ausmaß und der Verlauf der Hautreaktion hängt von der Aggressivität und der Einwirkdauer des Toxins ab: Aggressive Lösungsmittel, Laugen und Säuren sowie phototoxische Substanzen lösen schon nach kurzem Kontakt akute Entzündungen aus, während Stoffe von geringer Aggressivität (z. B. Reinigungsmittel) erst nach langer Einwirkung zu chronischen Ekzemen führen, z. B. zum degenerativen Ekzem (Abnutzungsekzem, Hausfrauenekzem). Durch Einwirkung von Stuhl und Urin auf empfindliche Säuglingshaut in Verbindung mit einer Superinfektion mit Hefepilzkeimen entsteht die Windeldermatitis.

Merke

Chronisch-toxische Kontaktekzeme begünstigen durch die Störung der Barrierefunktion der Haut die Entstehung allergischer Kontaktekzeme.

Allergisches Kontaktekzem

Zugrunde liegt eine Typ-IV-Reaktion (▸ Kap. 1.3.3), die 10 Stunden bis einige Tage nach dem Zweitkontakt mit dem Allergen auftritt. Häufige Allergene sind Chromate (z. B. in Zement), Nickel (z. B. Knöpfe, Modeschmuck, Brillen), Duft-, Farb- und Konservierungsstoffe (z. B. in äußerlich anzuwendenden Arzneimitteln oder Kosmetika) sowie äußerlich anzuwendende Antibiotika (z. B. Neomycin). Bei der photoallergischen Reaktion wird eine Substanz durch Lichteinwirkung zum Allergen. Ein chronisches allergisches Kontaktekzem entsteht, wenn der Kontakt mit dem Allergen über einen längeren Zeitraum besteht.

Besonders gefährdet, ein Kontaktekzem zu entwickeln, sind Menschen mit einer atopischen Veranlagung und Personen in sogenannten Feuchtberufen. Zu diesen gehören z. B. Maurer, Friseure, Pflegefachpersonen sowie Laboranten. Lösen beruflich genutzte Stoffe ein Ekzem aus, kann dieses als Berufskrankheit anerkannt werden.

Symptome

Beim toxischen Kontaktekzem ist die Entzündungsreaktion typischerweise lokal streng auf den Einwirkungsbereich des Toxins beschränkt. Beim allergischen Kontaktekzem entstehen durch ein Streuen des Allergens entlang der Lymphspalten oder über Blutgefäße auch Entzündungsherde außerhalb des Kontaktbereichs mit dem Allergen, sogenannte Streureaktionen.

Akute Form:

- Zunächst brennende Rötung, dann Schwellung und Bläschenbildung, Juckreiz (beim allergischen Kontaktekzem).
- Im weiteren Verlauf platzen die Bläschen und es entstehen nässende Erosionen, welche unter geringer Schuppenbildung abheilen. Erst in diesem Stadium tritt beim toxischen Kontaktekzem der Juckreiz hinzu.

Chronische Form:

- Rötung ohne Bläschenbildung und Erosionen, Juckreiz.
- Festhaftende Schuppung, die Haut trocknet aus und es entstehen Rhagaden.
- Im weiteren Verlauf Lichenifikationen (Vergröberung der Hautstruktur mit Zunahme der Hautdicke).

Diagnostik und Therapie

- Identifikation des Toxins oder Allergens mithilfe von Anamnese und Epikutantest.
- Kontakt mit bekannter Substanz meiden, gegebenenfalls Schutzkleidung (z. B. Handschuhe) verwenden. Kann bei der Ausübung eines Berufs der Kontakt mit dem Allergen nicht vermieden werden, muss eine Umschulung ins Auge gefasst werden. Menschen mit einer atopischen Veranlagung müssen bei der Berufswahl bedenken, dass für sie in Feuchtberufen eine Sensibilisierung auf Arbeitsstoffe programmiert ist.
- Lokaltherapie:
  - Akute Form: Zunächst lokal Kortikosteroide, gegebenenfalls unter Okklusion, dann rückfettende Externa, bei nässenden Hautschädigungen feuchte Umschläge und Schüttelmixturen.
  - Chronische Form: Zunächst lokal Kortikosteroide, danach Teersalben. Besonders wichtig ist die Pflege mit rückfettenden Salben. Schutzverbände werden angelegt, um Kratzen und Hautirritationen zu vermeiden.
  - Windeldermatitis: häufiger Windelwechsel, austrocknende Lösungen und schützende Zinkpasten, Antimykotika bei Superinfektion mit Hefepilzen.

13.3.2 Atopisches Ekzem

Definition

Atopisches Ekzem *(Neurodermitis, endogenes Ekzem)*

Meist im Kleinkindalter beginnende Hauterkrankung mit chronischem Verlauf; sehr verbreitet; familiäre Häufung

Merke

Das atopische Ekzem gehört gemeinsam mit der allergischen Rhinitis und dem allergischen Asthma bronchiale zum Formenkreis der Atopien.

Ursachen

Eine atopische Veranlagung ist Voraussetzung für die Krankheitsentstehung. Ob das Ekzem letztlich ausbricht, hängt von zusätzlichen Provokations-

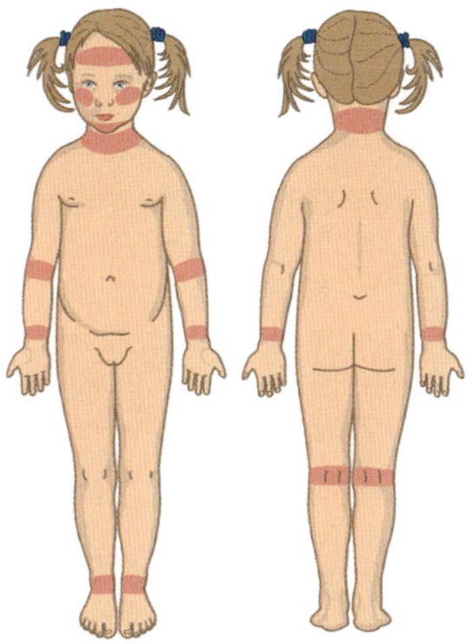

Abb. 13.5 Prädilektionsstellen der Neurodermitis ab dem Kindesalter (klassische Beugeekzeme) [L138]

faktoren wie klimatischen Einflüssen, Infekten, Hautbelastung und zum Teil von psychischen Belastungen ab. Diese Faktoren können sowohl den ersten Erkrankungsschub als auch nachfolgende Schübe auslösen. Bedingt durch die atopische Veranlagung entwickeln sich häufig Sensibilisierungen gegen Nahrungsmittel. Diese Stoffe lösen dann Ekzemschübe aus. Weiterhin entwickeln sich sehr häufig Sensibilisierungen gegenüber inhalativen Allergenen (Pollen, Hausstaubmilben, Schimmelpilze, Tierepithelien). Diese Sensibilisierung äußert sich in Rhinitis allergica und Asthma bronchiale.

Symptome

Meist finden sich bereits im Säuglingsalter die ersten Hauterscheinungen: Schuppenkrusten auf gerötetem Grund, typischerweise im Gesicht und am behaarten Kopf. Wegen der Ähnlichkeit mit über dem Feuer eingetrockneter Milch werden diese Hauterscheinungen als **Milchschorf** bezeichnet. Im Kleinkindes- und Kindesalter entwickeln sich dauerhafte Entzündungsflächen, auf denen Papeln vorherrschen. Die Haut ist sehr trocken und es zeigen sich erste Lichenifikationen. Typischerweise sind die Beugeseiten der Gelenke (Ellenbeugen, Kniekehlen) sowie Nacken, Hals und Hände befallen (► Abb. 13.5). Häufig sind die Augenbrauen gelichtet und die Unterlidfalte ist gedoppelt. Die Kinder werden durch Juckreizattacken gequält und kratzen die betroffenen Hautareale auf. In den Wintermonaten verschlechtert sich das Bild, während es sich im Sommer sowie im Gebirge und an der See bessert. Textilien, z. B. Wolle, können die Situation verschlechtern.

Etwa ¼ der erkrankten Kinder leidet auch noch im Erwachsenenalter unter Ekzemschüben, die allerdings milder verlaufen, z. B. als Handekzem. Bei allen Patienten bleibt lebenslänglich eine Überempfindlichkeit der Haut bestehen. Das klinische Bild ist vielgestaltig. Charakteristisch sind:

- Symmetrisches Befallsmuster
- Starker Juckreiz
- Sehr trockene Haut

Komplikationen werden vor allem als Superinfektion der Hautschädigungen mit Staphylokokken oder Herpes-Viren beobachtet.

> **Fallbeispiel**
>
> **Simon kratzt sich blutig**
>
> Den Eltern des 2-jährigen Simon fällt bei der Körperpflege verstärkt auf, dass seine Haut sehr trocken und schuppig ist. Nachts leidet Simon häufig unter heftigem Juckreiz, sodass er sich teilweise sogar blutig gekratzt bzw. gescheuert hat. Dadurch schlafen er und seine Eltern schlecht. Die Eltern haben den Verdacht, es könne sich um eine Neurodermitis handeln, denn in der Familie von Simons Vater leiden mehrere Personen darunter.

Diagnostik

- Familienanamnese mit einer Häufung atopischer Erkrankungen.
- Klinisches Bild mit weißem Dermographismus (auf starkes Bestreichen der Haut reagiert diese mit einer Blutleere).
- Bei einem Großteil der Patienten findet sich eine Erhöhung von IgE-Antikörpern im Serum; Prick-Tests sind häufig positiv.
- Bei Nahrungsmittelunverträglichkeit wird die auslösende Substanz mithilfe von Suchdiäten und Expositionstests gesucht. Oft bleibt der Auslöser jedoch unklar.

Therapie

- Hautpflege mit wirkstofflosen Cremes und Salben sowie rückfettenden Ölbädern.
- Zur Körper- und Händereinigung statt Seifen Syndets (Seifenersatzstoffe) oder Ölbäder verwenden.
- Im akuten Schub werden lokal Kortikosteroide angewendet.

- Antihistaminika wirken gegen den Juckreiz.
- Für die Dauerbehandlung eignen sich Harnstoffpräparate.
- Bei schwereren Verlaufsformen können bei Erwachsenen auch verschiedene immunmodulierende Substanzen eingesetzt werden, z. B. Cyclosporin A, orale Glukokortikoide, Methotrexat, Azathioprin, JAK-Inhibitoren.
- Physikalische Therapie: sowohl bei Schüben als auch zwischen den Schüben Bestrahlung mit UV-Licht, Klimakuren an der See oder in den Bergen.
- Lebensführung: Kleidung und Wäsche aus leichter, weicher Baumwolle, Diät nur im Fall nachgewiesener Nahrungsmittelunverträglichkeiten, psychologische Betreuung, keine Berufe mit häufigem Waschen und häufigem Allergenkontakt.

13.3.3 Seborrhoisches Ekzem

Definition

Seborrhoisches Ekzem

Ekzem in talgdrüsenreichen Hautarealen (Mittellinie des Körpers); weit verbreitet, vor allem junge Männer betroffen; bei Säuglingen: seborrhoische Säuglingsdermatitis

Ursachen

Lücken im Säureschutzmantel der Haut und der Pilz Pityrosporum ovale spielen eine wesentliche Rolle. Weiterhin haben klimatische und psychische Faktoren Einfluss auf die Erkrankung: Besserung im Sommer, in den Bergen und am Meer, Verschlechterung bei Stress.

Symptome

Erwachsenenform: Am behaarten Kopf, zwischen den Augenbrauen, neben den Nasenflügeln sowie in der vorderen und hinteren Schweißrinne findet sich eine leichte, bräunliche Schuppung auf gerötetem Grund. Ein Juckreiz ist meist gering ausgeprägt (► Abb. 13.6)

Seborrhoische Säuglingsdermatitis: Es treten gerötete und schuppende Hauterscheinungen in der Mittellinie des Körpers einschließlich des Gesichts sowie in den Leisten und Achseln auf. Wie bei der Windeldermatitis kann es zu einer Superinfektion mit Hefepilzen kommen.

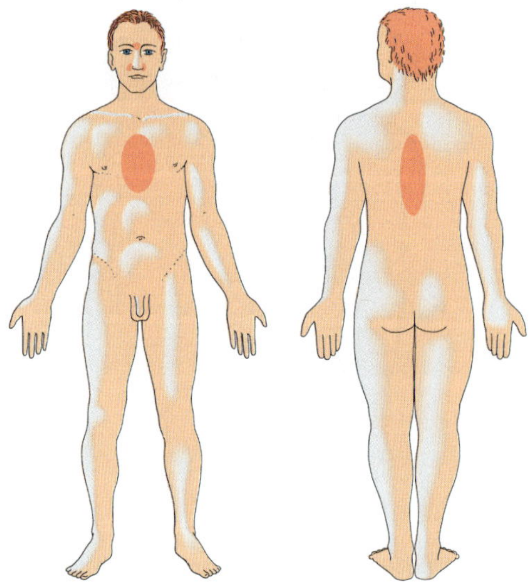

Abb. 13.6 Typisches Befallsmuster beim seborrhoischen Ekzem [L190]

Therapie

Oft spricht die Erkrankung auf Antimykotika an, die gegen Pityrosporum ovale wirksam sind. Kortikosteroidhaltige Lokaltherapeutika werden nur kurzfristig eingesetzt. Die Langzeitbehandlung erfolgt mit schwefelhaltigen Substanzen. An den Einfluss psychischer und klimatischer Faktoren muss gedacht werden.

13.3.4 Intertrigo

Bei der Intertrigo handelt es sich um ein in den Körperfalten (z. B. unter den Brüsten oder in der Analfalte) auftretendes Ekzem. Betroffen sind häufig Säuglinge und adipöse Menschen. Ursachen sind Reibung und ein Aufweichen der Haut durch Feuchtigkeit. Das klinische Bild und die Therapie entsprechen einem akuten toxischen Kontaktekzem, das mit Bakterien oder Hefepilzen superinfiziert ist.

13.4 Blasenbildende Erkrankungen

Durch Zerstörung von Bestandteilen der Keratinozyten, der Basalmembran oder der oberen Lederhaut verliert der Gewebeverband seinen Zusammenhalt. Die so entstandenen Spalträume füllen sich mit Gewebeflüssigkeit und es kommt zur Blasenbildung.

13.4.1 Pemphigus vulgaris

Definition

Pemphigus vulgaris

Seltene Autoimmunerkrankung; Blasenbildung auf gesunder Haut; vorwiegend Menschen im mittleren und höheren Lebensalter betroffen

Ursachen

Ursache sind im Blut zirkulierende und in der Haut nachweisbare Antikörper gegen epidermale Desmosomen. Die dadurch ausgelöste Entzündungsreaktion führt zum Verlust der Zellverbindungen in der Epidermis mit nachfolgender Blasenbildung.

Symptome

Auf der zunächst nicht geröteten Haut und Schleimhaut finden sich schlaffe Blasen, die rupturieren und eine offene, schmerzhafte Erosion hinterlassen. Nachfolgend bilden sich Krusten. Wenn die Erosionen sehr ausgedehnt sind, nimmt die Erkrankung unbehandelt einen schweren, fast immer tödlichen Verlauf. Ein Pemphigus beginnt häufig mit oralen Läsionen, die zu starken Schluckstörungen führen.

Diagnostik

Das klinische Bild weist auf die Erkrankung hin. Daneben findet sich ein positives Nikolski-Phänomen: Das Verschieben der gesund aussehenden Haut in der Umgebung einer Hautschädigung führt zu Blasenbildung. Im Serum oder in einer Hautbiopsie können Autoantikörper nachgewiesen werden.

Therapie

Es werden hochdosiert systemisch Kortikosteroide gegeben. Sobald keine neuen Läsionen auftreten, wird die Dosis langsam über Monate reduziert. Austrocknende und antiseptische Lokaltherapeutika werden angewendet, um eine Superinfektion zu verhindern.

13.4.2 Bullöses Pemphigoid

Definition

Bullöses Pemphigoid

Seltene, schwer verlaufende Autoimmunerkrankung des höheren Lebensalters (> 60 Jahre), mit Blasenbildung einhergehend

Ursache

Beim bullösen Pemphigoid finden sich Antikörper gegen die Basalmembran. Dadurch entsteht ein Spalt zwischen Epidermis und Dermis mit Blasenbildung in dieser Zone. Ausgelöst werden kann ein bullöses Pemphigoid paraneoplastisch durch einen Tumor (Bronchial-, Prostatakarzinom) und verschiedene Medikamente (ACE-Hemmer, Penicillin, Furosemid).

Symptome

Im Unterschied zum Pemphigus vulgaris (▸ Kap. 13.4.1) sind die Blasen beim bullösen Pemphigoid prall gefüllt und die Blasendecke ist stabiler. Die umliegende Haut ist unterschiedlich stark gerötet. Häufig kommt es zu Einblutungen in die Blasenhöhle, sodass nach ihrem Platzen dunkle Krusten zu sehen sind. ⅓ der Patienten entwickelt Läsionen im Mund, die meist rasch abheilen. Die Patienten haben starken Juckreiz.

Diagnostik

Die Diagnose ergibt sich aus dem klinischen Bild, einer Hautbiopsie und dem Nachweis der Antikörper. Da ein bösartiges Tumorleiden hinter der Entstehung eines bullösen Pemphigoids stehen kann, werden die Patienten gründlich internistisch untersucht.

Therapie

Bei leichten Fällen wird lokal mit Kortikosteroiden therapiert, ansonsten werden Kortikosteroide hochdosiert und systemisch gegeben. Es werden austrocknende und antiseptische Lokaltherapeutika genutzt, um eine Superinfektion zu verhindern. Wenn ein eventuell auslösender Tumor erfolgreich behandelt werden kann, verschwindet auch das Pemphigoid.

13.5 Psoriasis

Definition

Psoriasis *(Schuppenflechte)*

Erbliche, entzündliche Verhornungsstörung der Haut; verläuft in wiederkehrenden Schüben; sehr häufig: 2–2,5 % der deutschen Bevölkerung betroffen

Ursachen

Die Bildungsrate von Keratinozyten in der Basalschicht der Epidermis ist stark erhöht und die

folgenden Hautschichten werden in erheblich verkürzter Zeit von den Zellen durchlaufen. Die Folge ist eine übermäßige Abschilferung von unreifen Hornlamellen, die sogenannte parakeratotische Schuppung.
Sowohl in den Papillen der Lederhaut als auch in der Oberhaut sammeln sich Leukozyten an und es bilden sich sterile Pusteln (oft klinisch nicht sichtbar).
Die genaue Ursache für diese Vorgänge ist letztlich unklar. Eine erbliche Veranlagung konnte in vielen Fällen nachgewiesen werden. Ähnlich wie beim atopischen Ekzem sind allerdings auslösende Faktoren für den Ausbruch der Krankheit Voraussetzung. Hierzu zählen z. B. Infekte, Verletzungen, hormonelle Veränderungen, Medikamente oder psychische Belastungen. Jahreszeitliche (Sommer) und klimatische Faktoren (Sonne, Meer) können die Psoriasisschübe hemmen.

Symptome und Einteilung

Psoriasis vulgaris: häufigste Form der Psoriasis. Dabei finden sich im akuten Schub typischerweise an den Streckseiten beider Ellenbogen- und Kniegelenke, am Kreuzbein und am behaarten Kopf erythematöse, scharf begrenzte Papeln und Plaques (► Abb. 13.7). Im weiteren Verlauf entstehen auf diesen Papeln und Plaques charakteristische, silbrig glänzende Schuppungen (► Abb. 13.8). Es kann zu Juckreiz kommen. Bei Befall von Finger- und Fuß-

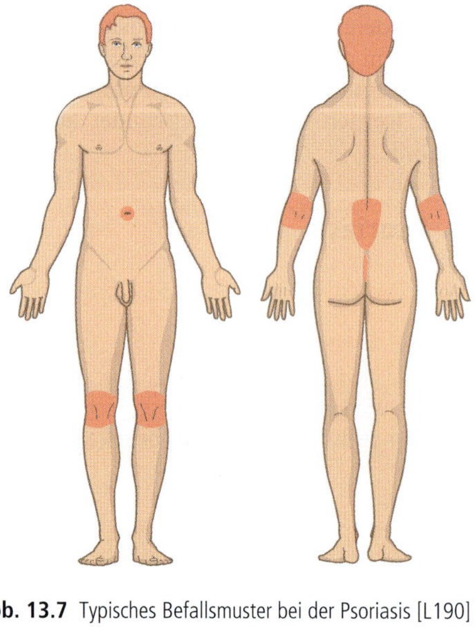

Abb. 13.7 Typisches Befallsmuster bei der Psoriasis [L190]

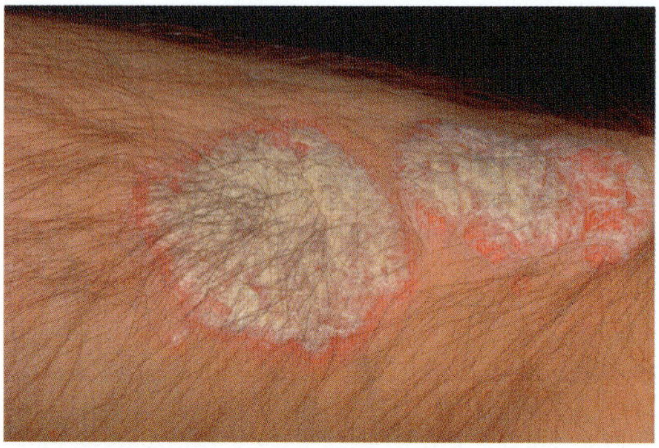

Abb. 13.8 Psoriasisherde mit typischer scharfer Begrenzung und silbrigweißen Schuppen auf gerötetem Grund [R285]

nägeln werden punktförmige Einziehungen der Nagelplatte (Tüpfelnägel) und fleckige, rotbraune Verfärbungen des Nagelbetts (psoriatischer Ölfleck) beobachtet. Wird die Nagelplatte vollständig zerstört, finden sich die sogenannte Krümelnägel.
Psoriasis pustulosa: Durch die Ansammlung von Leukozyten bilden sich hauptsächlich an Händen und Füßen Pusteln.
Die Hauterscheinungen können auch den gesamten Körper befallen (psoriatische Erythrodermie). Dies kann lebensbedrohlich sein. In manchen Fällen kommt es zu einem Übergriff des entzündlichen Geschehens auf die Gelenke (Psoriasis arthropathica, Arthritis psoriatica) mit starken Schmerzen sowie Zerstörung und Verformung des Gelenks. Erhebliche Einschränkungen der Beweglichkeit sind die Folge.

Fallbeispiel

Kein Besuch im Schwimmbad

Julia Nubel, 23 Jahre, ist an Psoriasis erkrankt. Mit der Therapie hat sie sich mittlerweile gut arrangiert. Aber sie fühlt sich unwohl in ihrer Haut. Sie trägt nur lange Kleidung und meidet beispielsweise Besuche im Schwimmbad. Sie fühlt sich oft einsam und ist unglücklich.
Pflegefachpersonen berücksichtigen bei Patienten mit Psoriasis Aspekte der psychosozialen Betreuung, da bei unzureichender Krankheitsbewältigung Depressionen, Körperbildstörungen oder Suchterkrankungen die Folge sein können. Eine psychische Stabilisierung wirkt sich auch günstig auf den Krankheitsverlauf und die Intensität der Schübe aus. Pflegefachpersonen stellen bei Bedarf den Kontakt zu psychologischer Begleitung und/oder Selbsthilfegruppen her.

Diagnostik

Die Familienanamnese und das klinische Bild mit der charakteristischen Verteilung der Herde weisen auf eine Psoriasis hin. Daneben können die typischen Psoriasisphänomene nachgewiesen werden:

- Kerzenwachsphänomen: vorsichtiges Kratzen an der Oberfläche eines Herds → silbrige Schüppchen (ähneln abgeschabtem Kerzenwachs).
- Phänomen des letzten Häutchens: Werden diese Schüppchen durch weiteres Kratzen entfernt, kommt darunter ein glänzendes Häutchen (Basalmembran) zum Vorschein.
- Phänomen des blutigen Taus (Auspitz-Phänomen): Wird auch dieses Häutchen abgekratzt, entstehen punktförmige Blutungen.
- Isomorpher Reizeffekt (Köbner-Phänomen): Reizung eines äußerlich gesunden Hautareals (z. B. durch Kratzen) kann nach ca. 2 Wochen zu Psoriasis-Effloreszenzen führen.

Therapie

Lokale Therapie

Zunächst werden Schuppenauflagerungen mithilfe von Keratolytika entfernt. Danach setzt eine spezifische Lokaltherapie mit Cignolin- und teerhaltigen Salben ein. Kortikosteroide werden nur im akuten Schub angewendet. Hilfreich ist auch die Photochemotherapie (PUVA), bei der zunächst eine lichtsensibilisierende Substanz aufgetragen und die Haut danach mit UV-A-Licht bestrahlt wird. So wird ein wachstumshemmender Effekt erzielt. Zwischen den Schüben kann die Haut mit Ölbädern gepflegt werden. Eine Klimabehandlung mit Sonnenbädern, vor allem am Meer oder im Gebirge, ist empfehlenswert.

Systemische Behandlung

Bei psoriatischer Erythrodermie sowie Psoriasis pustulosa und Psoriasis arthropathica werden Retinoide (z. B. Tigason), Zytostatika (z. B. Methotrexat), Immunsuppressiva (z. B. Ciclosporin) oder Biologika (monoklonale Antikörper) angewendet.

13.6 Tumoren der Haut

Fallbeispiel

Prävention einer zu hohen UV-Exposition

Die Studierenden Antje Stark und Ronja Bäurer sollen im Studium einen Informationsflyer zur Prävention einer zu hohen UV-Exposition erstellen, um Hautkrebs vorzubeugen. Folgende Inhalte haben sie sich überlegt:

- Intensive Sonneneinstrahlung in der Mittagszeit meiden
- Haut im Frühjahr langsam an die Sonne gewöhnen
- Kopfbedeckung und Sonnenbrille tragen
- Sonnenschutzcreme rechtzeitig, wiederholt und großzügig auftragen
- Sonnenbrände vermeiden
- Keine Solarien aufsuchen
- Hautkrebs-Früherkennungsuntersuchungen in Anspruch nehmen

13.6.1 Pigmentnävus

Definition

Pigmentnävus *(Male)*

Pigmentierte, umschriebene, gutartige Fehlbildung der Haut; besteht aus pigmentproduzierenden Melanozyten oder Nävuszellen; vererbte und nicht vererbte Formen; bereits bei der Geburt vorhanden oder erst später auftretend; spontane Rückbildung sowie maligne Entartung möglich

Symptome und Einteilung

Die Einteilung der Nävi richtet sich unter anderem nach dem Gewebe, von dem sie abstammen.

Angeborener Nävuszellnävus: Das Erscheinungsbild ist vielgestaltig, sie können angeboren oder erworben sein. Häufig handelt es sich um unregelmäßig pigmentierte Herde, oft mit papulöser Oberfläche. Kleine Nävi kommen ebenso vor wie solche, die ganze Körperregionen bedecken. Auch können sie mit Haaren besetzt sein. Je ausgedehnter die Nävi sind, desto größer ist das Risiko der Entartung zum malignen Melanom.

Atypischer Nävus (dysplastischer Nävus): Er weist viele atypische Zellen (Melanozyten, Nävuszellen) auf. Klinisch weist er folgende Kriterien auf:

- Schnelle Größenzunahme des Herds
- Durchmesser von über 5 mm
- Unregelmäßige Begrenzung und Pigmentierung, sehr dunkle Pigmentierung
- Entzündlich geröteter Rand

Syndrom der dysplastischen Nävuszellnävi: Bei den betroffenen Patienten finden sich mehr als zehn atypische Nävi gleichzeitig, bei manchen über 100. Hauptsächlich befallene Körperbereiche sind Stamm, Gesäß und Kopf. Unbehandelt entwickeln sich fast immer maligne Melanome, häufig schon zwischen dem 20.–40. Lebensjahr.

Melanozytärer Nävus: Hierzu zählen die Sommersprossen (Epheliden) und der Lentigo (Leberfleck), die beide bereits bei Kindern auftreten. Es besteht kein Risiko einer malignen Entartung.

Diagnostik

Die genaue Anamnese und die Beurteilung des klinischen Bilds des Nävus sind Grundlage der Diagnose. Gegebenenfalls wird eine Lupe, ein Dermatoskop (Beleuchtung der Haut mit 10-facher Vergrößerung) oder ein Auflichtmikroskop (bis 40-fache Vergrößerung bei Beleuchtung der Haut) zur Beurteilung verwendet. Bei Verdacht auf ein malignes Melanom wird keine Probeexzision durchgeführt, da eine inkomplette Entnahme von Melanomgewebe eine Metastasierung begünstigt. Stattdessen wird der gesamte Herd exzidiert und histologisch untersucht.

Therapie

Angeborener Nävuszellnävus: Falls der Durchmesser größer als 2 cm ist, wird der Nävus regelmäßig beobachtet. Bei auffälligen Veränderungen sollte er entfernt werden. Bei großflächigen Nävi wird gegebenenfalls eine Dermabrasio oder Lasertherapie in den ersten Lebenstagen durchgeführt.
Atypische, erworbene Nävi und Syndrom der dysplastischen Nävuszellnävi: Überwachung durch ständige Selbstkontrolle der Patienten und regelmäßige ärztliche Untersuchung. Schreitet die Atypie fort oder verändern sich die Nävi, werden sie vorsorglich im Ganzen entfernt.

13.6.2 Malignes Melanom

Definition

Malignes Melanom

Bösartiger Tumor (► Abb. 13.9), von melaninbildenen Zellen (Melanozyten) ausgehend; meist an der Haut, selten im Bereich der Schleimhäute, Hirnhäute oder des Auges; frühe Infiltration der Basalmembran der Epidermis sowie der Blut- und Lymphgefäße, dadurch rasche Metastasenbildung

Ursachen und Einteilung

Risikofaktoren sind häufige Sonnenbrände – besonders in der Kindheit –, familiäre Belastung, heller Hauttyp, regelmäßiger Besuch des Sonnenstudios und viele Pigmentnävi (► Tab. 13.1). Frauen sind doppelt so häufig betroffen wie Männer. Die Häufigkeit des Melanoms nimmt zu.

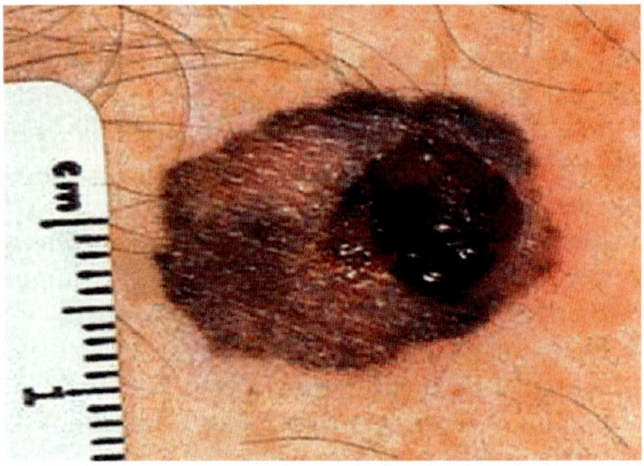

Abb. 13.9 Malignes Melanom [A400]

Tab. 13.1 Risikofaktoren und Wahrscheinlichkeit der Entstehung eines malignen Melanoms

Risikofaktoren	Wahrscheinlichkeit
Heller Hauttyp in Verbindung mit UV-Licht	Erhöht
Hohe Anzahl (> 50) von Pigmentnävi	Erhöht
Ausgedehnte (> 2 cm) angeborene Pigmentnävi	Stark erhöht
Hohe Anzahl (> 10) von atypischen Pigmentnävi	Sehr stark erhöht
Lentigo maligna	Sicher (nach jahrelangem Verlauf)

Klinisch werden vier Typen unterschieden:

- Superfiziell spreitendes (sich ausbreitendes) Melanom (ca. 60 %)
- Lentigo-maligna-Melanom (ca. 10 %)
- Noduläres Melanom (ca. 20 %)
- Akrolentiginöses Melanom (ca. 5 %) [2]

Merke

Metastasierung

Das Metastasierungsrisiko hängt ab von den feingeweblichen Kriterien, der Gesamttumordicke und der Eindringtiefe des Tumors ins Gewebe (Clark-Level). Beim nodulären Melanom kommt es sehr früh zur Bildung von Metastasen, die zunächst in den regionalen Lymphknoten, bald darauf in Lunge, Leber, Gehirn und Knochen auftreten.

Symptome

Ein Melanom unterscheidet sich vom einfachen Nävus häufig durch folgende Merkmale (**ABCDE-Regel**):

- **A**symmetrie des Herds
- **B**egrenzung unscharf
- **C**olorierung (Färbung) unregelmäßig, insbesondere blauschwarze und tiefbraune Anteile
- **D**urchmesser ungleich groß, > 5 mm
- **E**rhaben über dem Hautniveau, > 1 mm

Weiterhin wächst das Melanom meist schnell, kann bluten und jucken.

Diagnostik

Die Diagnose und damit die Indikation für einen hautchirurgischen Eingriff, muss so früh wie möglich gestellt werden. Da wegen der Gefahr der Metastasierung eine Probeexzision unterbleiben muss, ist das klinische Bild ausschlaggebend.
Die Ausbreitung des Tumors wird unter Einbeziehung der angrenzenden Lymphknoten (Wächterlymphknoten) untersucht, die Suche nach Metastasen erfolgt mittels Sonografie, CT, PET und MRT.

Therapie

Alle verdächtigen Herde müssen operativ im Ganzen entfernt werden. Bei klinisch eindeutiger Diagnose sollte gleich ein ausreichender Sicherheitsabstand von bis zu 2 cm gewählt werden. Bei fraglicher Diagnose in problematischer Lokalisation sind eine Schnellschnittuntersuchung und gegebenenfalls eine erweiterte Exzision anzustreben.
Medikamentös kommen Interferon, PD-1-Inhibitoren (Pembrolizumab, Nivolumab), B-Raf-Inhibitoren (z. B. Dabrafenib), MEK-Inhibitoren (z. B. Binimetinib) zum Einsatz. Metastasen können bestrahlt werden.

Praxistipp

Hautkrebs-Screening

Im Rahmen der Krebsvorsorge wird auch ein Hautkrebs-Screening durchgeführt, bei der die gesamte Haut auf Auffälligkeiten untersucht wird. Gesetzlich krankenversicherte Menschen können dieses Hautkrebs-Screening ab dem 35. Lebensjahr alle 2 Jahre kostenlos in Anspruch nehmen.

13.6.3 Gutartige Tumoren der Haut

Zysten

Zysten sind mit Epithel ausgekleidete Hohlräume. Eine in der Oberhaut auftretende Zystenform sind die sogenannten **Milien,** die meist im Gesicht als stecknadelkopfgroße, mit Horn gefüllte, weißliche Knötchen erscheinen. Sie werden angeritzt und können dann entleert werden.
Eine weitere Zystenform ist das **Atherom** (Grützbeutel, Talgretentionszyste). Es entsteht meist an Kopf oder Stamm, wenn der Ausführungsgang einer Talgdrüse verstopft ist. Dabei zeigen sich prallelastische, halbkugelige Knoten, die Talg und Hornmaterial enthalten und faustgroß werden können. Sie werden hautchirurgisch entfernt.

Seborrhoische Warzen

Seborrhoische Warzen (Alterswarzen, seborrhoische Keratosen) sind sehr häufige, gutartige Tumoren der Oberhaut, die vor allem bei älteren Menschen auftreten. Ein Risiko der bösartigen Entartung besteht nicht. Klinisch finden sich vornehmlich am Stamm gelbbraune bis schwärzliche, breit aufsitzende knospenförmige Tumoren. Oft haben sie eine fettig glänzende Oberfläche. Sie werden mittels Kürettage (Entfernung mit einem scharfen Löffel) entfernt.

Fibrome

Ein Fibrom entsteht durch die überschießende Bildung von Bindegewebe. Eine bei Erwachsenen jeder Altersklasse häufig vorkommende Fibromart ist das pendulierende Fibrom. Es ist harmlos und tritt meist zu mehreren am Hals, an den Augenlidern oder in den Achselhöhlen als weiches, hautfarbenes, gestieltes Knötchen auf. Es wird mit einer Schere entfernt.

Narbenkeloide

Ein Narbenkeloid entsteht durch überschießendes Wachstum von Narbengewebe. Dies kann sich auf den Bereich der ursprünglichen Hautverletzung beschränken oder auch auf die unverletzte Haut der Umgebung übergreifen. Zunächst zeigt sich eine mit Juckreiz einhergehende Rötung. Später entstehen hautfarbene, knotige oder strangförmige Gewebswülste. Diese können bei entsprechender Lokalisation zu erheblichen Einschränkungen der Beweglichkeit führen.
Druckverbände vermindern das überschießende Wachstum ebenso wie lokal angewandte Korti-

kosteroide und Kryotherapie. Bei umschriebenen Keloiden können Kortikosteroide direkt in den Herd injiziert werden.

13.6.4 Präkanzerosen der Haut

Definition

Präkanzerosen

Gruppe verschiedener (Haut-)Veränderungen mit sehr hohem Risiko der Entartung; zunächst kein infiltrierendes Wachstum, später jedoch mit großer Wahrscheinlichkeit infiltrierend

Präkanzerosen der Haut: z. B. aktinische Keratose und Morbus Bowen

Aktinische Keratose

Definition

Aktinische Keratose *(Keratosis solaris)*

Präkanzerose der Haut; gehäuft bei über 50-Jährigen mit hellem Hauttyp; Vorstufe des Spinalioms (Plattenepithelkarzinom, ► Kap. 13.6.6); Risikofaktoren: heller Hauttyp und Einwirkung von UV-Strahlen

Symptome und Diagnostik

Betroffen sind häufig dem Licht ausgesetzte Hautbezirke wie Handrücken, Unterarme, Stirn, Nasenrücken und Kopfglatze. Hier zeigt sich zunächst eine Rötung. Es folgen Hyperkeratose und gelbliche Schuppungen. Die Haut fühlt sich rau an. Bei unsicherer Diagnose wird eine Probeexzision vorgenommen.

Therapie

Entfernung des Herds, z. B. durch Kryotherapie mit flüssigem Stickstoff, Lasertherapie, Kürettage oder Exzision. Bei mehreren Herden können auch lokale Anwendungen mit 5-Fluorouracil, Imiquimod oder eine photodynamische Therapie eingesetzt werden. Bei regelmäßiger Kontrolle ist die Prognose gut.

Morbus Bowen

Der Morbus Bowen (Bowenoide Präkanzerose) tritt jenseits des 40. Lebensjahrs auf. Er ist weniger häufig als die aktinische Keratose und tritt bei allen Hauttypen auf. Wird die Basalmembran überschritten, liegt ein Bowen-Karzinom vor.

Symptome und Diagnostik

Klinisch zeigen sich einzelne gerötete, schuppende Herde. Diese sind flach, scharf begrenzt und bizarr geformt. Befallen sind meist Gesicht, Rumpf und Hände. Der Einzelherd kann Ähnlichkeiten mit der Psoriasis aufweisen. Besteht der Verdacht eines Morbus Bowen, wird eine Probeexzision durchgeführt.

Therapie

Exzision oder photodynamische Therapie des betroffenen Hautareals. Ist dies nicht möglich, Behandlung mit 5-Fluorouracil.

13.6.5 Basalzellkarzinom

Das Basalzellkarzinom (Basaliom) geht von Zellen der Basalzellschicht aus. Es wächst zwar infiltrierend, setzt aber außer bei sehr langem Bestehen und aggressivem Wachstum keine Metastasen. Meist sind Menschen über 40 Jahren betroffen. Zu den nachgewiesenen Risikofaktoren gehört ein heller Hauttyp in Verbindung mit jahrelanger Einwirkung von UV-Strahlen.

Symptome

Hauptsächlich auf den „Lichtterrassen" Gesicht, Ohren sowie Unterarm und Handrücken entwickeln sich hautfarbene Knötchen, die in einem perlschnurartigen Saum angeordnet sind. Ihre Oberfläche ist glänzend. Häufig finden sich Teleangiektasien (erweiterte Hautgefäße). In der Mitte des Herds können sich Ulzerationen bilden. Die Läsion wächst sehr langsam. Später werden auch benachbarte knorpelige oder knöcherne Strukturen angegriffen und zerstört.

Diagnostik und Therapie

Das klinische Bild ist richtungsweisend. Verdächtige Areale werden mittels Dermatoskopie (Auflichtmikroskopie) untersucht. Die Diagnose wird durch eine Probeexzision gesichert. Der Tumor wird im Ganzen entfernt und die Entnahmestelle regelmäßig kontrolliert.

13.6.6 Spinaliom

Das Spinaliom (spinozelluläres Karzinom, Stachelzellkarzinom) ist ein ist ein Plattenepithelkarzinom der Haut. Bei langjährigem Bestehen kann es metastasieren. Es kann auch an den Schleimhäuten auftreten. Meist sind Menschen jenseits des 60. Lebensjahrs betroffen, Männer dreimal so häufig wie Frauen.

Ursachen
Risikofaktoren sind UV-Strahlung, Vorbestehen einer aktinischen Keratose, Verbrennungsnarben und chronische Ulzera. Risikofaktoren, vor allem für Schleimhautspinaliome der Lippen, Mundhöhle, Nasopharynx, Kehlkopf und Speiseröhre sind Rauchen und Alkohol.

Symptome
An der äußeren Haut sind die dem Licht ausgesetzten Hautbezirke bevorzugt betroffen (Handrücken, Stirn, Nasenrücken und Kopfglatze), an den Schleimhäuten Lippen, Zunge, Anus, Vulva und Penis. Dabei zeigen sich zunächst hautfarbene bis gelbbräunliche, schuppende Plaques oder Knötchen. Dann bilden sich rötliche Knoten. Häufig kommt es zu Ulzerationen und übermäßiger Hornbildung. Eine Metastasierung erfolgt meist spät.

Diagnostik und Therapie
Die Diagnose wird durch eine Probeexzision gesichert. Die benachbarten Lymphknoten werden mittels Sonografie bezüglich einer möglichen Metastasierung untersucht. Therapeutisch werden das Spinaliom und gegebenenfalls befallene Lymphknoten entfernt. Ist dies nicht möglich, kann eine Strahlentherapie durchgeführt werden.

13.6.7 Vaskuläre Läsionen

Definition

Vaskuläre Läsionen

Angeborene Fehlbildungen oder Neubildungen von Blutgefäßen

Storchenbiss (Nävus flammeus)
Storchenbiss (Nävus flammeus): Bei der Geburt oder kurz danach zeigt sich in der Mittelinie des Körpers – meist im Nacken oder an der Stirn – ein einzelner, hellroter, unregelmäßig begrenzter, nicht erhabener Gefäßnävus von unterschiedlicher Größe. Er entsteht durch aufgeweitete Kapillaren unterhalb der Epidermis. Während des 2. Lebensjahrs blasst er ab und kann später ganz verschwinden. Größere Gefäßnävi können mit dem Laser oder durch Elektrokoagulation entfernt werden.

Spider nävus
Spider nävus (Spinnennävus): Um ein hellrotes Knötchen (Zentralgefäß) sind erweiterte Hautgefäße sternförmig angeordnet (Durchmesser zum Teil bis 1 cm). Bei Erwachsenen mit Lebererkrankungen treten sie gehäuft und meist am Oberkörper auf.

Kavernöses Hämangiom
Kavernöses Hämangiom (Blutschwamm): Kurz nach der Geburt bilden sich blaurote Flecken, die innerhalb des ersten Lebensjahrs zu rötlichen Tumoren unterschiedlicher Größe (erbsen- bis faustgroß) heranwachsen. Im späteren Verlauf bilden sie sich zurück. Bleiben Hauterscheinungen zurück, können diese nach dem 10. Lebensjahr operativ entfernt werden. Hämangiome, die Organe verdrängen (z. B. den Augapfel oder die Luftröhre), werden frühzeitig exzidiert. Alternativ können sie mit Kryo- bzw. Lasertherapie sowie systemisch mit Kortikosteroiden behandelt werden.

Seniles Angiom
Seniles Angiom (Angioma senile): Nach dem 20. Lebensjahr entstehen an der Brustwand stecknadelkopfgroße Tumoren von hellroter Farbe. Genetisch bedingt können diese in großer Zahl auftreten. Für die Diagnose ist das klinische Bild ausschlaggebend. Es besteht kein Therapiebedarf.

13.7 Akne und Rosazea

13.7.1 Acne vulgaris

Definition

Acne vulgaris

Erkrankung der Talgdrüsen; zu finden in talgdrüsenreichen Hautregionen wie Gesicht, vordere und hintere Schweißrinne in der Mittellinie von Brust und Rücken; eine der häufigsten Hauterkrankungen während der Pubertät; schwere Verlaufsformen häufiger bei männlichen Jugendlichen

Ursachen
Durch die ab der Pubertät vermehrt gebildeten Androgene (männliche Sexualhormone) wird die Sekretbildung in den Talgdrüsen stimuliert (Seborrhö). Bei erblicher Veranlagung verhornen die Ausführungsgänge der Drüsen mit der Folge eines Rückstaus von Talg im Ausführungsgang. Propionibakterien der Hautflora spalten die Neutralfette des primär sterilen Talgs in freie Fettsäuren. Die damit freigesetzten inflammatorischen Fettsäuren rufen starke Entzündungsreaktion hervor.

Symptome

Es werden drei klinische Verlaufsformen sowie Mischformen unterschieden:

- **Komedonenakne** mit halbkugeligen, milienartigen Hauterscheinungen, Komedonen (Hornpfropf, Mitesser). Unter Druck entleert sich eine weißliche Masse. Aus den geschlossenen werden offene Komedonen mit einem schwarzen Mittelpunkt durch Melanineinlagerung.
- **Acne papulopustulosa** mit Papeln und Pusteln als Ausdruck der Entzündungsreaktion.
- **Acne conglobata:** Die Talgdrüsenwände platzen und es entstehen entzündliche Knoten und Abszesse. Die entzündlichen Knoten können primär oder sekundär aus Komedonen entstehen.

Bis zum 25. Lebensjahr klingt die Akne meist spontan ab, bei Komedonenakne und Acne papulopustulosa ohne Narbenbildung. Bei der Acne conglobata können entstellende Narben oder Keloide zurückbleiben.

Therapie

Ziel der Therapie ist die Prophylaxe von Narbenbildung. Eine gründliche Reinigung und Entfettung der Haut mit Syndets und alkoholischen Lösungen unterstützt die Therapie, bei der je nach Krankheitsstadium und -aktivität folgende Prinzipien angewandt werden:

- Lokaltherapie: Bei Komedonenakne werden schälende Lokaltherapeutika, in erster Linie Benzoylperoxid oder Vitamin-A-Säure, angewendet. Im papulopustulösen Stadium werden lokale Antiseptika und lokale Antibiotika (z. B. Erythromycin) angewendet.
- Systemische Therapie: Bei starker Pustelbildung werden orale Tetrazykline gegeben. Um die Sekretproduktion der Talgdrüsen zu verringern, können bei Frauen Antiandrogene (hormonelle Kontrazeptiva) eingesetzt werden. Der Vitamin-A-Abkömmling Isotretinoin hemmt die Erkrankung stark, wird aber aufgrund ausgeprägter Nebenwirkungen nur bei schweren Akneformen eingesetzt (bei Frauen sicherer Konzeptionsschutz bis 3 Monate nach Therapieende erforderlich, da Isotretinoin embryotoxisch wirkt).
- Manuell-physikalische Therapie: unterstützende manuelle Entleerung der Komedonen (durch Kosmetikerin), bei einschmelzenden Knoten und Abszessen chirurgische Spaltung und Entleerung.
- Phototherapie: UV-A/B-Bestrahlung unterstützen die lokale und systemische Behandlung.

13.7.2 Rosazea

Definition

Rosazea (*Acne rosacea*)

Sehr häufige, entzündliche Hauterkrankung des Gesichts; meist Menschen > 30. Jahren betroffen; Frauen häufiger als Männer; Ursache unklar

Symptome

Schubweise kommt es zu flüchtigen Gesichtserythemen. Im Verlauf entwickeln sich auf beiden Seiten der Nase Papeln und bleibende Erytheme. Teleangiektasien und Pusteln können hinzutreten. Manchmal entstehen große, entzündliche Knoten. Im Gegensatz zur Akne heilen die Knoten ohne Narbenbildung ab. Die Hauterscheinungen werden durch den Genuss von Alkohol oder stark gewürzten Speisen sowie durch Kälte, Hitze und Sonnenlicht verstärkt.

Bei Beteiligung der Augen kommt es zur Ophtalmorosazea mit trockener Bindehaut und Blendempfindlichkeit. Fast ausschließlich bei Männern kann sich durch eine massive Vergrößerung der Talgdrüsen ein Rhinophym (Knollennase) ausbilden.

Therapie

- Betroffene Areale mit milden Seifen oder Syndets reinigen (Entfettung)
- Täglicher konsequenter Lichtschutz
- Lokale oder orale Gabe von Antibiotika und gegebenenfalls Isotretinoin, Nebenwirkungen beachten
- Bei Teleangiektasien Laserbehandlung
- Rhinophym: chirurgisch abtragen
- Bei Ophtalmorosazea Verordnung von künstlichen Tränen und getönter Brille

Wiederholungsfragen

1. Wodurch kann ein Kontaktekzem hervorgerufen werden?
2. An welchen Körperstellen tritt typischerweise ein atopisches Ekzem auf?
3. Nennen Sie Erkrankungen, die mit der Bildung von Blasen einhergehen.
4. Beschreiben Sie die typischen Läsionen bei einer Psoriasis.
5. Was ist ein Melanom?
6. Was sind die wichtigsten Maßnahmen, um der Entstehung von Hautkrebs vorzubeugen?
7. Wie sieht die Therapie der Akne aus?

14 Erkrankungen des Bewegungsapparats und des Bindegewebes

Überblick

Dieses Kapitel stellt die wichtigsten Erkrankungen des Bewegungsapparats sowie des Bindegewebes vor. Zu Beginn erläutert es die einschlägige Anatomie und Physiologie (► Kap. 14.1, ► Kap. 14.2). Danach werden mit der Osteoporose und der Arthrose zwei degenerative Knochen- und Gelenkerkrankungen vorgestellt (► Kap. 14.3). Es folgt eine Darstellung entzündlich-rheumatischer Gelenkerkrankungen (► Kap. 14.4), beantwortet werden unter anderem folgende Fragen:

- Welche Symptome können außerhalb der Gelenke bei einer rheumatoiden Arthritis auftreten? (► Kap. 14.4.1)
- Welche Erkrankungen zählen zu den seronegativen Spondylarthritiden? (► Kap. 14.4.2)

Zum Schluss werden die Kollagenosen vorgestellt (► Kap. 14.5) und z. B. die verschiedenen Verlaufsformen des Lupus erythematodes erläutert. (► Kap. 14.5.1)

14.1 Anatomie und Physiologie des Bewegungsapparats

Der Bewegungsapparat setzt sich aus dem **Skelett** (► Abb. 14.1) und der **Muskulatur** zusammen.

14.1.1 Skelett

Der Mensch besitzt über 200 verschiedene Knochen. Die Gesamtheit dieser Knochen wird als Skelettsystem bezeichnet. Das Skelett gibt dem menschlichen Körper seine Form und übt wichtige Stützfunktionen aus. Daneben schützt es innere Organe vor Verletzungen, speichert lebensnotwendige Mineralien, insbesondere Kalzium und Phosphat. Gemeinsam mit Muskeln, Sehnen und Gelenken ermöglicht es die Beweglichkeit des menschlichen Körpers. Das Skelett kann folgendermaßen eingeteilt werden:

- Schädel mit Gesichts- und Hirnschädel
- Rumpf mit Brustraum (Thorax) und Bauchraum (Abdomen)
- Schultergürtel
- Obere Extremitäten
- Becken
- Untere Extremitäten

14.1.2 Muskulatur, Gelenke, Sehnen

Die **Muskulatur** bewegt die einzelnen Skelettteile gegeneinander oder fixiert sie in einer bestimmten Stellung. So ermöglicht sie die aufrechte Haltung des Körpers sowie seine aktiven Bewegungen. Für eine kontrollierte Bewegung ist meist das Zusammenspiel zweier gegensätzlich wirkender Muskeln notwendig: Der Agonist (Spieler) führt die Bewegung aus, während der Antagonist (Gegenspieler) für die entgegengesetzte Bewegung verantwortlich ist.

Ein Skelettmuskel zieht sich über ein oder mehrere **Gelenke.** Die Gelenke ermöglichen die verschiedenen Bewegungen des Körpers. Je nach Form ihrer Gelenkoberfläche sind Bewegungen um bis zu drei Bewegungsachsen möglich.

Mit den jeweiligen Knochen ist der Muskel über **Sehnen** verbunden. Diese übertragen die Kräfte, die bei einer Kontraktion des Muskels entstehen. Es kommt zu einer Bewegung im betroffenen Gelenk.

14.2 Anatomie und Physiologie des Binde- und Stützgewebes

Das Binde- und Stützgewebe ist entscheidend an der Formgebung und Gestaltung des menschlichen Organismus beteiligt. Es besteht aus Bindegewebszellen (z. B. Fibroblasten, Chondrozyten, Osteozyten, Leukozyten, Plasmazellen, Makrophagen, Mastzellen) und Interzellularsubstanz (Zwischenzellsubstanz, z. B. Kollagenfasern, elastische Fasern, retikuläre Fasern, Grundsubstanz, interstitielle Flüssigkeit). Bindegewebszellen und Interzellularsubstanz liegen je nach Gewebetyp in unterschiedlicher Menge und Anordnung vor.

Bindegewebe

Das Bindegewebe wird in lockeres, straffes und retikuläres Bindegewebe sowie Fettgewebe unterteilt:

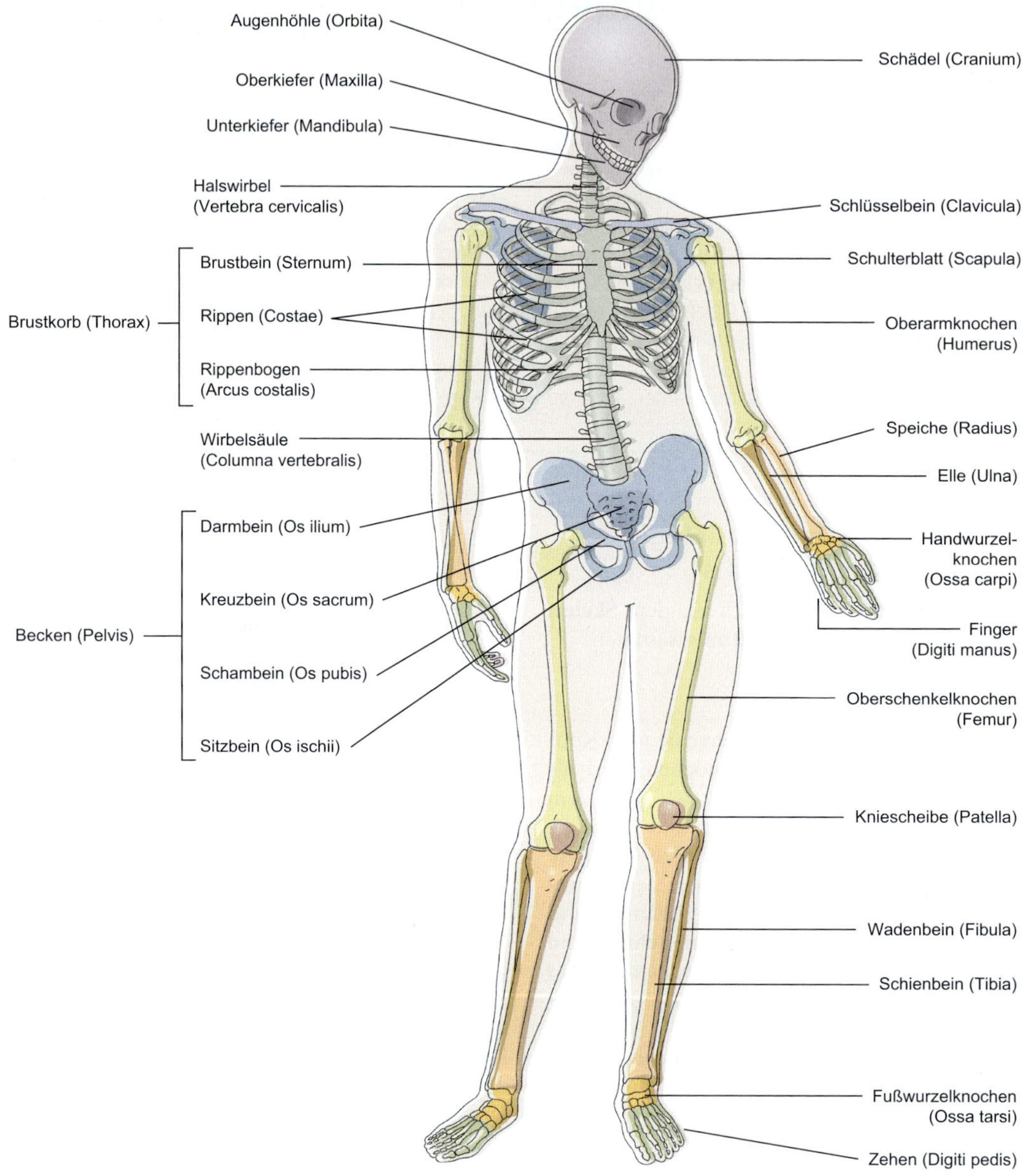

Abb. 14.1 Das menschliche Skelett, Ansicht von vorne [L190]

Lockeres Bindegewebe besteht aus Kollagenfasern, viel Grundsubstanz und freien Bindegewebszellen. Es füllt im Körper Hohlräume zwischen verschiedenen Organen sowie innerhalb eines Organs aus und umhüllt Nerven und Blut- und Lymphgefäße. Außerdem dient es sowohl als Verschiebeschicht als auch als Wasserspeicher und ist wichtig bei Abwehrvorgängen.

Straffes Bindegewebe besteht überwiegend aus Kollagenfasern, weniger aus Zellen und Grundsubstanz. Es findet sich aufgrund seiner hohen

mechanischen Belastbarkeit vor allem in Sehnen, Bändern und Organkapseln.
Retikuläres Bindegewebe besteht aus retikulären Fasern und Retikulumzellen, die mit ihren langen Ausläufern ein weitmaschiges Netzwerk bilden. Es kommt vor allem in blutbildenden und lymphatischen Organen vor.
Fettgewebe ist eine Sonderform des retikulären Bindegewebes. Es besteht aus Fettzellen, die Fett speichern, und retikulären Fasern, die die Fettzellen umgeben. Fettgewebe hat mechanische Aufgaben, füllt den Raum zwischen den Organen und dient als Kaloriendepot und Kälteschutz. 15–20 % des menschlichen Organismus bestehen aus Fettgewebe.

Stützgewebe

Zum Stützgewebe zählen Knorpel und Knochen:
Knorpel besteht aus Knorpelzellen (Chondrozyten) und Interzellularsubstanz. Er ist gefäß- und nervenfrei und hat eine geringe Regenerationsfähigkeit. Aufgrund seiner Festigkeit zählt Knorpel zum Stützgewebe. Durch Druck und Zug verformt er sich, kehrt jedoch beim Nachlassen dieser Kräfte in seine Ausgangsform zurück. Je nach Zusammensetzung werden drei Knorpelarten unterschieden:

- Hyaliner Knorpel, z. B. Luftröhre, Bronchien, Gelenke
- Elastischer Knorpel, z. B. Ohrmuschel, Kehlkopfdeckel
- Faserknorpel, z. B. Bandscheiben, Meniskus

Knochen lassen sich abhängig von ihrer Form unterscheiden in:

- Röhrenknochen, z. B. Oberschenkel-, Oberarmknochen
- Kurze Knochen, z. B. Wirbelkörper, Handwurzelknochen
- Platte Knochen, z. B. Brustbein, Schulterblatt, Rippen, Schädelknochen

Knochen bestehen aus:

- Knochengewebe (Kompakta und Spongiosa) mit Knochenzellen und Interzellularsubstanz: Die Knochenzellen (Osteoblasten, Osteoklasten) sind für den Umbau, also den Auf- und Abbau des Knochens, zuständig. Die Interzellularsubstanz enthält Kollagenfasern und eingelagerte Kalksalze (Kalzium und Phosphat), die unter anderem für die Härte des Knochens verantwortlich sind.
- Knochenmark: Das rote Knochenmark enthält viele rote Blutkörperchen und deren Vorstufen. Es ist für die Blutbildung (► Kap. 4.1) verantwortlich und kommt beim Erwachsenen in den kurzen und platten Knochen sowie in den Epiphysen der Röhrenknochen vor. Das gelbe Knochenmark ist reich an gelben Fettzellen und nicht an der Blutbildung beteiligt. Es findet sich in den Diaphysen der Röhrenknochen.
- Knochenhaut (Periost) umgibt den Knochen strumpfartig und besteht aus zwei Bindegewebsschichten. Die dem Knochengewebe unmittelbar anliegende Schicht ist nerven- und gefäßreich und an der Ernährung des Knochens beteiligt.

14.3 Degenerative Knochen- und Gelenkerkrankungen

14.3.1 Osteoporose

Definition

Osteoporose

Allmähliches Schwinden von Masse und Struktur des Knochens mit Stabilitätsverlust; nachfolgend vermehrt Knochenbrüche

Ursachen

Die primäre Osteoporose tritt mit 95 % weitaus häufiger auf als die sekundäre (5 % [5]). Zu etwa 80 % sind Frauen nach den Wechseljahren betroffen (postmenopausale Osteoporose) [5]. Die **primäre Osteoporose** kann folgende Ursachen haben:

- Altersbedingte Abnahme der Knochenmasse (senile Osteoporose)
- Postmenopausale Osteoporose
- Idiopathisch bei jungen Menschen

Die **sekundäre Osteoporose** entwickelt sich immer als Folge einer anderen Grunderkrankung:

- Langzeittherapie mit Kortikosteroiden, Heparin
- Immobilisation
- Morbus Cushing, Hyperthyreose
- Malabsorption mit Mangel an Kalzium bzw. Vitamin D

Symptome

Aufgrund der abnehmenden Knochenmasse und -festigkeit ist die Frakturneigung erhöht: Bereits bei minimalen Belastungen oder auch spontan kann es zu Knochenbrüchen kommen, von denen insbesondere der Oberschenkelhals, der Unterarm und die Wirbelkörper betroffen sind. Es treten Knochen-

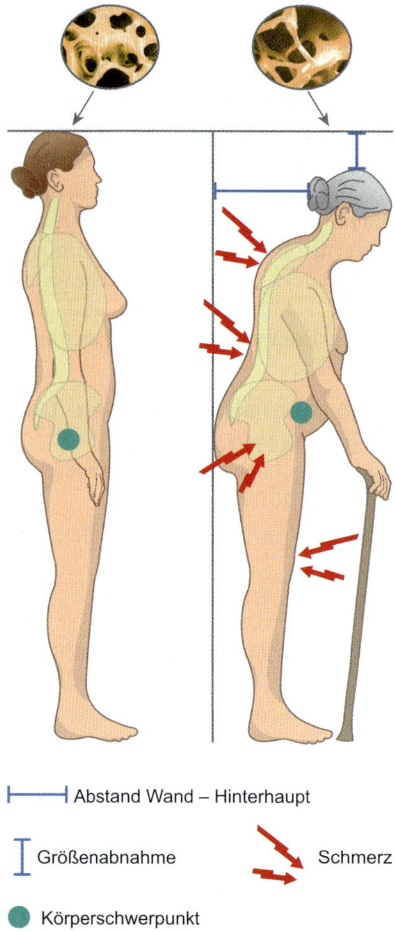

Abb. 14.2 Osteoporose führt über Wirbelkörperfrakturen zur Rundrückenbildung („Witwenbuckel") mit Folgeproblemen für die Standsicherheit und chronischen Schmerzen der Wirbelsäule und der Hüft- und Kniegelenke. [L138, Foto: T406]

schmerzen vor allem im Rücken auf. Die Wirbelkörper brechen ein, sodass ein Rundrücken entsteht und die Patienten durch Rumpfverkürzung kleiner werden (sogenannter „Witwenbuckel", ▸ Abb. 14.2).

Diagnostik

Im Röntgenbild zeigt sich eine Osteoporose erst, wenn die Knochenmasse bereits um 30 % verringert ist. Daher sollte bei Risikopatienten und Verdacht auf eine Osteoporose eine **Knochendichtemessung** (Osteodensitometrie) durchgeführt werden. Sie gibt Informationen über den Mineralgehalt des Knochens und die Knochenmasse. Gemessen wird an der Lendenwirbelsäule und am Oberschenkelhals. Eine primäre Osteoporose darf erst diagnostiziert werden, wenn alle anderen möglichen Krankheiten ausgeschlossen worden sind (Ausschlussdiagnose).

Prävention und Therapie

Gefährdete Patienten müssen auf kalziumreiche Kost (vor allem Milchprodukte) achten und regelmäßig Sport treiben (Gymnastik, Wandern, jedoch keine verletzungsträchtigen Sportarten), da durch Belastung der Knochenabbau verlangsamt wird. Muskelkraft und Koordination sollten durch gezielte Übungen verbessert werden. Unterstützend kann Kalzium und Vitamin D substituiert werden. Stürze sollten durch den Einsatz von Hilfsmitteln (z. B. Rollator), Überprüfung des Visus, Absetzen sturzbegünstigender Medikamente (Antidepressiva, Benzodiazepine, Antipsychotika) und andere Maßnahmen, dem Expertenstandard zur Sturzprophylaxe in der Pflege entsprechend, unbedingt vermieden werden.
Ist eine Osteoporose diagnostiziert, müssen weiterer Knochenabbau und Knochenbrüche verhindert werden. Therapiert wird mit Kalzium und Vitamin D. Zusätzlich kommen Bisphosphonate (z. B. Alendronsäure als Fosamax®), Teriparatid (Forsteo®), selektive Östrogenrezeptor-Modulatoren (Raloxifen als Evista®), das auf den Knochen wirkt wie Östrogen, Parathormon oder der monoklonale Antikörper Denosumab (Prolia®) zum Einsatz. Alle genannten Medikamente fördern entweder die Knochenbildung oder hemmen den Knochenabbau. Schmerzen werden z. B. mit nichtsteroidalen Antirheumatika behandelt.

Fallbeispiel

Sturzprophylaxe bei Frau Schulze

Frau Schulze, 74 Jahre, wird von einem ambulanten Pflegedienst zur selbstständigen Lebensführung unterstützt. Pflegefachmann Maik Porsche beschließt aufgrund des erhöhten Sturzrisikos durch die Osteoporose ein Informationsgespräch mit ihr zum Thema Sturzprophylaxe zu führen. Inhalte des Informationsgesprächs könnten sein:

- Beseitigung von Stolperfallen im häuslichen Umfeld
- Information zur Bedeutung des Erhalts der Mobilität und Beweglichkeit, gegebenenfalls Angebote und Möglichkeiten aufzeigen
- Gegebenenfalls Geh- und Sehhilfen verwenden, auf gutes Schuhwerk achten, gute Ausleuchtung
- Maßnahmen der Wohnraumanpassung, z. B. Haltegriffe oder Geländer
- Minimierung von Sturzfolgen, z. B. durch Tragen von Hüftprotektoren

14.3.2 Arthrose

Definition

Arthrose

Degenerative Erkrankung eines oder mehrerer Gelenke aufgrund von Abnutzung, beginnend mit der allmählichen Zerstörung des Gelenkknorpels; später Veränderung der Knochenstruktur und Deformation der Gelenke; nachfolgend Entzündung des geschädigten Gelenks möglich, sogenannte **aktivierte Arthrose;** häufig betroffen: Hüftgelenk (Coxarthrose) und Kniegelenk (Gonarthrose)

Ursachen

Die Arthrose ist ein natürlicher Alterungsprozess. Sie wird begünstigt durch Fehl- und Überbelastung eines Gelenks, z. B. durch:

- Knochenfehlstellungen wie X- oder O-Beine
- Bestimmte Sportarten oder Berufe, z. B. Überlastung des Kniegelenks bei Fußballspielern und Fliesenlegern
- Übergewicht
- Frakturfolgen
- Folge einer rheumatischen Grunderkrankung

Im Alter vermindert sich zusätzlich der Wassergehalt des Knorpels, er wird rau und reißt ein. Da Knorpel kaum stoffwechselaktiv ist, können Knorpeldefekte nicht repariert werden und der Gelenkspalt verschmälert sich.

Symptome und Diagnostik

Die Arthrose beginnt mit einem Steifigkeitsgefühl und Schmerzen in dem betroffenen Gelenk. Typisch sind Anlauf-, Ermüdungs- und Belastungsschmerz. Auf ein fortgeschrittenes Stadium der Erkrankung weisen Ruheschmerzen, nächtliche Schmerzen und Muskelschmerzen hin. Dann kommt es auch zu Bewegungseinschränkungen, Deformierung und Instabilität des Gelenks. Bei einer aktivierten Arthrose ist das Gelenk schmerzhaft und überwärmt.

Im Röntgenbild (► Abb. 14.3) ist der Gelenkspalt verschmälert und eventuell sklerosiert, es zeigen sich Knochenausziehungen, sogenannte Osteophyten, und im fortgeschrittenen Stadium auch Zysten im angrenzenden Knochen. Bei einer Entzündung lässt sich in der Sonografie zusätzlich ein Gelenkerguss nachweisen.

Therapie

Ziel der Therapie ist, die Funktion des Gelenks zu erhalten und die Schmerzen zu lindern:

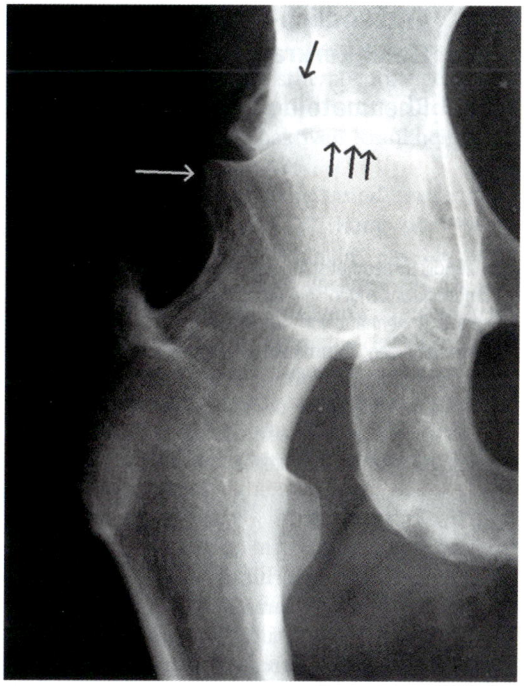

Abb. 14.3 Coxarthrose mit verschmälertem Gelenkspalt, Sklerose des subchondralen Knochens, Zysten und Osteophyten [M614]

- Überlastung des betroffenen Gelenks vermeiden, z. B. durch Abbau von Übergewicht, Verzicht auf bestimmte Sportarten
- Physikalische Therapie: isometrisches Muskeltraining, Gehschule, Wärmeanwendungen, bei Entzündungen jedoch Kältebehandlung
- Orthopädietechnik: Schuhe mit Pufferabsätzen, Abrollhilfen usw.
- Gabe von nichtsteroidalen Antirheumatika (Voltaren®, Felden®) als Gel (nur bei kleinen Gelenken sinnvoll) bzw. Tabletten (möglichst niedrig dosiert) zur Schmerzbehandlung, jedoch nicht als Dauertherapie
- Zur Entzündungshemmung bei aktivierter Arthrose: Injektion von Kortikosteroiden in den Gelenkspalt

Merke

Bleiben diese Maßnahmen erfolglos, können viele Gelenke operativ durch künstliche Gelenke (Endoprothesen) ersetzt werden.

oder Kortikosteroiden notwendig. Diese Medikamente haben vielfältige Nebenwirkungen. Befinden sich die Patienten anhaltend in Remission, kann unter Umständen ein vorsichtiges Ausschleichen der Medikamente versucht werden.

Kontra

Zurzeit wird in mehreren Studien untersucht, wie eine Basistherapie nach Erreichen einer Remission optimal wieder ausgeschlichen werden kann (Step-down-Therapie). Bis genaue Studiendaten vorliegen sollte mit dem Absetzen von Medikamenten sehr vorsichtig umgegangen werden.

Chirurgische Therapie

- Radiosynoviorthese: Radioaktive Substanzen werden in die schmerzhaft entzündeten Gelenke gespritzt.
- Synovektomie: Arthroskopisch oder chirurgisch wird die Gelenkinnenhaut entfernt.

Fallbeispiel

Beratung für Frau Dörte

Bei Frau Dörte, 43 Jahre, wurde eine rheumatoide Arthritis diagnostiziert. Sie hatte bereits länger den Verdacht, dass etwas mit ihren Gelenken nicht stimmen würde. Dennoch ist sie von der Diagnose überrascht. Sie bittet die Pflegefachfrau Daniela Lichter um eine Beratung zur künftigen Lebensführung.
Neben den oben aufgeführten Inhalten zur physikalischen, medikamentösen und chirurgischen Therapie könnte Frau Lichter unter anderem auf folgende Aspekte eingehen:

- Ernährung mit ausreichender Versorgung mit Kalzium und Vitamin D zur Prophylaxe einer Osteoporose, Reduktion des Fleischkonsums, normalen BMI anstreben
- Rheuma-Pass aushändigen und erläutern, unter anderem zur Dokumentation der Therapien
- Information zu Selbsthilfegruppen, z. B. Deutsche Rheuma-Liga e. V.; online unter www.rheuma-liga.de

Komplikationen

- Funktionsverlust und Fehlstellung der Gelenke mit drohender Berufsunfähigkeit.
- Bei etwa 5 % der Patienten tritt eine sekundäre Amyloidose auf [10].
- Weitere Komplikationen sind Nebenwirkungen der antirheumatischen Therapie, z. B. Magen- und Duodenalulzera, Nierenschäden, Blutbildveränderungen.

14.4.2 Seronegative Spondylarthritiden

Seronegative Spondylarthritiden (SPA) sind chronische Entzündungen der Gelenke, bei denen im Serum kein Rheumafaktor nachweisbar ist (seronegativ). Es ist vorwiegend die Wirbelsäule betroffen. Zu den SPA gehören:

- Morbus Bechterew (ankylosierende Spondylitis)
- Reaktive Arthritis (früher Reiter-Syndrom)
- Psoriasis-Arthritis (Arthritis psoriatica, Psoriasis arthropathica)
- Arthritis bei chronisch-entzündlichen Darmerkrankungen, z. B. Morbus Crohn (► Kap. 6.4.5), Colitis ulcerosa (► Kap. 6.4.6), Morbus Whipple
- Undifferenzierte Spondylarthritis

Die Erkrankungen treten familiär gehäuft auf.

Symptome

Die verschiedenen seronegativen Arthritiden haben folgende Symptome gemeinsam:

- Rückenschmerzen aufgrund einer Sakroiliitis (Entzündung der Kreuz-Darmbein-Gelenke) und Befall der Wirbelsäule mit schleichendem Beginn, vorwiegend nächtlichen Schmerzen und Besserung tagsüber, Morgensteife, ausstrahlende Schmerzen in die Oberschenkel
- Asymmetrischer Befall weniger Gelenke, häufig Kniegelenk
- Entzündung der Sehnenansätze und Bänder
- Iritis oder Iridozyklitis (Entzündung der Regenbogenhaut bzw. des Ziliarkörpers im Auge)
- HLA-B27 positiv: HLA (**h**uman**l**eucocyte **a**ntigen = Histokompatibilitätsantigene) befinden sich auf allen kernhaltigen Körperzellen eines Individuums. Sie verändern sich im Laufe des Lebens nicht. Bestimmte Histokompatibilitätsantigene werden bei bestimmten Erkrankungen häufiger nachgewiesen, wie das HLA-B27 bei seronegativen Arthritiden.

Daneben entwickelt jede SPA ihre eigenen Symptome:

Morbus Bechterew

Männer erkranken dreimal so häufig an einem Morbus Bechterew (ankylosierende Spondylitis) wie Frauen. Erste Symptome treten meist im jungen Erwachsenenalter auf. Die Erkrankung betrifft hauptsächlich die Wirbelsäule und führt im Endstadium häufig zu ihrer Versteifung (Ankylose), sogenannte „Bambusstab"-Wirbelsäule. Die Brustwirbelsäule ist dabei in ausgeprägter Beugestellung (Kyphose) fixiert, sodass die Atmung behindert wird.

Reaktive Arthritis (Reiter-Syndrom)

Die Erkrankung tritt meist 2–6 Wochen nach einem akuten urogenitalen oder gastrointestinalen bakteriellen Infekt auf. Typischerweise kommt es zu Arthritis, Urethritis (Entzündung der Harnröhre), Konjunktivitis (Entzündung der Augenbindehaut) und Hautveränderungen (Reiter-Dermatose). Die Prognose ist gut. Nur 20 % der Fälle gehen in eine chronische Verlaufsform über [11].

Psoriasis-Arthritis

10–20 % der Patienten mit einer Psoriasis (Schuppenflechte) leiden unter einer langsam fortschreitenden Arthritis (Psoriasis arthropathica, Arthritis psoriatica). Es werden verschiedene Formen des Gelenkbefalls unterschieden (symmetrische Polyarthritis, asymmetrische Oligoarthritis, Spondylarthritis mit Sakroiliitis). Typisch ist auch der Befall aller drei Gelenke eines Fingers (sogenannter Strahlbefall) oder aller Fingermittelgelenke einer Hand (sogenannter Transversalbefall).

Therapie

Die Behandlung besteht aus physikalischer Therapie, NSAR und im akuten Schub vorübergehend aus Kortikosteroiden. Bei chronischem Verlauf können je nach Erkrankung Sulfasalazin (z. B. Azulfidine RA®) und bei schweren Verläufen auch Basistherapeutika (Immunsuppressiva oder Biologicals) eingesetzt werden. Beim Reiter-Syndrom werden nachgewiesene Erreger gezielt antibiotisch behandelt.

14.5 Kollagenosen

Definition

Kollagenosen

Erkrankungen des Bindegewebes, meist Entzündungen, den gesamten Organismus betreffend, sogenannte **Systemerkrankungen;** Ursache: nicht organspezifische Autoantikörper; Überlappungen zwischen klinischen Symptomen verschiedener Kollagenosen; Frauen wesentlich häufiger betroffen als Männer

14.5.1 Systemischer Lupus erythematodes

Definition

Lupus erythematodes

Autoimmunerkrankung; betrifft Haut und Bindegewebe zahlreicher Blutgefäße in Form einer Vaskulitis

Ursachen

Beim Lupus erythematodes findet sich häufig eine genetische Veranlagung. Die Ursache der Erkrankung ist nicht bekannt; Auslöser ist wahrscheinlich ein Virusinfekt. Aufgrund einer Störung der Immunregulation werden von den B-Lymphozyten vielfältige Autoantikörper produziert. Es bilden sich Immunkomplexe, bestehend aus DNA, Fibrin und anderem, die sich im Gewebe zahlreicher Organe ablagern.
Aber auch Medikamente können einen Lupus erythematodes hervorrufen, z. B. Antiepileptika (Phenytoin), Antipsychotika oder Procainamid. Diese Form verschwindet, wenn die auslösenden Medikamente abgesetzt werden.

Symptome

Es finden sich Krankheitssymptome an fast allen Organen:

- Allgemeinsymptome wie Fieber, Schwäche, Gewichtsverlust, seltener Lymphknotenschwellungen.
- Schmetterlingserythem mit Rötung des Nasenrückens und der Wangen (▸ Abb. 14.6), Empfindlichkeit der Haut gegenüber UV-Licht.
- Geschwüre im Mund und in der Nase.
- Diskoider Lupus erythematodes: leuchtend rote Papeln mit Schuppenbildung und vermehrter Hornbildung.
- Myositis (Muskelentzündung) mit Muskelschwäche.
- Arthritis.
- Perikarditis, Pleuritis.
- Vorzeitige Arteriosklerose mit erhöhtem Risiko für Myokardinfarkte.
- Lupusnephritis, die sich unter anderem äußern kann als nephrotisches Syndrom, rapid progressive Glomerulonephritis, chronische Niereninsuffizienz, Hämaturie/Proteinurie.
- Neurologische Symptome wie epileptische Anfälle, Kopfschmerzen, Depressionen, Hirninfarkt oder Verläufe ähnlich Multipler Sklerose.

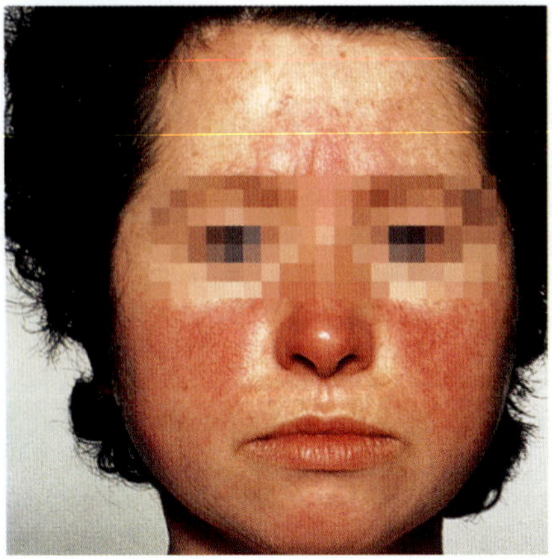

Abb. 14.6 Schmetterlingserythem bei systemischem Lupus erythematodes [E273]

Für die Prognose ist vor allem das Ausmaß der Nierenbeteiligung maßgebend.

Diagnostik

Für die Diagnose eines systemischen Lupus erythematodes sind neben den klinischen Symptomen immunologische Befunde wegweisend:

- Autoantikörper gegen Bestandteile der Zellkerne (antinukleäre Antikörper = ANA); spezifischer sind Antikörper gegen doppelsträngige DNA und gegen ein Glykoprotein der Zellkerne (Sm-Antigen), Antiphospholipid-Antikörper (APA)
- Blutbildveränderungen aufgrund von Autoantikörpern: Anämie, Leukopenie, Thrombopenie
- Zirkulierende Immunkomplexe
- BSG ↑, CRP ↑ (unspezifisch)

Therapie

Beim kutanen Lupus erythematodes werden starke Lichtschutzpräparate und lokal Kortikosteroide eingesetzt.

Eine ursächliche Behandlung des systemischen Lupus erythematodes existiert nicht. Ziel ist, die Entzündung so weit wie möglich einzudämmen und damit einer Organzerstörung entgegenzuwirken. Dabei richtet sich die Therapie nach der Schwere des Krankheitsbilds. In leichten Fällen ohne Beteiligung innerer Organe werden nichtsteroidale Antirheumatika, eventuell in Kombination mit Hydroxychloroquin (und bei entzündlichen Schüben zeitlich begrenzt auch Kortikosteroide), gegeben. Bei Beteiligung lebenswichtiger Organe bzw. im akuten Schub werden Kortikosteroide hochdosiert eingesetzt, eventuell in Kombination mit Immunsuppressiva (Azathioprin, Cyclophosphamid, Ciclosporin A). Eine optimale Therapie eines eventuell bestehenden Bluthochdrucks ist für den Erhalt der Nierenfunktion wichtig. Kardiovaskuläre Risikofaktoren (Rauchen, Hyperlipidämie) sollten beseitigt werden. Immer sollten sich Patienten vor UV-Licht schützen.

14.5.2 Progressive systemische Sklerose

Definition

Progressive systemische Sklerose *(systemische Sklerodermie, PSS)*

Seltene Erkrankung des Bindegewebes, gekennzeichnet durch Fibrosen, nachfolgende Verhärtung und Schrumpfungsprozesse von Haut und inneren Organen; Haut- und Organinfarkte durch Fibrosierung kleiner Blutgefäße; Frauen viermal häufiger betroffen als Männer

Auf die Haut beschränkte Verlaufsform ohne Organbeteiligung: **zirkumskripte Sklerodermie**

Ursachen

Patienten mit einer progressiven systemischen Sklerose besitzen eine genetische Veranlagung für diese Erkrankung; die genauen Ursachen sind jedoch nicht bekannt. Die Symptome beruhen einerseits auf der übermäßigen Produktion von Kollagen durch die Bindegewebszellen (Fibroblasten), andererseits auf Gefäßverschlüssen mit Durchblutungsstörungen und Organinfarkten.

Symptome

Der Verlauf ist sehr variabel. Die Erkrankung beginnt mit Hautsymptomen, bevor die inneren Organe befallen werden:

- 90 % der Patienten entwickeln ein sekundäres **Raynaud-Syndrom** (sprich: „räno") [13], das heißt anfallsartige Durchblutungsstörungen der Finger. Diese blassen durch Gefäßspasmen zuerst ab, verfärben sich dann bläulich und später rot. Im Krankheitsverlauf wird die Haut zunehmend straff und gespannt. An den Fingerspitzen können Nekrosen (sogenannte Rattenbissnekrosen) und Ulzera auftreten. Das Raynaud-Syndrom kann bei Gesunden auch durch Kälte ausgelöst werden. Dann ist es harmlos und es treten keine bleibenden Hautveränderungen auf.
- Verkleinerung der Mundöffnung (Mikrostomie) mit Auftreten von Falten um den Mund

(Tabaksbeutelmund), einer Verkürzung des Zungenbändchens und Ausdrucksarmut des Gesichts.
- Arthritis, Arthralgien (fortschreitende Hautschrumpfungen führen zu eingeschränkter Gelenkbeweglichkeit).
- Durch Wandstarre des Ösophagus kommt es zu Schluckstörungen und Refluxösophagitis.
- Lungenfibrose mit restriktiver Atemstörung und Rechtsherzbelastung, unter Umständen bis hin zum Cor pulmonale.
- Myokarditis, Herzrhythmusstörungen.
- Die Nierenbeteiligung beruht auf Durchblutungsstörungen und äußert sich in Niereninfarkten und renaler Hypertonie.

Diagnostik

Die Diagnose wird anhand der klinischen Symptome, insbesondere der Hautveränderungen, gestellt. Im Blut können Autoantikörper gegen Zellkernbestandteile (ANA, Scl70-Antikörper, anticentromere Antikörper = ACA) nachweisbar sein. Die Kapillaren des Nagelfalzes lassen sich mit einem Lichtmikroskop beurteilen (Kapillarmikroskopie). Sie zeigen typische Veränderungen, die vom Verlauf der Erkrankung abhängen. Um die Beteiligung innerer Organe zu beurteilen, werden entsprechende Untersuchungen durchgeführt.

Therapie

Eine ursächliche Behandlung existiert nicht. Wichtig ist die physikalische Therapie (Öl- und Paraffinbäder, Dehnübungen), um Gelenkkontrakturen vorzubeugen. Ein Raynaud-Syndrom wird mit nitrathaltigen Salben und Kalziumantagonisten oder Prostaglandinanaloga (Iloprost, Alprostadil) behandelt. Nikotinkarenz wird empfohlen. Bei Gelenkschmerzen kommen NSAR zum Einsatz. Ein erhöhter Blutdruck kann mit ACE-Hemmern gesenkt werden, die gleichzeitig nephroprotektiv wirken. Bei schweren Verläufen kommen Immunsuppressiva zum Einsatz.

14.5.3 Polymyositis und Dermatomyositis

Definition

Polymyositis

Entzündliche Systemerkrankung der Skelettmuskulatur; bei zusätzlich betroffener Haut: Dermatomyositis; beide Krankheiten selten

Es treten Formen auf, deren Ursachen nicht bekannt sind, sogenannte idiopathische Poly- bzw. Dermatomyositiden. Beide Erkrankungen können jedoch auch im Zusammenhang mit einem malignen Tumor oder einer anderen Kollagenose auftreten.

Symptome

- Muskelschwäche und -schmerzen vor allem im Schulter- und Beckengürtel; den Patienten fällt es schwer aufzustehen oder die Arme über den Kopf zu heben, z. B. beim Kämmen.
- Beteiligung innerer Organe: beispielsweise Befall des Ösophagus mit Schluckstörungen, Myokarditis mit Herzrhythmusstörungen, Lungenfibrose.
- Bei der Dermatomyositis treten zusätzlich Hautveränderungen auf: Schwellungen und lilafarbene Verfärbungen um die Augen, blassrosa Papeln an den Fingerstreckseiten, Rötung und Rhagaden an Handflächen und Fingerkuppen.

Diagnostik

Die Diagnose wird anhand der klinischen Symptome gestellt. Im Blut sind die Muskelenzyme CK, LDH sowie unspezifische Entzündungsparameter (BSG, CRP, Leukozyten) erhöht. Häufig lassen sich Autoantikörper (z. B. ANA) nachweisen. Das Elektromyogramm (EMG, Ableitung der elektrischen Potenziale des Muskels) und eine Muskelbiopsie zeigen pathologische Veränderungen des Muskels. Da die Poly- und die Dermatomyositis auch im Zusammenhang mit malignen Tumoren auftreten, muss das Vorliegen eines solchen immer definitiv abgeklärt werden.

Therapie

Es werden hochdosiert Kortikosteroide eingesetzt. Schlägt diese Therapie nicht an, werden zusätzlich Immunsuppressiva (z. B. Azathioprin, Cyclophosphamid, Ciclosporin A) verordnet. Zeigen diese Maßnahmen keinen Erfolg, so kann eine hochdosierte i. v.-Gabe von Immunglobulinen zumindest zeitweise für Besserung sorgen. Liegt ein Tumor vor, bessert sich die Symptomatik häufig nach erfolgreicher Therapie des Tumors.

14.5.4 Sharp-Syndrom

Das Sharp-Syndrom wird synonym auch als mixed connective tissue disease (MCTD = gemischte Kollagenose) bezeichnet. Es zeigt sowohl Symptome des systemischen Lupus erythematodes, der progressiven systemischen Sklerose, der Polymyositis als auch der rheumatoiden Arthritis, lässt sich jedoch keinem dieser Krankheitsbilder exakt zuordnen. Da eine Beteiligung von Nieren, Herz und ZNS sehr selten ist, hat das Sharp-Syndrom meist einen gutartigen Verlauf. Es wird mit NSAR, Kortikosteroiden und Immunsuppressiva therapiert.

14.5.5 Sjögren-Syndrom

Hierbei handelt es sich um eine chronische Entzündung der Tränen- und Speicheldrüsen, die meist bei Frauen zwischen dem 20. und 30. Lebensjahr sowie nach dem Klimakterium auftritt.
Folgende Symptome kennzeichnen das Sjögren-Syndrom:

- Trockene Augen aufgrund zu geringer Produktion von Tränenflüssigkeit (Keratokonjunktivitis sicca); dadurch Gefahr von Hornhautulzerationen
- Trockener Mund aufgrund mangelnder Speichelproduktion (Xerostomie), Karies, Parotisschwellung
- Raynaud-Syndrom (40 % [5])
- Arthritis
- Lymphadenopathie
- Neigung zu Allergien und glutensensitiver Sprue (Zöliakie)

Das Sjögren-Syndrom kann allein (primär) auftreten oder im Zusammenhang mit einer rheumatoiden Arthritis, einer Kollagenose, einer Hepatitis B oder C oder einer primär biliären Leberzirrhose (sekundär). Im Blut sind bei 50 % der Patienten der Rheumafaktor sowie verschiedene Autoantikörper nachweisbar [5].
Die Therapie ist symptomatisch, solange sich die Erkrankung auf die Drüsen beschränkt: Den Patienten werden künstlicher Speichel und Augentropfen verordnet. Es muss auf ausreichende Flüssigkeitszufuhr und Schutz der Augen vor Austrocknung durch Zugluft oder Wind geachtet werden. Bei einem sekundären Sjögren-Syndrom wird die Grunderkrankung behandelt.

Wiederholungsfragen

1. Definieren Sie den Begriff rheumatoide Arthritis (chronische Polyarthritis).
2. Wie wird eine rheumatoide Arthritis behandelt?
3. Was sind seronegative Spondylarthritiden?
4. Was ist ein Morbus Bechterew und welches sind seine Symptome?
5. Was sind Kollagenosen? Nennen Sie Beispiele.
6. Welche Beschwerden hat ein Patient mit Lupus erythematodes?
7. Wie wird eine progressive systemische Sklerose behandelt?
8. Was ist ein Sharp-Syndrom?

Infektionskrankheiten

15

Überblick

In diesem Kapitel werden die wichtigsten Infektionskrankheiten beschrieben. Zu Beginn wird das Abwehrsystem des menschlichen Organismus erläutert (▸ Kap. 15.1). Danach werden die pflegerelevantesten Virusinfektionen vorgestellt (▸ Kap. 15.2) und unter anderem Antworten auf folgende Fragen gegeben:

- Welche Komplikationen können bei einer Herpes-simplex-Infektion auftreten? (▸ Kap. 15.2.1)
- In welche Kategorien lässt sich eine HIV-Infektion unterteilen? (▸ Kap. 15.2.10)

Anschließend werden die wichtigsten bakteriellen Infektionen beschrieben (▸ Kap. 15.3):

- Welche Infektionen werden durch Staphylokokken und Streptokokken verursacht? (▸ Kap. 15.3.1)
- Durch einen Zeckenstich können Borreliosen oder FSME übertragen werden. Worin unterscheiden sich diese Krankheitsbilder? (▸ Kap. 15.3.2)
- Wie kann einer Salmonellen-Gastroenteritis vorgebeugt werden? (▸ Kap. 15.3.5)

Es folgt eine Darstellung von Krankheiten, die durch Pilze (▸ Kap. 15.4), Würmer (▸ Kap. 15.5), Protozoen (▸ Kap. 15.6) und Epizoen (▸ Kap. 15.7) verursacht werden. Abschließend werden allgemein die Entstehung, der Verlauf und die Therapie einer lebensbedrohlichen Sepsis erläutert. (▸ Kap. 15.8)

Weitere Infektionen werden in den jeweiligen Organkapiteln besprochen: COVID-19 (▸ Kap. 5.2.1), Hepatitis (▸ Kap. 6.5.1), Konjunktivitis (▸ Kap. 12.4.1), Zystitis (▸ Kap. 8.2.6) usw.

15.1 Das Abwehrsystem des menschlichen Organismus

In der Umgebung kommen eine Vielzahl von Mikroorganismen vor, die im menschlichen Organismus eine Krankheit auslösen können, z. B. Bakterien, Viren, Pilze. Dieser reagiert auf das Eindringen eines Krankheitserregers mit verschiedenen Abwehrmechanismen, um den Erreger zu zerstören. Beim Versuch in den Körper einzudringen, stoßen Krankheitserreger auf unterschiedliche Schutzbarrieren (▸ Abb. 15.1). Sind diese Hindernisse überwunden, werden Leukozyten in Blut und Gewebe (zellulär) sowie in Flüssigkeit gelöste körpereigene Substanzen (humoral) aktiv (▸ Kap. 4.1.2).
Zum Ablauf einer Entzündung ▸ Kap. 1.3.2.

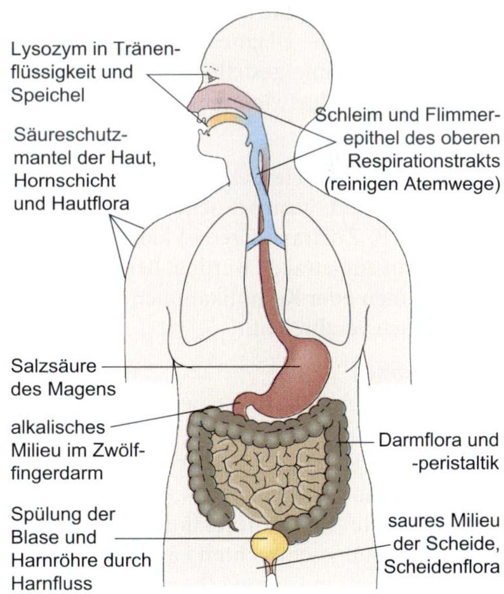

Abb. 15.1 Schutzbarrieren des menschlichen Organismus gegen Krankheitserreger [L190]

15.2 Virale Infektionen

Viren benötigen aufgrund ihrer Zellstruktur und des fehlenden Stoffwechsels einen Wirt, um sich zu vermehren. Nach ihren Eigenschaften und ihrer Bauweise werden Viren in Familien eingeteilt. Eine für den Menschen bedeutende Viren-Familie ist die Herpes-Familie, zu der unter anderem das Herpes-simplex-Virus, das Varizella-zoster-Virus, das Epstein-Barr-Virus und das Zytomegalie-Virus gehören.

15.2.1 Herpes-simplex-Infektionen

Beim **Herpes-simplex-Virus** werden die Typen **HSV-1** und **HSV-2** unterschieden. Die Primärinfektion verläuft bei beiden Typen für den Patienten meist unbemerkt und wird entweder oral (HSV-1) oder sexuell bzw. perinatal (HSV-2) übertragen. Beide Viren persistieren lebenslang in den regionalen Nervenganglien ohne Beschwerden hervorzurufen. Im Erwachsenenalter sind ≥ 95 % der Bevölkerung mit HSV-1 und 10–30 % mit HSV-2 infiziert [5]. Persistierende Herpes-Viren können erneut aktiviert werden, z. B. durch Infektionen, Sonnenbestrahlung, Immunschwäche oder hormonelle Veränderungen wie in der Schwangerschaft oder Menstruation. Das HSV-1 ruft dann das Krankheitsbild **Herpes labialis** hervor, das HSV-2 **Herpes genitalis.** Etwa ⅓ der Bevölkerung leidet unter rezidivierendem Herpes labialis [5].

Symptome und Diagnostik

Herpes-simplex-Viren rufen Hauterkrankungen mit gruppierten Bläschen hervor, die hochinfektiös sind: **Herpes labialis** beginnt mit Juckreiz in der Umgebung des Mundes (perioral); anschließend treten die typischen Bläschen auf. Diese verschorfen und heilen nach 5–10 Tagen ohne Narben ab. Beim **Herpes genitalis** bilden sich Bläschen in der Genital- und Analregion. Manche Patienten haben leichtes Fieber. Die Diagnose wird anhand der klinischen Symptome gestellt; das Virus kann im Bläscheninhalt nachgewiesen werden.

Therapie

Bei unkomplizierter Herpes-Infektion erfolgt eine antiseptische und austrocknende Lokaltherapie. Aciclovir (z. B. Zovirax® Creme) kann auf die betroffene Haut aufgetragen werden. Bei generalisierten Infektionen oder Komplikationen wird Aciclovir systemisch verabreicht.

Komplikationen

- Herpes-Enzephalitis mit einer Letalität von > 80 %.
- Herpetische Keratokonjunktivitis (Entzündung von Horn- und Bindehaut des Auges).
- Generalisierte Herpes-Infektion und Pneumonie bei immungeschwächten Patienten.
- Bei Patienten mit atopischem Ekzem (Neurodermitis) kann eine schwere, großflächige Superinfektion des Ekzems auftreten (Ekzema herpeticatum) .
- Herpes-Sepsis bei Neugeborenen durch direkten Kontakt des Kindes mit einem Herpes genitalis der Mutter während der Geburt.

15.2.2 Varizella-zoster-Infektionen

> **Definition**
>
> **Varizella-zoster-Virus**
>
> Sowohl die Varizellen (Windpocken) als auch den Herpes zoster (Gürtelrose) hervorrufendes Virus

Varizellen

Varizellen treten meist bei Kindern unter 10 Jahren auf. Sie sind hochinfektiös und werden durch Tröpfchen von Kind zu Kind übertragen. Die Infektiosität (Gefahr der Ansteckung) besteht einen Tag vor Auftreten der Bläschen bis zum Abfall der Krusten der Bläschen. Die Inkubationszeit beträgt 1–4 Wochen.

Symptome

Die Kinder haben anfangs meist leichtes bis mäßiges Fieber. Schubweise zeigt sich ein Exanthem an Haut, behaartem Kopf und angrenzenden Schleimhäuten, meist unter Aussparung von Handtellern und Fußsohlen. Das typische Bild zeigt Effloreszenzen (Hauterscheinungen) in verschiedenen Stadien und wird daher „Sternenhimmel" genannt: Zuerst bilden sich Roseolen (linsengroße, rötliche Flecken), die über Papeln in Bläschen übergehen und als letztes Stadium Krusten zeigen: Roseolen → Papeln → Bläschen → Krusten.

Die Patienten leiden unter Juckreiz, sind in ihrem Allgemeinbefinden jedoch wenig beeinträchtigt. Narben entstehen nur bei bakterieller Superinfektion von Bläschen oder bei ständigem Aufkratzen. Schwere Verläufe treten meist bei Risikopatienten (z. B. Schwangere, immungeschwächte Patienten, Patienten mit atopischem Ekzem) auf. Selten kommt es zu einer Kleinhirnentzündung, einer Pneumonie oder Mittelohrentzündung. Bei Erwachsenen ist der Verlauf meist schwerer als bei Kindern. Bei erkrankten Neugeborenen kommt es zu schweren Verläufen mit einer Letalität von 30 % [5]. Bei der Infektion einer Schwangeren vor der 20. Schwangerschaftswoche kann eine Embryopathie auftreten.

Therapie

Die Abheilung der Bläschen wird gefördert durch lokale Pinselung mit Gerbstoffen, z. B. Tannosynt® Lotio. Gegen den Juckreiz können Antihistaminika gegeben werden. Um das Auftreten von Narben durch häufiges Kratzen zu vermeiden, sollte bei

Kindern auf kurze Fingernägel geachtet werden. Bei Komplikationen wird systemisch mit Aciclovir behandelt.

Bei immunsupprimierten Personen können schwere Verläufe mit Beteiligung der inneren Organe auftreten. Hier ist eine passive Impfung angezeigt. Weiterhin sollten Neugeborene erkrankter Mütter und Schwangere nach Exposition passiv geimpft werden.

Eine aktive Impfung mit einem abgeschwächten Lebendimpfstoff gehört zur Standardimpfung für alle Kinder im Alter von 12 bis 15 Monaten. Daneben sollten alle seronegativen gefährdeten Personen geimpft werden, z. B. Frauen im gebärfähigen Alter, Patienten mit malignen Tumoren, atopischem Ekzem oder vor Organtransplantation.

Herpes zoster

Die Varizella-zoster-Viren verbleiben nach einer Varizellen-Erkrankung in den Spinalganglien nahe am Rückenmark. Werden sie erneut aktiviert, tritt ein Herpes zoster auf: Die Viren wandern entlang der Spinalnerven zu dem dazugehörigen, sensibel innervierten Hautbezirk (Dermatom). Meist sind die Thorakalnerven betroffen, deren Dermatome von der Wirbelsäule gürtelförmig bis zur Mittellinie des Brustkorbs reichen (**Gürtelrose**, ▸ Abb. 15.2). Ist der N. trigeminus (sensibler Gesichtsnerv) betroffen, wird von **Gesichtsrose** gesprochen.

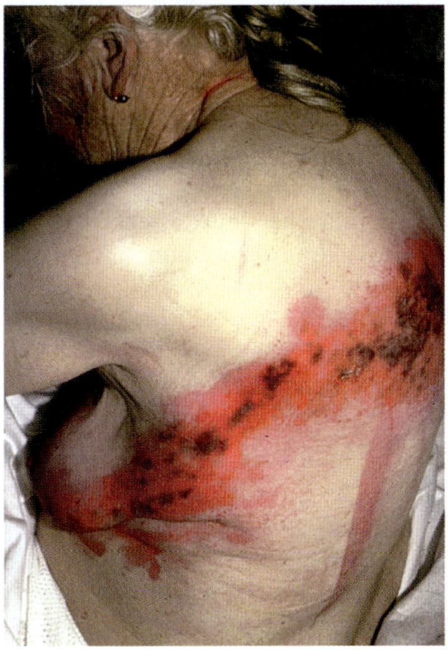

Abb. 15.2 Ausgeprägte Gürtelrose am linken Brustkorb [T195]

Symptome und Diagnostik

Der Herpes zoster tritt meist bei älteren oder immunsupprimierten Patienten auf. Sonne und Stress wirken begünstigend. Er beginnt mit allgemeinem Krankheitsgefühl, manchmal auch mit Fieber. Im Bereich des betroffenen Dermatoms treten stärkste, brennende, wochenlang anhaltende Schmerzen auf; wenig später sind auf geröteter Haut Bläschen zu sehen. Betroffen sind meist 1–3 Dermatome auf einer Seite (unilateral), selten auf beiden Seiten (bilateral). Die Diagnose eines Herpes zosters wird klinisch gestellt.

Therapie

Lokal wird mit austrocknenden Lotionen (Lotio alba) gepinselt. Systemisch werden Aciclovir oder andere antivirale Substanzen gegeben. Bei schweren Verläufen können auch Hyperimmunglobulin oder Interferon-β gegeben werden. Postzosterische Neuralgien werden mit Analgetika und gegebenenfalls mit Carbamazepin therapiert.

Komplikationen

- Postzosterische Neuralgien: Noch Wochen nach Abheilen der Bläschen können in dem betroffenen Hautareal starke Schmerzen bestehen.
- Zoster ophthalmicus: Ein Befall des Augenastes (Ramus ophthalmicus) des N. trigeminus birgt die Gefahr von Hornhautulzerationen und nachfolgender Hornhauttrübung.
- Zoster oticus: Bei Befall des Ohrs besteht die Gefahr eines Übergreifens auf den motorischen Gesichtsnerv (N. facialis) mit Gesichtsmuskellähmungen (Fazialisparese) oder auf den Hörnerv (N. statoacusticus/N. vestibulocochlearis) mit Hörverlust.
- Zoster generalisatus: Ein generalisierter Zoster, der auch die inneren Organe betrifft, kommt insbesondere bei immungeschwächten Patienten vor.

Praxistipp

Ab dem Alter von 60 Jahren sollten alle Personen gegen Herpes zoster mit einem Totimpfstoff (Shingrix©) geimpft werden. Für Personen mit besonderer Gefährdung (Immunsuppression, chronische Erkrankung) wird die Impfung ab dem 50. Lebensjahr empfohlen.

15.2.3 Infektiöse Mononukleose

Definition

Infektiöse Mononukleose *(Pfeiffer-Drüsenfieber, Kusskrankheit)*

Durch das **Epstein-Barr-Virus** (EBV) hervor gerufene Erkrankung; Übertragung des Virus durch Speichel; in erster Linie junge Erwachsene betroffen; Inkubationszeit: 10–14 Tage

Symptome und Diagnostik

- Allgemeinsymptome wie Müdigkeit, Appetitlosigkeit, Schlaflosigkeit
- Pharyngitis (Rachenentzündung, ► Kap. 12.6.5), Angina tonsillaris (Mandelentzündung, ► Kap. 12.6.7) mit starken Halsschmerzen
- Fieber, bis zu 3 Wochen und länger anhaltend
- Lymphknotenschwellungen
- Hepatosplenomegalie (Leber- und Milzvergrößerung)
- Exanthem (selten)

Die Diagnose wird über das klinische Bild und die Laborwerte gestellt. Im Blut findet sich eine Leukozytose mit atypischen Lymphozyten, den sogenannten Virozyten oder Pfeiffer-Zellen. Weiterhin können entsprechende Antikörper nachgewiesen werden.

Therapie

Die Therapie ist symptomatisch. Die Patienten sollen Bettruhe einhalten und erhalten schmerz- und fiebersenkende Medikamente.

Komplikationen

- Meningoenzephalitis (Entzündung von Hirnhäuten und Gehirn)
- Blutbildveränderungen: Granulozytopenie, Thrombozytopenie
- Bei ausgeprägter Splenomegalie besteht Gefahr der Milzruptur
- Myokarditis
- Übergang in eine chronische Verlaufsform mit persistierender Schwäche, Gewichtsverlust, leichtem Fieber, Milz-, Leber- und Lymphknotenschwellungen
- AIDS-Patienten und andere immungeschwächte Personen erkranken im Zusammenhang mit dem EBV häufiger an B-Zell-Lymphomen
- Mit EBV sind verschiedene Malignome assoziiert: Nasopharynxkarzinom, Burkitt-Lymphom

15.2.4 Zytomegalie

Definition

Zytomegalie *(CMV)*

Infektion durch das Zytomegalie-Virus via Schmierinfektion, Bluttransfusion, sexuellen Kontakt oder diaplazentar (über die Plazenta); Virus nach Erstinfektion im Körper persistierend, Reaktivierung bei Abwehrschwäche; häufige Infektion mit sehr unterschiedlichem Krankheitsverlauf; Inkubationszeit nicht sicher, wahrscheinlich 4–6 Wochen

Symptome und Diagnostik

Bei gesunden Personen verläuft eine CMV-Infektion in ≥ 90 % der Fälle unbemerkt [5]. Eventuell kommt es zu einer leichten Lymphknotenschwellung und/oder einer Hepatitis mit Grippe- bzw. mononukleoseähnlichen Beschwerden. Bei immungeschwächten Patienten kann die Zytomegalie sehr viel schwerer verlaufen: ZNS-Befall, Retinitis (Netzhautentzündung), interstitielle Pneumonie oder Ulzerationen des Magen-Darm-Trakts.

Die **konnatale Zytomegalie** (vorgeburtlich erworben) führt oft zu bleibenden Schäden wie neurologischen Störungen oder Hörverlust.

Die Diagnose wird anhand der Symptome gestellt. Im Blut des Patienten können Antikörper gegen CMV nachgewiesen werden; in Blut, Urin und bronchoalveolärer Lavage Antigene des CMV.

Therapie

Es werden Patienten mit schweren Verläufen therapiert. Sie werden systemisch mit Ganciclovir (Cymeven®) und CMV-Immunglobulin behandelt. Infizierte Schwangere und Schwangere, die in Kontakt mit einer infektiösen Person standen, erhalten CMV-Immunglobulin.

15.2.5 Warzen

Warzen durch humane Papillomaviren

Definition

Warzen

Gutartige Gewebsneubildungen der Oberhaut, ausgelöst durch Infektionen mit dem humanen Papillomavirus (HPV); Voraussetzungen der Infektion: verminderte Immunabwehr, Verletzungen der Haut, Anwesenheit des Virus

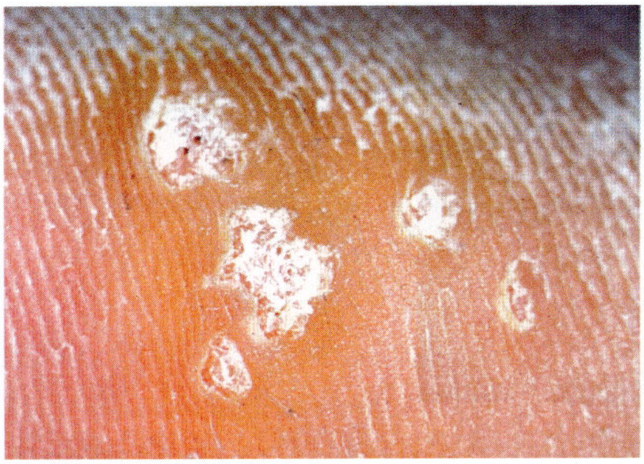

Abb. 15.3 Plantarwarzen an der Fußsohle [M123]

Merke

Da die Immunabwehr der Haut unter anderem durch eine erniedrigte Körpertemperatur herabgesetzt wird, treten Warzen sehr häufig an Händen und Füßen auf.

Symptome und Einteilung

- **Plantarwarzen** (Verrucae plantares, Dornwarzen, ► Abb. 15.3): Bedingt durch ihren Sitz an den Druckstellen des Fußes sind diese Warzen entweder sehr flach oder wachsen nach innen. Von der eigentlichen Warze ist dann nur ein bräunlicher Punkt sichtbar. Durch den Druck auf die tief in das Gewebe reichenden Hornmassen können diese Warzen äußerst schmerzhaft sein.
- **Spitze Kondylome** (Condylomata acuminata, Feigwarzen, ► Kap. 9.9.4).
- **Gewöhnliche Warzen** (Verrucae vulgares): Es handelt sich um Papeln mit hyperkeratotischer, höckeriger Oberfläche.

Therapie

Viruswarzen heilen nach einigen Monaten bis Jahren auch ohne Therapie ab (Spontanheilung). Um der Ausbreitung vorzubeugen, sollten einzelne Warzen entfernt werden: Salicylsäurehaltige Lösungen weichen die Warze auf, die dann mit einem Hornhauthobel oder einer Kürettage abgetragen wird. Alternativ kann eine Kryotherapie durchgeführt werden.

Dellwarzen

Definition

Dellwarzen *(Mollusca contagiosa)*

Durch Viren aus der Gruppe der Pockenviren hervorgerufene Warzen; durch Schmierinfektion übertragen; hauptsächlich bei Kindern (besonders bei Atopikern) und immungeschwächten Personen; häufig im Gesicht, am Hals, in den Achselhöhlen, im Genitalbereich

Symptome und Therapie

Es finden sich rundliche, kleine Papeln mit glänzender Oberfläche. In deren Mitte befinden sich eine Delle und eine Öffnung, durch die sich eine weißliche, breiige Masse nach außen entleeren lässt. In den meisten Fällen heilen die Papeln nach einigen Monaten spontan ab. Bei jahrelangem Verlauf werden sie mit gebogener Pinzette oder Kürettage ausgedrückt. Danach wird eine desinfizierende Lösung aufgetragen.

15.2.6 Masern

Definition

Masern

Durch Masernvirus (Familie der Paramyxoviren) hervorgerufene Erkrankung; Virenübertragung durch Tröpfcheninfektion; hochkontagiös; Kinderkrankheit, aber auch bei Erwachsenen auftretend; Ansteckungsgefahr: 3–5 Tage vor und bis zu 4 Tage nach Auftreten des Exanthems; Inkubationszeit: 9–12 Tage

Merke

Kinderkrankheiten

Masern gehören zu den Kinderkrankheiten. Kinderkrankheiten sind so ansteckend, dass sie vorwiegend bei – ungeimpften – Kindern auftreten. In der Regel hinterlassen sie eine dauerhafte Immunität. Zu den Kinderkrankheiten zählen unter anderem Mumps, Röteln, Varizellen, Poliomyelitis, Scharlach und Keuchhusten.

Symptome

- Stark beeinträchtigter Allgemeinzustand.
- Konjunktivitis, Lichtscheu.
- Fieber.
- Rhinitis, Bronchitis, bellender Husten.
- Geschwollene Halslymphknoten.

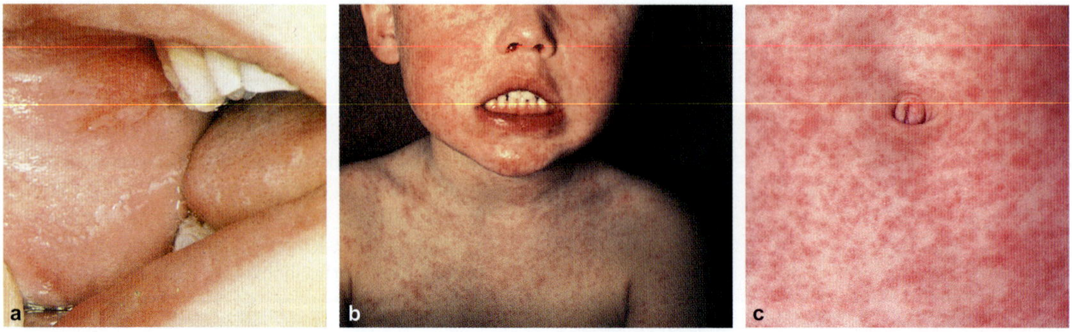

Abb. 15.4 Typische Symptome bei Masern [O530]

a) Koplik-Flecken: Enanthem mit kalkspritzartigen Belägen gegenüber den Molaren

b) Schwerkranker Junge mit Rhinitis und Exanthem aus makulopapulösen, lividen, teilweise konfluierenden Effloreszenzen

c) Masernexanthem: hochrote, konfluierende, makulopapulöse Effloreszenzen

- Himbeerzunge.
- Makulopapulöses Exanthem (▸ Abb. 15.4): großfleckig, zusammenfließend, hinter den Ohren beginnend, breitet sich von dort über den ganzen Körper aus, auch im Bereich der Schleimhäute (Enanthem). Typisch sind kalkspritzerartige Flecken an der Wangenschleimhaut (Koplik-Flecken).

Diagnostik

Das klinische Bild ist charakteristisch. Im Blut lassen sich Antikörper (Titeranstieg) gegen das Masernvirus nachweisen, außerdem findet sich eine Leukopenie.

Therapie und Prophylaxe

Die Kinder werden aufgrund der Ansteckungsgefahr isoliert, solange das Exanthem besteht. Therapiert wird symptomatisch und bei bakteriellen Superinfektionen mit Antibiotika. Die STIKO empfiehlt eine kombinierte Masern-Mumps-Röteln-Impfung (MMR) mit 11 und 15 Monaten.

Kritischer Blick

Pro und Kontra: Masernschutzgesetz

Pro

Seit dem 1.3.2020 gilt das Masernschutzgesetz. Danach müssen alle nach 1970 geborenen Personen, die in Gemeinschaftseinrichtungen oder medizinischen Einrichtungen arbeiten, einen Schutz gegen Masern aufweisen. Dies gilt ebenso für alle Kinder ab dem ersten Lebensjahr, die in einer Gemeinschaftseinrichtung wie Kita oder Schule betreut werden.

Kontra

Impfreaktionen können Rötung und Schwellung an der Injektionsstelle, Fieber, Kopfschmerzen, Hautausschlag und Mattigkeit sein. Die häufig geäußerten Bedenken, die Masern-Schutzimpfung könne entzündliche Darmerkrankungen oder Autismus auslösen, wurden jedoch durch zahlreiche Studien widerlegt.

Fazit

Der Nutzen der Masern-Schutzimpfung zur Vermeidung von Komplikationen durch die Erkrankung (unten) überwiegt die teilweise auftretenden Impfreaktionen und -komplikationen um ein Vielfaches.

Komplikationen

Komplikationen treten bei etwa 15 % der Erkrankten auf:

- Otitis media (Mittelohrentzündung)
- Pneumonie
- Laryngotracheitis mit Krupp-Anfällen
- Meningitis, Enzephalitis
- Noch Jahre nach der Infektion kann es zur subakuten sklerosierenden Panenzephalitis (SSPE) kommen, einer neurodegenerativen Erkrankung des Gehirns, die langsam progredient verläuft und immer letal endet.

15.2.7 Mumps

Definition

Mumps (*Parotitis epidemica, „Ziegenpeter"*)

Durch das Paramyxovirus parotitidis hervorgerufene Erkrankung; Vermehrung des Virus im Respirationstrakt, Übertritt ins Blut und Befall der Glandula parotis (Ohrspeicheldrüse), eventuell auch anderer Speicheldrüsen; gehäuftes Auftreten zwischen dem 4. und 15. Lebensjahr; Inkubationszeit 2–4 Wochen

Symptome

Bei 30 % der Infizierten verläuft die Infektion asymptomatisch. Ansonsten beginnt Mumps mit leichtem Fieber, Mattigkeit und manchmal Kopf-, Hals- und Ohrenschmerzen. Im weiteren Verlauf schwillt die Parotis schmerzhaft an, meist erst einseitig, dann beidseitig mit abstehenden Ohrläppchen und Schmerzen beim Kauen.

Diagnostik

Die Diagnose wird anhand des klinischen Bilds gestellt. Im Blut können Antikörper (Titeranstieg) gegen das auslösende Virus nachgewiesen werden.

Therapie und Prophylaxe

Die Therapie orientiert sich an den Symptomen: Ölige Umschläge auf der Parotis lindern die Schwellung, breiige Kost bessert die Schmerzen beim Kauen. Gemeinsam mit der Impfung gegen Masern und Röteln wird die Impfung gegen Mumps mit einem abgeschwächten Lebendimpfstoff im 11. und 15. Lebensmonat von der STIKO empfohlen.

Komplikationen

Gefürchtet sind die schmerzhafte Orchitis (Hodenentzündung) mit Gefahr der Sterilität, eine Pankreatitis, Schwerhörigkeit sowie Meningitis.

15.2.8 Röteln

Definition

Röteln

Durch das Rubella-Virus über Tröpfchen oder diaplazentar übertragene Erkrankung; meist Schulkinder betroffen; Krankheitsverlauf in der Regel mild; Inkubationszeit 2–3 Wochen

Symptome

Bei Kindern verlaufen Röteln in 50 % der Fälle symptomlos [8]. Ansonsten kommt es zu einem klein- bis mittelfleckigen Exanthem, das zusammenfließt und hauptsächlich an den Streckseiten der Extremitäten, am Rücken und im Gesicht auftritt. Die Lymphknoten am Hinterkopf und Hals sind schmerzhaft geschwollen, eventuell ist die Milz vergrößert.

Praxistipp

Infiziert sich eine Schwangere im ersten Trimenon mit dem Rubella-Virus, können beim Embryo schwere Organschäden auftreten (Rötelnembryopathie):

- Auge (70 %): am häufigsten Linsentrübung (Katarakt, grauer Star), Retinopathie, häufig einhergehend mit Erblindung
- Ohr (60 %): Taubheit durch Innenohrschädigung
- Herz (50 %): Defekte der Herzwände, offener Ductus Botalli
- Gehirn (45 %): Schäden mit geistiger Behinderung
- Wachstumsstörungen, vermindertes Geburtsgewicht (75 % [5])

Diagnostik

Die Diagnose wird anhand des klinischen Bilds gestellt. Im Blut können Antikörper (Titeranstieg) gegen das Rubella-Virus nachgewiesen werden. Die Leukozyten sind erniedrigt, Lymphozyten und Plasmazellen erhöht. Bei Verdacht auf eine embryonale Infektion kann im Fruchtwasser oder in den Chorionzotten Virus-Nukleinsäure nachgewiesen werden.

Therapie

Besitzt eine Schwangere keinen immunologischen Schutz gegen Röteln (weder aktive Impfung noch durchgemachte Erkrankung), so muss sie bei Rötelnkontakt mit Hyperimmunglobulin passiv geimpft werden.

Komplikationen

- Röteln-Enzephalitis (selten)
- Röteln-Arthritis mit günstiger Prognose

Prophylaxe

Die Impfung gegen Röteln wird von der STIKO als Kombinationsimpfung gegen Masern und Mumps im Alter von 11 Monaten und ein zweites Mal im Alter von 15 Monaten empfohlen. Die Impfung dient auch dem Schutz schwangerer Frauen ohne ausreichende Immunität. Die Impfung kann nicht während einer Schwangerschaft nachgeholt werden.

15.2.9 Tollwut

Definition

Tollwut *(Rabies)*

Infektion des ZNS durch Tollwut-Virus; Inkubationszeit 10 Tage bis 10 Monate (meist 1–3 Monate)

Ursachen

Das Tollwut-Virus wird mit dem Speichel infizierter Tiere (z. B. Hund, Fuchs, Fledermaus) übertragen. Der Mensch infiziert sich durch den Biss eines erkrankten Tiers. Die Viren wandern entlang der Nerven zum Gehirn und rufen dort eine akute Entzündung hervor.

Symptome

Tollwut beginnt mit unspezifischen Allgemeinsymptomen wie leichtem Fieber, Kopfschmerzen, Abgeschlagenheit und Übelkeit. Der Patient ist abnorm reizbar, extrem licht- und geräuschempfindlich, Krampfanfälle können auftreten. Er leidet unter Speichelfluss und schmerzhaften Schluckkrämpfen beim Versuch zu trinken. Es kommt zu schmerzhaften, unwillkürlichen Kontraktionen des Zwerchfells und der Atemhilfsmuskulatur. Später treten Lähmungen, Kreislauf- und Atemversagen sowie Bewusstseinsverlust auf.

Diagnostik

Die Diagnose wird durch einen Erregernachweis mittels PCR von Liquor, Speichel oder Gewebe gestellt. In Serum und Liquor können Antikörper nachgewiesen werden.

Das verdächtige Tier sollte beobachtet werden. Stirbt es nicht innerhalb von 10 Tagen, ist das Vorliegen von Tollwut unwahrscheinlich. Beim Tod des Tiers wird sein Gehirn histologisch auf Tollwut untersucht.

Therapie

Bei Verdacht auf eine Infektion mit dem Tollwut-Virus (Biss durch ein verdächtiges Tier) wird der Patient mehrfach aktiv und zusätzlich am ersten Tag passiv mit Hyperimmunglobulin geimpft (postexpositionelle Prophylaxe). Die Erkrankung selbst kann lediglich symptomatisch therapiert werden mit Sedierung, parenteraler Ernährung und gegebenenfalls künstlicher Beatmung.

Vorsicht

Postexpositionelle Impfprophylaxe

Der postexpositionellen Impfprophylaxe kommt größte Bedeutung zu, da eine manifeste Tollwut in der Regel tödlich endet.

Gefährdete, beruflich exponierte Personen können aktiv geimpft werden.

15.2.10 HIV-Infektion und AIDS

AIDS (**a**cquired **i**mmune **d**eficiency **s**yndrome = erworbenes Immundefektsyndrom) wird durch eine Infektion mit **HIV** (**h**uman **i**mmunodeficiency **v**irus) hervorgerufen. Das Virus ist ein RNS-haltiges Retrovirus, von dem verschiedene Typen und Subtypen bekannt sind. Ende 2018 lebten in Deutschland nach Schätzungen des Robert Koch-Instituts etwa 88.000 Menschen mit HIV/AIDS. Weltweit waren 40 Millionen Menschen mit dem Virus infiziert, davon ca. 70 % in Afrika [5].

Meldepflichtig ist der Labornachweis des Virus ohne Namensangabe des Betroffenen. Die Inkubationszeit liegt beim Erwachsenen in Deutschland, abhängig vom Ernährungszustand, Immunstatus und Lebensalter im Mittel bei etwa 10 Jahren.

Ursachen

Das Virus wird über Körpersekrete (vor allem Blut, Sperma, Vaginalsekret, Flüssigkeitsfilm der Darmschleimhaut) von Infizierten übertragen (Prozentangaben beziehen sich auf Deutschland [5]):

- Sexuell: Männer, die Sex mit Männern haben (ca. 68 %), heterosexuelle Personen (ca. 28 %, Anzahl steigend).
- Parenteral:
  - i. v.-Drogenmissbrauch (3–4 %), bei gemeinsamem Gebrauch von Nadeln.
  - Therapie mit Blut/-produkten, z. B. bei Hämophilie-Patienten. Neuinfektionen auf diesem Weg sind inzwischen sehr selten, da seit 1985 alle Blutprodukte durch einen HIV-Antikörpertest überprüft werden.
  - Verletzungen im medizinischen Bereich (sehr selten).
- Prä-/perinatal: von einer HIV-infizierten Mutter auf das Kind (≤ 1 %). Das Übertragungsrisiko liegt unbehandelt bei 15–20 %, unter antiretroviraler Therapie bei ca. 2 %.

Krankheitsentstehung

HI-Viren bauen ihre Erbsubstanz hauptsächlich in die $CD4^+$-Lymphozyten (auch T_4-Lymphozyten oder T-Helferzellen genannt), Monozyten, Makrophagen, Langerhans-Zellen der Epidermis und Mikroglia des Infizierten ein. Der Körper bildet zwar Antikörper gegen die Viren, kann sie jedoch nicht erfolgreich bekämpfen. Nach einer meist jahrelangen Latenzzeit sinkt die Anzahl der $CD4^+$-Lymphozyten. Die daraus resultierende Immunschwäche führt zu folgenden Krankheitsbildern:

- Allgemeinsymptome, AIDS-related Complex
- Infektionen mit opportunistischen, das heißt für Gesunde wenig gefährlichen Keimen, z. B. Zytomegalie-Viren oder Toxoplasmen
- Tumoren, z. B. Kaposi-Sarkom
- Neurologische Krankheitsbilder, direkt durch den HIV-Befall hervorgerufen

Symptome und Einteilung

Die HIV-Infektion wird anhand ihrer klinischen Symptome (▸ Abb. 15.5) in drei Kategorien eingeteilt. Sie verläuft langsam fortschreitend.

Kategorie A

- Bei ca. 30 % aller Infizierten entwickelt sich eine akute HIV-Erkrankung: mononukleoseähnliches Bild mit Fieber, Hautausschlag, Lymphknotenschwellungen, Splenomegalie, Myalgien und Pharyngitis.
- Asymptomatische HIV-Infektion (Latenzphase) über Monate bis > 10 Jahre. Im lymphatischen Gewebe findet eine Virusvermehrung statt.
- Persistierende, generalisierte Lymphadenopathie (LAS): Lymphknotenschwellung an zwei extrainguinalen Stellen > 3 Monate, 30 % der Patienten entwickeln eine seborrhoische Dermatitis.

Kategorie B

Erkrankungen, die der HIV-Infektion ursächlich zuzuordnen sind oder auf eine Störung der zellulären Immunabwehr hinweisen und nicht der Kategorie C angehören:

- Oropharyngeale und vulvovaginale Candida-Infektion
- Orale Haarleukoplakie (weißliche, nicht abstreifbare Beläge am Zungenrand)
- Herpes zoster mit Befall mehrerer Dermatome
- Subfebrile Temperaturen oder chronische Diarrhö
- HIV-assoziierte periphere Neuropathie
- Listeriose

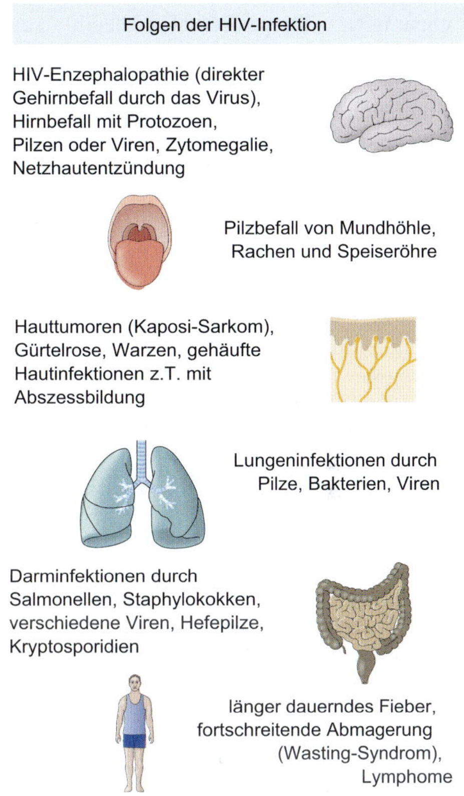

Abb. 15.5 Symptome bei AIDS [L190]

Kategorie C

AIDS („Vollbild") als letztes Stadium der HIV-Erkrankung: Die zelluläre Immunabwehr versagt und opportunistische Infektionen und Tumorerkrankungen treten auf.

- Opportunistische Infektionen, die AIDS definieren:
  - Infektionen mit Protozoen, z. B. Toxoplasmose-Enzephalitis, Kryptosporidiose
  - Infektionen durch Pilze, z. B. Pneumocystis-jirovecii-Pneumonie (früher Pneumocystis-carinii-Pneumonie, PCP), Kryptokokkose, Candida-Infektion mit Befall von Ösophagus, Bronchien, Trachea oder Lungen, Histoplasmose
  - Bakterielle Infektionen: Tbc, disseminierte oder extrapulmonale Infektionen mit atypischen Mykobakterien, rezidivierende Salmonellen-Septikämien, rezidivierende bakterielle Pneumonien

- Virale Infektionen, z. B. CMV-Infektion, chronische Herpes-simplex-Ulzera sowie Herpes-Bronchitis, -Pneumonie oder -Ösophagitis, Varizella-zoster-Infektion
- Malignome: Kaposi-Sarkom (violette Makulae oder Tumorknoten, bevorzugt in den Spaltlinien der Haut oder an den Beinen; gegebenenfalls auch Gastrointestinaltrakt, Lunge oder Lymphknoten betroffen), Non-Hodgkin-Lymphome (z. B. Burkitt-Lymphom), ZNS-Lymphome, invasives Zervixkarzinom
- HIV-Enzephalopathie
- Wasting-Syndrom (Gewichtsverlust > 10 % des Ausgangsgewichts) und chronische Diarrhö oder Fieber/Abgeschlagenheit

Diagnostik

- Bestimmung der HIV-Antikörper und HIV-p24-Antigen (Screeningtest der 4. Generation): Können im Blut des Patienten etwa 6 Wochen nach der Infektion nachgewiesen werden; erst dann hat eine sogenannte Serokonversion stattgefunden. Antikörper werden z. B. mittels ELISA nachgewiesen. Der Betroffene muss dazu sein Einverständnis geben. Fällt der Test positiv aus, wird das Ergebnis mit einer zweiten Methode (Westernblot-Test) überprüft, um ein falsch positives Ergebnis sicher auszuschließen.
- Nachweis von Virusbestandteilen (Nukleinsäurenachweis-Test, NAT): Nach 11 Tagen kann mittels PCR in Lymphozyten DNA des HI-Virus nachgewiesen werden.
- Bestimmung der $CD4^+$-Lymphozyten zur Abschätzung des Ausmaßes des Immundefekts.
- Virusquantifizierung: Es werden die Virusäquivalente/ml Plasma bestimmt. Ihre Zahl ist ein Prognoseparameter und dient der Therapie- und Verlaufskontrolle.
- HIV-assoziierte Erkrankungen und Infektionen werden durch weitergehende Untersuchungen nachgewiesen.

Therapie

Nach derzeitigem Stand der Forschung gibt es keine kurative Therapie gegen eine HIV-Infektion. Zurzeit existieren lediglich Medikamente, die den Verlauf einer HIV-Infektion verzögern, indem sie die Vermehrung der HI-Viren hemmen, ohne sie allerdings zu eliminieren. Um Resistenzen vorzubeugen und die Viruslast zu reduzieren, sollten drei Substanzen kombiniert werden (ART, antiretrovirale Therapie). Die Therapie erfolgt lebenslang und verlangt eine hohe Compliance (Einnahmetreue). Mittlerweile gibt es feste Kombinationen in Tablettenform, sodass die Patienten weniger Tabletten einnehmen müssen. Folgende Substanzklassen stehen zur Verfügung:

- Nukleosidanaloga (NRTI = Nukleosid-Reverse-Transkriptase-Hemmer), z. B. Zidovudin als Retrovir®, Zalcitabin als Hivid®, Didanosin als Videx®
- Nukleotidanaloga (NtRTI = Nukleotid-Reverse-Transkriptase-Inhibitoren), z. B. Tenofovir als Viread®
- Nichtnukleosidische Reverse-Transkriptase-Hemmer (NNRTI): Nevirapin als Viramune®
- Proteasehemmer (Proteaseinhibitoren, PI), z. B. Saquinavir als Invirase®, Indinavir als Crixivan®
- Entry-Inhibitoren (Fusionsinhibitoren): Enfuvirtide, Maraviroc
- Integrasehemmer (Integraseinhibitoren), z. B. Dolutegravir, Raltegravir

Als Nebenwirkungen treten Veränderungen des Blutbilds, periphere Nervenschädigungen, Pankreatitiden, Myositiden und andere auf. Bekannte Langzeitnebenwirkungen sind kardiovaskuläre Erkrankungen und das Lipodystrophiesyndrom (Fettumverteilung mit magerem Gesicht und Extremitäten sowie intraabdomineller Fettansammlung in Kombination mit Glukoseintoleranz und Fettstoffwechselstörung).

Um den Ausbruch der Erkrankung hinauszuschieben, sollten die Infizierten eine gesunde Lebensführung einhalten: Alkohol und Drogen vermeiden, ausreichende Versorgung mit Vitaminen und Nährstoffen.

HIV-assoziierte Infektionen und Erkrankungen werden erregerspezifisch behandelt, andere assoziierte Erkrankungen wie Enzephalopathie oder Wasting-Syndrom symptomatisch.

Fallbeispiel

Im letzten Stadium

Samuel Stein, 44 Jahre, hat sich bereits mit 22 Jahren bei ungeschütztem Geschlechtsverkehr mit HIV infiziert. Unter Therapie waren seine Laborwerte lange Zeit stabil, die T-Zellen waren im Normbereich und die Viren konnten im Blut nicht nachgewiesen werden. Seit etwa einem Jahr leidet er stärker unter der Infektion und die Erkrankung scheint sich im Vollbild durchzusetzen. Er hat stark abgenommen und leidet immer wieder unter

Durchfällen. Zurzeit befindet er sich mit einer Pneumonie in stationärer Behandlung. Die Pflegefachfrau Ida Papillon misst seine Körpertemperatur: 38,7 °C. Herr Stein wirkt schwach.

Frau Papillon sollte im Pflegeprozess unter anderem folgende Aspekte berücksichtigen:

- Unterstützung bei der Körperpflege
- Kommunikation und Interaktion, z. B. auf Ängste und Sorgen eingehen, gegebenenfalls psychologische Unterstützung hinzuziehen
- Maßnahmen zur Temperaturregulation, z. B. Wadenwickel oder medikamentös
- Maßnahmen zur Förderung der Atmung, z. B. Sekretverflüssigung und -lockerung

Prophylaxe

- Aufklärung der Bevölkerung über Infektionswege
- Gebrauch von Kondomen beim Geschlechtsverkehr
- Eigenblutspende bei planbaren Operationen
- Screening von Blutspendern auf HIV-Infektion (obligat)
- Medizinisches Personal: Latexhandschuhen tragen (unter Umständen auch Mundschutz und Schutzbrille) bei Arbeiten mit Körperflüssigkeiten, sichere Entsorgung gebrauchter Kanülen

Merke

Die Impfstoffentwicklung ist aufgrund zahlreicher Mutationen des Virus erschwert.

Vorsicht

Präexpositionsprophylaxe (PrEP)

Für HIV-negative Personen, die ein hohes Infektionsrisiko haben (z. B. bei ungeschütztem Geschlechtsverkehr), steht die Präexpositionsprophylaxe zur Verfügung. Sie erfordert die tägliche Einnahme des Nukleotidanalogons Tenofovir. Die Übernahme als Kassenleistung ist an bestimmte Voraussetzungen geknüpft (regelmäßige Beratung, Tests auf sexuell übertragbare Erkrankungen).

15.3 Bakterielle Infektionen

15.3.1 Infektionen durch Staphylokokken und Streptokokken

Definition

Staphylokokken, Streptokokken

Grampositive Kugelbakterien; Staphylokokken oft in Haufen zusammengelagert, Streptokokken oft kettenförmig aneinandergereiht; führen zu verschiedenen, meist eitrigen Entzündungen

Symptome

Staphylokokken

Staphylokokken können fast jedes Organ oder Gewebe befallen. Werden sie in die Blutbahn eingeschwemmt, kommt es zur Sepsis (▸ Kap. 15.8) und eventuell zur Endokarditis. Besonders gefürchtet ist **Staphylococcus aureus,** der häufig schwer therapierbare Krankenhausinfektionen (nosokomiale Infektionen) hervorruft. Oft handelt es sich um abgekapselte Prozesse, verbunden mit Eiterbildung. Folgende Krankheitsbilder werden z. B. durch Staphylokokken verursacht:

- **Follikulitis, Furunkel, Karbunkel** (▸ Abb. 15.6): Entzündungen der Haarfollikel mit unterschiedlicher Tiefenausdehnung, häufig betroffen sind die Bartregion, Oberschenkel und Gesäß. Therapeutisch wird die Eiterhöhle eröffnet, es folgt eine Behandlung lokal mit Antiseptika und eventuell mit Antibiotika.
- **Impetigo contagiosa:** Eitrige Hautentzündung mit Bläschen und Pusteln, die platzen und eine goldgelbe Kruste bilden. Betroffen ist meist das Gesicht, vor allem bei Kindern. Mangelnde Hygiene begünstigt die Infektion. Therapeutisch werden lokal Antibiotika und/oder Antiseptika aufgetragen. In schwereren Fällen werden systemisch Antibiotika verabreicht.
- Syndrom der verbrühten Haut (staphylogenes Lyell-Syndrom).
- Mastitis puerperalis (▸ Kap. 9.6.1): Entzündung der Brustdrüse in der Stillzeit.
- Osteomyelitis: Knochenmarkentzündung.
- Lebensmittelvergiftung durch Staphylokokkentoxin.
- Toxisches Schocksyndrom.

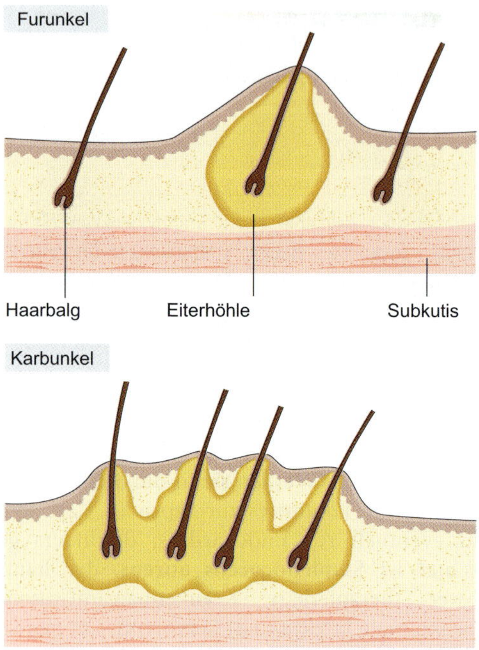

Abb. 15.6 Furunkel-Karbunkel-Schema [L190]

Praxistipp

MRSA

MRSA (Methicillin-resistenter Staphylococcus aureus) ist eine durch den breiten Einsatz von Antibiotika zunehmend auftretende multiresistente Staphylokokkenart, welche die im Krankenhaus gefürchteten nosokomialen Infektionen hervorrufen kann. Der Keim ist resistent gegen Penicilline, Cephalosporine und Fluorchinolone.

Zur Reduktion von MRSA-Infektionen sollten folgende Maßnahmen eingesetzt werden:

- Risikopatienten mittels Nasen-Rachen-Abstrich auf MRSA screenen
- Isolation von MRSA-Trägern im Krankenhaus, Sanierung von MRSA-Trägern mit Mupirocin-Nasensalbe, desinfizierenden Ganzkörperwaschungen, antiseptischen Mundspüllösungen und andere
- Restriktiver Einsatz von Antibiotika
- Hygieneregeln beachten, Hauptübertragungsweg von MRSA: Hände

Streptokokken

Auch Streptokokken rufen verschiedene Krankheitsbilder hervor. Nach ihrer Fähigkeit, Hämoglobin aufzulösen, werden sie in drei Gruppen eingeteilt: α-, β- und γ-hämolysierende Streptokokken. 95 % aller Erkrankungen werden durch β-hämolysierende Streptokokken hervorgerufen. Zu den Streptokokkenerkrankungen gehören unter anderem:

- Angina tonsillaris (► Kap. 12.6.7).
- **Scharlach:** Kinderkrankheit mit Angina tonsillaris, Pharyngitis (► Kap. 12.6.5), hohem Fieber, Erbrechen, Kopf- und Bauchschmerzen. Am 2.–3. Tag entwickelt sich ein feinfleckiges Exanthem. Therapeutisch wird für 10 Tage Penicillin gegeben. Gefürchtet sind allergische Folgeerkrankungen wie rheumatisches Fieber, Endokarditis, Glomerulonephritis.
- **Erysipel:** Erreger gelangen über kleine Hautdefekte in die Lymphspalten der Haut, an denen entlang sie sich flächenhaft ausbreiten und eine Entzündung der Kutis verursachen. Es tritt Fieber mit Schüttelfrost und schwerem Krankheitsgefühl auf. Die Haut ist gerötet, geschwollen und druckschmerzhaft (► Abb. 15.7). Die regionalen Lymphknoten sind vergrößert. Therapeutisch werden feuchte antiseptische Umschläge gemacht, Antibiotika gegeben und die Eintrittspforte saniert.
- **Phlegmone:** Abszedierender Entzündungsprozess der tieferen Hautschichten, der sich

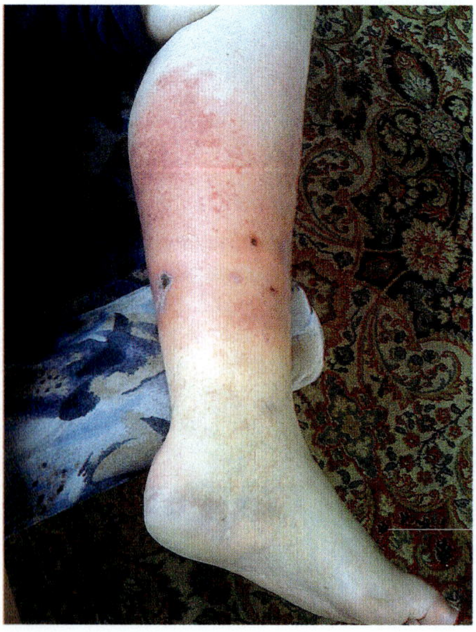

Abb. 15.7 Erysipel [M235]

entlang der Sehnen und Faszien ausbreitet und nicht an Haarfollikel gebunden ist. Die Haut ist bläulich verfärbt, geschwollen und äußerst druckschmerzhaft. Eine Phlegmone sollte antibiotisch therapiert werden. Unter Umständen ist eine chirurgische Spaltung notwendig.

- Pneumonie durch Streptococcus pneumoniae (Pneumokokken).
- Bakterielle Endokarditis, rheumatisches Fieber.
- Akute Glomerulonephritis.

Diagnostik

Staphylokokken und Streptokokken können je nach Erkrankung im Rachenabstrich, in der Sputum- oder Blutkultur bakteriologisch nachgewiesen werden. Wegen Resistenzentwicklung muss über ein Antibiogramm die individuelle Empfindlichkeit der Erreger gegen verschiedene Antibiotika getestet werden.

Therapie

Staphylokokkeninfekte werden mit speziellen Staphylokokkenpenicillinen (z. B. Stapenor®, Staphylex®) oder staphylokokkengeeigneten Cephalosporinen behandelt. Streptokokkeninfekte sprechen meist gut auf Penicillin an.

15.3.2 Borreliose und FSME

Fallbeispiel

Ein Zeckenstich

Herr und Frau Schmied bemerken, dass ihr Sohn Noah, 7 Jahre, nach einem Waldspaziergang einen Zeckenstich in der linken Achsel hat. Sie entfernen die Zecke, sind aber besorgt, dass ihr Sohn nun an einer Infektion erkranken könnte. Sie fragen sich, was zu tun ist und auf welche Symptome sie achten sollten.

Borreliose

Die Borreliose (Lyme-Krankheit) wird durch Borrelia burgdorferi verursacht, ein Bakterium, das zu den Spirochäten gehört. Die Inkubationszeit beträgt für das 1. Stadium der Erkrankung 1–6 Wochen.

Ursachen

Borrelien werden durch den Stich einer infizierten Zecke übertragen. Die Infektionsrate nach dem Stich einer infizierten Zecke beträgt lediglich 5 %, die Erkrankungsrate 1 %. Besonders gefährdet sind Personen, die sich viel im Wald aufhalten. Häufig tritt die Borreliose in den Monaten Juli und August auf.

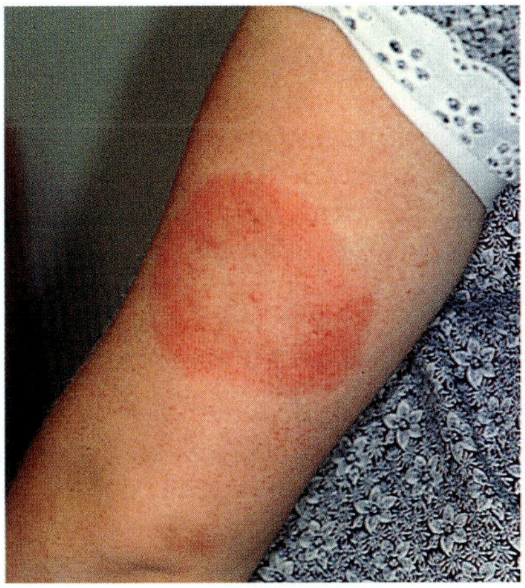

Abb. 15.8 Erythema chronicum migrans als frühe und charakteristische Manifestation der Borreliose [E315]

Symptome und Einteilung

Es lassen sich drei Stadien der Borreliose unterscheiden, wobei nicht jedes Stadium durchlaufen werden muss. Die Erkrankung kann sich zu jedem Zeitpunkt bemerkbar machen.

1. Stadium: Grippeähnliche Symptome und ein Erythema chronicum migrans (▸ Abb. 15.8), ein Hautausschlag, der sich ringförmig um den Zeckenstich ausbreitet und zur Mitte hin langsam abblasst. Die Infektion kann ohne Behandlung abheilen, die Borrelien können aber auch im Körper überdauern und andere Hautareale oder Organe befallen.

2. Stadium: Meningoradikulitis Bannwarth (Entzündung der Hirnhäute und der Nervenwurzeln am Rückenmark mit starken, brennenden Schmerzen), eventuell mit Fazialisparese (Schädigung des VII. Hirnnervs mit Lähmung der Gesichtsmuskeln), Meningoenzephalitis, Myokarditis, Arthritis, insbesondere des Ellenbogen- und Kniegelenks.

3. Stadium: Acrodermatitis chronica atrophicans („Pergamenthaut"), die durch Rötung, Atrophie und zigarettenpapierartige Fältelung der Haut – häufig an den Streckseiten der Arm- und Beingelenke – gekennzeichnet ist. Selten kommt es zu einer chronischen Neuroborreliose mit Enzephalomyelitis (Entzündung von Gehirn und Rückenmark), Polyneuropathie oder zerebraler Vaskulitis.

Diagnostik

Hinweise auf eine Borreliose geben ein Zeckenstich sowie das Erythema chronicum migrans. Im Blut können meist Antikörper gegen die Borrelien nachgewiesen werden. Die Diagnose sollte nur gestellt werden, wenn IgM positiv sind oder ein Titeranstieg nachgewiesen werden kann. In späteren Stadien kann Borrelien-DNA auch im Urin, Liquor, in der Synovia von Gelenken und einer Hautbiopsie nachgewiesen werden.

Therapie und Prophylaxe

Es wird mit Antibiotika therapiert. Im 1. Stadium der Erkrankung wird Doxycyclin oder Amoxicillin gegeben, in späteren Stadien Ceftriaxon i.v. Zur Prophylaxe kann einmalig Doxycyclin eingenommen werden.

FSME

Ebenfalls durch den Stich einer infizierten Zecke wird das **FSME-Virus** übertragen, das die FSME (Frühsommer-Meningoenzephalitis) hervorruft.
70–90 % der Infizierten entwickeln keinerlei Beschwerden. Bei 10–30 % kommt es zu grippeähnlichen Symptomen. Es folgt eine fieberfreie Woche, danach treten bei 10 % der Erkrankten Meningitis, Meningoenzephalitis, Myelitis oder Radikulitis auf. Die Diagnose wird durch den Nachweis von Antikörpern oder des Erregers selbst im Blut gestellt. Die Therapie kann nur symptomatisch erfolgen. Bei schweren Verläufen können chronische Kopfschmerzen, Paresen oder epileptische Anfälle bestehen bleiben.
Eine Prophylaxe ist durch aktive Schutzimpfung möglich.

Erläuterung zum Fallbeispiel

Ein Zeckenstich

Wenn es zu einem Zeckenstich kommt, sollte die Zecke schnellstmöglich ohne große Manipulationen entfernt werden. Eine prophylaktische Antibiotikagabe zur Vermeidung einer Borreliose ist nicht notwendig. Bei Auftreten von Symptomen wie ringförmiger Hautausschlag oder grippeähnlichen Beschwerden sollten die Eltern mit Noah einen Arzt aufsuchen, damit dieser die entsprechende Therapie (Antibiotikagabe) einleiten kann. Zum Schutz vor einer Übertragung des FSME-Virus sollten Bewohner und Reisende in ein Risikogebiet sich prophylaktisch gegen FSME impfen lassen.

Praxistipp

Prophylaxe Zeckenstich

Um sich vor einem Zeckenstich zu schützen, sollte in gefährdeten Gebieten Kleidung getragen werden, die einen möglichst großen Teil der Hautoberfläche bedeckt. Zecken verweilen im Gebüsch und Gras und bleiben bei Kontakt an der Kleidung haften. Nach Spaziergängen sollte man daher die Kleidung wechseln, ausschütteln und seinen Körper auf Zeckenstiche inspizieren.

Praxistipp

Zecke entfernen

Hat doch eine Zecke Erfolg gehabt, sollte sie schnellstmöglich ohne Quetschen im Ganzen aus der Haut entfernt werden. Manipulationen mit Öl oder Klebstoff fördern die Entleerung des infektiösen Darminhalts der Zecke und sind daher kontraindiziert. Das Grundprinzip der Zeckenentfernung (► Abb. 15.9) ist mit Zange, Pinzette, Karte oder Lasso jeweils gleich: Zunächst wird mit dem Hilfsmittel möglichst körpernah unter die Zecke gegriffen. Dann wird die Zecke gelöst und durch Zug senkrecht zur Haut entfernt. Abschließend wird die Stichstelle desinfiziert.

15.3.3 Tetanus

Definition

Tetanus *(Wundstarrkrampf)*

Durch das Toxin Tetanospasmin (anaerobes Bakterium Clostridium tetani) ausgelöste Erkrankung; ubiquitärer (überall vorkommender) Erreger, gelangt meist über verschmutzte Wunden in den Körper; Toxin gelangt durch retrograden axonalen Transport zu den Vorderhornzellen des Rückenmarks, blockiert dort unter anderem die Neurotransmitter Glycin und GABA; Folgen: spastische Lähmungen der Muskulatur mit tonischen und klonischen Muskelkrämpfen

Symptome

Nach unspezifischen Symptomen wie Kopfschmerzen, Mattigkeit und Schwitzen zeigen sich unterschiedlich lokalisierte Muskelkrämpfe, die durch äußere Reize wie Licht und Lärm ausgelöst werden:

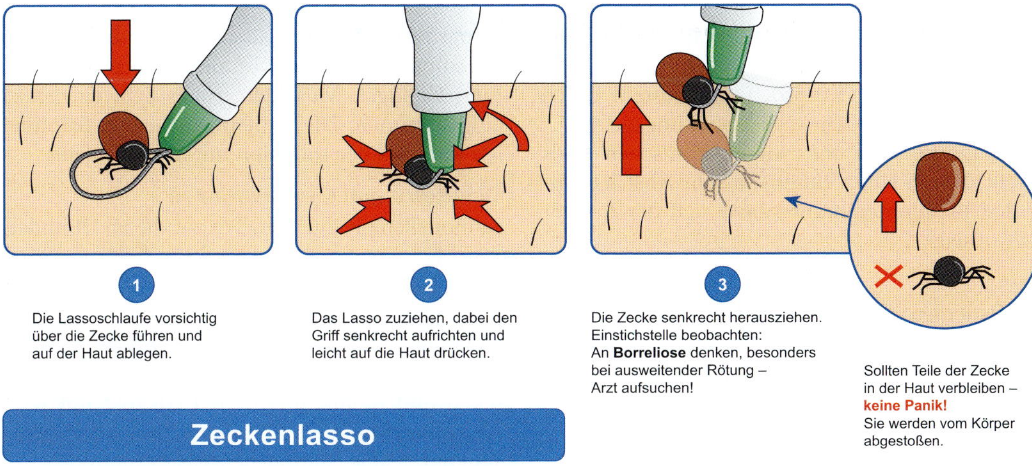

Abb. 15.9 Zeckenentfernung mit dem Zeckenlasso [L143]

- Trismus (Kieferklemme) und typischer Risus sardonicus („teuflisches Grinsen“ durch gesteigerten Tonus der mimischen Muskulatur)
- Streckkrampf der Extremitäten mit Opisthotonus (extreme Kontraktion der Nacken- und Rückenmuskulatur mit Hohlkreuz)
- Generalisation der Muskelspasmen bei erhaltenem Bewusstsein
- Tod durch Ateminsuffizienz möglich

Diagnostik

Im EMG (Elektromyogramm) zeigen sich typische Aktivitätsmuster, die durch akustische oder taktile Reize verstärkt werden. Ein Toxinnachweis gelingt mittels Tierversuch.

Therapie und Prophylaxe

Der Patient muss intensivmedizinisch betreut werden:

- Gabe von Tetanus-Hyperimmunglobulin (Antikörper gegen Tetanospasmin, Tetagam®) und Infiltration der Wundränder
- Gabe von Antibiotika (Metronidazol oder Penicillin)
- Chirurgische Sanierung der Eintrittspforte
- Reizabschirmung mit Sedierung und Muskelrelaxation

Eine aktive Immunisierung mit Tetanustoxoid (Tetanol®) verhindert die Erkrankung. Bei unvollständigem Impfschutz wird bei Verletzungen zusätzlich passiv mit Tetanus-Hyperimmunglobulin geimpft.

Praxistipp

Tetanus-Impfung

Säuglinge sollten nach den aktuellen STIKO-Empfehlungen eine Sechsfachimpfung (Grundimmunisierung gegen Diphtherie, Tetanus, Keuchhusten, Poliomyelitis, Haemophilus influenzae Typ b und Hepatitis B) erhalten. Die Impfdosen sollten im Alter von 2, 4 und 11 Monaten verabreicht werden. Auffrischungsimpfungen gegen Tetanus (in Kombination mit Diphtherie und Keuchhusten) sollten im Vorschulalter und erneut im Alter von 9–16 Jahren vorgenommen werden. Erwachsene mit vollständiger Grundimmunisierung sollten alle 10 Jahre eine Auffrischimpfung erhalten.

15.3.4 Diphtherie

Definition

Diphtherie

Durch Corynebacterium diphtheriae ausgelöste Erkrankung; Tröpfcheninfektion; Bildung eines für die Krankheitssymptome verantwortlichen Toxins; Inkubationszeit 2–7 Tage

Symptome und Diagnostik

Die Diphtherie beginnt langsam mit Schluckbeschwerden und Fieber. Es folgt eine Angina tonsillaris mit festhaftenden weißen Belägen, die unter Bluten entfernt werden können, sogenannte Pseudomembranen. Oft tritt süßlicher Mund-

geruch – ähnlich faulen Äpfeln – auf. Die Halslymphknoten sind geschwollen. Bellender Husten, Heiserkeit und Luftnot weisen auf eine Beteiligung des Kehlkopfs hin (Krupp). Dann besteht durch die Verlegung der Atemwege Erstickungsgefahr.
Die Diagnose wird anhand des klinischen Bilds gestellt. Durch einen Nasen-Rachen-Abstrich unter den Pseudomembranen lässt sich der Erreger nachweisen.

Therapie
Die Patienten werden isoliert und müssen für 6–8 Wochen Bettruhe einhalten. Noch vor dem Erregernachweis wird mit Diphtherieantitoxin und Penicillin oder Clarithromycin therapiert.

Komplikationen
Bei starker Beteiligung des Kehlkopfs und zunehmender Dyspnoe ist im Extremfall ein Luftröhrenschnitt (Tracheotomie) erforderlich. In schweren Fällen verläuft die Diphtherie mit hohem Fieber und Tachykardie. Die Patienten werden stuporös und es kann zum Kreislaufversagen kommen.
Häufigste Komplikation ist eine Myokarditis durch die Toxinwirkung: Sie kann 8–10 Tage nach Krankheitsbeginn als Frühmyokarditis oder nach 4–8 Wochen als Spätmyokarditis auftreten und zum Herzversagen führen. Weiterhin kommen Polyneuropathien und Nierenschäden mit akutem Nierenversagen vor.

Prophylaxe
Alle Personen sollten aktiv gegen Diphtherie geimpft werden. Bei Säuglingen erfolgt dies über eine Kombinationsimpfung mit Tetanus, Keuchhusten, Haemophilus influenzae Typ b, Poliomyelitis und Hepatitis B im Alter von 2, 4 und 11 Monaten. Auffrischimpfungen werden von der STIKO mit 5–6 Jahren sowie mit 9–16 Jahren empfohlen. Weitere Auffrischimpfungen sollten alle 10 Jahre durchgeführt werden.

15.3.5 Salmonellen-Gastroenteritis

Definition

Salmonellen-Gastroenteritis

Eine der häufigsten Darminfektionen, hervorgerufen durch verschiedene Salmonellenarten, z. B. Salmonella enteritidis, Salmonella typhimurium; Inkubationszeit 5–72 Stunden

Ursachen
Salmonellen werden über kontaminierte (verunreinigte) Nahrung (vor allem Tierprodukte wie Eier, Geflügel, Muscheln, rohes Schweinefleisch) aufgenommen. Die Patienten scheiden Salmonellen während der Infektion mit dem Stuhl aus.

Symptome und Komplikationen
Salmonellen produzieren Toxine, die im Dünndarm des Menschen eine Entzündung hervorrufen. Es kommt zu heftigen Brechdurchfällen, Bauchkrämpfen, Fieber und Kopfschmerzen. Die Erkrankung dauert im Durchschnitt 3 Tage. Durch den massiven Flüssigkeitsverlust kann es vor allem bei alten Menschen und Kleinkindern zur Exsikkose mit Kreislaufkollaps kommen. Immungeschwächte Patienten sind durch eine Salmonellensepsis gefährdet.
Salmonellen-Dauerausscheider, die die Erreger länger als 10 Wochen aus der Gallenblase oder dem Dünndarm ausscheiden, sind sehr selten.

Diagnostik
Stuhl, die verdächtigen Speisereste und gegebenenfalls Erbrochenes des Patienten werden auf Salmonellen untersucht.

Therapie
Wasser- und Elektrolythaushalt der Patienten müssen ausgeglichen werden. Antibiotika (Ciprofloxacin) werden nur in schweren Fällen verordnet, da sie die Dauerausscheidung von Salmonellen begünstigen.

Prophylaxe
Wichtig ist eine konsequente Lebensmittelhygiene mit ausreichendem Erhitzen von Geflügel, Eiern, Eiprodukten und ähnlichen Lebensmitteln. Zubereitete Speisen sollten kühl gelagert und bald verzehrt werden. Personen, die in der Lebensmittelverarbeitung tätig sind, werden über die gesundheitlichen Anforderungen belehrt.

15.3.6 Typhus und Paratyphus

Definition

Typhus und Paratyphus

Typhus: hervorgerufen durch Salmonella typhi; Paratyphus: hervorgerufen durch Salmonella paratyphi; Erkrankungen in Deutschland sehr selten, meist aus sub-/tropischen Ländern eingeschleppt; Inkubationszeit Typhus: 8–14 Tage; Inkubationszeit Paratyphus: 1–10 Tage; je mehr aufgenommene Bakterien, desto kürzer die Inkubationszeit

Ursachen

Wichtigste Infektionsquelle sind scheinbar gesunde Patienten, die die Typhusbakterien mit dem Stuhl ausscheiden, sogenannte Dauerausscheider. Die Bakterien werden entweder direkt vom Anus zum Mund übertragen oder über kontaminierte Lebensmittel bzw. Trinkwasser aufgenommen.

Symptome und Komplikationen

Typhus und Paratyphus zeigen meist gleichartige Symptome, wobei Paratyphus in der Regel etwas milder und kürzer verläuft als Typhus. Typhus beginnt langsam mit Fieber bis 40 °C bei relativer Bradykardie, Bauch- und Kopfschmerzen. Die Milz ist vergrößert, auf der Bauchhaut finden sich Roseolen (linsengroße rötliche Flecken). Zu Beginn fällt eine Obstipation auf, bevor nach etwa einer Woche erbsbreiartiger Durchfall auftritt. Da die Bakterien aus dem Darm in alle Organe gelangen können, sind vielfältige Komplikationen möglich: Kreislaufversagen, Meningitis, Darmblutung und -perforation, Myokarditis, Thrombose, Abszesse in Knochen und Gelenken.

1–2 % aller Patienten werden zu Dauerausscheidern, die die Salmonellen länger als 10 Wochen aus der Gallenblase oder dem Dünndarm ausscheiden.

Diagnostik

In der ersten Woche der Erkrankung kann der Erreger im Blut nachgewiesen werden, ab der zweiten Woche in Stuhl oder Urin. Weiterhin liegen – für eine bakterielle Infektion ungewöhnlich – eine Leukopenie sowie eine Aneosinophilie (Fehlen von eosinophilen Granulozyten) vor. Die Patienten haben eine typische Reiseanamnese.

Therapie

Die Therapie erfolgt mit Ciprofloxacin, alternativ mit Cephalosporinen, beispielsweise Cefotaxim. Reisende in gefährdete Länder können aktiv geimpft werden (Typhoral L®), jedoch ist der Impfstoff nur zu 60 % wirksam, das heißt: Eine vorangegangene Impfung schließt eine Typhuserkrankung nicht aus.

15.3.7 Shigellose

> **Definition**
>
> **Shigellose *(bakterielle Ruhr)***
>
> Durch verschiedene Shigellenarten verursachte Erkrankung; Auftreten unter schlechten hygienischen Verhältnissen; Übertragung über infiziertes Wasser und Nahrungsmittel; Inkubationszeit 1–4 Tage

Symptome und Komplikationen

Leitsymptom der Shigellose ist blutig-schleimig-eitriger Durchfall. Weiterhin treten Fieber und Darmkrämpfe auf. Die Stuhlentleerungen sind schmerzhaft. Es kann zu Darmblutungen bzw. -perforationen kommen.

Diagnostik und Therapie

Der Erreger wird durch einen Rektalabstrich nachgewiesen. Die Stuhlprobe muss auf einem Spezialnährboden noch warm ins Labor gebracht werden. Therapeutisch müssen der Wasser- und Elektrolythaushalt ausgeglichen sowie Chinolone oder Azithromycin gegeben werden.

15.3.8 Cholera

> **Definition**
>
> **Cholera**
>
> Durch verschiedene Erregervarianten der Vibrio cholerae ausgelöste Erkrankung; Inkubationszeit Stunden bis Tage

Ursachen

Die Cholera wird über infizierte Nahrungsmittel und Trinkwasser übertragen. Die Vibrionen produzieren sogenannte Enterotoxine (auf den Magen-Darm-Trakt wirkende Gifte), die die Schleimhaut des Dünndarms schädigen. Die Cholera ist eine „Armutserkrankung", die meist bei mangelernährten Personen auftritt. Touristen, die in betroffene Länder (Endemiegebiete) reisen, infizieren sich nur selten.

Symptome und Komplikationen

In Endemiegebieten sind viele Personen infiziert, die jedoch oft keine Symptome zeigen. Bei 90 % der Erkrankten verläuft die Cholera leicht und es ist schwierig, sie von anderen infektiösen Durchfallerkrankungen zu unterscheiden. Bei der schweren Verlaufsform kommt es pro Tag zu 20–30 sehr wässrigen Durchfällen, sogenannten Reiswasserstühlen, mit Erbrechen. Die Patienten sind akut gefährdet durch Exsikkose und Anurie. Die Körpertemperatur kann auf 20 °C absinken. Unter Umständen kommt es innerhalb weniger Stunden zum Tod.

Diagnostik und Therapie

Bei Verdacht auf Cholera wird ein Stuhlabstrich in Peptonlösung ins Labor gebracht. Der Patient muss sofort isoliert werden. Wichtigste Behand-

lungsmaßnahme ist der orale bzw. intravenöse Ausgleich der Wasser- und Elektrolytverluste. Unterstützend können Chinolone oder Makrolid-Antibiotika verabreicht werden.
Eine Impfung gegen Cholera wird nur vorgenommen, wenn es vom Einreiseland gefordert wird. Reisende in Endemiegebiete müssen entsprechende Hygienemaßnahmen einhalten.

15.3.9 Andere infektiöse Diarrhöen

Weitere infektiöse Diarrhöen werden unter anderem von Bakterien aus der Gruppe der Staphylokokken, Campylobacter, Yersinien und Escherichia coli sowie Viren (Noroviren, Rotaviren) ausgelöst. Weniger häufig kommen Infektionen mit Protozoen (Giardia lamblia, Entamoeba histolytica, Kryptosporidien) und Pilzen (Candida, Aspergillus) vor.

Campylobacter jejuni

Campylobacter jejuni wird über kontaminierte Lebensmittel (vor allem Rohmilch und Geflügel) übertragen. Er ist in Europa der häufigste bakterielle Erreger, einer durch Lebensmittel übertragenen Diarrhö. Nach einer Inkubationszeit von 2–5 Tagen kommt es zu wässrigem, oft auch blutigem Durchfall mit Bauchschmerzen, Übelkeit, Fieber, Kopf- und Gliederschmerzen. Der Erreger ist im Stuhl nachweisbar. Bei den Patienten werden Wasser- und Elektrolytverluste ausgeglichen, lediglich bei sehr schweren Verläufen wird ein Makrolid-Antibiotikum verordnet.

Staphylococcus aureus

Staphylococcus aureus produziert ein Toxin, das über verdorbene Nahrungsmittel aufgenommen wird und zu einer Lebensmittelvergiftung führt. Das Toxin wird selbst durch 30-minütiges Erhitzen auf 100 °C nicht zerstört. Nach nur 1–6 Stunden treten Durchfall, Übelkeit, Erbrechen und Bauchschmerzen auf. Meist erkranken mehrere Personen gleichzeitig (z. B. Besucher einer Kantine oder Bewohner in Heimen). Die Diagnose wird anhand des klinischen Bilds gestellt. Das Toxin kann gegebenenfalls in Lebensmittelresten nachgewiesen werden. Therapeutisch werden Wasser- und Elektrolytverluste ausgeglichen. Die Symptome verschwinden meist nach 1–2 Tagen.
Auch Toxine anderer Bakterien wie **Clostridium perfringens** oder **Bacillus cereus** rufen Lebensmittelvergiftungen hervor.

Escherichia coli

Escherichia coli (E. coli) existiert in zahlreichen verschiedenen Typen, die zum Teil in der normalen Darmflora des Menschen vorkommen. Enterohämorrhagische E. coli (EHEC) bilden Shigatoxin, das am Darm blutig-wässrige Durchfälle hervorruft. Zahlreiche Komplikationen wie das hämolytisch-urämische Syndrom, zerebrale Krampfanfälle, Niereninsuffizienz und andere können auftreten. Die Therapie besteht aus Flüssigkeits- und Elektrolytersatz. Es werden keine Antibiotika gegeben.

Yersinia enterocolitica

Yersinia enterocolitica wird über infizierte tierische Lebensmittel und Tiere, selten durch Bluttransfusionen übertragen und ruft eine **Yersiniose** hervor: Nach einer Inkubationszeit von 10 Tagen tritt Durchfall mit kolikartigen Unterbauchschmerzen auf. Nachfolgend kann sich eine Arthritis oder auch ein Erythema nodosum entwickeln. Der Erreger lässt sich im Stuhl nachweisen. Therapeutisch werden Wasser- und Elektrolytverluste oral ersetzt. Zur gleichen Bakterien-Familie gehören auch Yersinia pseudotuberculosis, die eine Entzündung der Lymphknoten des Bauchraums mit Durchfall hervorrufen, die **Pseudotuberkulose,** und Yersinia pestis, der Erreger der **Pest.**

Norovirus

Noroviren werden durch Kontaktinfektionen von Mensch zu Mensch oder über kontaminierte Lebensmittel übertragen. Sie sind hochinfektiös und führen nach 1–2 Tagen zu einer Schädigung der Dünndarmschleimhaut mit wässerigem Durchfall. Zusätzlich treten Übelkeit, Erbrechen und krampfartige Bauchschmerzen auf. Insbesondere bei Kindern und alten Menschen kann es schnell zur Dehydratation mit Elektrolytverlusten kommen. Der Nachweis gelingt mittels PCR. Therapeutisch wird Flüssigkeit gegeben, Elektrolytverluste werden ausgeglichen.

15.3.10 Brucellose

Definition

Brucellose

Durch stäbchenförmige Bakterien, **Brucellen,** ausgelöste Erkrankung; meist Infektion durch Brucella melitensis mit Folge des **Maltafiebers**; Inkubationszeit sehr variabel, 5–60 Tage

Ursachen

Der Mensch steckt sich über kontaminierte Tierprodukte (nicht pasteurisierte Milchprodukte von Schafen, Kühen und Ziegen) oder durch direkten Kontakt mit den Tieren an. Dabei gelangen die Erreger über kleinste Verletzungen der Haut oder über die Schleimhäute in den menschlichen Organismus. Gefährdet sind vorwiegend Landwirte, Schäfer und Tierärzte. Der Viehbestand in Deutschland gilt als brucellosefrei, sodass die Erkrankung meist aus dem Ausland eingeführt wird.

Symptome und Diagnostik

90 % aller Infektionen verlaufen nahezu symptomlos. Die symptomatische Brucellose beginnt mit unspezifischen Beschwerden, es folgt Fieber mit Bradykardie und Schweißausbrüchen. Leber und Milz sind vergrößert, Lymphknoten geschwollen. Es kommt zu Kopf-, Muskel- und Gelenkschmerzen. Jedes Organ kann betroffen sein.

Die Diagnose wird anhand der Anamnese und der klinischen Symptome gestellt. Der Erreger kann im Blut und anderen Körperflüssigkeiten sowie durch Knochenmark- oder Lymphknotenbiopsie nachgewiesen werden. Ebenso können die vom Körper gebildeten Antikörper nachgewiesen werden.

Therapie

Therapiert wird über 6 Wochen mit Doxycyclin und Rifampicin.

Komplikationen

Möglich sind schwerwiegende Komplikationen wie Endokarditis, Osteomyelitis oder Enzephalomyelitis. Es kann zu chronischen Verläufen kommen, bei denen die Brucellose auch noch nach Jahren immer wieder aufflammt.

15.4 Infektionen durch Pilze

Drei Gruppen pathogener Pilze, die neben oberflächlichen Infektionen auch zu **Systemmykosen** (systemische Pilzinfektionen) führen können, sind in Europa klinisch von Bedeutung:

- **Dermatophyten:** Sie befallen die Haut und deren Anhangsgebilde und rufen dort z. B. Fußpilz oder Nagelpilz hervor.
- **Hefepilze** (Sprosspilze): beispielsweise Candida-Arten → Candidosis, Cryptococcus neoformans → Kryptokokkose.
- **Schimmelpilze:** beispielsweise Aspergillus-Arten → Aspergillose.

Aus außereuropäischen Ländern können unter anderem folgende Systemmykosen eingeschleppt werden: Histoplasmose, Blastomykose, Kokzidioidomykose.

15.4.1 Fußpilz

Definition

Fußpilz *(Tinea pedis)*

Durch verschiedene Dermatophytenarten verursachte Pilzinfektion des Fußes; bevorzugt in feucht-warmer Umgebung; Übertragung vor allem in Schwimmbädern und öffentlichen Duschen

Symptome

Die Symptome beginnen meist in den Zehenzwischenräumen mit Rötung und starkem Juckreiz. Im weiteren Verlauf verdickt sich die Haut und quillt aufgrund der feuchten Umgebung auf. Dadurch erscheint sie weißlich und teigig. Weiterhin entstehen Schuppen und Bläschen. Wenn sich die aufgequollene Haut auflöst oder die Bläschen platzen, können schmerzende Rhagaden entstehen.

Therapie

Die betroffenen Hautareale werden lokal mit Antimykotika behandelt. Es ist ratsam, auch das Schuhwerk mit antimykotischen Sprays zu desinfizieren, um eine Reinfektion zu vermeiden.

15.4.2 Nagelmykose

Definition

Nagelmykose *(Onychomykose)*

Voraussetzung: Störung des Nagelwachstums, z. B. durch einengendes Schuhwerk oder Mangelernährung des Nagels bei Durchblutungsstörungen (periphere arterielle Verschlusskrankheit, Diabetes mellitus); hinzukommende Besiedelung mit Pilzen wie Dermatophyten oder Spross- und Schimmelpilze führt zur Nagelmykose (▶ Abb. 15.10)

Symptome

Die Nägel sind verformt und verdickt. In der Nagelplatte bildet sich ein weißliches Netz, der Nagel verfärbt sich zunächst gelblich und erscheint später graubraun und lockert auf. Darunter lagern sich bröckelige Nagelreste ab.

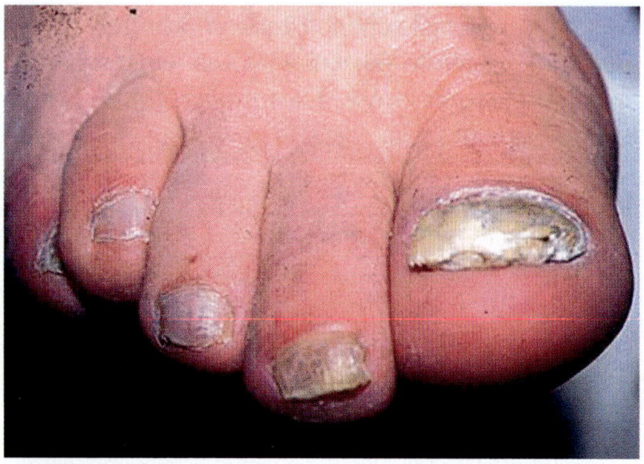

Abb. 15.10 Nagelmykose der Zehennägel [F664]

Therapie

Sofern nur Teile der Nageloberfläche betroffen sind, eignen sich lokale Maßnahmen wie antimykotischer Nagellack. Bei ausgeprägtem Befall oder gleichzeitigem Befall mehrerer Nägel kann eine systemische Therapie mit Antimykotika (z. B. Fluconazol) erwogen werden.

15.4.3 Candidosis

Definition

Candidosis *(Candidiasis)*

Pilzinfektion; in 80 % durch den Hefepilz **Candida albicans** hervorgerufen [5]; eine Vielzahl weiterer Candida-Arten ist pathogen

Ursachen

Candida-Pilze kommen physiologisch in geringen Konzentrationen auf der Haut, im Mund-Rachen-Raum, in der Vagina und im Stuhl vor. Krankheitswert erhalten sie erst, wenn die Abwehrlage des Patienten geschwächt ist, z. B. bei Diabetes mellitus, Langzeittherapie mit Kortikosteroiden oder Zytostatika, Leukämie oder bei AIDS.

Symptome

Je nach Lokalisation sind die Symptome typisch:

- Haut: scharf begrenzte flächige Rötung, häufig in den Körperfalten.
- Schleimhaut (► Abb. 15.11): weißliche Beläge, beim Abstreifen blutende Schleimhautwunde hinterlassend.
- Ösophagus: Dysphagie.
- Harnwege: Symptome eines Harnwegsinfekts, gegebenenfalls mit weißlichen Belägen um die Harnwege.
- Vagina: Scheidenausfluss, Juckreiz im Genitalbereich. Der Vaginalsoor tritt oft auch ohne allgemeine Abwehrschwäche aufgrund von Einflüssen auf, die das Scheidenmilieu verändern, z. B. während einer Schwangerschaft oder bei Einnahme von Kontrazeptiva („Pille“).
- Insbesondere Patienten mit vorbestehender Neutropenie oder längerer immunsuppressiver Therapie sind durch eine Candida-Sepsis mit Befall von Darm, Nieren, Endokard, Knochen, Lunge und/oder Augenhintergrund gefährdet.

Diagnostik

Candida wird in Abstrichen der erkrankten Haut, Schleimhaut oder im Urin nachgewiesen. Bei systemischem Befall ist der Keim auch im Blut nachweisbar und der Antikörpertiter um mindestens das Vierfache erhöht.

Therapie

Die Grunderkrankung muss nach Möglichkeit therapiert werden. Bei einer lokalen Candidosis werden örtlich Antimykotika eingesetzt (z. B. Nystatin). Tritt eine Candida-Sepsis mit Nachweis von Candida im Blut auf, richtet sich die Therapie nach Kreislauf- und Immunstatus des Patienten. Stabile Patienten (kein Schock, keine Organherde, ausreichend Granulozyten) erhalten Fluconazol als Mittel der 1. Wahl. Instabile Patienten (Befall der inneren Organe, Schock, schwere Immunsuppression, Neutropenie, vorherige Fluconazol-

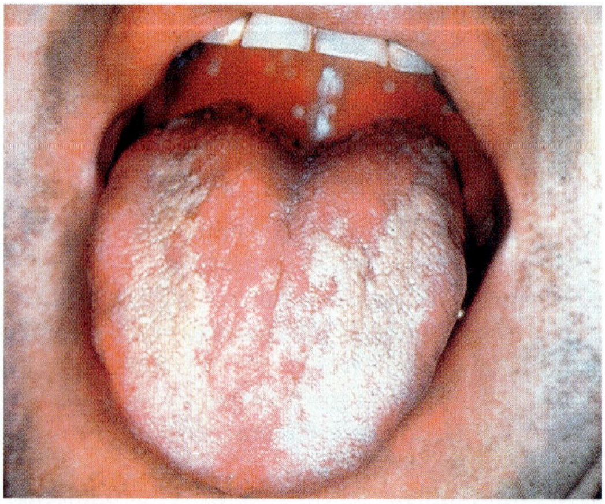

Abb. 15.11 Mundsoor mit Schleimhautbefall der Zunge [U136]

Prophylaxe) werden mit einem Echinocandin (z. B. Caspofungin) als Mittel der 1. Wahl behandelt.

15.4.4 Aspergillose

Definition

Aspergillose

Pilzinfektion durch den Schimmelpilz Aspergillus fumigatus; Sporen werden mit der Luft eingeatmet.

Symptome

Eine Erkrankung durch Aspergillus tritt bei Patienten mit Vorerkrankungen, z. B. Mukoviszidose, Leukämie, auf und betrifft in erster Linie die Lunge:

- **Aspergillus-Pneumonie** bei immungeschwächten Patienten.
- **Aspergillom:** Die Sporen besiedeln eine vorbestehende Lungenkaverne, z. B. nach einer Tuberkulose. Die Patienten husten häufig Blut, können jedoch auch symptomfrei sein.
- **Allergische bronchopulmonale Aspergillose (ABPA)** mit Asthma bronchiale, exogen allergischer Alveolitis, Bronchiektasen.

Extrapulmonale Manifestationen sind in Form einer Sinusitis (▸ Kap. 12.6.4), Keratitis (Entzündung der Hornhaut des Auges) oder Endokarditis (▸ Kap. 2.8.1) möglich.

Diagnostik

Aspergillus fumigatus wird im Blut, Sputum oder Bronchialsekret nachgewiesen. Die Aspergillus-Pneumonie zeigt sich im Röntgenbild des Thorax mit fleckförmigen Verschattungen ähnlich einer Bronchopneumonie anderer Ursache. Ebenfalls im Röntgenbild wird das Aspergillom nachgewiesen, das einen Rundherd, gelegentlich mit einer Luftsichel, bildet.

Therapie

Therapiert wird mit Antimykotika: Voriconazol oder Isavuconazol, alternativ wird Amphotericin B eingesetzt. Besteht eine allergische bronchopulmonale Aspergillose, werden Kortikosteroide gegeben.

15.5 Infektionen durch Würmer

15.5.1 Infektionen durch Bandwürmer

Bandwürmer durchlaufen einen Entwicklungszyklus, an dem der Mensch und verschiedene Tiere beteiligt sind. Zu unterscheiden sind dabei **Endwirte,** in deren Darm sich die Larven zu Würmern entwickeln und demnach die ausgereiften Würmer leben, von **Zwischenwirten,** in deren Gewebe sich bestimmte Entwicklungsformen ansiedeln und vermehren. Zwischenwirte erkranken in der Regel schwerer als Endwirte, da der Parasit an den Endwirt besser angepasst ist; schließlich ist sein eigenes Ausreifen und Leben nur mit dem Überleben des Wirts gewährleistet.

Schweine-, Rinder- und Fischbandwurmbefall

Für Schweine-, Rinder- und Fischbandwurm (Taenia solium, Taenia saginata und Diphyllobothrium latum) ist der Mensch Endwirt. Gelangen Finnen (zystische Gebilde mit einer Kopfanlage) in den Darm des Menschen, wachsen dort geschlechtsreife Würmer heran. Mit dem Stuhl scheidet der Mensch eierhaltige Bandwurmglieder (Proglottiden) aus. Die Eier gelangen mit dem Abwasser auf Weiden und in Gewässer, wo sie von Schwein, Rind oder Fisch aufgenommen werden. Im Darm des Wirtstiers, des Zwischenwirts, schlüpfen aus den Wurmeiern Larven. Sie wandern über den Blutweg in die Muskulatur, wo sie sich zu Finnen entwickeln. Bei Verzehr von rohem, finnenhaltigem Fleisch infiziert sich der Mensch. Damit ist der Entwicklungszyklus des Bandwurms geschlossen.

Der Mensch dient dem Schweinebandwurm auch als Zwischenwirt: Gelangen die aus den Wurmeiern entstehenden Larven ins Gefäßsystem und damit in Organe des Menschen (statt des Schweins, Rinds, Fisches) entwickeln sich dort Finnen, es kommt zur **Zystizerkose.**

Symptome

Der Bandwurmbefall des Darms ruft meist nur geringe Symptome wie Oberbauchbeschwerden und Gewichtsverlust, manchmal mit gesteigertem Appetit hervor. Anders ist es bei der Zystizerkose: Abhängig von der Lokalisation der Finnen treten Muskelbeschwerden durch Finnen in der Muskulatur, Sehstörungen durch Finnen im Auge, Krampfanfälle und erhöhter Hirndruck durch Finnen im Gehirn auf. Im Gegensatz zum reinen Bandwurmbefall ist die Zystizerkose eine gefährliche Erkrankung, die tödlich verlaufen kann.

Diagnostik und Therapie

Diagnostisch können die Eier des Bandwurms im Stuhl nachgewiesen werden, die sich zum Teil in den Proglottiden befinden. Therapiert wird mit

Anthelminthika wie Niclosamid oder Praziquantel. Finnen müssen oft operativ entfernt werden.

Echinokokkose

Für den **Hundebandwurm** (Echinococcus granulosus) und den **Fuchsbandwurm** (Echinococcus multilocularis) stellt der Mensch den Zwischenwirt dar. Hunde bzw. Füchse als Endwirte scheiden die eihaltigen Proglottiden mit dem Kot aus. Der Mensch nimmt die Eier dann z. B. über ungewaschene Waldbeeren auf. Die im Darm geschlüpften Larven dringen in alle Organe ein und bilden dort Zysten, die schwere Krankheitserscheinungen hervorrufen. Dieser Befall wird Echinokokkose genannt. Echinococcus granulosus bildet dabei größere Blasen, Echinococcus multilocularis hingegen meist kleinblasige Konglomerate, die tumorähnlich infiltrierend ins Gewebe eindringen und operativ sehr schwer zu entfernen sind. Die Inkubationszeit ist sehr variabel und kann mehrere Monate bis zu vielen Jahren betragen.

Symptome

- Leber: flüssigkeitsgefüllte Zysten, die zu Druckgefühl oder Schmerzen führen. Werden Gallenwege komprimiert, tritt ein Ikterus auf.
- Lunge: Husten.
- ZNS: Krampfanfälle, erhöhter Hirndruck mit Kopfschmerzen.

Diagnostik und Therapie

Die Zysten sind in Sonografie und CT zu erkennen. Meist lassen sich auch spezifische Antikörper bestimmen. Große Zysten, meist die des Hundebandwurms, werden operativ reseziert. Kleinblasige Herde in der Leber lassen sich unter Umständen durch Teilresektion der Leber entfernen. Es folgt eine Dauertherapie mit Albendazol. Die Prognose der Erkrankung ist schlecht, wenn nicht alle Zysten komplett entfernt werden können.

15.5.2 Infektionen durch Madenwürmer

Die Madenwurminfektion (Oxyuriasis) wird durch den 12 mm langen fadenförmigen Madenwurm Enterobius vermicularis hervorgerufen. Sie ist die häufigste Wurmerkrankung und betrifft meist Kinder. Die Madenwürmer leben im unteren Dünndarm, im Appendix und im Kolon. Nachts legen die Weibchen in der Analgegend ihre Eier ab. Beim Kratzen aufgrund des Juckreizes bleiben sie an den Fingern hängen, gelangen an Kleidung, Einrichtung oder Spielzeug. Von dort werden die Eier über Hände und Mund auf einen neuen Wirt übertragen.

Symptome

Häufig treten keine Beschwerden auf. Einige Betroffene verspüren Juckreiz am After, besonders nachts. Manchmal tritt zusätzlich eine Entzündung von Vulva und Vagina auf.

Diagnostik und Therapie

Die Würmer werden im Stuhl nachgewiesen. Sicherer gelingt das Auffinden der Eier mit Hilfe der Klebestreifenmethode: Ein Klebestreifen wird morgens auf die Perianalhaut geklebt und wieder abgezogen. Unter dem Mikroskop sind die Wurmeier dann zu erkennen. Behandelt wird mit Mebendazol (Vermox®).

15.6 Infektionen durch Protozoen

Protozoen sind tierische Einzeller, sogenannte „Urtierchen“. Zu den durch Protozoen verursachten Krankheiten zählen unter anderem Toxoplasmose und Malaria.

15.6.1 Toxoplasmose

Definition

Toxoplasmose

Durch Toxoplasma gondii hervorgerufene Infektionskrankheit; Inkubationszeit 4–21 Tage

Ursachen

Der Mensch steckt sich an, wenn er rohes Fleisch von Schwein, Rind oder Schaf isst, in dem sich infektiöse Zysten befinden (Schweinemett ist bis zu 25 % mit Zysten infiziert). Weiterhin werden Zysten von Katzen mit dem Kot ausgeschieden. Am Fell haftende Zysten gelangen beim Streicheln des Tiers an die Hände und können bei mangelndem Händewaschen in den Mund gelangen.

Symptome

Beim Gesunden verläuft die Infektion meistens asymptomatisch und harmlos. Gelegentlich kommt es zu Lymphknotenschwellungen, Fieber, Kopf- und Muskelschmerzen. Schwerer verläuft die Toxoplasmose bei Immunsupprimierten und bei AIDS-Patienten. Hier kann es zu Enzephalitis, Myokarditis, interstitieller Pneumonie und Augenbefall (Chorioretinitis) kommen.

Bei der Infektion einer Schwangeren besteht die Gefahr, dass die Toxoplasmen diaplazentar übertragen werden. Folgen sind in der Frühschwangerschaft meist ein Abort, später schwere bleibende Schäden des Kindes wie Hirnverkalkung, Hydrozephalus und Chorioretinitis. Die Infektion ist für die Mutter meist symptomlos.

Diagnostik
Erreger und Antikörper können im Blut nachgewiesen werden. Bei Verdacht auf eine Beteiligung des Gehirns wird ein CT bzw. MRT durchgeführt, in dem sich ringförmige Strukturen zeigen.

Therapie
Die leichte Toxoplasmose mit Lymphknotenschwellung heilt meist ohne Therapie aus. Auch chronische Toxoplasmenträger werden nicht behandelt. Patienten mit klinischen Symptomen, Schwangere und Immunsupprimierte erhalten eine antibiotische Kombinationstherapie.

15.6.2 Malaria

Definition

Malaria *(Wechselfieber)*

Eine der häufigsten Erkrankungen in tropischen Regionen in Asien, Afrika und Südamerika; durch Plasmodien ausgelöste, durch die Anophelesmücke auf den Menschen übertragene Erkrankung; durch zunehmende Reisetätigkeit jährlich ca. 1.000 Infektionen in Deutschland

Ursachen
Plasmodien durchlaufen in der Anophelesmücke eine geschlechtliche Vermehrung: Aus den Eiern schlüpfen Sporozoiten, die durch den Mückenstich auf den Menschen übertragen werden. Die Sporozoiten erreichen auf dem Blutweg die Leber des Menschen und wandeln sich dort in Merozoiten um. Dieses Krankheitsstadium ist asymptomatisch und dauert Tage bis Monate (Inkubationszeit). Die Merozoiten dringen in Erythrozyten ein, vermehren sich dort ungeschlechtlich und zerstören sie. Es kommt zur Anämie. Je nach Dauer des Vermehrungszyklus kommt es zu rhythmischen Fieberanfällen (intermittierendes Fieber), wenn die Merozoiten die zerstörten Erythrozyten verlassen.
Erreger der Malaria sind vier verschiedene Arten von Plasmodien:

- Plasmodium malariae ruft die relativ gutartige **Malaria quartana** hervor mit Fieber an jedem 3. Tag; Inkubationszeit 15–60 Tage.
- Plasmodium vivax und Plasmodium ovale sind die Erreger der ebenfalls relativ gutartigen **Malaria tertiana** mit Fieber an jedem 2. Tag; Inkubationszeit 15–20 Tage.
- Plasmodium falciparum verursacht die bösartige **Malaria tropica** ohne regelmäßigen Fieberrhythmus. Inkubationszeit; 10–17 Tage.

Symptome
- Uncharakteristischer Beginn wie bei einem grippalen Infekt.
- Fieberschübe bis 40 °C, nicht immer mit dem jeweils typischen Fieberrhythmus.
- Kopf- und Gliederschmerzen.
- Übelkeit, Erbrechen, Durchfall.
- Leber- und Milzvergrößerung.
- Hämolytische Anämie, Leuko- und Thrombopenie. Je schwerer die Malaria-Erkrankung, desto ausgeprägter die Thrombopenie.

Diagnostik
Bei einem fiebernden Patienten mit entsprechender Auslandsanamnese muss immer an Malaria gedacht werden. Die Plasmodien können im Blutausstrich und im „dicken Tropfen“ unter dem Mikroskop mithilfe der Giemsa-Färbung in den Erythrozyten erkannt werden. Zum Ausschluss einer Malaria muss mindestens zweimal täglich an zwei aufeinanderfolgenden Tagen Blut untersucht werden.
Die Malaria tropica kann durch Nachweis von Plasmodium-falciparum-histidinreichem Protein-2 (PfHRP-2) diagnostiziert werden. Mittels PCR kann Plasmodien-DNA nachgewiesen werden.

Therapie
Malaria tertiana wird mit einer Kombination aus Atemether und Lumefantrin oder Atovaquon und Proguanil und im Anschluss daran mit Primaquin therapiert. Bei der Malaria quartana wird Chloroquin gegeben.
Die Behandlung der Malaria tropica ist weitaus komplizierter, da mehr und mehr Resistenzen von Plasmodium falciparum gegen die Chemotherapeutika auftreten. Es empfiehlt sich grundsätzlich eine Beratung durch ein tropenmedizinisches Institut. Je nach Region, in der sich der Patient infiziert hat, werden Atovaquon kombiniert mit Proguanil oder Mefloquin (Lariam®) sowie Arte-

mether kombiniert mit Lumefantrin angewandt. Bei komplizierter Malaria tropica kann Chinin i. v. plus Doxycyclin gegeben werden; allerdings ist diese Therapie mit erheblichen Nebenwirkungen verbunden. Zudem müssen Herz-Kreislauf-Funktion sowie Wasser- und Elektrolythaushalt überwacht, gegebenenfalls unterstützt und ausgeglichen werden.

Komplikationen

Komplikationen sind hauptsächlich bei der Malaria tropica zu befürchten. Diese sind bedingt durch den ausgeprägten Erythrozytenbefall durch die Plasmodien, durch Zirkulationsstörungen in den kleinen Blutgefäßen und nachfolgende Ischämien:

- Zerebrale Malaria: Bewusstseinsstörungen, Verwirrtheit, Koma
- Lungenödem
- Kreislaufschock
- Akutes Nierenversagen
- Ikterus
- Schwere Anämie

Prophylaxe

Zum Schutz vor der Anophelesmücke sollten hautbedeckende Kleidung getragen, unbedeckte Körperstellen mit einem insektenabweisenden Mittel eingerieben und nachts unter einem Moskitonetz geschlafen werden. Der Aufenthalt im Freien während der Dämmerung und nachts sollte vermieden werden, da die Mücken vor allem zu dieser Zeit stechen.

Vor Antritt einer Reise in betroffene Gebiete sollte eine Prophylaxe mit Chemotherapeutika erfolgen. Aktuelle Informationen zu Verbreitung und entsprechenden Medikamenten erteilt jedes tropenmedizinische Institut.

15.7 Erkrankungen durch Epizoen

Epizoen sind mehrzellige Parasiten, die auf der Haut leben. Dort ernähren sie sich von Blut und Hornmaterial. Epizoen, die beim Menschen häufig Hautkrankheiten auslösen, sind Krätzmilben, Läuse und Zecken.

15.7.1 Krätze (Scabies)

Die weibliche Krätzmilbe lebt in der Hornschicht der Oberhaut. Dort bohrt sie ein Gangsystem, in das sie Eier und Kot legt. Aus den Eiern schlüpfen Larven, die innerhalb weniger Wochen geschlechtsreif werden und dann erneut Eier ablegen. Übertragen werden Krätzmilben durch engen Körperkontakt, meist beim Geschlechtsverkehr, auch durch Bettwäsche oder Kleidung. Mangelnde Hygiene spielt oft eine entscheidende Rolle.

Symptome und Diagnostik

Hauptsächlich in den Zwischenfingerräumen und an den Geschlechtsorganen finden sich Papeln und Bläschen. In der Papel zeigt sich als schwarzer Punkt der Ausgang des Milbengangs, in dem manchmal Milben entdeckt werden. Die ersten Wochen nach der Infektion sind durch quälenden, lokalen Juckreiz geprägt, der durch Bettwärme verstärkt wird. Im weiteren Verlauf kann es zu allgemeinem Juckreiz und der Ausbildung von Quaddeln am ganzen Körper kommen. Durch den Juckreiz ist die Haut meist stark aufgekratzt und es entstehen Superinfektionen.

Therapie

- Körper- und Bettwäsche täglich wechseln und waschen.
- Permethrin-Creme weist die besten Heilungsergebnisse auf, lindert den Juckreiz und kann sowohl bei Erwachsenen als auch bei Kindern angewandt werden.
- Enge Kontaktpersonen müssen mitbehandelt werden.
- Kuscheltiere, Kissen und andere nicht bei 60 °C waschbare Textilien 3 Tage in Plastiktüten verschlossen halten oder 24–48 Stunden in die Gefriertruhe legen.

15.7.2 Läusebefall

Läusebefall (Pedikulose) kann hervorgerufen werden durch **Kopf-, Kleider- oder Filzläuse.** Ihre Eier, die Nissen, kleben die Weibchen der Kopfläuse an die Kopfhaare, die Filzlaus-Weibchen an die Schamhaare und die Kleiderlaus-Weibchen an die Kleidernähte. Die Übertragung von Läusen erfolgt von Mensch zu Mensch.

Symptome und Diagnostik

Läusebefall geht mit starkem Juckreiz einher. Dieser wird durch das Blutsaugen der Läuse hervorgerufen. Bei Filzläusen entstehen kleinste Blutergüsse (Taches bleues), während sich bei Kleiderläusen stark juckende Quaddeln am Körper bilden können. Durch starkes Kratzen kommt es zu Exkoriationen, welche häufig bakteriell superinfiziert sind. Der Erreger wird mit bloßem Auge, Lupenvergrößerung oder anhand der Auflichtmikroskopie nachgewiesen.

Therapie

- Kopf- und Filzläuse: Läuseabtötende Substanzen werden wiederholt bzw. nach Anweisung aufgetragen, Nissen ausgewaschen und mit einem feinen Kamm ausgekämmt.
- Kleiderläuse: Kleider werden desinfiziert. Gegebenenfalls medikamentöse Behandlung der ekzematischen Hautveränderungen oder der Superinfektionen.
- Kontaktpersonen müssen auf Befall untersucht und gegebenenfalls mitbehandelt werden.

Prophylaxe

Um eine erneute Infektion zu verhindern, sollten Bürsten, Kämme, Bettwäsche und Kleidung bei 60 °C gewaschen werden. Gegenstände, die nicht heiß gewaschen werden können (z. B. Kuscheltiere, Sofakissen, Kleidung), sollten 4 Wochen in einen dicht verschlossenen Plastiksack oder für 48 Stunden in die Tiefkühltruhe gelegt werden. Nach dieser Zeit sind die Läuse tot.

15.8 Sepsis

Definition

Sepsis

Vermehrung von in die Blutbahn gelangten Bakterien, Pilzen, Viren oder Parasiten; nachfolgend lebensbedrohliche Allgemeininfektion mit Organdysfunktionen/ Multiorganversagen

Merke

Von der Sepsis zu unterscheiden ist eine **Bakteriämie,** bei der sich zwar Infektionserreger in der Blutbahn befinden, von den Abwehrkräften des Patienten jedoch erfolgreich bekämpft werden, sodass es nicht zu Krankheitssymptomen kommt.

Ursachen

Eine Sepsis entwickelt sich meist auf dem Boden einer lokalen Infektion. Begünstigt wird sie durch eine Abwehrschwäche des Patienten, z. B. bei Immunsuppression, Tumor- oder AIDS-Patienten, nach Polytrauma und schweren Verletzungen oder hohem Alter des Patienten. Ausgangsort sind pulmonale, abdominelle oder urogenitale Infektionen (unter anderem durch Blasenverweilkatheter), weiterhin Wundinfektionen sowie periphere oder zentrale Venenzugänge. Von hier werden die Erreger ins Blut geschwemmt und zu anderen Organen transportiert. Wenn sie sich dort absiedeln und Krankheitssymptome hervorrufen, spricht man von **septischen Metastasen**.

Symptome

Symptome einer Sepsis sind hohes Fieber mit Schüttelfrost, das schnell ansteigt, meistens innerhalb von 24 Stunden wieder abfällt und dann erneut auftritt, sogenanntes intermittierendes Fieber. Hinzu kommen Tachykardie, Tachypnoe, Oligurie, oft auch Bewusstseinstrübung und Blutdruckabfall. Die Patienten sind schwer krank und wirken apathisch. Leber und Milz sind vergrößert, Petechien können auftreten. Zusätzlich finden sich Symptome des eigentlichen Krankheitsherds, z. B. Pneumonie, Harnwegsinfektion.

Diagnostik

Der Verdacht einer Sepsis ergibt sich aus dem klinischen Bild. Bewiesen wird sie durch den Erregernachweis in der Blutkultur, der jedoch oft schwierig ist. Weiterhin sind folgende diagnostische Maßnahmen erforderlich, um den Ausgangspunkt der Sepsis zu finden und den Zustand des Patienten einschätzen zu können:

- Urinstatus und -kultur
- Sonografie des Abdomens: Harnstau? Abszess? Gallenblasenentzündung?
- Röntgen-Thorax: Lungenentzündung? Abszess?
- Blutuntersuchungen

Therapie

- Alle i. v.- und arteriellen Zugänge sowie gegebenenfalls ein Blasenkatheter müssen entfernt werden. Die Eintrittsspitzen werden mikrobiologisch auf Erreger untersucht. Bei bekannter Eintrittspforte muss diese saniert werden, z. B. durch Drainage eines Harnstaus.
- Die Antibiotikatherapie beginnt sofort nach der Abnahme mehrerer Blutkulturen. Mit Eintreffen des Ergebnisses wird die Behandlung dann gegebenenfalls gezielt umgestellt.
- Großzügige Volumengabe; Medikamente wie Noradrenalin, Vasopressin und Dobutamin dienen der Aufrechterhaltung von Blutdruck und Nierenfunktion.
- Venöse Thrombembolieprophylaxe mit niedermolekularem Heparin.

- Wichtig ist die engmaschige Kontrolle aller Vitalfunktionen und Laborparameter (Gerinnung, Laktat, Blutzucker), um Komplikationen frühzeitig zu erkennen.

Komplikationen

- Disseminierte intravasale Gerinnung
- Akutes Nierenversagen
- Akutes Lungenversagen
- Septische Absiedelungen im Gehirn mit kleinen Eiter- bzw. Bakterienherden (sogenannte embolische Herdenzephalitis)
- Septischer Schock

Wiederholungsfragen

1. Welche Erkrankungen werden durch Herpes-Viren verursacht?
2. Nennen Sie Symptome der Gürtelrose.
3. Welche Komplikationen können bei einer infektiösen Mononukleose auftreten?
4. Wie verläuft eine Zytomegalie bei gesunden Personen?
5. Wie wird HIV übertragen und welchen Schutz gibt es davor?
6. In welche Kategorien wird eine HIV-Infektion eingeteilt?
7. Welche systemischen Pilzinfektionen gibt es in Europa?
8. Welche Patienten sind durch eine Candida-Infektion gefährdet?
9. Warum ist eine Echinokokkose wesentlich gefährlicher als ein Befall durch den Rinderbandwurm?
10. Welche Malaria-Arten kennen Sie?
11. Was ist der Unterschied zwischen einer Sepsis und einer Bakteriämie?
12. Was sind typische Symptome einer Sepsis?

Jörg Schmal

16 Lernsituationen

16.1 Einführung

In den vorangehenden Kapiteln wurden ausführlich die verschiedenen Erkrankungen des menschlichen Körpers dargestellt. Dieses Wissen bildet eine wichtige Grundlage für die Tätigkeit von Pflegefachpersonen in den verschiedenen (medizinischen) Einrichtungen. Die nachfolgenden Lernsituationen bereiten auf die Prüfungssituationen im Verlauf der Ausbildung vor (► Tab. 16.1). Sie stellen keine Prüfungsaufgaben dar, sondern sollen dabei helfen, Wissen zu festigen und auszubauen. Die Lernsituationen sind wie folgt aufgebaut:

- Zunehmende Steigerung der Komplexität
- Unterschiedliche Versorgungsbereiche
- Unterschiedliche Altersgruppen der zu pflegenden Menschen

Tab. 16.1 Prüfungen im Verlauf der Ausbildung mit ergänzenden Erläuterungen

Prüfung	Zeitpunkt und Zielsetzung	Kompetenzbereiche	Konsequenzen
Zwischenprüfung	• Ende des 2. Ausbildungsdrittels • Prüfung und Ermittlung des Ausbildungsstands	• Siehe Anlage 1 (zu § 7 Satz 2*) • Kompetenzen für die Zwischenprüfung nach § 7*	Die Ausbildung kann zunächst unabhängig vom Ergebnis der Zwischenprüfung fortgesetzt werden. Lässt das Ergebnis allerdings darauf schließen, dass das Erreichen des Ausbildungsziels gefährdet ist, prüfen die Träger der praktischen Ausbildung und der Pflegeschule gemeinsam, welche Maßnahmen zum Erreichen des Ausbildungserfolgs erforderlich sind und ergreifen diese dann.
Abschlussprüfung	• Ausbildungsende • Ermittlung des Ausbildungserfolgs durch schriftliche, mündliche und praktische Prüfung	• Siehe Anlage 2 (zu § 9 Abs. 1 Satz 2*) • Kompetenzen für die staatliche Prüfung nach § 9* zur Pflegefachfrau oder zum Pflegefachmann	Die staatliche Prüfung ist dann bestanden, wenn alle Prüfungsbestandteile mit mindestens „ausreichend" benotet wurden. Jede Aufsichtsarbeit kann einmal wiederholt werden. Es ist dann eine zusätzliche Ausbildung erforderlich (Ausbildungsverlängerung), wenn • alle schriftlichen Aufsichtsarbeiten nicht bestanden wurden oder • die praktische Prüfung nicht bestanden wurde oder • alle Teile der Prüfung nicht bestanden wurden oder • im Einvernehmen des Vorsitzenden des Prüfungsausschusses und den Fachprüfern eine solche als sinnvoll erscheint.
Bachelorprüfung	• Am Ende des Studiums • Ermittlung des Studienerfolgs durch schriftlich, mündliche und praktische Prüfung	• Siehe Anlage 5 (zu § 35 Abs. 2, § 36 Abs. 1, § 37 Abs. 1*) • Kompetenzen für die Prüfung der hochschulischen Pflegeausbildung nach § 32*	Die hochschulische Pflegeausbildung ist erfolgreich abgeschlossen, wenn sowohl der hochschulische als auch der staatliche Prüfungsteil bestanden sind. Jede Modulprüfung, die Teil der staatlichen Prüfung ist, kann einmal wiederholt werden, wenn die zu prüfende Person die Note „mangelhaft" oder „ungenügend" erhalten hat.

* Nach der Ausbildungs- und Prüfungsverordnung für die Pflegeberufe (Pflegeberufe-Ausbildungs- und -Prüfungsverordnung – PflAPrV) vom 2.10.2018, online: www.gesetze-im-internet.de/pflaprv/PflAPrV.pdf

16.2 Zwischenprüfung

Lernsituation „Willkommen auf der Inneren"

Die **Lernsituation „Willkommen auf der Inneren"** konfrontiert mit drei unterschiedlichen Aufgabenschwerpunkten. Wie im Pflegealltag verändert sich auch hier die Lebenssituation der beteiligten Personen. Es wird empfohlen, die Aufgaben nicht im Vorhinein zu lesen, sondern zunächst den jeweiligen Fall zu bearbeiten und dann die damit verbundenen Aufgaben nacheinander zu lösen. Hierzu ist es möglich, ohne zeitlichen Druck zu arbeiten. Wer hingegen den zeitlichen Aspekt berücksichtigen möchte, kann sich an den nachfolgenden Zeitempfehlungen orientieren:

- Fallbeispiel „Gespannte Erwartung": ca. 5 Minuten
- Fallbeispiel „Eine Aufnahme": ca. 40 Minuten
- Fallbeispiel „Den Blutdruck im Blick": ca. 40 Minuten
- Fallbeispiel „Ich bekomme so schlecht Luft": ca. 35 Minuten

Fallbeispiel

Gespannte Erwartung

Dirk Larson absolviert in der Pflegeausbildung derzeit seinen Pflichteinsatz im akutstationären Versorgungsbereich auf der internistischen Station des Städtischen Klinikums. Gemeinsam mit seiner Praxisanleiterin Frauke Schön ist er für einen Bereich zuständig. Er ist gespannt, was ihn an diesem Morgen erwartet. Wird es wieder viele Aufnahmen geben?

Aufgaben

Gespannte Erwartung

1. Lesen Sie zunächst das Fallbeispiel.
2. Versetzen Sie sich in die Lage des Auszubildenden Dirk Larson. Es ist hilfreich, sich seinen eigenen Einsatz in der akutstationären Pflege vor Augen zu führen.

Fallbeispiel

Eine Aufnahme

Nach der Übergabe wird Frau Schuler, 77 Jahre, von ihrer Tochter auf die Station begleitet. Frau Schuler hatte in den vergangenen 2 Tagen hohes Fieber mit Schüttelfrost und klagt über zunehmende Atemnot. Wenn sie hustet, hat sie grünlich-gelben Auswurf. Ihr Hausarzt hat sie daraufhin mit Verdacht auf eine Pneumonie zur weiteren Diagnostik und Therapie ins Städtische Klinikum überwiesen.

Frau Schuler fühlt sich kraftlos und müde. Ihre Tochter berichtet im Aufnahmegespräch, dass ihre Mutter sonst fit sei und zu Hause keinerlei Hilfe benötige. Frau Schuler wohnt im 2. Stock des gemeinsamen Hauses.

Der Auszubildende Herr Larson misst bei Frau Schuler eine Körpertemperatur von 39,4 °C, einen Puls von 98/Minute und einen Blutdruck von 130/75 mmHg.

Aufgaben

Eine Aufnahme

Lernangebot zu Erkrankungen der Atemwege und der Lunge (► Kap. 5)

1. Eine Pneumonie kann verursacht werden durch Krankheitserreger, chemische oder physikalische Schädigung sowie Kreislaufstörungen. Nennen Sie konkrete Beispiele.
2. Unterscheiden Sie die Begriffe der primären und sekundären Pneumonie voneinander. Begründen Sie, welche Form der Pneumonie bei Frau Schuler vorliegen könnte.
3. Beschreiben Sie, inwiefern sich eine atypische Pneumonie bezüglich der Symptome von einer typischen Pneumonie unterscheidet. Positionieren Sie sich, ob es sich bei Frau Schuler um einen typischen oder atypischen Verlauf handelt.
4. Nennen Sie vier diagnostische Maßnahmen, die bei Verdacht auf eine Pneumonie durchgeführt werden.
5. Nennen Sie vier therapeutische Maßnahmen, die bei einer Pneumonie zur Behandlung ergriffen werden.

Fallbeispiel

Den Blutdruck im Blick

Die Aufnahme von Frau Schuler wird durch die Patientenklingel unterbrochen. Herr Zöser, 66 Jahre, benötigt Hilfe. Er leidet unter anderem an einer primären arteriellen Hypertonie. Herr Zöser klagt über Kopfschmerzen, Schwindel und Übelkeit und meint, er würde nur noch verschwommen sehen. Die Blutdruckmessung ergibt einen Wert von 240/125 mmHg. Herr Larson informiert aufgrund des Verdachts eines hypertensiven Notfalls umgehend einen Arzt.

Aufgaben

Den Blutdruck im Blick

Lernangebot zu Erkrankungen des Gefäß- und Kreislaufsystems (► Kap. 3)

1. Benennen Sie die Sofortmaßnahmen, die bei einer hypertensiven Krise ergriffen werden müssen.
2. Herr Zöser leidet an einer primären Hypertonie. Nennen Sie fünf Faktoren, welche die Entstehung begünstigen.
3. Ein erhöhter Blutdruck bleibt häufig lange unerkannt. Dabei werden zahlreiche Organe geschädigt. Beschreiben Sie, welche Schäden bzw. Komplikationen durch Bluthochdruck an Herz, Niere und Gehirn entstehen können.
4. Nennen Sie fünf Medikamentengruppen, die zur Therapie einer Hypertonie verabreicht werden können. Beschreiben Sie kurz deren Wirkungsweise.

Fallbeispiel

Ich bekomme so schlecht Luft

Nachdem die Sofortmaßnahmen bei Herrn Zöser beendet sind, betreten Herr Larson und Frau Schön das Patientenzimmer von Herrn Beck. Dieser leidet an einer Linksherzinsuffizienz. Nun sitzt er schwer atmend, seine Arme auf den Beinen abgestützt, am Bettrand. Er ist zyanotisch und es sind rasselnde Atemgeräusche hörbar. Herr Beck blickt panisch mit weit aufgerissenen Augen auf die Eintretenden: „Ich bekomme so schlecht Luft, bitte helfen Sie mir …!"

Aufgaben

Ich bekomme so schlecht Luft

Lernangebot zu Erkrankungen des Herzens (► Kap. 2)

1. Benennen Sie die Komplikation, die bei Herrn Beck infolge seiner bestehenden Linksherzinsuffizienz aufgetreten ist.
2. Beschreiben Sie, welche Erstmaßnahmen von Herrn Larson und Frau Schön sowie den Ärzten durchgeführt werden sollten.
3. Bei Herrn Beck liegt eine Linksherzinsuffizienz vor. Beschreiben Sie die pathophysiologischen Prozesse einer Links- und Rechtsherzinsuffizienz. Benennen Sie hierbei auch die jeweils charakteristischen Symptome.
4. Benennen Sie die vier NYHA-Stadien der Herzinsuffizienz.
5. Beschreiben Sie vier Aspekte der Lebensführung, die Menschen mit einer nicht dekompensierten Herzinsuffizienz im Alltag zu berücksichtigen haben.

16.3 Abschlussprüfung

Lernsituation „Herr Schuster zieht sich zurück"

Die **Lernsituation „Herr Schuster zieht sich zurück"** ist eine komplexe Fallsituation, in der Wissen aus der Gesundheits- und Krankheitslehre als Begründungsrahmen herangezogen werden sollte:

- **Variante 1, Basiswissen:** Es fehlt eine inhaltliche Auseinandersetzung mit diversen Themen; die Bearbeitung der ersten Aufgabenstellung wird empfohlen.
- **Variante 2, erweitertes Wissen:** Es ist ausreichend Hintergrundwissen vorhanden; die zweite Aufgabenstellung kann bearbeitet werden.
- **Variante 3, vertieftes Wissen:** Bearbeitung der zweiten Aufgabenstellung unter realitätsgetreuen Rahmenbedingungen (keine Hilfsmittel, 120 Minuten Zeit).

Fallbeispiel

Herr Schuster zieht sich zurück

Herr Schuster, 78 Jahre, lebt seit 2 Jahren im Pflegeheim Sonnengrund. Zuvor ist seine Frau Henriette an Brustkrebs verstorben. Der Sohn von Herrn Schuster, Michael, ist bereits vor vielen Jahren bei einem Autounfall ums Leben gekommen. Seine Tochter Maike, 37 Jahre, besucht ihn regelmäßig und unternimmt Ausflüge mit ihm. Ihre Besuche sind Herrn Schusters wöchentliche Highlights.

Herr Schuster leidet seit 15 Jahren am Parkinsonsyndrom. In den vergangenen Jahren haben die Beschwerden zugenommen. Bedingt durch den ausgeprägten Tremor und Rigor kann er seinem Hobby, mit dem Keyboard musizieren, nur noch beschwerlich nachgehen. Auch kleinste Maßnahmen wie das Öffnen der Hose zum Urinieren, das Zähneputzen, die Dosierung von Seife bei der Körperpflege oder das Halten von Besteck fallen ihm schwer. Deswegen ist er vermehrt auf die Hilfe der Pflegenden angewiesen.

Vor wenigen Tagen ist Herr Schuster in seinem Zimmer auf dem Weg zur Toilette gestürzt. Dabei hat er sich lediglich eine schmerzhafte Prellung am rechten Oberschenkel zugezogen. Dennoch hat er Angst, erneut zu stürzen, da er sich zunehmend unsicherer fühlt. Bislang nutzt er keine Mobilisationshilfsmittel.

> Gestern hat Herr Schuster die Nachricht erhalten, dass seine Tochter Maike ebenfalls an Brustkrebs erkrankt ist. Seitdem zieht er sich zurück und verlässt sein Zimmer nicht einmal für die Mahlzeiten. Er möchte keine Hilfe annehmen und einfach nur im Bett liegen bleiben. Die Medikamente, unter anderem L-Dopa, lehnt er ab.

Aufgabe 1

Basiswissen

Lernangebot zu Erkrankungen des Nervensystems (► Kap. 10)

1. Beschreiben Sie die pathophysiologischen Prozesse bei Parkinsonsyndrom.
2. Definieren Sie die Symptome Tremor, Rigor und Akinese. Erläutern Sie, wie diese Symptome sichtbar werden können.
3. Erläutern Sie das diagnostische Vorgehen bei Verdacht auf ein Parkinsonsyndrom.
4. Herr Schuster lehnt die Einnahme von L-Dopa ab:
   a. Beschreiben Sie die Wirkweise von L-Dopa.
   b. Erläutern Sie zwei Aspekte, die es bei der Verabreichung von L-Dopa zu berücksichtigen gilt.
   c. Nennen Sie vier Nebenwirkungen von L-Dopa.
5. Beschreiben Sie vier Pflegeschwerpunkte, die sich aus der Falldarstellung bei Herrn Schuster mit Bezug zum Parkinsonsyndrom ergeben.

Lernangebot zu psychischen Erkrankungen (► Kap. 11)

1. Menschen, die am Parkinsonsyndrom erkrankt sind, haben ein erhöhtes Risiko, an einer speziellen Demenzform zu erkranken. Nennen Sie diese und beschreiben Sie den Verlauf und die Symptome.
2. Bei Herrn Schuster besteht die Gefahr, dass infolge der Sterbefälle eine affektive Störung auftreten könnte. Nennen Sie fünf Symptome, die im Rahmen der Diagnostik auf das Vorhandensein einer depressiven Episode hinweisen könnten.

Lernangebot zu Erkrankungen der Geschlechtsorgane (► Kap. 9)

1. Sowohl die Frau als auch die Tochter von Herrn Schuster sind bzw. waren an Brustkrebs erkrankt. Beziehen Sie Stellung, inwiefern eine erbliche Komponente bei der Entstehung von Brustkrebs beteiligt sein könnte. Nennen Sie Faktoren, die ein Mammakarzinom begünstigen.
2. Beschreiben Sie drei inhaltliche Schwerpunkte, auf die Pflegefachpersonen zur Anleitung der Selbstuntersuchung der Brust, eingehen könnten.

Aufgabe 2

Erweitertes und vertieftes Wissen

1. Analysieren Sie die Situation und beschreiben Sie die pflegerelevanten Informationen.
2. Formulieren Sie Probleme und Ressourcen bzw. Pflegediagnosen, die sich aus der Situation ergeben.
3. Formulieren Sie pflegerelevante Ziele, die sich aus den formulierten Diagnosen ableiten lassen.
4. Benennen Sie pflegerische Maßnahmen, die Sie ergreifen, um Ihre Ziele zu erreichen. Beschreiben Sie, was Sie bei der Durchführung berücksichtigen sollten.
5. Begründen Sie einen Aspekt Ihrer Pflegeprozesssteuerung mit Ihren Grundkenntnissen aus der Gesundheits- und Krankheitslehre.

16.4 Bachelorprüfung

Lernsituation „Eine neue Erkrankung"

Die **Lernsituation „Eine neue Erkrankung"** ist eine hochkomplexe Fallsituation, bei deren Bearbeitung Wissen aus der Gesundheits- und Krankheitslehre als Begründungsrahmen herangezogen werden sollte:

- **Variante 1, Basiswissen:** Es fehlt eine inhaltliche Auseinandersetzung mit diversen Themen; die Bearbeitung der ersten Aufgabenstellung wird empfohlen.
- **Variante 2, erweitertes Wissen:** Es ist ausreichend Hintergrundwissen vorhanden; die zweite Aufgabenstellung kann bearbeitet werden.
- **Variante 3, vertieftes Wissen:** Bearbeitung der zweiten Aufgabenstellung unter realitätsgetreuen Rahmenbedingungen (keine Hilfsmittel, 120 Minuten Zeit).

Fallbeispiel

Eine neue Erkrankung

Lorena Metzger, 12 Jahre, ist eine gute und gewissenhafte Schülerin sowie begeisterte Springreiterin. In wenigen Tagen möchte sie an einem für sie wichtigen Turnier teilnehmen. Lorena leidet seit ihrer frühen Kindheit an Neurodermitis, doch sie hatte seit längerem keinen größeren Ekzemschub mehr.

In den vergangenen Tagen hat Lorena immer wieder über Müdigkeit und Bauchschmerzen geklagt. Sie wirkte gereizt und zeigte starke Stimmungsschwankungen. Außerdem hat Lorena sehr viel getrunken, da sie starken Durst verspürte. Ihre Eltern sind besorgt.
Vorgestern wurden die Bauchschmerzen stärker und Lorena musste sich übergeben, woraufhin sie mit ihrer Mutter ihren Kinderarzt aufsuchte. Dieser hat sie mit dem Verdacht auf einen Diabetes Typ 1 und der Gefahr einer diabetischen Ketoazidose in das Krankenhaus überwiesen. Die Blutzuckermessung ergab einen Blutzuckerwert von 450 mg/dl. Es wurden unverzüglich therapeutische Erstmaßnahmen wie die kontinuierliche Senkung des Blutzuckerspiegels mittels Perfusor auf der Intensivstation veranlasst. Lorenas Allgemeinzustand hat sich daraufhin rasch verbessert. Heute wird Lorena mit stabilen Vitalparametern von der Intensiv- auf die Normalstation verlegt. Die Diabetesberaterin ist bereits informiert, da die ersten Schulungsinhalte wie Selbstinjektion von Insulin vermittelt werden sollen.
Lorena wirkt angespannt, denn sie erfährt derzeit einen starken Schub ihrer Neurodermitis, welchen sie auf die psychische Belastung zurückführt. Sie klagt über heftigen Juckreiz in den Ellenbeugen und Kniekehlen.

Aufgabe 1

Basiswissen

Lernangebot zu Endokrinologie und Stoffwechsel (► Kap. 7)

1. Unterscheiden Sie die Ursache eines Diabetes Typ 1 von einem Diabetes Typ 2.
2. Nennen Sie den therapeutischen Zielbereich eines erfolgreich eingestellten Blutzuckers im Tagesprofil.
3. Beim Typ-1-Diabetes kommt neben der Insulintherapie der gesunden Ernährung große Bedeutung zu. Erläutern Sie, welche diätetischen Maßnahmen Lorena in Zukunft zu berücksichtigen hat.
4. Unterscheiden Sie kurz wirkende Insuline von Verzögerungsinsulinen und Mischinsulinen bezüglich ihres Wirkeintritts und der Wirkdauer.
5. Beschreiben Sie die drei Therapieansätze in der Behandlung mit Insulin.
6. Erläutern Sie anhand der Symptome und Therapie den Unterschied zwischen Hypo- und Hyperglykämie.
7. Erläutern Sie, welche Komplikationen und Langzeitschäden durch dauerhaft erhöhte Blutzuckerwerte, z. B. bei einem schlecht eingestellten Diabetes, drohen können. Gehen Sie hierbei auf die Makroangiopathie, die Mikroangiopathie und die diabetische Neuropathie ein.
8. Nennen Sie fünf inhaltliche Beispiele, die Lorena in ihrer Diabetesschulung vermutlich interessieren werden.

Lernangebot zu Erkrankungen der Haut (► Kap. 13)

1. Erläutern Sie die Ursachen eines atopischen Ekzems.
2. Nennen Sie drei charakteristische Symptome des atopischen Ekzems.
3. Beschreiben Sie, wie sich das atopische Ekzem in seinem Erscheinungsbild vom Säuglingsalter, über das Kleinkindalter bis zum Erwachsenenalter entwickelt.
4. Nennen Sie fünf therapeutische Maßnahmen, die bei einem atopischen Ekzem ergriffen werden können.

Aufgabe 2

Erweitertes und vertieftes Wissen

1. Analysieren Sie die Situation und beschreiben Sie die pflegerelevanten Informationen.
2. Formulieren Sie Probleme und Ressourcen bzw. Pflegediagnosen, die sich aus der Situation ergeben.
3. Formulieren Sie pflegerelevante Ziele, die sich aus den formulierten Diagnosen ableiten lassen.
4. Benennen Sie pflegerische Maßnahmen, die Sie ergreifen, um Ihre Ziele zu erreichen. Beschreiben Sie, was Sie bei der Durchführung zu berücksichtigen haben.
5. Begründen Sie einen Aspekt Ihrer Pflegeprozesssteuerung mit Ihren Grundkenntnissen aus der Gesundheits- und Krankheitslehre.

16.5 Lösungsvorschläge

16.5.1 „Willkommen auf der Inneren"

Lösungsvorschlag

Eine Aufnahme

Lernangebot zu Erkrankungen der Atemwege und der Lunge (▸ Kap. 5)

1. Die Ursachen einer Pneumonie können sein:
   a. Krankheitserreger, z. B. Bakterien wie Pneumokokken oder Viren wie Influenzaviren
   b. Chemische Schädigung, z. B. Aspiration von Mageninhalt oder Reizgasen
   c. Physikalische Schädigung, z. B. Strahlung oder Fremdkörper
   d. Kreislaufstörungen, z. B. Lungeninfarkt mit einer reduzierten Durchblutung des Lungengewebes oder eine ausgeprägte Herzinsuffizienz
2. Eine primäre Pneumonie liegt vor, wenn die Erkrankung ohne Vorerkrankungen des Patienten auftritt. Bei einer sekundären Pneumonie leidet der Patient an begünstigenden Vorerkrankungen, z. B. reduzierte Immunabwehr oder Funktionseinschränkung der Atemwege. Bei Frau Schuler liegt vermutlich eine primäre Pneumonie vor, da ihre Tochter angibt, dass sie sonst fit sei.
3. Eine typische Pneumonie wird meist durch Pneumokokken verursacht. Der Krankheitsbeginn ist schnell. Symptome sind hohes Fieber mit Schüttelfrost, Husten mit grünlich-gelbem Auswurf, Atemnot, Tachypnoe und gegebenenfalls atemabhängige Schmerzen bei Pleuritis. Eine atypische Pneumonie wird meist durch Viren, Legionellen, Mykoplasmen oder Chlamydien hervorgerufen. Der Krankheitsbeginn ist meist langsamer. Symptome sind Kopf- und Muskelschmerzen, leichtes Fieber, trockener Reizhusten. Der schnelle Verlauf und die im Fall beschriebene Symptomatik deuten bei Frau Schuler auf einen typischen Verlauf hin.
4. Bei Verdacht auf eine Pneumonie werden unter anderem folgende diagnostische Maßnahmen ergriffen: Lungenauskultation, unter anderem auf Rasselgeräusche; Röntgen-Thorax hinsichtlich Verschattung des betroffenen Lungenareals; Laborbefunde, unter anderem CRP, BSG, Leukozytenzahl, Blutkultur; Erregernachweis unter anderem aus Sputum oder Blut, Antibiogramm
5. Therapeutische Maßnahmen, die bei einer Pneumonie ergriffen werden, sind unter anderem:
   a. Körperliche Schonung
   b. Maßnahmen zur Sekretlösung und -lockerung, z. B. Gabe schleimlösender Medikamente, Erhöhung der Flüssigkeitszufuhr, Inhalationstherapie mit 0,9-prozentiger Kochsalzlösung, Einsatz von Atemtrainern wie Triflow®, Vibrationen des Brustkorbs
   c. Lagerungen, z. B. Dreh-Dehn-Lagerungen zur Vergrößerung der Atemfläche
   d. Möglichst gezielte Antibiotikatherapie, gegebenenfalls gestützt durch ein Antibiogramm

Lösungsvorschlag

Den Blutdruck im Blick

Lernangebot zu Erkrankungen des Gefäß- und Kreislaufsystems (▸ Kap. 3)

1. Sofortmaßnahmen, die bei einer hypertensiven Krise ergriffen werden müssen, sind:
   a. Benachrichtigung eines Arztes
   b. Patient beruhigen und ins Bett begleiten
   c. Engmaschige Blutdruck-, Puls- und Bewusstseinskontrolle
   d. Medikamente nach ärztlicher Anordnung
   e. Weitere spezielle Maßnahmen sind: medikamentöse Hemmung des Sympathikus, z. B. mit Clonidin, Diuretika bei Gefahr eines Lungenödems, gegebenenfalls intensivmedizinische Überwachung
2. Die Entstehung einer primären Hypertonie wird unter anderem durch folgende Faktoren begünstigt: Stress, Rauchen, Übergewicht, salzreiche Ernährung, zunehmendes Alter
3. Schäden bzw. Komplikationen durch Bluthochdruck:
   a. **Herz:** Herzhypertrophie aufgrund der Notwendigkeit des Herzens, gegen einen erhöhten Druck in den Gefäßen zu arbeiten; mit nachlassender Pumpleistung des Herzens Entwicklung einer Linksherzinsuffizienz, dazu häufig Herzrhythmusstörungen
   b. **Niere:** Stenosen aufgrund der Arteriosklerose bei Bluthochdruck, bei Verengung der Nierenarterien erfolgt eine Freisetzung des Hormons Renin mit verstärkter Produktion der blutdrucksteigernden Substanzen Angiotensin und Aldosteron, daraus folgt eine Vasokonstriktion mit Mangeldurchblutung der Niere mit verschlechterter Ausscheidungsfunktion (Niereninsuffizienz)

c. **Gehirn:** erhöhtes Apoplex-Risiko und erhöhte Gefahr intrazerebraler Blutungen durch Arteriosklerose und erhöhten Blutdruck
4. Medikamente zur Therapie der Hypertonie sind:
   a. Diuretika: Entlastung des Herzens durch Erhöhung der Flüssigkeitsausscheidung und Senkung des Blutvolumens
   b. Betablocker: Senkung der Herzfrequenz durch Reduktion des O_2-Bedarfs des Herzens
   c. ACE-Hemmer: Blutdrucksenkung durch Blockierung des Renin-Angiotensin-Aldosteron-Mechanismus
   d. Angiotensin-II-Rezeptorantagonisten: Blutdrucksenkung durch Hemmung der Angiotensin-II-Wirkung am Rezeptor
   e. Kalziumantagonisten: Blutdrucksenkung unter anderem durch Gefäßerweiterung

Lösungsvorschlag

Ich bekomme so schlecht Luft

Lernangebot zu Erkrankungen des Herzens (► Kap. 2)

1. Bei Herrn Beck liegt ein Lungenödem vor. Dabei tritt Flüssigkeit aus den Lungenkapillaren in das Interstitium und die Alveolen über. Dies lässt sich aus der Grunderkrankung und den vorliegenden Symptomen ableiten.
2. Bei Verdacht auf ein Lungenödem ist umgehend ein Arzt zu informieren und hinzuzuziehen. Herr Larson und Frau Schön sollten bis zu seinem Eintreffen Herrn Beck in die Herzbettlage bringen (erhöhter Oberkörper mit abgesenkten Beinen). Weiterhin sollte Sauerstoff über eine Nasensonde verabreicht und gegebenenfalls Sekret abgesaugt werden. Beengende Kleidung kann entfernt werden, das Fenster wird geöffnet. Der Arzt entscheidet über die medikamentöse Therapie:
   a. Sedierung, z. B. mit Diazepam
   b. Reduktion des arteriellen Drucks mit Nitroglyzerin, z. B. sublingual, i. v., als Spray
   c. Volumenreduktion durch Furosemid
   d. Gegebenenfalls CPAP-Atmung oder Intubation und Beatmung
3. Bei der **Linksherzinsuffizienz** kann die linke Herzkammer das Blut nicht mehr ausreichend in den Körper pumpen. Der Körper wird schlechter mit arteriellem Blut versorgt, das Blut staut sich vor dem Herz in die Lunge zurück. Dabei tritt Flüssigkeit aus den Blutgefäßen ins Interstitium und die Alveolen aus. Daraus ergibt sich die Komplikation eines Lungenödems. Weitere charakteristische Symptome sind Dyspnoe, Orthopnoe, Zyanose und nächtliche Hustenanfälle mit Atemnot. Bei der **Rechtsherzinsuffizienz** kann die rechte Herzkammer das Blut nicht mehr ausreichend in die Lunge pumpen, das Blut staut sich vor dem Herz in den Körper zurück. Dabei kommt es zu gestauten Venen an Hals und Zungengrund, bei gestauten Magenvenen zu Stauungsgastritis mit Appetitlosigkeit. Eine Stauungsleber führt zur Vergrößerung der Leber mit Schmerzen, eine Stauungsniere führt unter anderem zur Proteinurie. Weiterhin kommt es zu Ödemen am Fußrücken und Unterschenkel. Bei liegenden Patienten finden sich Flüssigkeitseinlagerungen auch auf der Rückseite des Körpers. Die Ödeme führen zu einer Gewichtszunahme.
4. Die vier NYHA-Stadien der Herzinsuffizienz lauten: **I** Beschwerdefreiheit, **II** Beschwerden bei starker körperlicher Belastung, **III** Beschwerden bei leichter körperlicher Belastung, **IV** Beschwerden in Ruhe
5. Aspekte der Lebensführung, die Menschen mit nicht dekompensierter Herzinsuffizienz im Alltag berücksichtigen sollten, sind unter anderem:
   a. Ernährung: kochsalzarm, kaliumreich, mehrere kleine Mahlzeiten, Verzicht oder geringer Alkoholkonsum
   b. Flüssigkeitshaushalt: regelmäßige Gewichtskontrollen, um Einlagerungen rechtzeitig zu erkennen; gleichmäßige Verteilung der Trinkmenge über den Tag; Anpassung der Trinkmenge bei starkem Schwitzen oder Fieber
   c. Bewegung: regelmäßige körperliche Aktivität, bestenfalls kontrolliertes sporttherapeutisches Ausdauertraining, Übergewicht meiden
   d. Reisen: Urlaub in Höhenlagen (> 1500 m) meiden; feucht-heiße Länder, z. B. Südostasien, und Langstreckenflüge aufgrund der erhöhten Gefahr meiden

16.5.2 „Herr Schuster zieht sich zurück"

Lösungsvorschlag

Basiswissen

Lernangebot zu Erkrankungen des Nervensystems (► Kap. 10)

1. Beim Parkinsonsyndrom kommt es zu einer Degeneration der Substantia nigra im Mittelhirn. Daraus resultiert ein Dopaminmangel im Gehirn, auch andere Neurotransmitter sind betroffen. Ein Ungleichgewicht der Neurotransmitter führt zur Ausprägung der Symptome, unter anderem Tremor, Rigor, Hypo-/Akinese und gestörte posturale Reflexe.
2. Die Symptome lassen sich wie folgt definieren:
   a. **Tremor** wird als unkontrollierte, rhythmische Muskelaktivität mit grobem Ausschlag definiert. Der Tremor tritt als Ruhetremor auf. Das Symptom wird zunächst sichtbar an einem Zittern der Finger, es kann später auch auf Kopf und Beine übergehen.
   b. **Rigor** wird als erhöhter Muskeltonus definiert, der bei passiver Bewegung gleichmäßig spürbar ist.
   c. **Hypokinese/Akinese** wird als Bewegungsarmut definiert. Das Symptom wird vielfältig sichtbar, z. B. fehlende oder verlangsamte Motorik, fehlendes physiologisches Mitbewegen der Arme beim Gehen, Gehen mit kleinen, unsicheren Schritten („trippeln"), Probleme beim Starten und Beenden von Bewegungen, gestörte Feinmotorik, unter anderem an kleiner werdender Handschrift zu erkennen.
   d. **Störung posturaler Reflexe** mit Haltungsinstabilität.
3. Das diagnostische Vorgehen bei Verdacht auf ein Parkinsonsyndrom umfasst folgende Maßnahmen: klinische Erhebung des typischen Beschwerdebilds, EEG mit Verlangsamung der Hirnstromaktivität, CT bzw. MRT zum Nachweis von Läsionen im Bereich der Stammganglien, L-Dopa-Test mit Verbesserung der Beschwerden bei L-Dopa-Gabe
4. Bei der Gabe von L-Dopa ist zu beachten:
   a. **Wirkweise:** L-Dopa durchdringt als Vorstufe zu Dopamin die Blut-Hirn-Schranke und wird durch das Enzym Decarboxylase zum Neurotransmitter Dopamin umgewandelt. So wird versucht, das Gleichgewicht im Neurotransmitter-Haushalt wiederherzustellen.
   b. Bei der **Verabreichung** von L-Dopa gilt es zu berücksichtigen: L-Dopa-Präparate müssen 30 Min. vor oder 90 Min. nach einer Mahlzeit mit Wasser eingenommen werden, eiweißreiche Mahlzeiten zuvor meiden, um eine zuverlässige Resorption im Darm zu gewährleisten, Beobachtung auf Nebenwirkungen.
   c. **Nebenwirkungen** von L-Dopa sind unter anderem Übelkeit, Erbrechen, Herz-Kreislauf-Störungen, Dyskinesien, psychische Störungen. Um die Nebenwirkungen zu reduzieren, werden zusätzlich Dekarboxylasehemmer gegeben.
5. Pflegerische Schwerpunkte bei Herrn Schuster mit Bezug zum Parkinsonsyndrom sind unter anderem:
   a. Unterstützende Pflege im Bereich der Mobilität, z. B. Maßnahmen zur Sturzprophylaxe ergreifen, Mobilisationshilfsmittel auswählen, regelmäßige Bewegungsübungen, Hilfestellung bei Startverzögerungen geben, z. B. Kommandos geben oder Anti-Freezing-Stöcke
   b. Teilkompensatorische und unterstützende Pflege im Bereich der Körperpflege, z. B. Hilfsmittel anreichen, Hilfsmittel wie elektrische Zahnbürste beschaffen, persönliche Handlungskette durch punktuelle Unterstützung aufrechterhalten, z. B. Dosierung der Seife
   c. Unterstützende Pflege im Bereich der Ausscheidung, z. B. leicht zu öffnende Kleidung bereitlegen
   d. Unterstützung bei und Motivation zur Medikamenteneinnahme
   e. Kommunikation und Interaktion, z. B. wertschätzende Gesprächsführung, Langsamkeit akzeptieren, geduldig und verständnisvoll auftreten

Lernangebot zu psychischen Erkrankungen (► Kap. 11)

1. Menschen, die am Parkinsonsyndrom erkrankt sind, haben ein erhöhtes Risiko eine Demenz zu entwickeln. Der Verlauf ist fluktuierend und schneller als bei Morbus Alzheimer. Zu den typischen Symptomen zählen eine fluktuierende Verwirrtheit, optische Halluzinationen, extrapyramidal-motorische Bewegungsstörungen.
2. Symptome, die auf eine depressive Episode hindeuten können, sind unter anderem:
   a. Depressive Verstimmung
   b. Interessenverlust und Freudlosigkeit
   c. Affektstörungen wie innere Leere, Schuldgefühle, Angst, Verzweiflung
   d. Antriebsstörungen, gegebenenfalls mit erhöhter Müdigkeit
   e. Formale Denkstörungen mit Denkhemmung
   f. Vitalstörungen, z. B. Appetitverlust, Schlafstörungen, Obstipation

Lernangebot zu Erkrankungen der Geschlechtsorgane (► Kap. 9)

1. Die genauen Ursachen zur Entstehung von Brustkrebs sind nicht bekannt. Eine familiäre Disposition ist keine Ursache, aber ein Risikofaktor für Brustkrebs. Weitere Risikofaktoren sind erkrankte Frauen in der Verwandtschaft ersten Grades, also z. B. bei Frau Schuster und ihrer Tochter, Kinderlosigkeit, Verzicht auf Stillen, Menopause nach dem 55. Lebensjahr, Menarche vor dem 12. Lebensjahr, Übergewicht, Diabetes mellitus, Mutation des BRCA1- oder BRCA2-Gens.
2. Beratungsinhalte zur korrekten Selbstuntersuchung der Brust sind unter anderem:
   a. Häufigkeit: regelmäßig, einmal monatlich nach der Menstruation, weil die Brust dann am weichsten ist
   b. Beobachtung der Brust: von vorne und von der Seite auf Form, Größe, Oberflächenkontur, Veränderungen der Mamillen wie Einziehungen, Sekretbildung auf Druck oder Ekzeme, Beweglichkeit der Brust durch Heben und Senken der Arme
   c. Abtasten der Brust: jeden Quadranten im Uhrzeigersinn von außen nach innen, Achselhöhlen (vergrößerte Lymphknoten), Fokus auf Verhärtungen mit Größe, Konsistenz, Form, Verschieblichkeit
   d. Prophylaxe: ab dem 30. Lebensjahr einmal jährlich die Brust durch einen Arzt untersuchen lassen, vom 50.–69. Lebensjahr mindestens alle 2 Jahre eine Mammografie

Erläuterung zu Aufgabe 2

Erweitertes und vertieftes Wissen

In diesem Buch liegt der Schwerpunkt auf dem Thema „Gesundheits- und Krankheitslehre“. Ein ausführlicher Lösungsvorschlag würde an dieser Stelle den Rahmen sprengen. Es empfiehlt sich, die eigenen Lösungen mit anderen Auszubildenden in Partnerarbeit zu vergleichen, den Fall im Rahmen von Lerngruppen zu besprechen oder Lösungen im Kursverbund zu diskutieren. Viel Erfolg!

16.5.3 „Eine neue Erkrankung"

Lösungsvorschlag

Basiswissen

Lernangebot zu Endokrinologie und Stoffwechsel (▸ Kap. 7)

1. Die Ursache eines Diabetes Typ 1 ist ein absoluter Insulinmangel infolge einer Zerstörung der insulinproduzierenden B-Zellen der Langerhans-Inseln im Pankreas. Daher muss Insulin künstlich zugeführt werden. Die Ursachen eines Diabetes Typ 2 sind die gestörte Insulinsekretion und die beeinträchtigte Insulinempfindlichkeit der Zielzellen. Da (zunächst) noch Insulin produziert wird, muss anfangs kein Insulin zugeführt werden.
2. Der therapeutische Zielbereich eines eingestellten Diabetes ist im Tagesprofil ein Blutzuckerwert von 80–160 mg/dl. Bei einer Schwangerschaft beträgt der Bereich 60–120 mg/dl.
3. Lorena wird in Zukunft ihre Nahrungsaufnahme und Insulindosis gut aufeinander abstimmen müssen. Dabei gilt es besonders, die Kohlenhydrat- und Fettaufnahme zu beobachten und eine vollwertige Kostform zu bevorzugen:
   a. Fettaufnahme reduzieren
   b. Bei Kohlenhydraten auf Mehrfachzucker (Polysaccharide) in Form von Vollkornprodukten zurückgreifen, statt auf Einfachzucker (Monosaccharide) in Form von Weißmehl und Zucker
   c. Mehrere kleine statt großer opulenter Mahlzeiten
   d. Zusammensetzung der Mahlzeiten: ca. 45–60 % Kohlenhydrate, ca. 35 % Fett, ca. 10–20 % Eiweiß
   e. Bei der Getränkeauswahl in erster Linie auf Mineralwasser und ungesüßte Tees zurückgreifen
   f. Energiezufuhr dem Energiebedarf anpassen, z. B. senkt regelmäßige körperliche Aktivität den Blutzuckerspiegel mit der Notwendigkeit die Insulindosierung entsprechend anzupassen
4. Kurz wirkende Insuline werden in Normalinsulin und Insulinanaloga unterteilt. Bei Normalinsulinen tritt die Wirkung nach 30–60 Min mit einer Dauer von 3–4 Stunden ein. Bei Insulinanaloga tritt die Wirkung nach ca. 10 Minuten mit einer Wirkdauer von 3–4 Stunden ein. Verzögerungsinsuline werden in Intermediärinsuline und Langzeitinsuline unterteilt. Bei Intermediärinsulinen tritt die Wirkung nach ca. 30–90 Minuten mit einer Dauer von 9–18 Stunden ein. Bei Langzeitinsulinen tritt die Wirkung nach ca. 3–4 Stunden mit einer Dauer von über 24 Stunden ein. Bei Mischinsulinen tritt die Wirkung je nach Präparat nach ca. 15–30 Minuten ein und dauert ca. 10–14 Stunden.
5. Die drei Therapieansätze in der Behandlung mit Insulin sind:
   a. Konventionelle Insulintherapie: ⅔ der Tagesdosis an Mischinsulin wird morgens und ⅓ abends injiziert, starres Schema mit klaren Vorgaben zu Essenszeiten.
   b. Intensivierte Insulintherapie: ca. ½ der Tagesdosis wird abends als Verzögerungsinsulin gespritzt, ca. ½ als Normalinsulin vor den Mahlzeiten, flexibleres Schema bezüglich des Tagesablaufs da die Nahrungszusammensetzung und die Größe der geplanten Mahlzeit bei der Bolusgabe berücksichtigt wird.
   c. Insulinpumpentherapie: kontinuierliche Gabe von Normalinsulin durch eine Pumpe, zusätzliche Bolusgabe vor den Mahlzeiten, größtmögliche Flexibilität.
6. Bei einer **Hypoglykämie** (Unterzuckerung) fällt der Blutzuckerspiegel unter 50 mg/dl. Die Symptome einer Hypoglykämie entwickeln sich in wenigen Minuten und sind unter anderem Heißhunger, Unruhe, starkes Schwitzen und Zittern, Tachykardie, Kopfschmerzen, psychische Auffälligkeiten, Bewusstseinsstörungen bis hin zur Bewusstlosigkeit oder Krämpfe. Das Therapieziel besteht darin, den Blutzuckerspiegel wieder zu erhöhen, z. B. durch Gabe von schnellwirksamen Kohlenhydraten wie Traubenzucker, subkutane Gabe von Glukagon oder intravenöse Gabe von 40%-iger Glukoselösung. Bei einer **Hyperglykämie** (Überzuckerung) steigt der Blutzuckerspiegel auf über 180 mg/dl. Die Symptome einer Hyperglykämie entwickeln sich langsam über Tage und sind unter anderem starker Durst, verstärkter Harndrang, Appetitlosigkeit, Dehydratation, Tachykardie, hypotone Muskulatur, Bewusstseinsstörungen, Übelkeit und Erbrechen, bei einer Ketoazidose zusätzlich Azetongeruch der Atemluft und vertiefte Atmung. Therapieziel ist, den Blutzuckerspiegel zu senken. Die Behandlung erfolgt intensivmedizinisch durch intravenöse Flüssigkeitssubstitution, intravenöse Gabe von Normalinsulin über einen Perfusor, gegebenenfalls gleichzeitig intravenöse Gabe von Glukose, um den Blutzuckerspiegel nicht zu rasch abfallen zu lassen.
7. Erhöhte Blutzuckerwerte schädigen die großen und kleinen Blutgefäße. Eine arteriosklerotische Schädigung der großen arteriellen Blutgefäße führt zu einer Beeinträchtigung der Organsysteme und wird Makroangiopathie genannt. So steigt z. B. das Risiko einer koronaren Herzkrankheit mit Myokardinfarkt sowie einer peripheren arteriellen Verschlusskrankheit. Eine arteriosklerotische Schädigung der kleinen arteriellen Blutgefäße wird Mikroangiopathie genannt. Sie führt

zu einer diabetischen Nephropathie (Nierenfunktionsstörung) mit Dialysepflicht, zu einer diabetischen Retinopathie (Schädigung der Netzhaut) mit der Gefahr, zu erblinden. Auch das Nervensystem wird geschädigt (diabetische Neuropathie). Diese Schädigung ruft zum einen eine periphere Polyneuropathie mit Sensibilitätsstörungen, reduzierter Schmerzwahrnehmung und Lähmungen hervor. Zum anderen führt die Schädigung zu einer autonomen Neuropathie mit Herzrhythmusstörungen, Blutdruckregulationsstörungen, Blasenentleerungsstörungen, Erektionsproblemen.

8. Beispiele für Inhalte einer Diabetesschulung sind unter anderem Krankheitsentstehung, Ernährung, Erkennen und Handeln bei Hypo- und Hyperglykämie, Therapiemöglichkeiten, Komplikationen. Lorena wird sich vermutlich dafür interessieren, welche Auswirkungen die Erkrankung auf ihre Hobbys sowie ihren Schulalltag haben wird.

Lernangebot zu Erkrankungen der Haut (▶ Kap. 13)

1. Die Ursache eines atopischen Ekzems liegt zunächst in einer familiären Disposition. Kommen nun Provokationsfaktoren hinzu, können Krankheitsschübe ausgelöst werden. Zu den Provokationsfaktoren zählen unter anderem klimatische Einflüsse, Infekte durch Bakterien, Viren oder Pilze, Hautbelastungen oder psychische Belastungen.
2. Zu den drei charakteristischen Symptomen des atopischen Ekzems zählen ein symmetrisches Befallsmuster, starker Juckreiz und sehr trockene Haut.
3. Das atopische Ekzem verändert sein Erscheinungsbild im Laufe des Lebens:
   a. Säuglingsalter: häufig Schuppenkrusten auf gerötetem Grund im Gesicht oder am behaarten Kopf
   b. Kleinkind-/Kindesalter: dauerhafte Entzündungsflächen mit Papeln, trockenes Hautbild, erste Lichenifkationen (lederartige Hautveränderung), gelichtete Augenbrauen, häufig betroffene Hautareale sind Beugeseiten der Gelenke, Nacken, Hals und Hände
   c. Erwachsene: seltener und milder werdende Ekzemschübe, ca. ¼ der Kinder sind noch als Erwachsene betroffen
4. Therapeutische Maßnahmen bei einem atopischen Ekzem sind unter anderem:
   a. Körper- und Hautpflege: Syndets statt Seifen verwenden; rückfettende Ölbäder; keine mechanische Reizung nach dem Waschen, z. B. kein Rubbeln; Kleidung aus leichter und weicher Baumwolle
   b. Medikamentöse Therapie, z. B. Antihistaminika gegen Juckreiz, Harnstoffpräparate zur Hautpflege, Kortikosteroide und Immunsystem-Hemmstoffe im akuten Schub
   c. Physikalische Therapie, z. B. Bestrahlung mit UV-Licht, Klimakuren am Meer oder in den Bergen
   d. Lebensführung: Diät bei nachgewiesener Nahrungsmittelunverträglichkeit, bei der Berufswahl kein Beruf mit häufigem Waschen oder häufigem Allergenkontakt auswählen, psychologische Unterstützung hinzuziehen

Erläuterung zu Aufgabe 2

Erweitertes und vertieftes Wissen

In diesem Buch liegt der Schwerpunkt auf dem Thema „Gesundheits- und Krankheitslehre“. Ein ausführlicher Lösungsvorschlag der Aufgabenstellung würde an dieser Stelle den Rahmen sprengen. Es empfiehlt sich, die eigenen Lösungen mit anderen Studierenden in Partnerarbeit zu vergleichen, den Fall im Rahmen von Lerngruppen zu besprechen oder Lösungen im Semesterverbund zu diskutieren. Viel Erfolg!

Literaturverzeichnis

[1] Bleuler E. Dementia praeox oder die Gruppe der Schizophrenien. 1911.
[2] DocCheck Flexikon. Malignes Melanom. 2021. Aus: https://flexikon.doccheck.com/de/Malignes_Melanom (letzter Zugriff: 21. Dezember 2021).
[3] DocCheck Flexikon. Mammakarzinom. 2021. Aus: https://flexikon.doccheck.com/de/Mammakarzinom?utm_source=www.doccheck.flexikon&utm_medium=web&utm_campaign=DC%2BSearch (letzter Zugriff: 7. Dezember 2021).
[4] DocCheck Flexikon. Zervixkarzinom. 2021. Aus: https://flexikon.doccheck.com/de/Zervixkarzinom#Histopathologie (letzter Zugriff: 7. Dezember 2021).
[5] Herold G, et al. Innere Medizin 2021.
[6] Jacobi F, et al. Psychische Störungen in der Allgemeinbevölkerung. Der Nervenarzt. 2014; 85(1):77–87.
[7] Jellinek E. M. The Disease Concept of Alcoholism. 1960.
[8] Robert Koch-Institut. Röteln. RKI-Ratgeber. 2021. Aus: www.rki.de/DE/Content/Infekt/EpidBull/Merkblaetter/Ratgeber_Roeteln.html;jsessionid=72099A05B570A377ADAC977C0B1D5223.internet062 (letzter Zugriff: 21. Dezember 2021).
[9] Schneider K. Psychischer Befund und psychiatrische Diagnose. Leipzig: Thieme, 1939.

Register

H